Grant
Atlas de anatomía

15.ª
edición

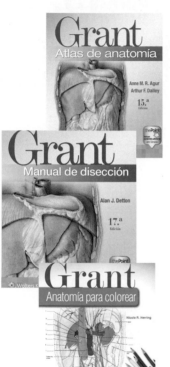
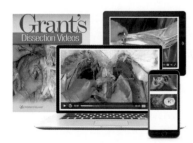

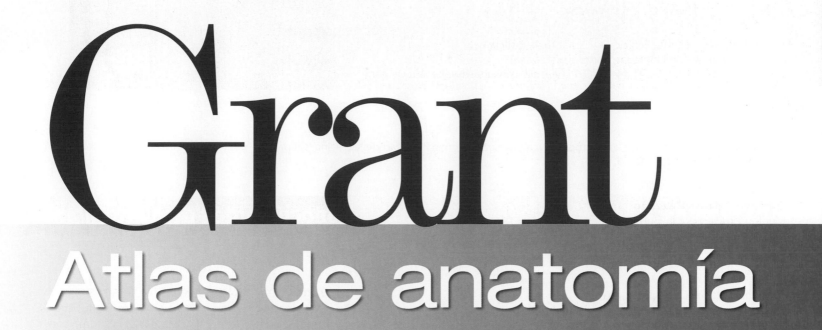

Grant
Atlas de anatomía

15.ª
edición

Anne M. R. Agur, BSc(OT), MSc, PhD, FAAA

Professor, Division of Anatomy, Department of Surgery, Faculty of Medicine
Division of Physical Medicine and Rehabilitation, Department of Medicine
Department of Physical Therapy, Department of Occupational Science and Occupational Therapy
Division of Biomedical Communications, Institute of Medical Science
Rehabilitation Sciences Institute, Graduate Department of Dentistry
University of Toronto
Toronto, Ontario, Canada

Arthur F. Dalley II, PhD, FAAA

Professor Emeritus and Research Professor, Department of Cell and Developmental Biology
Adjunct Professor, Department of Orthopaedic Surgery
Vanderbilt University School of Medicine
Adjunct Professor for Anatomy
Belmont University School of Physical Therapy
Nashville, Tennessee

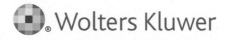

Philadelphia • Baltimore • New York • London
Buenos Aires • Hong Kong • Sydney • Tokyo

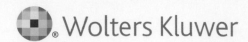

Av. Carrilet, 3, 9.ª planta, Edificio D - Ciutat de la Justícia
08902 L'Hospitalet de Llobregat, Barcelona (España)
Tel.: 93 344 47 18   Fax: 93 344 47 16   e-mail: consultas@wolterskluwer.com

Revisión científica
Antonio Soto Paulino
Maestría en Educación Médica
Profesor de Anatomía Humana, Anatomía Clínica y Neuroanatomía, Facultad de Medicina, Ciudad Universitaria, UNAM
Facultad de Ciencias de la Salud, UAN

Traducción
Gustavo Arturo Mezzano
Médico cirujano por la Universidad de Buenos Aires, Argentina

Arturo Alberto Peña Reyes
Editor y traductor profesional, México

Dirección editorial: Carlos Mendoza
Editora de desarrollo: Núria Llavina
Gerente de mercadotecnia: Simon Kears
Cuidado de la edición: Doctores de Palabras
Adaptación de portada: Alberto Sandoval
Impresión: C&C Offset Printing Co. Ltd. / Impreso en China

A mi marido Enno y a mi familia Kristina, Erik y Amy por su apoyo y aliento

(A.M.R.A.)

Con recuerdos cariñosos para Muriel
Mi novia, mejor amiga y consejera,
devota madre y abuela
A mi familia
Tristan, Lana, Elijah, Finley, Sawyer y Dashiell,
Denver y Samantha, Skyler, Sara, Dawson y Willa
Con gran agradecimiento por su apoyo, humor y paciencia

(A.F.D.)

Y con sincero agradecimiento a los donadores anatómicos y a las familias que los apoyan, sin los cuales nuestros estudios no serían posibles

DR. JOHN CHARLES BOILEAU GRANT (1886-1973)

Por el Dr. Carlton G. Smith, MD, PhD (1905-2003)
Professor Emeritus, Division of Anatomy, Department of Surgery
Faculty of Medicine, University of Toronto, Toronto, Ontario, Canada

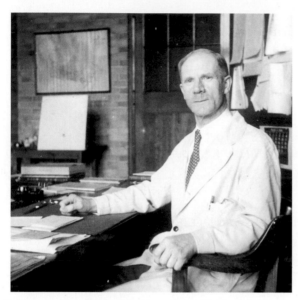

El Dr. J. C. Boileau Grant en su despacho, edificio McMurrich, Universidad de Toronto, 1946. A través de sus libros de texto, el Dr. Grant dejó una huella indeleble en la enseñanza de la anatomía en todo el mundo (cortesía del Dr. C. G. Smith).

La vida del Dr. J. C. Boileau Grant ha sido comparada con el recorrido del séptimo nervio craneal a su salida del cráneo: complicado pero muy decidido.[1] Nació en la parroquia de Lasswade, en Edimburgo, Escocia, el 6 de febrero de 1886. El Dr. Grant estudió medicina en la Universidad de Edimburgo de 1903 a 1908. Ahí, su habilidad para disecar en el laboratorio de un renombrado anatomista, el Dr. Daniel John Cunningham (1850-1909), le valió varios premios.

Después de graduarse, el Dr. Grant fue nombrado oficial residente de la enfermería de Whitehaven, Cumberland. De 1909 a 1911, el Dr. Grant enseñó anatomía en la Universidad de Edimburgo, y después dos años en la Universidad de Durham, en Newcastle-upon-Tyne (Inglaterra), en el laboratorio del profesor Robert Howden, editor de *Gray's Anatomy*.

Con el estallido de la Primera Guerra Mundial en 1914, el Dr. Grant se alistó en el Real Cuerpo Médico del Ejército y sirvió con distinción.

Fue mencionado en los despachos en septiembre de 1916, recibió la Cruz Militar en septiembre de 1917 por su «conspicua gallardía y devoción al deber durante el ataque» y recibió una barra de la Cruz Militar en agosto de 1918.[1]

En octubre de 1919, separado del Ejército Real, aceptó el puesto de profesor de anatomía en la Universidad de Manitoba en Winnipeg, Canadá. Pensando en los médicos de la primera línea, se esforzó por «formar una generación de cirujanos que supieran exactamente lo que estaban haciendo una vez iniciada la operación».[1] Dedicado a la investigación y el aprendizaje, el Dr. Grant se interesó por otros proyectos como la realización de estudios antropométricos de las tribus indias del norte de Manitoba durante la década de 1920. En Winnipeg, el Dr. Grant conoció a Catriona Christie, con quien se casó en 1922.

El Dr. Grant era conocido por su confianza en la lógica, el análisis y la deducción en contraposición a la memorización. Durante su estancia en la Universidad de Manitoba, el Dr. Grant comenzó a escribir *Un método de anatomía, descriptivo y deductivo*, que se publicó en 1937.[2]

En 1930, el Dr. Grant aceptó el puesto de catedrático de anatomía en la Universidad de Toronto. Destacó el valor de las disecciones «limpias», con las estructuras bien definidas. Esto requería el delicado toque de un bisturí afilado y los estudiantes pronto aprendieron que una herramienta sin filo era un anatema. En el Museo de Anatomía se realizaron disecciones pedagógicas, un método de revisión de los estudiantes al que el Dr. Grant le dio una gran prioridad. Las ilustraciones de estas disecciones reales se incluyen en *Grant. Atlas de anatomía*.

La 1.ª edición del *Atlas*, presentada en 1943, fue el primer atlas anatómico que se publicó en Norteamérica.[3] Las *Disecciones de Grant* precedieron al *Atlas* en 1940.[4]

El Dr. Grant permaneció en la Universidad de Toronto hasta su jubilación en 1956. En ese momento, se convirtió en curador del Museo de Anatomía de la Universidad. También fue profesor visitante de anatomía en la Universidad de California en Los Ángeles, donde enseñó durante 10 años.

El Dr. Grant murió de cáncer en 1973. A través de su método de enseñanza, que todavía está presente en los libros de texto de Grant, pervive el interés vital del doctor: la anatomía humana. En su enaltecimiento, sus colegas y amigos Ross MacKenzie y J. S. Thompson dijeron: «El conocimiento del Dr. Grant sobre los datos anatómicos era enciclopédico, nada le gustaba más que compartir sus conocimientos con los demás, ya fueran estudiantes noveles o personal experimentado. Aunque era algo estricto como profesor, su ingenio tranquilo y su humanidad sin límites nunca dejaron de impresionar. Era, en el más puro sentido, un erudito y un caballero».[1]

[1] Robinson C. *Canadian Medical Lives: J. C. Boileau Grant: Anatomist Extraordinary*. Ontario, Canada: Associated Medical Services Inc/Fitzhenry & Whiteside, 1993.

[2] Grant JCB. *A Method of Anatomy: Descriptive and Deductive*. Baltimore, MD: Williams & Wilkins Co, 1937.

[3] Grant JCB. *Grant's Atlas of Anatomy*. Baltimore, MD: Williams & Wilkins Co, 1943.

[4] Grant JCB, Cates HA. *Grant's Dissector (A Handbook for Dissectors)*. Baltimore, MD: Williams & Wilkins Co, 1940.

CONTRIBUYERON CON IMÁGENES RADIOLÓGICAS

Joel A. Vilensky, PhD
Professor Emeritus of Anatomy and Cell Biology
Indiana University School of Medicine
Fort Wayne, Indiana

Edward C. Weber, DO
The Imaging Center
Fort Wayne, Indiana

PROFESORES REVISORES

Abduelmenem Alashkham, PhD, MSc (Distinction), MBBCh
School of Biomedical Sciences
University of Edinburgh
Edinburgh, Scotland, United Kingdom

William S. Brooks, PhD
University of Alabama at Birmingham
Birmingham, Alabama

Sandra J. Colello, PhD
Department of Anatomy and Neurobiology
Virginia Commonwealth University
Richmond, Virginia

James D. Foster, PhD
Associate Dean of Anatomy, Molecular Medicine
Alabama College of Osteopathic Medicine
Dothan, Alabama

Warwick Gorman, PhD, BSc
Anatomy Lecturer
RMIT University
Melbourne, Australia

Noah Harper
Associate Lab Manager, Bioskills Lab Supervisor
Idaho State University
Pocatello, Idaho

Robert J. Hillwig, MD
University of Pikeville-Kentucky College of Osteopathic Medicine
Pikeville, Kentucky

ESTUDIANTES REVISORES

Pamela Brearey
Burrell College of Osteopathic Medicine

Andrew Kelada
Philadelphia College of Osteopathic Medicine

Allison Loy
Jefferson College

Jonathan White
South College

Shanna Williams
University of South Caroline School of Medicine Greenville

PREFACIO

Esta edición de *Grant. Atlas de anatomía*, al igual que sus predecesoras, ha requerido una intensa investigación, aportaciones mercadológicas y creatividad. No basta con tener una sólida reputación, con cada nueva edición, hemos adaptado y cambiado muchos aspectos del *Atlas* manteniendo el compromiso con la excelencia pedagógica y el realismo anatómico que ha enriquecido su larga historia. La enseñanza de las ciencias médicas y de la salud, así como el papel de la instrucción y la aplicación de la anatomía dentro de ella, evolucionan continuamente para reflejar nuevos métodos de enseñanza y modelos educativos. El propio sistema de salud está cambiando y las habilidades y conocimientos que deben dominar los futuros profesionales de la salud están cambiando con él. Por último, los avances tecnológicos en la publicación, especialmente en los recursos en línea y los medios electrónicos, han transformado la forma en la que los estudiantes acceden a los contenidos y los métodos con los que enseñan los educadores. Todos estos acontecimientos han dado forma a la visión y han dirigido la ejecución de esta 15.ª edición de *Grant. Atlas de anatomía*, como lo demuestran las siguientes características clave.

Nueva coloración de los originales al carboncillo del *Atlas de anatomía* a partir de digitalizaciones en alta resolución. Toda la colección de ilustraciones al carboncillo había sido nuevamente digitalizada y vuelta a colorear para la 14.ª edición con una nueva y vibrante gama de colores. Se ha mantenido el asombroso detalle y contraste del arte original de Grant, al tiempo que se ha añadido un nuevo grado de luminosidad de los órganos y, sobre todo, de transparencia de los tejidos, lo que permite mostrar relaciones más profundas que no son posibles con las ilustraciones en escala de grises simplemente pintadas, mejorando así la experiencia de aprendizaje de los estudiantes. El alumno es capaz de visualizar y apreciar con claridad las nuevas relaciones reveladas entre las estructuras, permitiendo la formación de construcciones tridimensionales (3D) para cada región del cuerpo. Los nuevos colores, obtenidos gracias al moderno procesamiento de imágenes, permiten la reproducción y visualización de las imágenes (tanto impresas como electrónicas) con alta resolución y fidelidad sin precedentes, continuando con su papel vital de enseñar a las futuras generaciones de médicos y profesionales de la salud la estructura y el funcionamiento del cuerpo humano.

Una característica única de *Grant. Atlas de anatomía* es que, en lugar de proporcionar una visión idealizada de la anatomía humana, las ilustraciones clásicas representan disecciones reales que el estudiante puede comparar directamente con las piezas de laboratorio. Debido a que los modelos originales utilizados para estas ilustraciones eran cadáveres reales, la precisión de estas ilustraciones no tiene parangón, ofreciendo a los estudiantes la mejor introducción posible a la anatomía.

Esquemas. Actualizado para la 15.ª edición con un estilo moderno y uniforme, así como con una paleta de colores homogénea, los esquemas a todo color y las figuras de orientación complementan las ilustraciones de disección para aclarar los conceptos anatómicos, mostrar las relaciones entre las estructuras y dar un panorama general de la región del cuerpo que se está estudiando.

Las ilustraciones se ajustan a la exhortación del Dr. Grant de «mantener la sencillez»: se han suprimido las leyendas superfluas y se han añadido algunas para identificar las estructuras clave y hacer que las ilustraciones sean lo más útiles posible para los alumnos.

Leyendas con aplicaciones clínicas fáciles de encontrar. Es cierto que las ilustraciones son el fundamento de cualquier atlas; sin embargo, las leyendas se consideran desde hace tiempo una característica única y valiosa del *Atlas*. Las observaciones y los comentarios que acompañan a las ilustraciones ayudan a orientarse y llaman la atención sobre los puntos destacados y las estructuras significativas que, de otro modo, podrían pasar desapercibidas. Su objetivo es interpretar las ilustraciones sin proporcionar una descripción exhaustiva. En la redacción de esta edición se ha hecho hincapié en la legibilidad, la claridad y la practicidad. Los comentarios clínicos, que aportan «perlas» prácticas que relacionan las características anatómicas con su importancia en la práctica asistencial, aparecen en azul dentro de los epígrafes de las figuras. En esta edición se han añadido nuevos comentarios clínicos basados en las prácticas actuales, lo que proporciona aún más relevancia para los estudiantes que buscan la aplicación médica de los conceptos anatómicos.

Mejora de la imagen diagnóstica y de la anatomía de superficie. Dado que la imagenología médica ha adquirido una importancia creciente para el diagnóstico y el tratamiento de lesiones y enfermedades, las imágenes para diagnóstico se utilizan abundantemente a lo largo y al final de cada capítulo. Se incluyen más de 100 imágenes de resonancia magnética (RM), tomografía computarizada (TC), ecografías y las correspondientes ilustraciones de orientación clínicamente importantes, muchas de ellas nuevas o actualizadas para esta edición. Las fotografías anotadas de la anatomía de superficie, que al igual que las ilustraciones presentan diversidad étnica, siguen siendo una característica importante en esta nueva edición. Todas las figuras de anatomía de superficie que muestran la musculatura *in situ* han sido sustituidas por nuevas imágenes que proporcionan una experiencia de aprendizaje mejorada.

Tablas actualizadas y mejoradas. Las tablas ayudan a los estudiantes a organizar información compleja en un formato fácil de utilizar, ideal para repasar y estudiar. Además de los músculos, se incluyen tablas que resumen los nervios, las arterias y otras estructuras relevantes. Las tablas cobran mayor sentido con ilustraciones estratégicamente colocadas en la misma página que muestran las estructuras y las relaciones descritas en las tablas.

Organización y disposición lógicas. La organización y el diseño del *Atlas* siempre se han determinado con el objetivo de facilitar su uso. Para facilitar la disección, las regiones del cuerpo se han ordenado en la misma secuencia que la edición actual del *Grant. Manual de disección*. El orden de las láminas dentro de cada capítulo se ha examinado para garantizar que sea lógico y pedagógicamente eficaz.

Esperamos que disfrute con esta 15.ª edición de *Grant. Atlas de anatomía* y que se convierta en un compañero de confianza en su experiencia educativa. Creemos que esta nueva edición salvaguarda los puntos fuertes históricos del *Atlas* y al mismo tiempo mejora su utilidad para los estudiantes de hoy.

Anne M. R. Agur
Arthur F. Dalley II

NUEVOS COLORES PARA EL ATLAS

Las principales ilustraciones de *Grant. Atlas de anatomía*, creadas en las décadas de 1940 y 1950, utilizan técnicas clásicas al carboncillo o escala de grises mediante lavado (aguada). Aunque el detalle de las ilustraciones al carboncillo en escala de grises era extraordinario (*véase* la figura abajo a la izquierda), la necesidad del color pronto fue evidente. Las primeras ediciones del *Atlas* superponían colores sólidos sobre partes de la obra de arte en escala de grises para resaltar la presencia y las relaciones de estructuras importantes como venas, arterias y nervios. Este método didáctico y tecnológico se mantuvo a lo largo de las ocho primeras ediciones.

A principios de la década de 1990, el *Atlas* se revisó mediante una compleja técnica predigital en la que las ilustraciones originales se fotografiaron e imprimieron en papel fotográfico. A continuación, las impresiones se colorearon a mano con tintes fotográficos y las impresiones coloreadas resultantes se volvieron a fotografiar para su reproducción en papel. Aunque este proceso dio lugar a un importante enriquecimiento de las ilustraciones, a veces la técnica provocó la pérdida de detalles y la reducción del contraste. A lo largo de las siguientes ediciones se ajustó y mejoró el color de las imágenes digitales (*véase* la figura inferior al centro).

A finales de la década de 1990, la Universidad de Toronto se hizo cargo de las ilustraciones originales. Las ilustraciones habían sido manipuladas bruscamente durante su larga vida y en muchos casos se estaban deteriorando debido a sus soportes no aptos para el archivo. En 2008, un equipo interdisciplinario[5] de especialistas en comunicación, ilustradores y archivistas solicitó y recibió financiación del Consejo de Investigación de Ciencias Sociales y Humanidades de Canadá para analizar las ilustraciones y crear un archivo digital del *corpus*. El equipo catalogó, documentó y digitalizó las ilustraciones en alta resolución. El esfuerzo reveló una serie de ilustraciones «perdidas» entre las más de 1000 imágenes. Algunas de estas imágenes han sido restauradas para la edición actual.

Una vez conformada la base de datos de imágenes en alta resolución, surgió la posibilidad de «remasterizar» y volver a colorear las imágenes para la 14.ª edición de *Grant. Atlas de anatomía*. Se creó un sistema para limpiar las imágenes y crear nuevas capas de color.

- Casi todas las ilustraciones originales contenían rótulos escritos a mano y flechas que tuvieron que ser eliminadas. Esto se logró mediante el uso cuidadoso de herramientas de clonación y retoque digital.
- La gama tonal y el contraste se ajustaron para maximizar la claridad y el rango dinámico.
- Sobre las digitalizaciones limpias se añadieron una serie de capas de color, con base en una paleta cuidadosamente elegida. La mayoría de las capas se ajustaron al modo de transferencia de color, que se eligió para garantizar que no se alterara el equilibrio de la escala de grises de las digitalizaciones subyacentes.
- Todas las ilustraciones vueltas a colorear pasaron por numerosas rondas de revisión con los autores para garantizar la precisión y reflejar las necesidades pedagógicas del *Atlas*.

Este trabajo fue supervisado por Nicholas Woolridge y llevado a cabo por dos graduados del programa Master of Science in Biomedical Communications (MScBMC): Nicole Clough y Marissa Webber. El proceso de retoque se diseñó para preservar los detalles, la textura y el contraste de las ilustraciones originales (*véase* la imagen inferior de la derecha), lo que permitirá que las ilustraciones sigan mostrando a los estudiantes la estructura y el funcionamiento del cuerpo humano durante décadas.

Nicholas Woolridge
Director, Master of Science in Biomedical Communications Program
University of Toronto
Septiembre de 2015

[5]Robinson C. *Canadian Medical Lives: J. C. Boileau Grant: Anatomist Extraordinary*. Ontario, Canada: Associated Medical Services Inc/Fitzhenry & Whiteside, 1993.

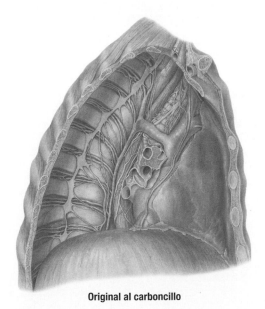

Original al carboncillo

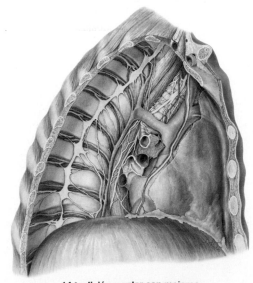

14.ª edición a color con mejoras en la coloración y el detalle

13.ª edición a color

AGRADECIMIENTOS

Desde la primera edición del *Grant. Atlas de anatomía*, publicada en 1943, muchas personas han aportado generosamente su talento y experiencia, y reconocemos su participación con un sincero agradecimiento. La mayoría de los medios tonos originales al carboncillo, en los que se basa este libro, fueron creados por Dorothy Foster Chubb, alumna de Max Brödel y una de las primeras ilustradoras médicas con formación profesional de Canadá. Más tarde se le unió Nancy Joy. La Sra. Chubb fue la principal responsable de las ilustraciones de las dos primeras ediciones y de la 6.ª; la profesora Joy, de las intermedias. En ediciones posteriores se añadieron ilustraciones de línea y medios tonos de Elizabeth Blackstock, Elia Hopper Ross y Marguerite Drummond. El trabajo de Anne Rayner, del Medical Art Group del centro médico de la Universidad de Vanderbilt, mejoró las fotografías de anatomía de superficie en todo el atlas. Hacemos extensiva nuestra gratitud a los profesores Nick Woolridge y David Mazerski, que desarrollaron el proceso para volver a colorear los carbones y, junto con Nicole Clough y Marissa Webber, que renovaron todas las imágenes al carboncillo para la 14.ª edición.

También hay que agradecer a Charles E. Storton su papel en la preparación de la mayoría de las disecciones originales y el trabajo fotográfico preliminar. También queremos agradecer el trabajo del Dr. James Anderson, alumno del Dr. Grant, bajo cuya dirección se publicaron las ediciones 7.ª y 8.ª.

Las siguientes personas también hicieron valiosas contribuciones a las ediciones anteriores del *Atlas* y se les agradece: C. A. Armstrong, P. G. Ashmore, D. Baker, D. A. Barr, J. V. Basmajian, S. Bensley, D. Bilbey, J. Bottos, W. Boyd, J. Callagan, H. A. Cates, S. A. Crooks, M. Dickie, C. Duckwall, R. Duckwall, J. W. A. Duckworth, F. B. Fallis, J. B. Francis, J. S. Fraser, P. George, R. K. George, M. G. Gray, B. L. Guyatt, C. W. Hill, W. J. Horsey, B. S. Jaden, M. J. Lee, G. F. Lewis, I. B. MacDonald, D. L. MacIntosh, R. G. MacKenzie, S. Mader, K. O. McCuaig, D. Mazierski, W. R. Mitchell, K. Nancekivell, A. J. A. Noronha, S. O'Sullivan, V. Oxorn, W. Pallie, W. M. Paul, D. Rini, C. Sandone, C. H. Sawyer, A. I. Scott, J. S. Simpkins, J. S. Simpson, C. G. Smith, I. M. Thompson, J. S. Thompson, N. A. Watters, R. W. Wilson, B. Vallecoccia y K. Yu.

DECIMOQUINTA EDICIÓN

Estamos en deuda con nuestros estudiantes, colegas y antiguos profesores por su estímulo, especialmente Warwick Gorman, Joel Vilensky, Sherry Downie, Ryan Splittgerber, Mitchell T. Hayes, Edward Weber y Douglas J. Gould por su inestimable aportación.

Deseamos agradecer al Dr. Joel A. Vilensky y al Dr. Edward C. Weber por su aportación de nuevas imágenes para actualizar y mejorar las secciones de imagen de esta edición.

También queremos agradecer a Jennifer Clements, directora de arte de Wolters Kluwer, que ha gestionado la parte gráfica de esta edición. Un agradecimiento especial a todos los miembros de Wolters Kluwer, especialmente a Crystal Taylor, editora principal de adquisiciones, y a Greg Nicholl, editor independiente de desarrollo. También agradecemos a Amy Millholen, editora principal de desarrollo. Todos sus esfuerzos y conocimientos son muy apreciados.

Nos gustaría dar las gracias a los cientos de profesores y estudiantes que a lo largo de los años han comunicado, a través de la editorial y directamente con el editor, sus sugerencias para mejorar este *Atlas*. Por último, nos gustaría dar las gracias a los revisores de las ediciones anteriores del *Atlas*, así como a los revisores de la 14.ª edición y que proporcionaron asesoramiento experto para el desarrollo de esta edición.

CONTENIDO

LISTA DE TABLAS

CRÉDITOS DE FIGURAS Y TABLAS

CAPÍTULO 1
DORSO

Figuras 1-3D&E, 1-4, 1-6B&D, 1-7A,D,&E, 1-9A,B,D&E, 1-13B&H, 1-14B, 1-15C, 1-17B, 1-18A-C, 1-19A&B, 1-21A&B, 1-24A-D, 1-33A-E, 1-34B-D, 1-40C, 1-43A&C, 1-44A&B, 1-48A-E, 1-49, 1-50 y 1-51A&B. Modificadas de Moore KL, Dalley AF, Agur AMR. *Clinically Oriented Anatomy*, 8th ed. Philadelphia, PA: Wolters Kluwer, 2018-

Figuras 1-7B&C, 1-34A y 1-47B. Modificadas de Moore KL, Agur AMR, Dalley AF. *Moore's Essential Clinical Anatomy*, 6th ed. Philadelphia, PA: Wolters Kluwer, 2019-

Figura 1-8A&B. Cortesía de J. Heslin, Universidad de Toronto, Ontario, Canadá.

Figuras 1-8C&D y 1-52C. Cortesía de D. Armstrong, Universidad de Toronto, Ontario, Canadá.

Figuras 1-9C y 1-55A-D. Cortesía de D. Salonen, Universidad de Toronto, Ontario, Canadá.

Figuras 1-21C&D y 1-22G. Cortesía de E. Becker, Universidad de Toronto, Ontario, Canadá.

Figuras 1-23 y 1-45A-E. Modificadas de Gest TR. *Lippincott Atlas of Anatomy*, 2nd ed. Philadelphia, PA: Wolters Kluwer, 2020.

Figura 1-47A. Basada en Foerster O. The dermatomes in man. *Brain*. 1933;56:1-

Figuras 1-52A&B, 1-53A&B y 1-54A&B. Cortesía de los U.S. National Library of Medicine; Visible Human Project; Visible Man 1805-

CAPÍTULO 2
MIEMBRO SUPERIOR

Figuras 2-2L, 2-24C, 2-79C y 2-90F. Cortesía de D. Armstrong, Universidad de Toronto, Ontario, Canadá.

Figuras 2-3A,B,D,&E, 2-4A, 2-5A&B, 2-6, 2-7A-D, 2-8A&G-I, 2-9A&B, 2-12A&B, 2-13A-C, 2-19, 2-22B, 2-23B&C, 2-24A&B, 2-34F, 2-36C, 2-44B, 2-45C, 2-47B&D, 2-48B, 2-53D, 2-54A&D, 2-61A&B, 2-66A&C, 2-67B, 2-68B, 2-69A-C, 2-70B, 2-72D, 2-73, 2-76A, 2-80, 2-81A&B, 2-82, 2-86C&D y 2-87D. Modificadas de Moore KL, Dalley AF, Agur AMR. *Clinically Oriented Anatomy*, 8th ed. Philadelphia, PA: Wolters Kluwer, 2018-

Figuras 2-4B-E, 2-8B-F, 2-10A&B, 2-25B, 2-29B, 2-75B, 2-97A y tabla 2-8- Modificadas de Moore KL, Agur AMR, Dalley AF. *Moore's Essential Clinical Anatomy*, 6th ed. Philadelphia, PA: Wolters Kluwer, 2019-

Figuras 2-48C, 2-55B, 2-96A-C, 2-97B-D y 2-98A-C. Cortesía de D. Salonen, Universidad de Toronto, Ontario, Canadá.

Figuras 2-48D y 2-99B. Cortesía de R. Leekam, Universidad deToronto y West End Diagnostic Imaging, Ontario, Canadá.

Figura 2-54B&C. Cortesía de J. Heslin, Universidad de Toronto, Ontario, Canadá.

Figura 2-60A. Cortesía de K. Sniderman, Universidad de Toronto, Ontario, Canadá.

Figura 2-90C&D. Cortesía de E. Becker, Universidad de Toronto,Ontario, Canadá.

CAPÍTULO 3
TÓRAX

Figuras 3-4B, 3-14C, 3-15A&B, 3-20A-C, 3-27A&B, 3-28B, 3-34B-F, 3-36B, 3-43C, 3-48A-C, 3-49A&D, 3-50A&C, 3-51A&C-E, 3-52A&B, 3-53A-D, 3-54B, 3-55B, 3-56A-C, 3-57C, 3-58B, 3-60C, 3-64C-F, 3-65A, 3-69C, 3-70, 3-71A&B, 3-72B, 3-77E y 3-78A. Modificadas de Moore KL, Dalley AF, Agur AMR. *Clinically Oriented Anatomy*, 8th ed. Philadelphia, PA: Wolters Kluwer, 2018-

Figuras 3-7B&D, 3-14A&B, 3-19, 3-27C, 3-28A,C&D, 3-29C, 3-36C, 3-41B-G, 3-42B-E, 3-65B&C y 3-78F&H. Modificadas de Moore KL, Agur AMR, Dalley AF. *Moore's Essential Clinical Anatomy*, 6th ed. Philadelphia, PA: Wolters Kluwer, 2019-

Figura 3-42F. Modificada de Bickley LS. *Bates' Guide to Physical Examination and History Taking*, 10th ed. Philadelphia, PA: Wolters Kluwer Health, 2009-

Figuras 3-43B&E, 3-49C, 3-57B y 3-82A-E. Cortesía de I. Verschuur, Joint Department of Medical Imaging, UHN/Mount Sinai Hospital, Toronto, Ontario, Canadá.

Figura 3-50B&D. Cortesía de I. Morrow, Universidad de Manitoba, Canadá.

Figura 3-51B. Cortesía del Dr. J. Heslin, Toronto, Ontario, Canada.

Figura 3-52C. Feigenbaum H, Armstrong WF, Ryan T. *Feigenbaum's Echocardiography*, 5th ed. Philadelphia, PA: Lippincott Williams & Wilkins, 2005:116-

Figura 3-64B. Cortesía del Dr. E. L. Lansdown, Universidad de Toronto, Ontario, Canadá.

Figuras 3-79A-E, 3-80A&B y 3-81A&B. Cortesía del Dr. M. A. Haider, Universidad de Toronto, Ontario, Canadá.

CAPÍTULO 4
ABDOMEN

Figuras 4-3A&B, 4-5 y 4-80A. Modificadas de Moore KL, Agur AMR, Dalley AF. *Moore's Essential Clinical Anatomy*, 6th ed. Philadelphia, PA: Wolters Kluwer, 2019-

Figuras 4-7A, 4-10A,B,D,&E, 4-17A-E, 4-18, 4-20C, 4-22B, 4-24A-C, 4-27B, 4-31A-C, 4-32A, 4-33A, 4-35A, 4-42C-E, 4-43B, 4-44 (*inserciones*), 4-51B&C, 4-54A-E, 4-55, 4-58B-D, 4-62A-H, 4-66A, 4-72A, 4-73A-E, 4-76B, 4-79C, 4-80B-D, 4-81, 4-83A&B, 4-85A-C, 4-87A, 4-89A,B,D-F4-91A&C, 4-92D y 4-93A-C (*esquemas*). Modificadas de Moore KL, Dalley AF, Agur AMR. *Clinically Oriented Anatomy*, 8th ed. Philadelphia, PA: Wolters Kluwer, 2018-

Figuras 4-32C (*foto*) y 4-34A. Dudek RW, Louis TM. *High-Yield Gross Anatomy*, 4th ed. Baltimore, MD: Lippincott Williams & Wilkins, 2010.

Figuras 4-34B, 4-36, 4-45B y 4-61A y B. Cortesía del Dr. J. Heslin, Toronto, Ontario, Canadá.

Figuras 4-34C&D, 4-42B, 4-45A, 4-66B (*RM*) y 4-72B. Cortesía del Dr. E. L. Lansdown, Universidad de Toronto, Ontario, Canadá.

Figura 4-42A. Cortesía del Dr. C. S. Ho, Universidad de Toronto, Ontario, Canadá.

Figura 4-47- Cortesía del Dr. K. Sniderman, Universidad de Toronto, Ontario, Canadá.

Figura 4-53B. Cortesía de A. M. Arenson, Universidad de Toronto, Ontario, Canadá.

Figura 4-66B (*foto*). Cortesía del Mission Hospital Regional Center, Mission Viejo, California.

Figura 4-73B (*RM*). Cortesía de M. Asch, Universidad de Toronto, Ontario, Canadá.

Figuras 4-91B&D, 4-92B&C y 4-93A-C (*RM*). Cortesía de Dr. M. A. Haider, Universidad de Toronto, Ontario, Canadá.

CAPÍTULO 5
PELVIS Y PERINÉ

Figuras 5-3C, 5-16C&D, 5-33A&B y 5-41- Modificadas de Moore KL, Agur AMR, Dalley AF. *Moore's Essential Clinical Anatomy*, 6th ed. Philadelphia, PA: Wolters Kluwer, 2019-

Figuras 5-4B&C, 5-16B, 5-18A-D, 5-19, 5-26C, 5-27A&B, 5-28A-D, 5-29A&B, 5-30E&G, 5-33C, 5-38A&B, 5-39A-D, 5-40, 5-47B-E, 5-48A-F, 5-51B, 5-52B, 5-54C y 5-59B. Modificadas de Moore KL, Dalley AF, Agur AMR. *Clinically Oriented Anatomy*, 8th ed. Philadelphia, PA: Wolters Kluwer, 2018-

Figura 5-7A&B. Snell R. *Clinical Anatomy by Regions*, 9th ed. Baltimore, MD: Lippincott Williams & Wilkins, 2012-

Figuras 5-24A&B (*RM*), **5-30B, 5-57B&E-H y 5-64A-D,F,&H.** Cortesía del Dr. M. A. Haider, Universidad de Toronto, Ontario, Canadá.

Figura 5-24C. Modificada de Bickley LS. *Bates' Guide to Physical Examination and History Taking*, 12ª edición. Philadelphia, PA: Wolters Kluwer Health, 2017-

Figuras 5-30C y 5-34A&B. Cortesía de A. M. Arenson, Universidad de Toronto, Ontario, Canadá.

Figura 5-35D. Reproducida con permiso de Stuart GCE, Reid DF. Diagnostic studies. In: Copeland LJ. *Textbook of Gynecology*. Philadelphia, PA: WB Saunders, 1993-

Figura 5-36D. Reproducida con permiso de Sadler TW. *Langman's Medical Embryology*, 14th ed. Philadelphia, PA: Wolters Kluwer, 2019-

Figuras 5-43B y 5-57C. Cortesía de los U.S. National Library of Medicine; Visible Human Project; Visible Woman Image Numbers1870 and 1895-

CAPÍTULO 6
MIEMBRO INFERIOR

Figuras 6-2A&B, 6-7A, 6-12A&B, 6-13A-C, 6-15A&B, 6-17B, 6-19C, 6-22F&G, 6-24B&C, 6-29A&B, 6-30A, 6-32B&C, 6-33B, 6-34B, 6-38A, 6-47D, 6-48B&C, 6-53A,D,&F, 6-58A&B, 6-59A&E, 6-61A&B, 6-63D, 6-65A, 6-66D, 6-67B&E, 6-68B, 6-71A&B, 6-73C, 6-74A, 6-75A, 6-76A, 6-77A, 6-80B&C, 6-81D y 6-87A. Modificadas de Moore KL, Dalley AF, Agur AMR. *Clinically Oriented Anatomy*, 8th ed. Philadelphia, PA: Wolters Kluwer, 2018-

Figura 6-3A. Cortesía de P. Babyn, Universidad de Toronto, Ontario, Canadá.

Figura 6-3C. Reproducida con permiso de Dean D, Herbener TE. *Cross-Sectional Human Anatomy*. Baltimore, MD: Lippincott Williams & Wilkins, 2007-

Figuras 6-5A-D, 6-7B, 6-9A-F, 6-67D y 6-72A-C. Modificadas de Moore KL, Agur AMR, Dalley AF. *Moore's Essential Clinical Anatomy*, 6th ed. Philadelphia, PA: Wolters Kluwer, 2019-

Figuras 6-6C y 6-34A&B. Modificadas de Gest TR. *Lippincott Atlas of Anatomy*, 2nd ed. Philadelphia, PA: Wolters Kluwer, 2020.

Figura 6-8A&B. Basada en Foerster O. The dermatomes in man. *Brain*. 1933;56(1):1–39-

Figura 6-8C&D. Basada on Keegan JJ, Garrett FD. The segmental distribution of the cutaneous nerves in the limbs of man. *Anat Rec*. 1948;102:409–437-

Figura 6-14B. Cortesía del Dr. E. L. Lansdown, Universidad de Toronto, Ontario, Canadá.

Figura 6-39A. Cortesía de E. Becker, Universidad de Toronto, Ontario, Canadá.

Figuras 6-39C, 6-56C&D, 6-92D&E (*RM*) **y 6-94A-D** (*RM*). Cortesía de Dr. D. Salonen, Universidad de Toronto, Ontario, Canadá.

Figura 6-49C. Cortesía del Dr. Robert Peroutka, Cockeysville, MD.

Figura 6-65B. Reproducida con permiso de Cordasco FA, Green DW. *Pediatric and Adolescent Knee Surgery*. Philadelphia, PA: Wolters Kluwer, 2015-

Figura 6-70A. Cortesía de Dr. D. K. Sniderman, Universidad de Toronto, Ontario, Canadá.

Figura 6-82B. Cortesía de E. Becker, Universidad de Toronto, Ontario, Canadá.

Figuras 6-85B y 6-86B. Cortesía de Dr. W. Kucharczyk, Universidad de Toronto, Ontario, Canadá.

Figura 6-90E. Cortesía de Dr. P. Bobechko, Universidad de Toronto, Ontario, Canada.

CAPÍTULO 7
CABEZA

Figuras 7-1B,E,&F, 7-77B, 7-104A-F, 7-108A-E (*RM*), **7-109A-F y 7-110A-C.** Cortesía de Dr. D. Armstrong, Universidad de Toronto, Ontario, Canadá.

Figuras 7-3C, 7-6B, 7-14A, 7-15A&B, 7-17A&B, 7-18A&B, 7-19, 7-21B&C, 7-22A-D, 7-24B, 7-25A&B, 7-29, 7-30C, 7-31B, 7-33B&C, 7-38B, 7-39B&C, 7-40C, 7-41A-D, 7-42A, 7-43, 7-44A&B, 7-45B&D, 7-46B, 7-48A&D, 7-51, 7-52A, 7-55B&C, 7-56A-C (*ilustraciones*), **7-57A-D, 7-58A&B, 7-59A&C, 7-60B, 7-63C, 7-64A&C, 7-67A-C, 7-68B, 7-69A-C, 7-71A&B, 7-72A&B, 7-73** (*arriba*), **7-79A&C, 7-83A&B, 7-85D, 7-86A, 7-87A, 7-91D&E, 7-92A&B, 7-93A,B,&D y 7-99A&C.** Modificadas de Moore KL, Dalley AF, Agur AMR. *Clinically Oriented Anatomy*, 8th ed. Philadelphia, PA: Wolters Kluwer, 2018-

Figuras 7-12B&C, 7-20A&B, 7-21A, 7-41E, 7-52B, 7-80D&E, 7-90B y 7-93C. Modificadas de Moore KL, Agur AMR, Dalley AF. *Moore's Essential Clinical Anatomy*, 6th ed. Philadelphia, PA: Wolters Kluwer, 2019-

Figura 7-34A-C. Cortesía de I. Verschuur, Joint Department of Medical Imaging, UHN/Mount Sinai Hospital, Toronto, Ontario, Canadá.

Figuras 7-35A&B, 7-38D, 7-95B&C y 7-96B. Cortesía de Dr. W. Kucharczyk, Universidad de Toronto, Ontario, Canadá.

Figura 7-46A. Cortesía de J. R. Buncic, Universidad de Toronto, Ontario, Canadá.

Figura 7-56 (*RM*). Langland OE, Langlais RP, Preece JW. *Principles of Dental Imaging*, 2nd ed. Baltimore, MD: Lippincott Williams & Wilkins, 2002-

Figura 7-65D. Cortesía de M. J. Phatoah, Universidad de Toronto, Ontario, Canadá.

Figura 7-66E. Cortesía de Dr. B. Libgott, División de Anatomía/Departamento de Cirugía, Universidad de Toronto, Ontario, Canadá.

Figuras 7-77C y 7-78B. Cortesía de E. Becker, Universidad de Toronto, Ontario, Canadá.

Figura 7-79b. Paff GH. *Anatomy of the Head and Neck*. Philadelphia, PA: W.B. Saunders Company, 1973-

Figura 7-97A&B. Cortesía de los U.S. National Library of Medicine; Visible Human Project; Visible Man 1107 and 1168-

Figuras 7-100A-F, 7-101A-E, 7-102A&B, 7-103A&B, 7-105A-C, 7-106A-C, 7-107A-D y 7-109G&H. Coloreadas a partir de fotografías proporcionadas por cortesía de Dr. C. G. Smith, que aparece en Smith CG. *Serial Dissections of the Human Brain*. Baltimore, MD: Urban & Schwarzenberg, Inc., Toronto, Canada: Gage Publishing Ltd, 1981- (© Carlton G. Smith)

CAPÍTULO 8
CUELLO

Figuras 8-2A-C, 8-3A, 8-4A&B, 8-5A,C,D,G,&H, 8-6A-C, 8-8D&E, 8-12B, 8-23A, 8-28C, 8-31C, 8-36B,D-F,&H-J y 8-39- Modificadas de Moore KL, Dalley AF, Agur AMR. *Clinically Oriented Anatomy*, 8th ed. Philadelphia, PA: Wolters Kluwer, 2018-

Figuras 8-5E&F, 8-8B, 8-15A-C, 8-17B, 8-19A y 8-37D. Modificadas de Moore KL, Agur AMR, Dalley AF. *Moore's Essential Clinical Anatomy*, 6th ed. Philadelphia, PA: Wolters Kluwer, 2019-

Figura 8-5B. Cortesía de J. Heslin, Universidad de Toronto, Ontario, Canadá.

Figura 8-15D. Cortesía de Dr. D. Armstrong, Universidad de Toronto, Ontario, Canadá.

Figuras 8-28A y 8-43B. Modificadas de Gest TR. *Lippincott Atlas of Anatomy*, 2nd ed. Philadelphia, PA: Wolters Kluwer, 2020.

Figura 8-30B. De Liebgott B. *The Anatomical Basis of Dentistry*. Philadelphia, PA: Mosby, 1982-

Figura 8-37A. Rohen JW, Yokochi C, Lütjen-Drecoll E. *Anatomy: A Photographic Atlas*, 8th ed. Stuttgart, Germany: Schattauer GmbH and Philadelphia, PA: Wolters Kluwer, 2016-

Figuras 8-37C y 8-40A-C. Cortesía de Dr. D. Salonen, Universidad de Toronto, Ontario, Canadá.

Figura 8-42A. Cortesía de Dr. E. Becker, Universidad de Toronto, Ontario, Canadá.

Figura 8-43A. Siemens Medical Solutions USA, Inc.

CAPÍTULO 9
NERVIOS CRANEALES

Figuras 9-3, 9-6A-C, 9-8C&D, 9-9A, 9-11B, 9-13B-E, 9-14A&B, 9-15B&C, 9-16B-D, 9-17A, 9-18A,B,&D, 9-19A, 9-20B y 9-21- Modificadas de Moore KL, Dalley AF, Agur AMR. *Clinically Oriented Anatomy*, 8th ed. Philadelphia, PA: Wolters Kluwer, 2018-

Figuras 9-5A&B, 9-7, 9-9B y 9-10A. Modificadas de Moore KL, Agur AMR, Dalley AF. *Moore's Essential Clinical Anatomy*, 6th ed. Philadelphia, PA: Wolters Kluwer, 2019-

Figuras 9-23A-F y 9-24A-C. Cortesía de Dr. W. Kucharczyk, Universidad de Toronto, Ontario, Canadá.

REFERENCIAS

CAPÍTULO 1

Foerster O. The dermatomes in man. *Brain*. 1933;56:1.

CAPÍTULO 2

Foerster O. The dermatomes in man. *Brain*. 1933;56:1

Keegan JJ, Garrett FD. The segmental distribution of the cutaneous nerves in the limbs of man. *Anat Rec*. 1948;102:409-437.

CAPÍTULO 3

Moore KL, Persaud TVN, Torchia MG. *The Developing Human: Clinically Oriented Embryology*. 10th ed. Philadelphia, PA: Elsevier/Saunders, 2016.

CAPÍTULO 4

Moore KL, Persaud TVN, Torchia MG. *The Developing Human: Clinically Oriented Embryology*. 10th ed. Philadelphia, PA: Elsevier/Saunders, 2016.

CAPÍTULO 6

Foerster O. The dermatomes in man. *Brain*. 1933;56:1

Keegan JJ, Garrett FD. The segmental distribution of the cutaneous nerves in the limbs of man. *Anat Rec*. 1948;102:409-437.

CAPÍTULO 7

Paff GH. *Anatomy of the Head and Neck*. Philadelphia, PA: W.B. Saunders Company, 1973.

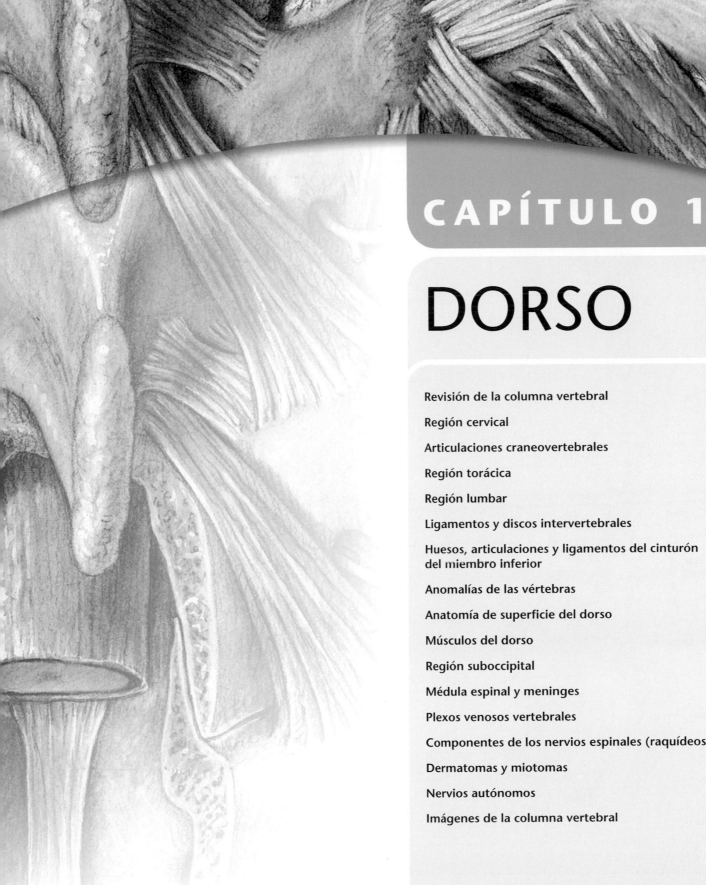

DORSO

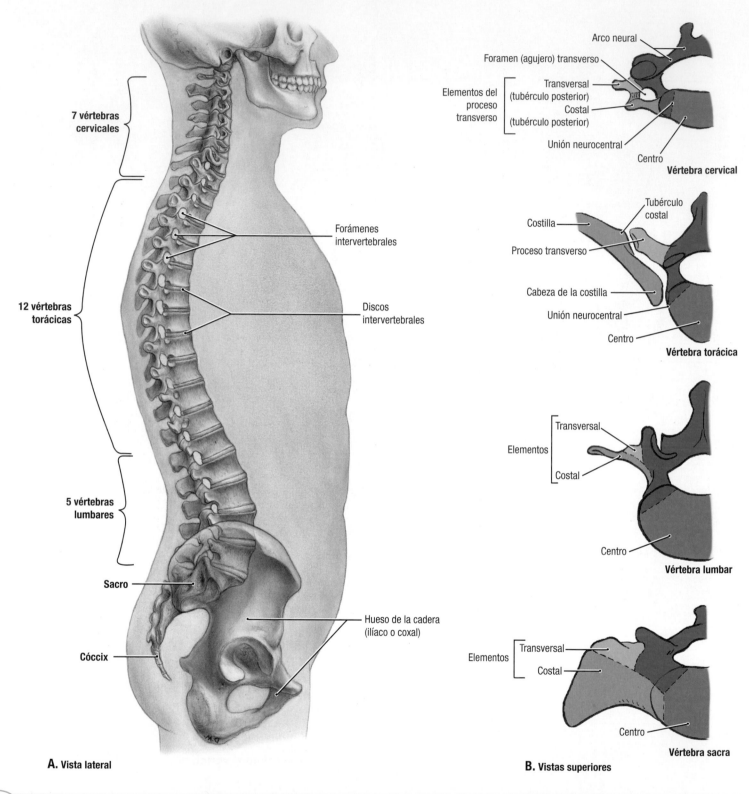

7 vértebras cervicales

12 vértebras torácicas

5 vértebras lumbares

Forámenes intervertebrales

Discos intervertebrales

Sacro

Cóccix

Hueso de la cadera (ilíaco o coxal)

A. Vista lateral

Arco neural

Foramen (agujero) transverso

Elementos del proceso transverso

Transversal (tubérculo posterior)

Costal (tubérculo posterior)

Unión neurocentral

Centro

Vértebra cervical

Tubérculo costal

Costilla

Proceso transverso

Cabeza de la costilla

Unión neurocentral

Centro

Vértebra torácica

Transversal

Elementos

Costal

Centro

Vértebra lumbar

Transversal

Elementos

Costal

Centro

Vértebra sacra

B. Vistas superiores

1-1   **Revisión de la columna vertebral**

A. La columna vertebral se articula superiormente con el cráneo e inferiormente con el cinturón del miembro inferior (cintura pélvica).

- La columna vertebral suele estar formada por 24 vértebras separadas (presacras), 5 vértebras fusionadas que forman el hueso sacro y 4 vértebras coccígeas fusionadas o separadas de forma variable. De las 24 vértebras, 7 están en el cuello (vértebras cervicales), 12 se articulan con las costillas (vértebras torácicas) y 5 están en la parte inferior del tronco, entre el tórax y el sacro (vértebras lumbares).

- Los nervios espinales discurren por el conducto vertebral a través de los forámenes intervertebrales.

B. Partes homólogas de las vértebras. Una costilla es un elemento costal libre en la región torácica; en las regiones cervical y lumbar está representada por la porción anterior de un proceso transverso y, en el sacro, por la porción anterior de las masas laterales.

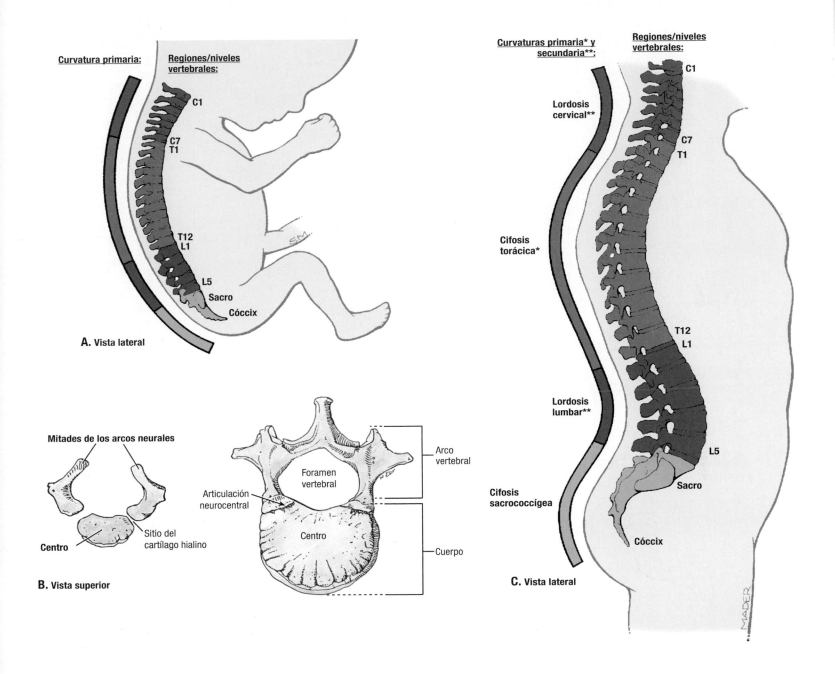

A. Vista lateral

Mitades de los arcos neurales

Articulación neurocentral

Arco vertebral

Foramen vertebral

Centro

Sitio del cartílago hialino

Centro

Cuerpo

B. Vista superior

Curvatura primaria:

Regiones/niveles vertebrales:

C1

C7
T1

T12
L1

L5

Sacro

Cóccix

Curvaturas primaria* y secundaria**:

Regiones/niveles vertebrales:

C1

Lordosis cervical**

C7
T1

Cifosis torácica*

T12
L1

Lordosis lumbar**

L5

Cifosis sacrococcígea

Sacro

Cóccix

C. Vista lateral

Curvaturas de la columna vertebral

1-2

A. Feto. Obsérvese la curvatura en forma de «C» de la columna vertebral del feto, que es cóncava en sentido anterior en toda su longitud.
B. Desarrollo de las vértebras. Al nacer, una vértebra está formada por tres partes óseas (las dos mitades del arco neural y el centro) unidas por cartílago hialino. A los 2 años, las mitades de cada arco neural comienzan a fusionarse desde la región lumbar hacia la cervical; aproximadamente a los 7 años, los arcos comienzan a fusionarse con el centro, desde la región cervical hacia la lumbar. **C. Adulto.** Las cuatro curvaturas de la columna vertebral del adulto incluyen la lordosis cervical, que es convexa en sentido anterior y se encuentra entre las vértebras C1

y T2; la cifosis torácica, que es cóncava en sentido anterior y se encuentra entre las vértebras T2 y T12; la lordosis lumbar, que es convexa en sentido anterior y se encuentra entre T12 y la articulación lumbosacra; y la cifosis sacrococcígea, que es cóncava en sentido anterior y se extiende desde la articulación lumbosacra hasta la punta del cóccix. La cifosis torácica cóncava anterior y la cifosis sacrococcígea son curvas primarias; la lordosis cervical convexa anterior y la lordosis lumbar son curvas secundarias que se desarrollan después del nacimiento. La lordosis cervical aparece cuando el niño comienza a mantener erguida la cabeza, mientras que la lordosis lumbar surge cuando el niño comienza a caminar.

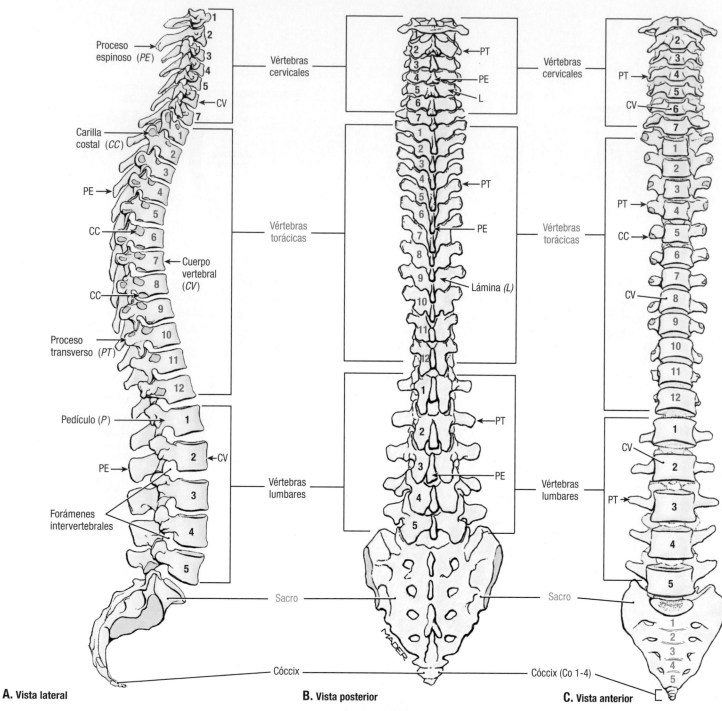

Proceso espinoso (*PE*)

Vértebras cervicales

Vértebras cervicales

PT

PE

L

PT

CV

Carilla costal (*CC*)

PE

CC

Cuerpo vertebral (*CV*)

CC

Proceso transverso (*PT*)

Vértebras torácicas

Vértebras torácicas

PT

PE

Lámina (*L*)

CC

CV

Pedículo (*P*)

PE

Forámenes intervertebrales

Vértebras lumbares

PT

PE

Vértebras lumbares

CV

PT

Sacro

Sacro

Sacro

Cóccix

Cóccix

Cóccix (Co 1-4)

A. Vista lateral   **B. Vista posterior**   **C. Vista anterior**

Proceso articular inferior

Proceso espinoso

Incisura vertebral superior

PT

L   L

PT

Carilla auricular superior

Foramen vertebral

P   P

Cuerpo vertebral

Proceso articular superior

PT

P

Cuerpo vertebral

PE

Incisura vertebral inferior

Proceso articular inferior

Carilla articular inferior

D. Vista posterior   **E. Vista lateral**

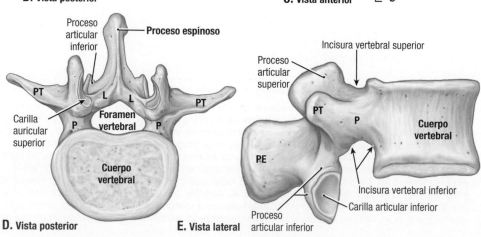

| 1-3 | **Caras y partes de la columna vertebral** |

A. Cara lateral. Los forámenes intervertebrales dan paso a los nervios espinales.
B. Cara posterior. Los procesos espinosos torácicos se superponen a los de las vértebras inferiores. **C. Cara anterior.** Los discos intervertebrales se encuentran en los espacios que aparecen entre los cuerpos vertebrales (como en *A*).
D-E. Partes de una vértebra típica (p. ej., la 2.ª vértebra lumbar).

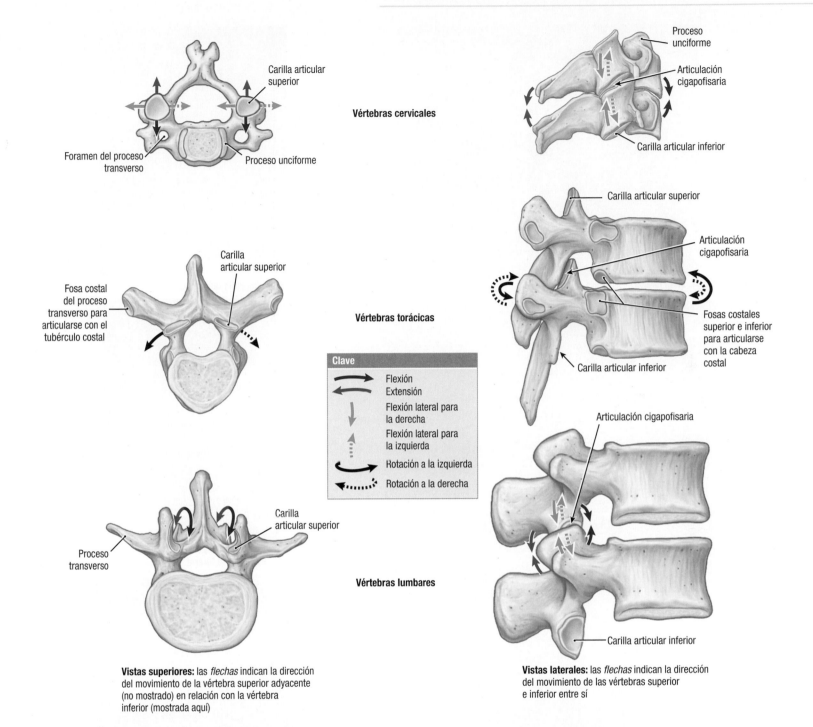

Vértebras cervicales

Carilla articular superior

Foramen del proceso transverso

Proceso unciforme

Proceso unciforme

Articulación cigapofisaria

Carilla articular inferior

Carilla articular superior

Fosa costal del proceso transverso para articularse con el tubérculo costal

Vértebras torácicas

Articulación cigapofisaria

Fosas costales superior e inferior para articularse con la cabeza costal

Carilla articular inferior

Articulación cigapofisaria

Proceso transverso

Carilla articular superior

Vértebras lumbares

Carilla articular inferior

Clave

⇄	Flexión Extensión
↓	Flexión lateral para la derecha
↑	Flexión lateral para la izquierda
↷	Rotación a la izquierda
↷	Rotación a la derecha

Vistas superiores: las *flechas* indican la dirección del movimiento de la vértebra superior adyacente (no mostrado) en relación con la vértebra inferior (mostrada aquí)

Vistas laterales: las *flechas* indican la dirección del movimiento de las vértebras superior e inferior entre sí

Características y movimientos vertebrales 1-4

- En las regiones torácica y lumbar, los procesos/carillas articulares se encuentran en la parte posterior de los cuerpos vertebrales y en la región cervical en la parte posterolateral de los cuerpos. Las carillas (superficies) articulares superiores en la región cervical se orientan principalmente hacia arriba; en la región torácica principalmente hacia atrás y en la región lumbar principalmente en dirección medial. El cambio de dirección es gradual de las vértebras cervicales a las torácicas, pero abrupto de las torácicas a las lumbares.
- Aunque los movimientos entre vértebras adyacentes son relativamente pequeños, la suma de todos los pequeños movimientos produce una considerable gama de movimientos de la columna vertebral en su conjunto.

- Los movimientos de la columna vertebral son más libres (tienen mayor amplitud de movimiento) en las regiones cervical y lumbar que en la región torácica. La flexión lateral es más libre en las regiones cervical y lumbar; la flexión es mayor en la región cervical y la extensión es más marcada en la región lumbar, pero los procesos articulares acoplados impiden la rotación.
- La región torácica es la más estable debido al apoyo externo que se obtiene de las articulaciones de las costillas y los cartílagos costales con el esternón. La dirección de las carillas articulares permite la rotación, pero la flexión, la extensión y la flexión lateral están muy restringidas.

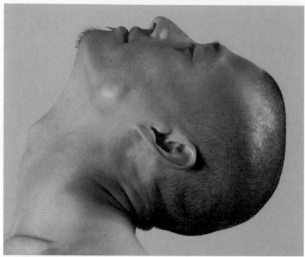

A. Vista lateral

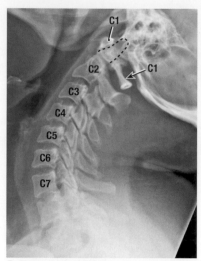

B. Radiografía lateral

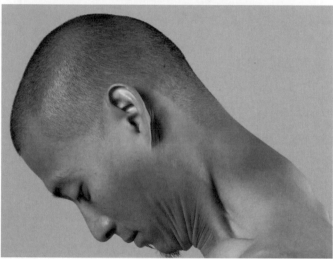

C. Vista lateral

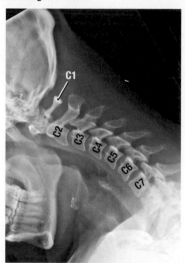

D. Radiografía lateral

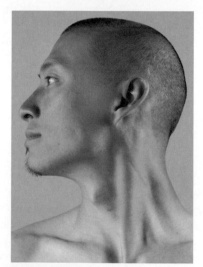

E. Vista anterior

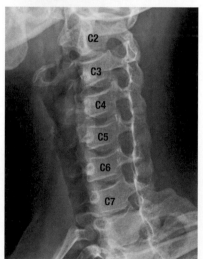

F. Radiografía oblicua

1-5 **Anatomía de superficie con correlación radiográfica de movimientos seleccionados de la columna cervical**

A. Extensión del cuello. **B.** Radiografía de la columna cervical extendida. **C.** Flexión del cuello. **D.** Radiografía de la columna cervical flexionada. **E.** Cabeza rotada hacia la izquierda. **F.** Radiografía de la columna cervical rotada hacia la izquierda.

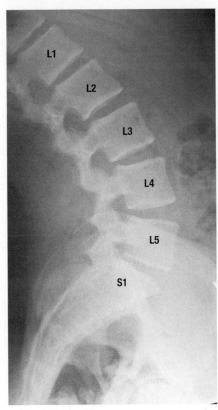

A. Radiografía lateral

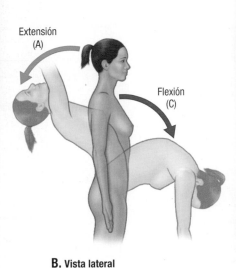

B. Vista lateral

Extensión
(A)

Flexión
(C)

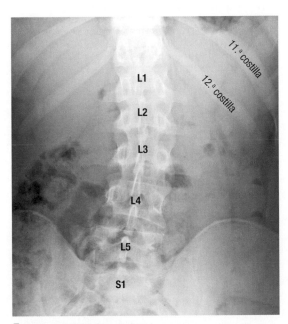

C. Radiografía lateral

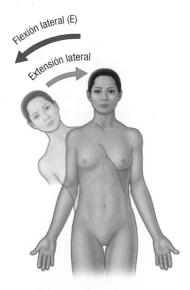

Flexión lateral (E)

Extensión lateral

D. Vista anterior

E. Radiografía anteroposterior

Anatomía de superficie con correlación radiográfica de movimientos seleccionados de la columna lumbar   **1-6**

A. Columna lumbar extendida. **B.** Esquema de flexión y extensión del tronco. **C.** Columna lumbar flexionada. **D.** Esquema de la flexión lateral (flexión hacia los lados) del tronco. **E.** Columna lumbar durante la flexión lateral.

La amplitud de movimiento de la columna vertebral está limitada por el espesor, la elasticidad y la compresibilidad de los discos intervertebra-

les, por la forma y la orientación de las articulaciones cigapofisarias, por la tensión de las cápsulas articulares de las articulaciones cigapofisarias, por la resistencia de los ligamentos y los músculos del dorso, por la conexión con la caja torácica (costillas) y por el volumen del tejido circundante.

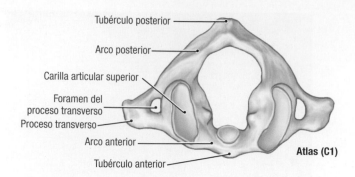

Tubérculo posterior
Arco posterior
Carilla articular superior
Foramen del proceso transverso
Proceso transverso
Arco anterior
Tubérculo anterior
Atlas (C1)

1-7   Columna cervical

A. Vértebras cervicales desarticuladas. Los cuerpos de las vértebras cervicales pueden luxarse en las lesiones del cuello con menos fuerza que la necesaria para fracturarlas. Debido al gran conducto vertebral de la región cervical, se puede producir una luxación sin que se dañe la médula espinal. Esta se lesiona cuando una vértebra cervical se luxa de una manera extrema. Si la luxación no da lugar a un «salto facetario» con bloqueo de los procesos articulares desplazados, las vértebras cervicales pueden autorreducirse («volver a su sitio»), de modo que la radiografía puede no indicar que la médula se ha lesionado. La resonancia magnética (RM) puede revelar los daños resultantes en los tejidos blandos.

El envejecimiento del disco intervertebral (IV), combinado con el cambio en la forma de las vértebras, da lugar a un aumento de las fuerzas de compresión en la periferia de los cuerpos vertebrales, donde se inserta el disco. En respuesta, en general, aparecen *osteofitos* (espolones óseos) alrededor de los bordes del cuerpo vertebral, en especial a lo largo de la fijación externa del disco IV. Del mismo modo, a medida que la alteración mecánica ejerce mayores tensiones sobre las articulaciones cigapofisarias, aparecen osteofitos a lo largo de las inserciones de las cápsulas articulares, en especial las del proceso articular superior.

TABLA 1-1	Vértebras cervicales típicas (C3-C6)[a]
Porción	**Características distintivas**
Cuerpo	Pequeño y más ancho de lado a lado que en dirección anteroposterior; la superficie superior es cóncava con un proceso unciforme a ambos lados; la superficie inferior es convexa
Foramen vertebral	Grande y triangular
Procesos transversos	Foramen del proceso transverso pequeño o ausente en la vértebra C7; las arterias vertebrales y los plexos venosos y simpáticos que las acompañan pasan a través de los forámenes, excepto en C7, que solo deja pasar pequeñas venas vertebrales accesorias, tubérculos anteriores y posteriores separados por un surco para el nervio espinal
Procesos articulares	Carillas articulares superiores dirigidas en dirección posterosuperior; carillas articulares inferiores en dirección anteroinferior; las carillas colocadas oblicuamente son casi horizontales en esta región
Proceso espinoso	Corto (C3-C5) y bífido, solo en etnias blancas (C3-C5); el proceso de C6 es largo pero el de C7 es más largo; C7 se llama «vértebra prominente»

[a]Las vértebras C1, C2 y C7 son atípicas.

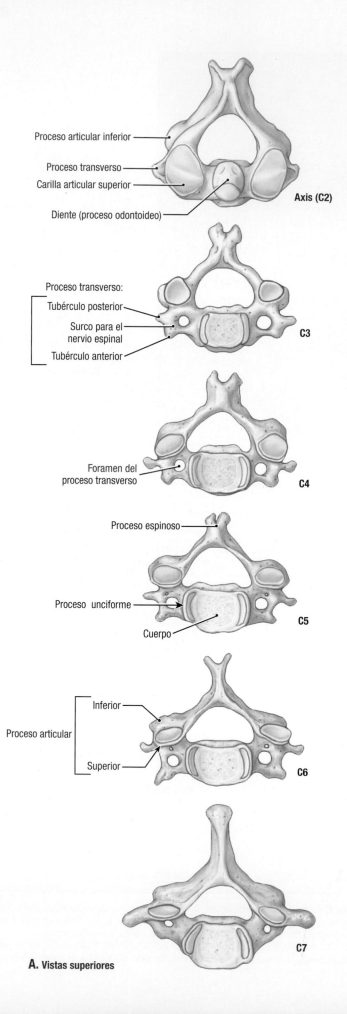

Proceso articular inferior
Proceso transverso
Carilla articular superior
Diente (proceso odontoideo)
Axis (C2)

Proceso transverso:
Tubérculo posterior
Surco para el nervio espinal
Tubérculo anterior
C3

Foramen del proceso transverso
C4

Proceso espinoso
Proceso unciforme
Cuerpo
C5

Inferior
Proceso articular
Superior
C6

C7

A. Vistas superiores

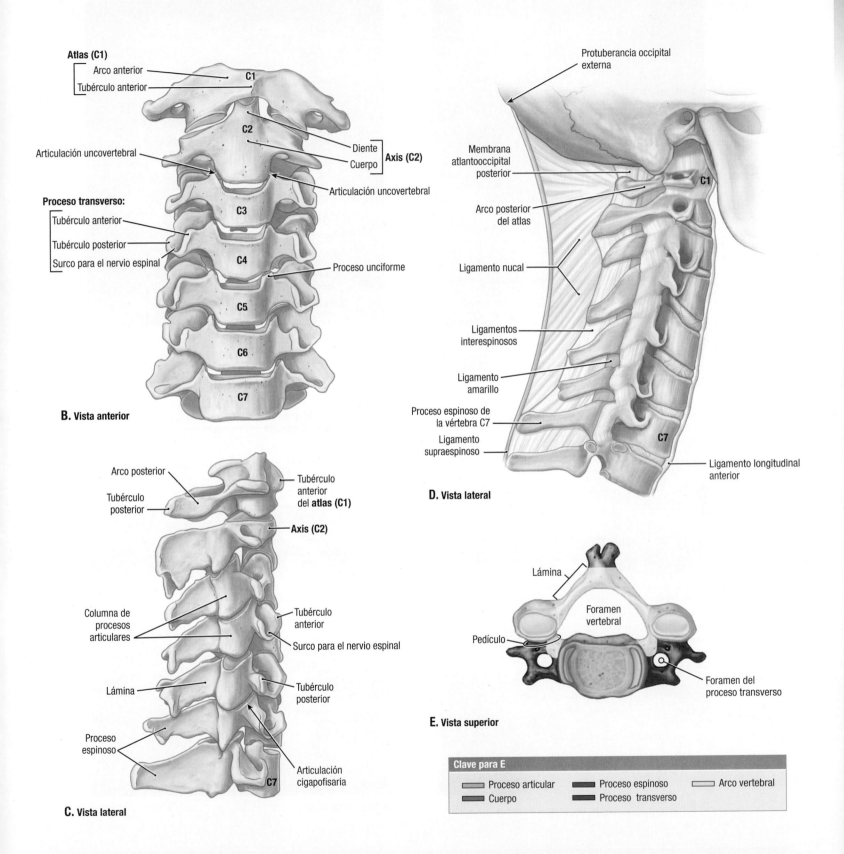

Atlas (C1)
Arco anterior
Tubérculo anterior
C1

C2

Articulación uncovertebral

Diente
Cuerpo
Axis (C2)

Articulación uncovertebral

Proceso transverso:
Tubérculo anterior
Tubérculo posterior
Surco para el nervio espinal

C3

C4

Proceso unciforme

C5

C6

C7

B. Vista anterior

Protuberancia occipital externa

Membrana atlantooccipital posterior

Arco posterior del atlas

C1

Ligamento nucal

Ligamentos interespinosos

Ligamento amarillo

Proceso espinoso de la vértebra C7

Ligamento supraespinoso

Ligamento longitudinal anterior

C7

D. Vista lateral

Arco posterior
Tubérculo posterior

Tubérculo anterior del **atlas (C1)**

Axis (C2)

Columna de procesos articulares

Tubérculo anterior

Surco para el nervio espinal

Lámina

Tubérculo posterior

Proceso espinoso

Articulación cigapofisaria

C7

C. Vista lateral

Lámina

Foramen vertebral

Pedículo

Foramen del proceso transverso

E. Vista superior

Clave para E		
Proceso articular	Proceso espinoso	Arco vertebral
Cuerpo	Proceso transverso	

B-C. Vértebras cervicales articuladas. **D.** Ligamentos. **E.** Partes de una vértebra cervical típica.

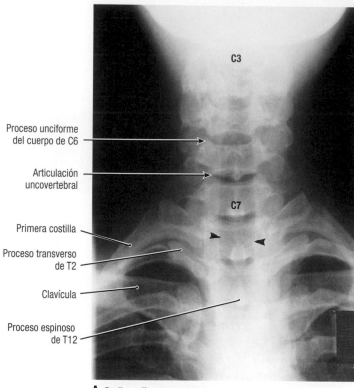

Proceso unciforme
del cuerpo de C6

Articulación
uncovertebral

Primera costilla

Proceso transverso
de T2

Clavícula

Proceso espinoso
de T12

A. Radiografía anteroposterior

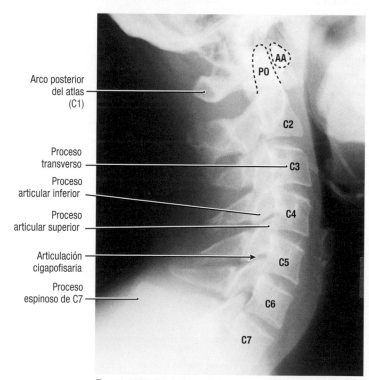

Arco posterior
del atlas
(C1)

Proceso
transverso

Proceso
articular inferior

Proceso
articular superior

Articulación
cigapofisaria

Proceso
espinoso de C7

B. Radiografía lateral

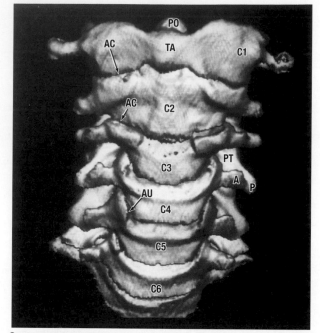

C. TC anterior en 3D

Clave			
A	Tubérculo anterior del proceso transverso	La	Lámina
AA	Arco anterior de C1	P	Tubérculo posterior del proceso transveso
AC	Articulación cigapofisaria	PE	Proceso espinoso
AP	Arco posterior de C1	PO	Proceso odontoides (diente) de C2
AU	Articulación uncovertebral	PT	Proceso transverso
C1-C7	Vértebras	T	Foramen del proceso transverso
CS	Carilla articular superior de C1	TA	Tubérculo anterior de C1
CV	Conducto vertebral	TP	Tubérculo posterior de C1

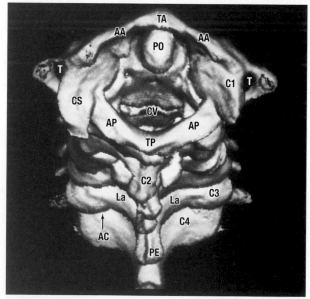

D. TC posterior en 3D

1-8 **Imágenes de la región cervical**

A-B. Radiografías. Las *puntas de flecha* muestran los bordes de la columna aérea (*negra*) de la tráquea. **C-D. Tomografía computarizada (TC)** reconstruida en tres dimensiones.

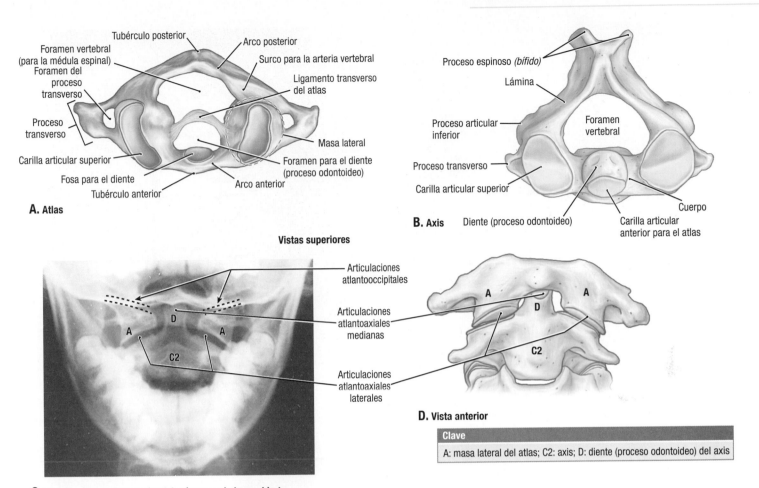

Tubérculo posterior

Foramen vertebral
(para la médula espinal)
Foramen del
proceso
transverso

Proceso
transverso

Carilla articular superior

Fosa para el diente

Tubérculo anterior

Arco posterior

Surco para la arteria vertebral

Ligamento transverso
del atlas

Masa lateral

Foramen para el diente
(proceso odontoideo)

Arco anterior

A. Atlas

Proceso espinoso *(bífido)*

Lámina

Proceso articular
inferior

Proceso transverso

Carilla articular superior

Diente (proceso odontoideo)

Foramen
vertebral

Cuerpo

Carilla articular
anterior para el atlas

B. Axis

Vistas superiores

Articulaciones
atlantooccipitales

Articulaciones
atlantoaxiales
medianas

Articulaciones
atlantoaxiales
laterales

D. Vista anterior

Clave

A: masa lateral del atlas; C2: axis; D: diente (proceso odontoideo) del axis

C. Radiografía anteroposterior del cráneo con la boca abierta

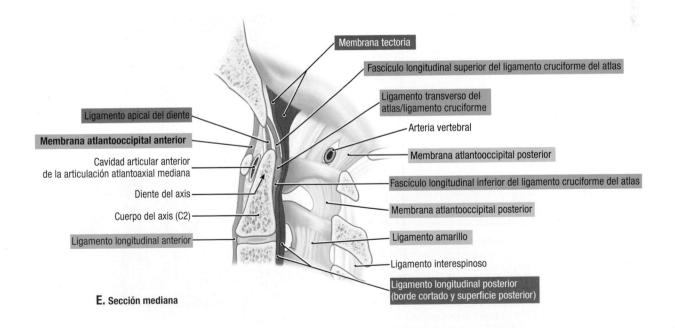

Membrana tectoria

Fascículo longitudinal superior del ligamento cruciforme del atlas

Ligamento transverso del
atlas/ligamento cruciforme

Arteria vertebral

Membrana atlantooccipital posterior

Fascículo longitudinal inferior del ligamento cruciforme del atlas

Membrana atlantooccipital posterior

Ligamento amarillo

Ligamento interespinoso

Ligamento longitudinal posterior
(borde cortado y superficie posterior)

Ligamento apical del diente

Membrana atlantooccipital anterior

Cavidad articular anterior
de la articulación atlantoaxial mediana

Diente del axis

Cuerpo del axis (C2)

Ligamento longitudinal anterior

E. Sección mediana

Atlas, axis y articulación atlantoaxial

A. Atlas. **B.** Axis. **C.** Articulaciones atlantoaxiales *in vivo* (a través de la boca abierta). **D.** Atlas y axis articulados. **E.** Sección mediana con ligamentos (las estructuras resaltadas en el *mismo color* son continuas).

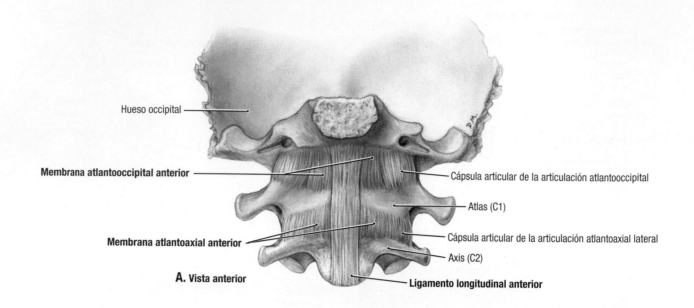

Hueso occipital

Membrana atlantooccipital anterior — — Cápsula articular de la articulación atlantooccipital

— Atlas (C1)

Membrana atlantoaxial anterior — — Cápsula articular de la articulación atlantoaxial lateral

— Axis (C2)

A. Vista anterior — **Ligamento longitudinal anterior**

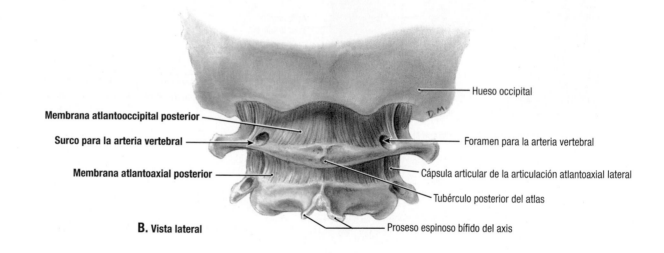

Hueso occipital

Membrana atlantooccipital posterior —

Surco para la arteria vertebral — — Foramen para la arteria vertebral

Membrana atlantoaxial posterior — — Cápsula articular de la articulación atlantoaxial lateral

— Tubérculo posterior del atlas

B. Vista lateral — Proseso espinoso bífido del axis

1-10 **Articulaciones craneovertebrales y arteria vertebral**

A. Membranas atlantoaxial y atlantooccipital anteriores. El ligamento longitudinal anterior asciende para mezclarse con las membranas atlantoaxial y atlantooccipital anteriores y formar un engrosamiento central en ellas. **B. Membranas atlantoaxial y atlantooccipital posteriores.** Inferior al axis (vértebra C2) se encuentra el ligamento amarillo. **C. Membrana tectoria y arteria vertebral.** La membrana tectoria es una continuación del ligamento longitudinal posterior superior al cuerpo del axis. Tras atravesar los forámenes de los procesos transversos de las vértebras C6-C1, las arterias vertebrales giran en dirección medial, surcando la cara superior del arco posterior del atlas y perforando la membrana atlantooccipital posterior (*parte B*). Las arterias vertebrales derecha e izquierda atraviesan el foramen o agujero magno (occipital) y se unen en el interior del cráneo formando la arteria basilar.

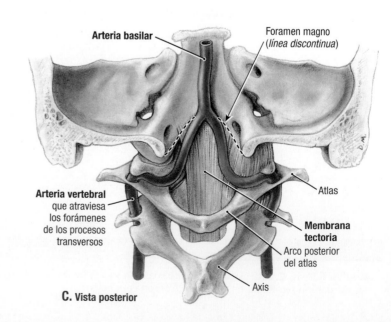

Arteria basilar — Foramen magno (*línea discontinua*)

Arteria vertebral que atraviesa los forámenes de los procesos transversos

— Atlas

Membrana tectoria

Arco posterior del atlas

— Axis

C. Vista posterior

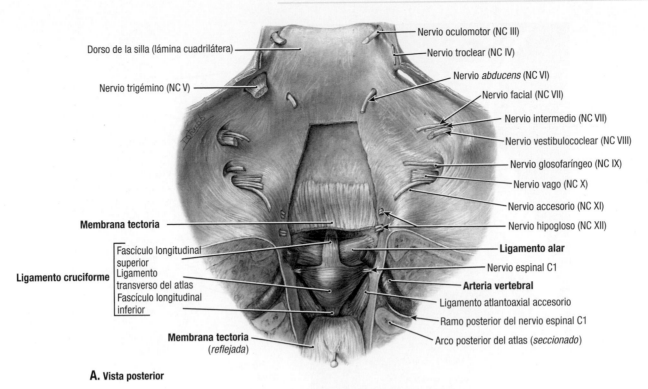

Dorso de la silla (lámina cuadrilátera)

Nervio oculomotor (NC III)

Nervio troclear (NC IV)

Nervio trigémino (NC V)

Nervio *abducens* (NC VI)

Nervio facial (NC VII)

Nervio intermedio (NC VII)

Nervio vestibulococlear (NC VIII)

Nervio glosofaríngeo (NC IX)

Nervio vago (NC X)

Nervio accesorio (NC XI)

Nervio hipogloso (NC XII)

Membrana tectoria

Fascículo longitudinal superior

Ligamento cruciforme Ligamento transverso del atlas

Fascículo longitudinal inferior

Membrana tectoria (*reflejada*)

Ligamento alar

Nervio espinal C1

Arteria vertebral

Ligamento atlantoaxial accesorio

Ramo posterior del nervio espinal C1

Arco posterior del atlas (*seccionado*)

A. Vista posterior

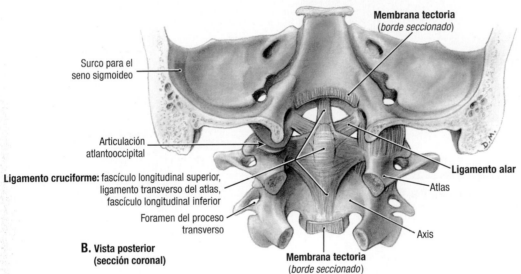

Membrana tectoria (*borde seccionado*)

Surco para el seno sigmoideo

Articulación atlantooccipital

Ligamento cruciforme: fascículo longitudinal superior, ligamento transverso del atlas, fascículo longitudinal inferior

Foramen del proceso transverso

Ligamento alar

Atlas

Axis

Membrana tectoria (*borde seccionado*)

B. Vista posterior (sección coronal)

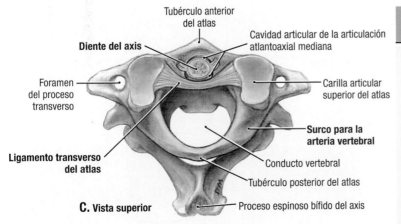

Tubérculo anterior del atlas

Diente del axis

Cavidad articular de la articulación atlantoaxial mediana

Foramen del proceso transverso

Carilla articular superior del atlas

Surco para la arteria vertebral

Ligamento transverso del atlas

Conducto vertebral

Tubérculo posterior del atlas

C. Vista superior

Proceso espinoso bífido del axis

Ligamentos de las articulaciones atlantooccipitales y atlantoaxiales 1-11

A. Nervios craneales y duramadre de la fosa craneal posterior. La duramadre y la membrana tectoria han sido cortadas y retiradas para mostrar la articulación atlantoaxial mediana. Los ligamentos alares sirven como ligamentos de control para los movimientos de rotación de las articulaciones atlantoaxiales. **B-C. Ligamento transverso del atlas.** La banda transversal del ligamento cruciforme forma la pared posterior de una cavidad que recibe al diente del axis, formando una articulación en pivote (trocoide).

Fractura del atlas. El atlas es un anillo óseo con dos masas laterales en forma de cuña, conectadas por arcos anteriores y posteriores relativamente delgados y el ligamento transverso del atlas (*véanse* figs. 1-12A y C). Las fuerzas verticales (p. ej., golpear la cabeza con el fondo de la piscina) pueden forzar la separación de las masas laterales fracturando uno o ambos arcos anterior o posterior. Si la fuerza es suficiente, también se producirá la rotura del ligamento transverso del atlas.

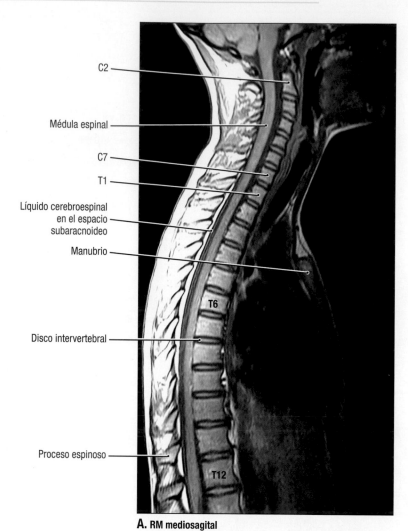

C2

Médula espinal

C7

T1

Líquido cerebroespinal
en el espacio
subaracnoideo

Manubrio

T6

Disco intervertebral

Proceso espinoso

T12

A. RM mediosagital

1-12 Vértebras torácicas

A. Resonancia magnética (RM) de la región torácica. **B.** Características.
Fractura de vértebras torácicas. Aunque las características de
la cara superior de la vértebra T12 son claramente torácicas, su cara
inferior tiene características lumbares para la articulación con la
vértebra L1. La transición abrupta que permite principalmente los
movimientos de rotación con la vértebra T11, a la vez que impide
los movimientos de rotación con la vértebra L1, hace que la vértebra
T12 sea especialmente susceptible a las fracturas.

TABLA 1-2 Vértebras torácicas

Porción	Características distintivas
Cuerpo	En forma de corazón, tiene una o dos fosas costales a cada lado para la articulación con la(s) cabeza(s) de la(s) costilla(s)
Forámenes vertebrales	Circulares y más pequeños que los de las vértebras cervicales y lumbares
Procesos transversos	Son largos y se extienden en dirección posterolateral; la longitud disminuye de T1 a T12; T1-T10 tienen fosas costales en los procesos transversos para la articulación con un tubérculo de las costillas 1-10 (las costillas 11 y 12 no tienen tubérculo y no se articulan con un proceso transverso)
Procesos articulares	Las carillas articulares superiores se dirigen posterolateralmente; las carillas articulares inferiores se dirigen anteromedialmente
Proceso espinoso	Largo y con pendiente posterior inferior; la punta se extiende hasta el nivel del cuerpo vertebral inferior

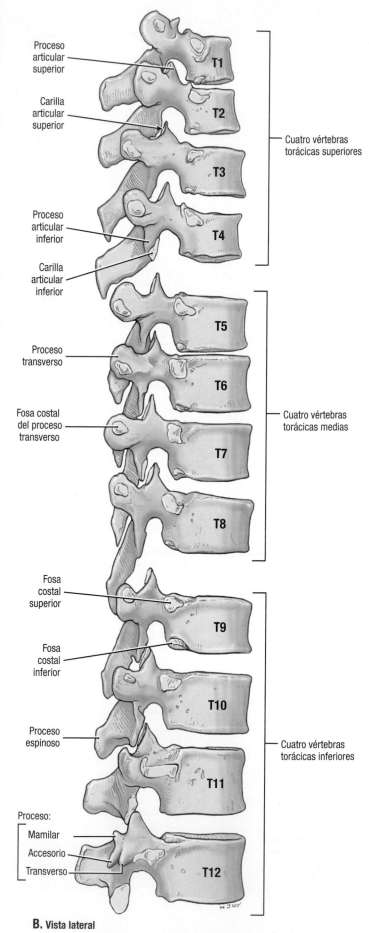

Proceso
articular
superior — T1

Carilla
articular
superior — T2

T3

Proceso
articular
inferior — T4

Carilla
articular
inferior

Cuatro vértebras
torácicas superiores

T5

Proceso
transverso — T6

Fosa costal
del proceso
transverso — T7

T8

Cuatro vértebras
torácicas medias

Fosa
costal
superior — T9

Fosa
costal
inferior

T10

Proceso
espinoso

T11

Cuatro vértebras
torácicas inferiores

Proceso:

Mamilar
Accesorio
Transverso — T12

B. Vista lateral

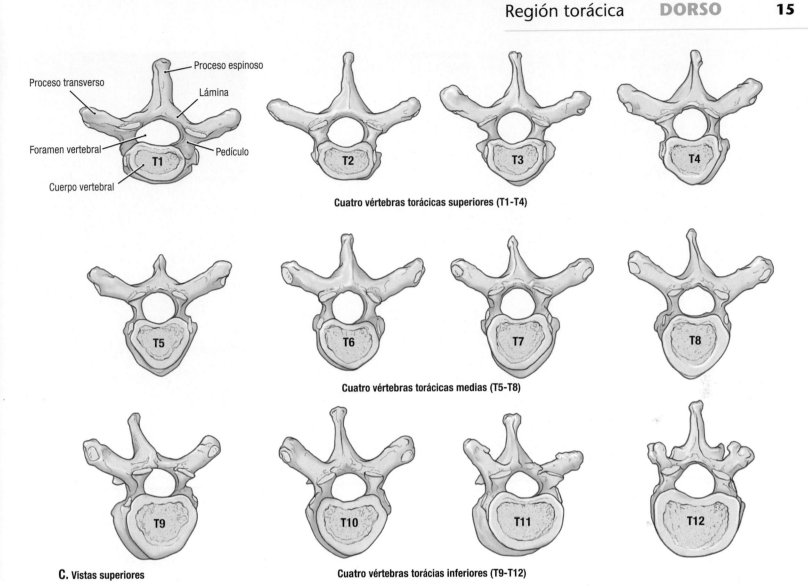

Proceso espinoso

Proceso transverso

Lámina

Foramen vertebral

Pedículo

Cuerpo vertebral

T1 T2 T3 T4

Cuatro vértebras torácicas superiores (T1-T4)

T5 T6 T7 T8

Cuatro vértebras torácicas medias (T5-T8)

T9 T10 T11 T12

C. Vistas superiores

Cuatro vértebras torácias inferiores (T9-T12)

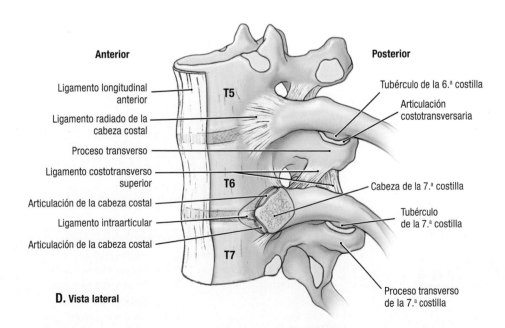

Anterior

Posterior

Ligamento longitudinal anterior

Ligamento radiado de la cabeza costal

Proceso transverso

Ligamento costotransverso superior

Articulación de la cabeza costal

Ligamento intraarticular

Articulación de la cabeza costal

T5

T6

T7

Tubérculo de la 6.ª costilla

Articulación costotransversaria

Cabeza de la 7.ª costilla

Tubérculo de la 7.ª costilla

Proceso transverso de la 7.ª costilla

D. Vista lateral

Vértebras torácicas *(continuación)* **1-12**

C. Vértebras torácicas desarticuladas. Los cuerpos vertebrales aumentan de tamaño a medida que desciende la columna vertebral, soportando cada uno de ellos una cantidad creciente de peso transferido por la vértebra superior. **D. Ligamentos intra- y extraarticulares de las articulaciones costovertebrales.** Normalmente, la cabeza de cada costilla se articula con los cuerpos de dos vértebras adyacentes y el disco intervertebral entre ellas; el tubérculo de la costilla se articula con el proceso transverso de la vértebra inferior.

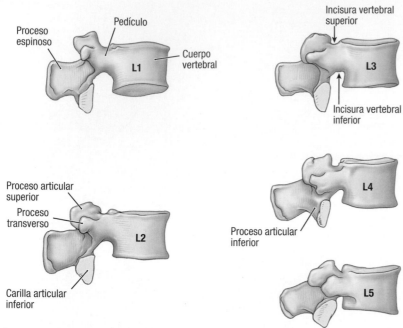

Proceso espinoso · Pedículo · Cuerpo vertebral · **L1**

Incisura vertebral superior · **L3** · Incisura vertebral inferior

Proceso articular superior · Proceso transverso · **L2** · Carilla articular inferior

L4 · Proceso articular inferior

L5

A. Vistas laterales

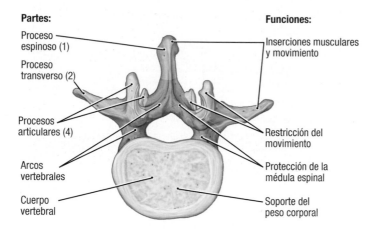

Partes:

Proceso espinoso (1)

Proceso transverso (2)

Procesos articulares (4)

Arcos vertebrales

Cuerpo vertebral

Funciones:

Inserciones musculares y movimiento

Restricción del movimiento

Protección de la médula espinal

Soporte del peso corporal

B. Vista superior

1-13 Vértebras lumbares

A, B, E y **F.** Características. **C, D** y **G.** Radiografías. **H.** Laminectomía.

TABLA 1-3	Vértebras lumbares
Porción	**Características distintivas**
Cuerpo	Macizo; con forma de riñón cuando se mira desde arriba
Vertebral	Triangular; más grande que en las vértebras torácicas y foramen más pequeño que en las vértebras cervicales
Transversal	Larga y delgada; procesos accesorios en la superficie posterior de la base de cada proceso transverso
Procesos articulares	Carillas articulares superiores dirigidas posteromedialmente (o medialmente); carillas articulares inferiores dirigidas anterolateralmente (o lateralmente); proceso (tubérculo) mamilar en la superficie posterior de cada proceso articular superior
Proceso espinoso	Corto y robusto, grueso, ancho y rectangular

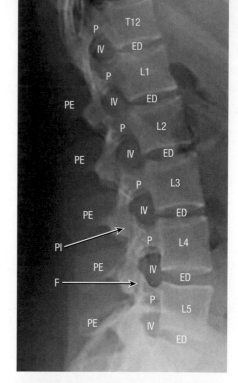

C. Radiografía lateral

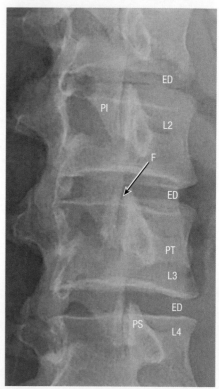

D. Radiografía oblicua

Clave para C, D y G			
ED	Espacio para el disco intervertebral	PE	Proceso espinoso
F	Articulación cigapofisaria	PI	Proceso articular inferior
IV	Foramen intervertebral	PS	Proceso articular superior
L	Lámina	PT	Proceso transverso
P	Pedículo	T12-L5	Cuerpos vertebrales

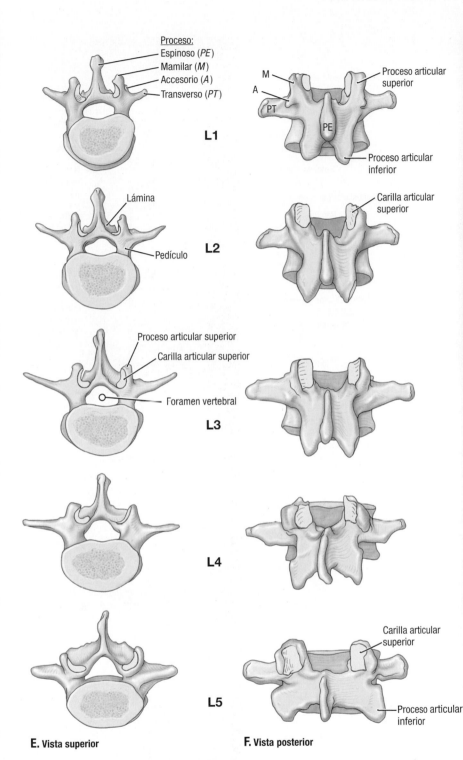

Proceso:
Espinoso (*PE*)
Mamilar (*M*)
Accesorio (*A*)
Transverso (*PT*)

L1

M
A
PT
PE

Proceso articular superior

Proceso articular inferior

Lámina

L2

Pedículo

Carilla articular superior

Proceso articular superior
Carilla articular superior

Foramen vertebral

L3

L4

Proceso articular superior
Carilla articular superior

L5

Carilla articular superior

Proceso articular inferior

E. Vista superior

F. Vista posterior

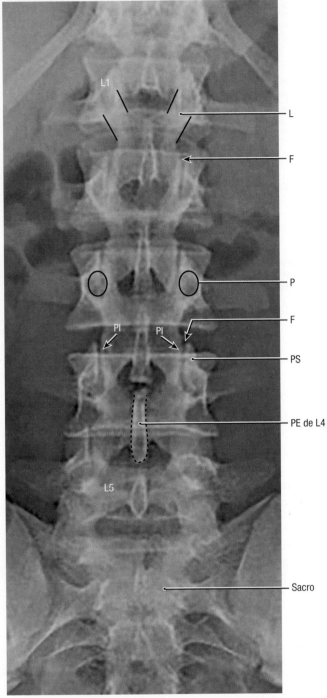

G. Radiografía anteroposterior

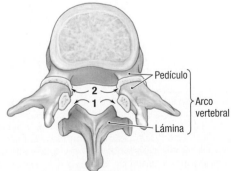

Pedículo

Arco vertebral

Lámina

H. Vista superior, sitios de laminectomía (1 y 2)

Vértebras lumbares (*continuación*)   **1-13**

Una **laminectomía** es la resección quirúrgica de uno o varios procesos espinosos y sus láminas de sostén en una región determinada de la columna vertebral, mediante la sección de la porción interarticular (fig. 1-13H, *1*). El término también se utiliza con frecuencia para explicar la extracción de la mayor parte del arco vertebral mediante la sección de los pedículos (fig. 1-13H, *2*). Las laminectomías proporcionan acceso al conducto vertebral para aliviar la presión sobre la médula espinal o las raíces nerviosas, en general causada por un tumor o una hernia de disco intervertebral.

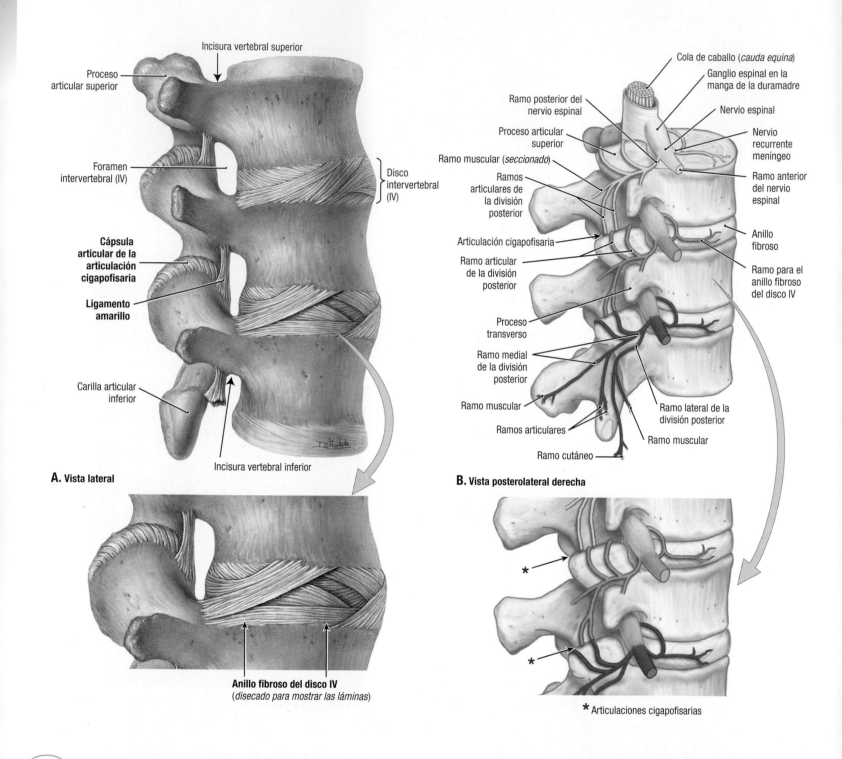

A. Vista lateral

Incisura vertebral superior

Proceso articular superior

Foramen intervertebral (IV)

Cápsula articular de la articulación cigapofisaria

Ligamento amarillo

Carilla articular inferior

Incisura vertebral inferior

Disco intervertebral (IV)

Anillo fibroso del disco IV (*disecado para mostrar las láminas*)

B. Vista posterolateral derecha

Cola de caballo (*cauda equina*)

Ganglio espinal en la manga de la duramadre

Ramo posterior del nervio espinal

Nervio espinal

Proceso articular superior

Nervio recurrente meníngeo

Ramo muscular (*seccionado*)

Ramos articulares de la división posterior

Ramo anterior del nervio espinal

Articulación cigapofisaria

Anillo fibroso

Ramo articular de la división posterior

Ramo para el anillo fibroso del disco IV

Proceso transverso

Ramo medial de la división posterior

Ramo muscular

Ramo lateral de la división posterior

Ramos articulares

Ramo muscular

Ramo cutáneo

* Articulaciones cigapofisarias

1-14 Estructura e inervación de los discos intervertebrales y las articulaciones cigapofisarias

A. Discos intervertebrales y foramen intervertebral. Se han extraído secciones de las capas superficiales del anillo fibroso del disco intervertebral (IV) inferior para mostrar el cambio de dirección de las fibras en las capas concéntricas del anillo. Obsérvese que los discos IV forman la mitad inferior del borde anterior del foramen IV. **B. Inervación de las articulaciones cigapofisarias y del anillo fibroso de los discos IV.**

Cuando las **articulaciones cigapofisarias se lesionan** o desarrollan osteofitos por el envejecimiento (*artrosis*), los nervios espinales relacionados se ven afectados. Esto provoca dolor a lo largo del patrón de distribución de los dermatomas y espasmos en los músculos derivados de los miotomas asociados. La denervación de las articulaciones cigapofisarias lumbares es un procedimiento útil para el tratamiento del dolor de espalda causado por la enfermedad de estas articulaciones. El proceso de denervación se enfoca en los ramos articulares de dos divisiones posteriores adyacentes de los nervios espinales, porque cada articulación recibe inervación tanto del nervio que sale de ese nivel como del nervio suprayacente.

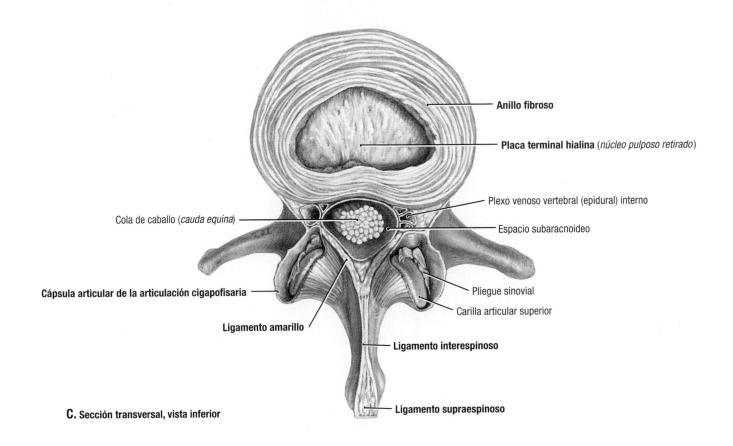

Anillo fibroso

Placa terminal hialina (*núcleo pulposo retirado*)

Cola de caballo (*cauda equina*)

Plexo venoso vertebral (epidural) interno

Espacio subaracnoideo

Cápsula articular de la articulación cigapofisaria

Pliegue sinovial

Carilla articular superior

Ligamento amarillo

Ligamento interespinoso

Ligamento supraespinoso

C. Sección transversal, vista inferior

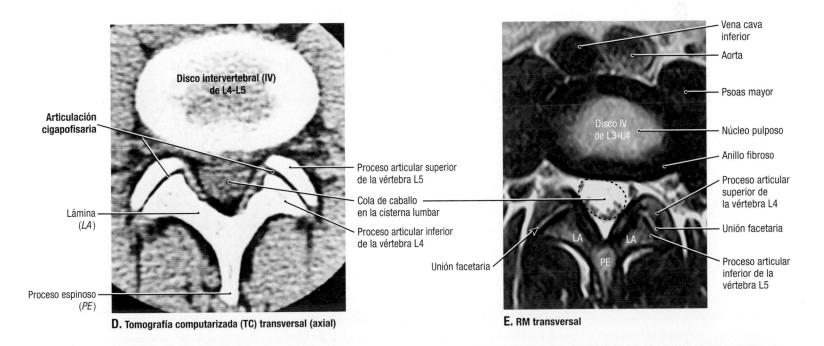

Articulación cigapofisaria

Disco intervertebral (IV) de L4-L5

Proceso articular superior de la vértebra L5

Cola de caballo en la cisterna lumbar

Lámina (*LA*)

Proceso articular inferior de la vértebra L4

Proceso espinoso (*PE*)

D. Tomografía computarizada (TC) transversal (axial)

Vena cava inferior

Aorta

Psoas mayor

Disco IV de L3-L4

Núcleo pulposo

Anillo fibroso

Proceso articular superior de la vértebra L4

Unión facetaria

Unión facetaria

LA

LA

PE

Proceso articular inferior de la vértebra L5

E. RM transversal

Estructura e inervación de los discos intervertebrales y las articulaciones cigapofisarias *(continuación)*

1-14

C. Estructura interna de los discos y las articulaciones. El núcleo pulposo ha sido eliminado y se expuso la placa epifisaria cartilaginosa. Hay menos círculos de anillo fibroso en la parte posterior y, en consecuencia, esta porción del anillo fibroso es más delgada. Los ligamentos amarillo, interespinoso y supraespinoso son continuos. **D.** TC del disco intervertebral (IV) de L4/L5. **E.** Resonancia magnética (RM) del disco IV de L3/L4.

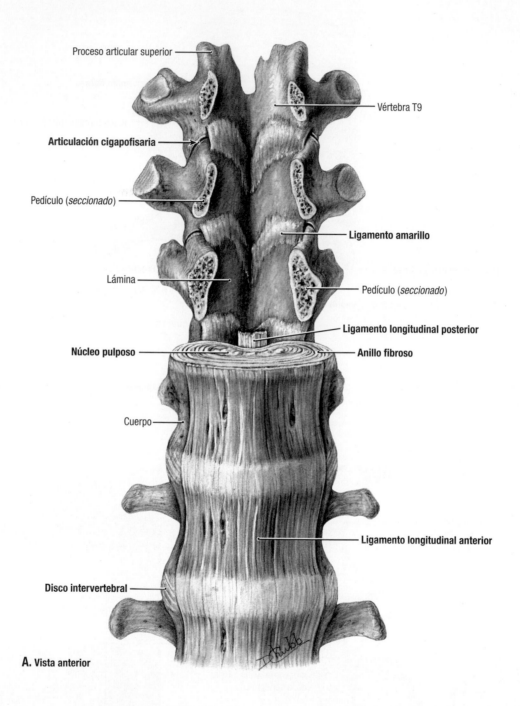

Proceso articular superior

Vértebra T9

Articulación cigapofisaria

Pedículo (*seccionado*)

Ligamento amarillo

Lámina

Pedículo (*seccionado*)

Ligamento longitudinal posterior

Núcleo pulposo

Anillo fibroso

Cuerpo

Ligamento longitudinal anterior

Disco intervertebral

A. Vista anterior

1-15   **Discos intervertebrales: ligamentos y movimientos**

A. Ligamento longitudinal anterior y ligamento amarillo. Se han seccionado los pedículos de las vértebras superiores para mostrar el ligamento amarillo.

- Los ligamentos longitudinales anterior y posterior son ligamentos de los cuerpos vertebrales; los ligamentos amarillos son ligamentos de los arcos vertebrales.
- El ligamento longitudinal anterior está formado por bandas anchas, fuertes y fibrosas, que están unidas a los discos intervertebrales y a

los cuerpos vertebrales en su parte anterior; están perforadas por los agujeros de las arterias y las venas que van y vienen de los cuerpos vertebrales.

- Los ligamentos amarillos, compuestos por fibras elásticas, se extienden entre las láminas adyacentes y convergen en el plano medio. Se extienden lateralmente para mezclarse con la cápsula articular de las articulaciones cigapofisarias.

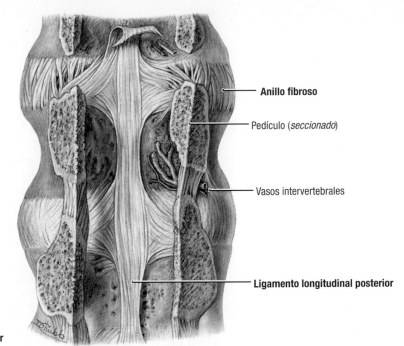

Anillo fibroso

Pedículo (*seccionado*)

Vasos intervertebrales

Ligamento longitudinal posterior

B. Vista posterior

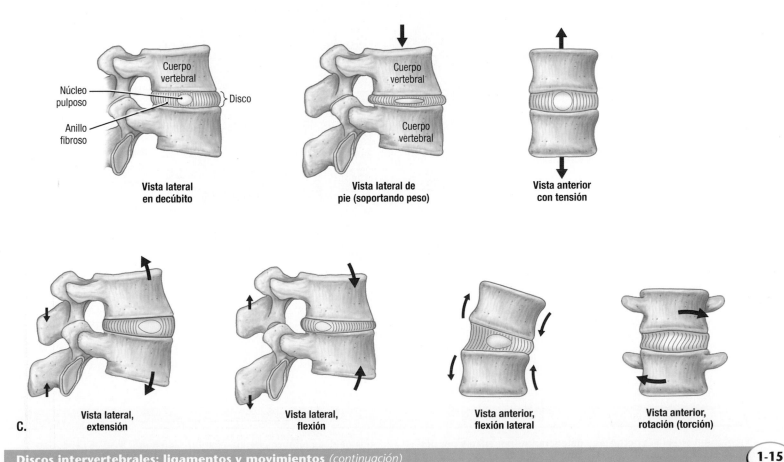

Núcleo
pulposo

Cuerpo
vertebral

Disco

Anillo
fibroso

**Vista lateral
en decúbito**

Cuerpo
vertebral

Cuerpo
vertebral

**Vista lateral de
pie (soportando peso)**

**Vista anterior
con tensión**

C.

**Vista lateral,
extensión**

**Vista lateral,
flexión**

**Vista anterior,
flexión lateral**

**Vista anterior,
rotación (torción)**

Discos intervertebrales: ligamentos y movimientos *(continuación)* **1-15**

B. Ligamento longitudinal posterior. Se seccionaron los pedículos de las vértebras T9-T11 y se retiró el arco vertebral para mostrar la cara posterior de los cuerpos vertebrales. El ligamento longitudinal posterior es una banda estrecha que pasa de disco en disco y que abarca las superficies posteriores de los cuerpos vertebrales. **C. Disco intervertebral (IV) durante el soporte de carga y el movimiento.** El movimiento o el soporte de carga del disco IV cambia la forma y la posición del núcleo pulposo.

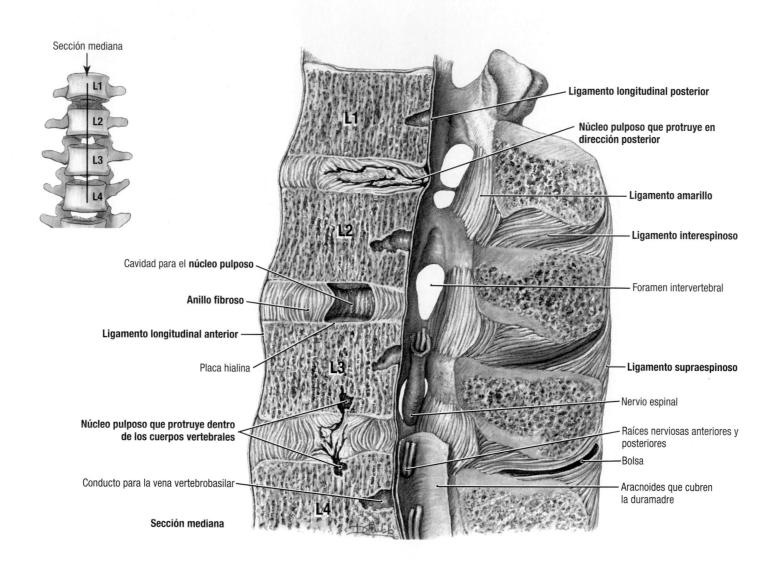

Sección mediana

L1
L2
L3
L4

Ligamento longitudinal posterior

Núcleo pulposo que protruye en dirección posterior

Ligamento amarillo

Ligamento interespinoso

Cavidad para el **núcleo pulposo**

Foramen intervertebral

Anillo fibroso

Ligamento longitudinal anterior

Placa hialina

Ligamento supraespinoso

Nervio espinal

Núcleo pulposo que protruye dentro de los cuerpos vertebrales

Raíces nerviosas anteriores y posteriores

Bolsa

Conducto para la vena vertebrobasilar

Aracnoides que cubren la duramadre

Sección mediana

L1
L2
L3
L4

1-16   Región lumbar de la columna vertebral

Discos intervertebrales normales y deteriorados (por edad y por desgaste). El núcleo pulposo del disco normal entre las vértebras L2 y L3 se ha desprendido del anillo fibroso que lo envuelve. La bolsa entre los procesos espinosos de L3 y L4 presumiblemente es el resultado de la hiperextensión habitual que pone en contacto los procesos lumbares.

El núcleo pulposo del disco entre L1 y L2 se ha herniado en dirección posterior a través del anillo. La **hernia** o **protrusión del núcleo pulposo gelatinoso**, dentro o a través del anillo fibroso, es una causa bien cono-

cida de dolor lumbar y de los miembros inferiores. Si se ha producido el deterioro del ligamento longitudinal posterior y el desgaste del anillo fibroso, el núcleo pulposo puede herniarse en el conducto vertebral y comprimir la médula espinal o las raíces nerviosas de los nervios espinales en la cola de caballo (*cauda equina*). Las hernias suelen producirse en dirección posterolateral, donde el anillo es relativamente delgado y no recibe apoyo de los ligamentos.

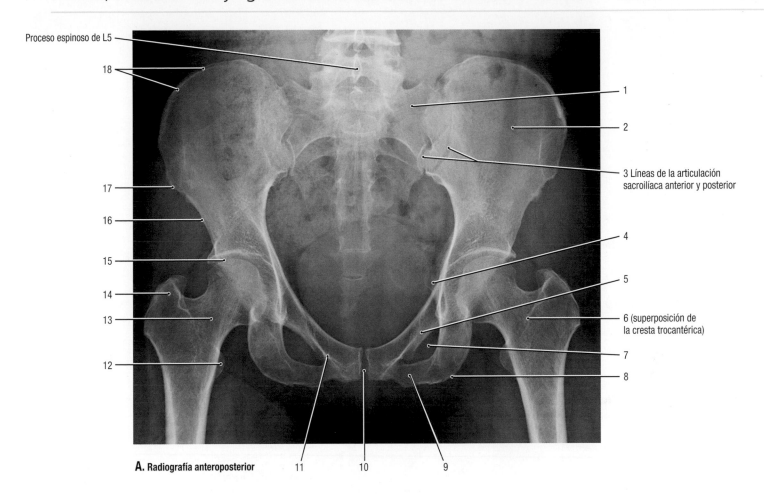

Proceso espinoso de L5

18

17

16

15

14

13

12

1

2

3 Líneas de la articulación sacroilíaca anterior y posterior

4

5

6 (superposición de la cresta trocantérica)

7

8

A. Radiografía anteroposterior

11   10   9

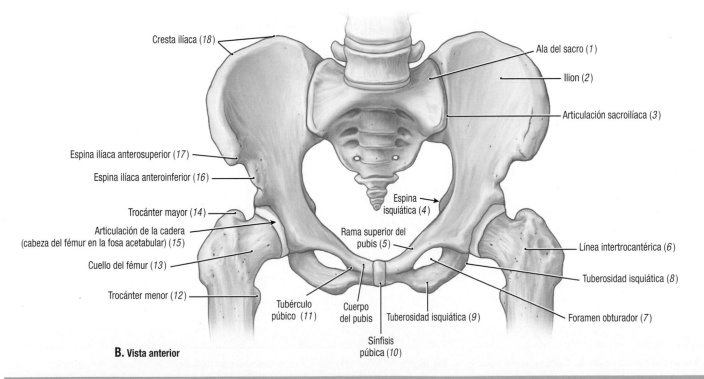

Cresta ilíaca (*18*)

Ala del sacro (*1*)

Ilion (*2*)

Articulación sacroilíaca (*3*)

Espina ilíaca anterosuperior (*17*)

Espina ilíaca anteroinferior (*16*)

Espina isquiática (*4*)

Trocánter mayor (*14*)

Articulación de la cadera (cabeza del fémur en la fosa acetabular) (*15*)

Cuello del fémur (*13*)

Trocánter menor (*12*)

Rama superior del pubis (*5*)

Línea intertrocantérica (*6*)

Tuberosidad isquiática (*8*)

Tubérculo púbico (*11*)

Cuerpo del pubis

Tuberosidad isquiática (*9*)

Foramen obturador (*7*)

Sínfisis púbica (*10*)

B. Vista anterior

Cintura pélvica (pelvis ósea)

1-17

A. Radiografía de la pelvis masculina. **B.** Pelvis ósea masculina con fémures articulados.

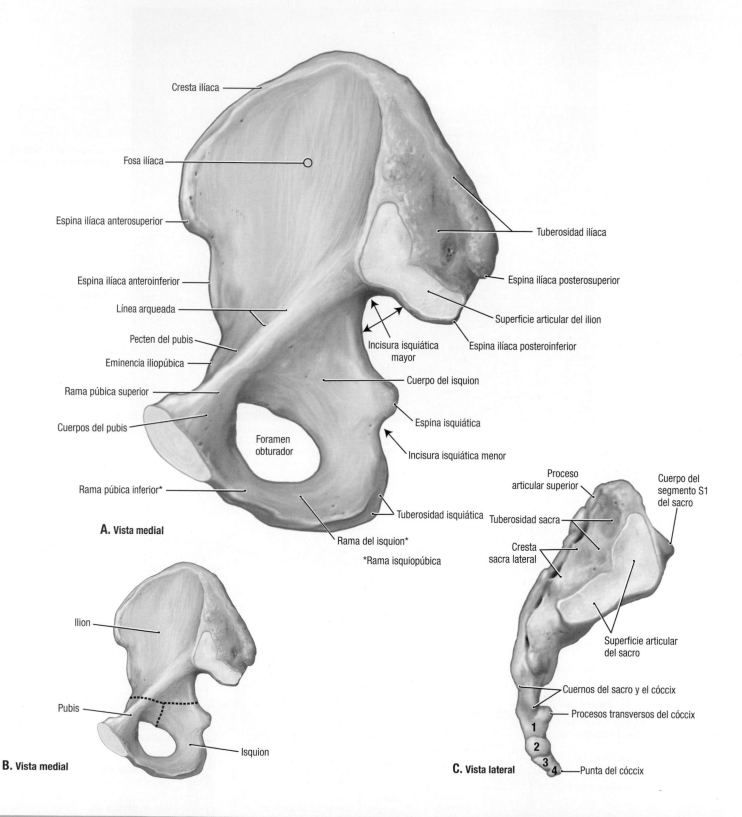

Cresta ilíaca

Fosa ilíaca

Espina ilíaca anterosuperior

Tuberosidad ilíaca

Espina ilíaca anteroinferior

Espina ilíaca posterosuperior

Línea arqueada

Superficie articular del ilion

Pecten del pubis

Espina ilíaca posteroinferior

Eminencia iliopúbica

Incisura isquiática mayor

Rama púbica superior

Cuerpo del isquion

Cuerpos del pubis

Espina isquiática

Foramen obturador

Incisura isquiática menor

Rama púbica inferior*

Tuberosidad isquiática

A. Vista medial

Rama del isquion*

*Rama isquiopúbica

Proceso articular superior

Cuerpo del segmento S1 del sacro

Tuberosidad sacra

Cresta sacra lateral

Ilion

Superficie articular del sacro

Pubis

Cuernos del sacro y el cóccix

Procesos transversos del cóccix

Isquion

1
2
3 4

Punta del cóccix

B. Vista medial

C. Vista lateral

1-18 **Hueso coxal (ilíaco o de la cadera), sacro y cóccix**

A. Características del hueso coxal. **B.** Ilion, isquion y pubis. **C.** Sacro y cóccix.

- Cada hueso coxal está formado por tres huesos: el ilion, el isquion y el pubis.
- En dirección anterior superior, la superficie auricular (en forma de

oreja) del sacro se articula con la superficie auricular del ilion; las tuberosidades sacra e ilíaca sirven para la fijación de los ligamentos sacroilíacos posteriores e interóseos.
- Las cinco vértebras sacras se fusionan para formar el sacro.
- Las vértebras coccígeas distales pueden estar fusionadas.

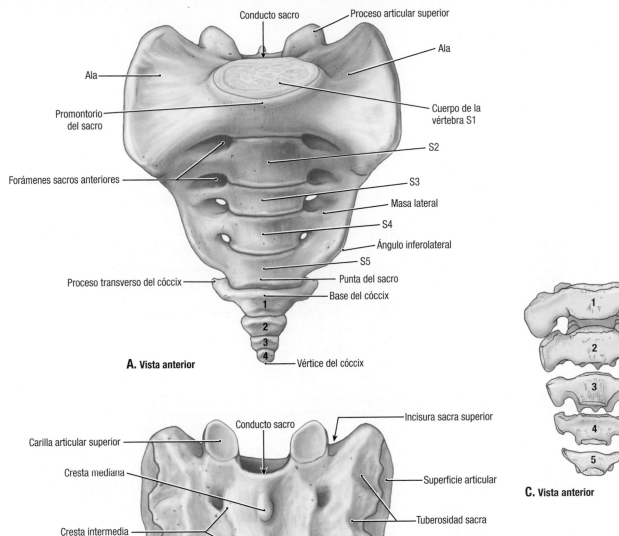

Conducto sacro

Proceso articular superior

Ala

Ala

Cuerpo de la vértebra S1

Promontorio del sacro

S2

Forámenes sacros anteriores

S3

Masa lateral

S4

Ángulo inferolateral

S5

Proceso transverso del cóccix

Punta del sacro

Base del cóccix

Vértice del cóccix

A. Vista anterior

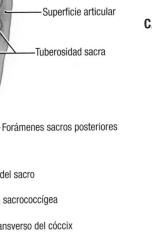

C. Vista anterior

Carilla articular superior

Conducto sacro

Incisura sacra superior

Cresta mediana

Cresta intermedia

Superficie articular

Tuberosidad sacra

Cresta lateral

Forámenes sacros posteriores

Ángulo inferolateral

Hiato del sacro

Cuernos del sacro y el cóccix

Incisura sacrococcígea

Proceso transverso del cóccix

B. Vista posterior

Vértice del cóccix

Sacro y cóccix

1-19

A. Superficie pélvica (anterior). **B.** Superficie dorsal (posterior). **C.** El sacro durante la juventud.

- En el sacro maduro, los cuerpos de las cinco vértebras sacras están delimitados por cuatro líneas transversales que terminan lateralmente en cuatro pares de forámenes sacros anteriores (*A*). El cóccix tiene cuatro vértebras (segmentos): la primera tiene un par de procesos transversos y un par de cuernos.

- La osificación y la fusión de las vértebras sacras pueden no estar completas hasta los 35 años.

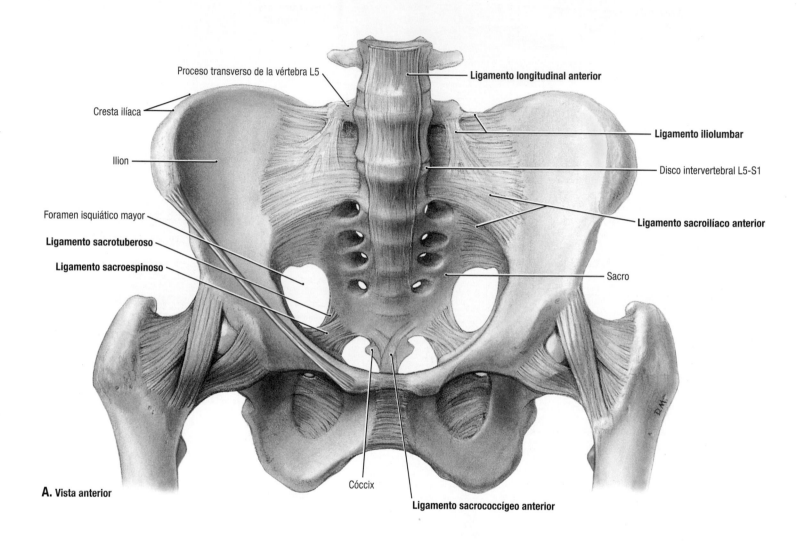

Proceso transverso de la vértebra L5

Ligamento longitudinal anterior

Cresta ilíaca

Ligamento iliolumbar

Ilion

Disco intervertebral L5-S1

Foramen isquiático mayor

Ligamento sacroilíaco anterior

Ligamento sacrotuberoso

Ligamento sacroespinoso

Sacro

Cóccix

A. Vista anterior

Ligamento sacrococcígeo anterior

1-20 **Ligamentos lumbares y pélvicos**

A. Cara anterior.

El ligamento sacroilíaco anterior forma parte de la cápsula fibrosa de la articulación sacroilíaca en sentido anterior y se extiende entre la cara lateral del sacro y el ilion, por delante de las superficies auriculares.

Durante el **embarazo**, las articulaciones y los ligamentos pélvicos se relajan y los movimientos pélvicos aumentan. El mecanismo de acoplamiento sacroilíaco es menos eficaz porque la relajación permite una

mayor rotación de la pelvis y contribuye a la postura lordótica, asumida a menudo durante el embarazo con el cambio del centro de gravedad. La relajación de las articulaciones sacroilíacas y de la sínfisis del pubis permite un aumento de hasta el 10-15% de los diámetros (sobre todo transversales), lo que facilita el paso del feto por el conducto de la pelvis. El cóccix también puede moverse hacia atrás.

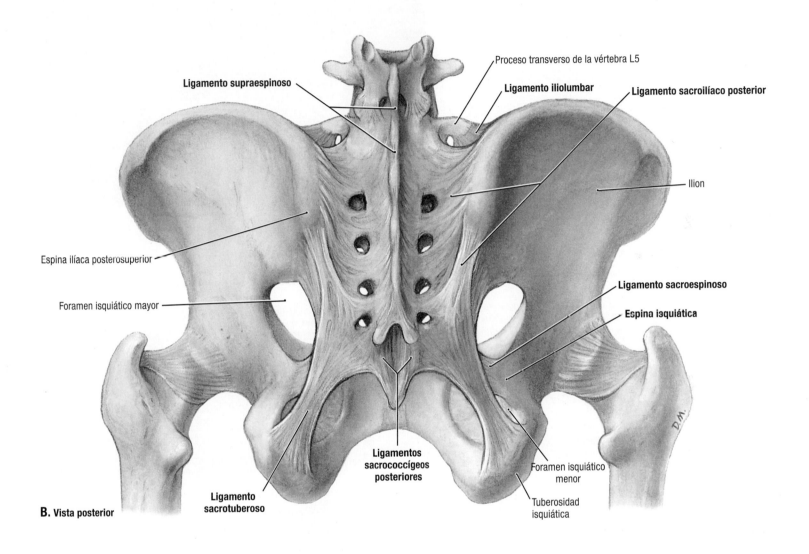

Proceso transverso de la vértebra L5

Ligamento supraespinoso

Ligamento iliolumbar

Ligamento sacroilíaco posterior

Ilion

Espina ilíaca posterosuperior

Ligamento sacroespinoso

Espina isquiática

Foramen isquiático mayor

Ligamentos sacrococcígeos posteriores

Foramen isquiático menor

Ligamento sacrotuberoso

Tuberosidad isquiática

B. Vista posterior

Ligamentos lumbares y pélvicos *(continuación)* **1-20**

B. Cara posterior.
- Los ligamentos sacrotuberosos unen el sacro, el ilion y el cóccix con la tuberosidad isquiática; los ligamentos sacroespinosos unen el sacro y el cóccix con la espina isquiática (ciática). Los ligamentos sacrotuberoso y sacroespinoso convierten las incisuras isquiáticas de los huesos coxales en los agujeros o forámenes isquiáticos mayor y menor.

- Las fibras del ligamento sacroilíaco posterior varían en oblicuidad; las fibras superiores son más cortas y se sitúan entre el ilion y la parte superior del sacro; las fibras inferiores, más largas y orientadas oblicuamente, se extienden entre la espina ilíaca posterior superior y la parte inferior del sacro.
- Los ligamentos iliolumbares unen los huesos ilíacos y los procesos transversos de L5.

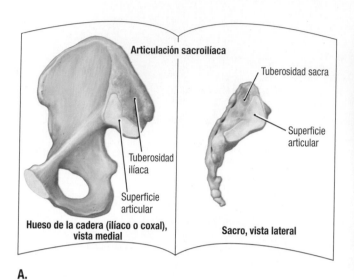

Articulación sacroilíaca

Tuberosidad sacra

Tuberosidad ilíaca

Superficie articular

Superficie articular

Hueso de la cadera (ilíaco o coxal), vista medial

Sacro, vista lateral

A.

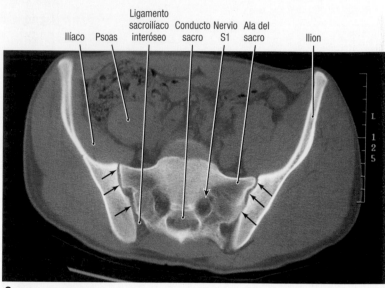

Ilíaco Psoas

Ligamento sacroilíaco interóseo

Conducto sacro

Nervio S1

Ala del sacro

Ilion

C. TC transversal (axial)

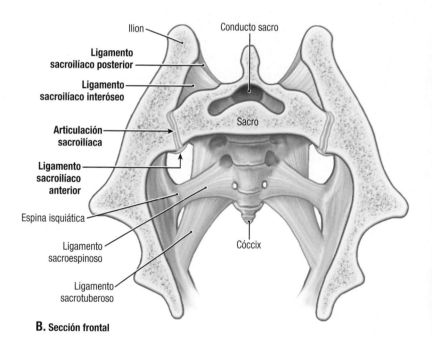

Ilion

Conducto sacro

Ligamento sacroilíaco posterior

Ligamento sacroilíaco interóseo

Sacro

Articulación sacroilíaca

Ligamento sacroilíaco anterior

Espina isquiática

Ligamento sacroespinoso

Cóccix

Ligamento sacrotuberoso

B. Sección frontal

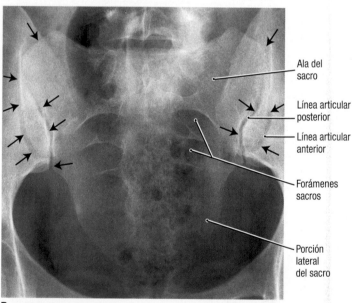

Ala del sacro

Línea articular posterior

Línea articular anterior

Forámenes sacros

Porción lateral del sacro

D. Radiografía anteroposterior

1-21 **Superficies articulares y ligamentos de la articulación sacroilíaca**

A. Superficies articulares. Obsérvese la superficie auricular (*azul*) del hueso sacro, de la cadera (coxal) y las zonas rugosas superior y posterior a las zonas auriculares para la fijación del ligamento sacroilíaco interóseo. **B. Ligamentos sacroilíacos.** El ligamento sacroilíaco interóseo está formado por fibras cortas que conectan la tuberosidad sacra con la tuberosidad ilíaca. **C. Tomografía computarizada (TC).** Las *flechas* señalan la

articulación sacroilíaca. Obsérvese que las superficies articulares del ilion y del sacro tienen formas irregulares que dan lugar a un acoplamiento parcial de los huesos. **D. Aspecto radiográfico de las articulaciones sacroilíacas.** Debido a la situación oblicua de las articulaciones sacroilíacas, las líneas articulares anterior y posterior aparecen por separado (*flechas*).

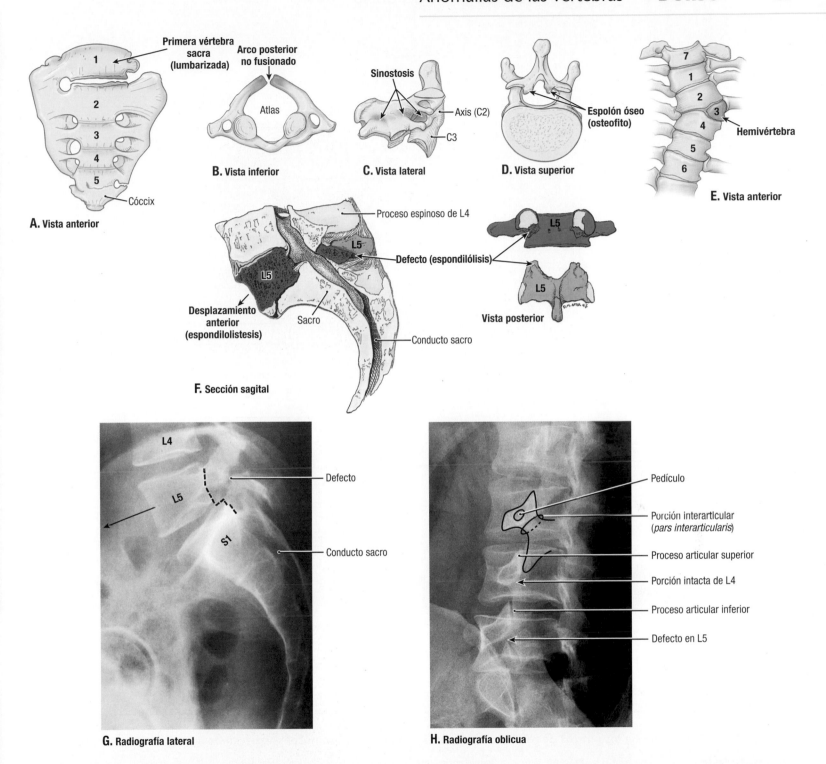

Primera vértebra sacra (lumbarizada)

Arco posterior no fusionado

Atlas

Sinostosis

Axis (C2)

C3

Espolón óseo (osteofito)

Hemivértebra

Cóccix

A. Vista anterior

B. Vista inferior

C. Vista lateral

D. Vista superior

E. Vista anterior

Proceso espinoso de L4

L5

Defecto (espondilólisis)

L5

L5

L5

L5

Vista posterior

Desplazamiento anterior (espondilolistesis)

Sacro

Conducto sacro

F. Sección sagital

L4

L5

S1

Defecto

Conducto sacro

G. Radiografía lateral

Pedículo

Porción interarticular (*pars interarticularis*)

Proceso articular superior

Porción intacta de L4

Proceso articular inferior

Defecto en L5

H. Radiografía oblicua

Anomalías de las vértebras, espondilólisis y espondilolistesis

1-22

A. Vértebra lumbosacra de transición. Aquí, la 1.ª vértebra sacra está parcialmente libre (lumbarizada). No es raro que la 5.ª vértebra lumbar esté parcialmente fusionada con el sacro (sacralizada). **B. Arco posterior del atlas no fusionado. C. Sinostosis (fusión) de las vértebras C2 (axis) y C3. D. Espolones óseos.** Pueden crecer espolones óseos desde las láminas en la dirección inferior hacia los ligamentos amarillos. **E. Hemivértebra.** La mitad derecha de la vértebra T3 y la costilla correspondiente están ausentes. La lámina izquierda y la columna vertebral están fusionadas con las de T4 y el foramen intervertebral izquierdo ha reducido su tamaño. Véase la escoliosis asociada (curvatura lateral de la columna vertebral). **F. Vértebra L5 espondilolítica articulada y aislada.**

La vértebra tiene un defecto oblicuo (espondilólisis) por la parte interarticular (porción interarticular). Además, el cuerpo vertebral de L5 se ha deslizado hacia adelante (espondilolistesis). **G** y **H.** Radiografías. Los bordes vertebrales posteriores de L5 y el sacro (*línea punteada*) muestran el desplazamiento en dirección anterior de L5 (*flecha*): **espondilolistesis** (*parte G*). Obsérvese el contorno superpuesto de un perro (*H*): el hocico es el proceso transverso, el ojo es el pedículo, el cuello es la parte interarticular y la oreja es el proceso articular superior. La hendidura translúcida (*oscura*) debida a una fractura de la parte interarticular (el «cuello roto» del perro) es la **espondilólisis.**

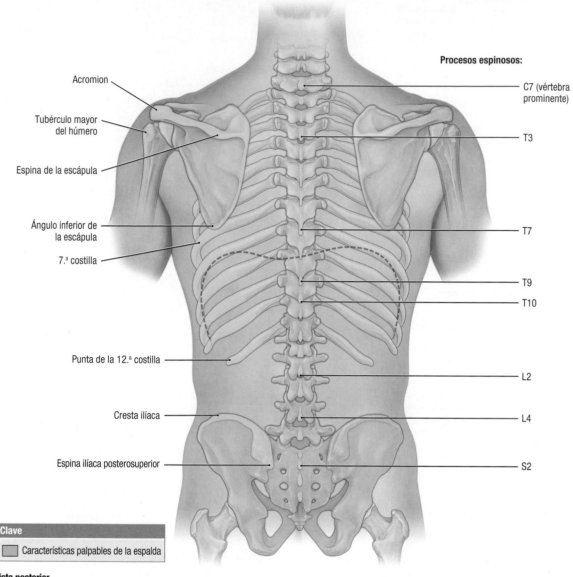

Procesos espinosos:

Acromion

Tubérculo mayor del húmero

Espina de la escápula

Ángulo inferior de la escápula

7.ª costilla

Punta de la 12.ª costilla

Cresta ilíaca

Espina ilíaca posterosuperior

C7 (vértebra prominente)

T3

T7

T9

T10

L2

L4

S2

Clave

☐ Características palpables de la espalda

Vista posterior

1-23 **Anatomía de superficie del dorso: características palpables y puntos de referencia**

TABLA 1-4 Relaciones de los puntos de referencia palpables, los procesos espinosos y estructuras importantes

Referencia palpable	Proceso espinoso	Importancia (aproximaciones)
Vértebra prominente	C7	Vértice de los pulmones, istmo tiroideo
	T3	Formación de la vena cava superior
Espina de la escápula	T4	Disco intervertebral T4-T5; plano transverso torácico (cruza: ángulo esternal, arco aórtico, bifurcación de la tráquea, arco de la vena ácigos)
Ángulo inferior de la escápula	T7	Nivel del pezón en la pared torácica anterior
	T9-T10	Tendón central del diafragma; base de los pulmones
Punta de la 12.ª costilla	L2	Extremo inferior de la médula espinal
Cresta ilíaca	L4	Bifurcación de la aorta; por lo regular, la punción lumbar se realiza entre las láminas de la 4.ª y 5.ª vértebra lumbar
Hoyuelo que recubre la espina ilíaca superior posterior	S2	Extensión inferior del saco dural/espacio subaracnoideo

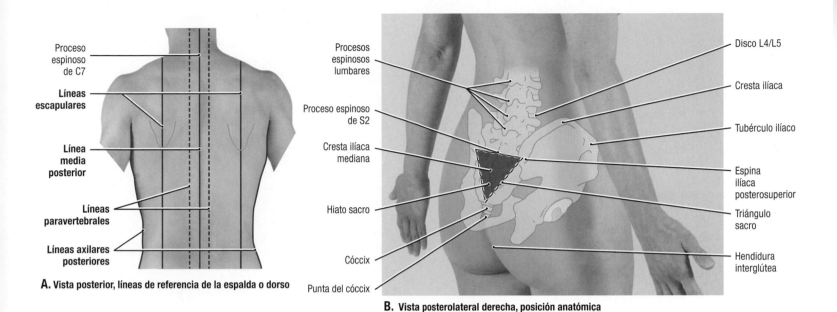

A. Vista posterior, líneas de referencia de la espalda o dorso

- Proceso espinoso de C7
- **Líneas escapulares**
- **Línea media posterior**
- **Líneas paravertebrales**
- **Líneas axilares posteriores**

B. Vista posterolateral derecha, posición anatómica

- Procesos espinosos lumbares
- Proceso espinoso de S2
- Cresta ilíaca mediana
- Hiato sacro
- Cóccix
- Punta del cóccix
- Disco L4/L5
- Cresta ilíaca
- Tubérculo ilíaco
- Espina ilíaca posterosuperior
- Triángulo sacro
- Hendidura interglútea

C. Vista posterior, cuello y espalda flexionados y escápula protraída

- Sitio de la protuberancia occipital externa
- Surco nucal
- Proceso espinoso de C7
- Proceso espinoso de T1
- Proceso espinoso de T2
- Ligamento supraespinoso
- Proceso espinoso de T4

D. Vista anterior, caderas y espalda totalmente flexionada

- Ubicación de la base del sacro
- Procesos espinosos de las vértebras lumbares

Anatomía de superficie del dorso: líneas de referencia y maniobras para la exploración   **1-24**

A. Líneas de referencia del dorso. Las líneas verticales se extrapolan a partir de puntos de referencia anatómicos: la línea mediana posterior se superpone con los procesos espinosos, las líneas paravertebrales se superponen con los procesos transversos, las líneas escapulares se cruzan con los ángulos inferiores de la escápula (*verde*) y las líneas axilares posteriores descienden verticalmente desde los pliegues axilares posteriores.

B. Pelvis *in situ*. Cambiar el ángulo de visión puede mejorar la visualización de las características de la superficie. **C-D. Anatomía de superficie durante la flexión.** La flexión del dorso en combinación con la flexión de los miembros superiores hace que los procesos espinosos sean más prominentes.

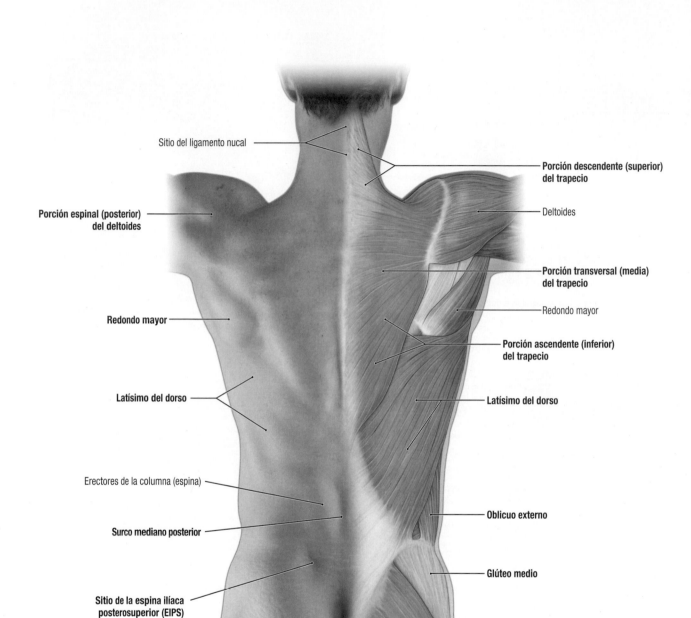

Sitio del ligamento nucal

Porción espinal (posterior) del deltoides

Redondo mayor

Latísimo del dorso

Erectores de la columna (espina)

Surco mediano posterior

Sitio de la espina ilíaca posterosuperior (EIPS)

Hendidura interglútea

Porción descendente (superior) del trapecio

Deltoides

Porción transversal (media) del trapecio

Redondo mayor

Porción ascendente (inferior) del trapecio

Latísimo del dorso

Oblicuo externo

Glúteo medio

Glúteo mayor

Vista posterior

1-25 **Anatomía de superficie del dorso: músculos del dorso**

- Los brazos están en abducción, por lo que las escápulas han rotado en dirección superior sobre la pared torácica.
- Los músculos latísimo del dorso y redondo mayor forman el pliegue axilar posterior.
- El músculo trapecio tiene tres porciones: descendente, transversal y ascendente.

- El surco mediano profundo separa las protuberancias longitudinales formadas por el grupo de músculos erectores de la columna vertebral contraídos.
- Los hoyuelos (depresiones) indican el sitio de las espinas ilíacas posteriores superiores, que suelen estar en el nivel de las articulaciones sacroilíacas.

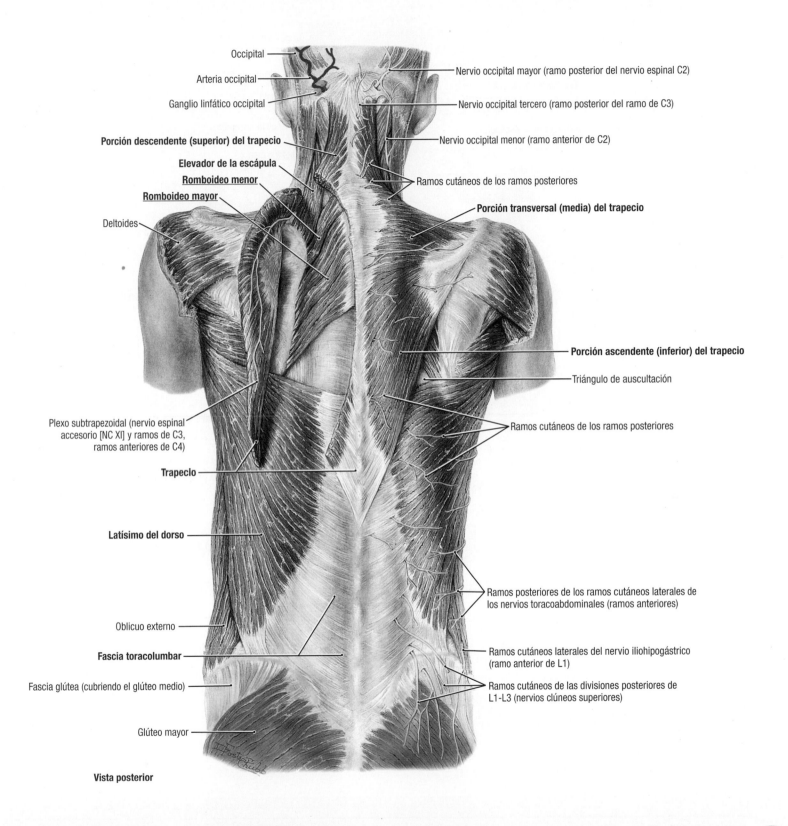

Occipital

Arteria occipital

Ganglio linfático occipital

Porción descendente (superior) del trapecio

Elevador de la escápula

Romboideo menor

Romboideo mayor

Deltoides

Plexo subtrapezoidal (nervio espinal accesorio [NC XI] y ramos de C3, ramos anteriores de C4)

Trapecio

Latísimo del dorso

Oblicuo externo

Fascia toracolumbar

Fascia glútea (cubriendo el glúteo medio)

Glúteo mayor

Vista posterior

Nervio occipital mayor (ramo posterior del nervio espinal C2)

Nervio occipital tercero (ramo posterior del ramo de C3)

Nervio occipital menor (ramo anterior de C2)

Ramos cutáneos de los ramos posteriores

Porción transversal (media) del trapecio

Porción ascendente (inferior) del trapecio

Triángulo de auscultación

Ramos cutáneos de los ramos posteriores

Ramos posteriores de los ramos cutáneos laterales de los nervios toracoabdominales (ramos anteriores)

Ramos cutáneos laterales del nervio iliohipogástrico (ramo anterior de L1)

Ramos cutáneos de las divisiones posteriores de L1-L3 (nervios clúneos superiores)

Músculos superficiales del dorso **1-26**

El músculo trapecio izquierdo se encuentra reflejado. Observe dos planos: 1) los músculos trapecio y latísimo del dorso y 2) los elevadores de la escápula y los romboideos menor y mayor. Estos músculos axioapendiculares ayudan a unir el miembro superior al tronco.

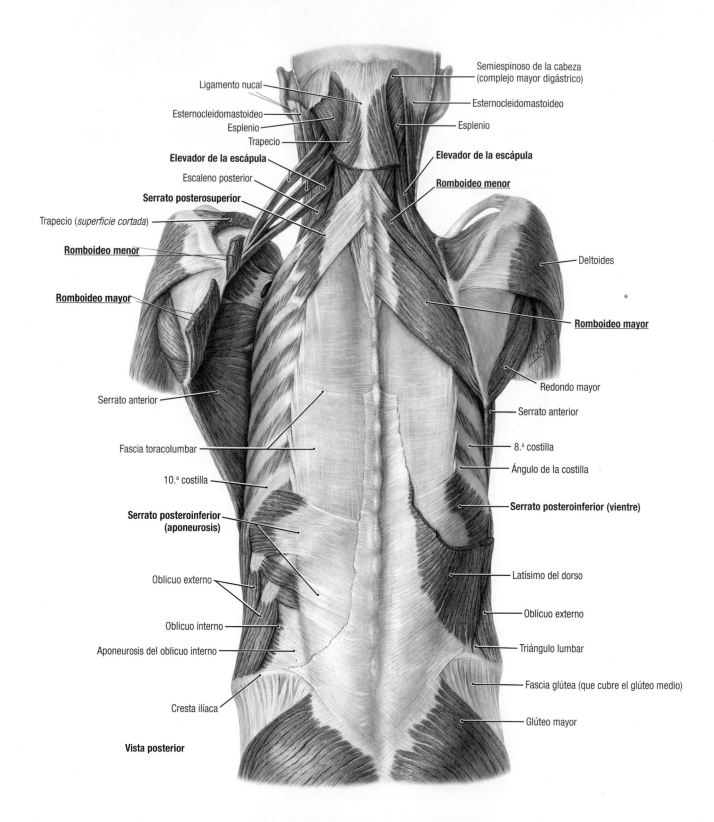

Ligamento nucal

Semiespinoso de la cabeza (complejo mayor digástrico)

Esternocleidomastoideo

Esternocleidomastoideo

Esplenio

Esplenio

Trapecio

Elevador de la escápula

Elevador de la escápula

Escaleno posterior

Romboideo menor

Serrato posterosuperior

Trapecio (*superficie cortada*)

Deltoides

Romboideo menor

Romboideo mayor

Romboideo mayor

Serrato anterior

Redondo mayor

Serrato anterior

Fascia toracolumbar

8.ª costilla

Ángulo de la costilla

10.ª costilla

Serrato posteroinferior (vientre)

Serrato posteroinferior (aponeurosis)

Oblicuo externo

Latísimo del dorso

Oblicuo interno

Oblicuo externo

Aponeurosis del oblicuo interno

Triángulo lumbar

Fascia glútea (que cubre el glúteo medio)

Cresta ilíaca

Glúteo mayor

Vista posterior

1-27 **Músculos intermedios del dorso**

Los músculos trapecio y dorsal ancho han sido extraídos de ambos lados. Los romboideos izquierdos han sido reflejados permitiendo separar el borde vertebral de la escápula de la pared torácica. Los serratos posteriores superior e inferior forman el plano muscular intermedio, que va de las espinas vertebrales a las costillas; los dos músculos se inclinan en direcciones opuestas y son músculos accesorios de la respiración. La fascia toracolumbar se extiende en dirección lateral hasta los ángulos de las costillas, afinándose en dirección superior y pasando en profundidad al músculo serrato posterior superior. La fascia permite la inserción de los músculos latísimo del dorso y serrato posterior inferior (*véase* fig. 1-32).

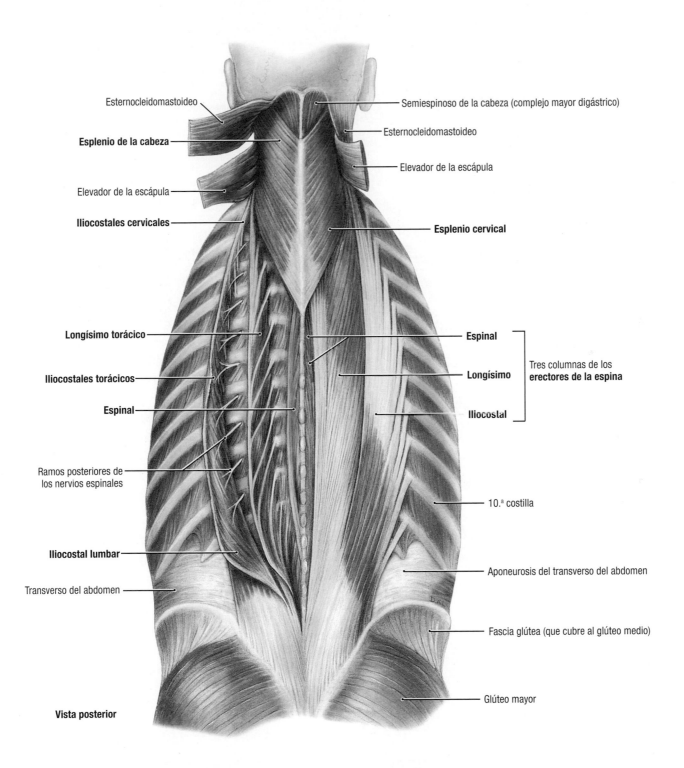

Esternocleidomastoideo

Esplenio de la cabeza

Elevador de la escápula

Iliocostales cervicales

Longísimo torácico

Iliocostales torácicos

Espinal

Ramos posteriores de los nervios espinales

Iliocostal lumbar

Transverso del abdomen

Vista posterior

Semiespinoso de la cabeza (complejo mayor digástrico)

Esternocleidomastoideo

Elevador de la escápula

Esplenio cervical

Espinal

Longísimo

Iliocostal

Tres columnas de los **erectores de la espina**

10.ª costilla

Aponeurosis del transverso del abdomen

Fascia glútea (que cubre al glúteo medio)

Glúteo mayor

Músculos profundos del dorso: esplenio y erector de la columna 1-28

Los músculos erectores de la columna vertebral derecha están *in situ*, entre los procesos espinosos medialmente y los ángulos de las costillas lateralmente. Los erectores de la columna se dividen en tres columnas longitudinales: iliocostales lateralmente, longísimos en el centro y espi-nales medialmente. El músculo longísimo izquierdo se tracciona lateral-mente para mostrar la inserción en los procesos transversos y las costillas. No se enseñan aquí sus extensiones en el cuello y la cabeza: el longísimo cervical y de la cabeza.

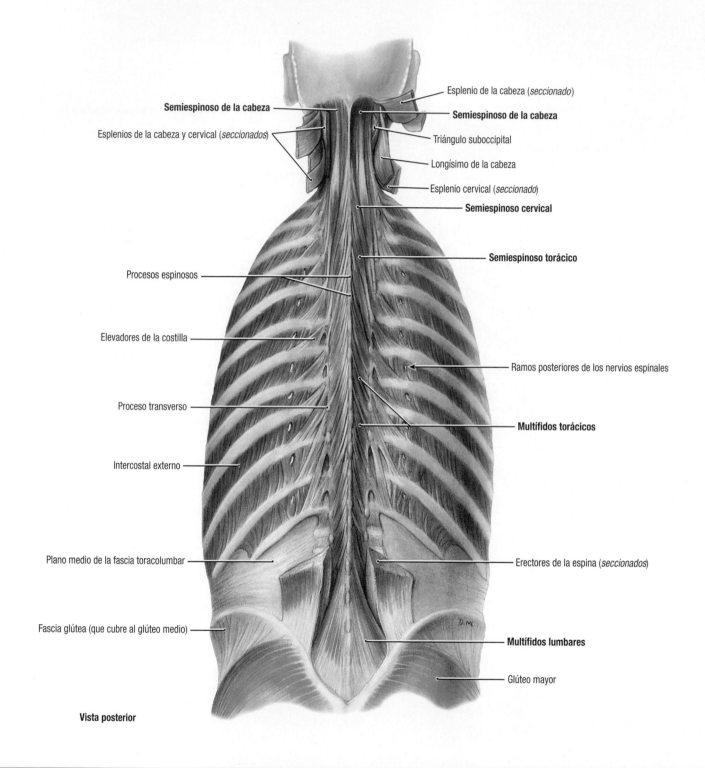

Semiespinoso de la cabeza

Esplenios de la cabeza y cervical (*seccionados*)

Procesos espinosos

Elevadores de la costilla

Proceso transverso

Intercostal externo

Plano medio de la fascia toracolumbar

Fascia glútea (que cubre al glúteo medio)

Esplenio de la cabeza (*seccionado*)

Semiespinoso de la cabeza

Triángulo suboccipital

Longísimo de la cabeza

Esplenio cervical (*seccionado*)

Semiespinoso cervical

Semiespinoso torácico

Ramos posteriores de los nervios espinales

Multífidos torácicos

Erectores de la espina (*seccionados*)

Multífidos lumbares

Glúteo mayor

Vista posterior

(**1-29**)   **Músculos profundos del dorso: semiespinoso y multífidos**

- Los músculos semiespinosos, multífidos y rotatorios, constituyen el grupo de músculos profundos transversoespinales. En general, sus fascículos pasan oblicuamente en dirección superior medial, desde los procesos transversos hasta los procesos espinosos en capas sucesivamente más profundas. Los haces del semiespinoso abarcan aproximadamente cinco intersticios, los de lós multífidos tres y los de los rotatorios uno o dos.

- Los músculos semiespinosos (torácico, cervical y de la cabeza) abarcan desde la región torácica inferior hasta el cráneo.
- Los músculos multífidos se extienden desde el sacro hasta el proceso espinoso del axis. En la región lumbosacra emergen de la aponeurosis de los erectores de la columna y se extienden desde el sacro, mientras los procesos mamilares emergen de las vértebras lumbares para insertarse en los procesos espinosos unos tres segmentos más arriba.

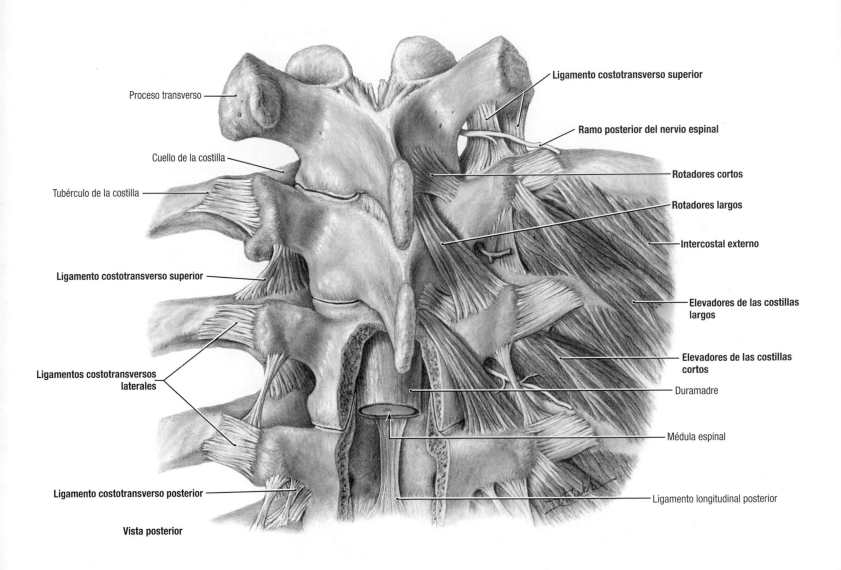

Proceso transverso

Cuello de la costilla

Tubérculo de la costilla

Ligamento costotransverso superior

Ligamentos costotransversos laterales

Ligamento costotransverso posterior

Vista posterior

Ligamento costotransverso superior

Ramo posterior del nervio espinal

Rotadores cortos

Rotadores largos

Intercostal externo

Elevadores de las costillas largos

Elevadores de las costillas cortos

Duramadre

Médula espinal

Ligamento longitudinal posterior

Rotadores y ligamentos costotransversos

1-30

- De los tres planos de músculos transversoespinales, los rotadores son los más profundos y cortos. Pasan desde la raíz de un proceso transverso superomedialmente hasta la unión del proceso transverso y la lámina de la vértebra superior. Los rotadores largos abarcan dos vértebras.
- Los elevadores de las costillas (supracostales) pasan desde la punta de un proceso transverso hacia la costilla inferior (cortos); algunos abarcan dos costillas (largos).

- Los ramos posteriores pasan por detrás del ligamento costotransverso superior.
- El ligamento costotransverso lateral es fuerte y une el tubérculo de la costilla con la punta del proceso transverso. Forma la cara posterior de la cápsula articular de la articulación costotransversa.

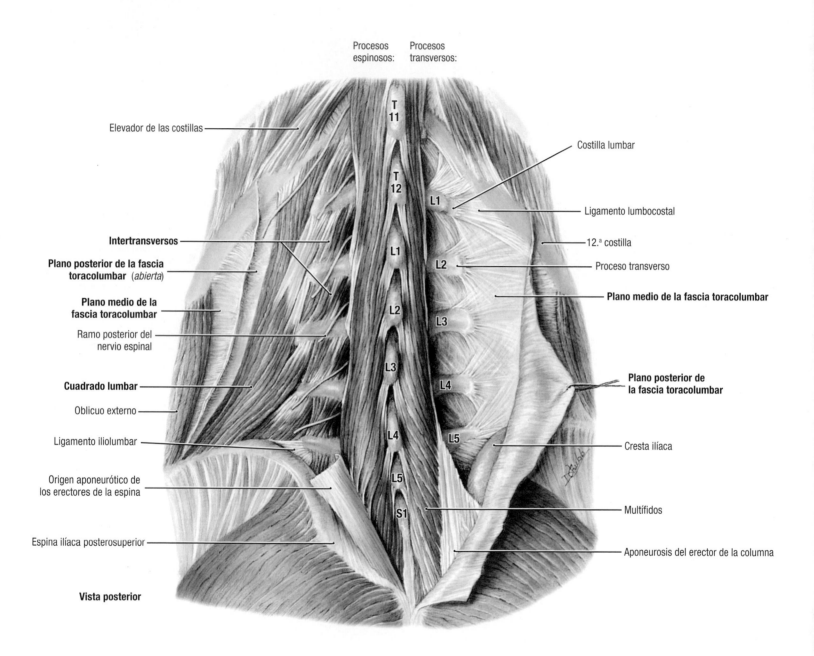

Procesos
espinosos:

Procesos
transversos:

Elevador de las costillas

T 11

Costilla lumbar

T 12

L1

Ligamento lumbocostal

Intertransversos

L1

12.ª costilla

**Plano posterior de la fascia
toracolumbar** (*abierta*)

L2

Proceso transverso

**Plano medio de la
fascia toracolumbar**

Plano medio de la fascia toracolumbar

Ramo posterior del
nervio espinal

L2

L3

Cuadrado lumbar

L3

L4

**Plano posterior de
la fascia toracolumbar**

Oblicuo externo

Ligamento iliolumbar

L4

L5

Cresta ilíaca

Origen aponeurótico de
los erectores de la espina

L5

Espina ilíaca posterosuperior

S1

Multífidos

Aponeurosis del erector de la columna

Vista posterior

1-31   **Dorso: multífidos, cuadrado lumbar y fascia toracolumbar**

Tras la extracción del erector derecho de la espina a nivel de L1, se
observa que el plano medio de la fascia toracolumbar se extiende desde
la punta de cada proceso transverso lumbar en forma de abanico. A nivel
de L1 puede verse una costilla lumbar corta.

Tras la extracción de los planos posterior y medio de la fascia toracolumbar izquierda, se ve el borde lateral del músculo cuadrado lumbar
oblicuo; el borde medial está en continuidad con los intertransversos.

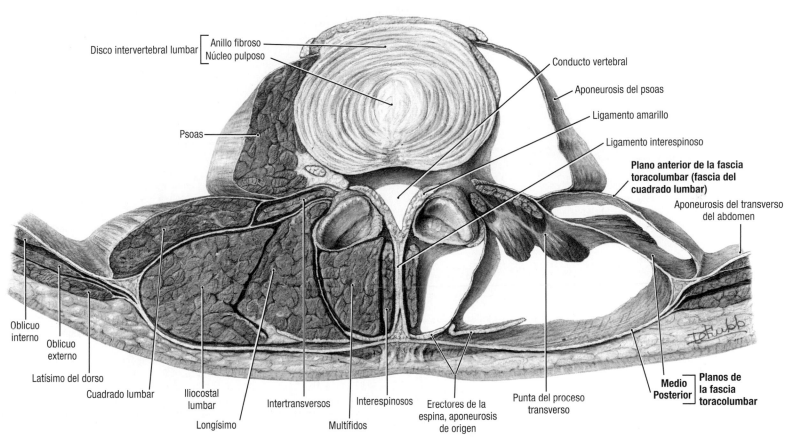

Disco intervertebral lumbar [Anillo fibroso
Núcleo pulposo

Conducto vertebral

Aponeurosis del psoas

Ligamento amarillo

Psoas

Ligamento interespinoso

Plano anterior de la fascia toracolumbar (fascia del cuadrado lumbar)

Aponeurosis del transverso del abdomen

Oblicuo interno

Oblicuo externo

Latísimo del dorso

Cuadrado lumbar

Iliocostal lumbar

Longísimo

Intertransversos

Multífidos

Interespinosos

Erectores de la espina, aponeurosis de origen

Punta del proceso transverso

Medio
Posterior **Planos de la fascia toracolumbar**

Sección transversal (disecada), vista superior

- Los músculos izquierdos se aprecian en sus vainas o compartimentos fasciales; los músculos derechos han sido retirados de sus vainas.
- La aponeurosis del transverso abdominal y la aponeurosis posterior de los músculos oblicuos internos se dividen en dos fuertes láminas: las capas media y posterior de la fascia toracolumbar. La capa anterior de la fascia toracolumbar es la fascia profunda del cuadrado lumbar (*quadratus lumborum fascia*). La capa posterior de la fascia toracolumbar proporciona la fijación proximal del

músculo latísimo del dorso y, a un nivel superior, del músculo serrato posteroinferior.

La **distensión muscular del dorso** es un problema frecuente que suele ser consecuencia de movimientos extremos de la columna vertebral, como la extensión o la rotación. La distensión muscular de la espalda es el estiramiento o desgarro microscópico de las fibras musculares o los ligamentos del dorso (o ambos). Los músculos que suelen estar implicados son los que producen los movimientos de las articulaciones intervertebrales lumbares.

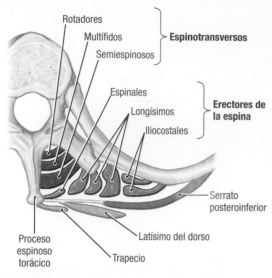

Rotadores
Multífidos
Semiespinosos
} **Espinotransversos**

Espinales
Longísimos
Iliocostales
} **Erectores de la espina**

Proceso
espinoso
torácico

Trapecio

Latísimo del dorso

Serrato
posteroinferior

A. Sección transversal

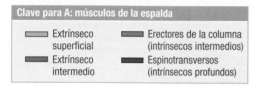

Clave para A: músculos de la espalda	
Extrínseco superficial	Erectores de la columna (intrínsecos intermedios)
Extrínseco intermedio	Espinotransversos (intrínsecos profundos)

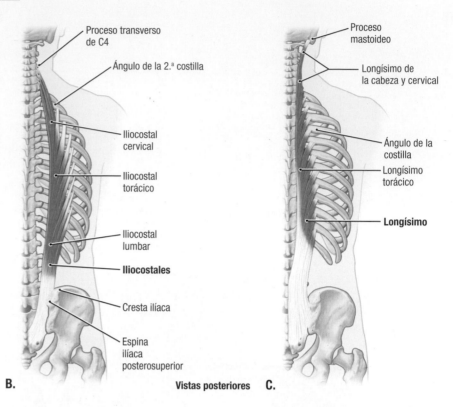

Proceso transverso de C4
Ángulo de la 2.ª costilla
Iliocostal cervical
Iliocostal torácico
Iliocostal lumbar
Iliocostales
Cresta ilíaca
Espina ilíaca posterosuperior

Proceso mastoideo
Longísimo de la cabeza y cervical
Ángulo de la costilla
Longísimo torácico
Longísimo

Vistas posteriores

B.   C.

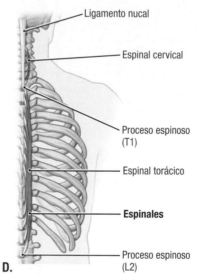

Ligamento nucal
Espinal cervical
Proceso espinoso (T1)
Espinal torácico
Espinales
Proceso espinoso (L2)

D.

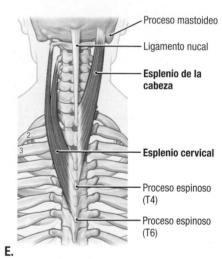

Proceso mastoideo
Ligamento nucal
Esplenio de la cabeza
Esplenio cervical
Proceso espinoso (T4)
Proceso espinoso (T6)

E.

1-33 **Planos superficiales e intermedios de los músculos intrínsecos del dorso**

A. Erectores de la espina (tres columnas) y transversoespinosos (tres planos). **B-D.** Planos de los erectores de la espina. **E.** Esplenio de la cabeza y cervical.

TABLA 1-5 **Planos superficiales e intermedios de los músculos intrínsecos del dorso**

Músculos	Inserción caudal (inferior)	Inserción rostral (superior)	Inervación	Acciones principales
Plano superficial Esplenio	Ligamento nucal y procesos espinosos de las vértebras C7-T6	*Esplenio de la cabeza:* las fibras se dirigen superolateralmente al proceso mastoides del hueso temporal y al tercio lateral de la línea nucal superior del hueso occipital *Esplenio cervical:* tubérculos posteriores de los procesos transversos de las vértebras C1-C3/C4	Ramos posteriores de los nervios espinales	*Acción unilateral:* flexiona lateralmente el cuello y gira la cabeza hacia el lado de los músculos activos *Acción bilateral:* extiende la cabeza y el cuello
Plano intermedio Erector de la espina	Nace en un tendón ancho de la parte posterior de la cresta ilíaca, la superficie posterior del sacro, los procesos espinosos sacros, los lumbares inferiores y el ligamento supraespinoso	*Iliocostales (lumbar, torácico y cervical):* las fibras se dirigen hacia los ángulos de las costillas inferiores y los procesos transversos cervicales *Longísimos (torácico, cervical y de la cabeza):* las fibras corren superiormente a las costillas entre los tubérculos y los ángulos a los procesos transversos en las regiones torácicas y cervicales; también al proceso mastoides del hueso temporal *Espinales (torácicos, cervicales y de la cabeza):* las fibras se dirigen a los procesos espinosos de la región torácica superior y al cráneo		*Acción unilateral:* inclinan lateralmente la columna vertebral hacia el lado de los músculos activos *Acción bilateral:* extienden la columna vertebral y la cabeza; al flexionar la espalda, controlan el movimiento alargando gradualmente sus fibras

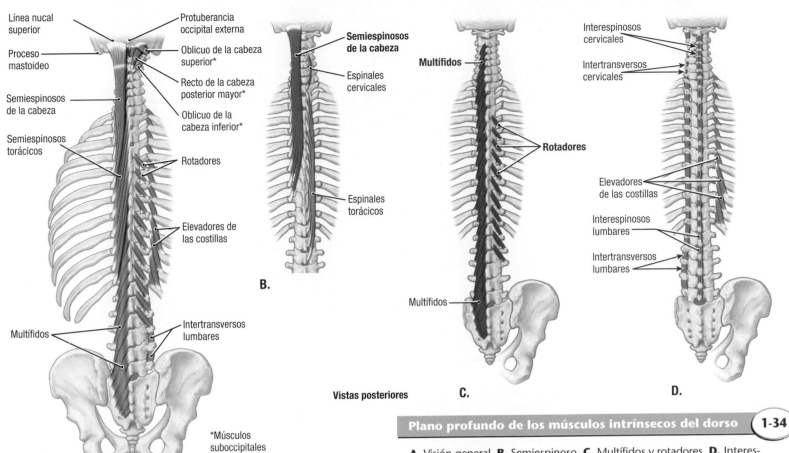

Línea nucal superior
Proceso mastoideo
Semiespinosos de la cabeza
Semiespinosos torácicos
Elevadores de las costillas
Multífidos
Intertransversos lumbares
*Músculos suboccipitales
A.

Protuberancia occipital externa
Oblicuo de la cabeza superior*
Recto de la cabeza posterior mayor*
Oblicuo de la cabeza inferior*
Rotadores
Elevadores de las costillas

Semiespinosos de la cabeza
Espinales cervicales
Rotadores
Espinales torácicos
B.

Vistas posteriores

Multífidos
Rotadores
Multífidos
C.

Interespinosos cervicales
Intertransversos cervicales
Elevadores de las costillas
Interespinosos lumbares
Intertransversos lumbares
D.

Plano profundo de los músculos intrínsecos del dorso **1-34**

A. Visión general. **B.** Semiespinoso. **C.** Multífidos y rotadores. **D.** Interespinosos, intertransversos y elevadores de las costillas (supracostales).

TABLA 1-6 Planos profundos de los músculos intrínsecos del dorso

Músculos	Inserción caudal (inferior)	Inserción rostral (superior)	Inervación	Acciones principales
Plano profundo Transversoespinosos	*Semiespinosos:* nacen en los procesos transversos torácicos y cervicales *Multífidos:* nacen en el sacro y el ilion, en los procesos transversos de T1-L5 y en los procesos articulares de C4-C7 *Rotadores:* nacen en los procesos transversos de las vértebras; se desarrollan más en la región torácica	*Semiespinosos: torácico, cervical y de la cabeza:* fibras que corren en dirección superomedial y se unen al hueso occipital y a los procesos espinosos en las regiones torácica y cervical, abarcando de cuatro a seis segmentos *Multífidos (lumbar, torácico y cervical):* las fibras pasan en dirección superomedial respecto a los procesos espinosos, abarcando de dos a cuatro segmentos *Rotadores (torácicos y cervicales):* las fibras pasan en dirección superomedial y se insertan en la unión de la lámina y el proceso transverso de la vértebra de origen o en el proceso espinoso por encima de su origen, abarcando uno o dos segmentos	Ramos posteriores de los nervios espinales	**Extensión.** *Semiespinosos:* extienden la cabeza y las regiones torácica y cervical de la columna vertebral y la rotan contralateralmente *Multífidos:* estabilizan las vértebras durante el movimiento local de la columna vertebral *Rotadores:* estabilizan las vértebras y ayudan a la extensión local y a los movimientos de rotación de la columna vertebral; pueden funcionar como órganos de propiocepción
Plano profundo menor Interespinosos	Superficies superiores de los procesos espinosos de las vértebras cervicales y lumbares	Superficies inferiores de los procesos espinosos de las vértebras superiores a las vértebras de origen		Ayudan a la extensión y rotación de la columna vertebral
Intertransversos	Procesos transversos de las vértebras cervicales y lumbares	Proceso transverso de las vértebras adyacentes	Ramos posteriores y anteriores de los nervios espinales	Ayudan a la flexión lateral de la columna vertebral *Acción bilateral:* estabilizar la columna vertebral
Elevadores de las costillas (supracostales)	**Inserción medial:** puntas de los procesos transversos de las vértebras C7 y T1-T11	**Inserción lateral:** pasan en dirección inferolateral y se insertan en la costilla entre su tubérculo y el ángulo	Ramos posteriores de los nervios espinales C8-T11	Elevar las costillas, ayudar a la inspiración Ayudan a la flexión lateral de la columna vertebral

*aLa mayoría de los músculos del dorso son inervados por los ramos posteriores de los nervios espinales, pero unos pocos son inervados por los ramos anteriores y posteriores.

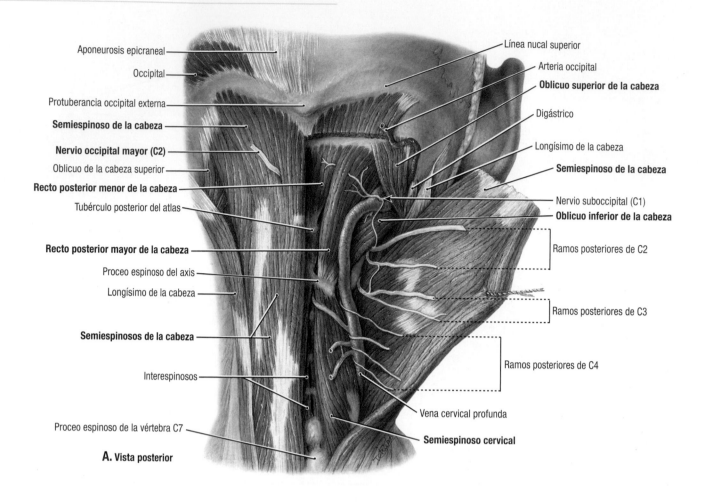

Aponeurosis epicraneal
Occipital
Protuberancia occipital externa
Semiespinoso de la cabeza
Nervio occipital mayor (C2)
Oblicuo de la cabeza superior
Recto posterior menor de la cabeza
Tubérculo posterior del atlas
Recto posterior mayor de la cabeza
Proceo espinoso del axis
Longísimo de la cabeza
Semiespinosos de la cabeza
Interespinosos
Proceo espinoso de la vértebra C7

Línea nucal superior
Arteria occipital
Oblicuo superior de la cabeza
Digástrico
Longísimo de la cabeza
Semiespinoso de la cabeza
Nervio suboccipital (C1)
Oblicuo inferior de la cabeza
Ramos posteriores de C2
Ramos posteriores de C3
Ramos posteriores de C4
Vena cervical profunda
Semiespinoso cervical

A. Vista posterior

1-35 **Región suboccipital I**

A. Disecciones superficial (izquierda) y profunda (derecha). Se extrajeron los músculos trapecio, esternocleidomastoideo y esplenio. El músculo semiespinoso derecho de la cabeza se corta y se refleja en dirección lateral. **B. Sección transversal a nivel del axis (C2).**

- El semiespinoso de la cabeza, el gran músculo extensor de la cabeza y el cuello, forma la pared posterior de la región suboccipital. Es perforado por el nervio occipital mayor (ramo posterior de C2) y tiene sus bordes medial y lateral libres a este nivel.
- El nervio occipital mayor, cuando se sigue en dirección caudal, llega al borde inferior del músculo oblicuo inferior de la cabeza, alrededor del cual da una vuelta. Siguiendo el borde inferior del músculo oblicuo inferior de la cabeza, medialmente desde el nervio, se llega al proceso espinoso del axis; en dirección lateral se puede encontrar el proceso transverso del atlas.

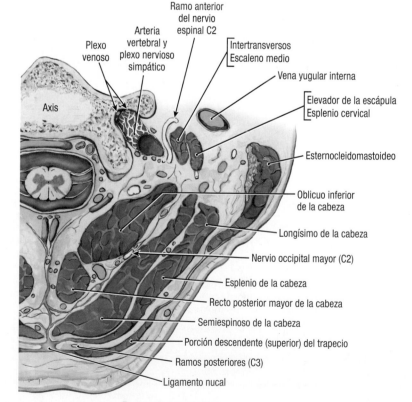

Ramo anterior del nervio espinal C2
Arteria vertebral y plexo nervioso simpático
Plexo venoso
Intertransversos Escaleno medio
Vena yugular interna
Axis
Elevador de la escápula Esplenio cervical
Esternocleidomastoideo
Oblicuo inferior de la cabeza
Longísimo de la cabeza
Nervio occipital mayor (C2)
Esplenio de la cabeza
Recto posterior mayor de la cabeza
Semiespinoso de la cabeza
Porción descendente (superior) del trapecio
Ramos posteriores (C3)
Ligamento nucal

B. Sección transversal

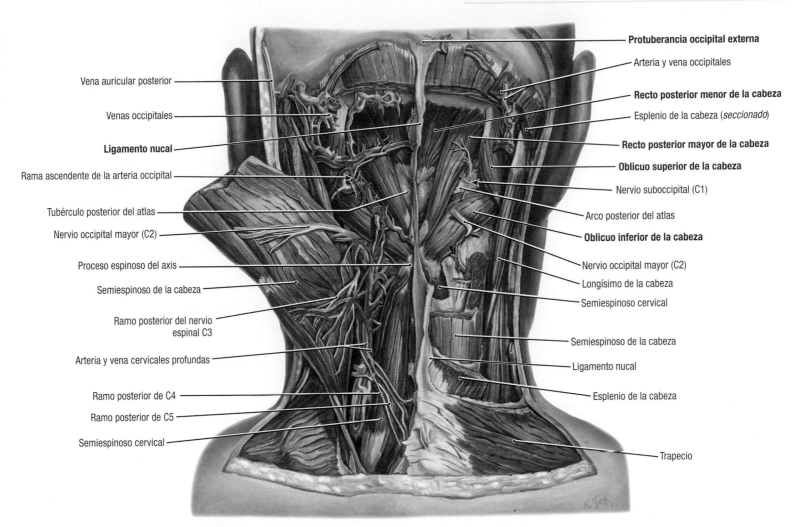

Vena auricular posterior

Venas occipitales

Ligamento nucal

Rama ascendente de la arteria occipital

Tubérculo posterior del atlas

Nervio occipital mayor (C2)

Proceso espinoso del axis

Semiespinoso de la cabeza

Ramo posterior del nervio espinal C3

Arteria y vena cervicales profundas

Ramo posterior de C4

Ramo posterior de C5

Semiespinoso cervical

Protuberancia occipital externa

Arteria y vena occipitales

Recto posterior menor de la cabeza

Esplenio de la cabeza (*seccionado*)

Recto posterior mayor de la cabeza

Oblicuo superior de la cabeza

Nervio suboccipital (C1)

Arco posterior del atlas

Oblicuo inferior de la cabeza

Nervio occipital mayor (C2)

Longísimo de la cabeza

Semiespinoso cervical

Semiespinoso de la cabeza

Ligamento nucal

Esplenio de la cabeza

Trapecio

A. Vista posterior

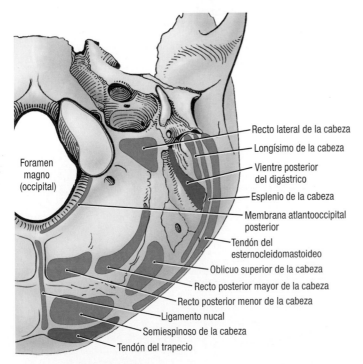

Foramen magno (occipital)

Recto lateral de la cabeza

Longísimo de la cabeza

Vientre posterior del digástrico

Esplenio de la cabeza

Membrana atlantooccipital posterior

Tendón del esternocleidomastoideo

Oblicuo superior de la cabeza

Recto posterior mayor de la cabeza

Recto posterior menor de la cabeza

Ligamento nucal

Semiespinoso de la cabeza

Tendón del trapecio

B. Vista inferior

Región suboccipital II (1-36)

A. Disección bilateral más profunda. El semiespinoso de la cabeza izquierdo se ha separado y el músculo derecho se ha extraído; el cuello está flexionado. **B. Inserciones musculares en la cara inferior del cráneo.**

- La región suboccipital contiene cuatro pares de estructuras: dos músculos rectos, los rectos de la cabeza posteriores mayor y menor; dos músculos oblicuos, oblicuo de superior y oblicuo inferior de la cabeza; dos nervios (ramos posteriores), C1 suboccipital (motor) y C2 occipital mayor (sensitivo), así como dos arterias, la occipital y la vertebral.
- El ligamento nucal, que representa la parte cervical del ligamento supraespinoso, es un septo mediano, fino y fibroso, unido a los procesos espinosos de las vértebras cervicales y a la protuberancia occipital externa.

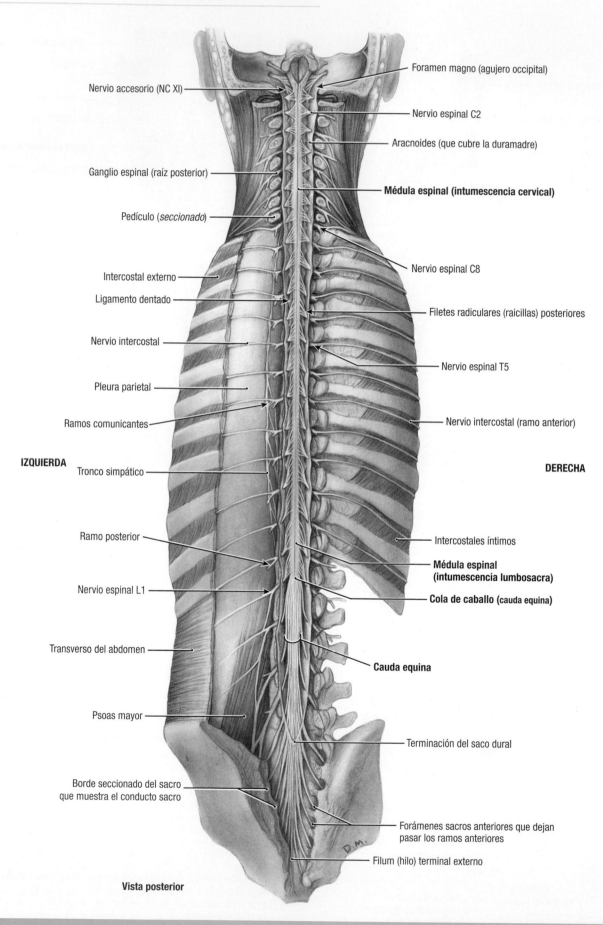

Foramen magno (agujero occipital)

Nervio accesorio (NC XI)

Nervio espinal C2

Aracnoides (que cubre la duramadre)

Ganglio espinal (raíz posterior)

Médula espinal (intumescencia cervical)

Pedículo (*seccionado*)

Nervio espinal C8

Intercostal externo

Ligamento dentado

Filetes radiculares (raicillas) posteriores

Nervio intercostal

Nervio espinal T5

Pleura parietal

Ramos comunicantes

Nervio intercostal (ramo anterior)

IZQUIERDA

Tronco simpático

DERECHA

Intercostales íntimos

Ramo posterior

**Médula espinal
(intumescencia lumbosacra)**

Cola de caballo (cauda equina)

Nervio espinal L1

Transverso del abdomen

Cauda equina

Psoas mayor

Terminación del saco dural

Borde seccionado del sacro
que muestra el conducto sacro

Forámenes sacros anteriores que dejan
pasar los ramos anteriores

Filum (hilo) terminal externo

Vista posterior

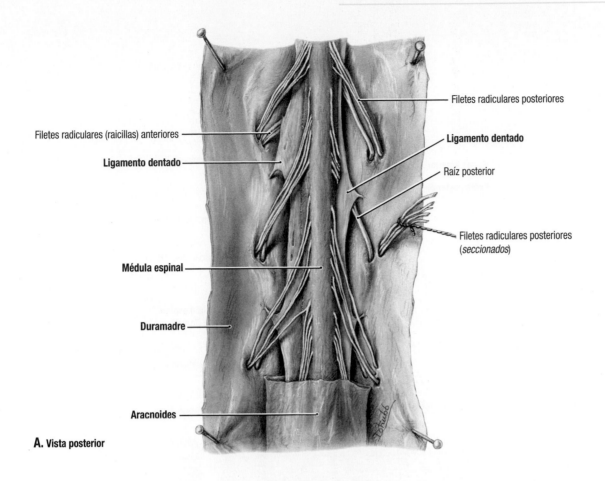

Filetes radiculares posteriores

Filetes radiculares (raicillas) anteriores

Ligamento dentado

Ligamento dentado

Raíz posterior

Filetes radiculares posteriores (*seccionados*)

Médula espinal

Duramadre

Aracnoides

A. Vista posterior

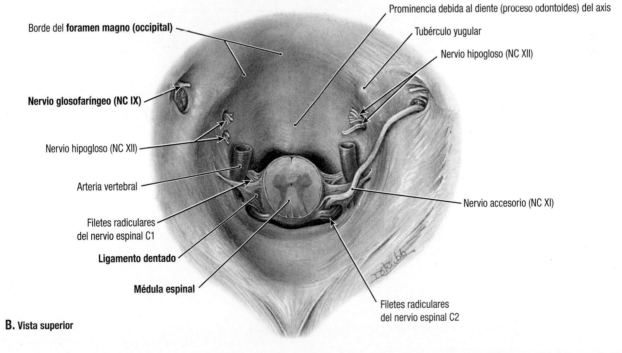

Prominencia debida al diente (proceso odontoides) del axis

Borde del **foramen magno (occipital)**

Tubérculo yugular

Nervio hipogloso (NC XII)

Nervio glosofaríngeo (NC IX)

Nervio hipogloso (NC XII)

Arteria vertebral

Nervio accesorio (NC XI)

Filetes radiculares del nervio espinal C1

Ligamento dentado

Médula espinal

Filetes radiculares del nervio espinal C2

B. Vista superior

A. Saco dural abierto. El ligamento dentado ancla la médula al saco dural entre las sucesivas raíces nerviosas por medio de fuertes prolongaciones en forma de dientes. Los filetes radiculares (raicillas) anteriores se encuentran anteriores al ligamento dentado y los posteriores lo hacen posteriores a él. **B. Estructuras del conducto vertebral vistas a través del foramen magno (occipital).** La médula espinal, las arterias vertebrales, el nervio accesorio (NC XI) y la parte más superior del ligamento dentado pasan por el foramen magno dentro de las meninges.

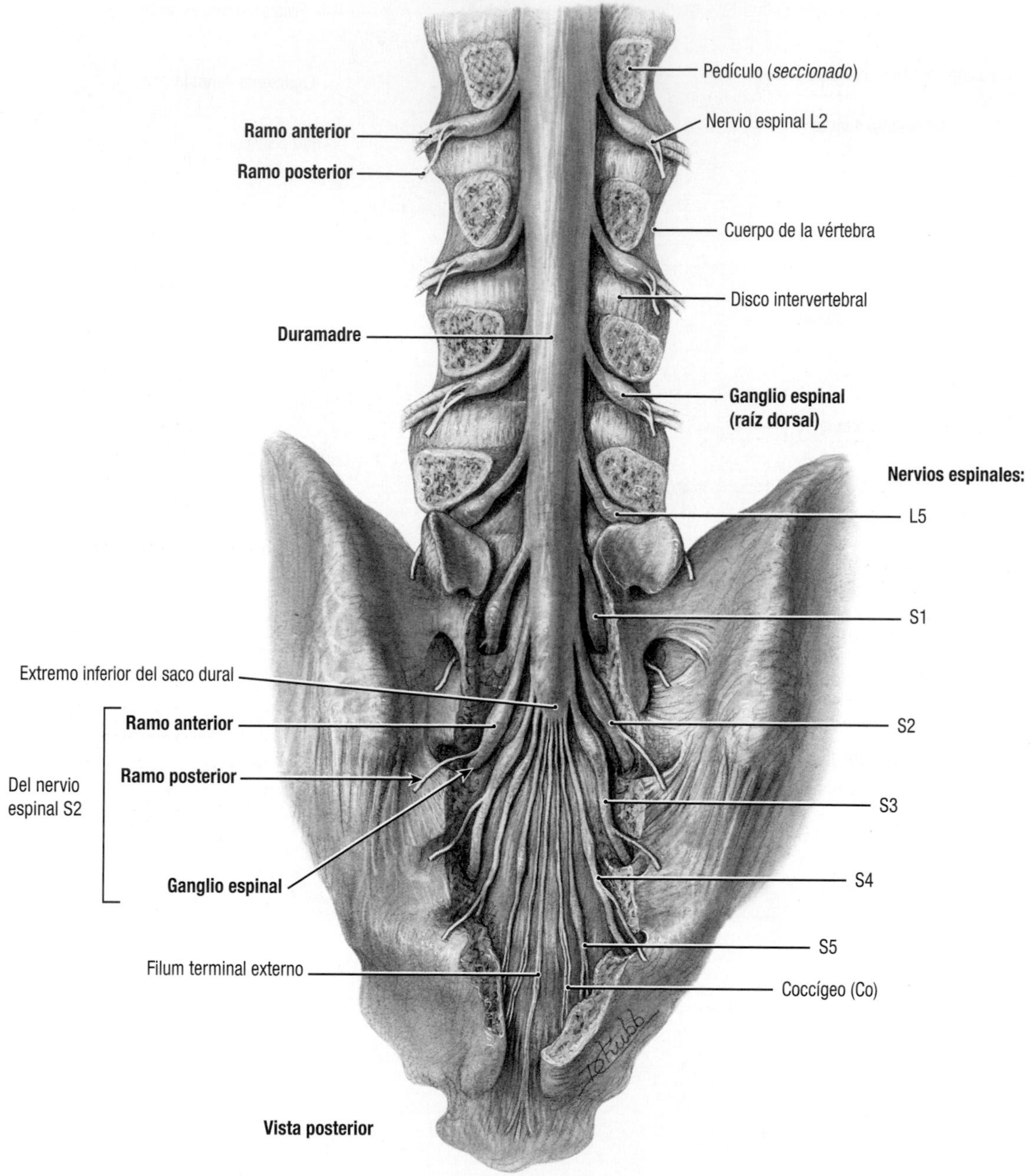

Pedículo (*seccionado*)

Nervio espinal L2

Ramo anterior

Ramo posterior

Cuerpo de la vértebra

Disco intervertebral

Duramadre

Ganglio espinal
(raíz dorsal)

Nervios espinales:

L5

S1

Extremo inferior del saco dural

Ramo anterior

Ramo posterior

S2

Del nervio
espinal S2

S3

Ganglio espinal

S4

S5

Filum terminal externo

Coccígeo (Co)

Vista posterior

Se han retirado las partes posteriores de las vértebras lumbares y del sacro, así como la grasa y el plexo venoso interno (epidural) que ocupan el espacio epidural. Obsérvese que el límite inferior del saco dural está al nivel de la espina ilíaca posterior superior (cuerpo de la 2.ª vértebra sacra); la duramadre continúa como filum (hilo) terminal externo.

Anestesia epidural (bloqueo). Es posible inyectar un anestésico en el espacio extradural. El anestésico tiene un efecto directo sobre las raíces nerviosas espinales en el espacio epidural. El paciente pierde la sensibilidad inferior al nivel del bloqueo (*véase* fig. 1-40C).

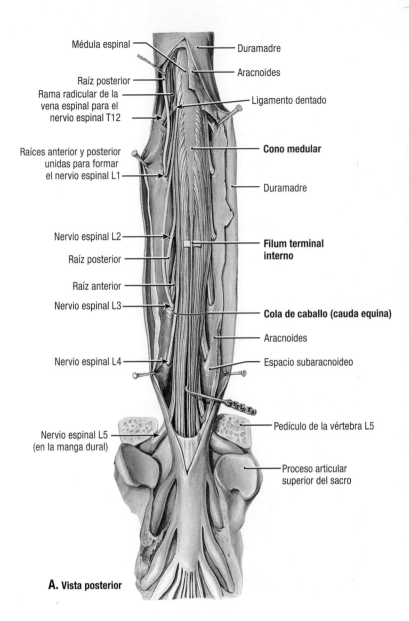

Médula espinal
Raíz posterior
Rama radicular de la vena espinal para el nervio espinal T12
Raíces anterior y posterior unidas para formar el nervio espinal L1
Nervio espinal L2
Raíz posterior
Raíz anterior
Nervio espinal L3
Nervio espinal L4
Nervio espinal L5 (en la manga dural)

Duramadre
Aracnoides
Ligamento dentado
Cono medular
Duramadre
Filum terminal interno
Cola de caballo (cauda equina)
Aracnoides
Espacio subaracnoideo
Pedículo de la vértebra L5
Proceso articular superior del sacro

A. Vista posterior

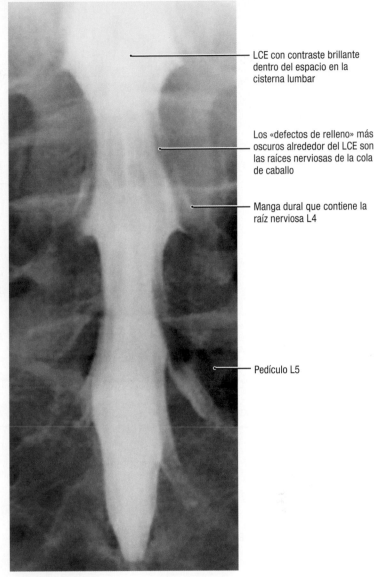

LCE con contraste brillante dentro del espacio en la cisterna lumbar

Los «defectos de relleno» más oscuros alrededor del LCE son las raíces nerviosas de la cola de caballo

Manga dural que contiene la raíz nerviosa L4

Pedículo L5

B. Mielografía frontal

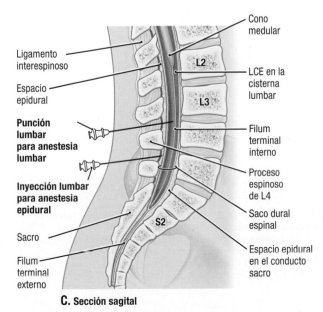

Ligamento interespinoso
Espacio epidural
Punción lumbar para anestesia lumbar
Inyección lumbar para anestesia epidural
Sacro
Filum terminal externo

Cono medular
L2
L3
LCE en la cisterna lumbar
Filum terminal interno
Proceso espinoso de L4
Saco dural espinal
S2
Espacio epidural en el conducto sacro

C. Sección sagital

Extremo inferior del saco dural II   1-40

A. Saco dural inferior y cisterna lumbar del espacio subaracnoideo (abierto).
B. Mielografía de la región lumbar de la columna vertebral (contraste inyectado en el espacio subaracnoideo). **C.** Punción lumbar y anestesia epidural.

- El cono medular continúa como un hilo brillante, el filum terminal interno, que desciende con las raíces nerviosas para constituir la cola de caballo (*cauda equina*).
- En el adulto, la médula espinal suele terminar en el nivel del disco entre las vértebras L1 y L2. Variaciones: el 95% de las médulas terminan dentro de los límites de los cuerpos de L1 y L2, mientras que el 3% terminan en la parte posterior de la mitad inferior de T12, el 2% en la parte posterior de L3.

Para obtener una **muestra de líquido cerebroespinal (LCE) de la cisterna lumbosacra**, se introduce una aguja de punción lumbar provista de un estilete en el espacio subaracnoideo. La flexión de la columna vertebral facilita la introducción de la aguja al estirar los ligamentos amarillos y separar las láminas y los procesos espinosos. La aguja se introduce en la línea media entre los procesos espinosos de las vértebras L3 y L4 (o L4 y L5). A estos niveles, en los adultos, hay poco peligro de dañar la médula espinal.

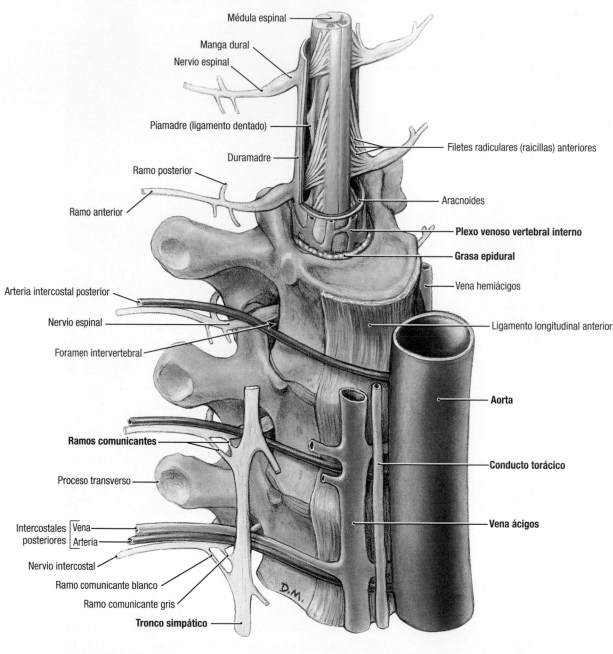

Médula espinal

Manga dural

Nervio espinal

Piamadre (ligamento dentado)

Duramadre

Ramo posterior

Ramo anterior

Filetes radiculares (raicillas) anteriores

Aracnoides

Plexo venoso vertebral interno

Grasa epidural

Vena hemiácigos

Arteria intercostal posterior

Nervio espinal

Foramen intervertebral

Ligamento longitudinal anterior

Ramos comunicantes

Proceso transverso

Intercostales posteriores { Vena / Arteria }

Nervio intercostal

Ramo comunicante blanco

Ramo comunicante gris

Tronco simpático

Aorta

Conducto torácico

Vena ácigos

D.M.

Vista anterolateral derecha

1-41   **Médula espinal y estructuras prevertebrales**

Las vértebras se han retirado en la porción superior para exponer la médula espinal y las meninges.
- La aorta desciende a la izquierda de la línea media, con el conducto torácico y la vena ácigos a su derecha.
- Por lo general, la vena ácigos está en el lado derecho de los cuerpos vertebrales, y la vena hemiácigos en él izquierdo.
- El tronco simpático torácico y los ganglios se encuentran en la parte lateral de las vértebras torácicas; los ramos comunicantes conectan los ganglios simpáticos con el nervio espinal.
- Una manga de duramadre rodea los nervios espinales (raquídeos) y se mezcla con la vaina (epineuro) del nervio espinal.
- La duramadre está separada de las paredes del conducto vertebral por la grasa epidural y el plexo venoso vertebral interno.

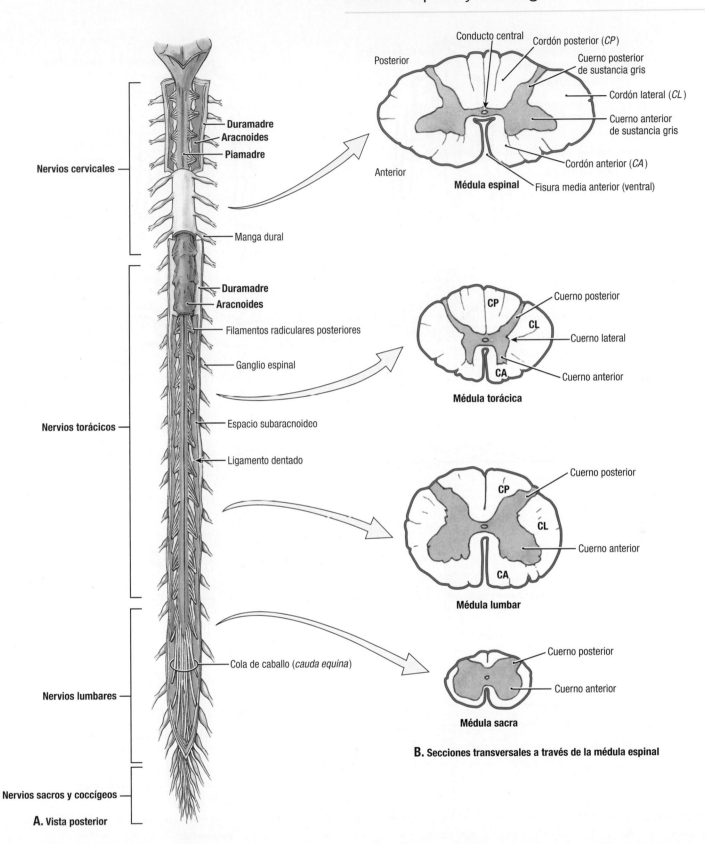

Posterior

Conducto central
Cordón posterior (*CP*)
Cuerno posterior de sustancia gris
Cordón lateral (*CL*)
Cuerno anterior de sustancia gris
Cordón anterior (*CA*)

Anterior

Médula espinal   Fisura media anterior (ventral)

Nervios cervicales

Duramadre
Aracnoides
Piamadre

Manga dural

Duramadre
Aracnoides

Filamentos radiculares posteriores

Ganglio espinal

Nervios torácicos

Espacio subaracnoideo

Ligamento dentado

Nervios lumbares

Cola de caballo (*cauda equina*)

Nervios sacros y coccígeos

A. Vista posterior

CP
CL
CA
Cuerno posterior
Cuerno lateral
Cuerno anterior
Médula torácica

CP
CL
CA
Cuerno posterior
Cuerno anterior
Médula lumbar

Cuerno posterior
Cuerno anterior
Médula sacra

B. Secciones transversales a través de la médula espinal

Médula espinal aislada y raíces nerviosas espinales con cubiertas y secciones regionales   **1-42**

A. Médula espinal y saco dural. El saco se ha abierto para mostrar la aracnoides y la piamadre, así como la médula espinal y los filetes radiculares posteriores. **B.** Médula espinal cervical, torácica, lumbar y sacra.

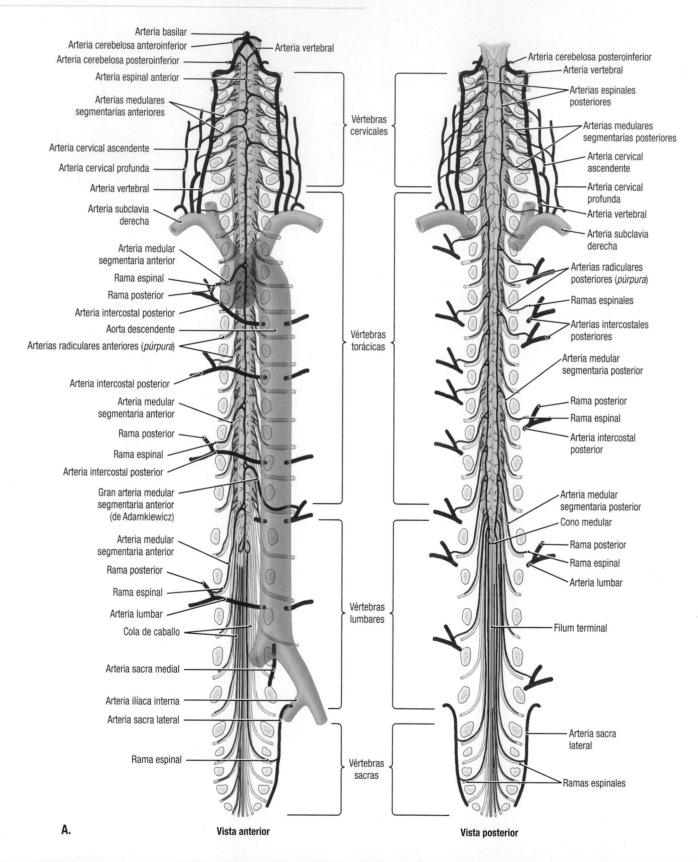

A. **Vista anterior**

Vista posterior

A. Arterias de la médula espinal. Los refuerzos segmentarios de las arterias medulares segmentarias son importantes para irrigar las arterias espinales anteriores y posteriores.

Lesiones en la espalda. Las fracturas, luxaciones y fracturas-luxaciones pueden interferir con la irrigación de la médula espinal de las arterias espinales y medulares.

POSTERIOR

Venas espinales posteriores

Plexo venoso vertebral interno posterior

Plexo venoso de la piamadre

Nervio espinal

Vena intervertebral

Plexo venoso vertebral interno anterior

Venas espinales anteriores

Vena vertebrobasilar

Arteria espinal posterior

Arteria radicular posterior

Plexo arterial para la piamadre

Nervio espinal

Rama espinal

Arteria medular segmentaria anterior

Arteria espinal anterior

B. Sección transversal

ANTERIOR

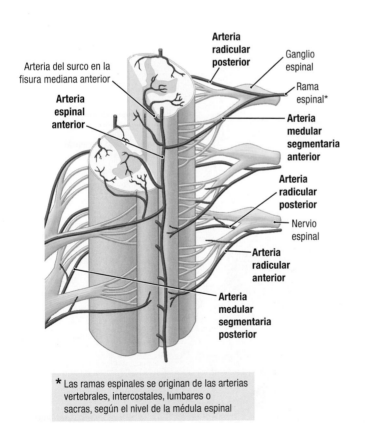

Arteria del surco en la fisura mediana anterior

Arteria espinal anterior

Arteria radicular posterior

Ganglio espinal

Rama espinal*

Arteria medular segmentaria anterior

Arteria radicular posterior

Nervio espinal

Arteria radicular anterior

Arteria medular segmentaria posterior

* Las ramas espinales se originan de las arterias vertebrales, intercostales, lumbares o sacras, según el nivel de la médula espinal

C. Vista anterolateral

Irrigación a la médula espinal *(continuación)*   **1-43**

B. Irrigación arterial y drenaje venoso. **C.** Arterias medulares y radiculares segmentarias.

- Las arterias espinales corren longitudinalmente desde el tronco del encéfalo hasta el cono medular de la médula espinal. Por sí solas, las arterias espinales anteriores y posteriores solo irrigan la parte superior corta de la médula espinal.
- Las arterias medulares segmentarias anteriores y posteriores entran en el foramen intervertebral para unirse con las arterias espinales y suministrar sangre a la médula espinal. La gran arteria medular segmentaria anterior (de Adamkiewicz) se encuentra en el lado izquierdo en el 65% de las personas. Refuerza la circulación de dos tercios de la médula espinal.
- Las raíces anteriores y posteriores de los nervios espinales y sus cubiertas son irrigadas por las arterias radiculares anteriores y posteriores, que corren a lo largo de las raíces nerviosas. Estos vasos no llegan a las arterias espinales anteriores o posteriores.
- Las venas espinales anteriores y posteriores están dispuestas longitudinalmente, se comunican libremente entre sí y son drenadas por las venas medulares y radiculares anteriores y posteriores. Las venas que drenan la médula espinal se unen al plexo vertebral interno en el espacio epidural.

Isquemia. La falta de irrigación (isquemia) de la médula espinal puede provocar debilidad muscular y parálisis. La médula espinal también puede sufrir un deterioro circulatorio si las arterias medulares segmentarias, en particular la gran arteria medular segmentaria anterior (de Adamkiewicz), se estenosan por una enfermedad arterial obstructiva o por el pinzamiento de la aorta durante una cirugía.

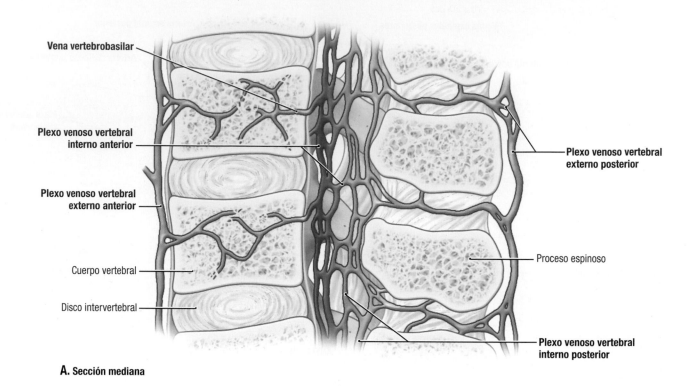

Vena vertebrobasilar

Plexo venoso vertebral
interno anterior

Plexo venoso vertebral
externo anterior

Cuerpo vertebral

Disco intervertebral

Plexo venoso vertebral
externo posterior

Proceso espinoso

Plexo venoso vertebral
interno posterior

A. Sección mediana

1-44   **Plexos venosos vertebrales**

A. Columna lumbar. **B.** Vértebra lumbar con cuerpo vertebral seccionado transversalmente.

- Existen plexos venosos vertebrales internos y externos que se comunican entre sí y con las venas sistémicas y el sistema portal. **Las infecciones y los tumores pueden extenderse** desde las zonas drenadas por las venas sistémicas y portales al sistema venoso vertebral y pueden alojarse en las vértebras, la médula espinal, el encéfalo o el cráneo.
- El plexo venoso vertebral interno, situado en el conducto vertebral, consiste en un plexo de venas de paredes finas y sin válvulas que rodean la duramadre. A nivel craneal, el plexo venoso interno se comunica a través del foramen magno con los senos occipitales y basilares; en cada segmento espinal, el plexo recibe venas de la médula espinal y una vena vertebrobasilar del cuerpo vertebral. El plexo es drenado por venas intervertebrales que pasan por los forámenes intervertebrales y sacros a las venas vertebrales, intercostales, lumbares y sacras laterales.
- El plexo venoso vertebral externo anterior está formado por venas que recorren el cuerpo de cada vértebra. Las venas que pasan por los ligamentos amarillos forman el plexo venoso vertebral externo posterior. En la región cervical, estos plexos se comunican con las venas occipitales y cervicales profundas. En las regiones torácica, lumbar y pélvica, las venas ácigos (o hemiácigos), lumbar ascendente y sacra lateral, respectivamente, se unen aún más segmento a segmento.

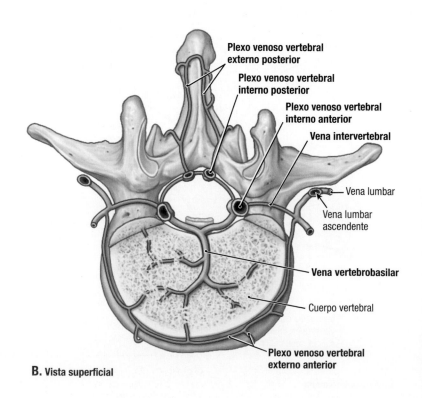

Plexo venoso vertebral
externo posterior

Plexo venoso vertebral
interno posterior

Plexo venoso vertebral
interno anterior

Vena intervertebral

Vena lumbar

Vena lumbar
ascendente

Vena vertebrobasilar

Cuerpo vertebral

Plexo venoso vertebral
externo anterior

B. Vista superficial

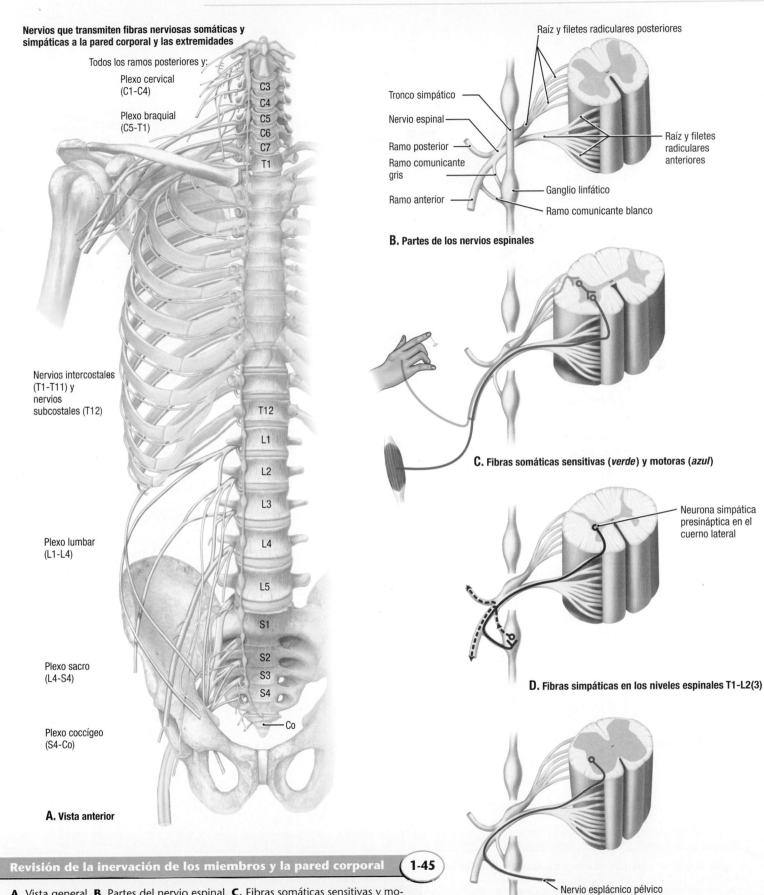

Nervios que transmiten fibras nerviosas somáticas y simpáticas a la pared corporal y las extremidades

Todos los ramos posteriores y:

Plexo cervical
(C1-C4)

Plexo braquial
(C5-T1)

C3
C4
C5
C6
C7
T1

Nervios intercostales
(T1-T11) y
nervios
subcostales (T12)

T12
L1
L2
L3

Plexo lumbar
(L1-L4)

L4
L5

Plexo sacro
(L4-S4)

S1
S2
S3
S4

Plexo coccígeo
(S4-Co)

Co

A. Vista anterior

Raíz y filetes radiculares posteriores

Tronco simpático

Nervio espinal

Ramo posterior

Ramo comunicante gris

Ramo anterior

Raíz y filetes radiculares anteriores

Ganglio linfático

Ramo comunicante blanco

B. Partes de los nervios espinales

C. Fibras somáticas sensitivas (*verde*) y motoras (*azul*)

Neurona simpática presináptica en el cuerno lateral

D. Fibras simpáticas en los niveles espinales T1-L2(3)

Nervio esplácnico pélvico

E. Fibras parasimpáticas en los niveles de la médula espinal S2-S4

B-E. Vistas anterolaterales

Revisión de la inervación de los miembros y la pared corporal   **1-45**

A. Vista general. **B.** Partes del nervio espinal. **C.** Fibras somáticas sensitivas y motoras. **D.** Vía de las fibras simpáticas presinápticas que salen del sistema nervioso central (SNC). **E.** Vía de las fibras parasimpáticas presinápticas que salen de la médula espinal sacra.

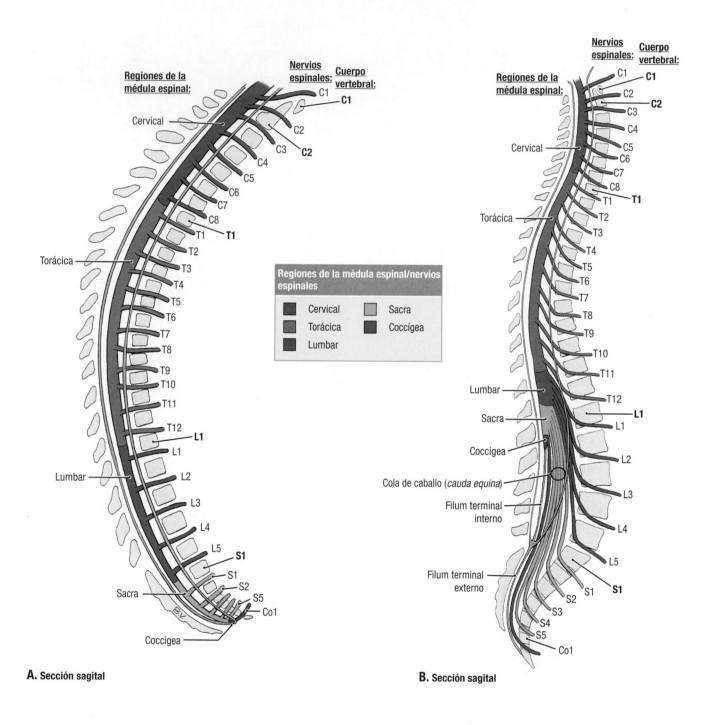

Regiones de la médula espinal/nervios espinales

■ Cervical	■ Sacra
■ Torácica	■ Coccígea
■ Lumbar	

A. Sección sagital

B. Sección sagital

1-46 **Médula espinal y nervios espinales**

A. Médula espinal a las 12 semanas de gestación. **B.** Médula espinal de un adulto.

- Al principio del desarrollo, la médula espinal y el conducto vertebral (espinal) tienen casi la misma longitud. El conducto se alarga, por lo que los nervios espinales tienen un recorrido cada vez más largo para llegar al foramen intervertebral (IV) en el nivel correcto para su salida.

La médula espinal de los adultos termina entre los cuerpos vertebrales L1-L2. Los restantes nervios espinales, buscando su foramen IV de salida, forman la cola de caballo (*cauda equina*).

- Los 31 pares de nervios espinales (8 cervicales [C], 12 torácicos [T], 5 lumbares [L], 5 sacros [S] y 1 coccígeo [Co]) surgen de la médula espinal y salen a través de los forámenes IV de la columna vertebral.

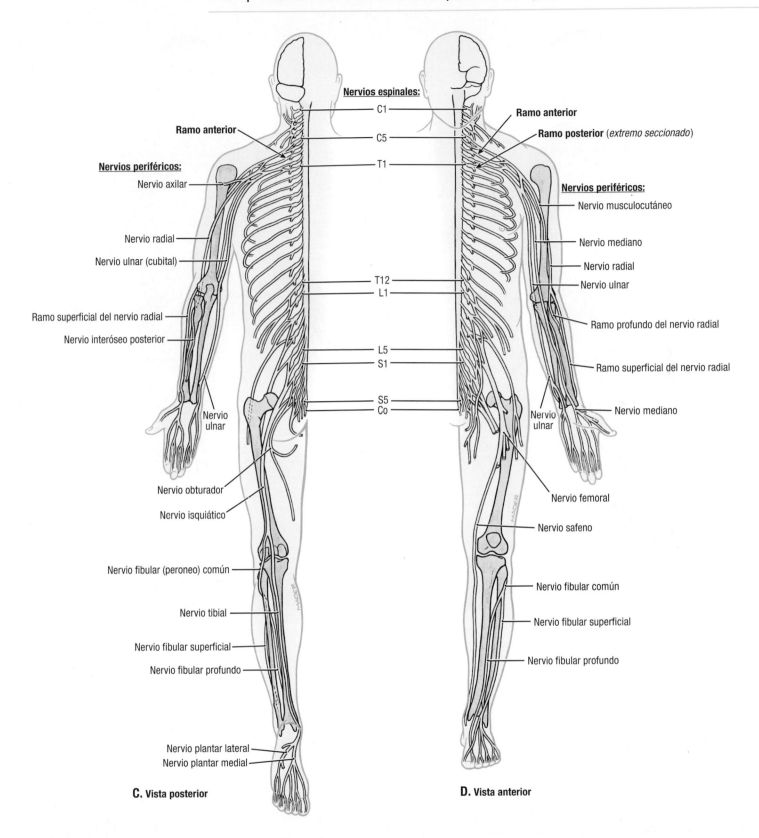

Nervios espinales:
C1
C5
T1
T12
L1
L5
S1
S5
Co

Ramo anterior

Nervios periféricos:
Nervio axilar
Nervio radial
Nervio ulnar (cubital)
Ramo superficial del nervio radial
Nervio interóseo posterior
Nervio ulnar
Nervio obturador
Nervio isquiático
Nervio fibular (peroneo) común
Nervio tibial
Nervio fibular superficial
Nervio fibular profundo
Nervio plantar lateral
Nervio plantar medial

C. Vista posterior

Ramo anterior
Ramo posterior (*extremo seccionado*)

Nervios periféricos:
Nervio musculocutáneo
Nervio mediano
Nervio radial
Nervio ulnar
Ramo profundo del nervio radial
Ramo superficial del nervio radial
Nervio mediano
Nervio ulnar
Nervio femoral
Nervio safeno
Nervio fibular común
Nervio fibular superficial
Nervio fibular profundo

D. Vista anterior

Médula espinal y nervios espinales (*continuación*) **1-46**

C-D. Nervios periféricos.
• Los ramos anteriores suministran fibras nerviosas a las regiones anteriores y laterales del tronco y de los miembros superiores e inferiores.

• Los ramos posteriores suministran fibras nerviosas a las articulaciones sinoviales de la columna vertebral, a los músculos profundos del dorso y a la piel suprayacente.

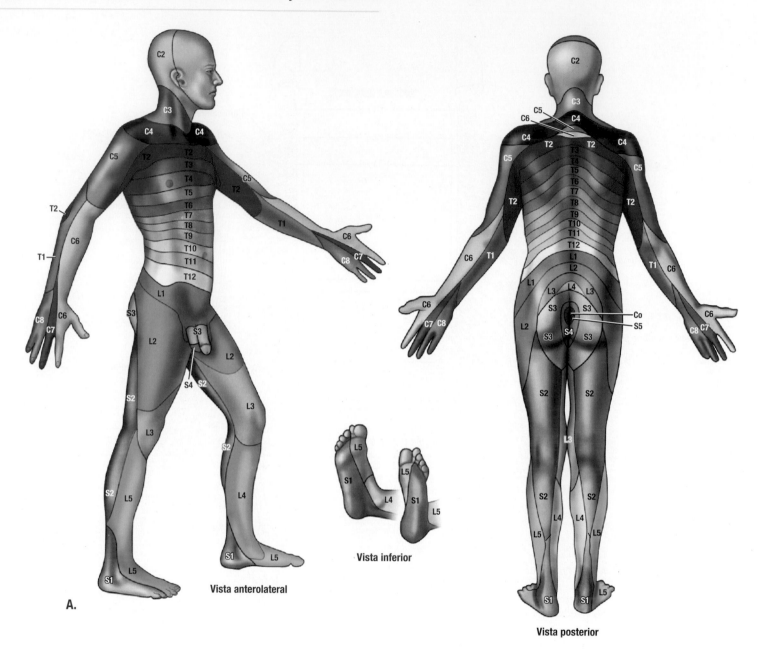

Vista anterolateral

A.

Vista inferior

Vista posterior

1-47 **Dermatomas**

A. Mapa del dermatoma. A partir de estudios clínicos de lesiones en las raíces posteriores o en los nervios espinales, se han elaborado mapas de dermatomas que indican los patrones típicos de inervación de la piel por parte de determinados nervios espinales (con base en Foerster O. The dermatomes in man. *Brain.* 1933;56:1). **B. Esquema de los dermatomas y los miotomas.** La zona unilateral de la piel inervada por las fibras sensitivas generales de un único nervio espinal se denomina *dermatoma.*

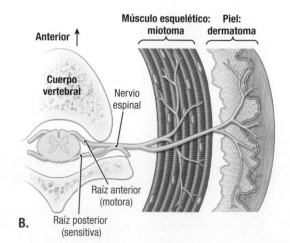

Anterior ↑

Músculo esquelético: miotoma

Piel: dermatoma

Cuerpo vertebral

Nervio espinal

Raíz anterior (motora)

Raíz posterior (sensitiva)

B.

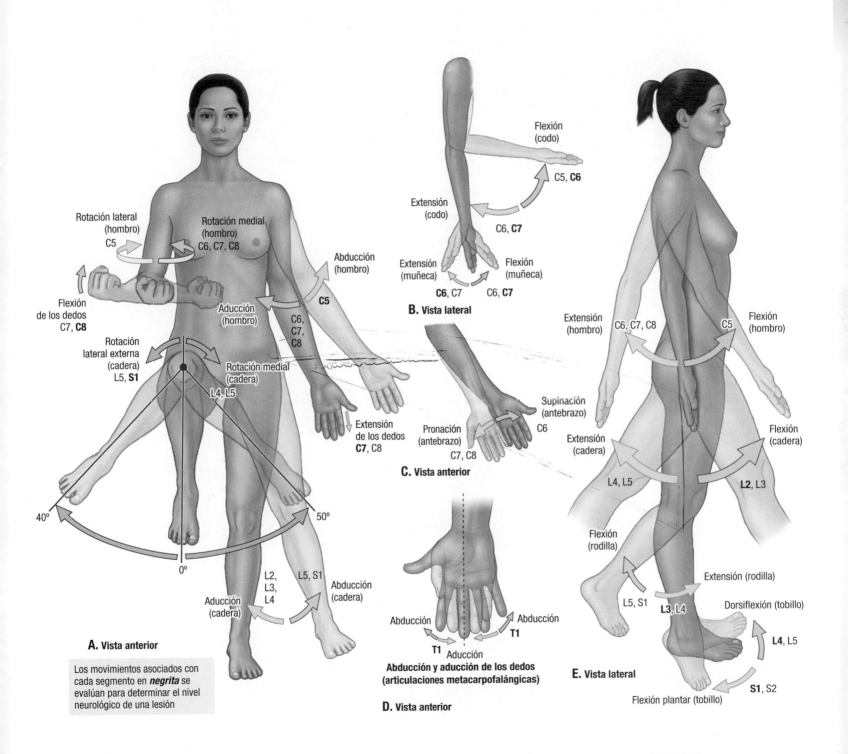

Rotación lateral (hombro) C5

Rotación medial (hombro) C6, C7, C8

Flexión de los dedos C7, **C8**

Rotación lateral externa (cadera) L5, **S1**

Aducción (hombro)

Rotación lateral externa (cadera) L5, **S1**

Rotación medial (cadera) L4, L5

Abducción (hombro) **C5**

C6, C7, C8

Extensión de los dedos **C7**, C8

40°

0°

50°

Aducción (cadera) L2, L3, L4

L5, S1

Abducción (cadera)

A. Vista anterior

Los movimientos asociados con cada segmento en **_negrita_** se evalúan para determinar el nivel neurológico de una lesión

Flexión (codo) C5, **C6**

Extensión (codo) C6, **C7**

Extensión (muñeca) **C6**, C7

Flexión (muñeca) C6, **C7**

B. Vista lateral

Supinación (antebrazo) C6

Pronación (antebrazo) **C7**, C8

C. Vista anterior

Abducción T1

Abducción **T1**

T1

Aducción

Abducción y aducción de los dedos (articulaciones metacarpofalángicas)

D. Vista anterior

Extensión (hombro) C6, C7, C8

Flexión (hombro) C5

Extensión (cadera) L4, L5

Flexión (cadera) **L2**, L3

Flexión (rodilla) L5, S1

Extensión (rodilla) **L3**, L4

Dorsiflexión (tobillo) **L4**, L5

Flexión plantar (tobillo) **S1**, S2

E. Vista lateral

Las fibras motoras somáticas (eferentes somáticas generales) transmiten impulsos a los músculos esqueléticos (voluntarios). La masa muscular unilateral que recibe la inervación de las fibras motoras somáticas transmitidas por un único nervio espinal es un *miotoma*. Cada músculo esquelético está inervado por las fibras motoras somáticas de varios nervios espinales; por lo tanto, el miotoma muscular estará formado por varios segmentos. Los miotomas musculares se han agrupado según los movimientos articulares para facilitar las pruebas clínicas. Los músculos intrínsecos de la mano constituyen un único miotoma: T1.

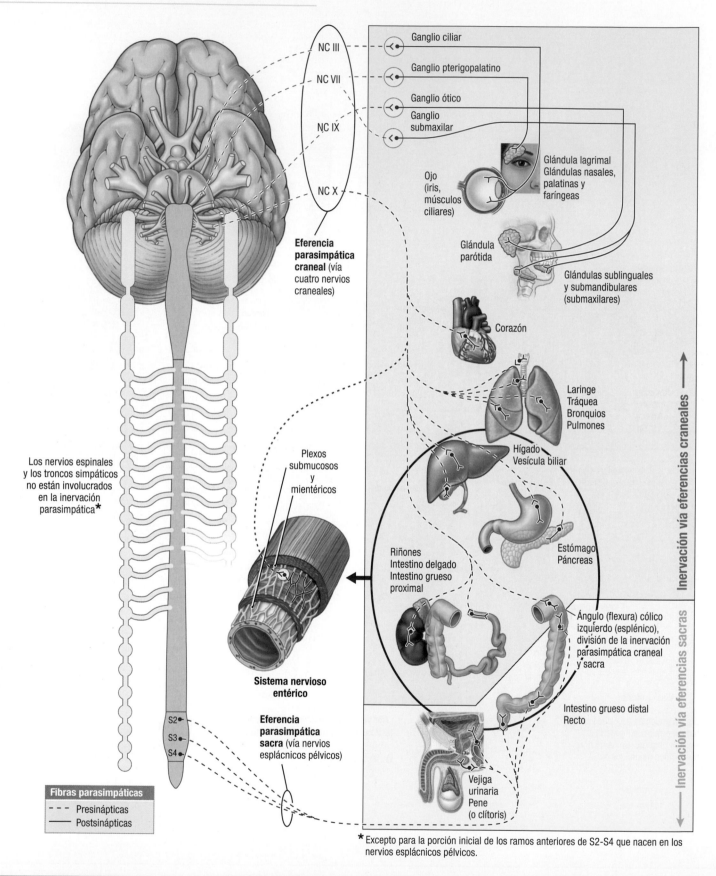

NC III

NC VII

NC IX

NC X

Ganglio ciliar

Ganglio pterigopalatino

Ganglio ótico

Ganglio submaxilar

Glándula lagrimal
Glándulas nasales, palatinas y faríngeas

Ojo (iris, músculos ciliares)

Glándula parótida

Glándulas sublinguales y submandibulares (submaxilares)

Eferencia parasimpática craneal (vía cuatro nervios craneales)

Corazón

Laringe
Tráquea
Bronquios
Pulmones

Hígado
Vesícula biliar

Los nervios espinales y los troncos simpáticos no están involucrados en la inervación parasimpática*

Plexos submucosos y mientéricos

Estómago
Páncreas

Riñones
Intestino delgado
Intestino grueso proximal

Ángulo (flexura) cólico izquierdo (esplénico), división de la inervación parasimpática craneal y sacra

Sistema nervioso entérico

Intestino grueso distal
Recto

Eferencia parasimpática sacra (vía nervios esplácnicos pélvicos)

S2
S3
S4

Vejiga urinaria
Pene (o clítoris)

Fibras parasimpáticas

- - - Presinápticas
—— Postsinápticas

Inervación vía eferencias craneales →

← Inervación vía eferencias sacras

*Excepto para la porción inicial de los ramos anteriores de S2-S4 que nacen en los nervios esplácnicos pélvicos.

1-49   Distribución de las fibras nerviosas parasimpáticas

Los cuerpos de las células nerviosas presinápticas del sistema parasimpático se encuentran en dos sitios: en la sustancia gris del tronco del encéfalo (eferencia parasimpática craneal) y en la sustancia gris de los segmentos sacros de la médula espinal (eferencia parasimpática sacra).

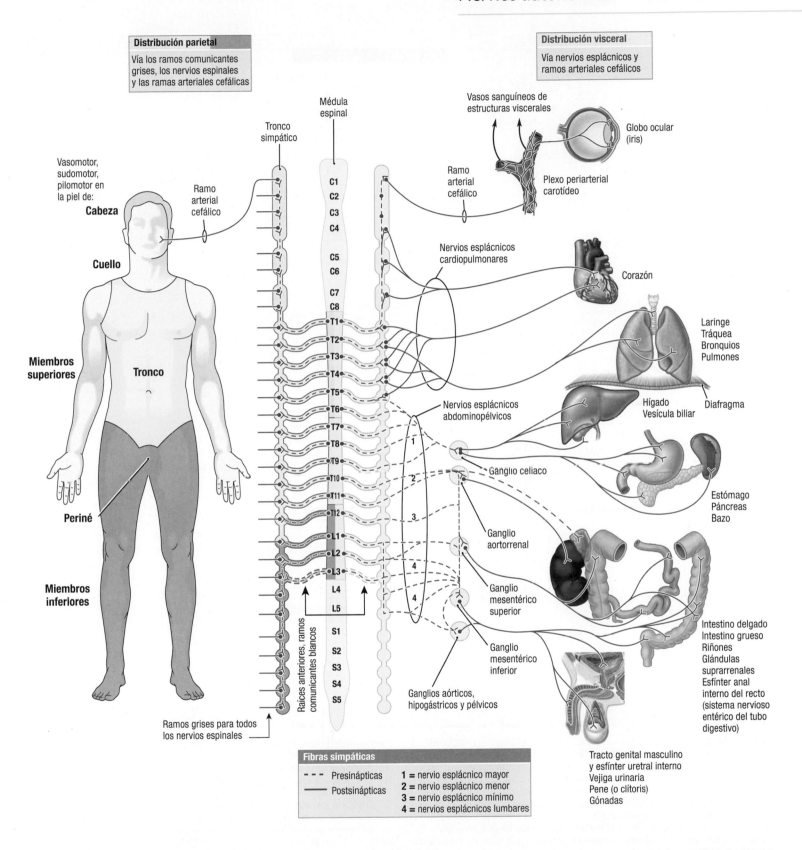

Los cuerpos celulares de las neuronas presinápticas del sistema simpático se encuentran en la columna celular intermedia y se extienden entre el primer segmento torácico y el segundo segmento lumbar de la médula espinal.

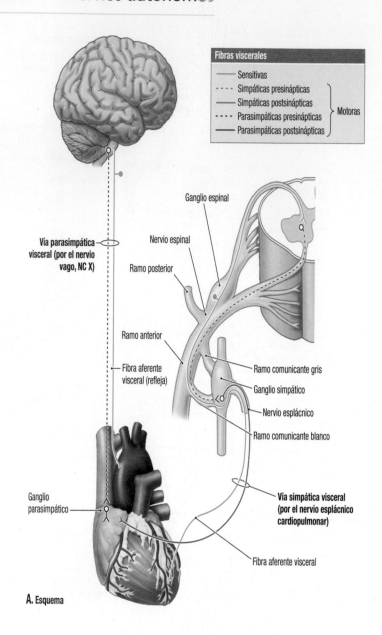

Fibras viscerales

——— Sensitivas	
- - - Simpáticas presinápticas	
——— Simpáticas postsinápticas	Motoras
- - - Parasimpáticas presinápticas	
——— Parasimpáticas postsinápticas	

Ganglio espinal

Nervio espinal

Ramo posterior

Vía parasimpática visceral (por el nervio vago, NC X)

Ramo anterior

Ramo comunicante gris

Fibra aferente visceral (refleja)

Ganglio simpático

Nervio esplácnico

Ramo comunicante blanco

Ganglio parasimpático

Vía simpática visceral (por el nervio esplácnico cardiopulmonar)

Fibra aferente visceral

A. Esquema

1-51   **Inervación visceral aferente y eferente (motora)**

A. Revisión. Las fibras aferentes viscerales tienen importantes relaciones con el sistema nervioso central (SNC), tanto anatómicas como funcionales. En general, no somos conscientes de las aferencias sensitivas de estas fibras, que proporcionan información sobre el estado del entorno interno del cuerpo. Esta información se integra en el SNC y suele desencadenar reflejos viscerales o somáticos. Los reflejos viscerales regulan la presión sanguínea y la química alterando funciones como la frecuencia cardíaca y respiratoria y la resistencia vascular. La sensibilidad visceral que llega a un grado consciente se clasifica en general como dolor, que suele estar mal localizado y puede percibirse como hambre o náuseas. Sin embargo, una estimulación adecuada puede provocar un verdadero dolor. La mayor parte de la sensibilidad visceral/refleja (inconsciente) y parte del dolor viajan en fibras aferentes viscerales que acompañan retrógradamente a las fibras parasimpáticas. La mayoría de los impulsos de dolor visceral (procedentes del corazón y de gran parte de los órganos de la cavidad peritoneal) viajan a lo largo de las fibras aferentes viscerales que acompañan a las fibras simpáticas.

Inervación visceral eferente (motora). Las fibras nerviosas eferentes

y los ganglios del sistema nervioso autónomo (SNA) están organizados en dos sistemas o divisiones:

1. **División simpática (toracolumbar).** En general, los efectos de la estimulación simpática son catabólicos (preparan al cuerpo para la «lucha o huida»).
2. **División parasimpática (craneosacra).** En general, los efectos de la estimulación parasimpática son anabólicos (promueven el funcionamiento normal y conservan la energía).

La conducción de los impulsos desde el SNC hasta el órgano efector implica una serie de dos neuronas en los sistemas simpático y parasimpático. El cuerpo celular de la neurona presináptica (preganglionar) (primera neurona) se encuentra en la sustancia gris del SNC. Su fibra (axón) hace sinapsis en el cuerpo celular de una neurona postsináptica (posganglionar), la segunda neurona de la serie. Los cuerpos celulares de estas segundas neuronas se encuentran en los ganglios autónomos fuera del SNC y las fibras postsinápticas terminan en el órgano efector (músculo liso, músculo cardíaco modificado o glándulas).

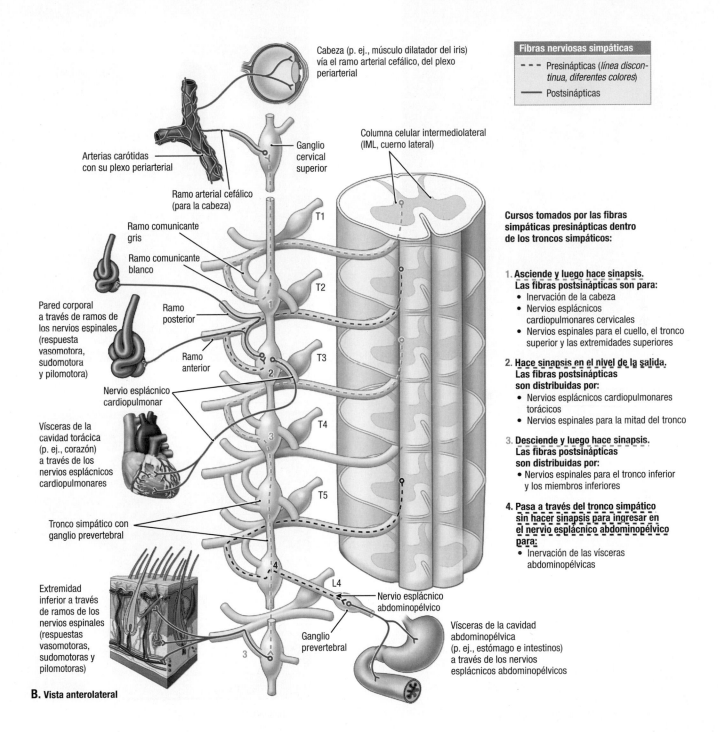

Cabeza (p. ej., músculo dilatador del iris) vía el ramo arterial cefálico, del plexo periarterial

Fibras nerviosas simpáticas

- - - Presinápticas (*línea discontinua, diferentes colores*)

—— Postsinápticas

Arterias carótidas con su plexo periarterial

Ganglio cervical superior

Columna celular intermediolateral (IML, cuerno lateral)

Ramo arterial cefálico (para la cabeza)

Ramo comunicante gris

Ramo comunicante blanco

T1

T2

Pared corporal a través de ramos de los nervios espinales (respuesta vasomotora, sudomotora y pilomotora)

Ramo posterior

Ramo anterior

T3

Nervio esplácnico cardiopulmonar

Vísceras de la cavidad torácica (p. ej., corazón) a través de los nervios esplácnicos cardiopulmonares

T4

T5

Tronco simpático con ganglio prevertebral

Extremidad inferior a través de ramos de los nervios espinales (respuestas vasomotoras, sudomotoras y pilomotoras)

L4

Nervio esplácnico abdominopélvico

Ganglio prevertebral

Vísceras de la cavidad abdominopélvica (p. ej., estómago e intestinos) a través de los nervios esplácnicos abdominopélvicos

B. Vista anterolateral

Cursos tomados por las fibras simpáticas presinápticas dentro de los troncos simpáticos:

1. **Asciende y luego hace sinapsis.**
   Las fibras postsinápticas son para:
   - Inervación de la cabeza
   - Nervios esplácnicos cardiopulmonares cervicales
   - Nervios espinales para el cuello, el tronco superior y las extremidades superiores

2. **Hace sinapsis en el nivel de la salida.**
   Las fibras postsinápticas son distribuidas por:
   - Nervios esplácnicos cardiopulmonares torácicos
   - Nervios espinales para la mitad del tronco

3. **Desciende y luego hace sinapsis.**
   Las fibras postsinápticas son distribuidas por:
   - Nervios espinales para el tronco inferior y los miembros inferiores

4. **Pasa a través del tronco simpático sin hacer sinapsis para ingresar en el nervio esplácnico abdominopélvico para:**
   - Inervación de las vísceras abdominopélvicas

B. Cursos tomados por las fibras motoras simpáticas. Las fibras presinápticas siguen todas el mismo curso hasta llegar a los troncos simpáticos. En los troncos simpáticos siguen uno de los cuatro cursos posibles. Las fibras que participan en la inervación simpática de la pared corporal y de los miembros o vísceras por encima del nivel del diafragma siguen las vías 1 a 3. Hacen sinapsis en los ganglios paravertebrales de los troncos simpáticos. Las fibras implicadas en la inervación de las vísceras abdominopélvicas siguen la vía 4 hasta el ganglio prevertebral a través de los nervios esplácnicos abdominopélvicos. Las fibras postsinápticas no suelen ascender ni descender dentro de los troncos simpáticos, saliendo a nivel de la sinapsis.

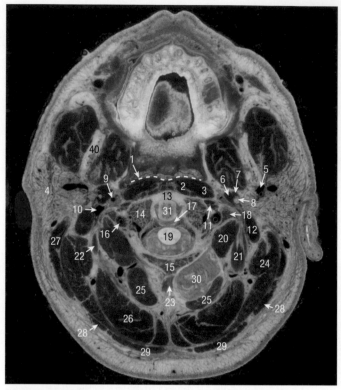

A. Vista inferior

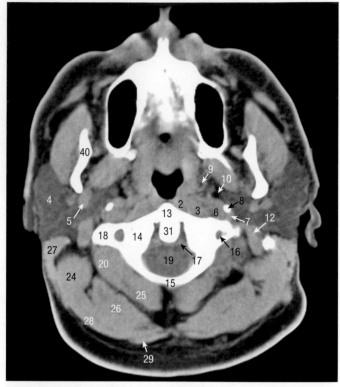

B. TC transversal

Clave

1	Sitio del espacio retrofaríngeo
2	Largo del cuello
3	Largo de la cabeza
4	Glándula parótida
5	Vena retromandibular
6	Estilofaríngeo
7	Estilogloso
8	Músculo y ligamento/proceso estilohioideos
9	Arteria carótida interna
10	Vena yugular interna
11	Recto lateral de la cabeza
12	Vientre posterior del digástrico
13	Arco anterior del atlas (vértebra C1)
14	Masa lateral del atlas (C1)
15	Arco posterior del atlas (C1)
16	Arteria vertebral
17	Ligamento transverso del atlas (C1)
18	Proceso transverso del atlas (C1)
19	Médula espinal
20	Recto posterior mayor de la cabeza
21	Oblicuo inferior de la cabeza
22	Oblicuo superior de la cabeza
23	Proceso espinoso del atlas (C1)
24	Longísimo de la cabeza
25	Recto posterior menor de la cabeza
26	Semiespinoso de la cabeza (complejo mayor digástrico)
27	Esternocleidomastoideo
28	Esplenio de la cabeza
29	Trapecio
30	Masa grasa
31	Diente (proceso odontoideo) del axis (vértebra C2)
32	Tubérculo anterior del atlas (C1)
33	Carilla articular inferior del atlas (C1)
34	Foramen magno (occipital)
35	Foramen del proceso transverso
36	Tubérculo posterior del atlas (C1)
37	Proceso mastoideo
38	Hueso occipital del cráneo
39	Protuberancia occipital externa
40	Rama de la mandíbula

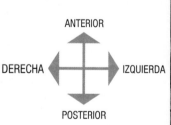

ANTERIOR

DERECHA — IZQUIERDA

POSTERIOR

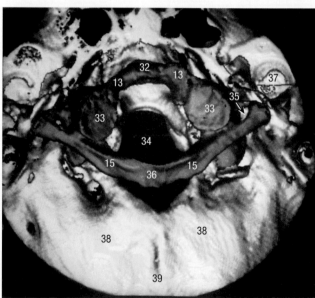

C. TC reconstruida

1-52 **Imagen de la región superior de la nuca a nivel del atlas**

A. Sección transversal de la pieza. **B.** Tomografía computarizada (TC) transversal. **C.** TC tridimensional de la base del cráneo y el atlas.

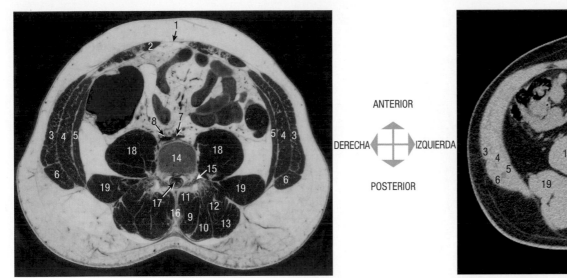

A. Vista anterior

ANTERIOR

DERECHA ⟷ IZQUIERDA

POSTERIOR

B. TC transversal

Clave							
1	Línea blanca	6	Latísimo del dorso	11	Multífido	16	Proceso espinoso
2	Recto abdominal	7	Aorta descendente	12	Rotadores	17	Cola de caballo (*cauda equina*)
3	Oblicuo externo	8	Vena cava inferior	13	Intercostales	18	Psoas mayor
4	Oblicuo interno	9	Espinales	14	Cuarta vértebra lumbar	19	Cuadrado lumbar
5	Transverso del abdomen	10	Longísimo	15	Proceso transverso		

Imagen de la columna lumbar en L4 **1-53**

A. Sección transversal de la pieza. **B.** TC transversal.

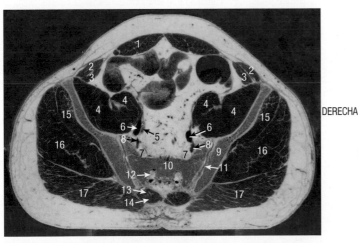

A. Vista anterior

ANTERIOR

DERECHA ⟷ IZQUIERDA

POSTERIOR

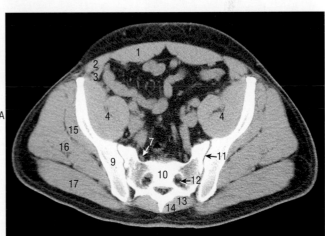

B. TC transversal

Clave							
1	Recto abdominal	6	Vena ilíaca interna	10	Segunda vértebra sacra	14	Erectores de la espina
2	Oblicuo externo	7	Ramo anterior	11	Articulación sacroilíaca	15	Glúteo menor
3	Oblicuo interno	8	Vasos glúteos superiores	12	Raíz nerviosa sacra	16	Glúteo medio
4	Iliopsoas	9	Cuerpo del ilion	13	Multífidos	17	Glúteo mayor
5	Arteria ilíaca interna						

Imagen de la articulación sacroilíaca **1-54**

A. Sección transversal de la pieza. **B.** TC transversal.

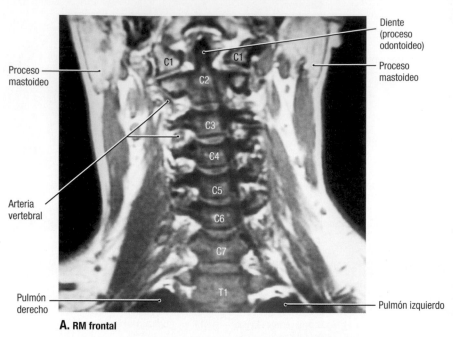

Proceso mastoideo

C1   C1

C2

C3

C4

C5

C6

C7

T1

Diente (proceso odontoideo)

Proceso mastoideo

Arteria vertebral

Pulmón derecho

Pulmón izquierdo

A. RM frontal

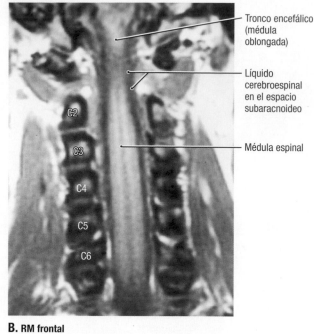

Tronco encefálico (médula oblongada)

Líquido cerebroespinal en el espacio subaracnoideo

Médula espinal

C2

C3

C4

C5

C6

B. RM frontal

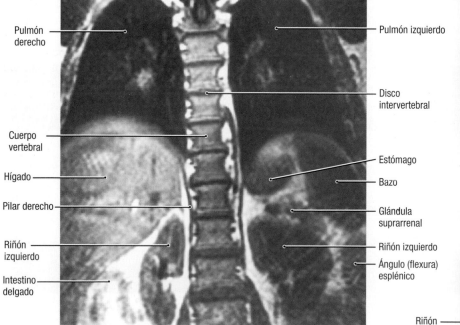

Pulmón derecho

Pulmón izquierdo

Disco intervertebral

Cuerpo vertebral

Estómago

Bazo

Hígado

Glándula suprarrenal

Pilar derecho

Riñón izquierdo

Riñón izquierdo

Ángulo (flexura) esplénico

Intestino delgado

C. RM frontal

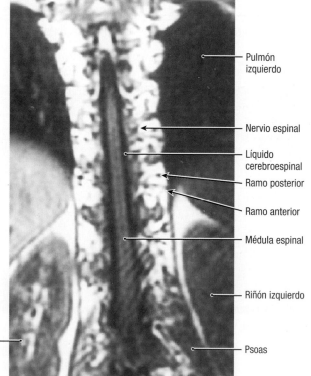

Pulmón izquierdo

Nervio espinal

Líquido cerebroespinal

Ramo posterior

Ramo anterior

Médula espinal

Riñón izquierdo

Riñón derecho

Psoas

D. RM frontal

1-55   **Resonancia magnética (RM) frontal de las columnas cervical y torácica**

A-B. Columna cervical. **C-D.** Columna torácica.

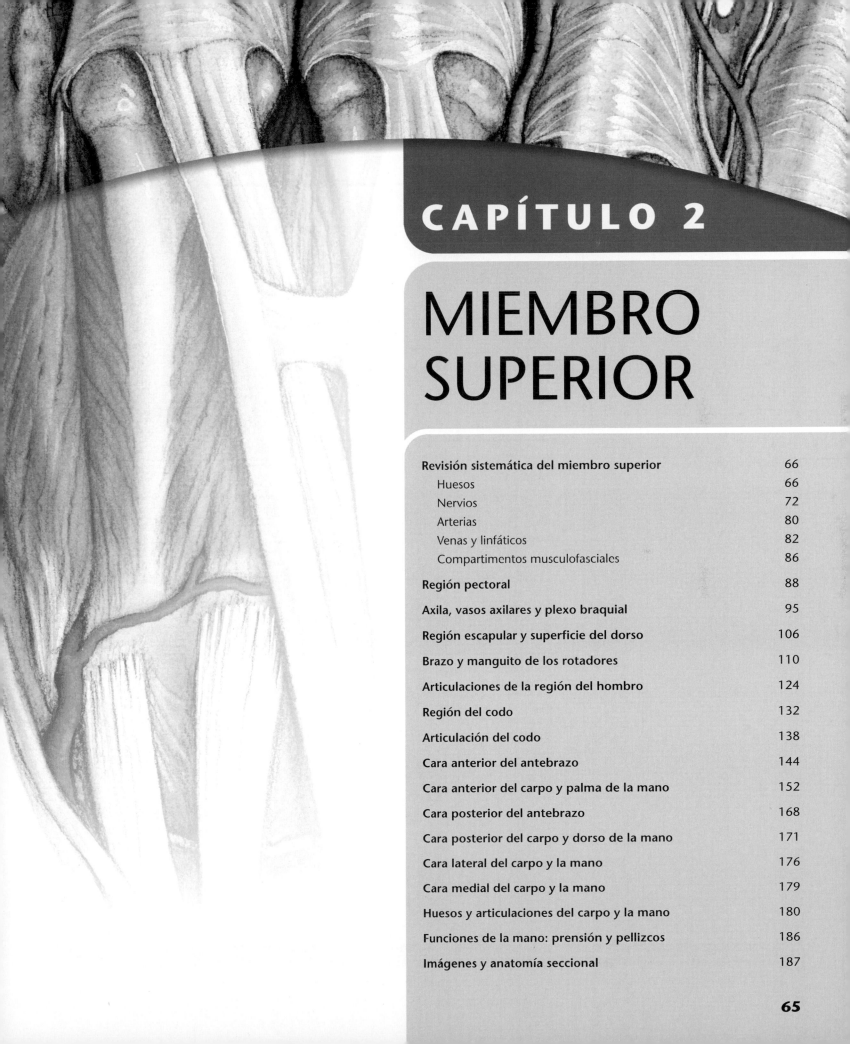

CAPÍTULO 2

MIEMBRO SUPERIOR

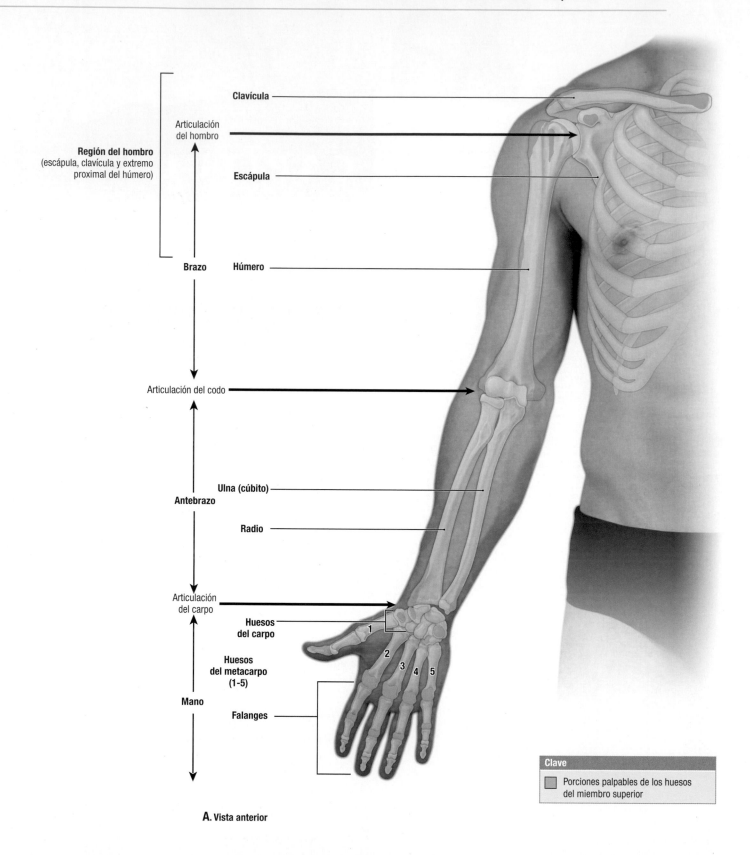

Clavícula

Articulación
del hombro

Región del hombro
(escápula, clavícula y extremo
proximal del húmero)

Escápula

Brazo   Húmero

Articulación del codo

Ulna (cúbito)

Antebrazo

Radio

Articulación
del carpo

**Huesos
del carpo**

1

**Huesos
del metacarpo
(1-5)**

2

3 4 5

Mano

Falanges

Clave

Porciones palpables de los huesos
del miembro superior

A. Vista anterior

2-1   **Regiones, huesos y articulaciones principales del miembro superior**

Las articulaciones dividen al miembro superior en cuatro regiones principales: hombro, brazo, antebrazo y mano.

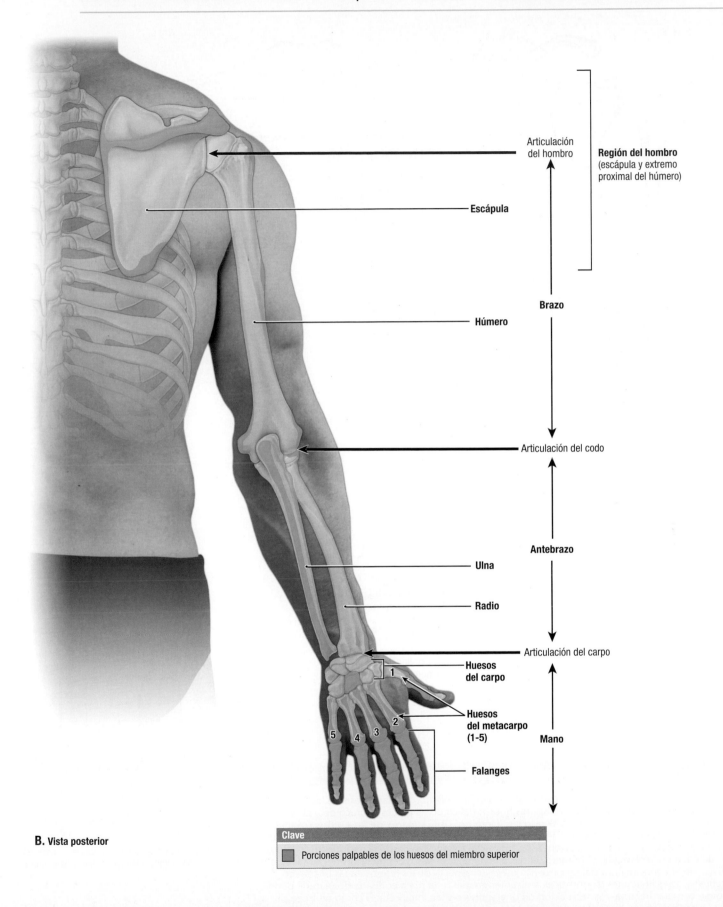

Articulación
del hombro

Región del hombro
(escápula y extremo
proximal del húmero)

Articulación del hombro

Escápula

Brazo

Húmero

Articulación del codo

Antebrazo

Ulna

Radio

Articulación del carpo

**Huesos
del carpo**

**Huesos
del metacarpo
(1-5)**

Mano

Falanges

B. Vista posterior

Clave

Porciones palpables de los huesos del miembro superior

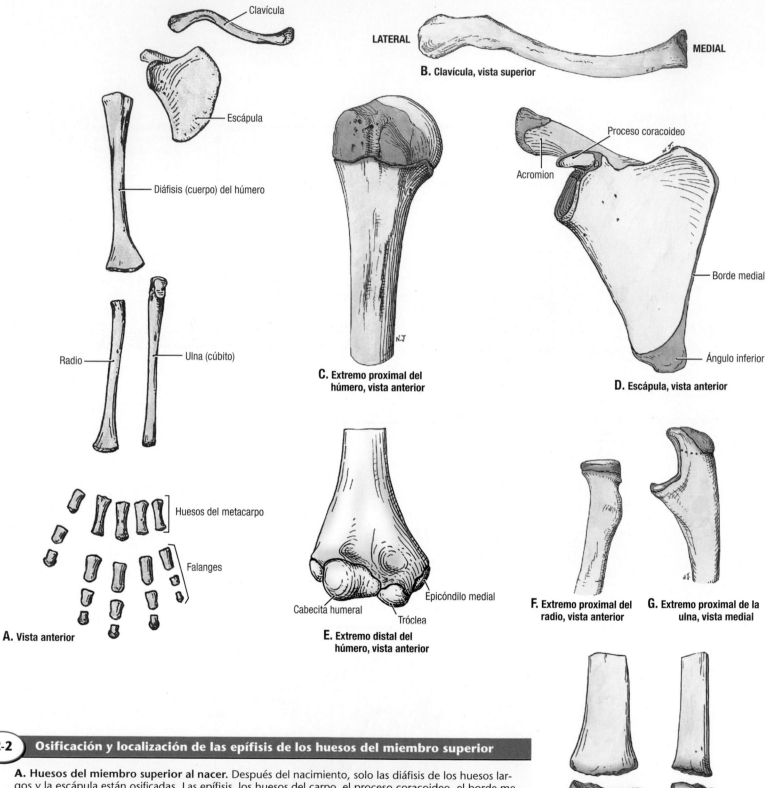

Clavícula

B. Clavícula, vista superior

LATERAL   MEDIAL

Escápula

Proceso coracoideo

Acromion

Diáfisis (cuerpo) del húmero

Borde medial

Radio   Ulna (cúbito)

Ángulo inferior

C. Extremo proximal del húmero, vista anterior

D. Escápula, vista anterior

Huesos del metacarpo

Falanges

Epicóndilo medial

Cabecita humeral   Tróclea

F. Extremo proximal del radio, vista anterior

G. Extremo proximal de la ulna, vista medial

A. Vista anterior

E. Extremo distal del húmero, vista anterior

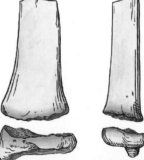

H. Extremo distal del radio, vista anterior

I. Extremo distal de la ulna, vista anterior

2-2 **Osificación y localización de las epífisis de los huesos del miembro superior**

A. Huesos del miembro superior al nacer. Después del nacimiento, solo las diáfisis de los huesos largos y la escápula están osificadas. Las epífisis, los huesos del carpo, el proceso coracoideo, el borde medial de la escápula y el acromion siguen siendo cartilaginosos. **B-I. Lugares de las epífisis** *(regiones de color naranja más oscuro).* Los extremos de los huesos largos se osifican mediante la formación de uno o varios centros secundarios de osificación; estas epífisis se desarrollan desde el nacimiento hasta los 20 años de edad en la clavícula, el húmero, el radio, la ulna, los huesos del metacarpo y las falanges.

Epífisis. Sin el conocimiento del crecimiento óseo y el aspecto de los huesos en las imágenes radiográficas y otras imágenes diagnósticas a distintas edades, una placa epifisaria desplazada podría confundirse con una fractura y la separación de una epífisis podría interpretarse como un trozo de hueso fracturado desplazado. El conocimiento de la edad del paciente y de la localización de las epífisis puede evitar estos errores.

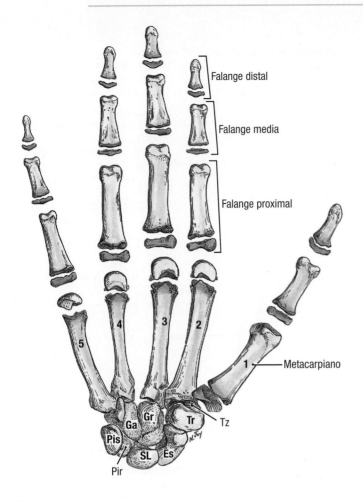

Falange distal

Falange media

Falange proximal

Metacarpiano

Tz

Gr

Ga

Tr

Pis

SL   Es

Pir

J. Vista anterior (mano derecha)

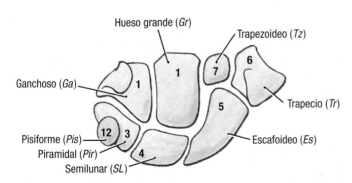

Hueso grande (*Gr*)

Trapezoideo (*Tz*)

Ganchoso (*Ga*)

Trapecio (*Tr*)

Pisiforme (*Pis*)
Piramidal (*Pir*)
Semilunar (*SL*)

Escafoideo (*Es*)

Números: edad aproximada de osificación de los huesos del carpo en años

K. Vista anterior

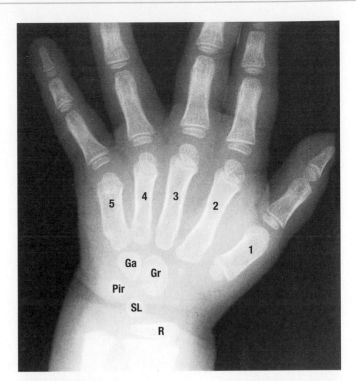

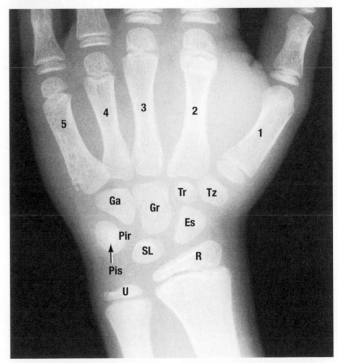

L. Radiografías anteroposteriores, mano derecha

Las epífisis en las radiografías aparecen como líneas radiolúcidas.

Osificación y localización de las epífisis de los huesos del miembro superior *(continuación)* **2-2**

J. Osificación de los huesos de la mano. Las falanges tienen una sola epífisis proximal y los metacarpianos 2, 3, 4 y 5 tienen una sola epífisis distal. El 1.er metacarpiano se comporta como una falange al tener epífisis proximal. Pueden aparecer epífisis de corta duración en los otros extremos de los metacarpianos 1 y 2 (o ambos). Existen diferencias individuales y por sexo en la secuencia y el momento de la osificación. **K.** Secuencia de

osificación de los huesos del carpo. **L. Radiografías de las etapas de osificación del carpo y la mano.** Niño de 2½ años (*arriba*): el semilunar se está osificando y se observa la epífisis radial distal (*R*). Niño de 11 años (*abajo*): todos los huesos del carpo están osificados y la epífisis distal de la ulna (*U*) se ha osificado.

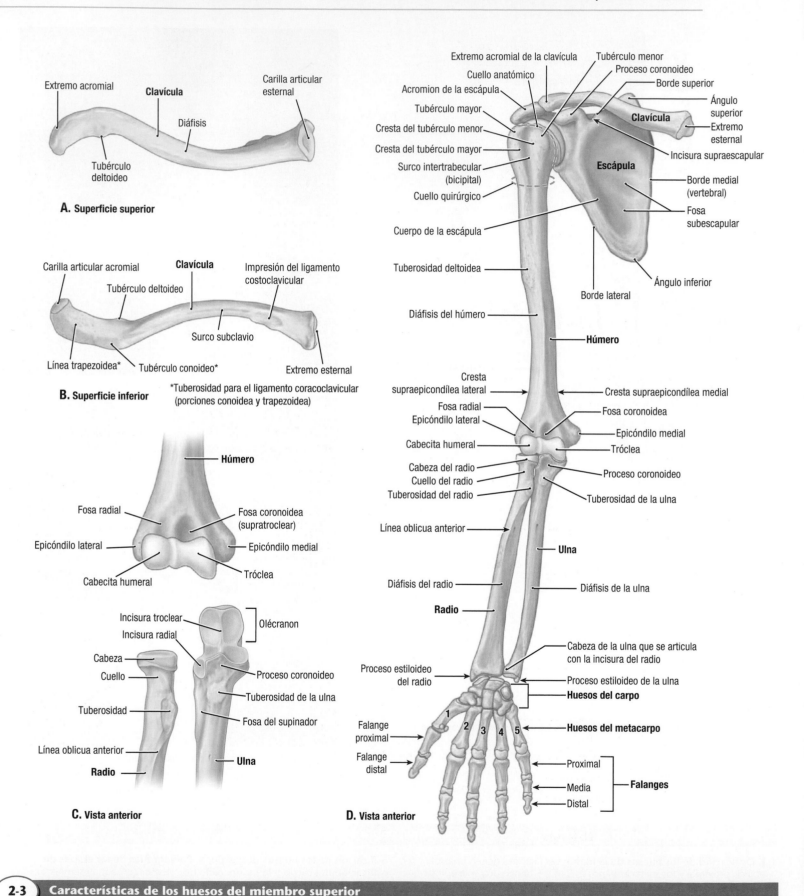

A. Superficie superior

Extremo acromial
Clavícula
Diáfisis
Carilla articular esternal
Tubérculo deltoideo

B. Superficie inferior

Carilla articular acromial
Clavícula
Tubérculo deltoideo
Impresión del ligamento costoclavicular
Surco subclavio
Línea trapezoidea*
Tubérculo conoideo*
Extremo esternal

*Tuberosidad para el ligamento coracoclavicular (porciones conoidea y trapezoidea)

Húmero
Fosa radial
Fosa coronoidea (supratroclear)
Epicóndilo lateral
Epicóndilo medial
Cabecita humeral
Tróclea

C. Vista anterior

Incisura troclear
Olécranon
Incisura radial
Cabeza
Cuello
Proceso coronoideo
Tuberosidad de la ulna
Tuberosidad
Fosa del supinador
Línea oblicua anterior
Ulna
Radio

Extremo acromial de la clavícula
Cuello anatómico
Acromion de la escápula
Tubérculo mayor
Cresta del tubérculo menor
Cresta del tubérculo mayor
Surco intertrabecular (bicipital)
Cuello quirúrgico
Cuerpo de la escápula
Tuberosidad deltoidea
Borde lateral
Diáfisis del húmero
Húmero

Tubérculo menor
Proceso coronoideo
Borde superior
Ángulo superior
Clavícula
Extremo esternal
Incisura supraescapular
Escápula
Borde medial (vertebral)
Fosa subescapular
Ángulo inferior

Cresta supraepicondílea lateral
Fosa radial
Epicóndilo lateral
Cabecita humeral
Cabeza del radio
Cuello del radio
Tuberosidad del radio
Línea oblicua anterior
Diáfisis del radio
Radio

Cresta supraepicondílea medial
Fosa coronoidea
Epicóndilo medial
Tróclea
Proceso coronoideo
Tuberosidad de la ulna
Ulna
Diáfisis de la ulna

Proceso estiloideo del radio
Falange proximal
Falange distal

Cabeza de la ulna que se articula con la incisura del radio
Proceso estiloideo de la ulna
Huesos del carpo
Huesos del metacarpo
Proximal
Media
Distal
Falanges

1 2 3 4 5

D. Vista anterior

2-3 Características de los huesos del miembro superior

A-B. Clavícula. **C.** Cara anterior del extremo distal desarticulado del húmero y del extremo proximal del radio y la ulna. **D.** Cara anterior del miembro superior articulado.

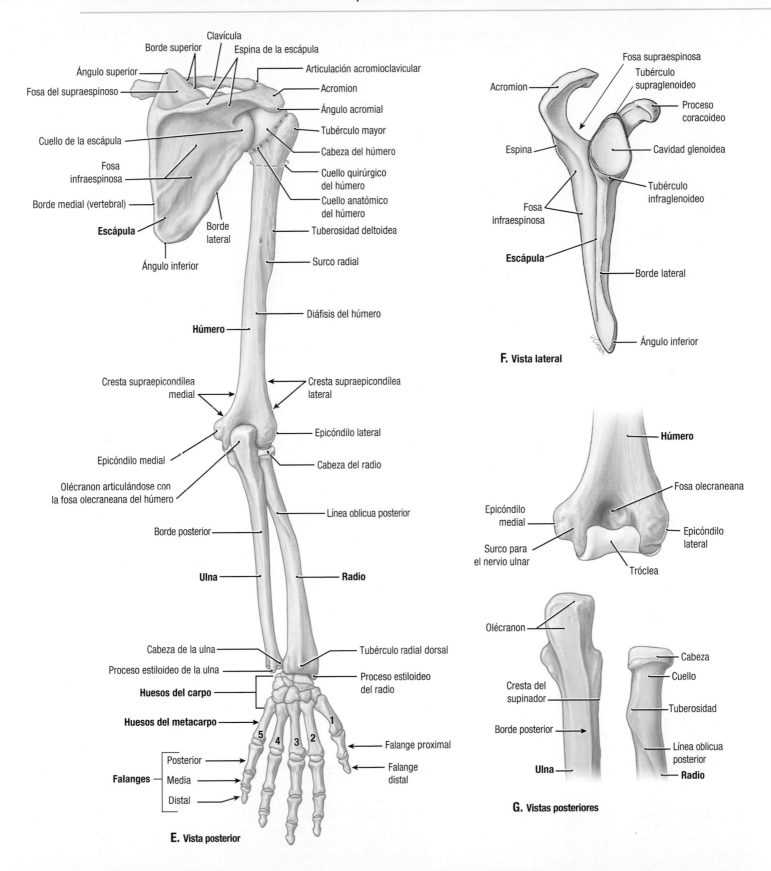

Clavícula

Borde superior

Espina de la escápula

Ángulo superior

Fosa del supraespinoso

Articulación acromioclavicular

Acromion

Ángulo acromial

Cuello de la escápula

Tubérculo mayor

Cabeza del húmero

Fosa infraespinosa

Cuello quirúrgico del húmero

Borde medial (vertebral)

Cuello anatómico del húmero

Escápula

Borde lateral

Tuberosidad deltoidea

Ángulo inferior

Surco radial

Diáfisis del húmero

Húmero

Cresta supraepicondílea medial

Cresta supraepicondílea lateral

Epicóndilo lateral

Epicóndilo medial

Cabeza del radio

Olécranon articulándose con la fosa olecraneana del húmero

Línea oblicua posterior

Borde posterior

Ulna

Radio

Cabeza de la ulna

Tubérculo radial dorsal

Proceso estiloideo de la ulna

Proceso estiloideo del radio

Huesos del carpo

Huesos del metacarpo

1

5 4 3 2

Falange proximal

Posterior

Falange distal

Falanges — Media

Distal

E. Vista posterior

Fosa supraespinosa

Tubérculo supraglenoideo

Acromion

Proceso coracoideo

Espina

Cavidad glenoidea

Fosa infraespinosa

Tubérculo infraglenoideo

Escápula

Borde lateral

Ángulo inferior

F. Vista lateral

Húmero

Epicóndilo medial

Fosa olecraneana

Surco para el nervio ulnar

Epicóndilo lateral

Tróclea

Olécranon

Cabeza

Cuello

Cresta del supinador

Tuberosidad

Borde posterior

Línea oblicua posterior

Ulna

Radio

G. Vistas posteriores

Características de los huesos del miembro superior (*continuación*)   2-3

E. Cara posterior de los huesos articulados del miembro superior. **F.** Cara lateral de la escápula. **G.** Cara posterior del extremo distal desarticulado del húmero y de los extremos proximales del radio y la ulna.

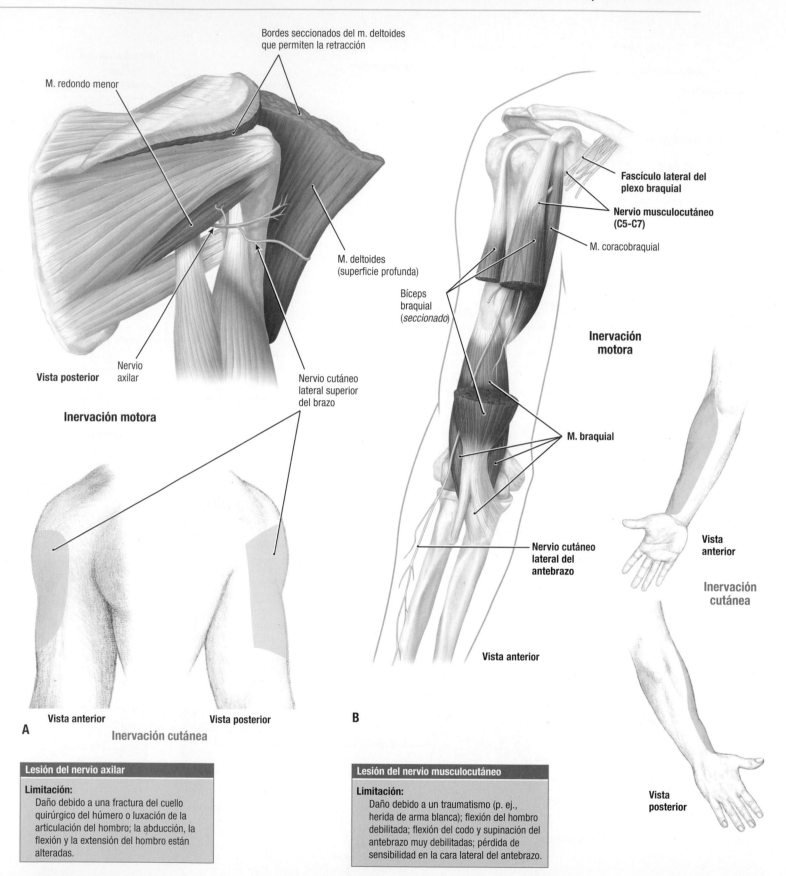

Bordes seccionados del m. deltoides que permiten la retracción

M. redondo menor

M. deltoides (superficie profunda)

Nervio axilar

Nervio cutáneo lateral superior del brazo

Vista posterior

Inervación motora

Vista anterior   **Vista posterior**

Inervación cutánea

A

Fascículo lateral del plexo braquial

Nervio musculocutáneo (C5-C7)

M. coracobraquial

Bíceps braquial (*seccionado*)

Inervación motora

M. braquial

Nervio cutáneo lateral del antebrazo

Vista anterior

B

Vista anterior

Inervación cutánea

Vista posterior

Lesión del nervio axilar

Limitación:
Daño debido a una fractura del cuello quirúrgico del húmero o luxación de la articulación del hombro; la abducción, la flexión y la extensión del hombro están alteradas.

Lesión del nervio musculocutáneo

Limitación:
Daño debido a un traumatismo (p. ej., herida de arma blanca); flexión del hombro debilitada; flexión del codo y supinación del antebrazo muy debilitadas; pérdida de sensibilidad en la cara lateral del antebrazo.

2-4   **Revisión de la inervación del miembro superior I**

A. Nervio axilar. **B.** Nervio musculocutáneo.

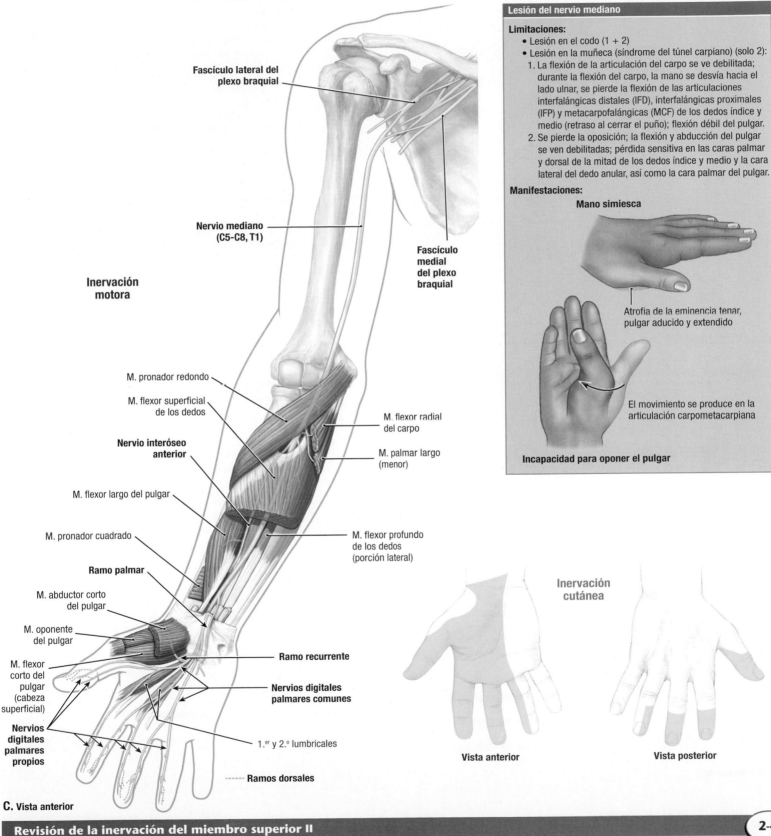

Fascículo lateral del plexo braquial

Nervio mediano (C5-C8, T1)

Inervación motora

Fascículo medial del plexo braquial

M. pronador redondo

M. flexor superficial de los dedos

Nervio interóseo anterior

M. flexor largo del pulgar

M. pronador cuadrado

Ramo palmar

M. abductor corto del pulgar

M. oponente del pulgar

M. flexor corto del pulgar (cabeza superficial)

Nervios digitales palmares propios

M. flexor radial del carpo

M. palmar largo (menor)

M. flexor profundo de los dedos (porción lateral)

Ramo recurrente

Nervios digitales palmares comunes

1.er y 2.º lumbricales

Ramos dorsales

C. Vista anterior

Lesión del nervio mediano

Limitaciones:
- Lesión en el codo (1 + 2)
- Lesión en la muñeca (síndrome del túnel carpiano) (solo 2):
  1. La flexión de la articulación del carpo se ve debilitada; durante la flexión del carpo, la mano se desvía hacia el lado ulnar, se pierde la flexión de las articulaciones interfalángicas distales (IFD), interfalángicas proximales (IFP) y metacarpofalángicas (MCF) de los dedos índice y medio (retraso al cerrar el puño); flexión débil del pulgar.
  2. Se pierde la oposición; la flexión y abducción del pulgar se ven debilitadas; pérdida sensitiva en las caras palmar y dorsal de la mitad de los dedos índice y medio y la cara lateral del dedo anular, así como la cara palmar del pulgar.

Manifestaciones:

Mano simiesca

Atrofia de la eminencia tenar, pulgar aducido y extendido

El movimiento se produce en la articulación carpometacarpiana

Incapacidad para oponer el pulgar

Inervación cutánea

Vista anterior

Vista posterior

C. Nervio mediano.

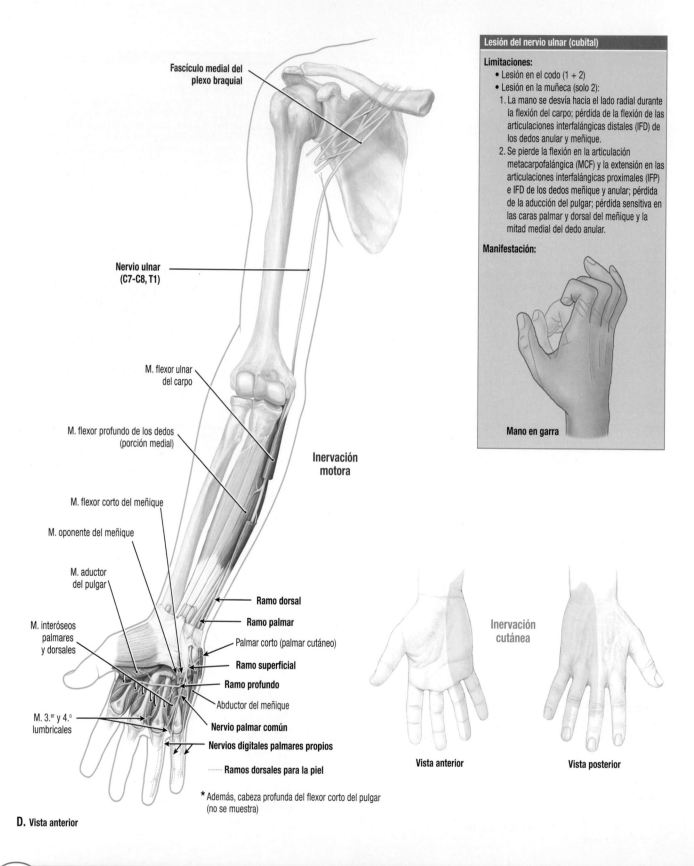

Fascículo medial del plexo braquial

Nervio ulnar (C7-C8, T1)

M. flexor ulnar del carpo

M. flexor profundo de los dedos (porción medial)

Inervación motora

M. flexor corto del meñique

M. oponente del meñique

M. aductor del pulgar

M. interóseos palmares y dorsales

M. 3.ᵉʳ y 4.º lumbricales

Ramo dorsal

Ramo palmar

Palmar corto (palmar cutáneo)

Ramo superficial

Ramo profundo

Abductor del meñique

Nervio palmar común

Nervios digitales palmares propios

Ramos dorsales para la piel

* Además, cabeza profunda del flexor corto del pulgar (no se muestra)

D. Vista anterior

Inervación cutánea

Vista anterior

Vista posterior

Lesión del nervio ulnar (cubital)

Limitaciones:
- Lesión en el codo (1 + 2)
- Lesión en la muñeca (solo 2):
  1. La mano se desvía hacia el lado radial durante la flexión del carpo; pérdida de la flexión de las articulaciones interfalángicas distales (IFD) de los dedos anular y meñique.
  2. Se pierde la flexión en la articulación metacarpofalángica (MCF) y la extensión en las articulaciones interfalángicas proximales (IFP) e IFD de los dedos meñique y anular; pérdida de la aducción del pulgar; pérdida sensitiva en las caras palmar y dorsal del meñique y la mitad medial del dedo anular.

Manifestación:

Mano en garra

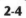

D. Nervio cubital.

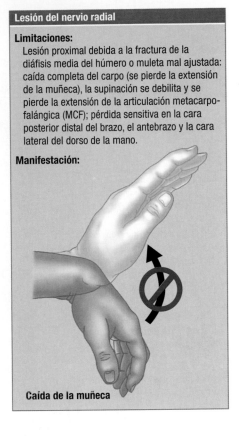

Inervación motora

Fascículo posterior del plexo braquial

Nervio radial (C5-C8, T1)

Nervio cutáneo lateral inferior del brazo

Nervio cutáneo posterior del brazo

M. tríceps braquial:
Cabeza larga
Cabeza lateral
Cabeza medial

Olécranon

Nervio cutáneo posterior del antebrazo

Nervio interóseo posterior

M. extensor ulnar del carpo (cubital posterior)

M. extensor del meñique

M. extensor del índice

E. Vistas posteriores

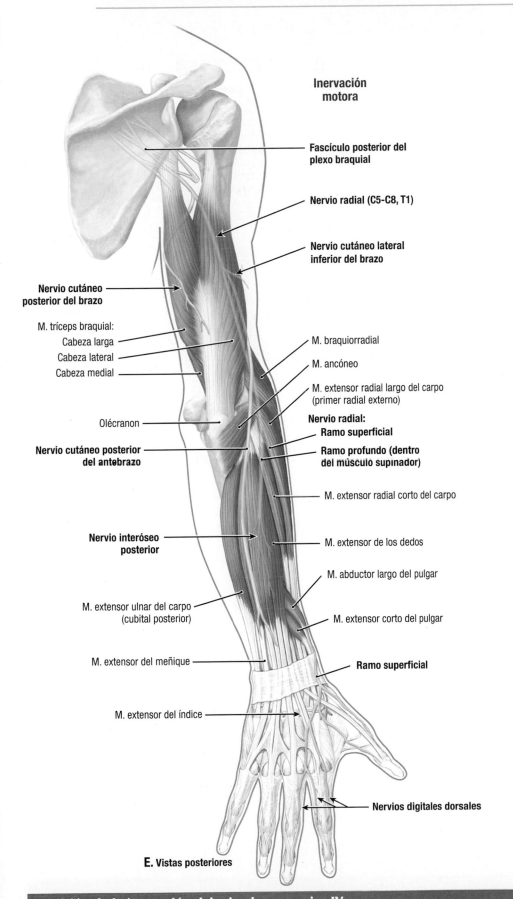

M. braquiorradial

M. ancóneo

M. extensor radial largo del carpo (primer radial externo)

Nervio radial:
Ramo superficial
Ramo profundo (dentro del músculo supinador)

M. extensor radial corto del carpo

M. extensor de los dedos

M. abductor largo del pulgar

M. extensor corto del pulgar

Ramo superficial

Nervios digitales dorsales

Lesión del nervio radial

Limitaciones:
Lesión proximal debida a la fractura de la diáfisis media del húmero o muleta mal ajustada: caída completa del carpo (se pierde la extensión de la muñeca), la supinación se debilita y se pierde la extensión de la articulación metacarpo-falángica (MCF); pérdida sensitiva en la cara posterior distal del brazo, el antebrazo y la cara lateral del dorso de la mano.

Manifestación:

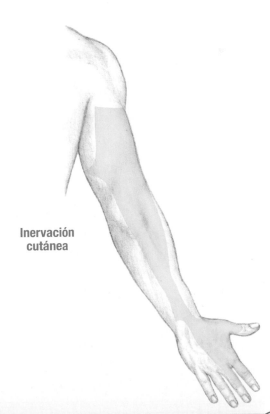

Caída de la muñeca

Inervación cutánea

E. Nervio radial.

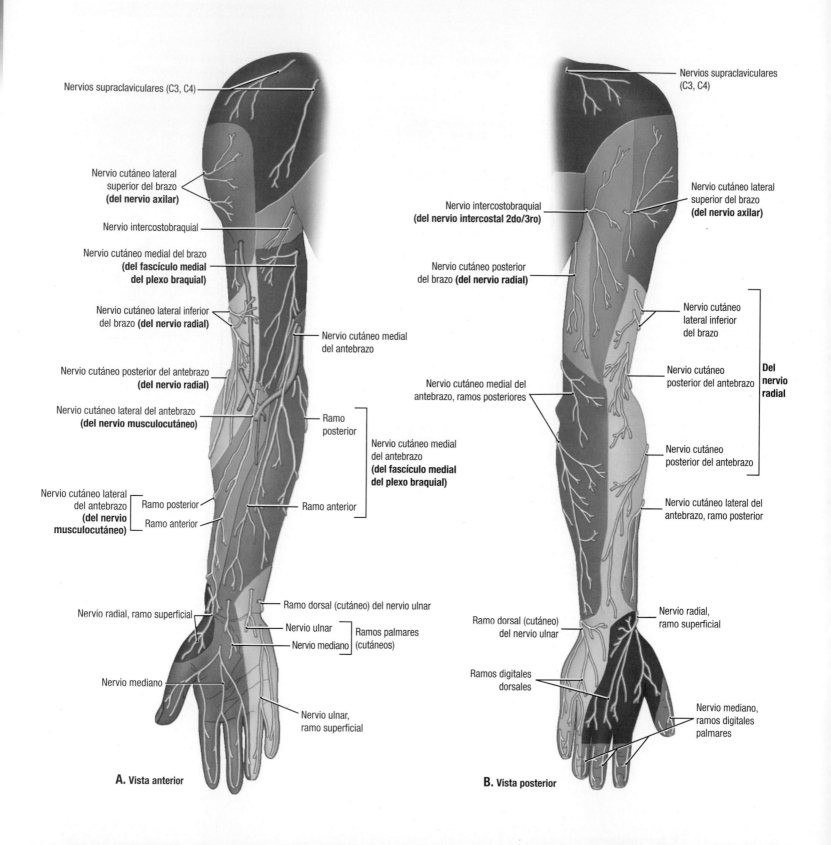

Nervios supraclaviculares (C3, C4)

Nervio cutáneo lateral superior del brazo **(del nervio axilar)**

Nervio intercostobraquial

Nervio cutáneo medial del brazo **(del fascículo medial del plexo braquial)**

Nervio cutáneo lateral inferior del brazo **(del nervio radial)**

Nervio cutáneo medial del antebrazo

Nervio cutáneo posterior del antebrazo **(del nervio radial)**

Nervio cutáneo lateral del antebrazo **(del nervio musculocutáneo)**

Ramo posterior

Nervio cutáneo medial del antebrazo **(del fascículo medial del plexo braquial)**

Nervio cutáneo lateral del antebrazo **(del nervio musculocutáneo)**

Ramo posterior

Ramo anterior

Ramo anterior

Nervio radial, ramo superficial

Ramo dorsal (cutáneo) del nervio ulnar

Nervio ulnar

Nervio mediano

Ramos palmares (cutáneos)

Nervio mediano

Nervio ulnar, ramo superficial

A. Vista anterior

Nervios supraclaviculares (C3, C4)

Nervio cutáneo lateral superior del brazo **(del nervio axilar)**

Nervio intercostobraquial **(del nervio intercostal 2do/3ro)**

Nervio cutáneo posterior del brazo **(del nervio radial)**

Nervio cutáneo lateral inferior del brazo

Del nervio radial

Nervio cutáneo posterior del antebrazo

Nervio cutáneo medial del antebrazo, ramos posteriores

Nervio cutáneo posterior del antebrazo

Nervio cutáneo lateral del antebrazo, ramo posterior

Nervio radial, ramo superficial

Ramo dorsal (cutáneo) del nervio ulnar

Ramos digitales dorsales

Nervio mediano, ramos digitales palmares

B. Vista posterior

2-5 **Nervios cutáneos del miembro superior**

Resumen de la distribución de los nervios cutáneos periféricos (por nombre) en el miembro superior. La mayoría de los nervios son ramos de plexos nerviosos y, por lo tanto, contienen fibras de más de un nervio espinal.

TABLA 2-1	Nervios cutáneos del miembro superior		
Nervio	**Componentes del nervio espinal**	**Fuente**	**Curso/distribución**
Nervios supraclaviculares	C3-C4	Plexo cervical	Pasa anterior a la clavícula, inmediatamente profundo al platisma, e inerva la piel sobre la clavícula y la cara superolateral del músculo pectoral mayor
Nervio cutáneo lateral superior del brazo	C5-C6	Nervio axilar (fascículo posterior del plexo braquial)	Emerge del borde posterior del deltoides para inervar la piel de la parte inferior de este músculo y la cara lateral del brazo medio
Nervio cutáneo lateral inferior del brazo			Nace con el nervio cutáneo posterior del antebrazo, perfora la cabeza lateral del tríceps braquial para inervar la piel de la cara inferolateral del brazo
Nervio cutáneo posterior del brazo	C5-C8	Nervio radial (fascículo posterior del plexo braquial)	Nace en la axila e inerva la piel de la superficie posterior del brazo al olécranon
Nervio cutáneo posterior del antebrazo			Nace con el nervio cutáneo lateral inferior del brazo; perfora la cabeza lateral del tríceps braquial para inervar la piel de la cara posterior del brazo
Ramo superficial del nervio radial			Nace en la fosa cubital; inerva la mitad lateral (radial) de la cara dorsal de la mano y del pulgar, y la parte proximal de la cara dorsal de los dedos 2 y 3, así como la mitad lateral (radial) de la cara dorsal del dedo 4
Nervio cutáneo lateral del antebrazo	C6-C7	Nervio musculocutáneo (fascículo lateral del plexo braquial)	Nace entre el bíceps braquial y el músculo braquial como continuación del nervio musculocutáneo distal al ramo del braquial; aparece en la fosa cubital lateral al tendón del bíceps y la vena intermedia cubital; inerva la piel a lo largo del borde radial (lateral) del antebrazo hasta la base de la eminencia tenar
Nervio mediano	C6-C7 (a través de la raíz lateral); C8-T1 (a través de la raíz medial)	Fascículos lateral y medial del plexo braquial	Sigue el trayecto de la arteria braquial en el brazo y en profundidad respecto al flexor superficial de los dedos en el antebrazo; distal al origen del ramo cutáneo palmar, atraviesa el túnel carpiano para inervar la piel de la cara palmar de los 3½ dedos radiales y la palma adyacente, además de la cara dorsal distal de estos mismos, incluidos los lechos ungueales
Nervio ulnar (cubital)	(C7), C8-T1		Discurre con las arterias braquial, ulnar colateral superior y ulnar; inerva la piel de la cara palmar y dorsal de los 1½ dedos mediales y la palma y el dorso de la mano proximal a dichos dedos
Nervio cutáneo medial del antebrazo	C8-T1	Fascículo medial del plexo braquial	Atraviesa la fascia profunda con la vena basílica en la mitad del brazo; se divide en ramos anteriores y posteriores que inervan la piel de las superficies anterior y medial del antebrazo hasta la muñeca
Nervio cutáneo medial del brazo	C8-T2		Ramo más pequeño y más medial del plexo braquial; se comunica con el nervio intercostobraquial y luego desciende en posición medial respecto a la arteria braquial y a la vena basílica para inervar la piel del lado medial distal del brazo
Nervio intercostobraquial	T2	Ramo cutáneo lateral del 2.º nervio intercostal	Nace distal al ángulo de la 2.ª costilla; inerva la piel de la axila y la parte medial del brazo

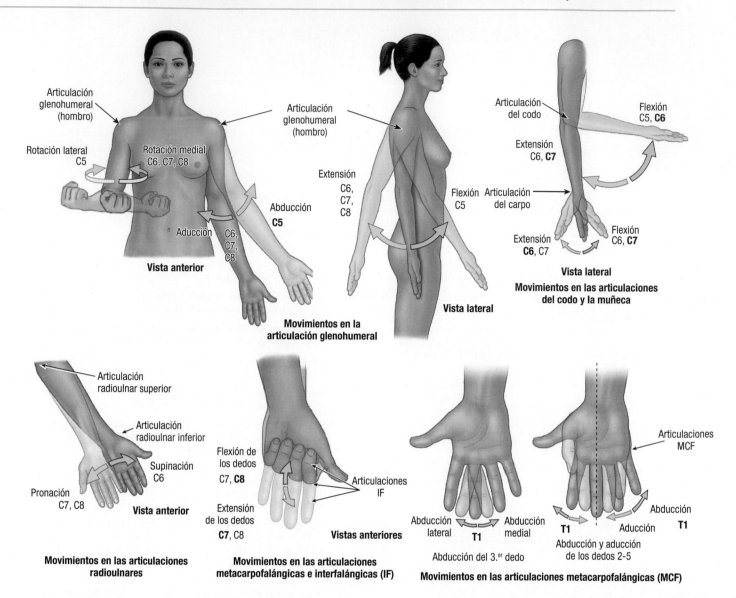

Vista anterior
Movimientos en la articulación glenohumeral

Vista lateral

Vista lateral
Movimientos en las articulaciones del codo y la muñeca

Movimientos en las articulaciones radioulnares

Vistas anteriores
Movimientos en las articulaciones metacarpofalángicas e interfalángicas (IF)

Movimientos en las articulaciones metacarpofalángicas (MCF)

2-6 ⎥ **Reflejos miotómicos y miotáticos (estiramiento profundo del tendón)**

Miotomas. Las fibras motoras somáticas (eferentes somáticas generales) transmiten impulsos a los músculos esqueléticos (voluntarios). La masa muscular unilateral que recibe información de las fibras motoras somáticas transmitidas por un único nervio espinal es un *miotoma*. Los movimientos asociados con cada segmento en **negrita** de la tabla 2-2 son los que más se evalúan para determinar el nivel neurológico de una lesión. **Reflejos mio-** **táticos.** El *reflejo miotático* (reflejo tendinoso profundo o de estiramiento) es la contracción involuntaria de un músculo en respuesta a un estiramiento repentino. Los reflejos miotáticos se provocan golpeando enérgicamente el tendón con un martillo de reflejos. Cada reflejo tendinoso es mediado por nervios espinales específicos. Los reflejos de estiramiento controlan el tono muscular.

TABLA 2-2 ⎥ Manifestaciones clínicas de la compresión de la raíz nerviosa: miembro superior

Hernia de disco entre:	Raíz nerviosa comprimida	Dermatoma afectado	Músculos afectados	Debilidad del movimiento	Reflejos nerviosos y miotáticos implicados
C4 y C5	C5	C5 Hombro Superficie lateral del MS	Deltoides	Abducción del hombro	Nervio axilar ↓ reflejo del bíceps
C5 y C6	C6	C6 Pulgar	Bíceps Braquial Braquiorradial	Flexión del codo Supinación/pronación del antebrazo	Nervio musculocutáneo ↓ reflejo del bíceps ↓ reflejo braquiorradial
C6 y C7	C7	C7 Superficie posterior del MS Dedos medio e índice	Tríceps Extensores del carpo	Extensión del codo Extensión del carpo	↓ Reflejo del tríceps

MS: miembro superior.

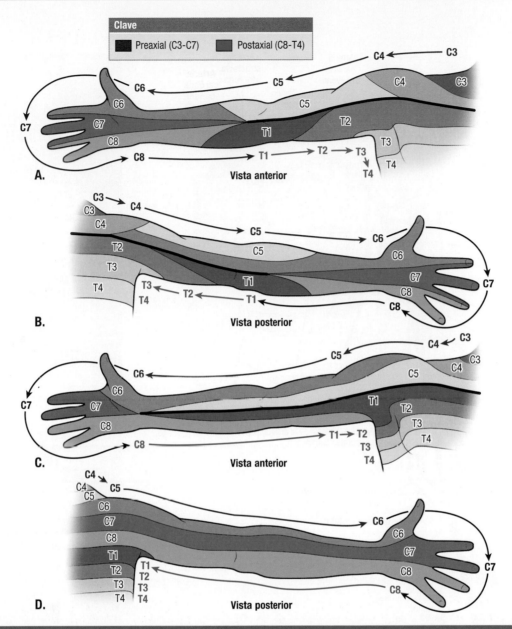

Clave
- Preaxial (C3-C7)
- Postaxial (C8-T4)

A. Vista anterior

B. Vista posterior

C. Vista anterior

D. Vista posterior

Dermatomas del miembro superior

2-7

Se suelen utilizar dos mapas de dermatomas diferentes. **A-B. Patrón de los dermatomas según Foerster** (1933). Este mapa es el preferido por muchos debido a su correlación con los hallazgos clínicos. En el esquema de Foerster, los dermatomas C6-T1 se desplazan del tronco a los miem-bros. **C-D. Patrón del dermatoma según Keegan y Garrett** (1948). Este mapa es el preferido por otros por su correlación con el desarrollo. Aunque se representan como zonas distintas, los dermatomas adyacentes se superponen considerablemente, excepto a lo largo de la línea axial.

TABLA 2-3	Dermatomas del miembro superior
Segmento/nervios espinales	**Descripción de los dermatomas**
C3, C4	Región en la base del cuello que se extiende lateralmente sobre el hombro
C5	Cara lateral del brazo (es decir, la cara superior del brazo abducido)
C6	Lateral del antebrazo y del pulgar
C7	Dedos medio y anular (o tres dedos medios) y centro de la cara posterior del antebrazo
C8	Dedo meñique, cara medial de la mano y el antebrazo (es decir, la cara inferior del brazo en abducción)
T1	Cara medial del antebrazo y brazo inferior
T2	Cara medial del brazo superior y piel de la axila[a]

[a]No se indica en el mapa de Keegan y Garrett. Sin embargo, el dolor que se experimenta durante un infarto, considerado como mediado por T1 y T2, se describe con frecuencia como «irradiado por el lado medial del brazo izquierdo».

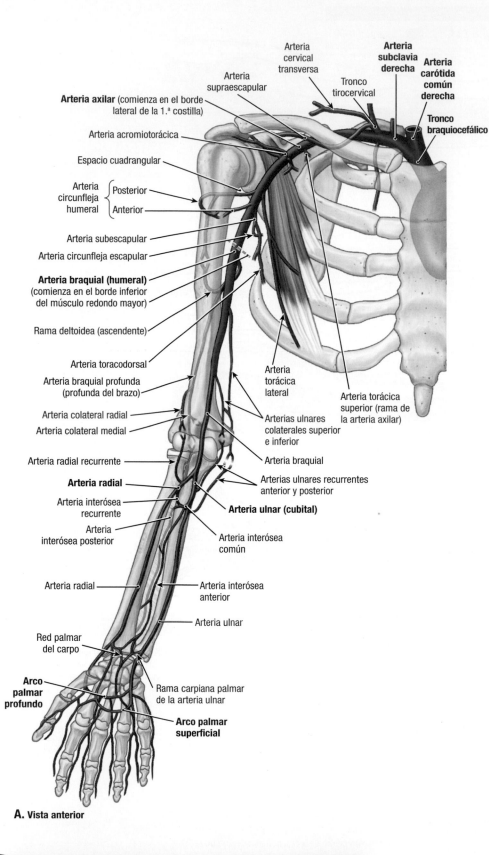

Arteria
cervical
transversa

Arteria
supraescapular

Arteria
subclavia
derecha

Arteria
carótida
común
derecha

Tronco
tirocervical

Arteria axilar (comienza en el borde
lateral de la 1.ª costilla)

**Tronco
braquiocefálico**

Arteria acromiotorácica

Espacio cuadrangular

Arteria
circunfleja
humeral { Posterior
Anterior }

Arteria subescapular

Arteria circunfleja escapular

Arteria braquial (humeral)
(comienza en el borde inferior
del músculo redondo mayor)

Rama deltoidea (ascendente)

Arteria toracodorsal

Arteria
torácica
lateral

Arteria braquial profunda
(profunda del brazo)

Arteria
torácica
superior (rama de
la arteria axilar)

Arteria colateral radial

Arteria colateral medial

Arterias ulnares
colaterales superior
e inferior

Arteria radial recurrente

Arteria braquial

Arteria radial

Arterias ulnares recurrentes
anterior y posterior

Arteria interósea
recurrente

Arteria ulnar (cubital)

Arteria
interósea posterior

Arteria interósea
común

Arteria radial

Arteria interósea
anterior

Arteria ulnar

Red palmar
del carpo

**Arco
palmar
profundo**

Rama carpiana palmar
de la arteria ulnar

**Arco palmar
superficial**

A. Vista anterior

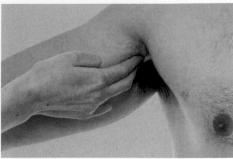

B. Pulso axilar en la axila

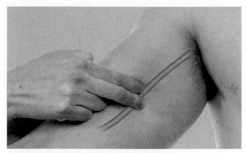

C. Pulso braquial en el surco bicipital

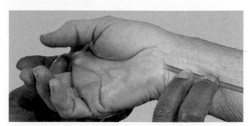

D. Pulso ulnar en la muñeca

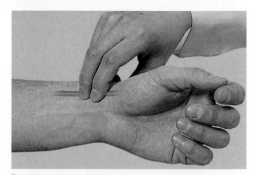

E. Pulso radial en la muñeca

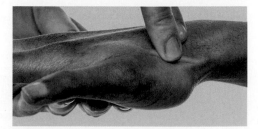

F. Pulso radial en la tabaquera anatómica

2-8 | **Arterias, anastomosis arteriales y lugares de
palpación de los pulsos del miembro superior**

A. Revisión. **B-F.** Sitios de palpación de las arterias del miembro superior.

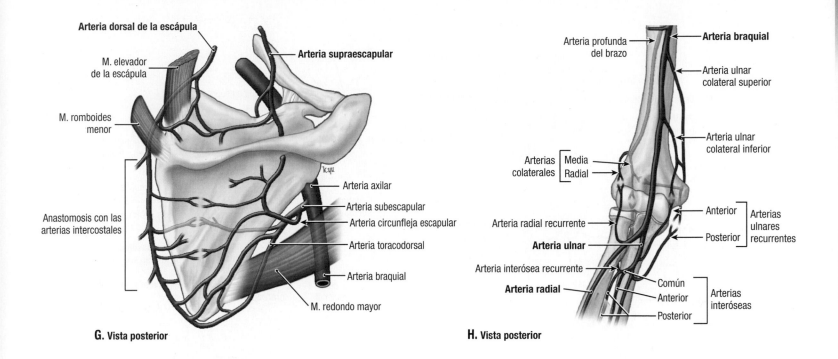

G. Vista posterior

H. Vista posterior

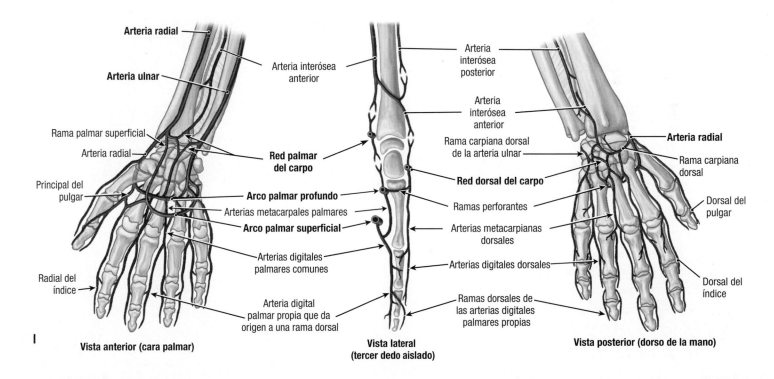

I

Vista anterior (cara palmar)

Vista lateral
(tercer dedo aislado)

Vista posterior (dorso de la mano)

Arterias, anastomosis arteriales y lugares de palpación de los pulsos del miembro superior *(continuación)* **2-8**

G. Anastomosis escapular. **H.** Anastomosis del codo. **I.** Anastomosis de la mano.

Las articulaciones reciben sangre de las arterias articulares que nacen en los vasos que rodean las articulaciones. Las arterias a menudo se anastomosan o se comunican para formar redes que garanticen la irrigación distal a la articulación durante toda la amplitud del movimiento.

Oclusión arterial. Si se ocluye un conducto principal, los conductos alternativos, más pequeños, suelen aumentar de tamaño, proporcionando una circulación colateral que asegura la irrigación a las estructuras distales a la obstrucción. Sin embargo, las vías colaterales necesitan tiempo para desarrollarse; suelen ser insuficientes para compensar las oclusiones repentinas.

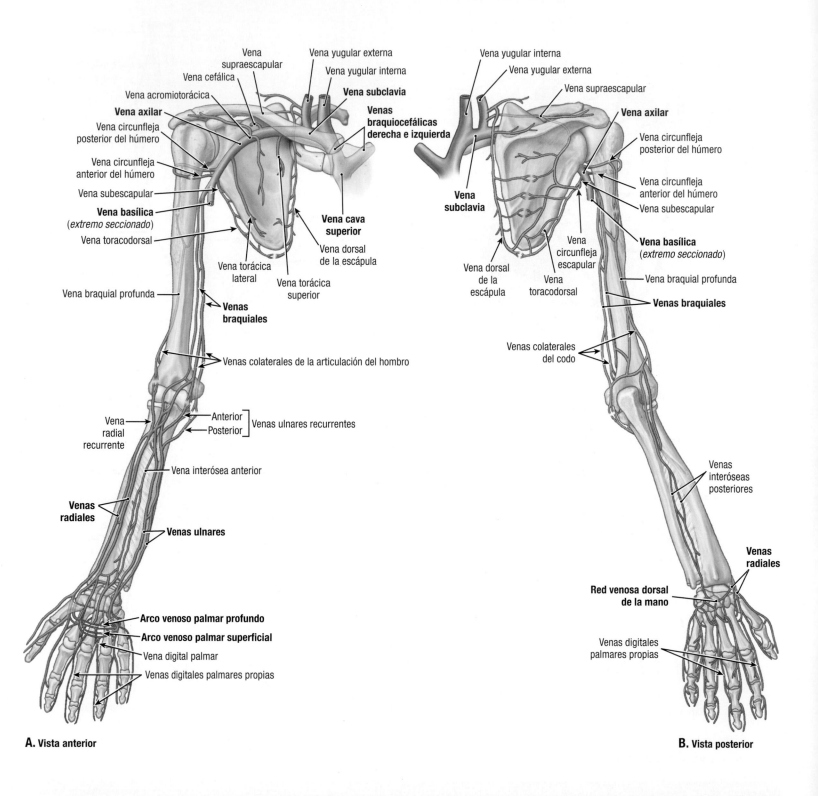

Vena supraescapular
Vena cefálica
Vena acromiotorácica
Vena axilar
Vena circunfleja posterior del húmero
Vena circunfleja anterior del húmero
Vena subescapular
Vena basílica (*extremo seccionado*)
Vena toracodorsal
Vena braquial profunda
Venas braquiales
Venas colaterales de la articulación del hombro
Vena radial recurrente
Anterior
Posterior
Venas ulnares recurrentes
Vena interósea anterior
Venas radiales
Venas ulnares
Arco venoso palmar profundo
Arco venoso palmar superficial
Vena digital palmar
Venas digitales palmares propias
Vena torácica lateral
Vena torácica superior
Vena dorsal de la escápula
Vena cava superior
Vena subclavia
Vena yugular externa
Vena yugular interna
Venas braquiocefálicas derecha e izquierda

A. Vista anterior

Vena yugular interna
Vena yugular externa
Vena supraescapular
Vena axilar
Vena circunfleja posterior del húmero
Vena circunfleja anterior del húmero
Vena subescapular
Vena basílica (*extremo seccionado*)
Vena braquial profunda
Venas braquiales
Venas colaterales del codo
Venas interóseas posteriores
Venas radiales
Red venosa dorsal de la mano
Venas digitales palmares propias
Vena subclavia
Vena dorsal de la escápula
Vena circunfleja escapular
Vena toracodorsal

B. Vista posterior

2-9 **Revisión de las venas profundas del miembro superior**

Las venas profundas se encuentran en el interior de la fascia profunda y se presentan como venas acompañantes pares y en continua interanastomosis

(p. ej., las venas satélites o concomitantes) que rodean y comparten el nombre de la arteria a la que acompañan.

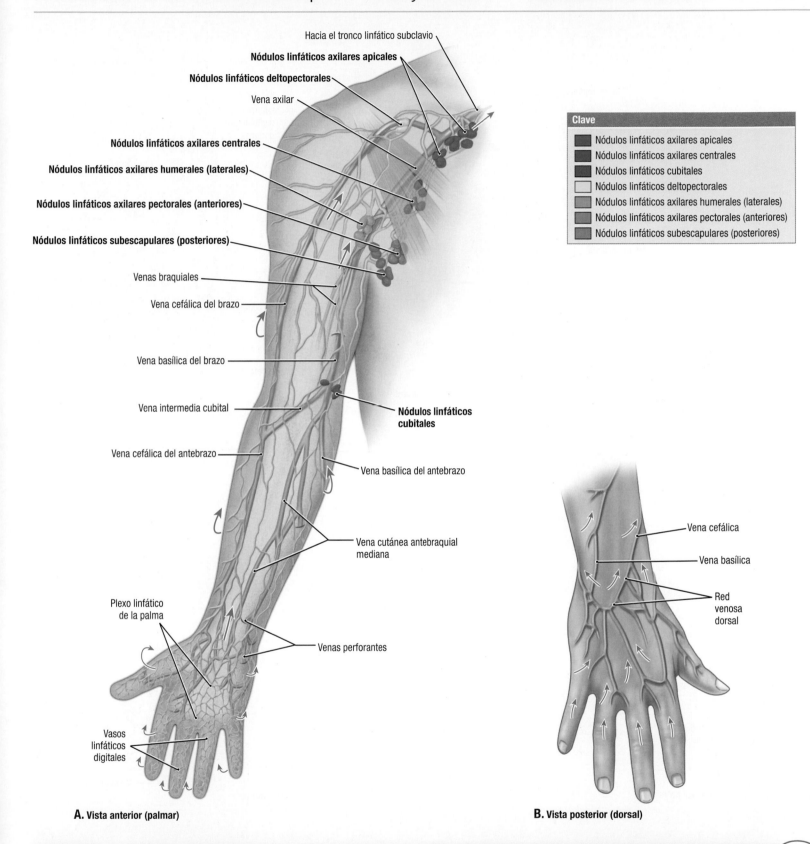

Hacia el tronco linfático subclavio

Nódulos linfáticos axilares apicales

Nódulos linfáticos deltopectorales

Vena axilar

Nódulos linfáticos axilares centrales

Nódulos linfáticos axilares humerales (laterales)

Nódulos linfáticos axilares pectorales (anteriores)

Nódulos linfáticos subescapulares (posteriores)

Venas braquiales

Vena cefálica del brazo

Vena basílica del brazo

Vena intermedia cubital

Nódulos linfáticos cubitales

Vena cefálica del antebrazo

Vena basílica del antebrazo

Vena cutánea antebraquial mediana

Plexo linfático de la palma

Venas perforantes

Vasos linfáticos digitales

A. Vista anterior (palmar)

Clave	
■	Nódulos linfáticos axilares apicales
■	Nódulos linfáticos axilares centrales
■	Nódulos linfáticos cubitales
■	Nódulos linfáticos deltopectorales
■	Nódulos linfáticos axilares humerales (laterales)
■	Nódulos linfáticos axilares pectorales (anteriores)
■	Nódulos linfáticos subescapulares (posteriores)

Vena cefálica

Vena basílica

Red venosa dorsal

B. Vista posterior (dorsal)

Drenaje venoso y linfático superficial del miembro superior   2-10

A. Miembro superior. **B.** Dorso de la mano.

Los vasos linfáticos superficiales nacen en los plexos linfáticos de los dedos y la mano y ascienden con las venas superficiales del miembro superior en el tejido subcutáneo. Los vasos linfáticos superficiales ascienden por el antebrazo y el brazo, convergiendo hacia la vena cefálica y sobre todo hacia la vena basílica para llegar a los nódulos linfáticos axilares. Parte de la linfa pasa por los nódulos ulnares del codo. Los vasos linfáticos profundos acompañan a los pedículos neurovasculares internos de la fascia profunda y terminan principalmente en los nódulos linfáticos humerales (laterales) y axilares centrales.

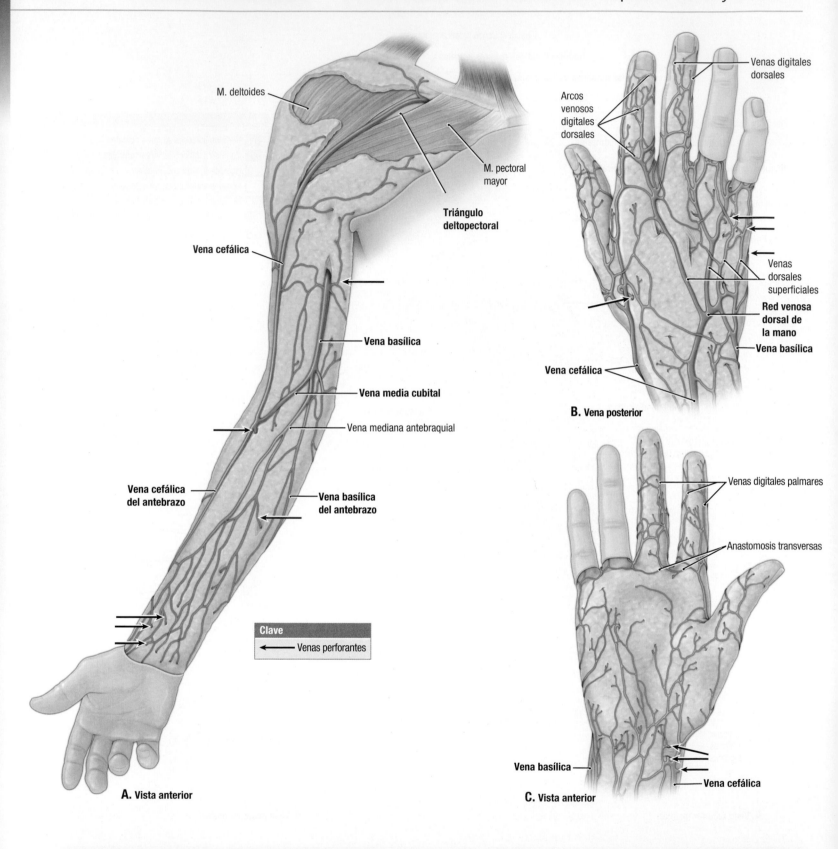

M. deltoides

M. pectoral mayor

Triángulo deltopectoral

Vena cefálica

Vena basílica

Vena media cubital

Vena mediana antebraquial

Vena cefálica del antebrazo

Vena basílica del antebrazo

Clave

← Venas perforantes

A. Vista anterior

Venas digitales dorsales

Arcos venosos digitales dorsales

Venas dorsales superficiales

Red venosa dorsal de la mano

Vena basílica

Vena cefálica

B. Vena posterior

Venas digitales palmares

Anastomosis transversas

Vena basílica

Vena cefálica

C. Vista anterior

2-11 **Drenaje venoso superficial del miembro superior**

A. Antebrazo, brazo y región pectoral. B. Superficie dorsal de la mano. C. Superficie palmar de la mano. Las *flechas* indican el lugar donde las venas perforantes penetran en la fascia profunda. La sangre es desviada continuamente de estas venas superficiales del tejido subcutáneo a las venas profundas a través de las venas perforantes.

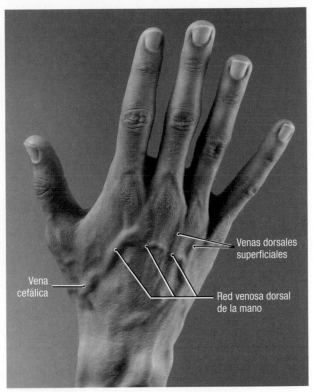

E. **Vista posterior**

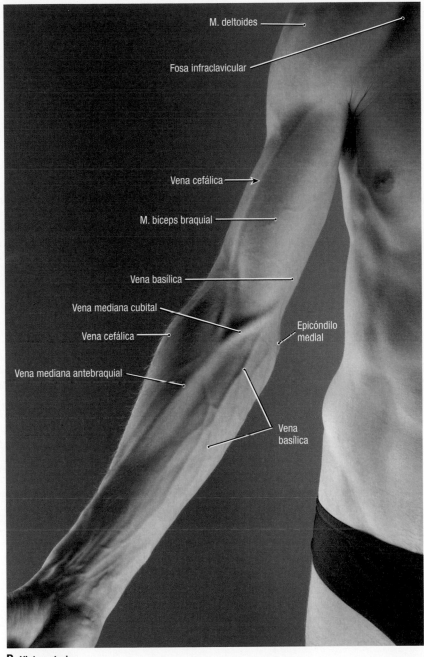

D. **Vista anterior**

Drenaje venoso superficial del miembro superior *(continuación)* 2-11

D. Anatomía de superficie de las venas del antebrazo y del brazo.
E. Anatomía de superficie de las venas del dorso de la mano.

Debido a la prominencia y accesibilidad de las venas superficiales, se utilizan a menudo para la **venopunción** (punción de una vena para extraer sangre o inyectar una solución). Al aplicar un torniquete en el brazo, se ocluye el retorno venoso y las venas se distienden y suelen ser visibles o palpables. Una vez que se ha perforado una vena, se retira el torniquete para que, cuando se retire la aguja, la vena no sangre

de forma abundante. En general, para la venopunción se usa la vena mediana cubital. Las venas que forman la red venosa dorsal de la mano, y las venas cefálica y basílica que surgen de ellas, se utilizan para la introducción de líquidos a largo plazo (**alimentación intravenosa**). Las venas cubitales también son un lugar para la **introducción de catéteres cardíacos** para obtener muestras de sangre de los grandes vasos y las cámaras del corazón.

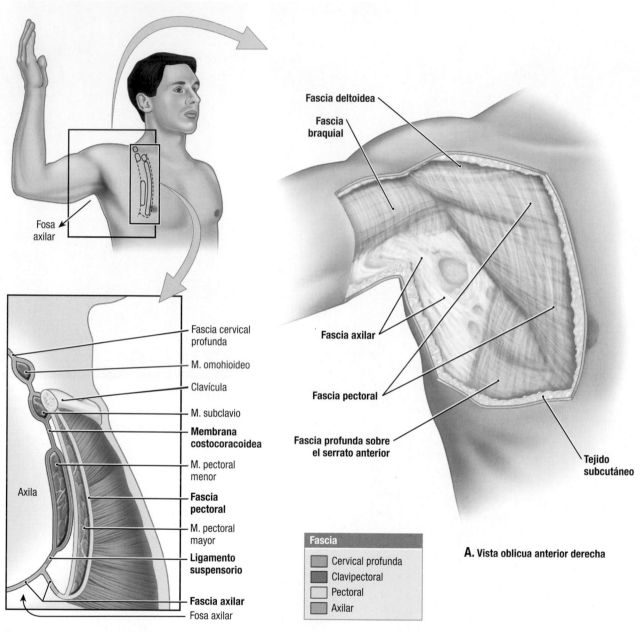

Fascia deltoidea

Fascia braquial

Fascia axilar

Fascia pectoral

Fascia profunda sobre el serrato anterior

Tejido subcutáneo

A. Vista oblicua anterior derecha

Fascia cervical profunda

M. omohioideo

Clavícula

M. subclavio

Membrana costocoracoidea

M. pectoral menor

Fascia pectoral

M. pectoral mayor

Ligamento suspensorio

Fascia axilar

Fosa axilar

Axila

Fosa axilar

Fascia	
	Cervical profunda
	Clavipectoral
	Pectoral
	Axilar

B. Vista lateral de la sección lateral de la pared anterior de la axila

2-12   **Fascia profunda del miembro superior, fascia axilar y fascia clavipectoral**

A. Fascia axilar. La fascia axilar forma el piso de la fosa axilar y es continua con la fascia pectoral que cubre el músculo pectoral mayor y la fascia braquial del brazo. **B. Fascia clavipectoral.** La fascia clavipectoral se extiende desde la fascia axilar para encerrar los músculos pectorales menores y subclavios y luego se une a la clavícula. La porción superior de la fascia clavipectoral para el pectoral menor es la membrana costo-

coracoidea, y la porción de la fascia clavipectoral inferior para el pectoral menor es el ligamento suspensorio de la axila. El ligamento suspensorio de la axila, una prolongación de la fascia axilar, sostiene la fascia axilar y tracciona de la fascia axilar y de la piel inferior a ella en sentido superior cuando el brazo está abducido, formando la fosa axilar o axila.

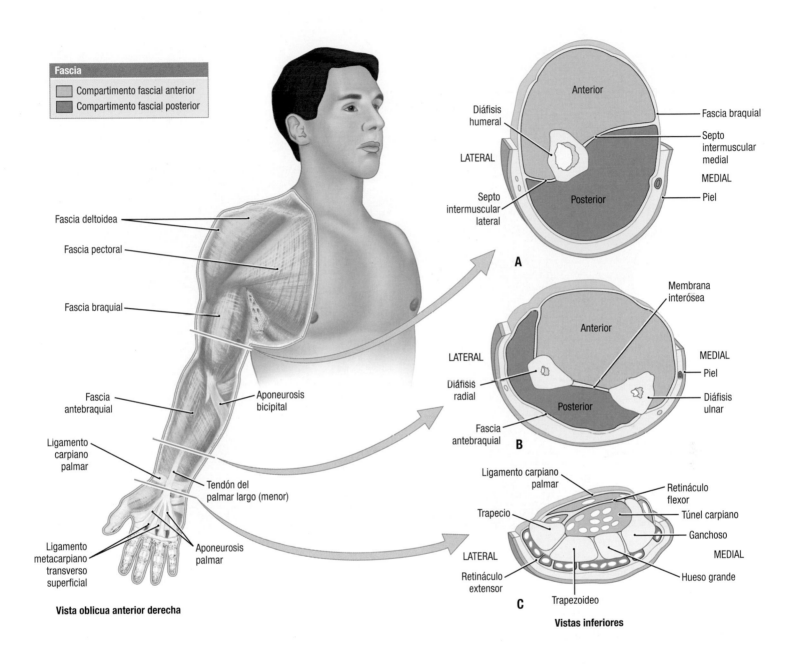

Fascia
- Compartimento fascial anterior
- Compartimento fascial posterior

Fascia deltoidea

Fascia pectoral

Fascia braquial

Fascia antebraquial

Ligamento carpiano palmar

Ligamento metacarpiano transverso superficial

Aponeurosis bicipital

Tendón del palmar largo (menor)

Aponeurosis palmar

Vista oblicua anterior derecha

A

Anterior

Diáfisis humeral

Fascia braquial

Septo intermuscular medial

LATERAL

MEDIAL

Septo intermuscular lateral

Posterior

Piel

B

Membrana interósea

Anterior

LATERAL

MEDIAL

Diáfisis radial

Piel

Diáfisis ulnar

Posterior

Fascia antebraquial

C

Ligamento carpiano palmar

Retináculo flexor

Trapecio

Túnel carpiano

Ganchoso

LATERAL

MEDIAL

Retináculo extensor

Hueso grande

Trapezoideo

Vistas inferiores

Fascia profunda y fascias braquial y antebraquial del miembro superior 2-13

A. Fascia braquial. La braquial es la fascia profunda del brazo y se continúa superiormente con los planos de las fascias pectoral y axilar. Los septos intermusculares medial y lateral se extienden desde la cara profunda de la fascia braquial hasta el húmero, dividiendo el brazo en compartimentos musculofasciales anteriores y posteriores. **B. Fascia antebraquial.** La fascia antebraquial rodea el antebrazo y es continua con la fascia braquial y la fascia profunda de la mano. La membrana interósea separa el antebrazo en compartimentos musculofasciales anteriores y posteriores. En dirección distal, la fascia se engrosa para formar el ligamento palmar del carpo, que se continúa con el retináculo flexor y en dirección dorsal con la expansión extensora. La fascia profunda de la mano es continua con la fascia antebraquial, y en la superficie palmar de la mano se engrosa para formar la aponeurosis palmar. **C. Retináculo flexor** (ligamento transversal del carpo). El retináculo flexor se extiende entre los huesos medial y lateral del carpo para formar el túnel carpiano.

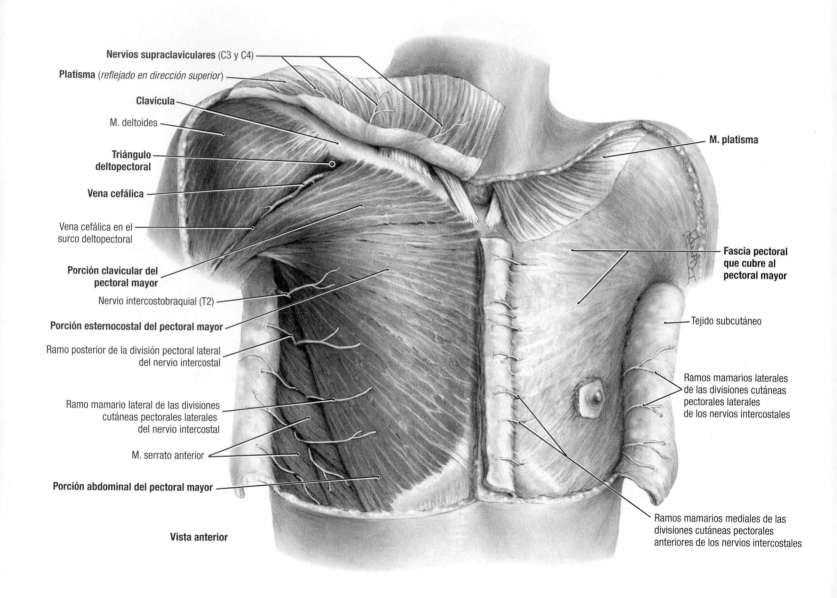

Nervios supraclaviculares (C3 y C4)

Platisma (*reflejado en dirección superior*)

Clavícula

M. deltoides

Triángulo deltopectoral

Vena cefálica

Vena cefálica en el surco deltopectoral

Porción clavicular del pectoral mayor

Nervio intercostobraquial (T2)

Porción esternocostal del pectoral mayor

Ramo posterior de la división pectoral lateral del nervio intercostal

Ramo mamario lateral de las divisiones cutáneas pectorales laterales del nervio intercostal

M. serrato anterior

Porción abdominal del pectoral mayor

Vista anterior

M. platisma

Fascia pectoral que cubre al pectoral mayor

Tejido subcutáneo

Ramos mamarios laterales de las divisiones cutáneas pectorales laterales de los nervios intercostales

Ramos mamarios mediales de las divisiones cutáneas pectorales anteriores de los nervios intercostales

2-14 **Disección superficial, región pectoral masculina**

- El músculo platisma, que suele descender hasta la 2.ª o 3.ª costilla, está cortado en el lado derecho y, junto con los nervios supraclaviculares, reflejado en el lado izquierdo.
- La franja ósea intermuscular expuesta de la clavícula es subcutánea y subplatismal.
- La vena cefálica pasa en profundidad para drenar la vena axilar en el triángulo clavipectoral (deltopectoral).

- La inervación cutánea de la región pectoral está a cargo de los nervios supraclaviculares (C3 y C4) y de los nervios torácicos superiores (T2-T6); el plexo braquial (C5-T1) no emite ramos cutáneos a la región pectoral.

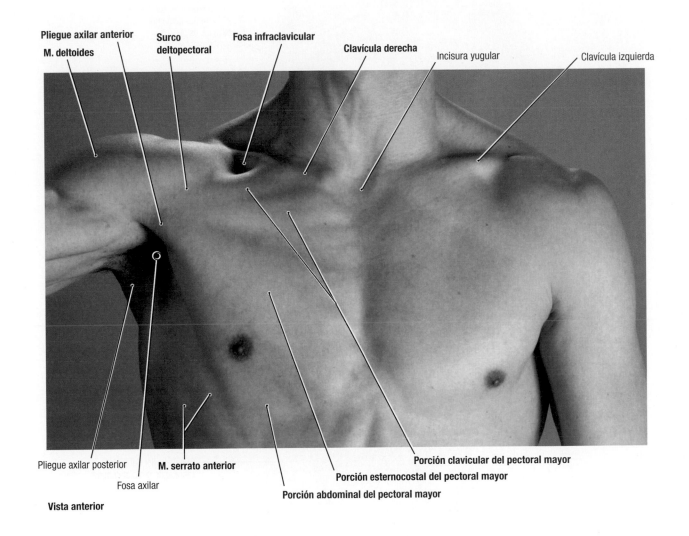

Pliegue axilar anterior

M. deltoides

Surco deltopectoral

Fosa infraclavicular

Clavícula derecha

Incisura yugular

Clavícula izquierda

Pliegue axilar posterior

M. serrato anterior

Fosa axilar

Porción abdominal del pectoral mayor

Porción esternocostal del pectoral mayor

Porción clavicular del pectoral mayor

Vista anterior

Anatomía de superficie, región pectoral masculina

2-15

El triángulo clavipectoral (deltopectoral) es la zona deprimida inferior a la parte lateral de la clavícula, delimitada superiormente por la clavícula, lateralmente por el músculo deltoides y medialmente por la porción clavicular del músculo pectoral mayor. La fosa infraclavicular y el surco deltopectoral intermuscular, que se extiende desde su vértice inferior, delimitan un «plano internervioso» (plano no atravesado por los nervios motores) para hacer una **incisión quirúrgica anterior o deltopectoral** para abordar la axila, la articulación del hombro o la región proximal del húmero.

Cuando el brazo se abduce y luego se aduce contra una resistencia, las dos porciones del músculo pectoral mayor son visibles y palpables. Como este músculo se extiende desde la pared torácica hasta el brazo, forma el pliegue axilar anterior. Las digitaciones del serrato anterior aparecen inferolaterales respecto al pectoral mayor. El proceso coracoideo de la escápula está cubierto por la parte anterior del deltoides; sin embargo, la punta del proceso puede palparse en profundidad en el triángulo clavipectoral. El músculo deltoides forma el contorno del hombro.

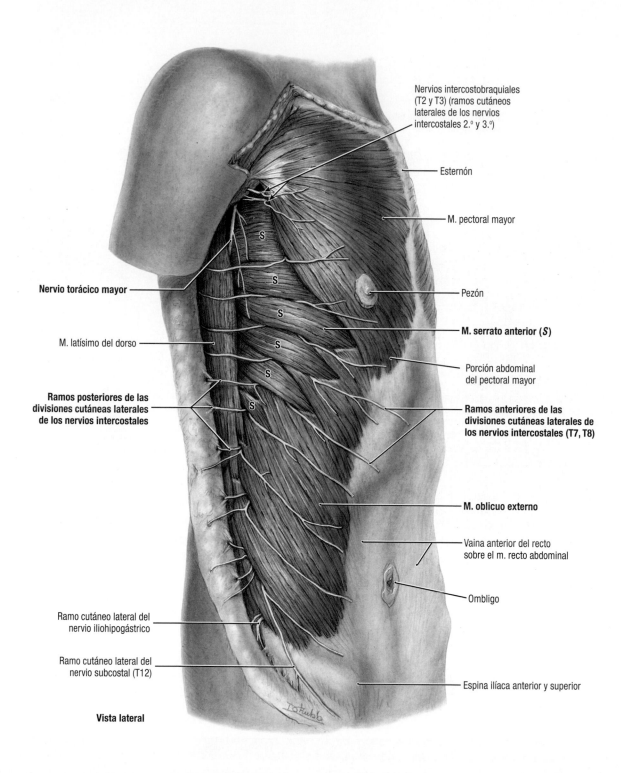

Nervios intercostobraquiales (T2 y T3) (ramos cutáneos laterales de los nervios intercostales 2.° y 3.°)

Esternón

M. pectoral mayor

Pezón

M. serrato anterior (*S*)

Porción abdominal del pectoral mayor

Ramos anteriores de las divisiones cutáneas laterales de los nervios intercostales (T7, T8)

M. oblicuo externo

Vaina anterior del recto sobre el m. recto abdominal

Ombligo

Espina ilíaca anterior y superior

Nervio torácico mayor

M. latísimo del dorso

Ramos posteriores de las divisiones cutáneas laterales de los nervios intercostales

Ramo cutáneo lateral del nervio iliohipogástrico

Ramo cutáneo lateral del nervio subcostal (T12)

Vista lateral

2-16   Disección superficial del tronco

- Las láminas del serrato anterior se interdigitan con el oblicuo externo.
- El nervio torácico largo (nervio para el serrato anterior) se encuentra en la cara lateral (superficial) del serrato anterior; este nervio es vulnerable a los daños producidos por las heridas de arma blanca y durante la cirugía (p. ej., una mastectomía radical).

- Se observan los ramos anteriores y posteriores de los ramos cutáneos laterales de los nervios intercostales y toracoabdominales.

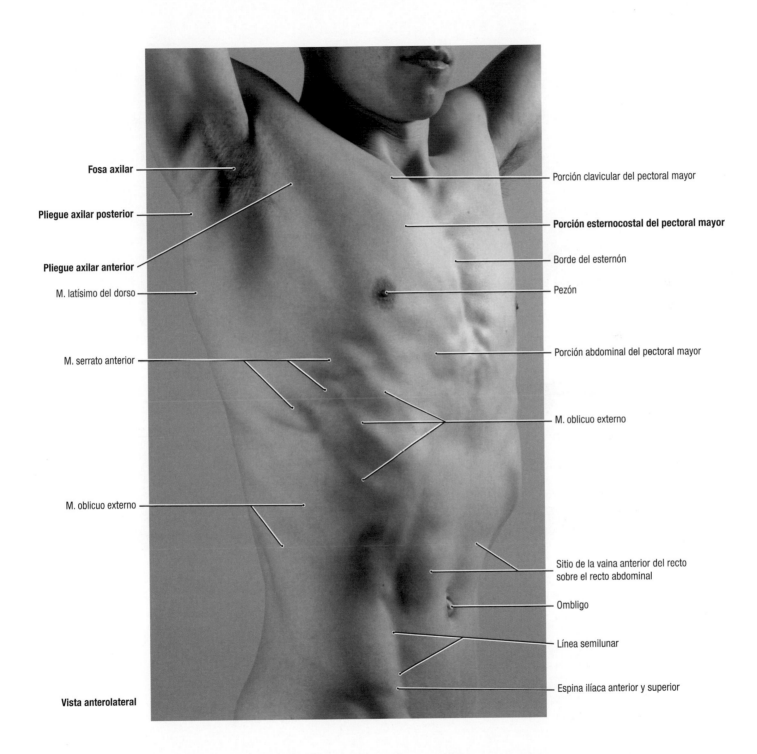

Fosa axilar

Pliegue axilar posterior

Pliegue axilar anterior

M. latísimo del dorso

M. serrato anterior

M. oblicuo externo

Porción clavicular del pectoral mayor

Porción esternocostal del pectoral mayor

Borde del esternón

Pezón

Porción abdominal del pectoral mayor

M. oblicuo externo

Sitio de la vaina anterior del recto sobre el recto abdominal

Ombligo

Línea semilunar

Espina ilíaca anterior y superior

Vista anterolateral

Anatomía de superficie de la cara anterior y lateral del tronco

2-17

Cuando se abduce el brazo y luego se aduce contra una resistencia, se puede ver y palpar la porción esternocostal del pectoral mayor. Si se toma entre los dedos y el pulgar el pliegue axilar anterior que delimita la axila, se puede palpar el borde inferior de la porción esternocostal del pectoral mayor. Inferior al pliegue axilar anterior son visibles varias digitaciones del serrato anterior. El pliegue axilar posterior está compuesto por piel y tejido muscular (latísimo del dorso y redondo mayor) que delimita la axila por su parte posterior.

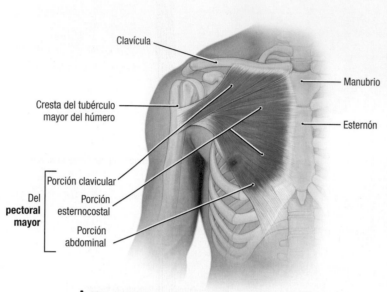

Clavícula

Cresta del tubérculo
mayor del húmero

Manubrio

Esternón

Porción clavicular

Del
**pectoral
mayor**

Porción
esternocostal

Porción
abdominal

A. Vista anterior

Clavícula

Proceso coracoideo
de la escápula

**M. pectoral
menor**

M. subclavio

M. pectoral
mayor
(*seccionado*)

Articulaciones
condrocostales

B. Vista anterior

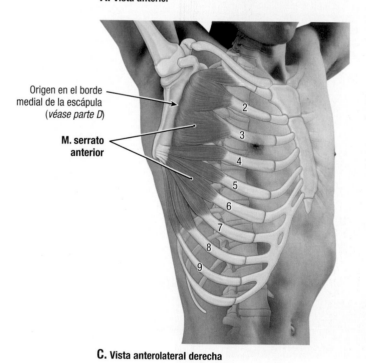

Origen en el borde
medial de la escápula
(*véase parte D*)

**M. serrato
anterior**

2
3
4
5
6
7
8
9

C. Vista anterolateral derecha

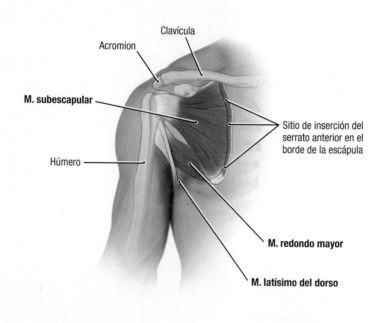

Clavícula

Acromion

M. subescapular

Húmero

Sitio de inserción del
serrato anterior en el
borde de la escápula

M. redondo mayor

M. latísimo del dorso

D. Vista anterior

2-18   Músculos de las paredes axilares

A-B. Músculos de la pared anterior de la axila: pectoral mayor (*parte A*), pectoral menor y subclavio (*parte B*). **C.** Músculo medial de la pared de la axila: serrato anterior. **D.** Músculos de la pared posterior de la axila: subescapular, redondo mayor y dorsal ancho.

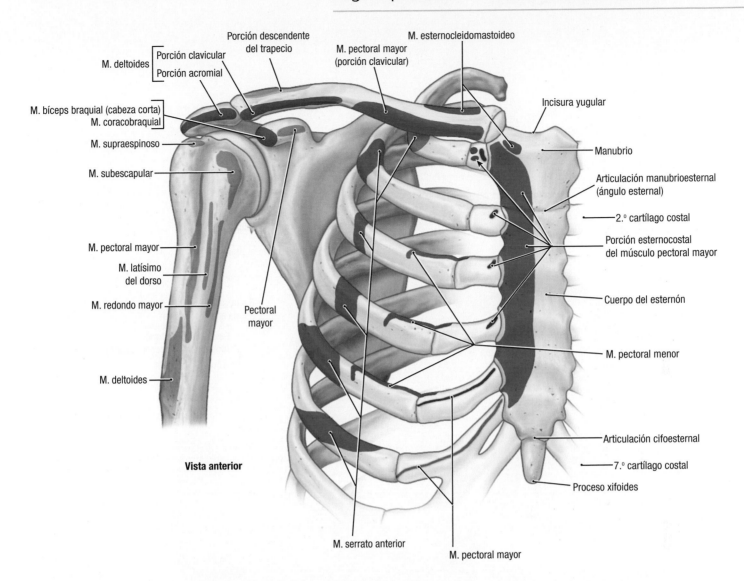

M. deltoides [Porción clavicular / Porción acromial]

Porción descendente del trapecio

M. pectoral mayor (porción clavicular)

M. esternocleidomastoideo

M. bíceps braquial (cabeza corta)
M. coracobraquial

M. supraespinoso

M. subescapular

M. pectoral mayor

M. latísimo del dorso

M. redondo mayor

Pectoral mayor

M. deltoides

Vista anterior

Incisura yugular

Manubrio

Articulación manubrioesternal (ángulo esternal)

2.º cartílago costal

Porción esternocostal del músculo pectoral mayor

Cuerpo del esternón

M. pectoral menor

Articulación cifoesternal

7.º cartílago costal

Proceso xifoides

M. serrato anterior

M. pectoral mayor

Inserciones anteriores de los músculos axioapendicular y escapulohumeral anterior y posterior 2-19

TABLA 2-4 Músculos axioapendiculares anteriores

Músculo	Inserción proximal (*rojo*)	Inserción distal (*azul*)	Inervación[a]	Acciones principales
Pectoral mayor	*Porción clavicular:* superficie anterior de la mitad medial de la clavícula *Porción esternocostal:* superficie anterior del esternón, seis cartílagos costales superiores *Porción abdominal:* aponeurosis del músculo oblicuo externo	Cresta del tubérculo mayor del surco intertubercular (labio lateral del surco bicipital)	Nervios pectorales lateral y medial; porción clavicular (C5 y **C6**), porción esternocostal (**C7**, **C8** y T1)	Aduce y rota el húmero en dirección medial en la articulación del hombro; atrae la escápula en dirección anterior e inferior Actuando solo: la porción clavicular flexiona la articulación del hombro, y extiende la porción esternocostal desde la posición flexionada
Pectorales menores	3.ª a 5.ª costillas cerca de sus cartílagos costales	Borde medial y superficie superior del proceso coracoideo de la escápula	Nervios pectorales medial y lateral (C6-T1)	Estabilizan la escápula atrayéndola en dirección inferior y anterior contra la pared torácica
Subclavio	Unión de la 1.ª costilla y su cartílago costal	Superficie inferior del tercio medio de la clavícula	Nervio del subclavio (**C5** y C6)	Ancla y deprime la clavícula en la articulación esternoclavicular
Serrato anterior	Superficies externas de las porciones laterales de las costillas 1.ª a 8.ª-9.ª	Superficie anterior del borde medial de la escápula	Nervio torácico largo (C5, **C6** y C7)	Protrae la escápula y la mantiene contra la pared torácica; rota la escápula

[a] Los números indican la inervación segmentaria de la médula espinal (p. ej., C5 y C6 indican que los nervios que inervan la porción clavicular del pectoral mayor derivan de los segmentos cervicales 5.º y 6.º de la médula espinal). Los números en **negrita** indican la inervación segmentaria principal. El daño en estos segmentos o en las raíces nerviosas motoras que surgen de ellos provoca la parálisis de los músculos afectados.

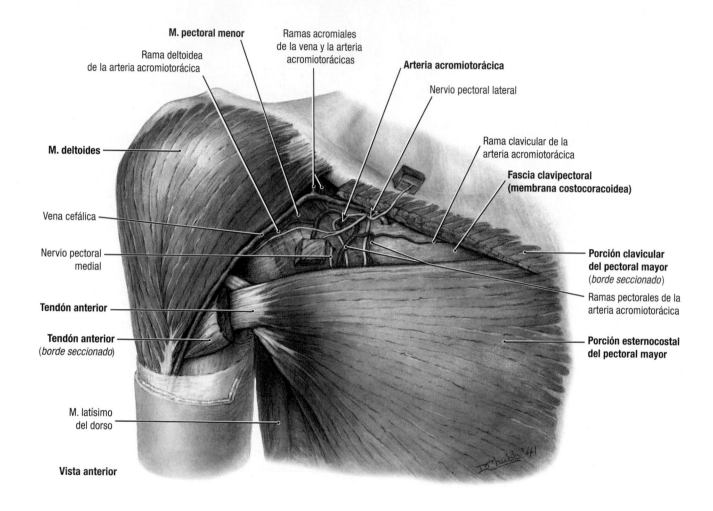

M. pectoral menor

Rama deltoidea
de la arteria acromiotorácica

Ramas acromiales
de la vena y la arteria
acromiotorácicas

Arteria acromiotorácica

Nervio pectoral lateral

Rama clavicular de la
arteria acromiotorácica

**Fascia clavipectoral
(membrana costocoracoidea)**

M. deltoides

Vena cefálica

Nervio pectoral
medial

Tendón anterior

Tendón anterior
(*borde seccionado*)

M. latísimo
del dorso

Vista anterior

**Porción clavicular
del pectoral mayor**
(*borde seccionado*)

Ramas pectorales de la
arteria acromiotorácica

**Porción esternocostal
del pectoral mayor**

2-20   **Pared anterior de la axila y fascia clavipectoral**

Pared anterior de la axila. Se extrajo la porción clavicular del pectoral mayor, excepto dos grupos de músculo que permanecen para identificar los ramos del nervio pectoral lateral.

- La fascia clavipectoral superior para el pectoral menor (membrana costocoracoidea) es atravesada por la supena cefálica, el nervio pectoral lateral y los vasos toracoacromiales (acromiotorácicos).

- El pectoral menor y la fascia clavipectoral son atravesados por el nervio pectoral medial.
- Obsérvese la inserción del pectoral mayor de profundo a superficial: porción inferior de la porción esternocostal, porción superior de la porción esternocostal (tendón posterior) y la porción clavicular (tendón anterior).

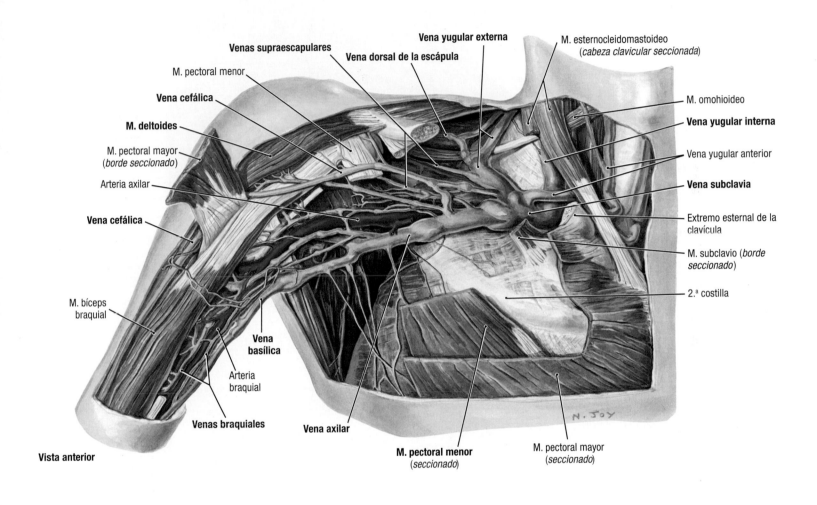

Venas supraescapulares

Vena yugular externa

Vena dorsal de la escápula

M. esternocleidomastoideo
(*cabeza clavicular seccionada*)

M. pectoral menor

Vena cefálica

M. omohioideo

M. deltoides

Vena yugular interna

M. pectoral mayor
(*borde seccionado*)

Vena yugular anterior

Arteria axilar

Vena subclavia

Vena cefálica

Extremo esternal de la
clavícula

M. subclavio (*borde
seccionado*)

M. bíceps
braquial

2.ª costilla

**Vena
basílica**

Arteria
braquial

Venas braquiales

Vena axilar

M. pectoral menor
(*seccionado*)

M. pectoral mayor
(*seccionado*)

Vista anterior

Venas de la axila

2-21

- La vena basílica se une a las venas braquiales para convertirse en la vena axilar cerca del borde inferior del redondo mayor, la vena axilar se convierte en la vena subclavia en el borde lateral de la 1.ª costilla, y la subclavia se une a la yugular interna para convertirse en la vena braquiocefálica posterior al extremo esternal de la clavícula.

- Se observan numerosas válvulas (agrandamientos en la vena).
- La vena cefálica en esta pieza se bifurca para terminar en las venas axilar y yugular externa.

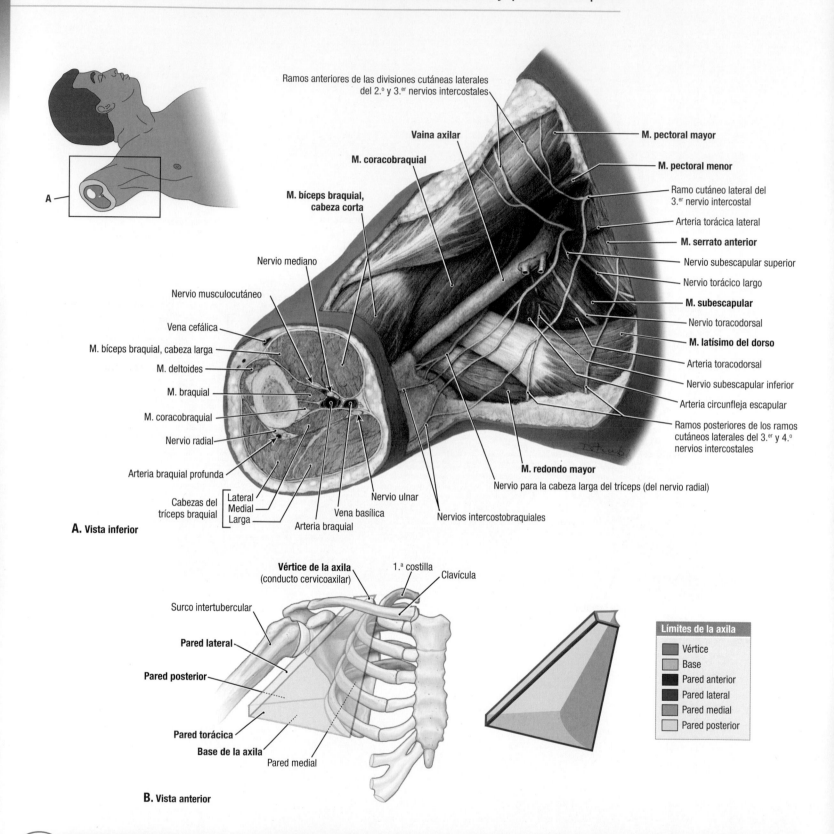

Ramos anteriores de las divisiones cutáneas laterales del 2.º y 3.er nervios intercostales

Vaina axilar

M. coracobraquial

M. bíceps braquial, cabeza corta

Nervio mediano

Nervio musculocutáneo

Vena cefálica

M. bíceps braquial, cabeza larga

M. deltoides

M. braquial

M. coracobraquial

Nervio radial

Arteria braquial profunda

Cabezas del tríceps braquial
- Lateral
- Medial
- Larga

Arteria braquial

A. Vista inferior

M. pectoral mayor

M. pectoral menor

Ramo cutáneo lateral del 3.er nervio intercostal

Arteria torácica lateral

M. serrato anterior

Nervio subescapular superior

Nervio torácico largo

M. subescapular

Nervio toracodorsal

M. latísimo del dorso

Arteria toracodorsal

Nervio subescapular inferior

Arteria circunfleja escapular

Ramos posteriores de los ramos cutáneos laterales del 3.er y 4.º nervios intercostales

M. redondo mayor

Nervio para la cabeza larga del tríceps (del nervio radial)

Nervio ulnar

Vena basílica

Nervios intercostobraquiales

Vértice de la axila (conducto cervicoaxilar)

1.ª costilla

Clavícula

Surco intertubercular

Pared lateral

Pared posterior

Pared torácica

Base de la axila

Pared medial

B. Vista anterior

Límites de la axila	
	Vértice
	Base
	Pared anterior
	Pared lateral
	Pared medial
	Pared posterior

2-22 **Paredes y contenido de la axila**

A. Disección. **B.** Ubicación y paredes de la axila.
- Las paredes de la axila son la anterior (formada por los músculos pectoral mayor, pectoral menor y subclavio), la posterior (conformada por los músculos subescapular, latísimo del dorso y redondo mayor), la medial (constituida por el músculo serrato anterior) y la lateral (formada por el surco intertubercular [surco bicipital] del húmero [oculto por los músculos bíceps y coracobraquial]).
- La vaina axilar rodea los nervios y vasos (pedículo neurovascular) del miembro superior.

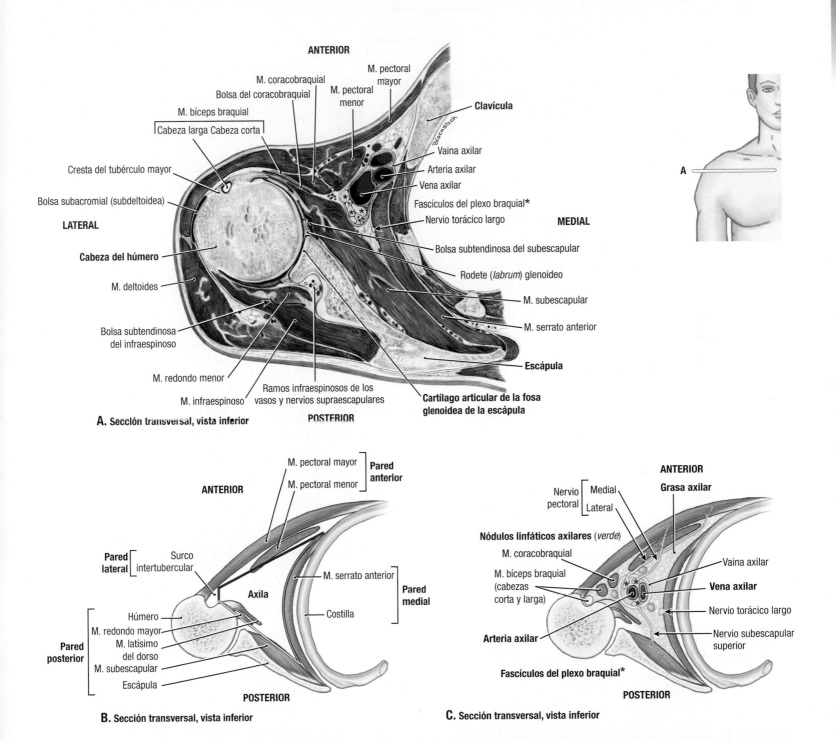

A. Sección transversal, vista inferior

Labels in A (clockwise/by region):
ANTERIOR
M. pectoral mayor
M. coracobraquial
Bolsa del coracobraquial
M. pectoral menor
M. bíceps braquial
Cabeza larga Cabeza corta
Clavícula
Cresta del tubérculo mayor
Vaina axilar
Arteria axilar
Vena axilar
Bolsa subacromial (subdeltoidea)
Fascículos del plexo braquial*
LATERAL
Nervio torácico largo
MEDIAL
Cabeza del húmero
Bolsa subtendinosa del subescapular
M. deltoides
Rodete (*labrum*) glenoideo
M. subescapular
M. serrato anterior
Bolsa subtendinosa del infraespinoso
Escápula
M. redondo menor
Cartílago articular de la fosa glenoidea de la escápula
M. infraespinoso
Ramos infraespinosos de los vasos y nervios supraescapulares
POSTERIOR

B. Sección transversal, vista inferior

M. pectoral mayor — Pared anterior
M. pectoral menor
ANTERIOR
Pared lateral — Surco intertubercular
Axila
M. serrato anterior — Pared medial
Costilla
Húmero
M. redondo mayor
M. latísimo del dorso
Pared posterior
M. subescapular
Escápula
POSTERIOR

C. Sección transversal, vista inferior

ANTERIOR
Nervio pectoral [Medial / Lateral]
Grasa axilar
Nódulos linfáticos axilares (*verde*)
M. coracobraquial
M. bíceps braquial (cabezas corta y larga)
Vaina axilar
Vena axilar
Nervio torácico largo
Arteria axilar
Nervio subescapular superior
Fascículos del plexo braquial*
POSTERIOR

Secciones transversales a través de la articulación del hombro y la axila

2-23

A. Sección anatómica. **B.** Paredes de la axila. **C.** Paredes y contenidos de la axila.
- El surco intertubercular (bicipital) que contiene el tendón de la cabeza larga del músculo bíceps braquial se dirige anteriormente; la cabeza corta del músculo bíceps y los músculos coracobraquial y pectoral menor se seccionaron justo distal a sus inserciones en el proceso coracoideo.
- La pequeña cavidad glenoidea está profundizada por el rodete (*labrum*) glenoideo.

- Las bolsas incluyen la bolsa subdeltoidea (subacromial), entre el deltoides y el tubérculo mayor; la bolsa subtendinosa del subescapular, entre el tendón del subescapular y la escápula, así como la bolsa coracobraquial, entre el coracobraquial y el subescapular.
- La vaina axilar encierra la arteria y la vena axilares y los tres fascículos del plexo braquial para formar un pedículo neurovascular rodeado por la grasa axilar.

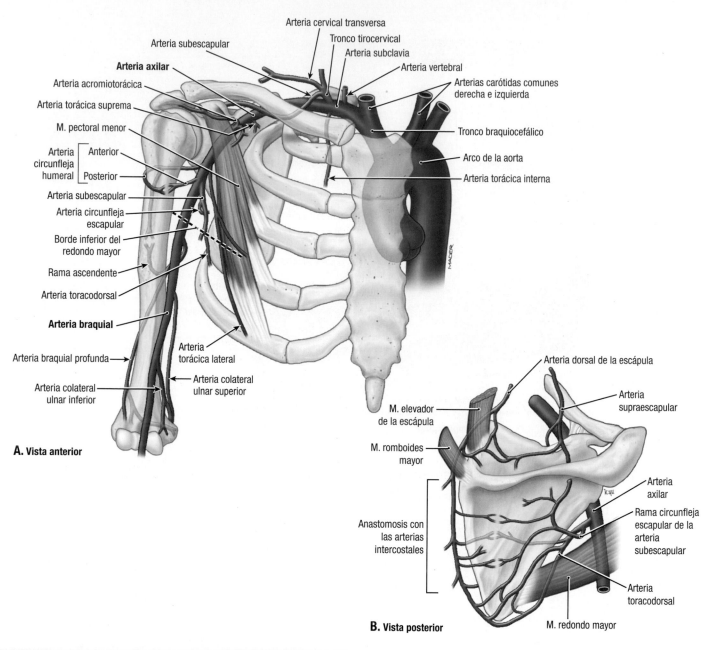

Arteria cervical transversa
Arteria subescapular
Tronco tirocervical
Arteria subclavia
Arteria axilar
Arteria vertebral
Arteria acromiotorácica
Arterias carótidas comunes derecha e izquierda
Arteria torácica suprema
M. pectoral menor
Arteria circunfleja humeral { Anterior / Posterior }
Tronco braquiocefálico
Arco de la aorta
Arteria torácica interna
Arteria subescapular
Arteria circunfleja escapular
Borde inferior del redondo mayor
Rama ascendente
Arteria toracodorsal
Arteria braquial
Arteria braquial profunda
Arteria torácica lateral
Arteria colateral ulnar inferior
Arteria colateral ulnar superior

A. Vista anterior

Arteria dorsal de la escápula
Arteria supraescapular
M. elevador de la escápula
M. romboides mayor
Anastomosis con las arterias intercostales
Arteria axilar
Rama circunfleja escapular de la arteria subescapular
Arteria toracodorsal
M. redondo mayor

B. Vista posterior

2-24 **Arterias del miembro superior proximal**

A-B. Esquemas.

TABLA 2-5	**Arterias del miembro superior proximal (región del hombro y el brazo)**	
Arteria	**Origen**	**Curso**
Tronco tirocervical	Arteria subclavia	Asciende como un tronco corto y ancho, que a menudo da origen a la arteria supraescapular o al tronco cervicodorsal, y termina bifurcándose en las arterias cervical ascendente y tiroidea inferior
Supraescapular	Arteria subclavia / Tronco tirocervical/arteria subclavia	Pasa inferior y lateral al músculo escaleno anterior y el nervio frénico, la arteria subclavia y el plexo braquial que discurre lateralmente, posterior y paralelo a la clavícula; a continuación pasa sobre el ligamento transversal de la escápula hasta la fosa supraespinosa y luego lateral a la espina escapular (profundo respecto al acromion) hasta la fosa infraespinosa
Dorsal de la escápula	De forma independiente, directamente de la tercera (o, con menos frecuencia, de la segunda) porción de la arteria subclavia	Cuando es una rama de la subclavia, la arteria dorsal de la escápula pasa lateral a los troncos del plexo braquial, anterior al escaleno medio. Independientemente de su origen, su porción distal discurre en profundidad respecto a los músculos elevadores de la escápula y romboides, irrigando a ambos y participando en las anastomosis arteriales alrededor de la escápula

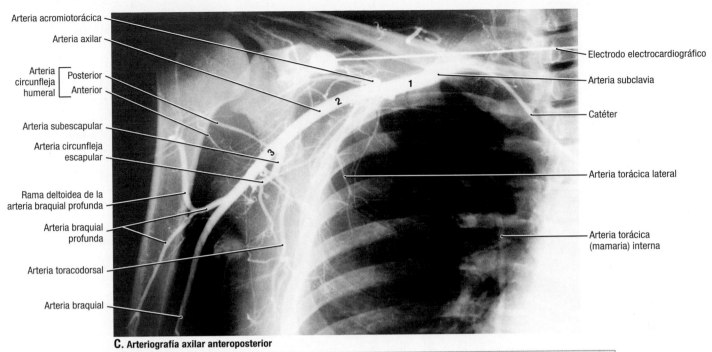

Arteria acromiotorácica
Arteria axilar
Arteria circunfleja humeral — Posterior / Anterior
Arteria subescapular
Arteria circunfleja escapular
Rama deltoidea de la arteria braquial profunda
Arteria braquial profunda
Arteria toracodorsal
Arteria braquial

Electrodo electrocardiográfico
Arteria subclavia
Catéter
Arteria torácica lateral
Arteria torácica (mamaria) interna

C. Arteriografía axilar anteroposterior

1: Primera parte de la arteria axilar entre el borde lateral de la primera costilla y el borde medial del pectoral menor
2: Segunda parte de la arteria axilar posterior al pectoral menor
3: Tercera parte de la arteria axilar, desde el borde lateral del pectoral menor hasta el borde inferior del redondo mayor, donde se convierte en arteria braquial

Arterias del miembro superior proximal (*continuación*)   **2-24**

C. Imagen radiográfica de la arteria axilar y sus ramas.

TABLA 2-5	Arterias del miembro superior proximal (región del hombro y el brazo) (*continuación*)		
Arteria	**Origen**		**Curso**
Torácica suprema	1.ª parte (como única rama)		Discurre anterior y en dirección medial a lo largo del borde superior del pectoral menor, luego pasa entre este y el pectoral mayor hasta la pared torácica; ayuda a irrigar los espacios intercostales 1.º y 2.º y la parte superior del serrato anterior
Toracoacromial (acromiotorácica)	2.ª parte (rama medial)		Rodea el borde superomedial del pectoral menor, perfora la membrana costocoracoidea (fascia clavipectoral) y se divide en cuatro ramas: pectoral, deltoidea, acromial y clavicular
Torácica lateral	2.ª parte (rama lateral)		Desciende a lo largo del borde axilar del pectoral menor y lo sigue hasta la pared torácica irrigando la cara lateral de la mama
Circunfleja humeral (anterior y posterior)	3.ª parte (a veces a través de un tronco común)	De la arteria axilar	Rodea el cuello quirúrgico del húmero, anastomosándose lateralmente; la rama posterior mayor atraviesa el espacio cuadrangular
Subescapular	3.ª parte (rama más grande)		Desciende desde el nivel del borde inferior del subescapular a lo largo del borde lateral de la escápula, dividiéndose en 2-3 cm en ramas terminales: las arterias circunfleja escapular y toracodorsal
Circunfleja escapular			Rodea el borde lateral de la escápula para entrar en la fosa infraespinosa, anastomosándose con la arteria subescapular
Toracodorsal	Arteria subescapular		Continuación de la arteria subescapular; acompaña al nervio toracodorsal para entrar en el latísimo del dorso
Arteria braquial profunda	Cerca de la mitad del brazo		Acompaña al nervio radial a través del surco radial del húmero, irrigando el compartimento posterior del brazo y participando en la anastomosis arterial periarticular alrededor de la articulación del codo
Ulnar colateral superior	Inferior al redondo mayor	Arteria braquial	Acompaña al nervio ulnar hasta la cara posterior del codo; se anastomosa con la arteria ulnar recurrente posterior
Ulnar colateral inferior	Superior y en dirección medial respecto al epicóndilo del húmero		Pasa anterior al epicóndilo medial del húmero para anastomosarse con la arteria ulnar colateral anterior alrededor de la articulación del codo

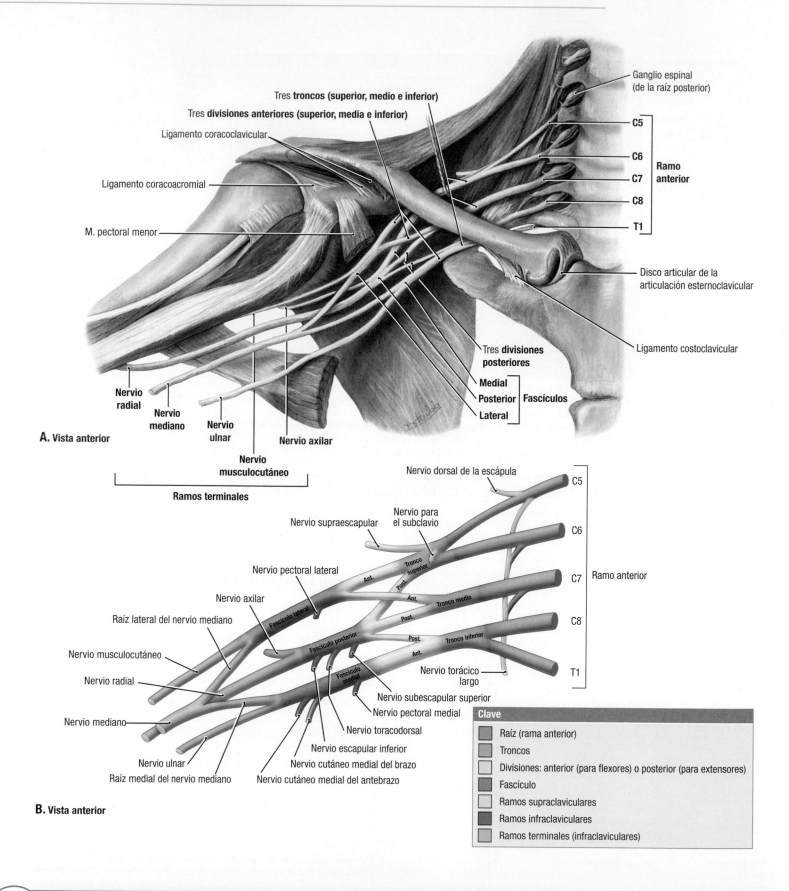

Tres **troncos (superior, medio e inferior)**

Tres **divisiones anteriores (superior, media e inferior)**

Ligamento coracoclavicular

Ligamento coracoacromial

M. pectoral menor

Ganglio espinal (de la raíz posterior)

C5

C6

C7

C8

T1

Ramo anterior

Disco articular de la articulación esternoclavicular

Tres **divisiones posteriores**

Medial

Posterior

Lateral

Fascículos

Ligamento costoclavicular

Nervio radial

Nervio mediano

Nervio ulnar

Nervio axilar

Nervio musculocutáneo

A. Vista anterior

Ramos terminales

B. Vista anterior

Nervio dorsal de la escápula

Nervio supraescapular

Nervio para el subclavio

Nervio pectoral lateral

Nervio axilar

Raíz lateral del nervio mediano

Nervio musculocutáneo

Nervio radial

Nervio mediano

Nervio ulnar

Raíz medial del nervio mediano

Nervio cutáneo medial del antebrazo

Nervio cutáneo medial del brazo

Nervio escapular inferior

Nervio toracodorsal

Nervio pectoral medial

Nervio subescapular superior

Nervio torácico largo

Fascículo lateral

Fascículo posterior

Fascículo medial

Tronco superior

Tronco medio

Tronco inferior

Ant.

Post.

Ant.

Post.

Post.

Ant.

C5

C6

C7

C8

T1

Ramo anterior

Clave

	Raíz (rama anterior)
	Troncos
	Divisiones: anterior (para flexores) o posterior (para extensores)
	Fascículo
	Ramos supraclaviculares
	Ramos infraclaviculares
	Ramos terminales (infraclaviculares)

A. Disección. **B.** Esquema.

TABLA 2-6	Plexo braquial		
Nervio	**Origen**	**Curso**	**Distribución/estructuras inervadas**
Ramos supraclaviculares			
Dorsal de la escápula	Ramo anterior de C5 con una contribución frecuente de C4	Perfora el escaleno medio, desciende en la superficie profunda de los romboides	Los romboides y, ocasionalmente, los elevadores de la escápula
Torácico largo	Ramos anteriores de C5-C7	Desciende posterior a los ramos C8 y T1 y pasa distalmente por la superficie externa del serrato anterior	Serrato anterior
Nervio del subclavio	Tronco superior que recibe fibras de C5 y C6 y a menudo de C4	Desciende posterior a la clavícula y por delante del plexo braquial y la arteria subclavia	Articulación subclavia y esternoclavicular
Supraescapular		Pasa lateral al triángulo posterior del cuello, a través de la incisura supraescapular profunda al ligamento escapular transversal superior	Supraespinoso, infraespinoso y articulación glenohumeral (hombro)
Ramos infraclaviculares			
Pectoral lateral	Fascículo lateral que recibe fibras de C5-C7	Perfora la fascia clavipectoral para alcanzar la superficie profunda de los músculos pectorales	Principalmente el pectoral mayor, pero envía un asa al nervio pectoral medial que inerva el pectoral menor
Musculocutáneo		Atraviesa el coracobraquial y desciende entre el bíceps braquial y el braquial	Coracobraquial, bíceps braquial y braquial; continúa como nervio cutáneo lateral del antebrazo
Mediano	La raíz lateral del nervio mediano es un ramo terminal del fascículo lateral (C6-C7); la raíz medial del nervio mediano es un ramo terminal del fascículo medial (C8-T1)	Las raíces lateral y medial se fusionan para formar el nervio mediano anterior a la arteria axilar; cruza anterior a la arteria braquial para ubicarse en posición medial respecto a esta arteria en la fosa cubital	Músculos flexores del antebrazo (excepto el flexor ulnar del carpo, la mitad ulnar del flexor profundo de los dedos), 3½ músculos del pulgar (excepto el aductor del pulgar y la cabeza profunda del flexor corto del pulgar) y 2 lumbricales laterales y la piel de la palma de la mano, 3½ dedos laterales a una línea que biseca el 4.° dedo y el dorso de las mitades distales de estos dedos
Pectoral medial		Pasa entre la arteria y la vena axilares y entra en la superficie profunda del pectoral menor	Pectoral menor y parte del pectoral mayor
Nervio cutáneo medial del brazo	Fascículo medial que recibe fibras de C8-T1	Recorre la cara medial de la vena axilar y se comunica con el nervio intercostobraquial	Piel de la cara medial del brazo
Nervio cutáneo medial del antebrazo		Discurre entre la arteria y la vena axilares	Piel sobre la cara medial del antebrazo
Ulnar	Ramo terminal del fascículo medial que recibe fibras de C8, T1 y, a menudo, C7	Pasa por la cara medial del brazo y corre posterior al epicóndilo medial para entrar en el antebrazo	Inerva el flexor ulnar del carpo y la mitad cubital del flexor profundo de los dedos en el antebrazo, la cabeza profunda del flexor corto del pulgar y el aductor del pulgar; también la piel de la cara medial de la mano a una línea que divide el 4.° dedo (anular) anterior y posteriormente
Subescapular superior	Ramo del fascículo posterior que recibe fibras de C5	Pasa posterior y entra en el subescapular	Porción superior del subescapular
Toracodorsal	Ramo del fascículo posterior que recibe fibras de C6-C8	Nace entre los nervios subescapulares superior e inferior y se dirige inferolateralmente respecto al latísimo del dorso	Latísimo del dorso
Subescapular inferior	Ramo del fascículo posterior que recibe fibras de C6	Pasa en dirección inferolateral, en profundidad respecto a la arteria y vena subescapular, al subescapular y al redondo mayor	Porción inferior del subescapular y del redondo mayor
Axilar	Ramo terminal del fascículo posterior que recibe fibras de C5 y C6	Pasa a la cara posterior del brazo a través del espacio cuadrangular[a] con la arteria circunfleja humeral posterior, luego rodea el cuello quirúrgico del húmero; da origen al nervio cutáneo lateral del brazo	Redondo menor y deltoides, articulación glenohumeral (hombro) y piel del brazo superolateral
Radial	Ramo terminal del fascículo posterior que recibe fibras de C5-T1	Desciende posterior a la arteria axilar; pasa entre las cabezas larga y medial del tríceps para recorrer el surco radial entre las cabezas medial y lateral del tríceps braquial	Tríceps braquial, ancóneo, braquiorradial y músculos extensores del antebrazo; inerva la piel de la cara posterior e inferolateral del brazo y el antebrazo y el dorso de la mano lateral a la línea axial del 4.° dedo

[a]El espacio cuadrangular está delimitado superiormente por el subescapular y el redondo menor, inferiormente por el redondo mayor, en dirección medial por la cabeza larga del tríceps braquial y lateralmente por el húmero.

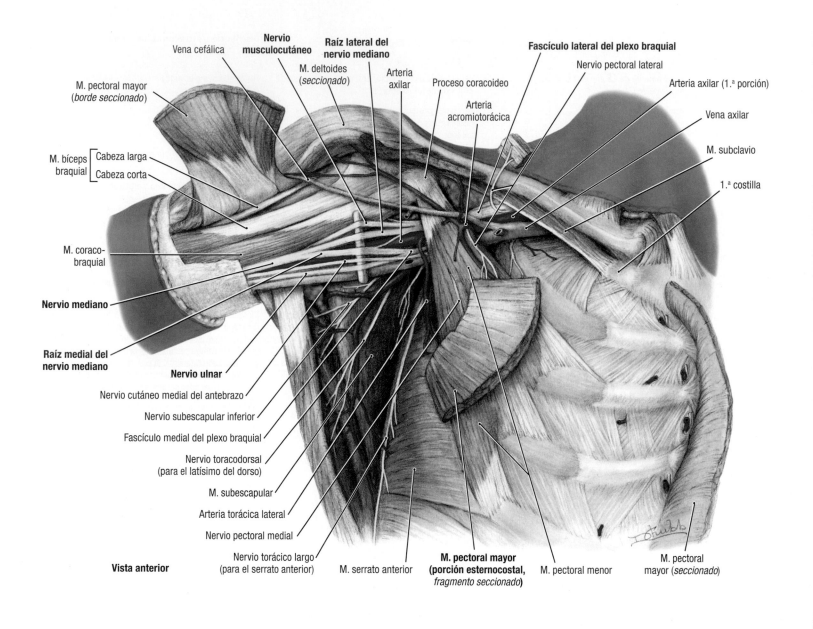

Vena cefálica

Nervio musculocutáneo

Raíz lateral del nervio mediano

M. deltoides (*seccionado*)

Arteria axilar

Proceso coracoideo

Arteria acromiotorácica

Fascículo lateral del plexo braquial

Nervio pectoral lateral

Arteria axilar (1.ª porción)

Vena axilar

M. subclavio

1.ª costilla

M. pectoral mayor (*borde seccionado*)

M. bíceps braquial — Cabeza larga / Cabeza corta

M. coraco-braquial

Nervio mediano

Raíz medial del nervio mediano

Nervio ulnar

Nervio cutáneo medial del antebrazo

Nervio subescapular inferior

Fascículo medial del plexo braquial

Nervio toracodorsal (para el latísimo del dorso)

M. subescapular

Arteria torácica lateral

Nervio pectoral medial

Nervio torácico largo (para el serrato anterior)

Vista anterior

M. serrato anterior

M. pectoral mayor (porción esternocostal, *fragmento seccionado***)**

M. pectoral menor

M. pectoral mayor (*seccionado*)

2-26 **Estructuras de la axila: disección profunda I**

- El músculo pectoral mayor está cortado y sus inserciones reflejadas, el deltoides anterior se ha seccionado y la fascia clavipectoral ha sido retirada; el segmento de músculo superior a la clavícula está separado de la porción clavicular del músculo pectoral mayor.
- El subclavio y el pectoral menor son los dos músculos profundos de la pared anterior.
- La segunda porción de la arteria axilar pasa profunda al músculo pectoral menor, a un través de dedo de distancia de la punta del proceso coracoideo; la vena axilar se encuentra inferior y luego en dirección medial respecto a la arteria axilar.

- El nervio mediano, seguido en dirección proximal, lleva por su raíz lateral al fascículo lateral y al nervio musculocutáneo, y por su raíz medial lleva al fascículo medial y al nervio ulnar. Estos cuatro nervios y el nervio cutáneo medial del antebrazo derivan de las divisiones anteriores del plexo braquial y están elevados sobre una varilla. La raíz lateral del nervio mediano puede presentarse como varios filamentos.
- El nervio musculocutáneo entra en el compartimento flexor del brazo perforando el músculo coracobraquial.

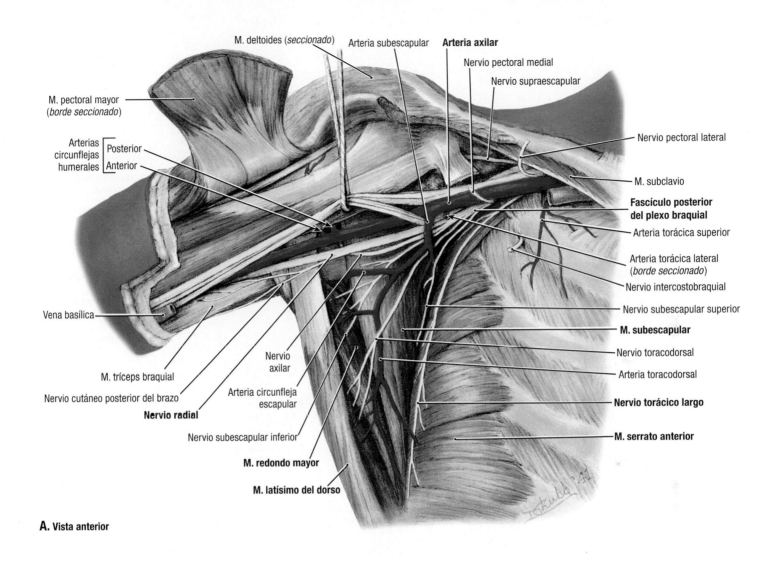

M. deltoides (*seccionado*)   Arteria subescapular   **Arteria axilar**

Nervio pectoral medial

Nervio supraescapular

M. pectoral mayor (*borde seccionado*)

Nervio pectoral lateral

Arterias circunflejas humerales [Posterior / Anterior]

M. subclavio

Fascículo posterior del plexo braquial

Arteria torácica superior

Arteria torácica lateral (*borde seccionado*)

Nervio intercostobraquial

Vena basílica

Nervio subescapular superior

M. subescapular

Nervio toracodorsal

Arteria toracodorsal

Nervio axilar

M. tríceps braquial

Nervio cutáneo posterior del brazo

Arteria circunfleja escapular

Nervio radial

Nervio torácico largo

Nervio subescapular inferior

M. serrato anterior

M. redondo mayor

M. latísimo del dorso

A. Vista anterior

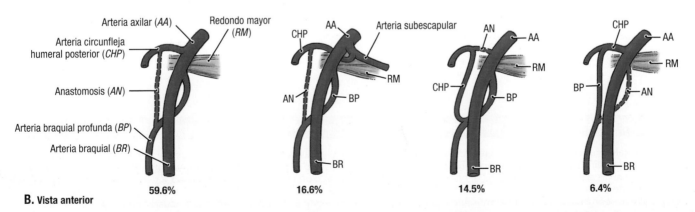

Arteria axilar (*AA*)   Redondo mayor (*RM*)   Arteria subescapular

Arteria circunfleja humeral posterior (*CHP*)

Anastomosis (*AN*)

Arteria braquial profunda (*BP*)

Arteria braquial (*BR*)

CHP   AA   AN   AA   CHP   AA

AN   RM   CHP   RM   BP   RM

AN   BP   AN   AN

BR   BR   BR   BR

59.6%   **16.6%**   **14.5%**   **6.4%**

B. Vista anterior

Paredes posterior y medial de la axila: disección profunda II   **2-27**

A. Disección. Se ha extirpado el músculo pectoral menor, se han traccionado los ramos terminales de los fascículos lateral y medial del plexo braquial y se ha extraído la vena axilar. **B. Variaciones de la arteria** **circunfleja humeral posterior y la arteria profunda braquial.** La frecuencia de aparición se basa en 235 piezas disecadas por el laboratorio del Dr. Grant.

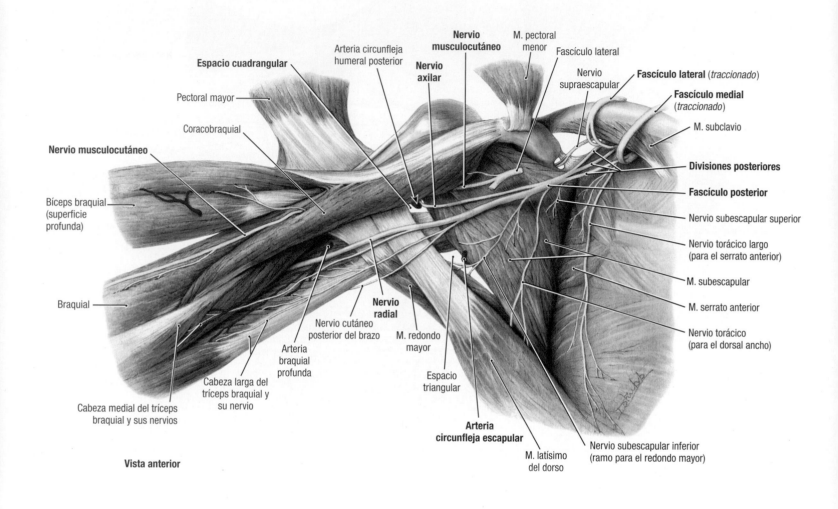

Espacio cuadrangular

Arteria circunfleja
humeral posterior

**Nervio
musculocutáneo**

M. pectoral
menor

Fascículo lateral

Pectoral mayor

**Nervio
axilar**

Nervio
supraescapular

Fascículo lateral (*traccionado*)

Coracobraquial

Fascículo medial
(*traccionado*)

M. subclavio

Nervio musculocutáneo

Divisiones posteriores

Fascículo posterior

Bíceps braquial
(superficie
profunda)

Nervio subescapular superior

Nervio torácico largo
(para el serrato anterior)

M. subescapular

Braquial

**Nervio
radial**

M. serrato anterior

Nervio cutáneo
posterior del brazo

M. redondo
mayor

Nervio torácico
(para el dorsal ancho)

Arteria
braquial
profunda

Cabeza larga del
tríceps braquial y
su nervio

Espacio
triangular

Cabeza medial del tríceps
braquial y sus nervios

**Arteria
circunfleja escapular**

M. latísimo
del dorso

Nervio subescapular inferior
(ramo para el redondo mayor)

Vista anterior

2-28   **Pared posterior de la axila, nervio musculocutáneo y fascículo posterior: disección profunda III**

- Los músculos pectorales mayor y menor se han reflejado en dirección lateral; los fascículos lateral y medial del plexo braquial, en dirección superior; mientras que las arterias, las venas y los nervios mediano y ulnar han sido retirados.
- El coracobraquial nace con la cabeza corta del músculo bíceps braquial en la punta del proceso coracoideo y se une a la mitad de la cara medial del húmero.
- El nervio musculocutáneo atraviesa el músculo coracobraquial y lo inerva, al igual que al bíceps y el braquial, antes de convertirse en el nervio cutáneo lateral del antebrazo.
- El fascículo posterior del plexo está formado por la unión de las tres divisiones posteriores, inerva los tres músculos de la pared posterior de la axila y luego se bifurca en los nervios radial y axilar.

- En la axila, el nervio radial da origen al nervio para la cabeza larga del músculo tríceps braquial y un ramo cutáneo; en esta pieza también ofrece un ramo para la cabeza medial del tríceps. Luego ingresa en el surco radial del húmero con la arteria braquial profunda.
- El nervio axilar pasa por el espacio cuadrangular junto con la arteria circunfleja humeral posterior. Los bordes del espacio cuadrangular son: superior, el borde lateral de la escápula; inferior, el redondo mayor; lateral, el húmero (cuello quirúrgico); en dirección medial, la cabeza larga del tríceps braquial. La arteria circunfleja escapular atraviesa el espacio triangular.

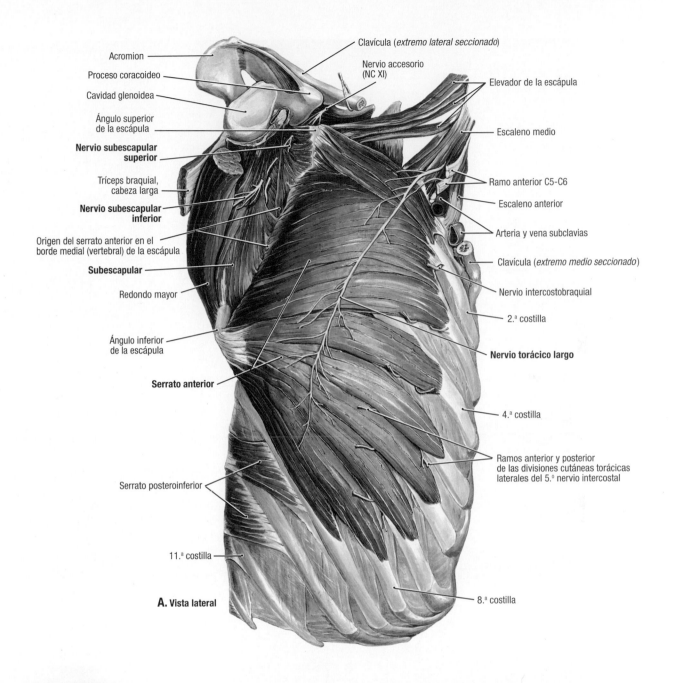

Clavícula (*extremo lateral seccionado*)

Acromion

Proceso coracoideo

Cavidad glenoidea

Nervio accesorio
(NC XI)

Elevador de la escápula

Ángulo superior
de la escápula

**Nervio subescapular
superior**

Escaleno medio

Tríceps braquial,
cabeza larga

Ramo anterior C5-C6

**Nervio subescapular
inferior**

Escaleno anterior

Origen del serrato anterior en el
borde medial (vertebral) de la escápula

Arteria y vena subclavias

Subescapular

Clavícula (*extremo medio seccionado*)

Redondo mayor

Nervio intercostobraquial

Ángulo inferior
de la escápula

2.ª costilla

Serrato anterior

Nervio torácico largo

4.ª costilla

Serrato posteroinferior

Ramos anterior y posterior
de las divisiones cutáneas torácicas
laterales del 5.º nervio intercostal

11.ª costilla

A. Vista lateral

8.ª costilla

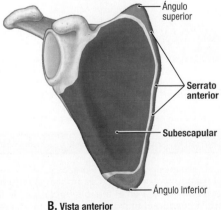

Ángulo
superior

**Serrato
anterior**

Subescapular

Ángulo inferior

B. Vista anterior

Serrato anterior y subescapular 2-29

A. Serrato anterior. B. Sitios de inserción muscular del serrato anterior y del subescapular en la escápula. El músculo serrato anterior, que forma la pared medial de la axila, tiene un vientre carnoso que se extiende desde las ocho o nueve costillas superiores en la línea medioclavicular hasta el borde medial de la escápula.

Escápula alada. Cuando el serrato anterior está paralizado debido a una lesión del nervio torácico largo, el borde medial de la escápula se desplaza en dirección lateral y posterior, alejándose de la pared torácica. Cuando el brazo se abduce, el borde medial y el ángulo inferior de la escápula se alejan de la pared torácica posterior, una deformación conocida como *escápula alada*. Además, el brazo no puede abducirse superiormente a la posición horizontal porque el serrato anterior no puede rotar la cavidad glenoidea en dirección superior.

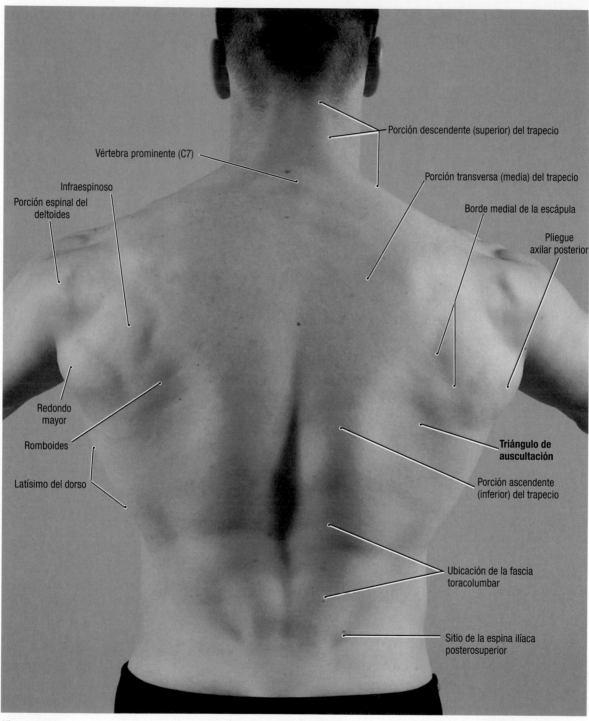

Vértebra prominente (C7)

Infraespinoso

Porción espinal del deltoides

Porción descendente (superior) del trapecio

Porción transversa (media) del trapecio

Borde medial de la escápula

Pliegue axilar posterior

Redondo mayor

Romboides

Latísimo del dorso

Triángulo de auscultación

Porción ascendente (inferior) del trapecio

Ubicación de la fascia toracolumbar

Sitio de la espina ilíaca posterosuperior

Vista posterior

2-30   Anatomía de superficie del dorso

El borde superior del dorsal ancho y una parte del romboides mayor se superponen al trapecio. La zona formada por el borde superior del dorsal ancho, el borde medial de la escápula y el borde inferolateral del trapecio se denomina *triángulo de auscultación*. Este hueco en la gruesa musculatura de la espalda es un buen lugar para examinar los segmentos posteriores de los pulmones con un estetoscopio. Cuando las escápulas se llevan hacia delante doblando los brazos sobre el tórax y el tronco se flexiona, el triángulo auscultatorio se amplía. El redondo mayor forma una zona ovalada elevada en el tercio inferolateral de la cara posterior de la escápula cuando el brazo se aduce contra una resistencia. El pliegue axilar posterior está formado por el redondo mayor y el tendón del dorsal ancho.

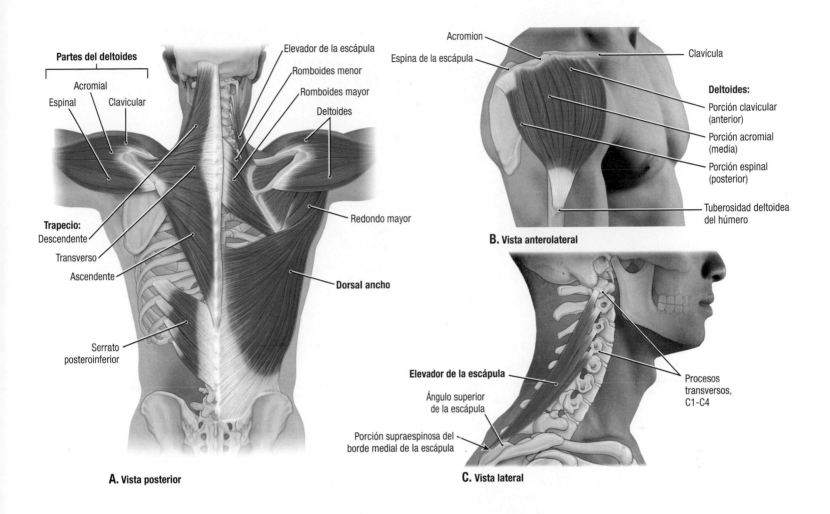

Partes del deltoides

Acromial

Espinal   Clavicular

Trapecio:
Descendente

Transverso

Ascendente

Serrato
posteroinferior

A. Vista posterior

Elevador de la escápula

Romboides menor

Romboides mayor

Deltoides

Redondo mayor

Dorsal ancho

Acromion

Espina de la escápula

Clavícula

Deltoides:

Porción clavicular
(anterior)

Porción acromial
(media)

Porción espinal
(posterior)

Tuberosidad deltoidea
del húmero

B. Vista anterolateral

Elevador de la escápula

Ángulo superior
de la escápula

Porción supraespinosa del
borde medial de la escápula

Procesos
transversos,
C1-C4

C. Vista lateral

Músculos superficiales del dorso

2-31

A. Revisión. **B.** Deltoides. **C.** Elevador de la escápula.

TABLA 2-7	Músculos dorsales superficiales (axioapendicular posterior) y deltoides			
Músculo	**Inserción proximal**	**Inserción distal**	**Inervación**	**Acciones principales**
Trapecio	Tercio medial de la línea nucal superior; protuberancia occipital externa, ligamento nucal y procesos espinosos de las vértebras C7-T12	Tercio lateral de la clavícula, acromion y espina de la escápula	Nervio accesorio espinal (NC XI: motor) y nervios cervicales (C3-C4: sensitivo)	Eleva, retrae y rota la escápula; la parte *descendente* eleva, la *transversal* retrae y la *ascendente* deprime la escápula; las partes descendente y ascendente actúan conjuntamente en la rotación superior de la escápula
Dorsal ancho	Procesos espinosos de las seis vértebras torácicas inferiores, fascia toracolumbar, cresta ilíaca y tres o cuatro costillas inferiores	Surco intertubercular (bicipital) del húmero	Nervio toracodorsal (**C6**, **C7** y C8)	Extiende, aduce y rota medialmente la articulación del hombro; eleva el cuerpo hacia los brazos durante la escalada
Elevador de la escápula	Tubérculos posteriores de los procesos transversos de las vértebras C1-C4	Parte superior del borde medial de la escápula	Nervios dorsales escapulares (C5) y cervicales (C3-C4)	Eleva la escápula e inclina su cavidad glenoidea en dirección inferior mediante la rotación de la escápula
Romboides menor y mayor	*Menor:* porción inferior del ligamento nucal y procesos espinosos de las vértebras C7 y T1 *Mayor:* procesos espinosos de las vértebras T2-T5	Borde medial de la escápula desde el nivel de la columna vertebral hasta el ángulo inferior	Nervio dorsal de la escápula (C4 y **C5**)	Retrae la escápula y la rota para deprimir la cavidad glenoidea; fija la escápula a la pared torácica

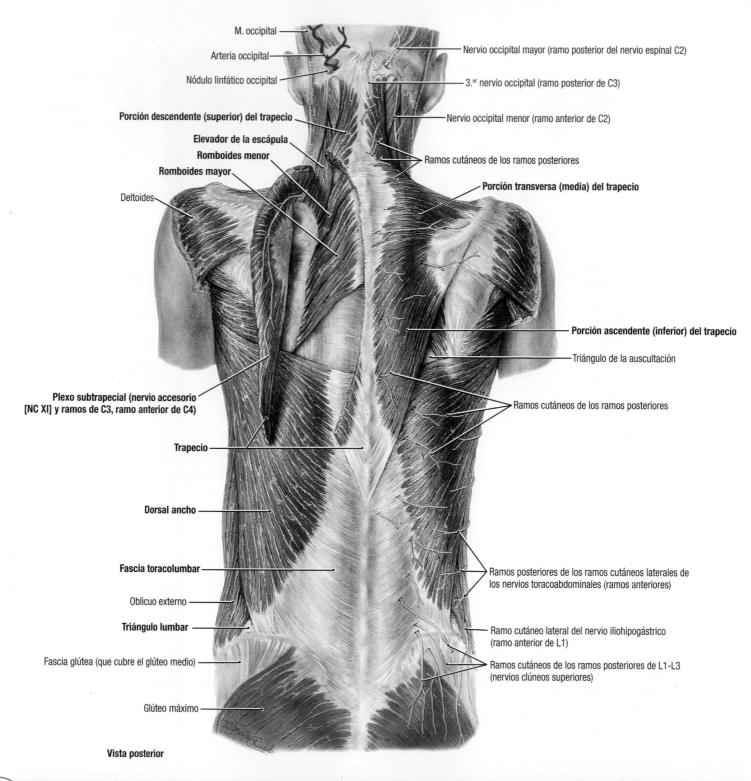

M. occipital

Arteria occipital

Nódulo linfático occipital

Porción descendente (superior) del trapecio

Elevador de la escápula

Romboides menor

Romboides mayor

Deltoides

Plexo subtrapecial (nervio accesorio [NC XI] y ramos de C3, ramo anterior de C4)

Trapecio

Dorsal ancho

Fascia toracolumbar

Oblicuo externo

Triángulo lumbar

Fascia glútea (que cubre el glúteo medio)

Glúteo máximo

Vista posterior

Nervio occipital mayor (ramo posterior del nervio espinal C2)

3.ᵉʳ nervio occipital (ramo posterior de C3)

Nervio occipital menor (ramo anterior de C2)

Ramos cutáneos de los ramos posteriores

Porción transversa (media) del trapecio

Porción ascendente (inferior) del trapecio

Triángulo de la auscultación

Ramos cutáneos de los ramos posteriores

Ramos posteriores de los ramos cutáneos laterales de los nervios toracoabdominales (ramos anteriores)

Ramo cutáneo lateral del nervio iliohipogástrico (ramo anterior de L1)

Ramos cutáneos de los ramos posteriores de L1-L3 (nervios clúneos superiores)

2-32 **Nervios cutáneos superficiales del dorso y músculos axioapendiculares posteriores**

En el lado izquierdo, el músculo trapecio se ha cortado y traccionado. Un primer plano muscular o superficial está formado por los músculos trapecio y dorsal ancho, y un segundo plano por los músculos elevador de la escápula y romboides.

Los ramos cutáneos de los ramos posteriores penetran pero no inervan los músculos superficiales de la espalda.

TABLA 2-8 Movimientos escapulares

La escápula se mueve sobre la pared torácica en la «articulación escapulotorácica» desde su inicio. Las *líneas discontinuas* se refieren a la posición de partida de cada movimiento mientras que las *negritas* se refieren a los principales motores.

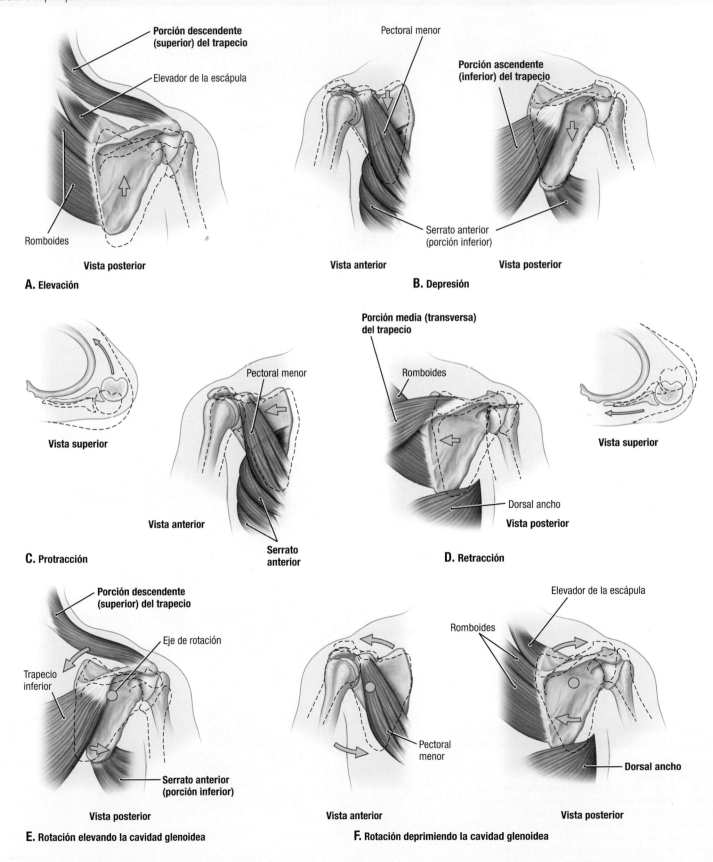

A. Elevación

B. Depresión

C. Protracción

D. Retracción

E. Rotación elevando la cavidad glenoidea

F. Rotación deprimiendo la cavidad glenoidea

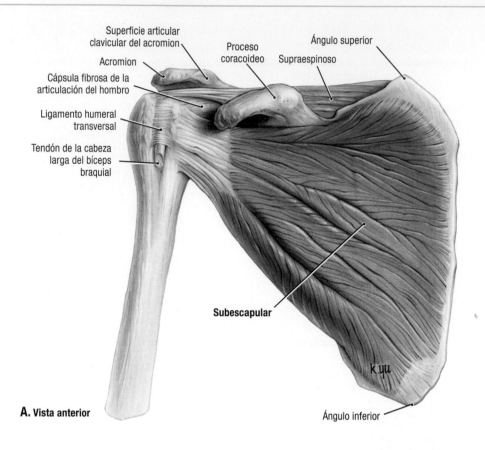

Superficie articular
clavicular del acromion

Acromion

Cápsula fibrosa de la
articulación del hombro

Ligamento humeral
transversal

Tendón de la cabeza
larga del bíceps
braquial

Proceso
coracoideo

Ángulo superior

Supraespinoso

Subescapular

A. Vista anterior

Ángulo inferior

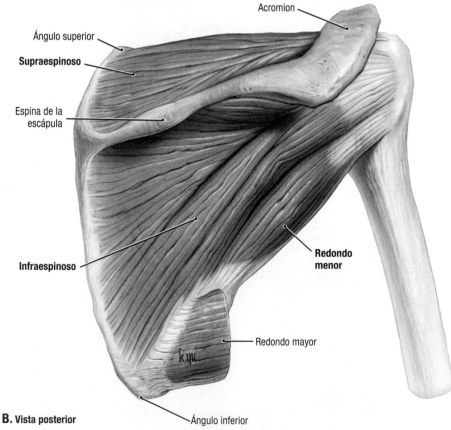

Acromion

Ángulo superior

Supraespinoso

Espina de la
escápula

Infraespinoso

**Redondo
menor**

Redondo mayor

B. Vista posterior

Ángulo inferior

2-33 **Manguito de los rotadores**

**A. Subescapular. B. Supraespinoso, infraespinoso
y redondo menor.**
   Cuatro de los músculos escapulohumerales (supraespinoso, infraespinoso, redondo menor y subescapular) se conocen como *músculos rotadores* porque
forman un manguito rotador musculotendinoso alrededor de la articulación glenohumeral (hombro). Todos,
excepto el supraespinoso, son rotadores del húmero.

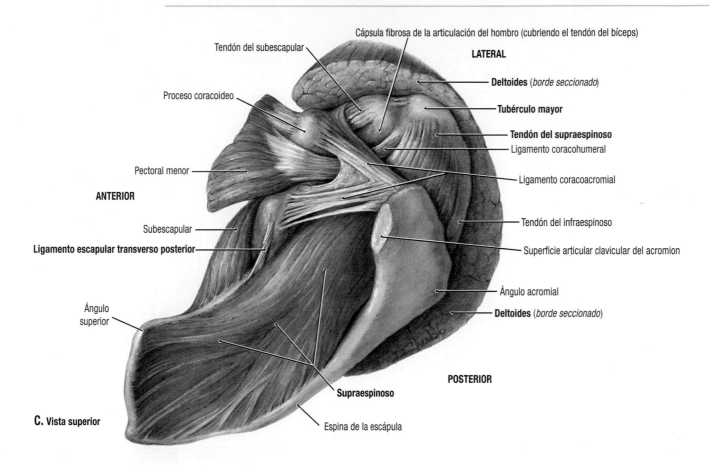

Cápsula fibrosa de la articulación del hombro (cubriendo el tendón del bíceps)

Tendón del subescapular

LATERAL

Proceso coracoideo

Deltoides (*borde seccionado*)

Tubérculo mayor

Pectoral menor

Tendón del supraespinoso

Ligamento coracohumeral

ANTERIOR

Ligamento coracoacromial

Subescapular

Tendón del infraespinoso

Ligamento escapular transverso posterior

Superficie articular clavicular del acromion

Ángulo acromial

Ángulo superior

Deltoides (*borde seccionado*)

POSTERIOR

Supraespinoso

C. Vista superior

Espina de la escápula

Manguito de los rotadores (*continuación*) 2-33

C. Supraespinoso. El supraespinoso, que también forma parte del manguito de los rotadores, inicia y asiste al deltoides en la abducción de la articulación del hombro. Los tendones de los músculos del manguito de los rotadores se mezclan con la cápsula articular de la articulación glenohumeral y la refuerzan, protegiendo la articulación y dándole estabilidad.

Una lesión o enfermedad puede dañar el manguito de los rotadores, produciendo inestabilidad de la articulación glenohumeral. La **rotura o desgarro del tendón del supraespinoso** es la lesión más frecuente del manguito de los rotadores. La **tendinitis degenerativa del manguito de los rotadores** es frecuente, en especial en las personas mayores.

TABLA 2-9	**Músculos escapulohumerales**			
Músculo	**Inserción proximal**	**Inserción distal**	**Inervación**	**Acciones principales**
Deltoides	Tercio lateral de la clavícula (*porción clavicular*), acromion (*porción acromial*) y la espina (*porción espinal*) de la escápula	Tuberosidad deltoidea del húmero	Nervio axilar (**C5** y **C6**)	*Porción clavicular (anterior):* flexiona y rota en dirección medial la articulación del hombro *Porción acromial (media):* abduce la articulación del hombro *Porción espinal (posterior):* extiende y rota lateralmente la articulación del hombro
Supraespinoso (S)	Fosa supraespinosa de la escápula	Superficie articular superior del tubérculo mayor del húmero	Nervio supraescapular (C4, **C5** y C6)	Inicia la abducción en la articulación del hombro y actúa con otros músculos del manguito de los rotadores
Infraespinoso (I)	Fosa infraespinosa de la escápula	Superficie articular media en el tubérculo mayor del húmero	Nervio supraescapular (**C5** y C6)	Rota lateralmente la articulación del hombro; ayuda a mantener la cabeza del húmero en la cavidad glenoidea de la escápula
Redondo menor (R)	Porción media del borde lateral de la escápula	Superficie articular inferior del tubérculo mayor del húmero	Nervio axilar (**C5** y C6)	
Subescapular (S)	Fosa subescapular	Tubérculo menor del húmero	Nervios subescapulares superior e inferior (C5, **C6** y C7)	Rota medialmente la articulación del hombro y la aduce; ayuda a mantener la cabeza del húmero en la cavidad glenoidea
Redondo mayor[b]	Superficie posterior del ángulo inferior de la escápula	Cresta del tubérculo menor (labio medial del surco bicipital) del húmero	Nervio subescapular inferior (**C6** y C7)	Aduce y rota medialmente la articulación del hombro

[a] En conjunto, los músculos supraespinoso, infraespinoso, redondo menor y subescapular se denominan *músculos del manguito de los rotadores*. Funcionan conjuntamente durante todos los movimientos de la articulación del hombro para mantener la cabeza del húmero en la cavidad glenoidea de la escápula.
[b] No es un músculo rotador.

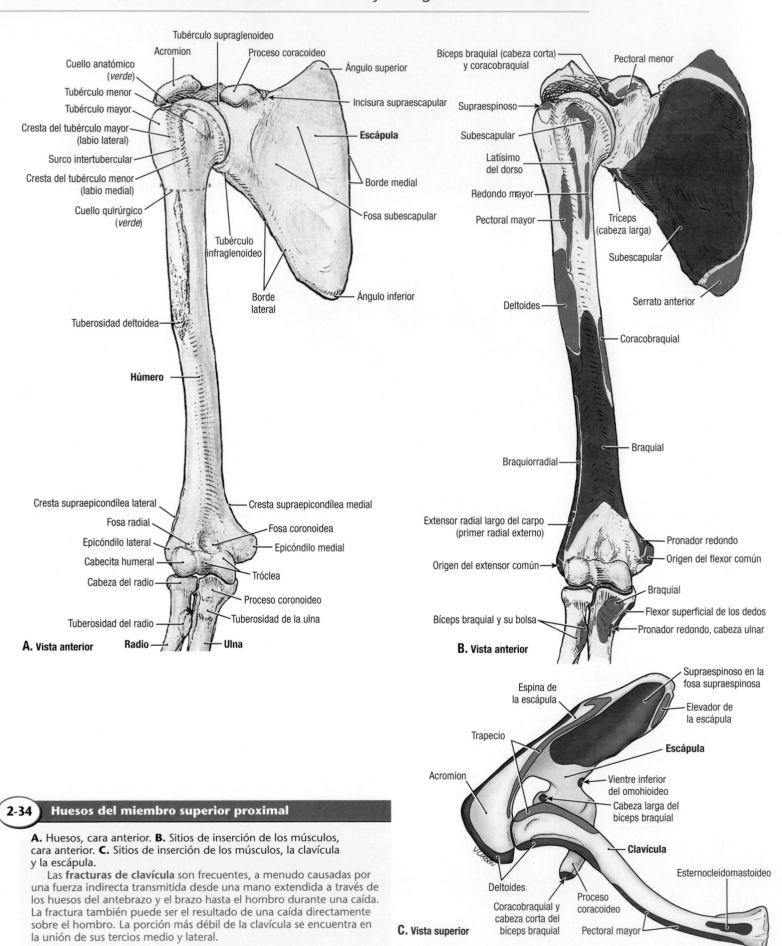

Tubérculo supraglenoideo
Acromion
Cuello anatómico (*verde*)
Proceso coracoideo
Ángulo superior
Tubérculo menor
Tubérculo mayor
Incisura supraescapular
Cresta del tubérculo mayor (labio lateral)
Surco intertubercular
Escápula
Cresta del tubérculo menor (labio medial)
Cuello quirúrgico (*verde*)
Borde medial
Tubérculo infraglenoideo
Fosa subescapular
Tuberosidad deltoidea
Borde lateral
Ángulo inferior
Húmero
Cresta supraepicondílea lateral
Cresta supraepicondílea medial
Fosa radial
Fosa coronoidea
Epicóndilo lateral
Epicóndilo medial
Cabecita humeral
Tróclea
Cabeza del radio
Proceso coronoideo
Tuberosidad del radio
Tuberosidad de la ulna
A. Vista anterior
Radio
Ulna

Bíceps braquial (cabeza corta) y coracobraquial
Pectoral menor
Supraespinoso
Subescapular
Latísimo del dorso
Redondo mayor
Tríceps (cabeza larga)
Pectoral mayor
Subescapular
Deltoides
Serrato anterior
Coracobraquial
Braquial
Braquiorradial
Extensor radial largo del carpo (primer radial externo)
Pronador redondo
Origen del extensor común
Origen del flexor común
Braquial
Flexor superficial de los dedos
Bíceps braquial y su bolsa
Pronador redondo, cabeza ulnar
B. Vista anterior

Supraespinoso en la fosa supraespinosa
Espina de la escápula
Elevador de la escápula
Trapecio
Escápula
Acromion
Vientre inferior del omohioideo
Cabeza larga del bíceps braquial
Clavícula
Deltoides
Esternocleidomastoideo
Coracobraquial y cabeza corta del bíceps braquial
Proceso coracoideo
Pectoral mayor
C. Vista superior

2-34 **Huesos del miembro superior proximal**

A. Huesos, cara anterior. **B.** Sitios de inserción de los músculos, cara anterior. **C.** Sitios de inserción de los músculos, la clavícula y la escápula.

Las **fracturas de clavícula** son frecuentes, a menudo causadas por una fuerza indirecta transmitida desde una mano extendida a través de los huesos del antebrazo y el brazo hasta el hombro durante una caída. La fractura también puede ser el resultado de una caída directamente sobre el hombro. La porción más débil de la clavícula se encuentra en la unión de sus tercios medio y lateral.

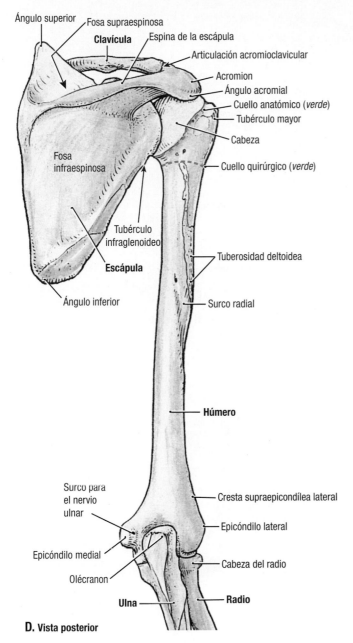

Ángulo superior
Fosa supraespinosa
Clavícula
Espina de la escápula
Articulación acromioclavicular
Acromion
Ángulo acromial
Cuello anatómico (*verde*)
Tubérculo mayor
Cabeza
Fosa infraespinosa
Cuello quirúrgico (*verde*)
Tubérculo infraglenoideo
Escápula
Ángulo inferior
Tuberosidad deltoidea
Surco radial
Húmero
Surco para el nervio ulnar
Cresta supraepicondílea lateral
Epicóndilo lateral
Epicóndilo medial
Cabeza del radio
Olécranon
Ulna
Radio

D. Vista posterior

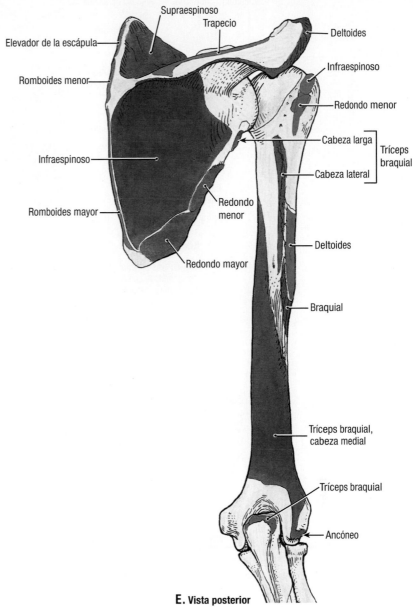

Supraespinoso
Trapecio
Deltoides
Elevador de la escápula
Romboides menor
Infraespinoso
Redondo menor
Infraespinoso
Cabeza larga
Cabeza lateral
Tríceps braquial
Romboides mayor
Redondo menor
Deltoides
Redondo mayor
Braquial
Tríceps braquial, cabeza medial
Tríceps braquial
Ancóneo

E. Vista posterior

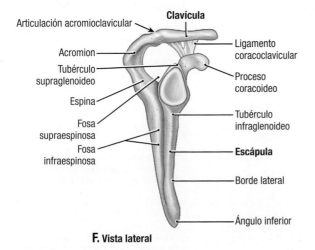

Articulación acromioclavicular
Clavícula
Acromion
Ligamento coracoclavicular
Tubérculo supraglenoideo
Proceso coracoideo
Espina
Fosa supraespinosa
Fosa infraespinosa
Tubérculo infraglenoideo
Escápula
Borde lateral
Ángulo inferior

F. Vista lateral

Huesos del miembro superior proximal (*continuación*) **2-34**

D. Características óseas, cara posterior. **E.** Sitios de inserción de los músculos, cara posterior. **F.** Cara lateral de la escápula.

Las **fracturas del cuello quirúrgico del húmero** son especialmente frecuentes en las personas mayores con **osteoporosis** (degeneración del hueso). Incluso una caída de baja energía sobre la mano, con la fuerza que se transmite a los huesos del antebrazo extendido, puede dar lugar a una fractura. Las **fracturas transversales de la diáfisis del húmero** suelen producirse por un golpe directo en el brazo. La fractura de la porción distal del húmero, cerca de los pliegues supraepicondíleos, es una **fractura supraepicondílea (supracondílea)**.

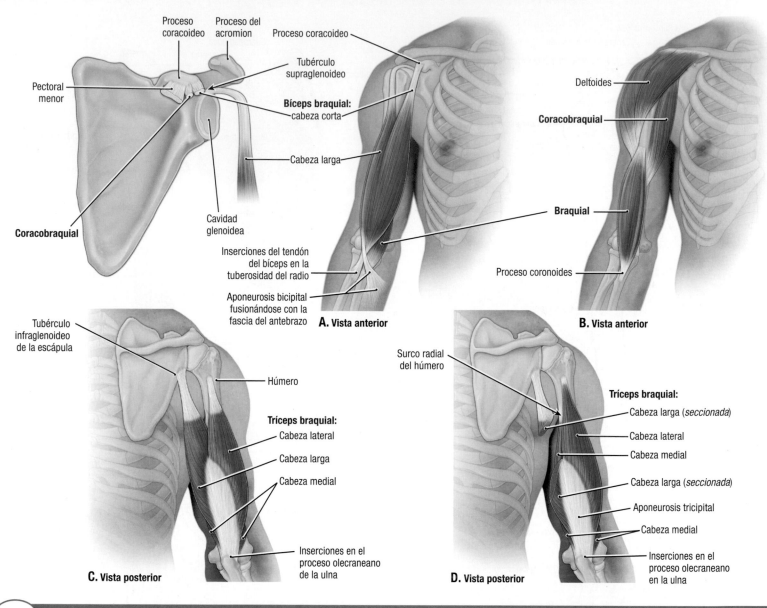

Proceso coracoideo — Proceso del acromion

Proceso coracoideo

Tubérculo supraglenoideo

Bíceps braquial: cabeza corta

Pectoral menor

Cabeza larga

Coracobraquial

Cavidad glenoidea

Inserciones del tendón del bíceps en la tuberosidad del radio

Aponeurosis bicipital fusionándose con la fascia del antebrazo

A. Vista anterior

Deltoides

Coracobraquial

Braquial

Proceso coronoides

B. Vista anterior

Tubérculo infraglenoideo de la escápula

Húmero

Tríceps braquial:

Cabeza lateral

Cabeza larga

Cabeza medial

Inserciones en el proceso olecraneano de la ulna

C. Vista posterior

Surco radial del húmero

Tríceps braquial:

Cabeza larga (*seccionada*)

Cabeza lateral

Cabeza medial

Cabeza larga (*seccionada*)

Aponeurosis tricipital

Cabeza medial

Inserciones en el proceso olecraneano en la ulna

D. Vista posterior

2-35   **Músculos del brazo**

TABLA 2-10   Músculos del brazo

Músculo	Inserción proximal	Inserción distal	Inervación	Acciones principales
Bíceps braquial	*Cabeza corta:* punta del proceso coracoideo de la escápula *Cabeza larga:* tubérculo supraglenoideo de la escápula y rodete glenoideo	Tuberosidad del radio y fascia del antebrazo a través de la aponeurosis bicipital	Nervio musculocutáneo (C5, **C6** y C7)	Supina el antebrazo y, cuando el antebrazo está en posición supina, flexiona la articulación del codo; la cabeza corta flexiona la articulación del hombro; la cabeza larga ayuda a estabilizar la articulación del hombro durante la abducción
Braquial	Mitad distal de la superficie anterior del húmero	Proceso coronoideo y tuberosidad de la ulna	Nervio musculocutáneo (C5-C7) y radial (C5-C7)	Flexiona la articulación del codo en todas las posiciones
Coracobraquial	Punta del proceso coracoideo de la escápula	Tercio medio de la superficie medial del húmero	Nervio musculocutáneo (C5, **C6** y C7)	Ayuda a la flexión y aducción de la articulación del hombro
Tríceps braquial	*Cabeza larga:* tubérculo infraglenoideo de la escápula *Cabeza lateral:* superficie posterior del húmero, superior al surco radial *Cabeza medial:* superficie posterior del húmero, inferior al surco radial	Extremo proximal del olécranon de la ulna y fascia del antebrazo	Nervio radial (C6, **C7** y **C8**)	Extiende la articulación del codo; la cabeza larga estabiliza la cabeza del húmero cuando la articulación del hombro está en abducción
Ancóneo	Epicóndilo lateral del húmero	Superficie lateral del olécranon y porción superior de la superficie posterior de la ulna	Nervio radial (C7-T1)	Ayuda al tríceps a extender la articulación del codo; estabiliza la articulación del codo; abduce la ulna durante la pronación

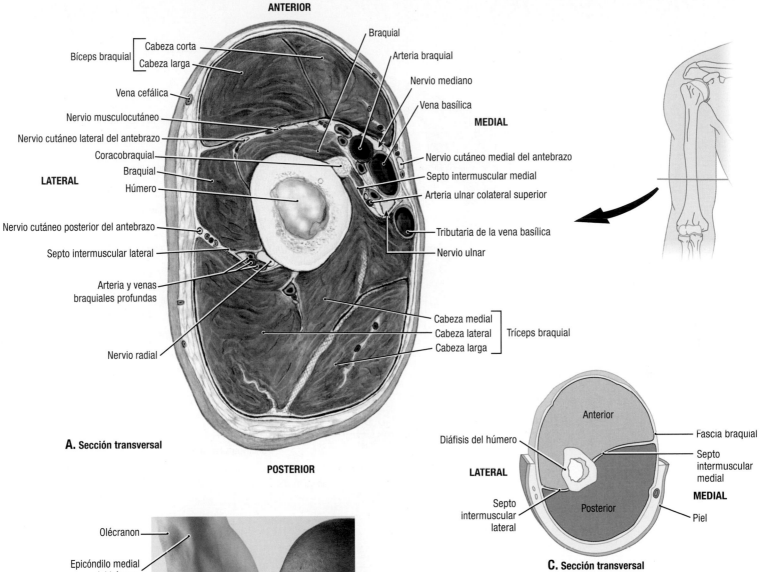

ANTERIOR

Bíceps braquial { Cabeza corta / Cabeza larga

Braquial

Arteria braquial

Nervio mediano

Vena cefálica

Vena basílica

MEDIAL

Nervio musculocutáneo

Nervio cutáneo lateral del antebrazo

Coracobraquial

Nervio cutáneo medial del antebrazo

LATERAL

Braquial

Septo intermuscular medial

Húmero

Arteria ulnar colateral superior

Nervio cutáneo posterior del antebrazo

Tributaria de la vena basílica

Septo intermuscular lateral

Nervio ulnar

Arteria y venas braquiales profundas

Cabeza medial

Cabeza lateral } Tríceps braquial

Cabeza larga

Nervio radial

A. Sección transversal

POSTERIOR

Anterior

Diáfisis del húmero

Fascia braquial

Septo intermuscular medial

LATERAL

MEDIAL

Septo intermuscular lateral

Posterior

Piel

C. Sección transversal

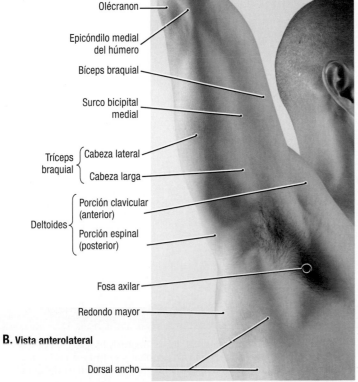

Olécranon

Epicóndilo medial del húmero

Bíceps braquial

Surco bicipital medial

Tríceps braquial { Cabeza lateral / Cabeza larga

Deltoides { Porción clavicular (anterior) / Porción espinal (posterior)

Fosa axilar

Redondo mayor

B. Vista anterolateral

Dorsal ancho

Compartimentos anterior y posterior del brazo 2-36

A. Sección anatómica. **B.** Anatomía de superficie. **C.** Compartimentos del brazo.

- Tres músculos (el bíceps braquial, el braquial y el coracobraquial) se encuentran en el compartimento anterior del brazo; el tríceps braquial se encuentra en el compartimento posterior.
- Los septos intermusculares medial y lateral separan estos dos grupos musculares.
- El nervio radial y la arteria braquial profunda, así como las venas que sirven al compartimento posterior, están en contacto con el surco radial del húmero.
- El nervio musculocutáneo, que inerva el compartimento anterior, se encuentra en el plano entre los músculos bíceps y braquial.
- El nervio mediano cruza sobre el lado medial de la arteria braquial.
- El nervio ulnar pasa posterior a la cara medial del músculo tríceps.

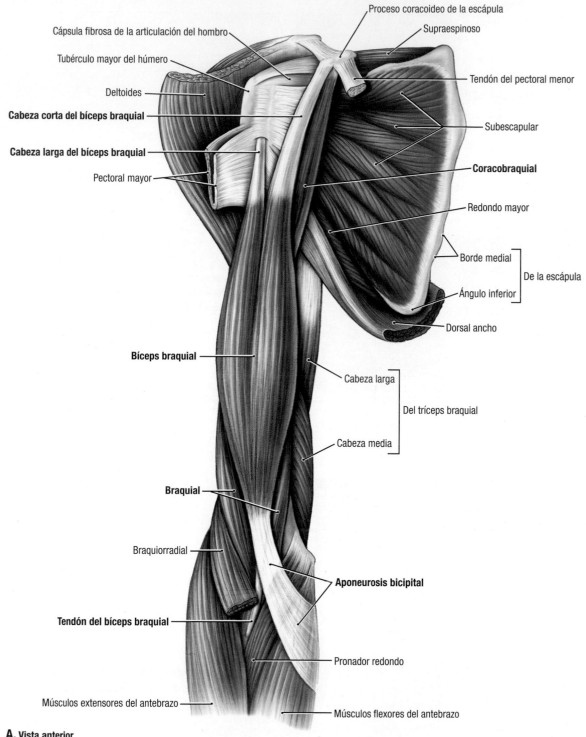

Proceso coracoideo de la escápula

Cápsula fibrosa de la articulación del hombro

Supraespinoso

Tubérculo mayor del húmero

Tendón del pectoral menor

Deltoides

Cabeza corta del bíceps braquial

Subescapular

Cabeza larga del bíceps braquial

Pectoral mayor

Coracobraquial

Redondo mayor

Borde medial

De la escápula

Ángulo inferior

Dorsal ancho

Bíceps braquial

Cabeza larga

Del tríceps braquial

Cabeza media

Braquial

Braquiorradial

Aponeurosis bicipital

Tendón del bíceps braquial

Pronador redondo

Músculos extensores del antebrazo

Músculos flexores del antebrazo

A. Vista anterior

2-37 **Músculos de la cara anterior del brazo I**

- El bíceps braquial tiene dos cabezas: una larga y otra corta.
- Cuando la articulación del codo está flexionada a 90°, el bíceps es un flexor desde la posición supinada del antebrazo, pero un supinador muy potente desde la posición pronada.

- Una banda membranosa triangular, la aponeurosis bicipital, va desde el tendón del bíceps a través de la fosa cubital y se fusiona con la fascia antebraquial (profunda) que cubre los músculos flexores del lado medial del antebrazo.

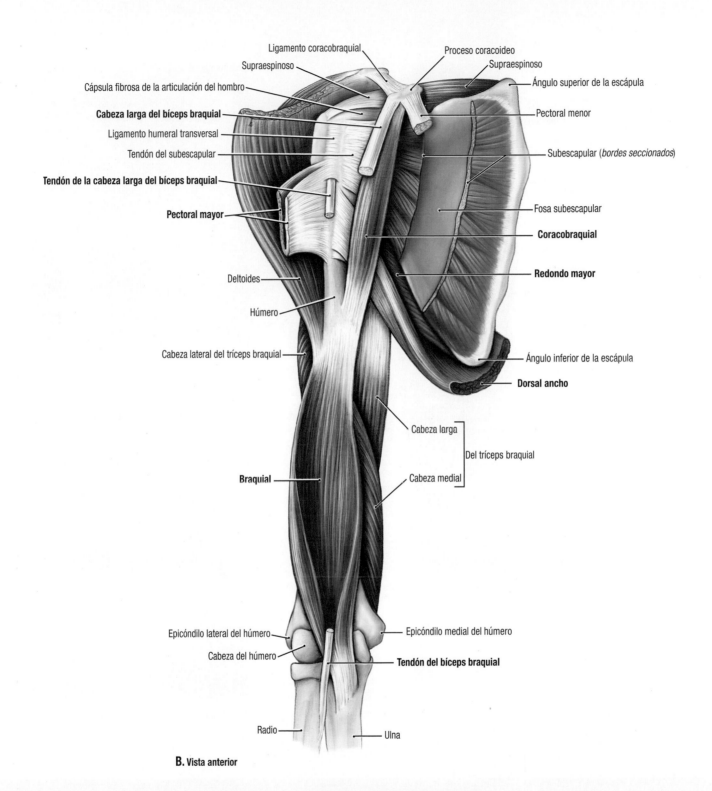

Ligamento coracobraquial

Proceso coracoideo

Supraespinoso

Supraespinoso

Cápsula fibrosa de la articulación del hombro

Ángulo superior de la escápula

Cabeza larga del bíceps braquial

Pectoral menor

Ligamento humeral transversal

Tendón del subescapular

Subescapular (*bordes seccionados*)

Tendón de la cabeza larga del bíceps braquial

Fosa subescapular

Pectoral mayor

Coracobraquial

Deltoides

Redondo mayor

Húmero

Cabeza lateral del tríceps braquial

Ángulo inferior de la escápula

Dorsal ancho

Cabeza larga

Del tríceps braquial

Braquial

Cabeza medial

Epicóndilo lateral del húmero

Epicóndilo medial del húmero

Cabeza del húmero

Tendón del bíceps braquial

Radio

Ulna

B. Vista anterior

Músculos de la cara anterior del brazo II

2-37

- El braquial, un músculo fusiforme aplanado, se encuentra en la parte posterior (profunda) del bíceps y produce la mayor cantidad de fuerza de flexión.
- El coracobraquial, un músculo alargado de la porción superomedial del brazo, es atravesado por el nervio musculocutáneo. Ayuda a la flexión y la aducción de la articulación del hombro.

- La **rotura del tendón de la cabeza larga del bíceps** suele ser consecuencia del sobreuso y de un tendón inflamado (**tendinitis del bíceps**). En general, el tendón se desgarra desde su inserción en el tubérculo supraglenoideo de la escápula. El vientre muscular desprendido forma una bola cerca del centro de la parte distal de la cara anterior del brazo.

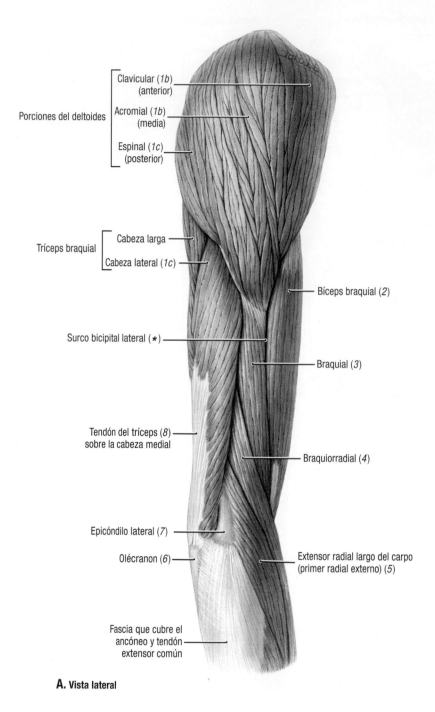

Porciones del deltoides
Clavicular (*1b*) (anterior)
Acromial (*1b*) (media)
Espinal (*1c*) (posterior)

Tríceps braquial
Cabeza larga
Cabeza lateral (*1c*)

Bíceps braquial (*2*)

Surco bicipital lateral (✱)

Braquial (*3*)

Tendón del tríceps (*8*) sobre la cabeza medial

Braquiorradial (*4*)

Epicóndilo lateral (*7*)

Olécranon (*6*)

Extensor radial largo del carpo (primer radial externo) (*5*)

Fascia que cubre el ancóneo y tendón extensor común

A. Vista lateral

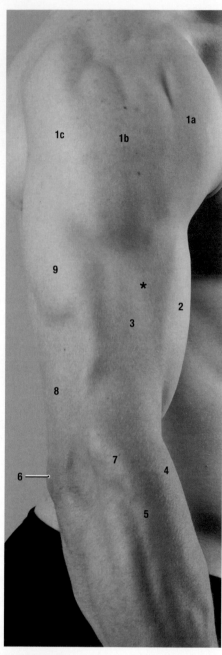

B. Vista lateral

2-38 **Músculos de la cara lateral del brazo**

A. Disección. Los números entre paréntesis se refieren a las estructuras de la *imagen B*. **B. Anatomía de superficie.**

La **atrofia del deltoides** se produce cuando el nervio axilar (C5 y C6) está gravemente dañado (p. ej., cuando se fractura el cuello quirúrgico del húmero). A medida que se atrofia el deltoides, el contorno redondeado del hombro desaparece. Esto da al hombro un aspecto aplanado y produce un ligero hueco distal del acromion. Puede producirse una pér-

dida de sensibilidad en la cara lateral de la porción proximal del brazo, la zona inervada por el cutáneo lateral superior del brazo. Para comprobar la fuerza del deltoides (o la función del nervio axilar), se abduce la articulación del hombro contra una resistencia, a partir de unos 15°. El supraespinoso inicia la abducción en la articulación del hombro.

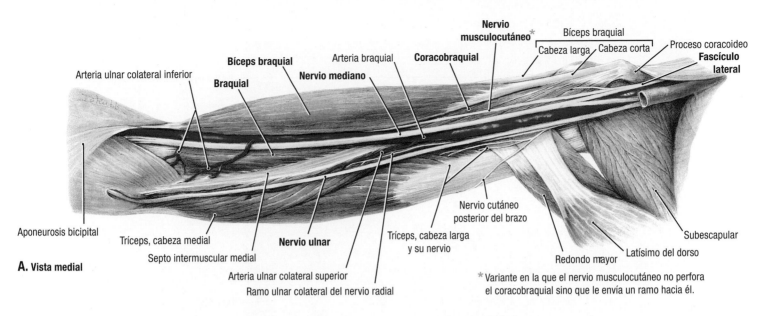

Nervio
musculocutáneo*

Bíceps braquial

Cabeza larga   Cabeza corta

Proceso coracoideo

Arteria ulnar colateral inferior

Bíceps braquial

Arteria braquial   **Coracobraquial**

**Fascículo
lateral**

Braquial   **Nervio mediano**

Aponeurosis bicipital

Tríceps, cabeza medial

Septo intermuscular medial

Arteria ulnar colateral superior

Ramo ulnar colateral del nervio radial

A. Vista medial

Nervio ulnar

Tríceps, cabeza larga
y su nervio

Nervio cutáneo
posterior del brazo

Redondo mayor   Latísimo del dorso

Subescapular

*Variante en la que el nervio musculocutáneo no perfora
el coracobraquial sino que le envía un ramo hacia él.

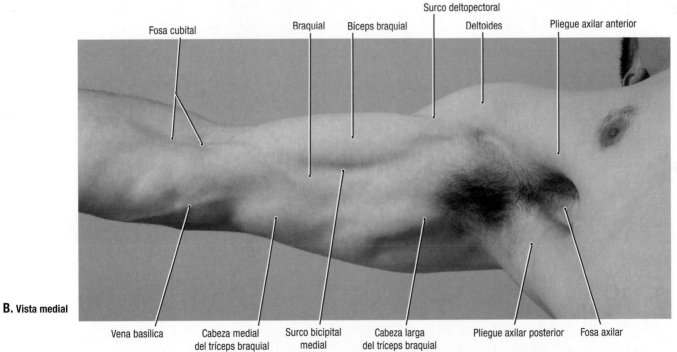

Fosa cubital   Braquial   Bíceps braquial

Surco deltopectoral

Deltoides

Pliegue axilar anterior

B. Vista medial

Vena basílica   Cabeza medial
del tríceps braquial   Surco bicipital
medial   Cabeza larga
del tríceps braquial   Pliegue axilar posterior   Fosa axilar

Cara medial del brazo   2-39

A. Disección. B. Anatomía de superficie.
- La arteria axilar pasa justo inferior de la punta del proceso coracoideo
  y sigue posterior al coracobraquial. En el borde inferior del redondo
  mayor, la arteria axilar cambia de nombre para convertirse en la
  arteria braquial y continúa en dirección distal sobre la cara anterior
  del braquial.
- Aunque las vías colaterales confieren cierta protección contra la
  oclusión gradual temporal y parcial, la oclusión completa repentina
  o la **laceración de la arteria braquial** crean una urgencia quirúrgica
  porque en pocas horas la isquemia puede tener como consecuencia
  la parálisis de los músculos.

- El nervio mediano se encuentra adyacente a las arterias axilares y
  braquiales; luego cruza la arteria de lateral a medial.
- En dirección proximal, el nervio ulnar se encuentra adyacente a la
  cara medial de la arteria, pasa medial al septo intermuscular medial
  y desciende por la cabeza medial del tríceps para pasar posterior al
  epicóndilo medial; aquí, el nervio ulnar es palpable.
- La arteria colateral ulnar (cubital) superior y el ramo colateral ulnar
  del nervio radial (a la cabeza medial del tríceps) acompañan al nervio
  ulnar en el brazo.

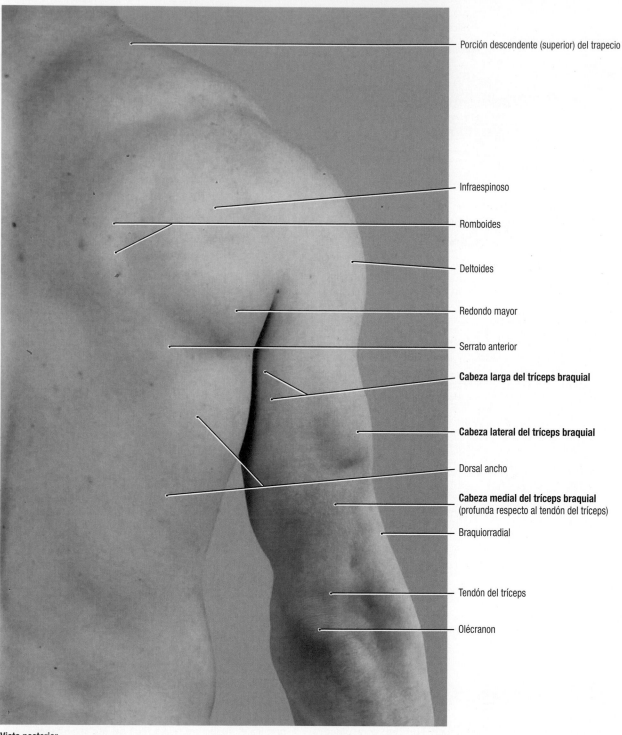

Porción descendente (superior) del trapecio

Infraespinoso

Romboides

Deltoides

Redondo mayor

Serrato anterior

Cabeza larga del tríceps braquial

Cabeza lateral del tríceps braquial

Dorsal ancho

Cabeza medial del tríceps braquial
(profunda respecto al tendón del tríceps)

Braquiorradial

Tendón del tríceps

Olécranon

Vista posterior

2-40   **Anatomía de superficie de la región escapular y de la cara posterior del brazo**

Las tres cabezas del tríceps braquial forman una protuberancia en la cara posterior del brazo y son identificables en un individuo delgado cuando la articulación del codo se extiende desde la posición de flexión contra una resistencia.

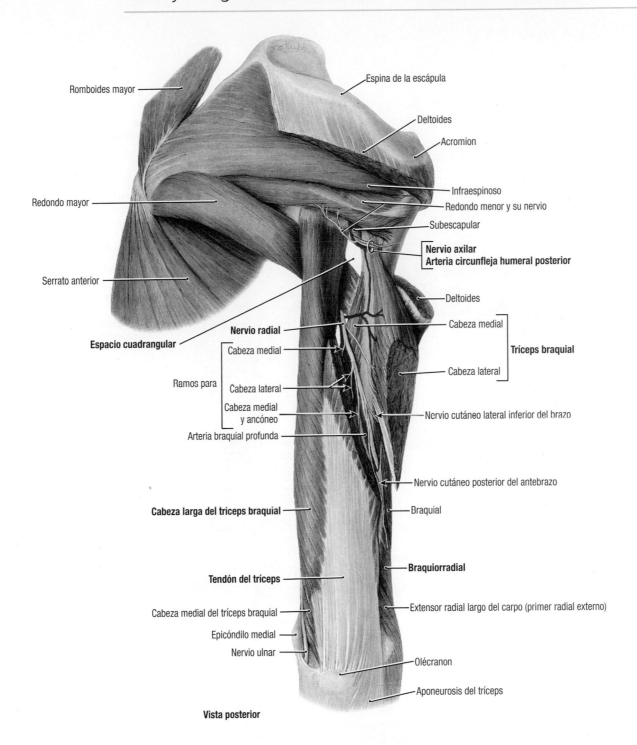

Romboides mayor

Espina de la escápula

Deltoides

Acromion

Infraespinoso

Redondo menor y su nervio

Redondo mayor

Subescapular

Nervio axilar
Arteria circunfleja humeral posterior

Serrato anterior

Deltoides

Nervio radial

Cabeza medial

Espacio cuadrangular

Tríceps braquial

Cabeza medial

Cabeza lateral

Ramos para

Cabeza lateral

Cabeza medial
y ancóneo

Nervio cutáneo lateral inferior del brazo

Arteria braquial profunda

Nervio cutáneo posterior del antebrazo

Cabeza larga del tríceps braquial

Braquial

Braquiorradial

Tendón del tríceps

Extensor radial largo del carpo (primer radial externo)

Cabeza medial del tríceps braquial

Epicóndilo medial

Nervio ulnar

Olécranon

Aponeurosis del tríceps

Vista posterior

Tríceps braquial y nervios relacionados   **2-41**

- La cabeza lateral se ha reflejado en dirección lateral y la cabeza medial se encuentra unida a la superficie profunda del tendón del tríceps, que se fija en el olécranon.
- El nervio radial y la arteria braquial profunda pasan entre las inserciones proximales de las cabezas lateral y medial del tríceps braquial en el tercio medio del brazo, contactando directamente con el surco radial del húmero.
- **Fractura de la mitad del brazo.** El tercio medio del brazo es un lugar frecuente de fracturas del húmero, a menudo con **un traumatismo del nervio radial** asociado. Cuando el nervio radial se lesiona en el surco radial, el músculo tríceps braquial en general solo se debilita

porque solo está afectada la cabeza medial. Sin embargo, los músculos del compartimento posterior del antebrazo, inervado por ramos más distales del nervio radial, están paralizados. El signo clínico característico de la lesión del nervio radial es la **caída de la muñeca** (incapacidad para extender la articulación del carpo y los dedos en las articulaciones metacarpofalángicas).
- El nervio axilar pasa por el espacio cuadrangular junto con la arteria circunfleja humeral posterior.
- El nervio ulnar sigue el borde medial del tríceps y luego pasa posterior al epicóndilo medial.

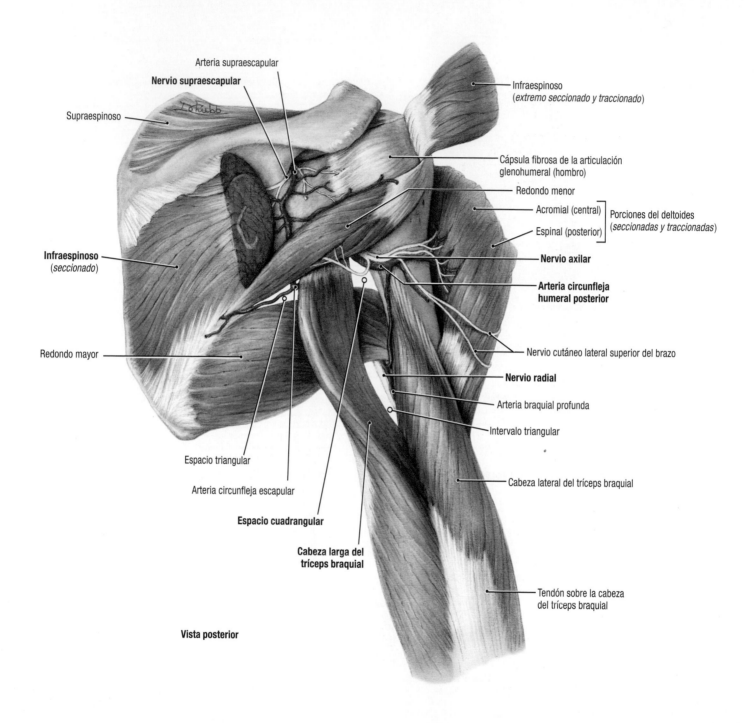

Arteria supraescapular

Nervio supraescapular

Supraespinoso

Infraespinoso
(*extremo seccionado y traccionado*)

Cápsula fibrosa de la articulación
glenohumeral (hombro)

Redondo menor

Acromial (central) ⎤ Porciones del deltoides
Espinal (posterior) ⎦ (*seccionadas y traccionadas*)

Infraespinoso
(*seccionado*)

Nervio axilar

**Arteria circunfleja
humeral posterior**

Redondo mayor

Nervio cutáneo lateral superior del brazo

Nervio radial

Arteria braquial profunda

Intervalo triangular

Espacio triangular

Arteria circunfleja escapular

Cabeza lateral del tríceps braquial

Espacio cuadrangular

**Cabeza larga del
tríceps braquial**

Tendón sobre la cabeza
del tríceps braquial

Vista posterior

2-42 **Regiones dorsal escapular y subdeltoidea**

- El músculo infraespinoso, ayudado por el redondo menor y la porción espinal (posterior) del músculo deltoides, rota la articulación del hombro en dirección lateral.
- La cabeza larga del músculo tríceps pasa entre los músculos redondos menor y mayor, y separa el espacio cuadrangular del espacio triangular.
- En cuanto a la distribución de los nervios supraescapular y axilar, cada uno nace en C5 y C6; cada uno inerva estos dos músculos: el nervio supraescapular inerva el supraespinoso y el infraespinoso, mientras que el nervio axilar inerva los músculos redondo menor y deltoides.

Ambos inervan la articulación del hombro, pero solo el axilar tiene un ramo cutáneo.
- La **lesión del nervio axilar** puede producirse cuando se luxa la articulación glenohumeral (hombro) debido a su estrecha relación con la porción inferior de la cápsula articular. El desplazamiento subglenoideo de la cabeza del húmero en el espacio cuadrangular puede dañar el nervio axilar. En la lesión del nervio axilar se puede ver una parálisis del deltoides y una pérdida de sensibilidad en la cara lateral de la sección proximal del brazo.

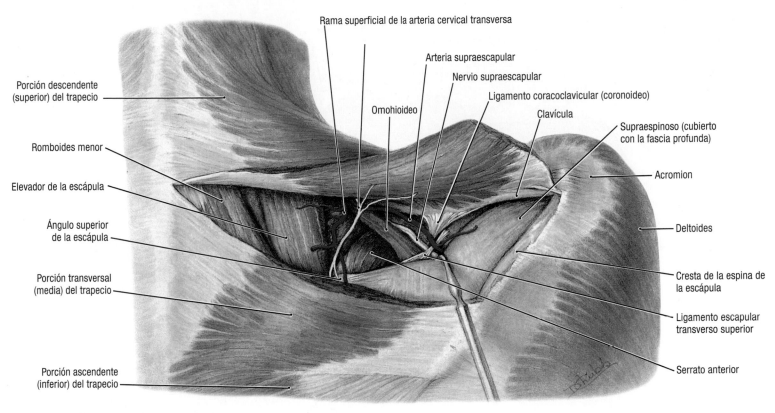

Rama superficial de la arteria cervical transversa

Arteria supraescapular

Nervio supraescapular

Porción descendente (superior) del trapecio

Omohioideo

Ligamento coracoclavicular (coronoideo)

Clavícula

Supraespinoso (cubierto con la fascia profunda)

Romboides menor

Acromion

Elevador de la escápula

Ángulo superior de la escápula

Deltoides

Porción transversal (media) del trapecio

Cresta de la espina de la escápula

Ligamento escapular transverso superior

Porción ascendente (inferior) del trapecio

Serrato anterior

A. Vista posterior

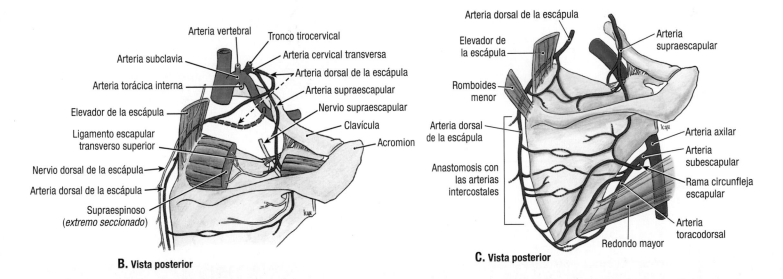

Arteria vertebral

Tronco tirocervical

Arteria subclavia

Arteria cervical transversa

Arteria torácica interna

Arteria dorsal de la escápula

Arteria supraescapular

Nervio supraescapular

Elevador de la escápula

Ligamento escapular transverso superior

Clavícula

Acromion

Nervio dorsal de la escápula

Arteria dorsal de la escápula

Supraespinoso (*extremo seccionado*)

B. Vista posterior

Arteria dorsal de la escápula

Elevador de la escápula

Arteria supraescapular

Romboides menor

Arteria dorsal de la escápula

Arteria axilar

Arteria subescapular

Anastomosis con las arterias intercostales

Rama circunfleja escapular

Arteria toracodorsal

Redondo mayor

C. Vista posterior

Región supraescapular

A. Disección. La porción transversal del músculo trapecio se ha reflejado a nivel del ángulo superior de la escápula. **B. Arterias supraescapular y dorsal de la escápula. C. Anastomosis escapular.**

Varias arterias se unen para formar anastomosis en las superficies anterior y posterior de la escápula. La importancia de la circulación colateral que posibilitan estas anastomosis se pone de manifiesto cuando se requiere una

ligadura de una arteria subclavia o axilar laceradas; también cuando hay oclusión de estos vasos. La dirección del flujo sanguíneo en la arteria subescapular se invierte entonces, permitiendo que la sangre llegue a la tercera porción de la arteria axilar. A diferencia de una oclusión repentina, la oclusión lenta de una arteria suele permitir que se desarrolle una circulación colateral suficiente, evitando la **isquemia** (falta de sangre).

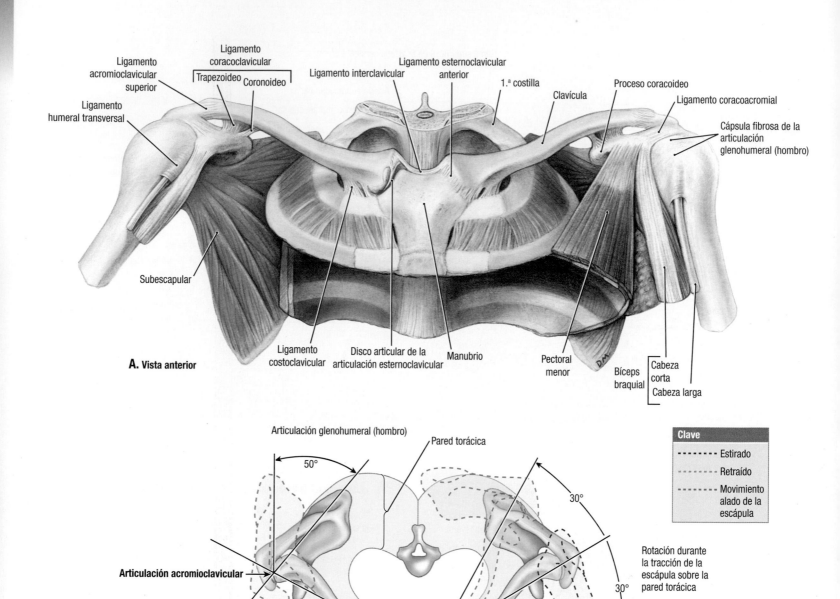

A. Vista anterior

B. Vista superior

Clave

········· Estirado
········· Retraído
- - - - - Movimiento alado de la escápula

2-44 **Cinturón del miembro superior (cintura escapular)**

A. Ligamentos del cinturón del miembro superior. B. Movimientos claviculares y escapulares en las articulaciones esternoclavicular y acromioclavicular. Los movimientos incluyen la rotación, la protracción y la retracción de la escápula sobre la pared torácica y el movimiento alado de la escápula. La elevación y la depresión también afectan a estas articulaciones.

- La región del hombro incluye las articulaciones esternoclavicular, acromioclavicular y del hombro (glenohumeral); la movilidad de la clavícula es esencial para el movimiento del miembro superior.
- La articulación esternoclavicular es la única que conecta el miembro

superior (esqueleto apendicular) con el tronco (esqueleto axial).
- El disco articular de la articulación esternoclavicular divide la cavidad articular en dos partes y se une en dirección superior a la clavícula y en dirección inferior al primer cartílago costal; el disco resiste el desplazamiento superior y medial de la clavícula.

  Parálisis del serrato anterior. Obsérvese que cuando el serrato anterior está paralizado debido a una lesión del nervio torácico largo (*parte B*), el borde medial de la escápula se aleja en dirección lateral y posterior respecto a la pared torácica, dando a la escápula el aspecto de un ala (**escápula alada**) (*véase* comentario clínico de la fig. 2-29).

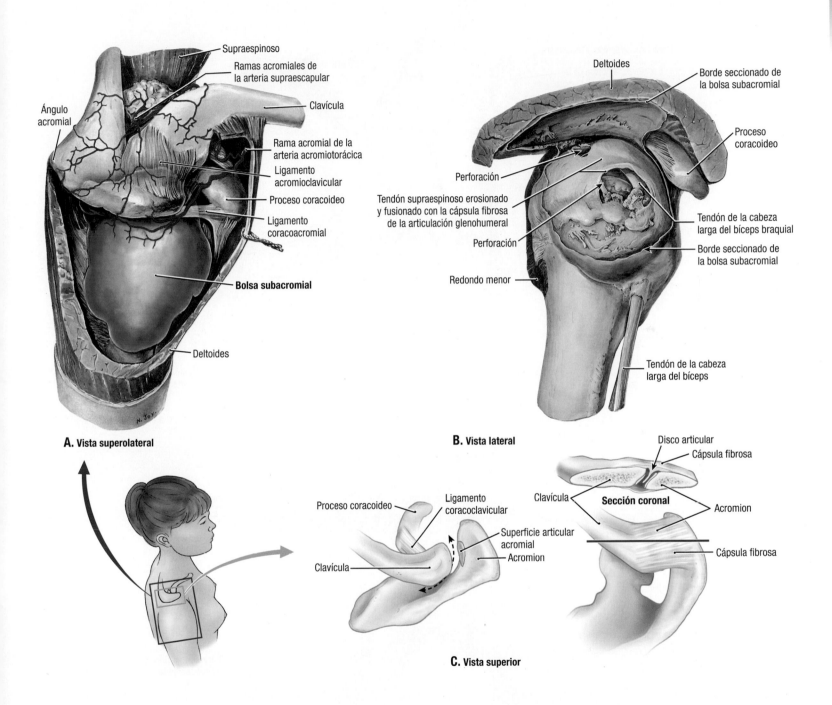

Supraespinoso

Ramas acromiales de la arteria supraescapular

Clavícula

Ángulo acromial

Rama acromial de la arteria acromiotorácica

Ligamento acromioclavicular

Proceso coracoideo

Ligamento coracoacromial

Bolsa subacromial

Deltoides

A. Vista superolateral

Deltoides

Borde seccionado de la bolsa subacromial

Proceso coracoideo

Perforación

Tendón supraespinoso erosionado y fusionado con la cápsula fibrosa de la articulación glenohumeral

Perforación

Redondo menor

Tendón de la cabeza larga del bíceps braquial

Borde seccionado de la bolsa subacromial

Tendón de la cabeza larga del bíceps

B. Vista lateral

Proceso coracoideo

Ligamento coracoclavicular

Clavícula

Superficie articular acromial

Acromion

Disco articular

Cápsula fibrosa

Clavícula

Sección coronal

Acromion

Cápsula fibrosa

C. Vista superior

Bolsa subacromial y articulación acromioclavicular **2-45**

A. Bolsa subacromial. La bolsa ha sido inyectada con látex púrpura.
B. Desgaste del tendón del supraespinoso. Como resultado del desgaste por exceso de uso del tendón del supraespinoso y la cápsula subyacente, la bolsa subacromial y la articulación del hombro entran en comunicación. La porción intracapsular del tendón de la cabeza larga del músculo bíceps se deshilacha, quedando adherida al surco intertubercu-lar. De 95 sujetos de la sala de disección del laboratorio del Dr. Grant, ninguno de los 18 menores de 50 años tenía una perforación, pero 4 de los 19 que tenían entre 50 y 60 años, así como 23 de los 57 mayores de 60 años, tenían perforaciones. La perforación fue bilateral en 11 sujetos y unilateral en 14.
C. Articulación acromioclavicular.

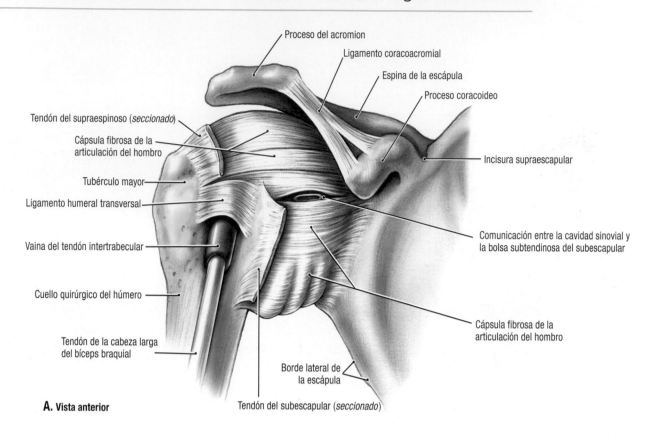

Proceso del acromion

Ligamento coracoacromial

Espina de la escápula

Proceso coracoideo

Tendón del supraespinoso (*seccionado*)

Cápsula fibrosa de la articulación del hombro

Tubérculo mayor

Ligamento humeral transversal

Incisura supraescapular

Vaina del tendón intertrabecular

Cuello quirúrgico del húmero

Comunicación entre la cavidad sinovial y la bolsa subtendinosa del subescapular

Cápsula fibrosa de la articulación del hombro

Tendón de la cabeza larga del bíceps braquial

Borde lateral de la escápula

Tendón del subescapular (*seccionado*)

A. Vista anterior

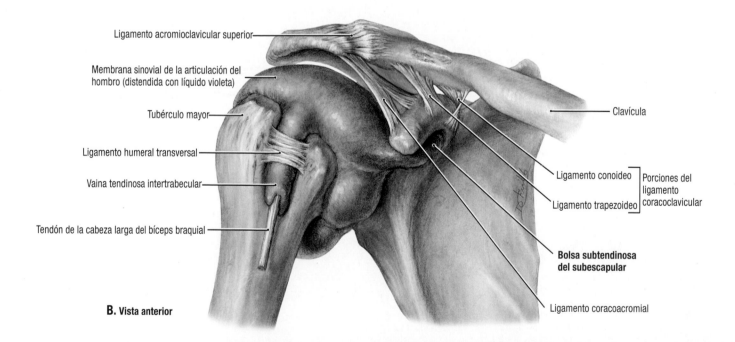

Ligamento acromioclavicular superior

Membrana sinovial de la articulación del hombro (distendida con líquido violeta)

Tubérculo mayor

Ligamento humeral transversal

Vaina tendinosa intertrabecular

Tendón de la cabeza larga del bíceps braquial

Clavícula

Ligamento conoideo ⎤ Porciones del ligamento coracoclavicular
Ligamento trapezoideo ⎦

Bolsa subtendinosa del subescapular

Ligamento coracoacromial

B. Vista anterior

2-46 **Ligamentos y cápsula articular de la articulación glenohumeral (hombro)**

A. Cápsula fibrosa.
- La cápsula fibrosa laxa se inserta en la cavidad glenoidea y el cuello anatómico del húmero.
- El fuerte ligamento coracoclavicular suporciona estabilidad a la articulación acromioclavicular e impide que la escápula se desplace

en sentido medial y que el acromion se desplace en sentido inferior respecto a la clavícula.
- El ligamento coracoacromial impide el desplazamiento de la cabeza del húmero en dirección superior.

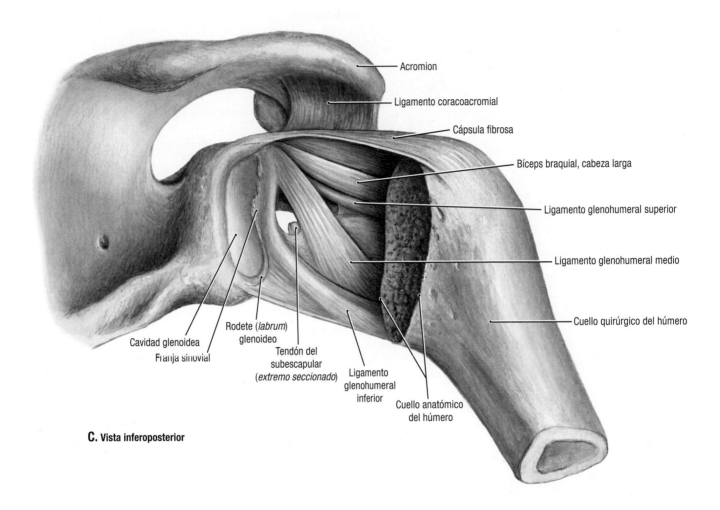

Acromion

Ligamento coracoacromial

Cápsula fibrosa

Bíceps braquial, cabeza larga

Ligamento glenohumeral superior

Ligamento glenohumeral medio

Cuello quirúrgico del húmero

Cavidad glenoidea
Franja sinovial

Rodete (*labrum*) glenoideo

Tendón del subescapular (*extremo seccionado*)

Ligamento glenohumeral inferior

Cuello anatómico del húmero

C. Vista inferoposterior

Ligamentos y cápsula articular de la articulación glenohumeral (hombro) *(continuación)* **2-46**

B. Membrana sinovial de la cápsula articular. La membrana sinovial recubre la cápsula fibrosa y tiene dos prolongaciones: 1) donde forma una vaina sinovial para el tendón de la cabeza larga del músculo bíceps en su túnel osteofibroso y 2) profunda respecto al proceso coracoideo, donde forma una bolsa entre el tendón del subescapular y el borde de la cavidad glenoidea: la bolsa subtendinosa del subescapular. **C. Ligamentos glenohumerales vistos desde el interior de la articulación del hombro.**

• La articulación se expone desde la cara posterior seccionando la porción posteroinferior más fina de la cápsula y separando la cabeza del húmero.

• Los ligamentos glenohumerales son visibles desde el interior de la articulación, pero no se ven fácilmente desde el exterior.

• Los ligamentos glenohumerales y el tendón de la cabeza larga del músculo bíceps braquial convergen en el tubérculo supraglenoideo.

• El delgado ligamento glenohumeral superior se encuentra paralelo al tendón de la cabeza larga del bíceps braquial. El ligamento medio está libre en dirección medial porque la bolsa subtendinosa del subescapular se comunica con la cavidad articular; por lo general, hay un solo sitio de comunicación. En este individuo, hay aperturas a ambos lados del ligamento.

Debido a su libertad de movimiento e inestabilidad, la articulación glenohumeral suele luxarse por una lesión directa o indirecta. La mayoría de las **luxaciones de la cabeza del húmero** se producen en dirección descendente (inferior), pero se describen clínicamente como luxaciones anteriores o (más rara vez) posteriores, indicando si la cabeza del húmero ha descendido anterior o posterior al tubérculo infraglenoideo y la cabeza larga del tríceps. La luxación anterior de la articulación glenohumeral se produce con mayor frecuencia en los adultos jóvenes, en especial en los deportistas. Suele ser causada por una excesiva extensión y rotación lateral del húmero.

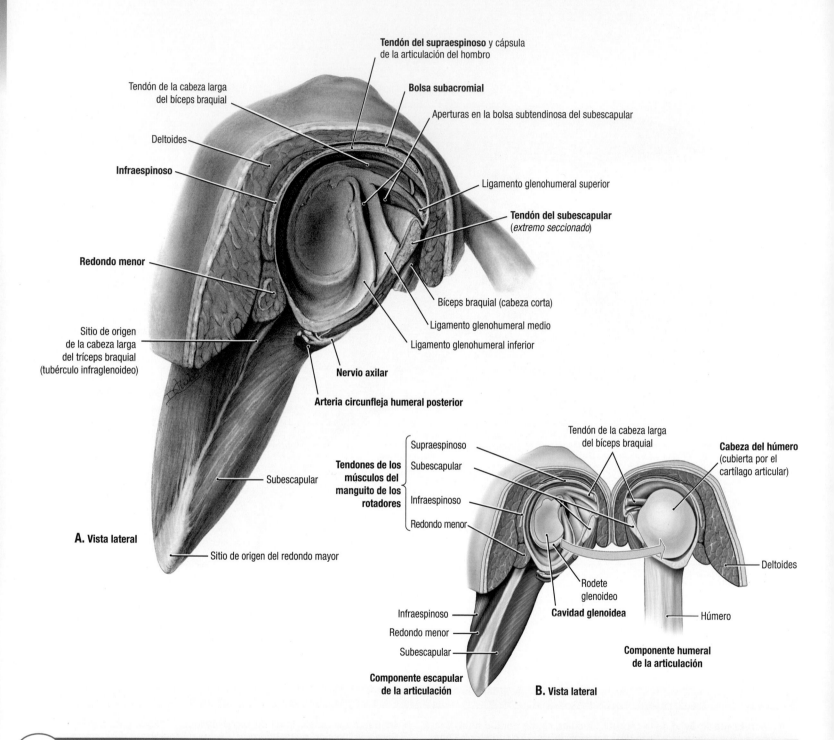

Tendón del supraespinoso y cápsula
de la articulación del hombro

Tendón de la cabeza larga
del bíceps braquial

Bolsa subacromial

Apertura en la bolsa subtendinosa del subescapular

Deltoides

Infraespinoso

Ligamento glenohumeral superior

Tendón del subescapular
(*extremo seccionado*)

Redondo menor

Bíceps braquial (cabeza corta)

Ligamento glenohumeral medio

Sitio de origen
de la cabeza larga
del tríceps braquial
(tubérculo infraglenoideo)

Ligamento glenohumeral inferior

Nervio axilar

Arteria circunfleja humeral posterior

Subescapular

A. Vista lateral

Sitio de origen del redondo mayor

Supraespinoso

Tendón de la cabeza larga
del bíceps braquial

Cabeza del húmero
(cubierta por el
cartílago articular)

Subescapular

**Tendones de los
músculos del
manguito de los
rotadores**

Infraespinoso

Redondo menor

Deltoides

Infraespinoso

Rodete
glenoideo

Redondo menor

Cavidad glenoidea

Húmero

Subescapular

**Componente escapular
de la articulación**

B. Vista lateral

**Componente humeral
de la articulación**

2-47 **Interior de la articulación glenohumeral (hombro) y relación con el manguito de los rotadores**

A. Componente escapular de la articulación y el manguito. **B.** Revisión
de la articulación y el manguito.
- La bolsa subacromial se encuentra entre el acromion y el deltoides en
dirección superior y el tendón del supraespinoso en dirección inferior.
- Los cuatro músculos cortos del manguito de los rotadores (supraespinoso, infraespinoso, redondo menor y subescapular) cruzan la articulación glenohumeral y se unen con la cápsula.
- El nervio axilar y la arteria circunfleja humeral posterior están en contacto
con la cápsula inferior y pueden lesionarse cuando se luxa la articulación
glenohumeral.

- La inflamación y la calcificación de la bolsa subacromial provocan
dolor espontáneo y a la palpación, así como limitación del movimiento
de la articulación glenohumeral. Esta afección también se conoce
como *bursitis escapulohumeral calcificada*. El depósito de calcio en
el tendón del supraespinoso puede irritar la bolsa subacromial suprayacente produciendo una reacción inflamatoria, la **bursitis subacromial**.

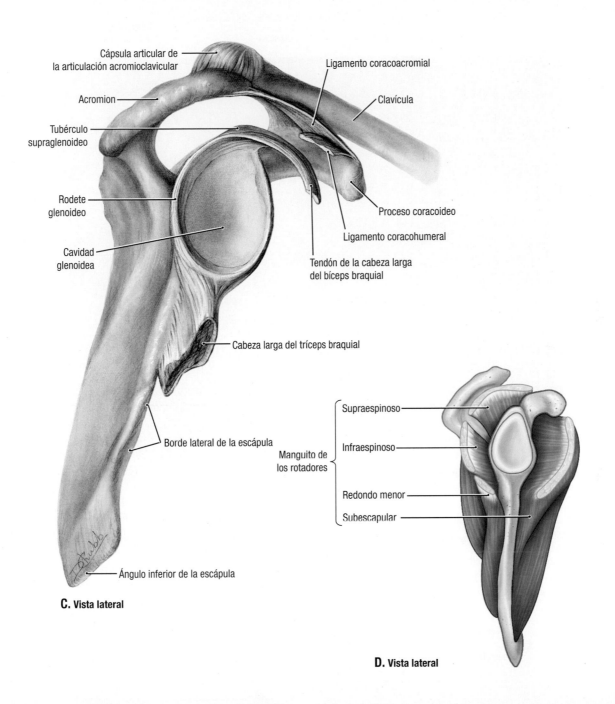

Cápsula articular de
la articulación acromioclavicular

Ligamento coracoacromial

Acromion

Clavícula

Tubérculo
supraglenoideo

Rodete
glenoideo

Proceso coracoideo

Ligamento coracohumeral

Cavidad
glenoidea

Tendón de la cabeza larga
del bíceps braquial

Cabeza larga del tríceps braquial

Borde lateral de la escápula

Supraespinoso

Infraespinoso

Manguito de
los rotadores

Redondo menor

Subescapular

Ángulo inferior de la escápula

C. Vista lateral

D. Vista lateral

Interior de la articulación glenohumeral (hombro) y relación con el manguito de los rotadores *(continuación)* **2-47**

C. Elementos de la escápula. **D.** Músculos del manguito de los rotadores
y su relación con la cavidad glenoidea.
- El arco coracoacromial (proceso coracoideo, ligamento coracoacromial y
acromion) impide el desplazamiento superior de la cabeza del húmero.
- La cabeza larga del músculo tríceps braquial nace justo inferior a la
cavidad glenoidea; la cabeza larga del bíceps, justo superior.
- La función principal del manguito de los rotadores musculotendinoso
es sostener la gran cabeza del húmero en la cavidad glenoidea, más
pequeña y somera, de la escápula, tanto durante el estado relajado
(por contracción tónica) como durante la abducción activa.

El **desgarro del rodete glenoideo fibrocartilaginoso** se produce con
frecuencia en los atletas de lanzamientos (p. ej., una pelota de béisbol) y
en aquellos que tienen inestabilidad del hombro y subluxación (luxación
parcial) de la articulación glenohumeral. El desgarro suele ser consecuencia de una contracción repentina del bíceps o de una subluxación forzada
de la cabeza del húmero sobre el rodete glenoideo. Por lo general, el
desgarro ocurre en la parte anterior y superior al rodete.

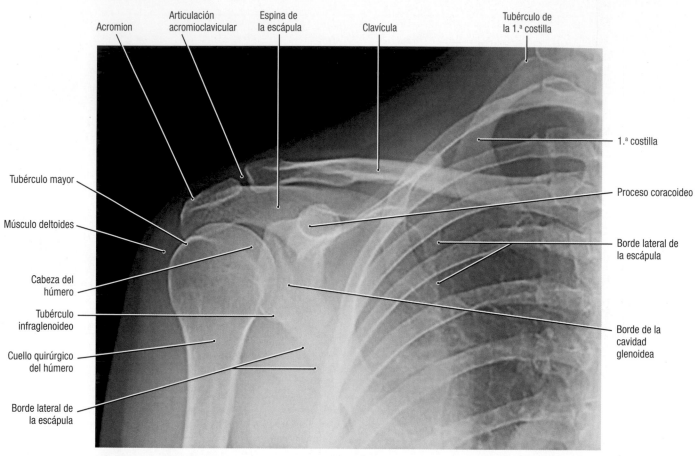

Acromion

Articulación acromioclavicular

Espina de la escápula

Clavícula

Tubérculo de la 1.ª costilla

Tubérculo mayor

Músculo deltoides

Cabeza del húmero

Tubérculo infraglenoideo

Cuello quirúrgico del húmero

Borde lateral de la escápula

1.ª costilla

Proceso coracoideo

Borde lateral de la escápula

Borde de la cavidad glenoidea

A. Radiografía anteroposterior

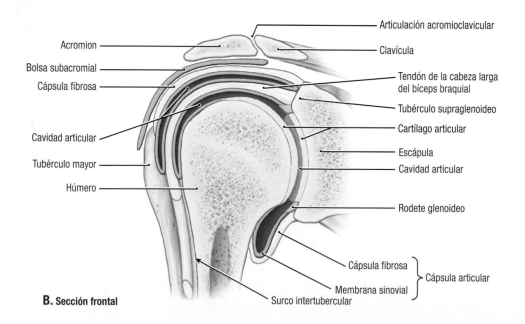

Acromion

Bolsa subacromial

Cápsula fibrosa

Cavidad articular

Tubérculo mayor

Húmero

Articulación acromioclavicular

Clavícula

Tendón de la cabeza larga del bíceps braquial

Tubérculo supraglenoideo

Cartílago articular

Escápula

Cavidad articular

Rodete glenoideo

Cápsula fibrosa

Membrana sinovial

Cápsula articular

Surco intertubercular

B. Sección frontal

2-48 **Imágenes de la articulación glenohumeral (hombro)**

A. Estudio radiográfico del hombro. **B.** Sección anatómica de la articulación para mostrar la ubicación de la bolsa subacromial y la cavidad articular.

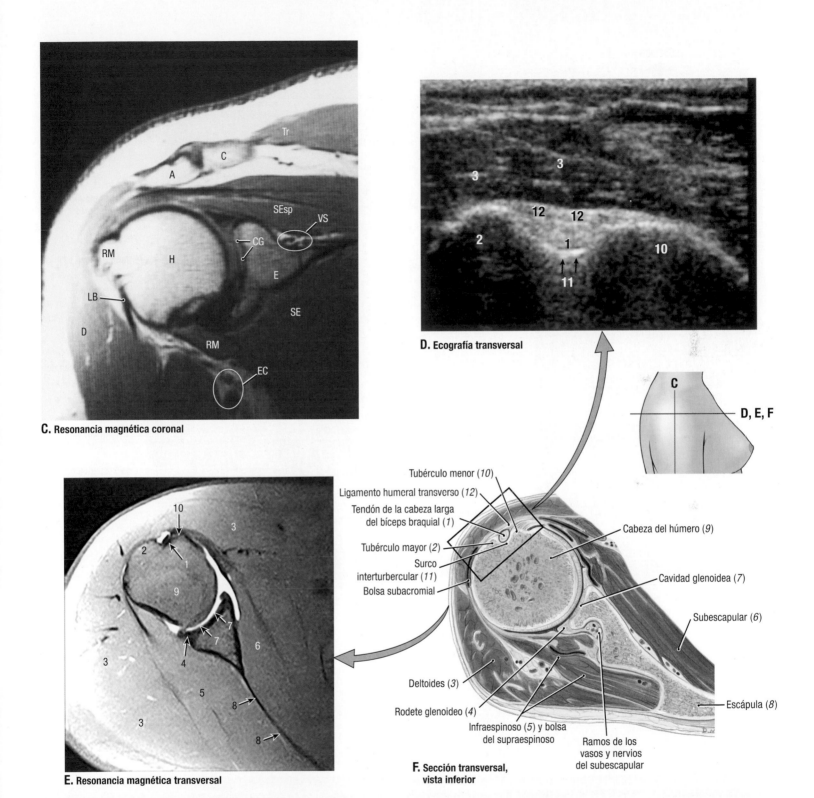

C. Resonancia magnética coronal

D. Ecografía transversal

Tubérculo menor (*10*)
Ligamento humeral transverso (*12*)
Tendón de la cabeza larga del bíceps braquial (*1*)
Tubérculo mayor (*2*)
Surco interturbercular (*11*)
Bolsa subacromial

Cabeza del húmero (*9*)
Cavidad glenoidea (*7*)
Subescapular (*6*)
Escápula (*8*)

Deltoides (*3*)
Rodete glenoideo (*4*)
Infraespinoso (*5*) y bolsa del supraespinoso
Ramos de los vasos y nervios del subescapular

E. Resonancia magnética transversal

F. Sección transversal, vista inferior

Imágenes de la articulación glenohumeral (hombro) (*continuación*)

2-48

C. Resonancia magnética que incluye tanto el hombro como las articulaciones acromioclaviculares. *A:* acromion; *C:* clavícula; *CG:* cavidad glenoidea; *D:* deltoides; *E:* escápula; *EC:* espacio cuadrangular; *H:* cabeza del húmero; *LB:* cabeza larga del bíceps braquial; *RM:* redondo (*retes*) menor; *SE:* subescapular; *SEsp:* supraespinoso; *TM:* cresta del tubérculo mayor; *Tr:* trapecio; *VS:* vasos y nervio supraescapulares. **D. Ecografía del tendón de la cabeza larga del bíceps** (zona indicada en la *imagen F*). **E. Resonancia magnética con agente de contraste en la cavidad sinovial. F. Corte anatómico.** Los números de la *imagen F* se refieren a las estructuras etiquetadas en las *imágenes D y E*.

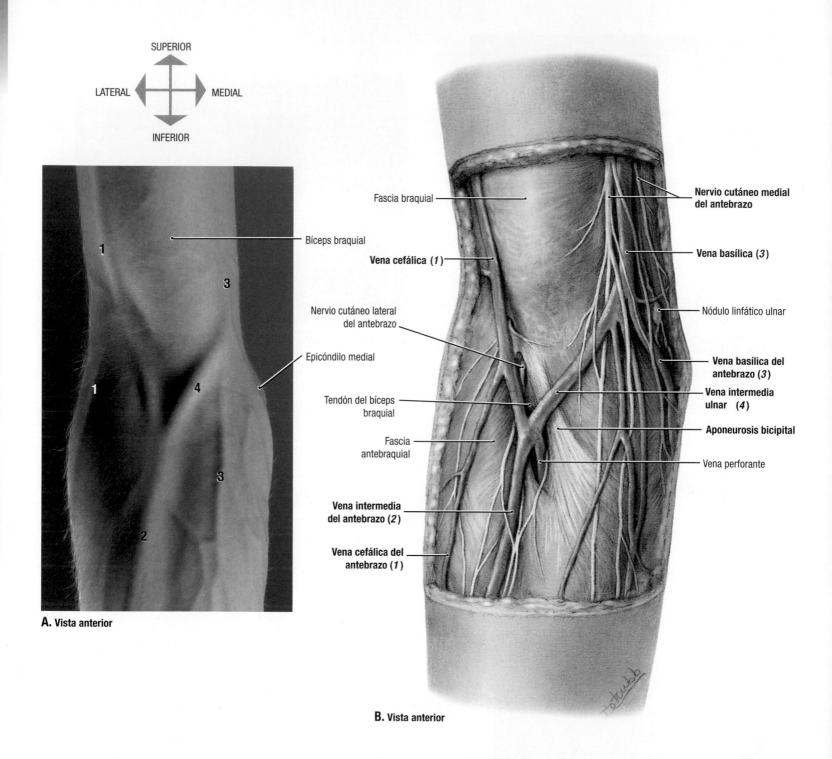

SUPERIOR

LATERAL — MEDIAL

INFERIOR

1

3

1

4

3

2

A. Vista anterior

Fascia braquial

Bíceps braquial

Vena cefálica (*1*)

Nervio cutáneo lateral
del antebrazo

Tendón del bíceps
braquial

Fascia
antebraquial

**Vena intermedia
del antebrazo (*2*)**

**Vena cefálica del
antebrazo (*1*)**

Epicóndilo medial

**Nervio cutáneo medial
del antebrazo**

Vena basílica (*3*)

Nódulo linfático ulnar

**Vena basílica del
antebrazo (*3*)**

**Vena intermedia
ulnar   (*4*)**

Aponeurosis bicipital

Vena perforante

B. Vista anterior

Fosa cubital: anatomía de superficie y disección superficial

A. Anatomía de superficie. B. Nervios cutáneos y venas superficiales.
Los números entre paréntesis se refieren a las estructuras de la *imagen A*.
- La fosa cubital es un espacio triangular (compartimento) distal del pliegue del codo, cubierto por una fascia profunda.
- En el antebrazo, las venas superficiales (cefálica, mediana, basílica y sus venas de conexión) forman un patrón variable en forma de «M».
- Las venas cefálica y basílica ocupan los surcos intertuberculares, uno a cada lado del bíceps braquial. En el surco intertubercular lateral, el

nervio cutáneo lateral del antebrazo aparece justo superior al pliegue del codo; en el surco bicipital medial, el nervio cutáneo medial del antebrazo se vuelve cutáneo aproximadamente en el punto medio del brazo.
- La fosa cubital es el lugar habitual para la **toma de muestras y la transfusión de sangre e inyecciones intravenosas,** debido a la prominencia y accesibilidad de las venas. En general, se selecciona la vena ulnar mediana o la vena basílica.

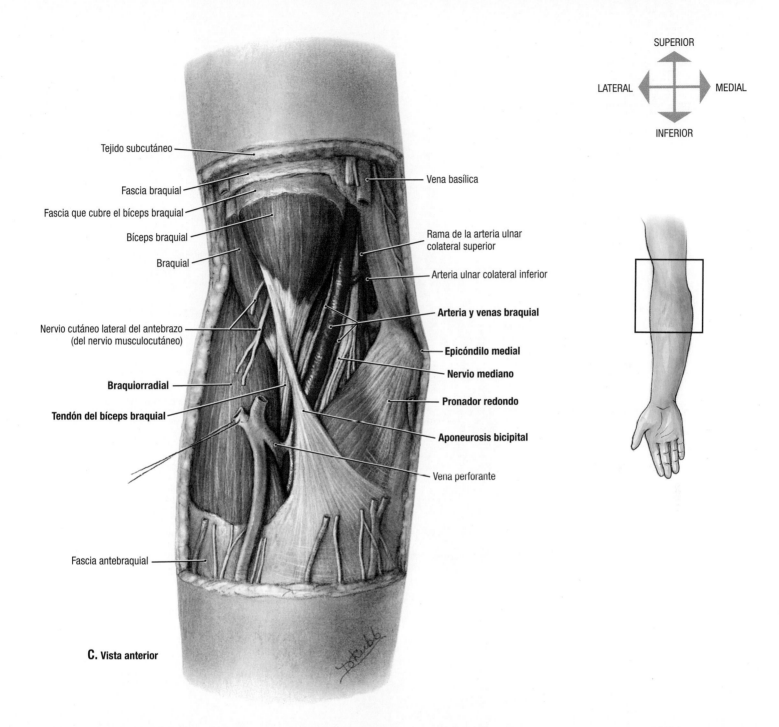

SUPERIOR

LATERAL — MEDIAL

INFERIOR

Tejido subcutáneo

Fascia braquial

Fascia que cubre el bíceps braquial

Bíceps braquial

Braquial

Nervio cutáneo lateral del antebrazo
(del nervio musculocutáneo)

Braquiorradial

Tendón del bíceps braquial

Fascia antebraquial

Vena basílica

Rama de la arteria ulnar
colateral superior

Arteria ulnar colateral inferior

Arteria y venas braquial

Epicóndilo medial

Nervio mediano

Pronador redondo

Aponeurosis bicipital

Vena perforante

C. Vista anterior

Fosa cubital: disección profunda I   **2-49**

C. Estructuras limitantes y contenido de la fosa cubital.
- La fosa cubital está limitada lateralmente por el braquiorradial, en dirección medial por el pronador redondo y superiormente por una línea que une los epicóndilos medial y lateral.
- Los tres contenidos principales de la fosa cubital son el tendón del bíceps braquial, la arteria braquial y el nervio mediano.
- Al acercarse a su inserción, el tendón del bíceps braquial rota 90° y la aponeurosis bicipital se extiende en dirección medial desde la parte proximal del tendón.

- Una fractura de la parte distal del húmero, cerca de las crestas supraepicondíleas, se denomina *fractura supraepicondílea* (*supra-condílea*). El fragmento óseo distal puede estar desplazado anterior y posteriormente. Cualquiera de los nervios o ramas de los vasos braquiales relacionados con el húmero puede ser lesionado por un fragmento óseo desplazado.

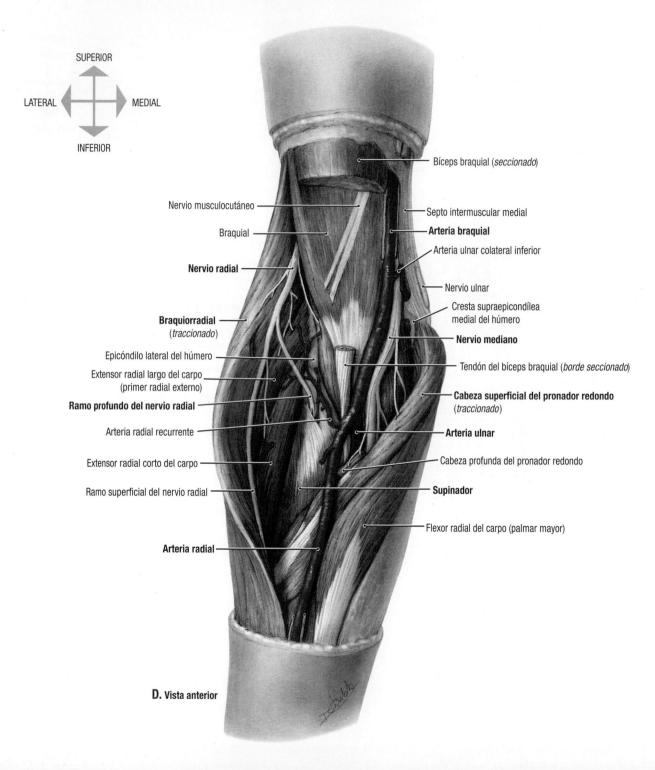

SUPERIOR

LATERAL   MEDIAL

INFERIOR

Nervio musculocutáneo

Braquial

Nervio radial

Braquiorradial
(*traccionado*)

Epicóndilo lateral del húmero

Extensor radial largo del carpo
(primer radial externo)

Ramo profundo del nervio radial

Arteria radial recurrente

Extensor radial corto del carpo

Ramo superficial del nervio radial

Arteria radial

Bíceps braquial (*seccionado*)

Septo intermuscular medial

Arteria braquial

Arteria ulnar colateral inferior

Nervio ulnar

Cresta supraepicondílea
medial del húmero

Nervio mediano

Tendón del bíceps braquial (*borde seccionado*)

Cabeza superficial del pronador redondo
(*traccionado*)

Arteria ulnar

Cabeza profunda del pronador redondo

Supinador

Flexor radial del carpo (palmar mayor)

D. Vista anterior

2-49 **Fosa cubital: disección profunda II**

D. Piso de la fosa cubital.
- Se retiró parte del músculo bíceps braquial y la fosa cubital se ha abierto extensamente, exponiendo los músculos braquial y supinador en el piso de la fosa.
- El ramo profundo del nervio radial perfora el supinador.
- La arteria braquial se encuentra entre el tendón del bíceps y el nervio mediano y se divide en dos ramas: las arterias ulnar y radial.

- El nervio mediano inerva los músculos flexores. A excepción del ramo que va a la cabeza profunda del pronador redondo, sus ramos motores nacen en su lado medial.
- El nervio radial inerva los músculos extensores. A excepción del ramo para el braquiorradial, sus ramos motores nacen de su cara lateral. En esta pieza, el nervio radial ha sido desplazado lateralmente, por lo que aquí sus ramos laterales parecen correr en posición medial.

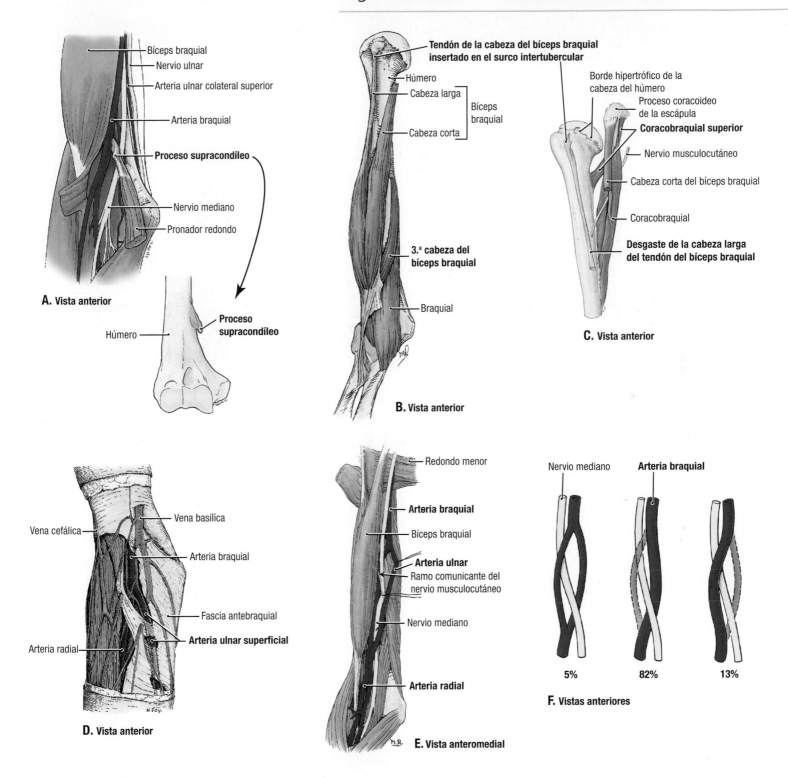

A. Vista anterior

- Bíceps braquial
- Nervio ulnar
- Arteria ulnar colateral superior
- Arteria braquial
- **Proceso supracondíleo**
- Nervio mediano
- Pronador redondo

Húmero — **Proceso supracondíleo**

B. Vista anterior

- **Tendón de la cabeza del bíceps braquial insertado en el surco intertubercular**
- Húmero
- Cabeza larga } Bíceps braquial
- Cabeza corta
- 3.ª cabeza del bíceps braquial
- Braquial

C. Vista anterior

- Borde hipertrófico de la cabeza del húmero
- Proceso coracoideo de la escápula
- **Coracobraquial superior**
- Nervio musculocutáneo
- Cabeza corta del bíceps braquial
- Coracobraquial
- **Desgaste de la cabeza larga del tendón del bíceps braquial**

D. Vista anterior

- Vena cefálica
- Vena basílica
- Arteria braquial
- Fascia antebraquial
- Arteria radial
- **Arteria ulnar superficial**

E. Vista anteromedial

- Redondo menor
- **Arteria braquial**
- Bíceps braquial
- **Arteria ulnar**
- Ramo comunicante del nervio musculocutáneo
- Nervio mediano
- **Arteria radial**

F. Vistas anteriores

- Nervio mediano
- **Arteria braquial**
- 5%
- 82%
- 13%

Anomalías

2-50

A. Proceso supracondíleo del húmero. Una banda fibrosa, de la que surge el músculo pronador redondo, une este proceso supraepicondíleo con el epicóndilo medial. El nervio mediano, a menudo acompañado por la arteria braquial, pasa a través del foramen formado por esta banda. Esto puede ser una causa de compresión nerviosa. **B. Tercera cabeza del bíceps braquial.** En este caso, también hay desgaste del tendón del bíceps. **C. Desgaste del tendón de la cabeza larga del bíceps braquial y presencia de un coracobraquial superior (variación). D. Arteria** **ulnar superficial. E. División anómala de la arteria braquial.** En este caso, el nervio mediano pasa entre las arterias radial y ulnar, que nacen en la parte alta del brazo. **F. Relación del nervio mediano y la arteria braquial.** La relación variable de estas dos estructuras puede explicarse desde el punto de vista del desarrollo. En un estudio de 307 miembros en el laboratorio del Dr. Grant, porciones de ambas arterias braquiales primitivas persistieron en el 5%, la posterior en el 82% y la anterior en el 13%.

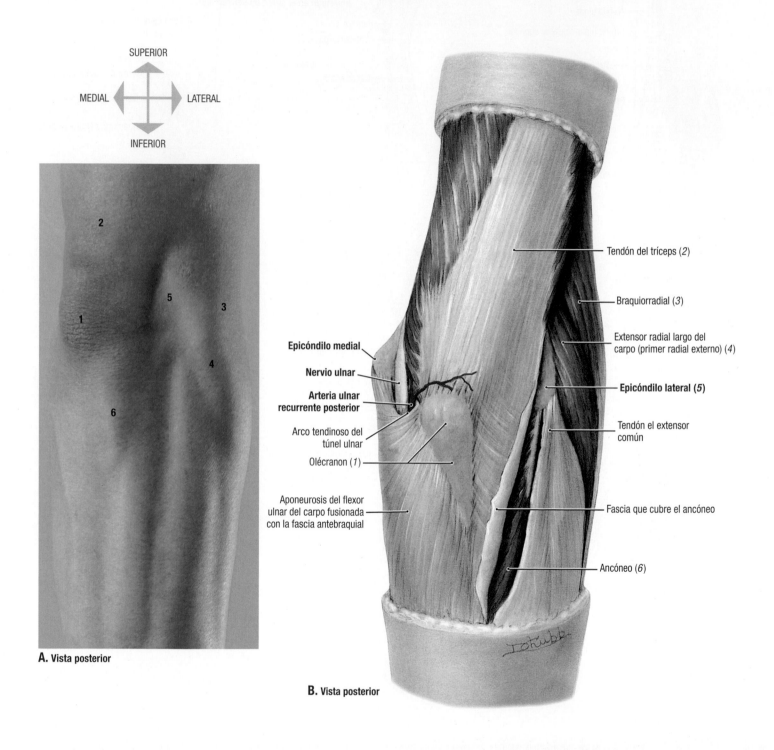

A. Vista posterior

B. Vista posterior

Labels on image B: Tendón del tríceps (*2*); Braquiorradial (*3*); Extensor radial largo del carpo (primer radial externo) (*4*); **Epicóndilo lateral (*5*)**; Tendón el extensor común; Fascia que cubre el ancóneo; Ancóneo (*6*); **Epicóndilo medial**; **Nervio ulnar**; **Arteria ulnar recurrente posterior**; Arco tendinoso del túnel ulnar; Olécranon (*1*); Aponeurosis del flexor ulnar del carpo fusionada con la fascia antebraquial

2-51 **Cara posterior del codo I**

A. Anatomía de superficie. B. Disección superficial. Los números entre paréntesis se refieren a las estructuras de la *imagen A*.

- El tríceps braquial se inserta distalmente en la superficie superior del olécranon y, a través de la fascia profunda que cubre el ancóneo, en el borde lateral del olécranon.

- Las superficies posteriores del epicóndilo medial, el epicóndilo lateral y el olécranon son subcutáneas y palpables.

- El nervio ulnar, también palpable, discurre subfascialmente posterior al epicóndilo medial; en dirección distal respecto a este punto, desaparece en la profundidad de las dos cabezas del flexor ulnar del carpo.

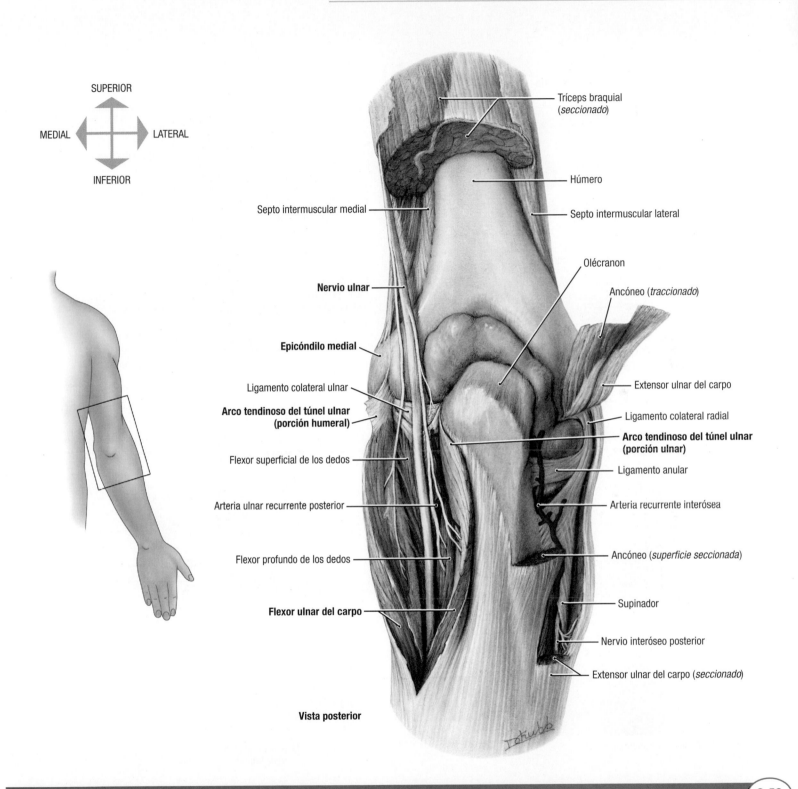

SUPERIOR

MEDIAL — LATERAL

INFERIOR

Tríceps braquial (*seccionado*)

Septo intermuscular medial

Húmero

Septo intermuscular lateral

Olécranon

Nervio ulnar

Ancóneo (*traccionado*)

Epicóndilo medial

Ligamento colateral ulnar

Extensor ulnar del carpo

Arco tendinoso del túnel ulnar (porción humeral)

Ligamento colateral radial

Arco tendinoso del túnel ulnar (porción ulnar)

Flexor superficial de los dedos

Ligamento anular

Arteria ulnar recurrente posterior

Arteria recurrente interósea

Flexor profundo de los dedos

Ancóneo (*superficie seccionada*)

Supinador

Flexor ulnar del carpo

Nervio interóseo posterior

Extensor ulnar del carpo (*seccionado*)

Vista posterior

Disección profunda. La porción distal del músculo tríceps braquial ha sido retirada. Obsérvese que el nervio ulnar desciende subfascialmente dentro del compartimento posterior del brazo, pasando posterior al epicóndilo medial en el surco para el nervio ulnar. A continuación, pasa profundo al ligamento ulnar colateral de la articulación del codo y luego entre los músculos flexor ulnar del carpo y flexor profundo de los dedos.

La **lesión del nervio ulnar** se produce con mayor frecuencia donde el nervio pasa posterior al epicóndilo medial del húmero. La lesión se presenta cuando la cara medial del codo golpea una superficie dura, fracturando el epicóndilo medial. El nervio ulnar puede quedar comprimido en el túnel ulnar, lo que provoca el **síndrome del túnel ulnar (cubital)**. El túnel ulnar está formado por el arco tendinoso que une las cabezas humeral y de la ulna de la inserción del músculo flexor ulnar del carpo. La lesión del nervio ulnar puede provocar una gran pérdida motora y sensitiva en la mano.

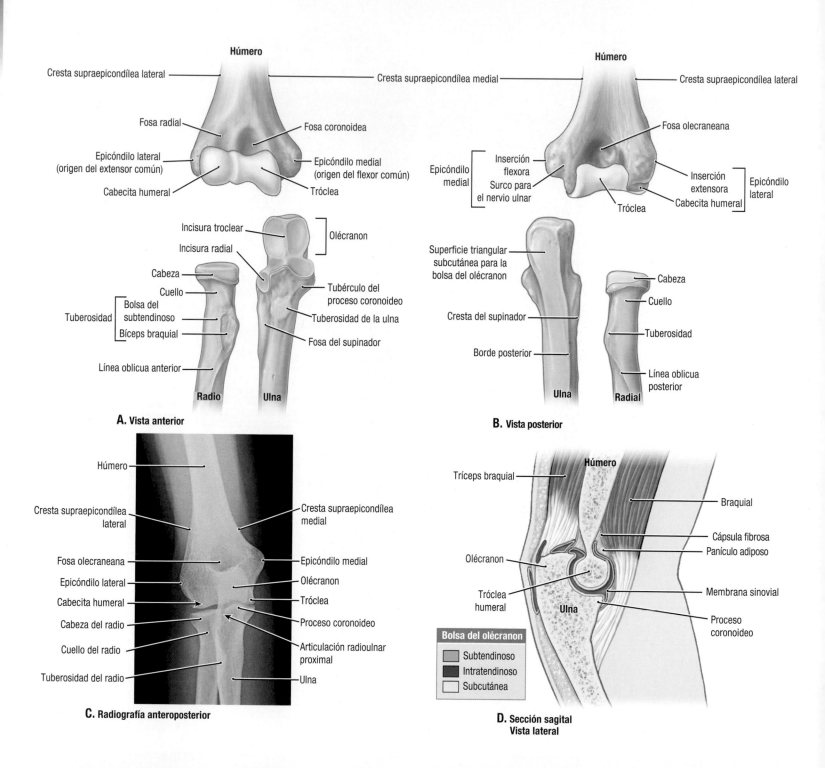

A. Vista anterior

B. Vista posterior

C. Radiografía anteroposterior

D. Sección sagital
Vista lateral

Bolsa del olécranon

	Subtendinoso
	Intratendinoso
	Subcutánea

2-53   **Huesos e imágenes de la región del codo**

A. Características óseas anteriores. **B.** Características óseas posteriores. **C.** Estudio radiográfico de los huesos de la articulación del codo. **D.** Bolsas relacionadas con el olécranon de la ulna.

La bolsa subcutánea del olécranon está expuesta a lesiones durante las caídas sobre el codo y a infecciones por abrasiones de la piel que cubre el olécranon. La presión y la fricción excesivas y repetidas producen una **bursitis subcutánea del olécranon** por fricción (p. ej., el «codo de estu-

diante»). La **bursitis subtendinosa del olécranon** es el resultado de una fricción excesiva entre el tendón del tríceps y el olécranon. Por ejemplo, puede producirse debido a la flexión-extensión repetida del antebrazo durante ciertos trabajos de cadena de montaje. El dolor es intenso durante la flexión del antebrazo debido a la presión ejercida sobre la bolsa subtendinosa del olécranon inflamada por el tendón del tríceps.

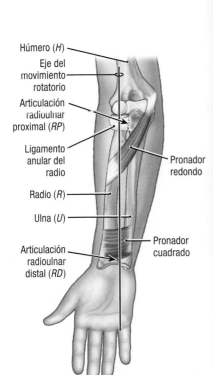

Húmero (*H*)

Eje del movimiento rotatorio

Articulación radioulnar proximal (*RP*)

Ligamento anular del radio

Pronador redondo

Radio (*R*)

Ulna (*U*)

Articulación radioulnar distal (*RD*)

Pronador cuadrado

A. Vista anterior, supinador

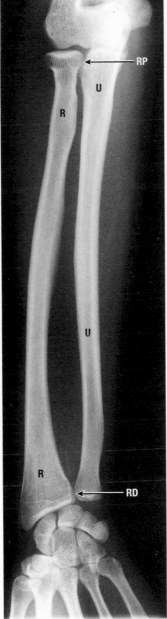

B. Radiografía anteroposterior, supinación

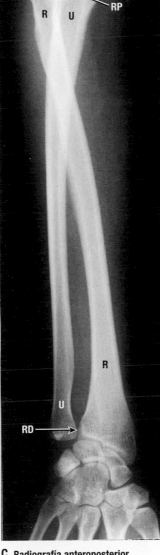

C. Radiografía anteroposterior, pronación

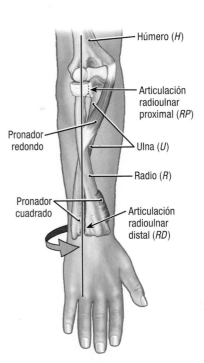

Húmero (*H*)

Articulación radioulnar proximal (*RP*)

Pronador redondo

Ulna (*U*)

Radio (*R*)

Pronador cuadrado

Articulación radioulnar distal (*RD*)

D. Vista anterior, pronación

Supinación y pronación en las articulaciones radioulnares superior, media e inferior

2-54

A-B. Antebrazo en supinación. C-D. Antebrazo en pronación. El radio cruza la ulna cuando el antebrazo está en pronación. Las articulaciones radioulnares superiores e inferiores son articulaciones sinoviales; la articulación radioulnar media es una sindesmosis (articulación fibrosa) en la que la membrana O conecta los huesos del antebrazo.

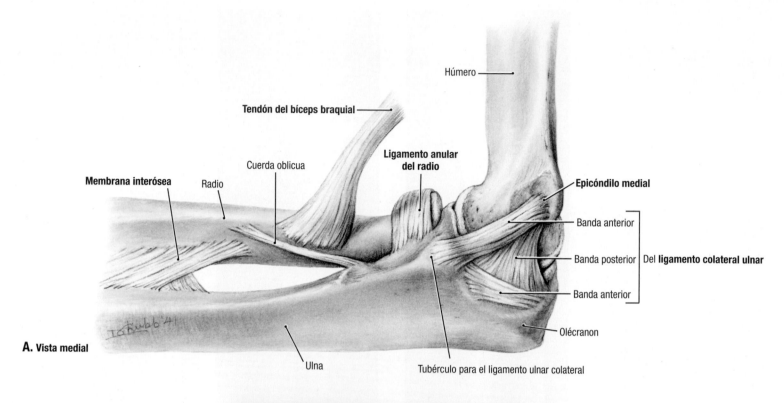

Húmero

Tendón del bíceps braquial

Ligamento anular del radio

Cuerda oblicua

Membrana interósea

Radio

Epicóndilo medial

Banda anterior

Banda posterior

Del **ligamento colateral ulnar**

Banda anterior

Olécranon

A. Vista medial

Ulna

Tubérculo para el ligamento ulnar colateral

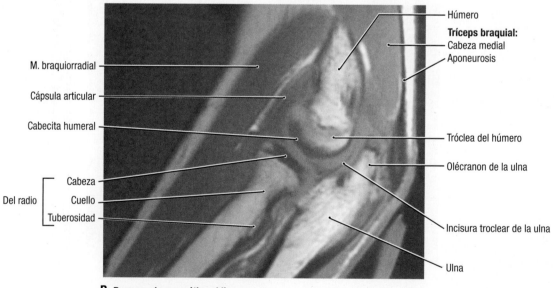

Húmero

Tríceps braquial:
Cabeza medial
Aponeurosis

M. braquiorradial

Cápsula articular

Cabecita humeral

Tróclea del húmero

Olécranon de la ulna

Cabeza

Cuello

Tuberosidad

Del radio

Incisura troclear de la ulna

Ulna

B. Resonancia magnética oblicua

2-55 **Cara medial de los huesos y ligamentos de la región del codo**

A. Ligamentos. La banda anterior del ligamento ulnar colateral (medial) es un cordón fuerte y redondo que se tensa cuando se extiende la articu- lación del codo. La banda posterior es un abanico débil que se tensa en la flexión de la articulación. **B. Articulación del codo en ligera flexión.**

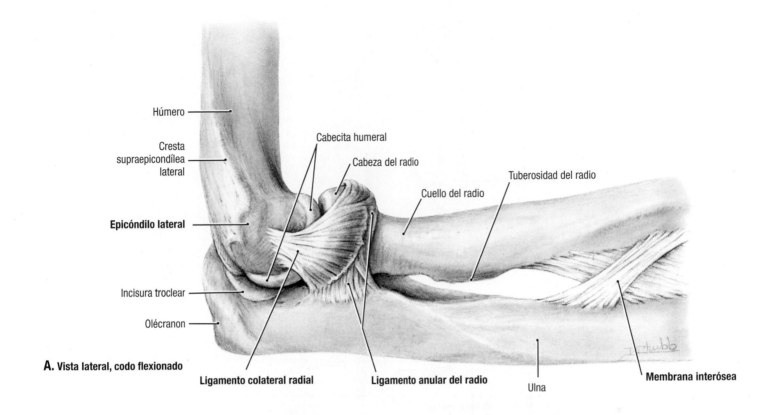

Húmero

Cabecita humeral

Cabeza del radio

Cresta
supraepicondílea
lateral

Tuberosidad del radio

Cuello del radio

Epicóndilo lateral

Incisura troclear

Olécranon

A. Vista lateral, codo flexionado

Ligamento colateral radial

Ligamento anular del radio

Ulna

Membrana interósea

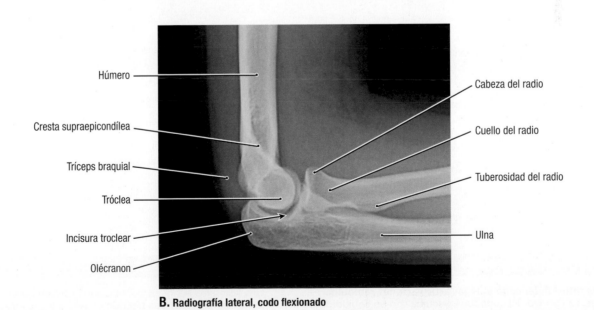

Húmero

Cabeza del radio

Cresta supraepicondílea

Cuello del radio

Tríceps braquial

Tuberosidad del radio

Tróclea

Incisura troclear

Ulna

Olécranon

B. Radiografía lateral, codo flexionado

Cara lateral de los huesos y ligamentos de la región del codo

2-56

A. Ligamentos. El ligamento colateral radial (lateral) en forma de abanico está unido principalmente al ligamento anular del radio; las fibras superficiales del ligamento lateral se mezclan con la cápsula fibrosa y continúan en el radio. **B. Formaciones óseas.**

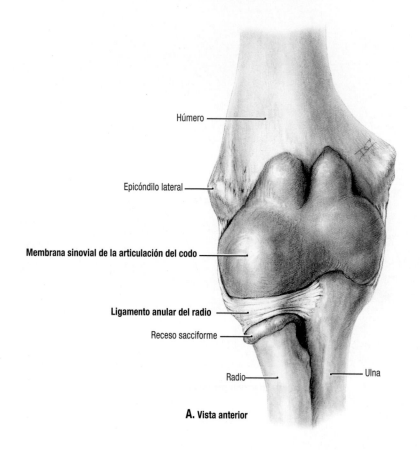

Húmero

Epicóndilo lateral

Membrana sinovial de la articulación del codo

Ligamento anular del radio

Receso sacciforme

Radio

Ulna

A. Vista anterior

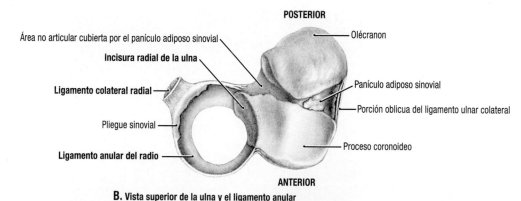

POSTERIOR

Área no articular cubierta por el panículo adiposo sinovial

Incisura radial de la ulna

Ligamento colateral radial

Pliegue sinovial

Ligamento anular del radio

Olécranon

Panículo adiposo sinovial

Porción oblicua del ligamento ulnar colateral

Proceso coronoideo

ANTERIOR

B. Vista superior de la ulna y el ligamento anular

2-57   **Cápsula sinovial de la articulación del codo y ligamento anular**

A. Cápsula sinovial del codo y de las articulaciones radioulnares proximales. La cavidad del codo fue inyectada con un líquido púrpura (cera). La cápsula fibrosa fue retirada y la membrana sinovial permanece.

B. Ligamento anular.

- El ligamento anular fija la cabeza del radio a la incisura radial de la ulna y con ella forma una cavidad columnar cónica (es decir, ancha en dirección superior, estrecha en dirección inferior).
- El ligamento anular está unido al húmero por el ligamento colateral radial del codo.

Una lesión frecuente en la infancia es la **subluxación y luxación de la cabeza del radio** por una tracción en el antebrazo en pronación (p. ej., al levantar a un niño para subir al autobús). La tracción brusca del miembro superior desgarra o estira la inserción distal del ligamento anular menos cónico del niño. La cabeza radial se desplaza entonces en sentido distal, saliendo parcialmente del ligamento anular. La porción proximal del ligamento roto puede quedar atrapada entre la cabeza del radio y la cabeza del húmero. El origen del dolor es el pellizco del ligamento anular.

Tendón del bíceps braquial

Cutáneo lateral del antebrazo

Nervio radial

Braquiorradial

Extensor radial largo del carpo

Cápsula articular de la articulación del codo

Cabecita humeral

Tendón extensor común

Fascia antebraquial

Ancóneo

Aponeurosis bicipital

Arteria braquial

Nervio mediano

Braquial

Pronador redondo

Tróclea

Tendón flexor común

Nervio ulnar

Ligamento colateral ulnar

Flexor ulnar del carpo

BRAZO

Bolsa subcutánea del olécranon

Olécranon

Pliegue sinovial

Ligamento colateral radial

Cabeza del radio

Nervio radial

Pliegue sinovial

Nervio ulnar

Ligamento colateral ulnar

Proceso coronoideo

Articulación radioulnar proximal

Nervio mediano

Arteria braquial

ANTEBRAZO

Sección transversal

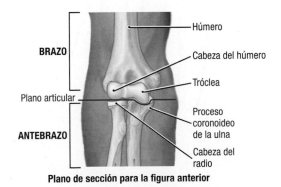

BRAZO

Húmero

Cabeza del húmero

Tróclea

Plano articular

Proceso coronoideo de la ulna

Cabeza del radio

ANTEBRAZO

Plano de sección para la figura anterior

Superficies articulares de la articulación del codo   2-58

El tejido que rodea los cóndilos del húmero y el olécranon de la ulna se ha seccionado en un plano transversal, seguido de la desarticulación e hiperextensión de la articulación del codo, revelando las superficies articulares. Compare el componente del antebrazo (inferior) con la figura 2-57B.

- Los pliegues sinoviales que contienen grasa recubren la periferia de la cabeza del radio y las hendiduras no articulares de la incisura troclear de la ulna.
- El nervio radial está en contacto con la cápsula articular, el nervio ulnar está en contacto con el ligamento colateral ulnar y el nervio mediano está separado de la cápsula articular por el músculo braquial.

TABLA 2-11 Arterias del antebrazo

Arteria radial

Origen: en la fosa cubital, como rama terminal más pequeña de la arteria braquial

Curso/distribución: discurre distalmente profunda al braquiorradial, lateral al flexor radial del carpo, definiendo el límite entre los compartimentos flexor y extensor e irrigando la cara radial de ambos. Da lugar a una rama palmar superficial cerca de la articulación radiocarpiana; luego atraviesa la tabaquera anatómica para pasar entre las cabezas del primer músculo interóseo dorsal, uniéndose a la rama profunda de la arteria ulnar para formar el arco palmar profundo

Arteria ulnar

Origen: en la fosa cubital, como rama terminal mayor de la arteria braquial

Curso/distribución: pasa distalmente entre los planos segundo y tercero de los músculos flexores del antebrazo, irrigando la cara ulnar del compartimento flexor; pasa superficialmente respecto al retináculo flexor del carpo, continuando como arco palmar superficial (con la rama superficial del radial) después de que su rama palmar profunda se una al arco palmar profundo

Arteria recurrente radial

Origen: en la fosa cubital, como primera rama (lateral) de la arteria radial

Curso/distribución: discurre en sentido proximal, superficial al supinador, pasando entre el braquiorradial y el braquial para anastomosarse con la arteria colateral radial

Arterias recurrentes ulnares anteriores y posteriores

Origen: en la fosa cubital e inmediatamente distal a ella, como primera y segunda ramas mediales de la arteria cubital

Curso/distribución: se dirigen proximalmente para anastomosarse con las arterias colaterales ulnares inferior y superior, respectivamente, formando vías colaterales anteriores y posteriores al epicóndilo medial del húmero

Arteria interósea común

Origen: inmediatamente distal a la fosa cubital, como primera rama lateral de la arteria ulnar

Curso/distribución: termina casi inmediatamente, dividiéndose en arterias interóseas anterior y posterior

Arterias interóseas anterior y posterior

Origen: distal al tubérculo radial, como ramas terminales de la interósea común

Curso/distribución: pasan a lados opuestos de la membrana interósea; la arteria anterior corre sobre la membrana interósea; la arteria posterior corre entre los planos superficiales y profundos de los músculos extensores como arteria principal del compartimento

Arteria interósea recurrente

Origen: porción inicial de la arteria interósea posterior

Curso/distribución: discurre proximalmente entre el epicóndilo lateral y el olécranon, en la profundidad del ancóneo, para anastomosarse con la arteria colateral media

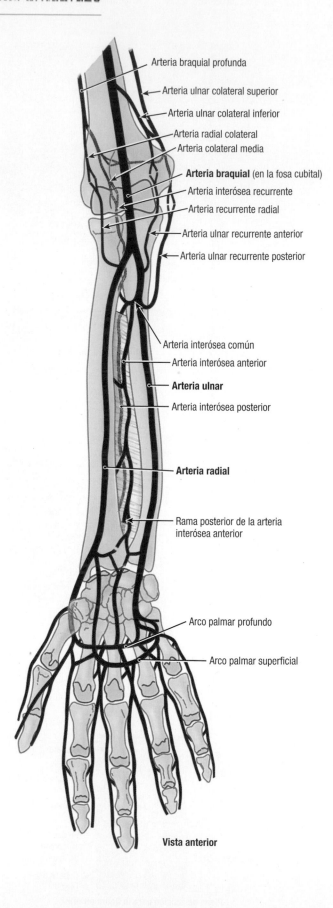

Arteria braquial profunda
Arteria ulnar colateral superior
Arteria ulnar colateral inferior
Arteria radial colateral
Arteria colateral media
Arteria braquial (en la fosa cubital)
Arteria interósea recurrente
Arteria recurrente radial
Arteria ulnar recurrente anterior
Arteria ulnar recurrente posterior
Arteria interósea común
Arteria interósea anterior
Arteria ulnar
Arteria interósea posterior
Arteria radial
Rama posterior de la arteria interósea anterior
Arco palmar profundo
Arco palmar superficial

Vista anterior

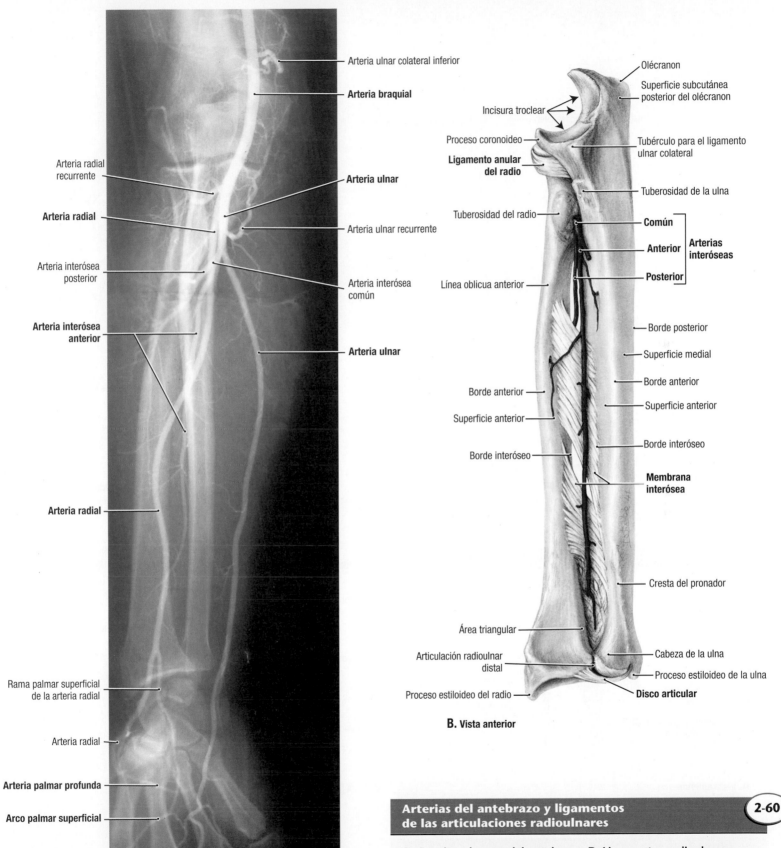

Arteria ulnar colateral inferior

Arteria braquial

Arteria radial recurrente

Arteria radial

Arteria interósea posterior

Arteria interósea anterior

Arteria radial

Rama palmar superficial de la arteria radial

Arteria radial

Arteria palmar profunda

Arco palmar superficial

Arteria ulnar

Arteria ulnar recurrente

Arteria interósea común

Arteria ulnar

A. Arteriografía braquial anteroposterior

Olécranon

Superficie subcutánea posterior del olécranon

Incisura troclear

Proceso coronoideo

Ligamento anular del radio

Tubérculo para el ligamento ulnar colateral

Tuberosidad de la ulna

Tuberosidad del radio

Común

Anterior **Arterias interóseas**

Posterior

Línea oblicua anterior

Borde posterior

Superficie medial

Borde anterior

Superficie anterior

Borde anterior

Superficie anterior

Borde interóseo

Borde interóseo

Membrana interósea

Cresta del pronador

Área triangular

Articulación radioulnar distal

Cabeza de la ulna

Proceso estiloideo de la ulna

Proceso estiloideo del radio

Disco articular

B. Vista anterior

Arterias del antebrazo y ligamentos de las articulaciones radioulnares **2-60**

A. Arterias y huesos del antebrazo. B. Ligamentos radioulnares y arterias interóseas. El ligamento que mantiene la articulación radioulnar proximal es el ligamento anular, el de la articulación distal es el disco articular y el de la articulación media es la membrana interósea. La membrana interósea está unida a los bordes interóseos del radio y la ulna, pero también se extiende sobre sus superficies.

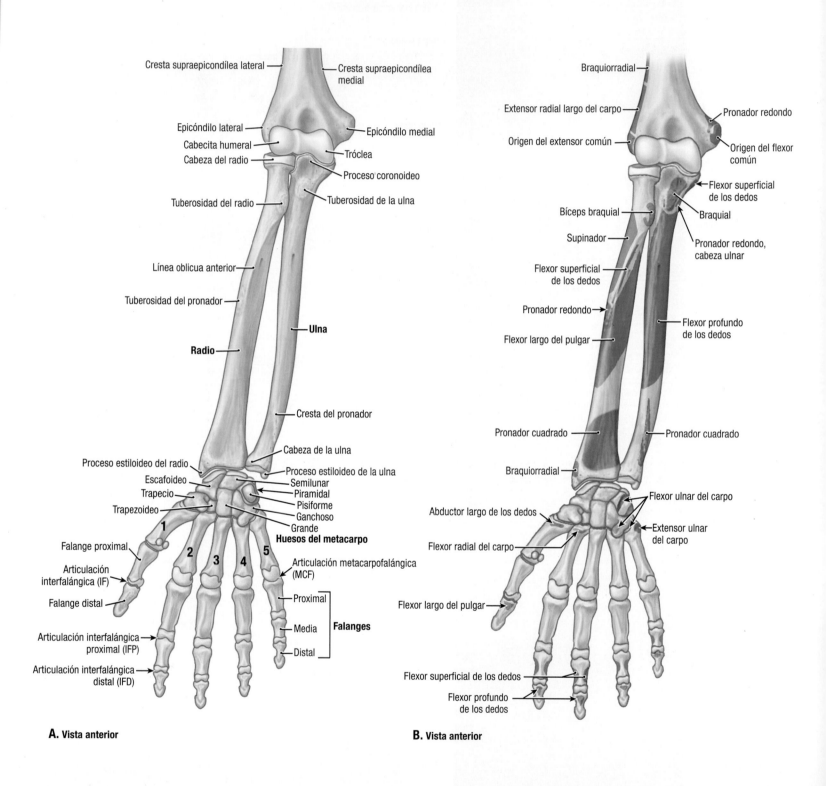

Cresta supraepicondílea lateral
Cresta supraepicondílea medial
Epicóndilo lateral
Cabecita humeral
Cabeza del radio
Epicóndilo medial
Tróclea
Proceso coronoideo
Tuberosidad del radio
Tuberosidad de la ulna
Línea oblicua anterior
Tuberosidad del pronador
Ulna
Radio
Cresta del pronador
Cabeza de la ulna
Proceso estiloideo del radio
Proceso estiloideo de la ulna
Escafoideo
Semilunar
Trapecio
Piramidal
Trapezoideo
Pisiforme
Ganchoso
Grande
Huesos del metacarpo
Falange proximal
Articulación metacarpofalángica (MCF)
Articulación interfalángica (IF)
Falange distal
Proximal
Media
Falanges
Articulación interfalángica proximal (IFP)
Distal
Articulación interfalángica distal (IFD)

A. Vista anterior

Braquiorradial
Extensor radial largo del carpo
Pronador redondo
Origen del extensor común
Origen del flexor común
Flexor superficial de los dedos
Bíceps braquial
Braquial
Supinador
Pronador redondo, cabeza ulnar
Flexor superficial de los dedos
Pronador redondo
Flexor profundo de los dedos
Flexor largo del pulgar
Pronador cuadrado
Pronador cuadrado
Braquiorradial
Flexor ulnar del carpo
Abductor largo de los dedos
Extensor ulnar del carpo
Flexor radial del carpo
Flexor largo del pulgar
Flexor superficial de los dedos
Flexor profundo de los dedos

B. Vista anterior

2-61 Huesos del antebrazo y de la mano, inserciones de los músculos del antebrazo

A. Huesos. **B.** Sitios de inserción de los músculos.

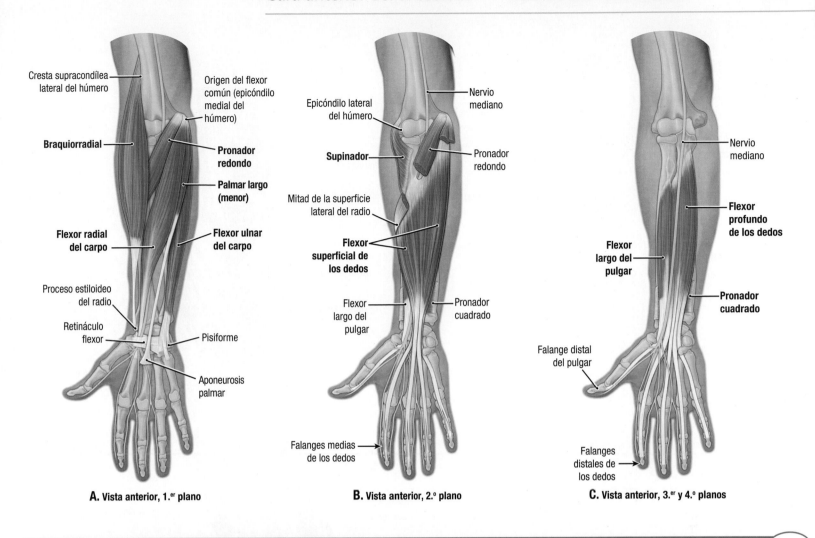

A. Vista anterior, 1.er plano

B. Vista anterior, 2.º plano

C. Vista anterior, 3.er y 4.º planos

Músculos de la cara anterior del antebrazo

2-62

Los músculos de la cara anterior del antebrazo están dispuestos en tres planos.

TABLA 2-12	Músculos de la cara anterior del antebrazo			
Músculo	**Inserción proximal**	**Inserción distal**	**Inervación**	**Acciones principales**
Pronador redondo	Epicóndilo medial del húmero y proceso coronoideo de la ulna	Mitad de la superficie lateral del radio (tuberosidad del pronador)	Nervio mediano (C6-**C7**)	Prona el antebrazo y flexiona la articulación del codo
Flexor radial del carpo (palmar mayor)	Epicóndilo medial del húmero	Base de los 2.os (y 3.^{eros}) metacarpianos		Flexiona y abduce la articulación del carpo
Palmar largo (menor)		Mitad distal del retináculo flexor y la aponeurosis palmar	Nervio mediano (C7-**C8**)	Flexiona la articulación del carpo y tensa la aponeurosis palmar
Flexor ulnar del carpo	*Cabeza del húmero:* epicóndilo medial del húmero *Cabeza del cúbito:* olécranon y borde posterior de la ulna	Pisiforme, gancho del ganchoso y 5.º metacarpiano	Nervio ulnar (C7-**C8**)	Flexiona y aduce la articulación del carpo
Flexor superficial de los dedos	*Cabeza humerocubital:* epicóndilo medial del húmero, ligamento ulnar colateral y proceso coronoideo de la ulna *Cabeza del radio:* mitad superior del borde anterior del radio	Cuerpos de las falanges medias de los cuatro dedos medios	Nervio mediano (C7, **C8** y T1)	Flexiona las articulaciones interfalángicas proximales de los cuatro dedos medianos; actuando con más fuerza, flexiona las metacarpofalángicas y la articulación del carpo
Flexor profundo de los dedos	Tres cuartos proximales de las superficies medial y anterior de la ulna y la membrana interósea	Bases de las falanges distales de los cuatro dedos medios	*Porción medial:* nervio ulnar (**C8**-T1) *Porción lateral:* nervio mediano (**C8**-T1)	Flexiona las articulaciones interfalángicas distales de los cuatro dedos medianos; ayuda a la flexión de la articulación del carpo
Flexor largo del pulgar	Superficie anterior del radio y membrana interósea adyacente	Base de la falange distal del pulgar	Nervio interóseo anterior del mediano (**C8**-T1)	Flexiona las articulaciones interfalángicas del primer dedo (pulgar) y ayuda a la flexión de la articulación del carpo
Pronador cuadrado	Cuarto distal de la superficie anterior de la ulna	Cuarto distal de la superficie anterior del radio		Prona el antebrazo; las fibras profundas unen el radio y la ulna

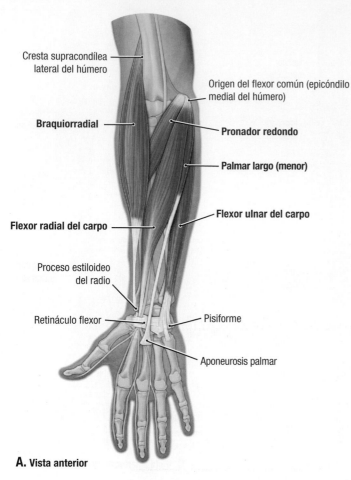

Cresta supracondílea
lateral del húmero

Origen del flexor común (epicóndilo
medial del húmero)

Braquiorradial

Pronador redondo

Palmar largo (menor)

Flexor ulnar del carpo

Flexor radial del carpo

Proceso estiloideo
del radio

Retináculo flexor

Pisiforme

Aponeurosis palmar

A. Vista anterior

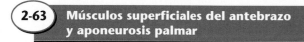

2-63 | **Músculos superficiales del antebrazo y aponeurosis palmar**

A. Músculos. **B.** Disección.

- En el codo, la arteria braquial se encuentra entre el tendón del bíceps y el nervio mediano. Luego se bifurca en las arterias radial y ulnar.
- En la muñeca, la arteria radial es lateral al tendón flexor radial del carpo (palmar mayor) y la arteria ulnar es lateral al tendón flexor ulnar del carpo.
- En el antebrazo, la arteria radial se encuentra entre los compartimentos flexores y extensores. Los músculos laterales a la arteria son inervados por el nervio radial, y los mediales por los nervios mediano y ulnar; por lo tanto, ningún nervio motor cruza la arteria radial.
- El músculo braquiorradial se superpone ligeramente a la arteria radial, que por lo demás es superficial.
- Los cuatro músculos superficiales se unen en dirección proximal al epicóndilo medial del húmero (origen flexor común).
- El músculo palmar largo (menor) en esta pieza tiene un vientre distal anómalo; este músculo suele tener un pequeño vientre en el origen flexor común y un tendón largo que se continúa en la palma como aponeurosis palmar. El palmar largo (menor) está ausente unilateral o bilateralmente en el 14% de los casos.

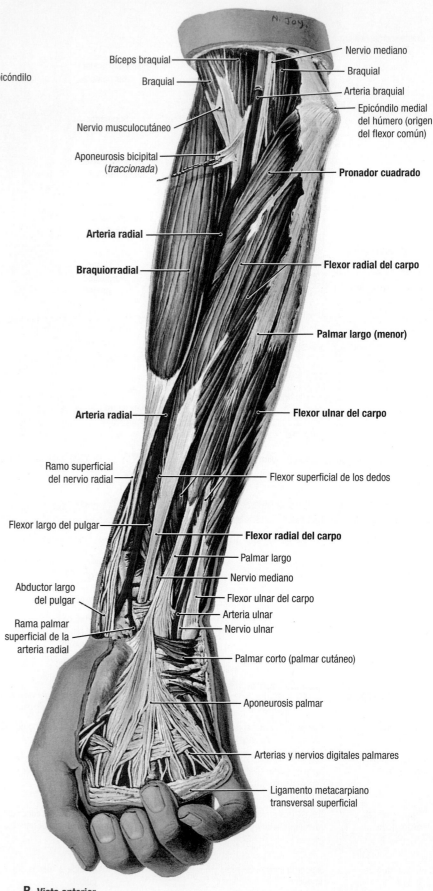

Bíceps braquial

Braquial

Nervio musculocutáneo

Aponeurosis bicipital
(*traccionada*)

Arteria radial

Braquiorradial

Arteria radial

Ramo superficial
del nervio radial

Flexor largo del pulgar

Abductor largo
del pulgar

Rama palmar
superficial de la
arteria radial

Nervio mediano

Braquial

Arteria braquial

Epicóndilo medial
del húmero (origen
del flexor común)

Pronador cuadrado

Flexor radial del carpo

Palmar largo (menor)

Flexor ulnar del carpo

Flexor superficial de los dedos

Flexor radial del carpo

Palmar largo

Nervio mediano

Flexor ulnar del carpo

Arteria ulnar

Nervio ulnar

Palmar corto (palmar cutáneo)

Aponeurosis palmar

Arterias y nervios digitales palmares

Ligamento metacarpiano
transversal superficial

B. Vista anterior

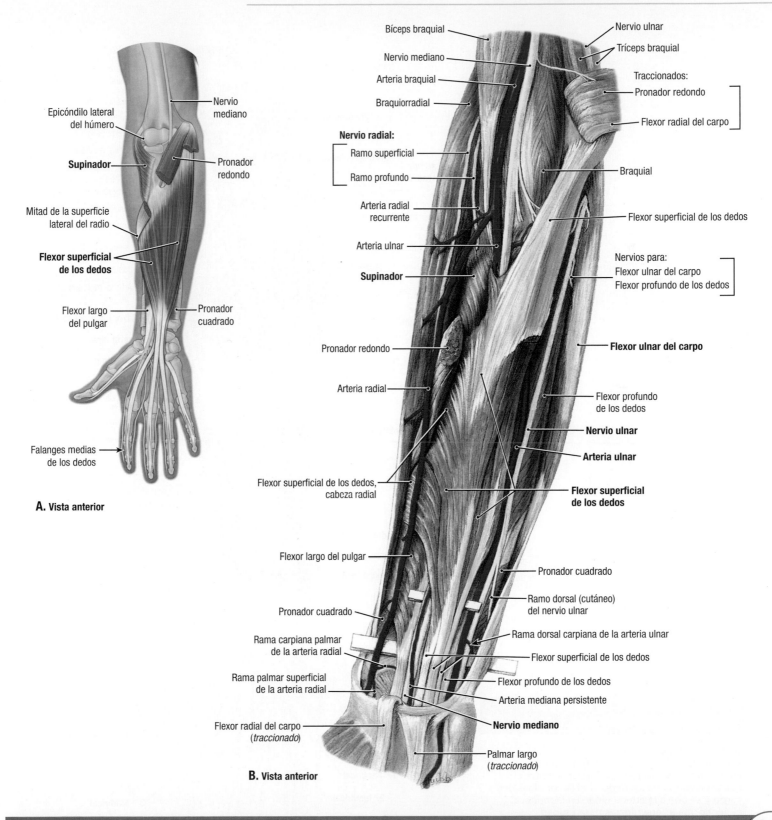

Epicóndilo lateral del húmero

Nervio mediano

Supinador

Pronador redondo

Mitad de la superficie lateral del radio

Flexor superficial de los dedos

Flexor largo del pulgar

Pronador cuadrado

Falanges medias de los dedos

A. Vista anterior

Bíceps braquial

Nervio ulnar

Nervio mediano

Tríceps braquial

Arteria braquial

Traccionados:
Pronador redondo

Braquiorradial

Flexor radial del carpo

Nervio radial:
Ramo superficial
Ramo profundo

Braquial

Arteria radial recurrente

Flexor superficial de los dedos

Arteria ulnar

Supinador

Nervios para:
Flexor ulnar del carpo
Flexor profundo de los dedos

Pronador redondo

Flexor ulnar del carpo

Arteria radial

Flexor profundo de los dedos

Nervio ulnar

Arteria ulnar

Flexor superficial de los dedos, cabeza radial

Flexor superficial de los dedos

Flexor largo del pulgar

Pronador cuadrado

Pronador cuadrado

Ramo dorsal (cutáneo) del nervio ulnar

Rama carpiana palmar de la arteria radial

Rama dorsal carpiana de la arteria ulnar

Flexor superficial de los dedos

Rama palmar superficial de la arteria radial

Flexor profundo de los dedos

Arteria mediana persistente

Flexor radial del carpo (*traccionado*)

Nervio mediano

Palmar largo (*traccionado*)

B. Vista anterior

Flexor superficial de los dedos y estructuras relacionadas

2-64

A. Músculos. **B.** Disección.
- El músculo flexor superficial de los dedos se inserta en dirección proximal al húmero, la ulna y el radio.
- La arteria ulnar pasa oblicuamente profunda al flexor superficial de los dedos; en el borde medial del músculo, la arteria ulnar se une al nervio ulnar.

- El nervio mediano desciende verticalmente posterior al flexor superficial de los dedos y aparece distalmente en su borde lateral.
- La arteria mediana de esta muestra es una variación resultante de la persistencia de un vaso embriológico que suele desaparecer.

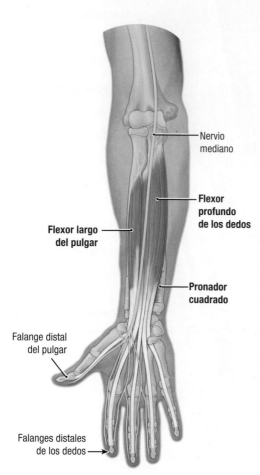

Nervio mediano

Flexor profundo de los dedos

Flexor largo del pulgar

Pronador cuadrado

Falange distal del pulgar

Falanges distales de los dedos

A. Vista anterior

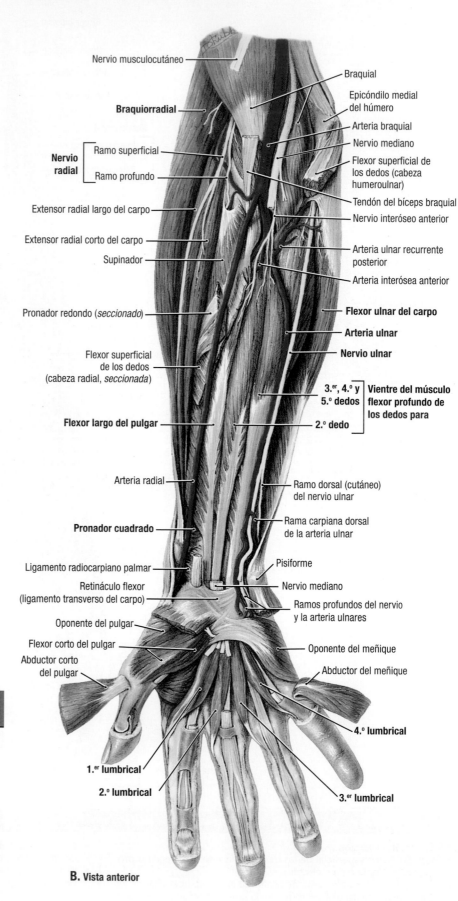

Nervio musculocutáneo

Braquiorradial

Nervio radial {Ramo superficial / Ramo profundo}

Extensor radial largo del carpo

Extensor radial corto del carpo

Supinador

Pronador redondo (*seccionado*)

Flexor superficial de los dedos (cabeza radial, *seccionada*)

Flexor largo del pulgar

Arteria radial

Pronador cuadrado

Ligamento radiocarpiano palmar

Retináculo flexor (ligamento transverso del carpo)

Oponente del pulgar

Flexor corto del pulgar

Abductor corto del pulgar

1.er lumbrical

2.º lumbrical

Braquial

Epicóndilo medial del húmero

Arteria braquial

Nervio mediano

Flexor superficial de los dedos (cabeza humeroulnar)

Tendón del bíceps braquial

Nervio interóseo anterior

Arteria ulnar recurrente posterior

Arteria interósea anterior

Flexor ulnar del carpo

Arteria ulnar

Nervio ulnar

3.er, 4.º y 5.º dedos / 2.º dedo — **Vientre del músculo flexor profundo de los dedos para**

Ramo dorsal (cutáneo) del nervio ulnar

Rama carpiana dorsal de la arteria ulnar

Pisiforme

Nervio mediano

Ramos profundos del nervio y la arteria ulnares

Oponente del meñique

Abductor del meñique

4.º lumbrical

3.er lumbrical

B. Vista anterior

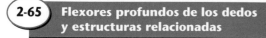

2-65 **Flexores profundos de los dedos y estructuras relacionadas**

A. Músculos. **B.** Disección.

- El nervio ulnar entra en el antebrazo posterior al epicóndilo medial; luego desciende entre el flexor profundo de los dedos y el flexor ulnar del carpo y se une a la arteria ulnar. En la muñeca, el nervio y la arteria ulnares pasan superficiales al retináculo flexor y mediales al pisiforme para entrar en la palma.
- En el codo, el nervio ulnar inerva los músculos flexores del carpo y la mitad medial de los músculos flexores de los dedos; en dirección proximal a la muñeca emite el ramo dorsal (cutáneo).
- Los cuatro lumbricales nacen en los tendones del flexor profundo de los dedos.

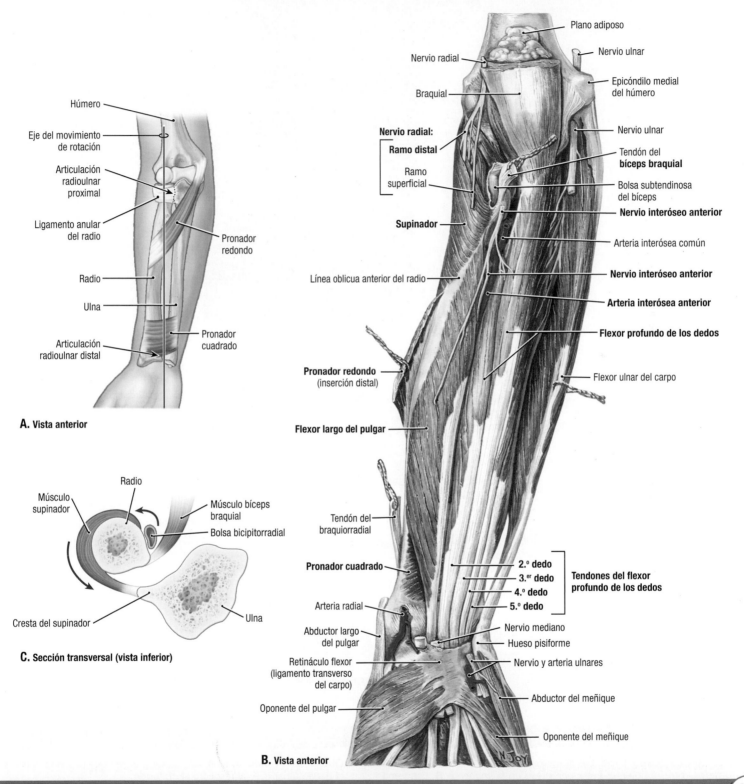

A. Vista anterior

Húmero

Eje del movimiento de rotación

Articulación radioulnar proximal

Ligamento anular del radio

Radio

Ulna

Articulación radioulnar distal

Pronador redondo

Pronador cuadrado

Plano adiposo

Nervio radial

Braquial

Nervio ulnar

Epicóndilo medial del húmero

Nervio radial:

  Ramo distal

  Ramo superficial

Nervio ulnar

Tendón del **bíceps braquial**

Bolsa subtendinosa del bíceps

Supinador

Nervio interóseo anterior

Arteria interósea común

Línea oblicua anterior del radio

Nervio interóseo anterior

Arteria interósea anterior

Flexor profundo de los dedos

Pronador redondo (inserción distal)

Flexor ulnar del carpo

Flexor largo del pulgar

Tendón del braquiorradial

Pronador cuadrado

2.º dedo

3.er dedo

4.º dedo

5.º dedo

Tendones del flexor profundo de los dedos

Arteria radial

Abductor largo del pulgar

Retináculo flexor (ligamento transverso del carpo)

Oponente del pulgar

Nervio mediano

Hueso pisiforme

Nervio y arteria ulnares

Abductor del meñique

Oponente del meñique

B. Vista anterior

Radio

Músculo supinador

Músculo bíceps braquial

Bolsa bicipitorradial

Cresta del supinador

Ulna

C. Sección transversal (vista inferior)

Flexores profundos de los dedos y supinador

(2-66)

A. Pronador cuadrado. **B.** Disección. **C.** Músculos que producen la supinación del antebrazo.
- El nervio interóseo anterior y la arteria pasan profundamente entre los músculos flexor largo del pulgar y flexor profundo de los dedos para situarse en la membrana interósea.
- El ramo profundo del nervio radial atraviesa e inerva el músculo supinador.

La **sección del ramo profundo del nervio radial** provoca la incapacidad para extender las articulaciones del pulgar y metacarpofalángicas de los demás dedos. No hay pérdida de sensibilidad porque el ramo profundo es totalmente muscular y de distribución articular.

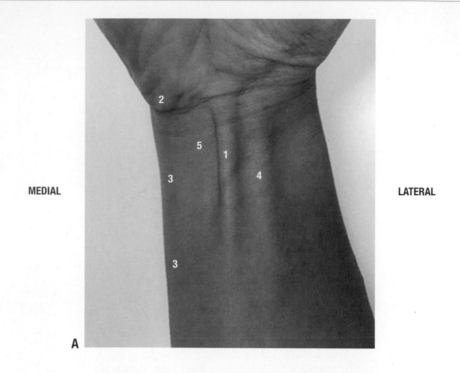

A

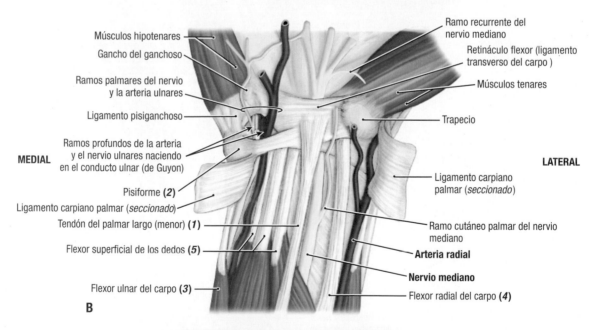

Músculos hipotenares

Gancho del ganchoso

Ramos palmares del nervio
y la arteria ulnares

Ligamento pisiganchoso

Ramos profundos de la arteria
y el nervio ulnares naciendo
en el conducto ulnar (de Guyon)

MEDIAL

Pisiforme (*2*)

Ligamento carpiano palmar (*seccionado*)

Tendón del palmar largo (menor) (*1*)

Flexor superficial de los dedos (*5*)

Flexor ulnar del carpo (*3*)

B

Ramo recurrente del
nervio mediano

Retináculo flexor (ligamento
transverso del carpo)

Músculos tenares

Trapecio

LATERAL

Ligamento carpiano
palmar (*seccionado*)

Ramo cutáneo palmar del nervio
mediano

Arteria radial

Nervio mediano

Flexor radial del carpo (*4*)

Vistas anteriores de la mano y la muñeca derechas

<table><tr><td>2-67</td><td>Estructuras de la cara anterior del carpo</td></tr></table>

A. Anatomía de superficie. Los números se refieren a los rótulos con los números correspondientes entre paréntesis en la *imagen B*. **B. Esquema.**
C. Disección.
- La incisión cutánea distal sigue el pliegue cutáneo transversal del carpo. La incisión atraviesa el pisiforme, al que se une el músculo flexor ulnar del carpo y el tubérculo del escafoideo, al que sirve de guía el tendón del músculo flexor radial del carpo (palmar mayor).
- El tendón del músculo palmar es la bisectriz del pliegue cutáneo transversal; en la profundidad del borde lateral del tendón se encuentra el nervio mediano. El palmar largo (menor) está ausente en la *imagen A*, una variante presente hasta en el 20% de las personas.

- Obsérvese el conducto ulnar (de Guyon), por el que pasan los vasos y el nervio ulnar medial respecto al pisiforme.
- La arteria radial pasa en profundidad respecto al tendón del músculo abductor largo del pulgar.
- Los tendones del flexor superficial de los dedos 3.° y 4.° se vuelven anteriores respecto a los de los dedos 2.° y 5.°.
- El ramo recurrente del nervio mediano para los músculos tenares se encuentra dentro de un círculo cuyo centro está entre 2.5 y 4 cm distal al tubérculo del escafoideo.

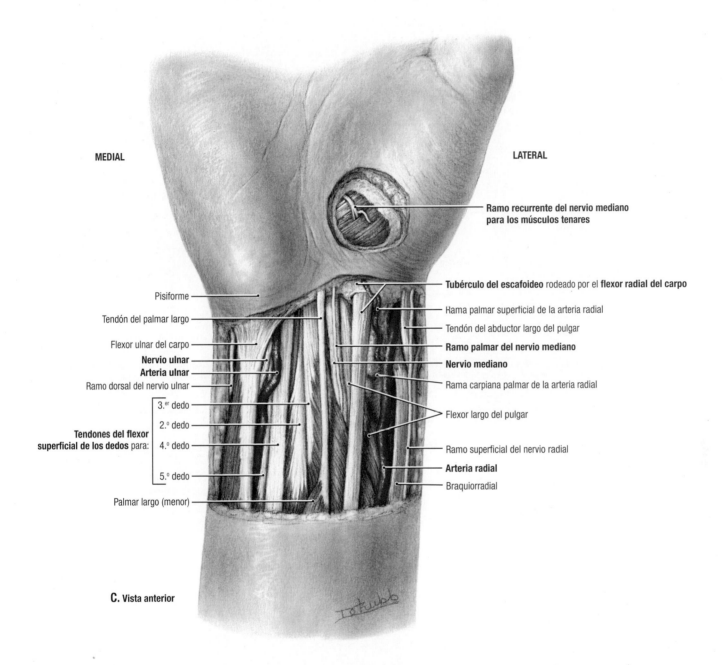

MEDIAL

LATERAL

Ramo recurrente del nervio mediano para los músculos tenares

Pisiforme

Tendón del palmar largo

Flexor ulnar del carpo

Nervio ulnar

Arteria ulnar

Ramo dorsal del nervio ulnar

3.er dedo

2.º dedo

Tendones del flexor superficial de los dedos para:

4.º dedo

5.º dedo

Palmar largo (menor)

Tubérculo del escafoideo rodeado por el **flexor radial del carpo**

Rama palmar superficial de la arteria radial

Tendón del abductor largo del pulgar

Ramo palmar del nervio mediano

Nervio mediano

Rama carpiana palmar de la arteria radial

Flexor largo del pulgar

Ramo superficial del nervio radial

Arteria radial

Braquiorradial

C. Vista anterior

Estructuras de la cara anterior del carpo *(continuación)*

Las **lesiones del nervio mediano** suelen producirse en dos sitios: el antebrazo y la muñeca. El lugar más frecuente es donde el nervio pasa por el túnel carpiano. Las laceraciones del carpo suelen causar lesiones en el nervio mediano, porque este nervio está relativamente cerca de la superficie. Esto provoca la parálisis de los músculos tenares y de los dos primeros lumbricales. Por lo tanto, la oposición del pulgar no es posible y los movimientos de control fino del segundo y tercer dedo están reducidos. También se pierde la sensibilidad en el pulgar y los 2½ dedos adyacentes.

La lesión del nervio mediano resultante de una herida perforante en la región del codo provoca la pérdida de la flexión de las articulaciones interfalángicas proximales y distales del segundo y tercer dedos. La capacidad de flexión de las articulaciones metacarpofalángicas de estos dedos también se ve afectada porque los ramos digitales del nervio mediano inervan el 1.º y 2.º lumbricales. El ramo palmar cutáneo del nervio mediano no atraviesa el túnel carpiano. Inerva la piel central de la palma que permanece sensible en el síndrome del túnel carpiano.

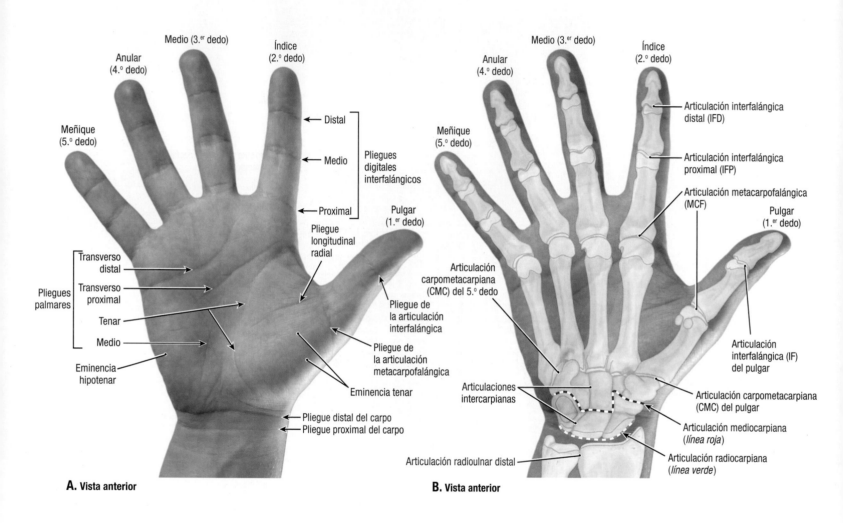

A. Vista anterior

B. Vista anterior

Medio (3.er dedo)

Anular (4.º dedo)

Índice (2.º dedo)

Meñique (5.º dedo)

Distal

Medio

Proximal

Pliegues digitales interfalángicos

Pulgar (1.er dedo)

Pliegue longitudinal radial

Transverso distal

Transverso proximal

Tenar

Medio

Pliegues palmares

Eminencia hipotenar

Pliegue de la articulación interfalángica

Pliegue de la articulación metacarpofalángica

Eminencia tenar

Pliegue distal del carpo
Pliegue proximal del carpo

Medio (3.er dedo)

Anular (4.º dedo)

Índice (2.º dedo)

Meñique (5.º dedo)

Articulación interfalángica distal (IFD)

Articulación interfalángica proximal (IFP)

Articulación metacarpofalángica (MCF)

Pulgar (1.er dedo)

Articulación carpometacarpiana (CMC) del 5.º dedo

Articulación interfalángica (IF) del pulgar

Articulaciones intercarpianas

Articulación carpometacarpiana (CMC) del pulgar

Articulación mediocarpiana (línea roja)

Articulación radiocarpiana (línea verde)

Articulación radioulnar distal

2-68 **Anatomía de superficie de la mano y la muñeca**

A. Pliegues de la piel del carpo y la mano. B. Proyección superficial de las articulaciones del carpo y la mano. Observe la relación de los huesos y las articulaciones con las características de la mano.

La piel palmar presenta varios *pliegues de flexión* más o menos constantes donde la piel está firmemente unida a la fascia profunda:
- *Pliegues del carpo*: **proximal, medio, distal**. El pliegue distal del carpo indica el borde proximal del retináculo flexor.
- *Pliegues palmares*: **pliegue longitudinal radial** (la «línea de la vida» de la quiromancia), pliegues palmares transversales proximales y distales.

- *Pliegues transversales de flexión de los dedos*: el **pliegue digital proximal** está situado en la raíz del dedo, a unos 2 cm distal a la articulación metacarpofalángica. El pliegue digital proximal del pulgar se cruza oblicuamente, en posición proximal respecto a la 1.ª articulación metacarpofalángica. El **pliegue digital medio** se encuentra sobre la articulación interfalángica proximal y el **pliegue digital distal** se ubica proximal a la articulación interfalángica distal. El pulgar, al tener dos falanges, solo tiene dos pliegues de flexión.

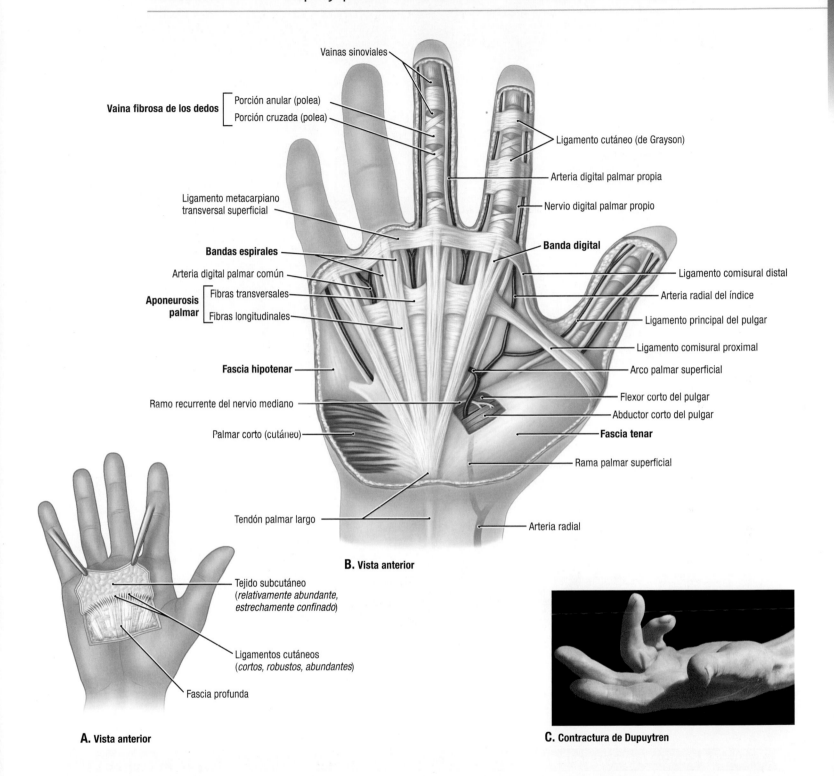

Vainas sinoviales

Vaina fibrosa de los dedos
- Porción anular (polea)
- Porción cruzada (polea)

Ligamento cutáneo (de Grayson)

Arteria digital palmar propia

Ligamento metacarpiano transversal superficial

Nervio digital palmar propio

Bandas espirales

Banda digital

Arteria digital palmar común

Ligamento comisural distal

Aponeurosis palmar
- Fibras transversales
- Fibras longitudinales

Arteria radial del índice

Ligamento principal del pulgar

Ligamento comisural proximal

Fascia hipotenar

Arco palmar superficial

Ramo recurrente del nervio mediano

Flexor corto del pulgar

Abductor corto del pulgar

Palmar corto (cutáneo)

Fascia tenar

Rama palmar superficial

Tendón palmar largo

Arteria radial

B. Vista anterior

Tejido subcutáneo (*relativamente abundante, estrechamente confinado*)

Ligamentos cutáneos (*cortos, robustos, abundantes*)

Fascia profunda

A. Vista anterior

C. Contractura de Dupuytren

Fascia palmar (profunda): aponeurosis palmar, fascia tenar e hipotenar **(2-69)**

A. Piel y tejido subcutáneo de la palma de la mano. Estos planos están firmemente fijados a la fascia profunda. **B. Disección superficial.** La fascia palmar es delgada sobre las eminencias tenar e hipotenar, pero es gruesa en el centro, donde forma la aponeurosis palmar, y en los dedos, donde forma las vainas digitales fibrosas. En el extremo distal (base) de la aponeurosis palmar, cuatro haces de bandas digitales y espirales se prolongan hasta las bases y vainas digitales fibrosas de los dedos 2 a 5.

C. La **contractura de Dupuytren** es una enfermedad de la fascia palmar que provoca un acortamiento, engrosamiento y fibrosis progresivos, de la fascia palmar y la aponeurosis palmar. La degeneración fibrosa de las bandas digitales longitudinales de la aponeurosis en la cara medial de la mano tracciona de los dedos 4.º y 5.º en flexión parcial en las articulaciones metacarpofalángicas e interfalángicas proximales. La contractura a menudo es bilateral. El tratamiento de la contractura de Dupuytren suele consistir en la resección quirúrgica de todas las partes fibróticas de la fascia palmar para liberar los dedos.

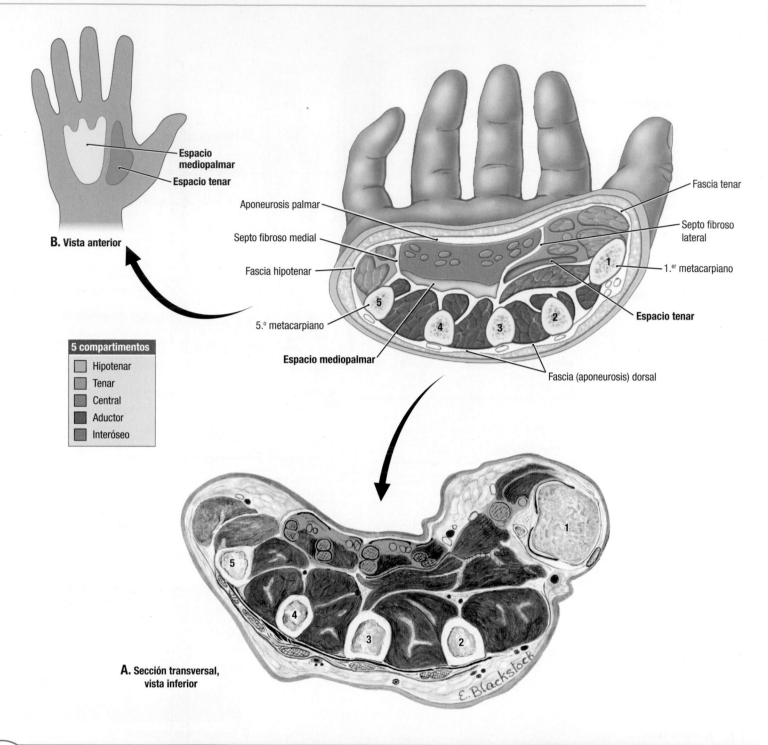

B. Vista anterior

Espacio
mediopalmar

Espacio tenar

Aponeurosis palmar

Septo fibroso medial

Fascia hipotenar

5.º metacarpiano

Espacio mediopalmar

Fascia tenar

Septo fibroso
lateral

1.ᵉʳ metacarpiano

Espacio tenar

Fascia (aponeurosis) dorsal

5 compartimentos
Hipotenar
Tenar
Central
Aductor
Interóseo

**A. Sección transversal,
vista inferior**

E. Blackstock

2-70 **Espacios y compartimentos de la palma de la mano**

A. Compartimentos fasciales de la palma de la mano. Sección transversal a través del centro de la palma. **B. Espacios fasciales potenciales de la palma de la mano.**

• El posible espacio mediopalmar se encuentra en la porción posterior del compartimento central; está limitado en dirección medial por el compartimento hipotenar y se relaciona en dirección distal con la vaina sinovial de los 3.º, 4.º y 5.º dedos.

• El espacio potencial tenar se encuentra en la parte posterior del compartimento tenar y se relaciona en dirección distal con la vaina sinovial del dedo índice.

• Los posibles espacios mediopalmar y tenar están separados por un septo que va desde la aponeurosis palmar hasta el tercer metacarpiano.

Dado que la fascia palmar es gruesa y fuerte, **los agrandamientos resultantes de las infecciones de la mano** suelen aparecer en el dorso de la mano, donde la fascia es más fina. Los posibles espacios fasciales de la palma de la mano son importantes porque pueden infectarse. Los espacios fasciales determinan la extensión y la dirección de la propagación del pus formado en las zonas infectadas. Dependiendo del lugar de la infección, el pus se acumulará en los compartimentos tenar, hipotenar o aductor. La terapia con antibióticos ha hecho que las infecciones que se extienden más allá de uno de estos compartimentos fasciales sean raras, pero una infección no tratada puede extenderse en dirección proximal a través del túnel carpiano hacia el antebrazo superficial al pronador cuadrado y su fascia.

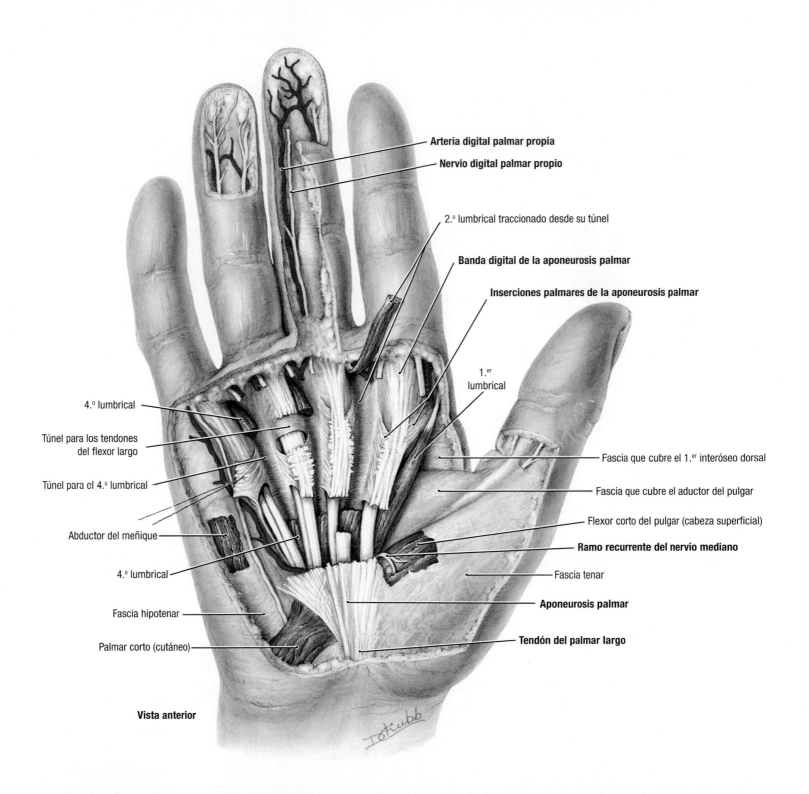

Arteria digital palmar propia

Nervio digital palmar propio

2.º lumbrical traccionado desde su túnel

Banda digital de la aponeurosis palmar

Inserciones palmares de la aponeurosis palmar

1.ᵉʳ lumbrical

4.º lumbrical

Túnel para los tendones del flexor largo

Fascia que cubre el 1.ᵉʳ interóseo dorsal

Túnel para el 4.º lumbrical

Fascia que cubre el aductor del pulgar

Abductor del meñique

Flexor corto del pulgar (cabeza superficial)

4.º lumbrical

Ramo recurrente del nervio mediano

Fascia tenar

Fascia hipotenar

Aponeurosis palmar

Palmar corto (cutáneo)

Tendón del palmar largo

Vista anterior

Aponeurosis palmar

2-71

- Desde la aponeurosis palmar, cuatro bandas digitales longitudinales entran en los dedos; las demás fibras forman extensos septos fibroareolares que pasan profundos a los ligamentos palmares (*véase* fig. 2-78) y, más proximalmente, a la fascia que recubre los interóseos. Por lo tanto, existen dos conjuntos de túneles en la mitad distal de la palma: 1) túneles para los tendones flexores largos y 2) túneles para los lumbricales, los vasos digitales y los nervios digitales.
- En el dedo medio disecado, obsérvese la ausencia de grasa en la profundidad de los pliegues cutáneos de los dedos.

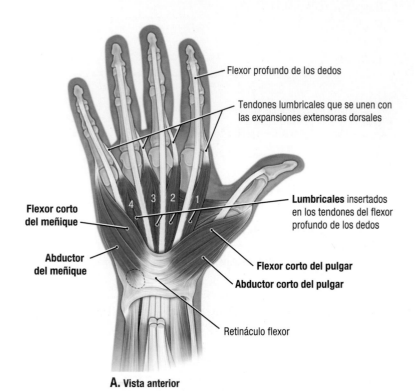

Flexor profundo de los dedos

Tendones lumbricales que se unen con las expansiones extensoras dorsales

Lumbricales insertados en los tendones del flexor profundo de los dedos

Flexor corto del pulgar

Abductor corto del pulgar

Retináculo flexor

Flexor corto del meñique

Abductor del meñique

A. Vista anterior

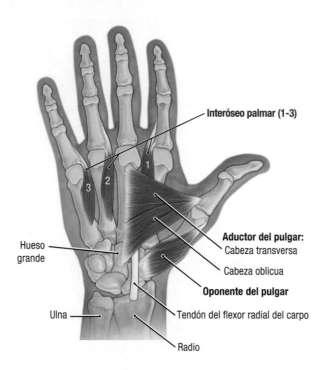

Interóseo palmar (1-3)

Hueso grande

Aductor del pulgar:
Cabeza transversa

Cabeza oblicua

Oponente del pulgar

Ulna

Tendón del flexor radial del carpo

Radio

B. Vista anterior

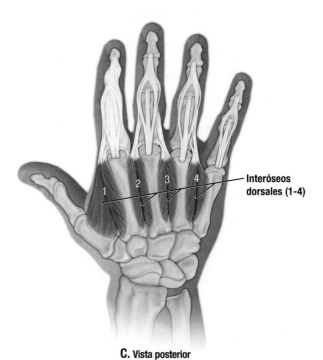

Interóseos dorsales (1-4)

C. Vista posterior

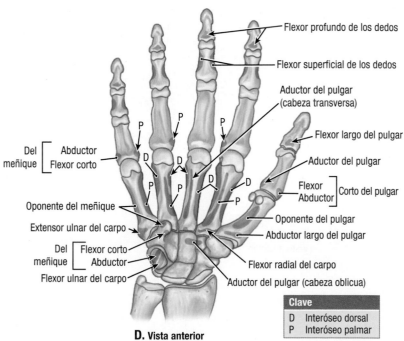

Flexor profundo de los dedos

Flexor superficial de los dedos

Aductor del pulgar (cabeza transversa)

Flexor largo del pulgar

Aductor del pulgar

Flexor ⎤
Abductor ⎦ Corto del pulgar

Oponente del pulgar

Abductor largo del pulgar

Flexor radial del carpo

Aductor del pulgar (cabeza oblicua)

Del meñique ⎡ Abductor
          ⎣ Flexor corto

Oponente del meñique

Extensor ulnar del carpo

Del meñique ⎡ Flexor corto
          ⎣ Abductor

Flexor ulnar del carpo

D. Vista anterior

Clave	
D	Interóseo dorsal
P	Interóseo palmar

2-72   **Planos musculares de la palma de la mano**

A. Lumbricales. **B.** Aductor del pulgar y palmares interóseos. **C.** Interóseos dorsales. **D.** Inserciones óseas.

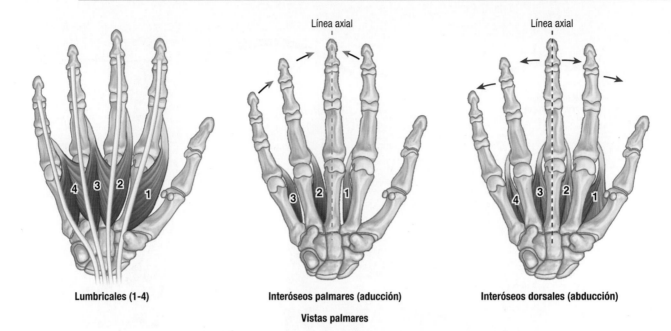

Lumbricales (1-4) **Interóseos palmares (aducción)** **Interóseos dorsales (abducción)**

Vistas palmares

Lumbricales e interóseos **2-73**

Los lumbricales e interóseos son músculos intrínsecos de la mano. Las acciones de los interóseos palmares (aducción) y dorsales (abducción) se muestran con *flechas*.

TABLA 2-13 Músculos de la mano

Músculo	Inserción proximal	Inserción distal	Inervación	Acciones principales
Abductor corto del pulgar	Retináculo flexor y tubérculos del escafoideo y del trapecio	Cara lateral de la base de la falange proximal del pulgar	Ramo recurrente del nervio mediano (**C8** y T1)	Abduce el pulgar y ayuda a oponerlo
Flexor corto del pulgar	Retináculo flexor (ligamento transversal del carpo) y tubérculo del trapecio			Flexiona el pulgar
Oponente del pulgar		Cara lateral del 1.er metacarpiano		Opone el pulgar hacia el centro de la palma y lo gira medialmente
Aductor del pulgar	*Cabeza oblicua:* bases de los metacarpianos 2.º y 3.º, del hueso grande y de los huesos adyacentes del carpo *Cabeza transversal:* superficie anterior del eje del 3.er metacarpiano	Cara medial de la base de la falange proximal del pulgar		Aduce el pulgar hacia el borde lateral de la palma
Abductor del meñique	Pisiforme	Cara medial de la base de la falange proximal del 5.º dedo	Ramo profundo del nervio ulnar (**C8** y T1)	Abduce el 5.º dedo; ayuda a la flexión de la articulación interfalángica proximal
Flexor corto del meñique	Gancho del ganchoso y retináculo flexor (ligamento transversal del carpo)			Flexión de la articulación interfalángica proximal del 5.º dedo
Oponente del meñique		Borde medial del 5.º metacarpiano		Arrastra el 5.º metacarpiano en sentido anterior y lo gira, poniendo al 5.º dedo en oposición con el pulgar
Lumbricales 1 y 2	Dos tendones laterales del flexor profundo	Caras laterales de las extensiones de los dedos 2-5	Nervio mediano (C8 y **T1**)	Flexión de las articulaciones metacarpofalángicas (MCF) y extensión de las articulaciones interfalángicas de los dedos 2-5
Lumbricales 3 y 4	Tres tendones mediales del flexor profundo			
Interóseos dorsales 1-4	Caras adyacentes de dos metacarpianos	Expansiones extensoras y bases de las falanges proximales de los dedos 2-4	Ramo profundo del nervio ulnar (C8 y **T1**)	Abducción de las articulaciones MCF 2.ª a 4.ª; actúa con los lumbricales para flexionar las articulaciones MCF y extender las interfalángicas
Interóseos palmares 1-3	Superficies palmares de los metacarpianos 2.º, 4.º y 5.º	Expansiones extensoras de los dedos y bases de las falanges proximales de los dedos 2, 4 y 5		Aduce las articulaciones MCF 2.ª, 4.ª y 5.ª; actúa con los lumbricales para flexionar las articulaciones MCF y extender las interfalángicas

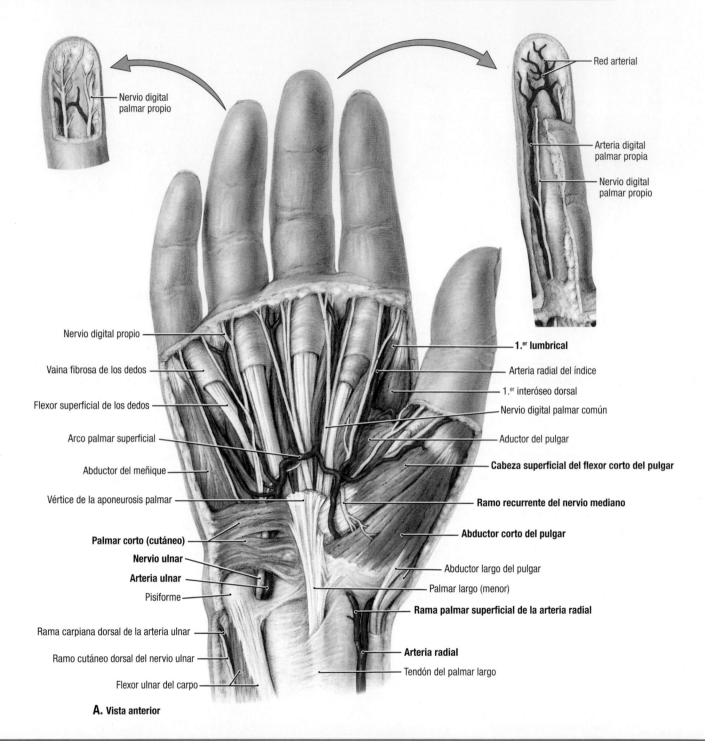

Nervio digital palmar propio

Red arterial

Arteria digital palmar propia

Nervio digital palmar propio

Nervio digital propio

Vaina fibrosa de los dedos

Flexor superficial de los dedos

Arco palmar superficial

Abductor del meñique

Vértice de la aponeurosis palmar

Palmar corto (cutáneo)

Nervio ulnar

Arteria ulnar

Pisiforme

Rama carpiana dorsal de la arteria ulnar

Ramo cutáneo dorsal del nervio ulnar

Flexor ulnar del carpo

1.er lumbrical

Arteria radial del índice

1.er interóseo dorsal

Nervio digital palmar común

Aductor del pulgar

Cabeza superficial del flexor corto del pulgar

Ramo recurrente del nervio mediano

Abductor corto del pulgar

Abductor largo del pulgar

Palmar largo (menor)

Rama palmar superficial de la arteria radial

Arteria radial

Tendón del palmar largo

A. Vista anterior

2-74 | **Disección superficial de los nervios palmares, ulnar y mediano**

A. Arco palmar superficial, nervios y vasos digitales.
- Se han eliminado la piel, la fascia superficial, la aponeurosis palmar y las fascias tenar e hipotenar.
- El arco palmar superficial está formado por la arteria ulnar y se completa con la rama palmar superficial de la arteria radial.
- Los cuatro lumbricales se encuentran en la porción posterior de los vasos y nervios digitales. Los lumbricales nacen de las caras laterales de los tendones del flexor profundo de los dedos y se insertan en las caras laterales de las expansiones dorsales de los dedos correspondientes. Los dos lumbricales mediales son bipenados y también nacen en las caras mediales de los tendones del flexor profundo adyacentes.

- En los dedos, a cada lado de la vaina digital fibrosa se encuentran una arteria digital palmar propia y un nervio.
- Obsérvese el conducto ulnar (de Guyon), a través del cual pasan los vasos y el nervio ulnar lateral respecto al pisiforme.

Laceración de los arcos palmares (arteriales). La hemorragia suele ser profusa cuando se laceran los arcos palmares (arteriales). Puede que no sea suficiente ligar una sola arteria del antebrazo cuando los arcos están lacerados porque estos vasos suelen tener numerosas comunicaciones en el antebrazo y la mano y, por lo tanto, sangran por ambos extremos.

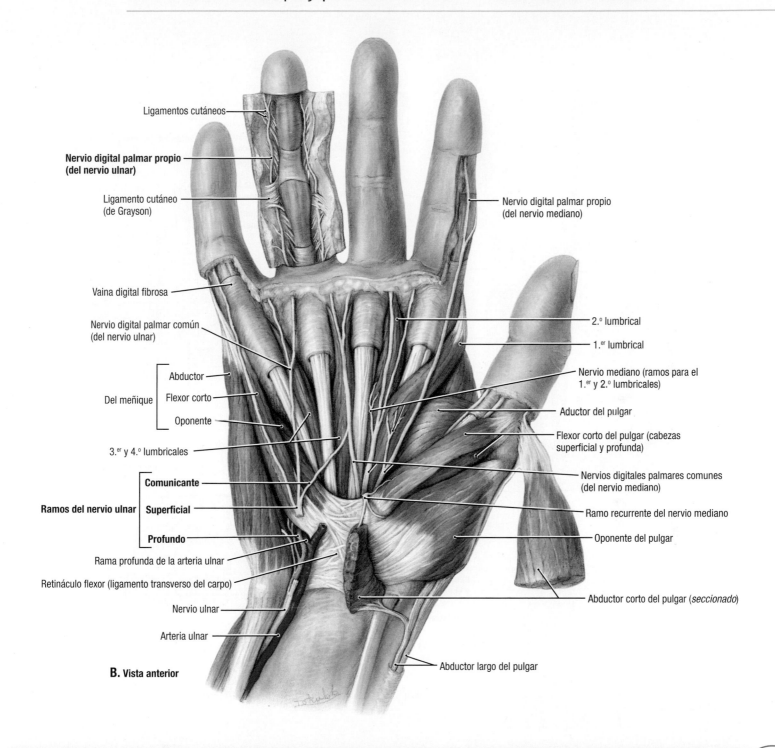

Ligamentos cutáneos

**Nervio digital palmar propio
(del nervio ulnar)**

Ligamento cutáneo
(de Grayson)

Nervio digital palmar propio
(del nervio mediano)

Vaina digital fibrosa

Nervio digital palmar común
(del nervio ulnar)

2.º lumbrical

1.er lumbrical

Del meñique
- Abductor
- Flexor corto
- Oponente

Nervio mediano (ramos para el
1.er y 2.º lumbricales)

Aductor del pulgar

Flexor corto del pulgar (cabezas
superficial y profunda)

3.er y 4.º lumbricales

Nervios digitales palmares comunes
(del nervio mediano)

Ramos del nervio ulnar
- **Comunicante**
- **Superficial**
- **Profundo**

Ramo recurrente del nervio mediano

Oponente del pulgar

Rama profunda de la arteria ulnar

Retináculo flexor (ligamento transverso del carpo)

Nervio ulnar

Arteria ulnar

Abductor corto del pulgar (*seccionado*)

B. Vista anterior

Abductor largo del pulgar

Disección superficial de los nervios palmares, ulnar y mediano *(continuación)*   2-74

B. Nervios ulnar y mediano.

El **síndrome del túnel carpiano** es el resultado de cualquier lesión que reduzca significativamente el tamaño del túnel carpiano o, con mayor frecuencia, que aumente las dimensiones de algunas de las estructuras (o sus cubiertas) que lo atraviesan (p. ej., la inflamación de las vainas sinoviales). El nervio mediano es la estructura más vulnerable del túnel carpiano. El nervio mediano tiene dos ramos sensitivos terminales que inervan la piel de la mano; por lo tanto, pueden producirse parestesias (hormigueo), hipoestesia (disminución de la sensibilidad) o anestesia (ausencia de sensación táctil) en los 3½ dedos laterales. Sin embargo, hay que recordar que el ramo cutáneo palmar del nervio mediano nace

en dirección proximal respecto al túnel carpiano y no lo atraviesa, por lo que la sensibilidad de la palma central no se ve afectada. Este nervio también tiene un ramo motor terminal, el ramo recurrente, que inerva los tres músculos tenares. Puede producirse una atrofia de la eminencia tenar y una pérdida progresiva de coordinación y fuerza en el pulgar. Para aliviar la compresión puede ser necesaria la sección quirúrgica parcial o total del retináculo flexor, un procedimiento llamado *liberación del túnel carpiano*. La incisión se realiza hacia el lado medial del carpo y el retináculo flexor para evitar una posible lesión del ramo recurrente del nervio mediano. Este procedimiento también se lleva a cabo por vía laparoscópica.

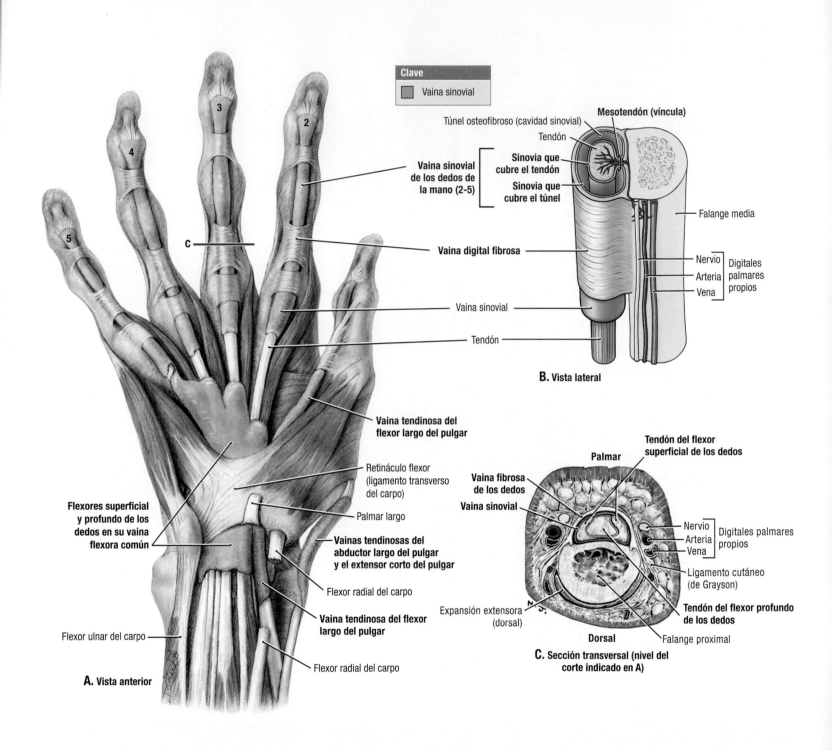

Clave
Vaina sinovial

Mesotendón (víncula)

Túnel osteofibroso (cavidad sinovial)

Tendón

Sinovia que cubre el tendón

Vaina sinovial de los dedos de la mano (2-5)

Sinovia que cubre el túnel

Falange media

Vaina digital fibrosa

Nervio
Arteria   Digitales
Vena   palmares propios

Vaina sinovial

Tendón

B. Vista lateral

Vaina tendinosa del flexor largo del pulgar

Retináculo flexor (ligamento transverso del carpo)

Flexores superficial y profundo de los dedos en su vaina flexora común

Palmar largo

Vainas tendinosas del abductor largo del pulgar y el extensor corto del pulgar

Flexor radial del carpo

Vaina tendinosa del flexor largo del pulgar

Flexor ulnar del carpo

Flexor radial del carpo

A. Vista anterior

Tendón del flexor superficial de los dedos

Palmar

Vaina fibrosa de los dedos

Vaina sinovial

Nervio
Arteria   Digitales palmares
Vena   propios

Ligamento cutáneo (de Grayson)

Expansión extensora (dorsal)

Tendón del flexor profundo de los dedos

Dorsal

Falange proximal

C. Sección transversal (nivel del corte indicado en A)

2-75 **Vainas sinoviales de la palma de la mano**

A. Vainas tendinosas (sinoviales) de los tendones flexores largos de los dedos. **B.** Túnel osteofibroso y vaina tendinosa (sinovial). **C.** Sección transversal a través de la falange proximal.

Las lesiones, como la punción de un dedo con un clavo oxidado, pueden provocar una **infección de las vainas sinoviales digitales**. Cuando se produce una inflamación del tendón y la vaina sinovial (**tenosinovitis**), el dedo se hincha y el movimiento se vuelve doloroso. Dado que los tendones de los dedos 2.º a 4.º casi siempre tienen vainas sinoviales separadas, la infección suele limitarse a los dedos infectados.

Si la infección no se trata, los extremos proximales de estas vainas pueden romperse, permitiendo que la infección se extienda al espacio palmar medio. Dado que la vaina sinovial del dedo meñique suele ser continua con la vaina del flexor común, la tenosinovitis en este dedo puede extenderse a la vaina del flexor común y, a través de la palma y el túnel carpiano, a la cara anterior del antebrazo. Asimismo, la tenosinovitis en el pulgar puede extenderse a través de la vaina tendinosa continua del flexor largo del pulgar.

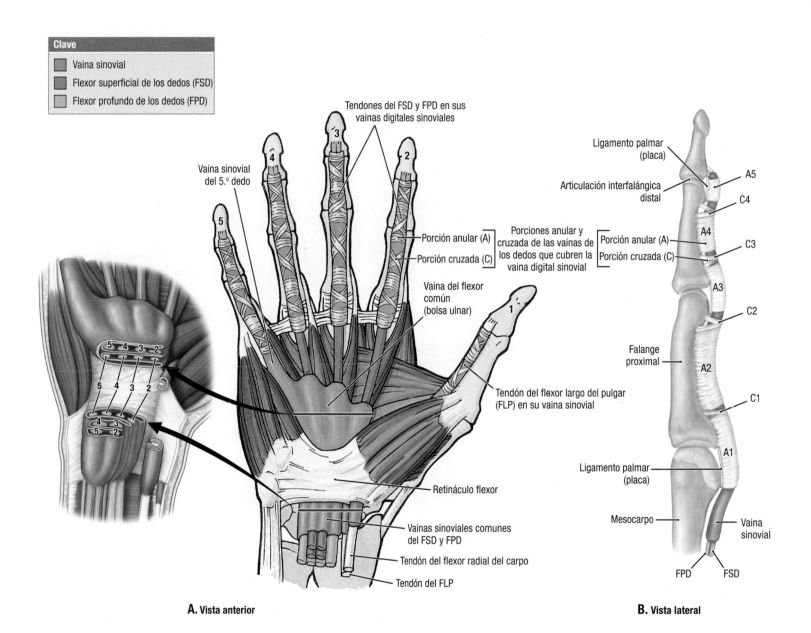

Clave

- Vaina sinovial
- Flexor superficial de los dedos (FSD)
- Flexor profundo de los dedos (FPD)

Tendones del FSD y FPD en sus vainas digitales sinoviales

Vaina sinovial del 5.º dedo

Porción anular (A)

Porción cruzada (C)

Porciones anular y cruzada de las vainas de los dedos que cubren la vaina digital sinovial

Vaina del flexor común (bolsa ulnar)

Tendón del flexor largo del pulgar (FLP) en su vaina sinovial

Retináculo flexor

Vainas sinoviales comunes del FSD y FPD

Tendón del flexor radial del carpo

Tendón del FLP

A. **Vista anterior**

Ligamento palmar (placa)

Articulación interfalángica distal

A5

C4

A4

C3

Porción anular (A)

Porción cruzada (C)

A3

C2

Falange proximal

A2

C1

A1

Ligamento palmar (placa)

Mesocarpo

Vaina sinovial

FPD   FSD

B. **Vista lateral**

Vainas fibrosas digitales   **2-76**

A. Vainas fibrosas digitales y sinoviales. **B.** Partes anulares y cruciformes (poleas) de la vaina digital fibrosa.

Las vainas digitales fibrosas son fuertes túneles ligamentosos que contienen los tendones flexores y sus vainas sinoviales. Las vainas se extienden desde las cabezas de los metacarpianos hasta las bases de las falanges distales. Estas vainas evitan que los tendones se separen de los dedos (cuerda de arco). Las vainas digitales fibrosas se combinan con los huesos para formar túneles osteofibrosos por los que pasan los tendones para llegar a los dedos. Las porciones anular y cruciforme (en forma de cruz), a menudo denominadas clínicamente «poleas», son refuerzos engrosados de las vainas digitales fibrosas.

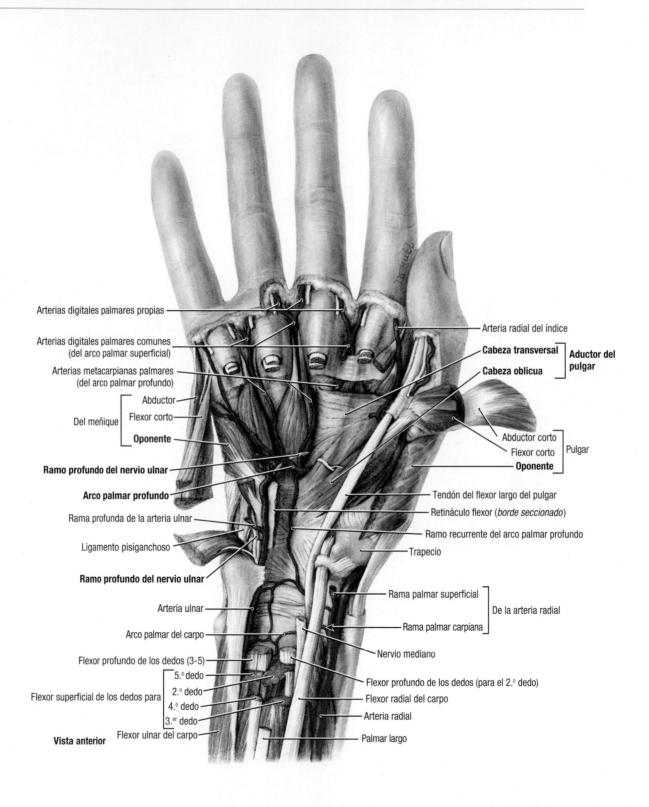

Arterias digitales palmares propias

Arterias digitales palmares comunes
(del arco palmar superficial)

Arterias metacarpianas palmares
(del arco palmar profundo)

Abductor

Del meñique   Flexor corto

Oponente

Ramo profundo del nervio ulnar

Arco palmar profundo

Rama profunda de la arteria ulnar

Ligamento pisiganchoso

Ramo profundo del nervio ulnar

Arteria ulnar

Arco palmar del carpo

Flexor profundo de los dedos (3-5)

5.º dedo

2.º dedo

Flexor superficial de los dedos para   4.º dedo

3.er dedo

Flexor ulnar del carpo

Vista anterior

Arteria radial del índice

Cabeza transversal   **Aductor del pulgar**

Cabeza oblicua

Abductor corto

Flexor corto   Pulgar

Oponente

Tendón del flexor largo del pulgar

Retináculo flexor (*borde seccionado*)

Ramo recurrente del arco palmar profundo

Trapecio

Rama palmar superficial

Rama palmar carpiana   De la arteria radial

Nervio mediano

Flexor profundo de los dedos (para el 2.º dedo)

Flexor radial del carpo

Arteria radial

Palmar largo

2-77   **Disección profunda de la palma de la mano**

- La rama profunda de la arteria ulnar se une a la arteria radial para formar el arco palmar profundo.
- El ligamento pisiganchoso suele considerarse una continuación del tendón del flexor ulnar del carpo, lo que convierte al pisiforme en un hueso sesamoideo.

La **compresión del nervio ulnar** puede producirse en la muñeca, donde pasa entre el pisiforme y el gancho del ganchoso. La depresión entre estos huesos es convertida por el ligamento pisiganchoso en un canal ulnar osteofibroso. El **síndrome del canal ulnar** se manifiesta por una hipoestesia en el dedo y medio mediales y una debilidad de los músculos intrínsecos de la mano. Puede ocurrir que los dedos 4.º y 5.º formen una garra, pero, a diferencia de la lesión del nervio proximal, su capacidad para flexionar la articulación del carpo no se ve afectada.

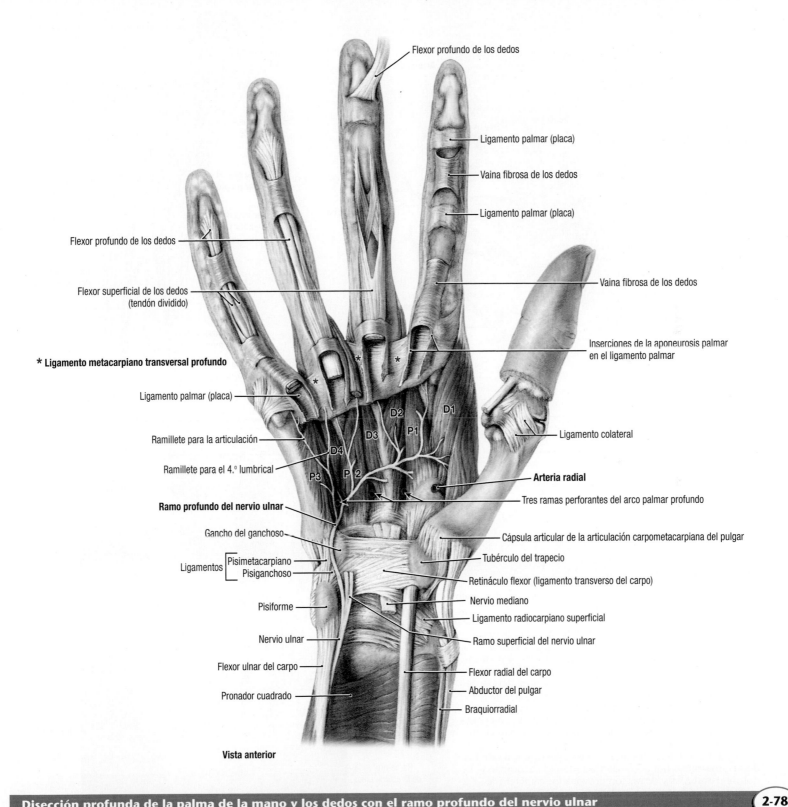

Flexor profundo de los dedos

Ligamento palmar (placa)

Vaina fibrosa de los dedos

Ligamento palmar (placa)

Flexor profundo de los dedos

Flexor superficial de los dedos
(tendón dividido)

Vaina fibrosa de los dedos

Inserciones de la aponeurosis palmar
en el ligamento palmar

* Ligamento metacarpiano transversal profundo

D2   D1

Ligamento palmar (placa)

D3   P1

Ligamento colateral

Ramillete para la articulación

D4

Ramillete para el 4.º lumbrical

P3   P 2

Arteria radial

Ramo profundo del nervio ulnar

Tres ramas perforantes del arco palmar profundo

Gancho del ganchoso

Cápsula articular de la articulación carpometacarpiana del pulgar

Ligamentos { Pisimetacarpiano
Pisiganchoso

Tubérculo del trapecio

Retináculo flexor (ligamento transverso del carpo)

Pisiforme

Nervio mediano

Ligamento radiocarpiano superficial

Nervio ulnar

Ramo superficial del nervio ulnar

Flexor ulnar del carpo

Flexor radial del carpo

Pronador cuadrado

Abductor del pulgar

Braquiorradial

Vista anterior

Disección profunda de la palma de la mano y los dedos con el ramo profundo del nervio ulnar **2-78**

- Se ilustran tres músculos interóseos palmares unipenados (*P1-P3*) y cuatro dorsales bipenados (*D1-D4*); los interóseos palmares aducen los dedos y los dorsales los abducen en relación con la línea axial, una línea imaginaria que pasa por el eje largo del tercer dedo (*véase* tabla 2-13).
- Los ligamentos metacarpianos transversales profundos unen los ligamentos palmares; los músculos lumbricales pasan superficiales al ligamento metacarpiano transverso profundo y los interóseos pasan profundos al ligamento.
- Los ligamentos pisiganchoso y pisometacarpiano forman la unión distal del flexor ulnar del carpo.

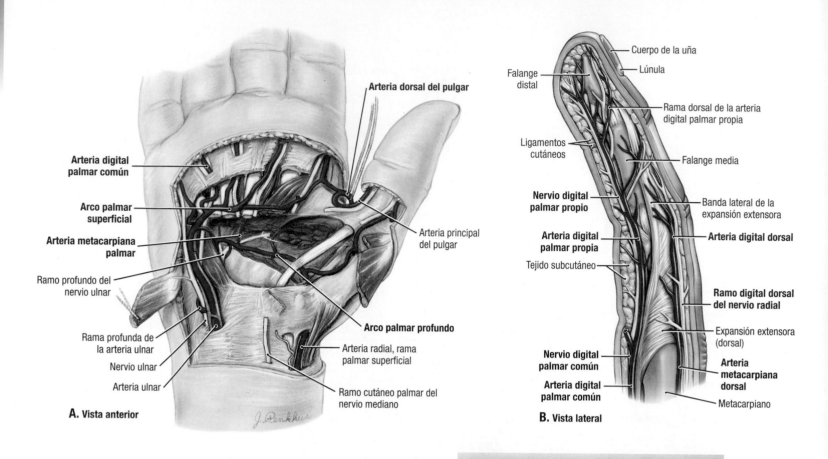

Arteria dorsal del pulgar

Cuerpo de la uña

Lúnula

Falange distal

Rama dorsal de la arteria digital palmar propia

Ligamentos cutáneos

Falange media

Arteria digital palmar común

Arco palmar superficial

Arteria metacarpiana palmar

Ramo profundo del nervio ulnar

Arteria principal del pulgar

Nervio digital palmar propio

Banda lateral de la expansión extensora

Arteria digital palmar propia

Arteria digital dorsal

Tejido subcutáneo

Rama profunda de la arteria ulnar

Nervio ulnar

Arteria ulnar

Arco palmar profundo

Arteria radial, rama palmar superficial

Ramo cutáneo palmar del nervio mediano

Ramo digital dorsal del nervio radial

Expansión extensora (dorsal)

Nervio digital palmar común

Arteria digital palmar común

Arteria metacarpiana dorsal

Metacarpiano

A. Vista anterior

B. Vista lateral

2-79 Irrigación de la mano I

A. Disección de los arcos palmares arteriales. **B.** Vasos y nervios digitales. **C.** Arteriografía de la mano.

Obsérvese que el arco palmar superficial suele completarse con la rama palmar superficial de la arteria radial, pero en esta pieza, la arteria dorsal del pulgar completa el arco.

Los **arcos palmares (arteriales) superficiales y profundos** no son palpables, pero sus marcas superficiales son visibles. El arco palmar superficial se produce a nivel del borde distal del pulgar completamente extendido. El arco palmar profundo se encuentra a 1 cm proximal al arco palmar superficial. La ubicación de estos arcos debe tenerse en cuenta en las heridas de la palma de la mano y cuando se realizan incisiones palmares.

Los ataques bilaterales intermitentes de **isquemia de los dedos**, marcados por la cianosis y a menudo acompañados de parestesias y dolor, son provocados característicamente por el frío y los estímulos emocionales. La afección puede ser consecuencia de una anomalía anatómica o de una enfermedad subyacente. Cuando la causa de la afección es idiopática (desconocida) o primaria, se denomina *síndrome de Raynaud*. Dado que las arterias reciben inervación de las fibras postsinápticas de los ganglios simpáticos, puede ser necesario realizar una simpatectomía presináptica cervicodorsal para dilatar las arterias digitales.

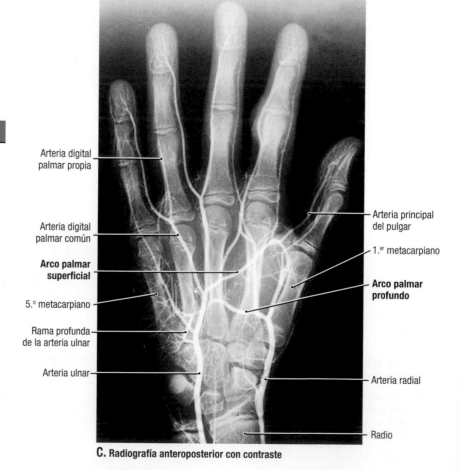

Arteria digital palmar propia

Arteria digital palmar común

Arco palmar superficial

5.º metacarpiano

Rama profunda de la arteria ulnar

Arteria ulnar

Arteria principal del pulgar

1.er metacarpiano

Arco palmar profundo

Arteria radial

Radio

C. Radiografía anteroposterior con contraste

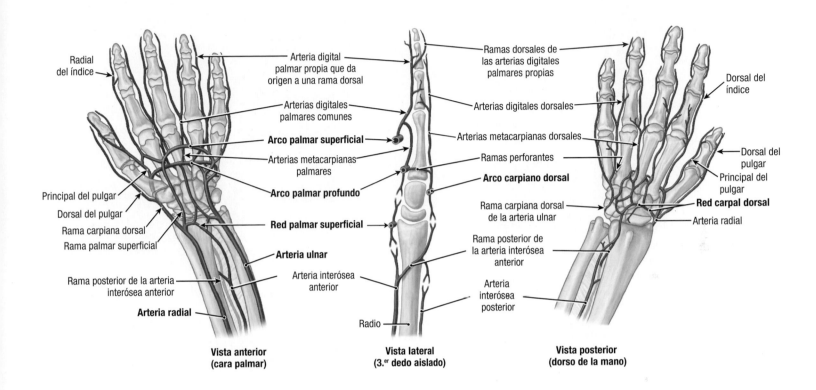

Radial del índice

Arteria digital palmar propia que da origen a una rama dorsal

Arterias digitales palmares comunes

Arco palmar superficial

Arterias metacarpianas palmares

Arco palmar profundo

Red palmar superficial

Arteria ulnar

Arteria interósea anterior

Principal del pulgar
Dorsal del pulgar
Rama carpiana dorsal
Rama palmar superficial

Rama posterior de la arteria interósea anterior

Arteria radial

Vista anterior
(cara palmar)

Ramas dorsales de las arterias digitales palmares propias

Arterias digitales dorsales

Arterias metacarpianas dorsales

Ramas perforantes

Arco carpiano dorsal

Rama carpiana dorsal de la arteria ulnar

Rama posterior de la arteria interósea anterior

Arteria interósea posterior

Radio

Vista lateral
(3.ᵉʳ dedo aislado)

Dorsal del índice

Dorsal del pulgar
Principal del pulgar

Red carpal dorsal

Arteria radial

Vista posterior
(dorso de la mano)

Irrigación de la mano II   **2-80**

Dado que la mano se coloca y se mantiene en muchas posiciones diferentes, requiere una abundancia de arterias muy ramificadas y anastomosadas para que la sangre oxigenada esté disponible en todas las posiciones.

TABLA 2-14	Arterias de la mano	
Arteria	**Origen**	**Curso**
Arco palmar superficial	Continuación directa de la arteria ulnar; el arco se completa en la cara lateral por la rama superficial de la arteria radial u otra de sus ramas	Se curva lateralmente en la profundidad de la aponeurosis palmar y en la superficie de los tendones flexores largos; la curva del arco atraviesa la palma a nivel del borde distal del pulgar extendido
Arco palmar profundo	Continuación directa de la arteria radial; el arco se completa en el lado medial con la rama profunda de la arteria ulnar	Se curva en dirección medial, en profundidad respecto a los tendones flexores largos, y está en contacto con las bases de los metacarpianos
Digitales palmares comunes	Arco palmar superficial	Pasan directamente sobre los lumbricales hacia las redes digitales
Digitales palmares propias	Arterias digitales palmares comunes	Recorren los lados de los dedos 2-5
Principal del pulgar	Arteria radial cuando entra en la palma de la mano	Desciende por la cara palmar del 1.ᵉʳ metacarpiano y se divide en la base de la falange proximal en dos ramas que recorren los lados del pulgar
Radial del índice	Arteria radial, pero puede nacer en la arteria principal del pulgar	Pasa por la cara lateral del dedo índice hasta su extremo distal
Red carpiana dorsal	Arterias radial y ulnar	Arcos dentro de la fascia del dorso de la mano

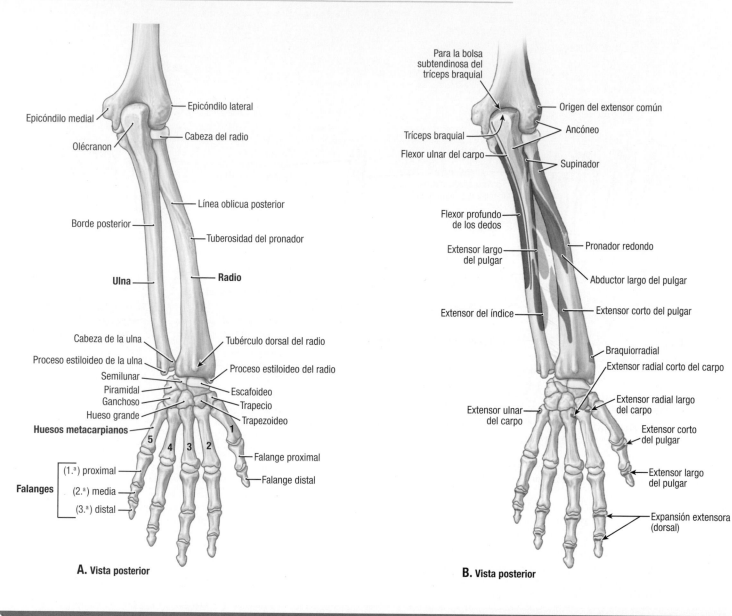

Epicóndilo medial
Epicóndilo lateral
Olécranon
Cabeza del radio
Línea oblicua posterior
Borde posterior
Tuberosidad del pronador
Ulna
Radio
Cabeza de la ulna
Tubérculo dorsal del radio
Proceso estiloideo de la ulna
Proceso estiloideo del radio
Semilunar
Escafoideo
Piramidal
Trapecio
Ganchoso
Hueso grande
Trapezoideo
Huesos metacarpianos
1
5   4   3   2
Falange proximal
(1.ª) proximal
Falange distal
Falanges (2.ª) media
(3.ª) distal

A. Vista posterior

Para la bolsa subtendinosa del tríceps braquial
Origen del extensor común
Tríceps braquial
Ancóneo
Flexor ulnar del carpo
Supinador
Flexor profundo de los dedos
Pronador redondo
Extensor largo del pulgar
Abductor largo del pulgar
Extensor del índice
Extensor corto del pulgar
Braquiorradial
Extensor radial corto del carpo
Extensor ulnar del carpo
Extensor radial largo del carpo
Extensor corto del pulgar
Extensor largo del pulgar
Expansión extensora (dorsal)

B. Vista posterior

2-81 | Huesos e inserciones musculares en la parte posterior del antebrazo y la mano

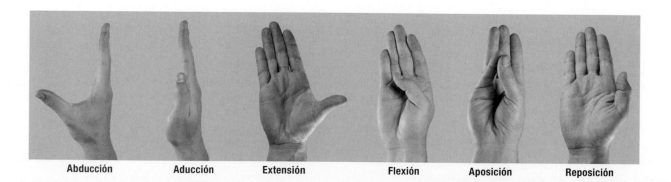

Abducción   Aducción   Extensión   Flexión   Aposición   Reposición

2-82 | Movimientos del pulgar

El pulgar está girado 90° con respecto a los otros dedos. La abducción y la aducción en la articulación metacarpofalángica (MCF) se producen en un plano sagital; la flexión y la extensión en las articulaciones MCF e interfalángica (IF) tienen lugar en planos frontales, al contrario que estos movimientos en otras articulaciones.

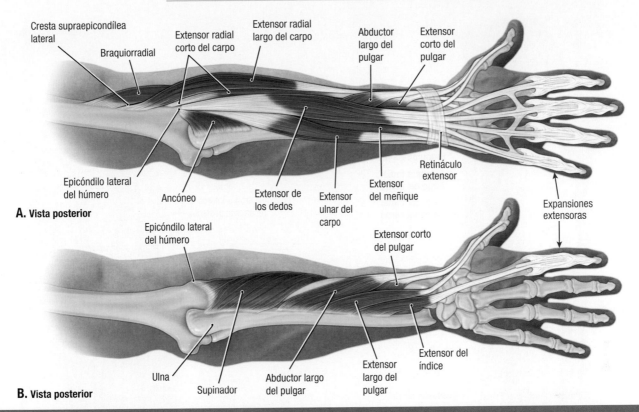

Cresta supraepicondílea lateral

Braquiorradial

Extensor radial corto del carpo

Extensor radial largo del carpo

Abductor largo del pulgar

Extensor corto del pulgar

Epicóndilo lateral del húmero

Ancóneo

Extensor de los dedos

Extensor ulnar del carpo

Extensor del meñique

Retináculo extensor

Expansiones extensoras

A. Vista posterior

Epicóndilo lateral del húmero

Extensor corto del pulgar

Ulna

Supinador

Abductor largo del pulgar

Extensor largo del pulgar

Extensor del índice

B. Vista posterior

Músculos de la cara posterior del antebrazo   **2-83**

A. Disección superficial. **B.** Disección profunda.

TABLA 2-15   Músculos de la cara posterior del antebrazo

Músculo	Inserción proximal	Inserción distal	Inervación	Acciones principales
Braquiorradial	Dos tercios proximales de la cresta supraepicondílea lateral del húmero	Superficie lateral del extremo distal del radio	Nervio radial (C5, **C6** y C7)	Flexiona la articulación del codo
Extensor radial largo del carpo (primer radial externo)	Cresta supraepicondílea lateral del húmero	Base del 2.º hueso metacarpiano	Nervio radial (C6-C7)	Extiende y abduce la articulación del carpo
Extensor radial corto del carpo		Base del 3.er hueso metacarpiano	Ramo profundo del nervio radial (**C7** y C8)	
Extensor de los dedos	Epicóndilo lateral del húmero	Expansiones extensoras de los cuatro dedos mediales		Extiende las cuatro articulaciones metacarpofalángicas (MCF) mediales; extiende la articulación del carpo
Extensor del meñique		Ampliación de los extensores del meñique	Nervio interóseo posterior (C7-C8), un ramo del nervio radial	Extiende las articulaciones MCF e interfalángica (IF) del meñique; extiende la articulación del carpo
Extensor ulnar del carpo (cubital posterior)	Epicóndilo lateral del húmero y borde posterior de la ulna	Base del 5.º hueso metacarpiano		Extiende y aduce la articulación del carpo
Ancóneo	Epicóndilo lateral del húmero	Superficie lateral del olécranon y porción superior de la superficie posterior de la ulna	Nervio radial (C7-C8 y T1)	Ayuda al tríceps braquial a extender la articulación del codo; estabiliza la articulación del codo; abduce la ulna durante la pronación
Supinador	Epicóndilo lateral del húmero, ligamentos colateral radial y anular, fosa del supinador y cresta para el músculo supinador	Superficies lateral, posterior y anterior del tercio proximal del radio	Ramo profundo del nervio radial (C6 y **C7**)	Supina el antebrazo
Abductor largo del pulgar	Superficie posterior de la ulna, el radio y la membrana interósea	Base del 1.er hueso metacarpiano		Abduce y extiende la articulación carpometacarpiana del pulgar
Extensor corto del pulgar	Superficie posterior del radio y membrana interósea	Base de la falange proximal del pulgar	Nervio interóseo posterior (C7 y **C8**)	Extiende la articulación MCF del pulgar; extiende la articulación del carpo
Extensor largo del pulgar	Superficie posterior del tercio medio de la ulna y la membrana interósea	Base de la falange distal del pulgar		Extiende las articulaciones MCF e IF del pulgar; extiende la articulación del carpo
Extensor del índice	Superficie posterior de la ulna y la membrana interósea	Expansión de los extensores del 2.º dedo		Extiende las articulaciones MCF e IF del 2.º dedo; extiende la articulación del carpo

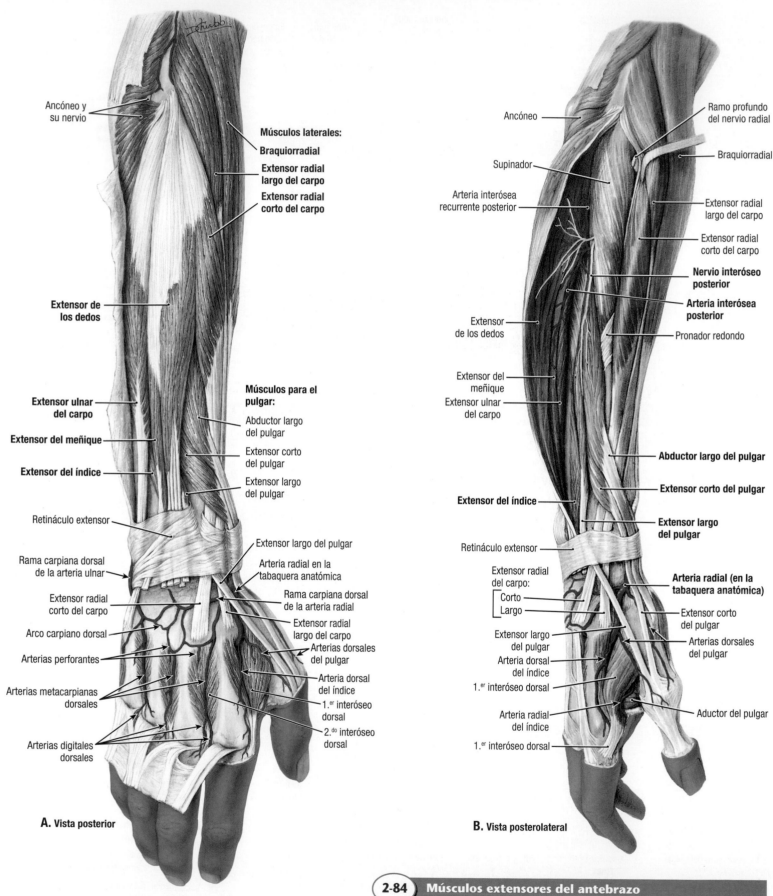

Ancóneo y su nervio

Músculos laterales:

Braquiorradial

Extensor radial largo del carpo

Extensor radial corto del carpo

Extensor de los dedos

Extensor ulnar del carpo

Extensor del meñique

Extensor del índice

Retináculo extensor

Rama carpiana dorsal de la arteria ulnar

Extensor radial corto del carpo

Arco carpiano dorsal

Arterias perforantes

Arterias metacarpianas dorsales

Arterias digitales dorsales

Músculos para el pulgar:

Abductor largo del pulgar

Extensor corto del pulgar

Extensor largo del pulgar

Extensor largo del pulgar

Arteria radial en la tabaquera anatómica

Rama carpiana dorsal de la arteria radial

Extensor radial largo del carpo

Arterias dorsales del pulgar

Arteria dorsal del índice

1.er interóseo dorsal

2.do interóseo dorsal

A. Vista posterior

Ancóneo

Supinador

Arteria interósea recurrente posterior

Extensor de los dedos

Extensor del meñique

Extensor ulnar del carpo

Extensor del índice

Retináculo extensor

Extensor radial del carpo:

Corto

Largo

Extensor largo del pulgar

Arteria dorsal del índice

1.er interóseo dorsal

Arteria radial del índice

1.er interóseo dorsal

Ramo profundo del nervio radial

Braquiorradial

Extensor radial largo del carpo

Extensor radial corto del carpo

Nervio interóseo posterior

Arteria interósea posterior

Pronador redondo

Abductor largo del pulgar

Extensor corto del pulgar

Extensor largo del pulgar

Arteria radial (en la tabaquera anatómica)

Extensor corto del pulgar

Arterias dorsales del pulgar

Aductor del pulgar

B. Vista posterolateral

2-84 **Músculos extensores del antebrazo**

A. Disección superficial. **B.** Disección profunda.

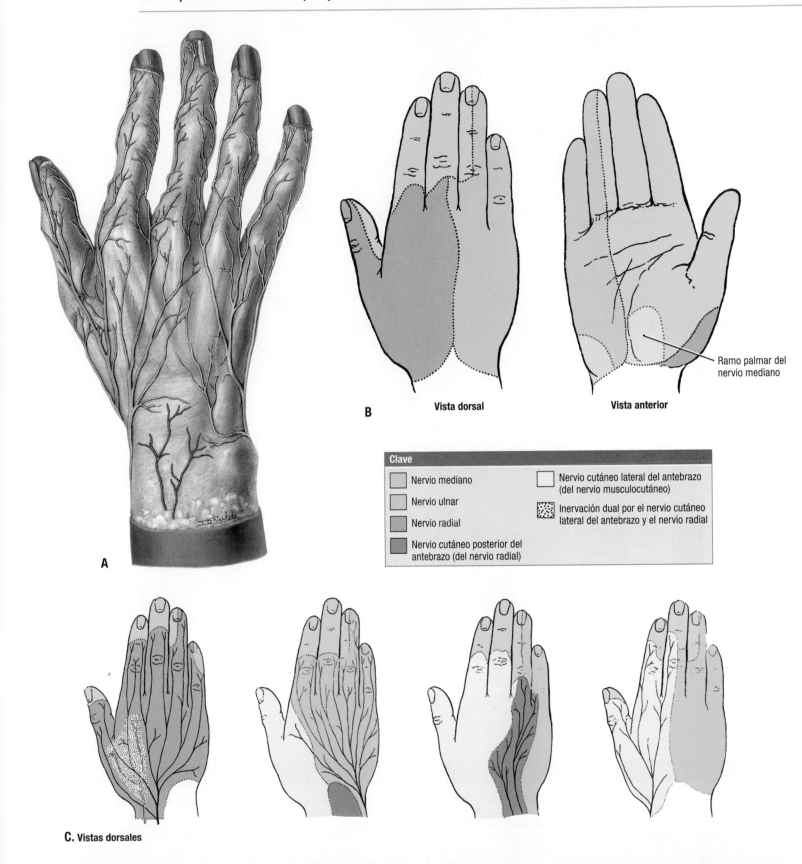

Clave

☐ Nervio mediano	☐ Nervio cutáneo lateral del antebrazo (del nervio musculocutáneo)
☐ Nervio ulnar	☐ Inervación dual por el nervio cutáneo lateral del antebrazo y el nervio radial
☐ Nervio radial	
☐ Nervio cutáneo posterior del antebrazo (del nervio radial)	

Ramo palmar del nervio mediano

Vista dorsal   **Vista anterior**

B

A

C. Vistas dorsales

Inervación cutánea de la mano   2-85

A. Disección de los nervios del dorso de la mano. **B.** Distribución de los nervios cutáneos en la palma y el dorso de la mano. **C.** Variantes en el patrón de los nervios cutáneos en el dorso de la mano.

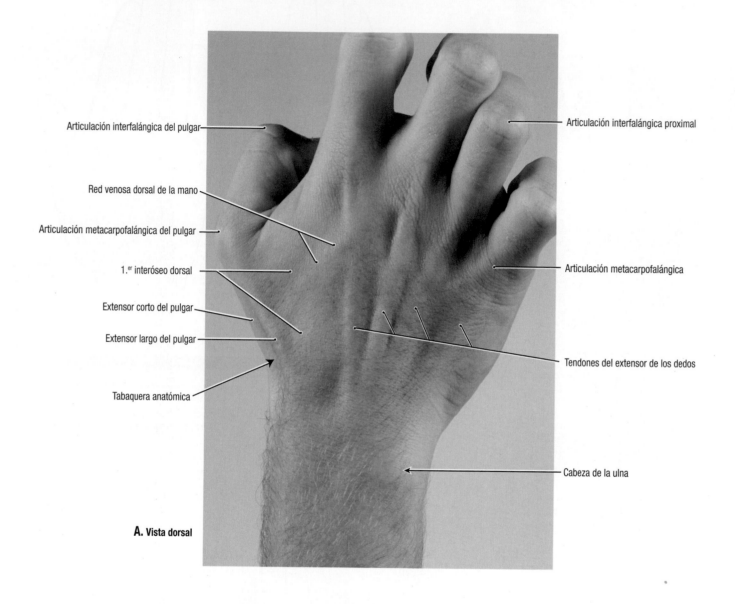

Articulación interfalángica del pulgar

Red venosa dorsal de la mano

Articulación metacarpofalángica del pulgar

1.ᵉʳ interóseo dorsal

Extensor corto del pulgar

Extensor largo del pulgar

Tabaquera anatómica

Articulación interfalángica proximal

Articulación metacarpofalángica

Tendones del extensor de los dedos

Cabeza de la ulna

A. Vista dorsal

2-86 **Dorso de la mano**

A. Anatomía de superficie. Las articulaciones interfalángicas están flexionadas y las metacarpofalángicas están hiperextendidas para mostrar los tendones del extensor de los dedos. **B. Vainas tendinosas (sinoviales) distendidas con líquido azul. C. Sección transversal de la porción distal del antebrazo.** Los números se refieren a las estructuras de la *parte B.* **D. Lugares de inserción ósea.**

- Seis vainas tendinosas ocupan los seis túneles osteofibrosos profundos respecto al retináculo extensor. Contienen nueve tendones: los del pulgar en las vainas 1 y 3, los de los extensores del carpo en las vainas 2 y 6, y los de los extensores del carpo y los dedos en las vainas 4 y 5.
- El tendón del extensor radial largo del carpo (primer radial externo) rodea el tubérculo dorsal del radio para pasar oblicuamente a través

de los tendones de los extensores radial largo (primer radial externo) y corto del carpo hasta el pulgar.

Los tendones del abductor largo del pulgar y del extensor corto del pulgar se encuentran en la misma vaina tendinosa en el dorso del carpo. La fricción excesiva de estos tendones da lugar a un engrosamiento fibroso de la vaina y a una estenosis del túnel osteofibroso, la **tenovaginitis estenosante de Quervain**. Esta afección provoca un dolor en la muñeca que se irradia en dirección proximal al antebrazo y en dirección distal al pulgar.

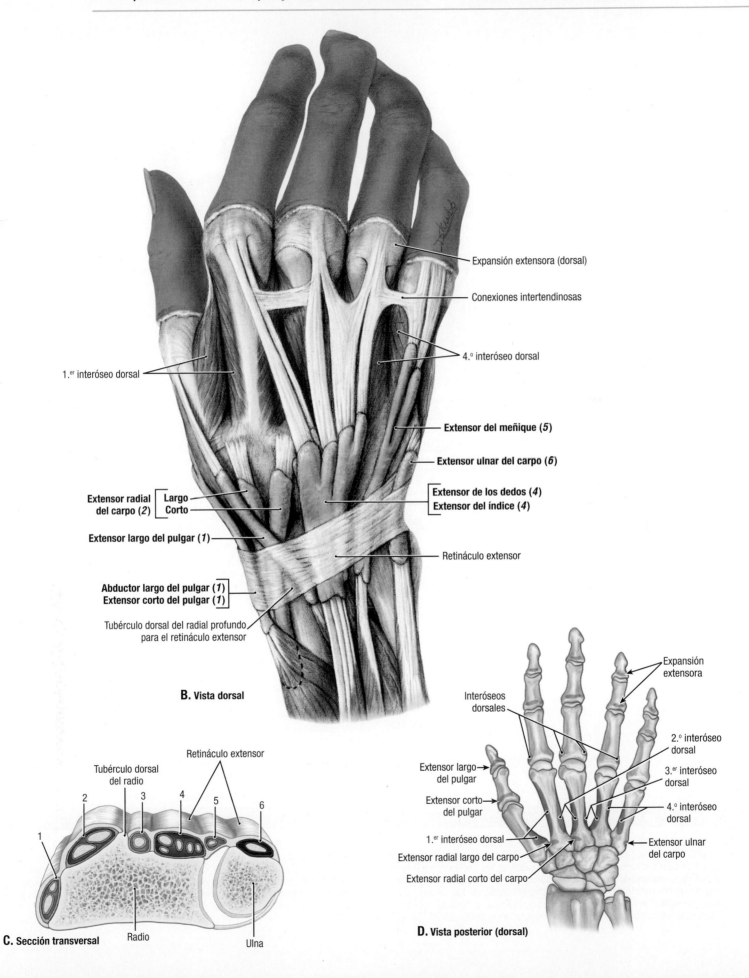

Expansión extensora (dorsal)

Conexiones intertendinosas

4.º interóseo dorsal

1.er interóseo dorsal

Extensor del meñique (5)

Extensor ulnar del carpo (6)

Extensor radial **Largo**
del carpo (2) **Corto**

Extensor de los dedos (4)
Extensor del índice (4)

Extensor largo del pulgar (1)

Retináculo extensor

Abductor largo del pulgar (1)
Extensor corto del pulgar (1)

Tubérculo dorsal del radial profundo
para el retináculo extensor

B. Vista dorsal

Retináculo extensor

Tubérculo dorsal
del radio

Radio

Ulna

C. Sección transversal

Expansión
extensora

Interóseos
dorsales

2.º interóseo
dorsal

Extensor largo
del pulgar

3.er interóseo
dorsal

Extensor corto
del pulgar

4.º interóseo
dorsal

1.er interóseo dorsal

Extensor radial largo del carpo

Extensor radial corto del carpo

Extensor ulnar
del carpo

D. Vista posterior (dorsal)

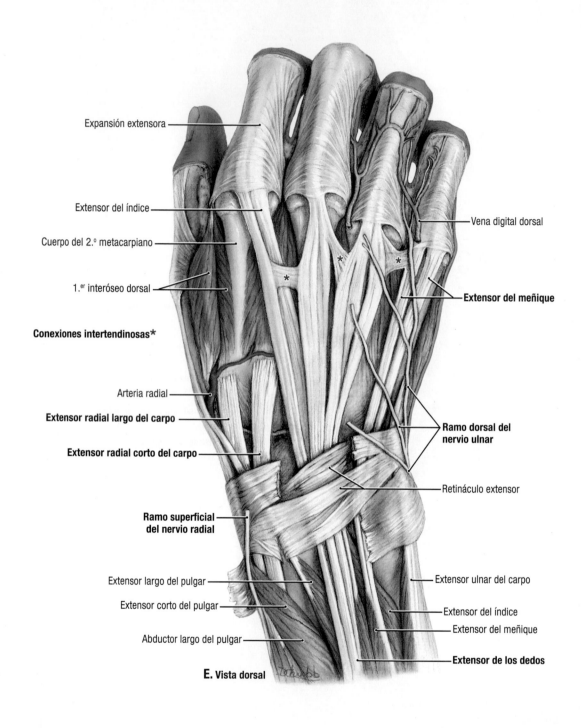

Expansión extensora

Extensor del índice

Cuerpo del 2.º metacarpiano

1.ᵉʳ interóseo dorsal

Conexiones intertendinosas*

Arteria radial

Extensor radial largo del carpo

Extensor radial corto del carpo

**Ramo superficial
del nervio radial**

Extensor largo del pulgar

Extensor corto del pulgar

Abductor largo del pulgar

Vena digital dorsal

Extensor del meñique

**Ramo dorsal del
nervio ulnar**

Retináculo extensor

Extensor ulnar del carpo

Extensor del índice

Extensor del meñique

Extensor de los dedos

E. Vista dorsal

2-86 **Dorso de la mano** *(continuación)*

E. Tendones del dorso de la mano y retináculo extensor.
- La fascia profunda se engrosa para formar el retináculo extensor.
- En dirección proximal respecto a los nudillos, las conexiones intertendinosas se extienden entre los tendones de los extensores digitales y, por lo tanto, restringen la acción independiente de los dedos.

Quiste ganglionar (ganglión). A veces saparece una inflamación quística no dolorosa en la mano, con mayor frecuencia en el dorso del carpo. Este quiste de paredes finas contiene un líquido mucinoso claro. Clínicamente, este tipo de hinchazón se denomina *ganglión* (hinchazón o nudo) o *quiste ganglionar*. Estos quistes sinoviales están cerca de las vainas sinoviales y a menudo se comunican con ellas. La unión distal del tendón del extensor radial corto del carpo (segundo radial externo) es un lugar habitual para este tipo de quiste.

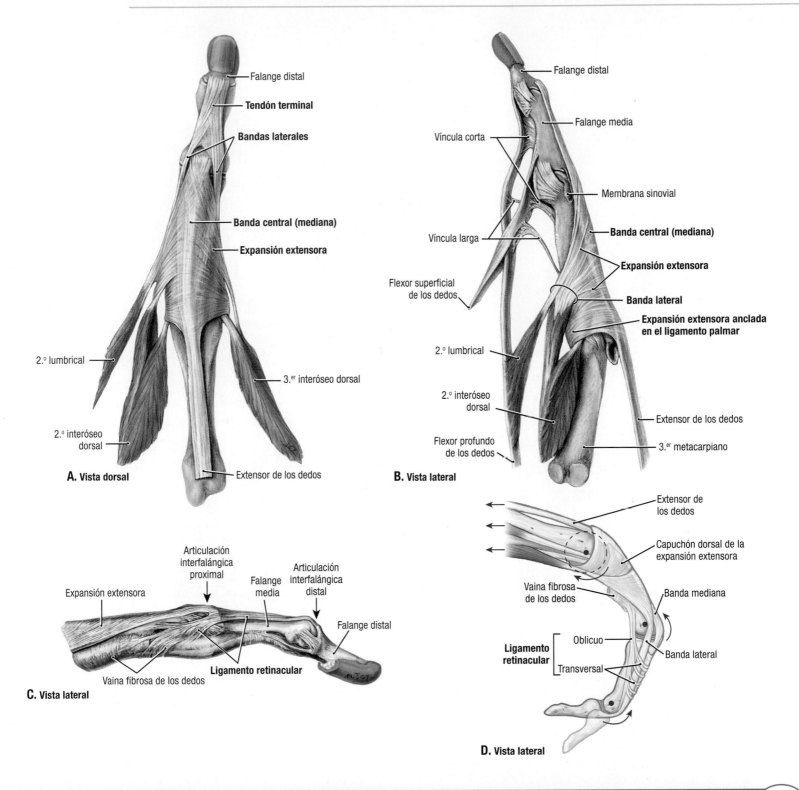

Falange distal

Tendón terminal

Bandas laterales

Banda central (mediana)

Expansión extensora

2.º lumbrical

3.ᵉʳ interóseo dorsal

2.º interóseo
dorsal

A. Vista dorsal

Extensor de los dedos

Falange distal

Falange media

Víncula corta

Membrana sinovial

Víncula larga

Banda central (mediana)

Expansión extensora

Flexor superficial
de los dedos

Banda lateral

**Expansión extensora anclada
en el ligamento palmar**

2.º lumbrical

2.º interóseo
dorsal

Extensor de los dedos

Flexor profundo
de los dedos

3.ᵉʳ metacarpiano

B. Vista lateral

Articulación
interfalángica
proximal

Articulación
interfalángica
distal

Falange
media

Expansión extensora

Falange distal

Ligamento retinacular

Vaina fibrosa de los dedos

C. Vista lateral

Extensor de
los dedos

Capuchón dorsal de la
expansión extensora

Vaina fibrosa
de los dedos

Banda mediana

**Ligamento
retinacular**

Oblicuo

Banda lateral

Transversal

D. Vista lateral

Expansión extensora (dorsal) del tercer dedo 2-87

A. Cara dorsal del dedo. **B.** Cara lateral del dedo. **C.** Ligamentos retinaculares del dedo extendido. **D.** Ligamentos retinaculares del dedo flexionado.
- El capuchón que cubre la cabeza del metacarpiano está unido al ligamento palmar.
- La contracción de los músculos que se insertan en la banda lateral producirá la flexión de la articulación metacarpofalángica y la extensión de las articulaciones interfalángicas.

- El ligamento retinacular es una banda fibrosa que va desde la falange proximal y la vaina digital fibrosa, de forma oblicua a través de la falange media y las dos articulaciones interfalángicas, para unirse a la expansión extensora (dorsal) y luego a la falange distal.
- En la flexión de la articulación interfalángica distal, el ligamento retinacular se tensa y tracciona de la articulación proximal hacia la flexión; en la extensión de la articulación proximal, el ligamento tracciona de la articulación distal hacia la extensión casi completa.

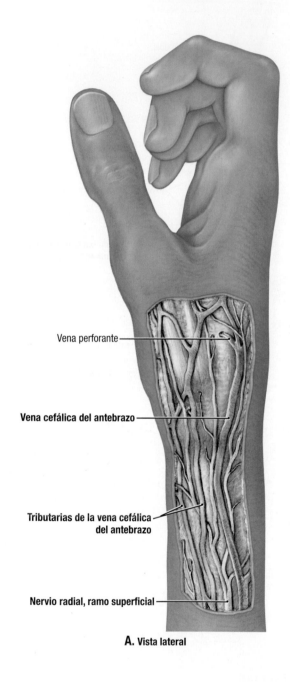

Vena perforante

Vena cefálica del antebrazo

Tributarias de la vena cefálica del antebrazo

Nervio radial, ramo superficial

A. Vista lateral

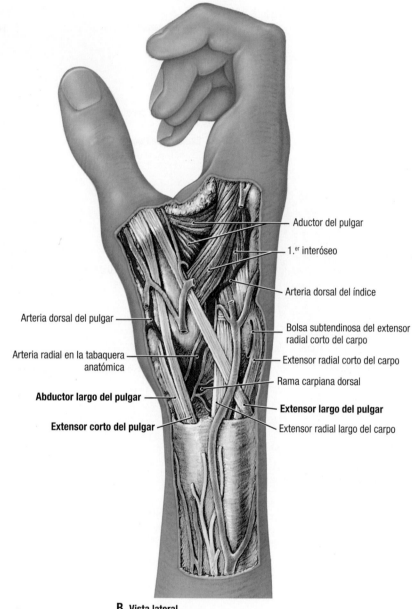

Aductor del pulgar

1.er interóseo

Arteria dorsal del índice

Arteria dorsal del pulgar

Bolsa subtendinosa del extensor radial corto del carpo

Arteria radial en la tabaquera anatómica

Extensor radial corto del carpo

Rama carpiana dorsal

Abductor largo del pulgar

Extensor largo del pulgar

Extensor radial largo del carpo

Extensor corto del pulgar

B. Vista lateral

2-88 **Cara lateral del carpo y la mano**

A. Tabaquera anatómica **I**.
- La depresión en la base del pulgar, la «tabaquera anatómica», conserva su nombre de una costumbre arcaica.
- Obsérvense las venas superficiales, incluida la vena cefálica del antebrazo, sus afluentes (o ambas cosas) y los nervios cutáneos que cruzan la tabaquera.

B. Tabaquera anatómica **II**.
- Tres largos tendones del pulgar forman los límites de la tabaquera: el extensor largo del pulgar forma el borde medial y el abductor largo del pulgar y el extensor corto del pulgar el borde lateral.
- La arteria radial atraviesa el piso de la tabaquera y se desplaza entre las dos cabezas del 1.er interóseo dorsal.

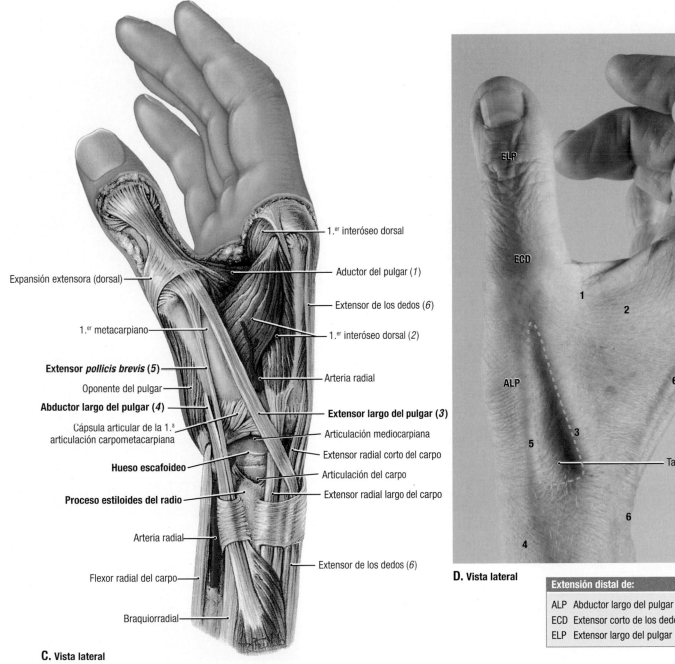

1.er interóseo dorsal

Aductor del pulgar (*1*)

Extensor de los dedos (*6*)

1.er interóseo dorsal (*2*)

Arteria radial

Extensor largo del pulgar (*3*)

Articulación mediocarpiana

Extensor radial corto del carpo

Articulación del carpo

Extensor radial largo del carpo

Extensor de los dedos (*6*)

Expansión extensora (dorsal)

1.er metacarpiano

Extensor *pollicis brevis* (*5*)

Oponente del pulgar

Abductor largo del pulgar (*4*)

Cápsula articular de la 1.ª
articulación carpometacarpiana

Hueso escafoideo

Proceso estiloides del radio

Arteria radial

Flexor radial del carpo

Braquiorradial

C. Vista lateral

ELP

ECD

ALP

Tabaquera anatómica

D. Vista lateral

Extensión distal de:	
ALP	Abductor largo del pulgar
ECD	Extensor corto de los dedos
ELP	Extensor largo del pulgar

Cara lateral del carpo y la mano (*continuación*)　　2-88

C. Tabaquera anatómica III. Obsérvense el hueso escafoides, la articulación del carpo proximal al escafoideo y la articulación mediocarpiana distal a este. **D. Anatomía de superficie.**

La **fractura del escafoideo** suele ser el resultado de una caída sobre la palma de la mano en abducción. La fractura se produce en la parte estrecha («cintura») del escafoideo. El dolor se produce principalmente en la cara lateral del carpo, sobre todo durante la dorsiflexión y la abducción de la mano. Las radiografías iniciales del carpo pueden no revelar una fractura, pero aquellas tomadas entre 10 y 14 días después muestran la fractura porque se ha producido una resorción ósea. Dada la escasa irrigación sanguínea de la parte proximal del escafoideo, la unión de las partes fracturadas puede tardar varios meses. Puede presentarse una **necrosis avascular del fragmento proximal del escafoideo** (muerte patológica del hueso como consecuencia de una mala irrigación) y causar una enfermedad articular degenerativa del carpo.

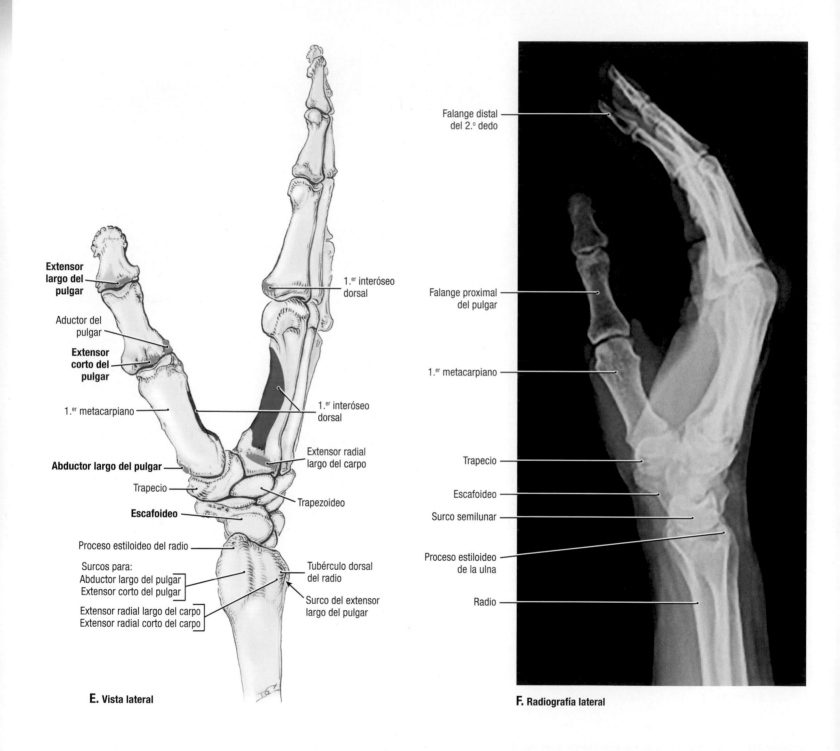

Extensor
largo del
pulgar

Aductor del
pulgar

Extensor
corto del
pulgar

1.er metacarpiano

Abductor largo del pulgar

Trapecio

Escafoideo

Proceso estiloideo del radio

Surcos para:
Abductor largo del pulgar
Extensor corto del pulgar

Extensor radial largo del carpo
Extensor radial corto del carpo

1.er interóseo
dorsal

1.er interóseo
dorsal

Extensor radial
largo del carpo

Trapezoideo

Tubérculo dorsal
del radio

Surco del extensor
largo del pulgar

E. Vista lateral

Falange distal
del 2.º dedo

Falange proximal
del pulgar

1.er metacarpiano

Trapecio

Escafoideo

Surco semilunar

Proceso estiloideo
de la ulna

Radio

F. Radiografía lateral

2-88   **Cara lateral del carpo y la mano** (continuación)

E. Huesos de la mano con las inserciones musculares. **F.** Huesos de la
mano y del carpo.
   Obsérvese que la tabaquera anatómica está limitada en dirección
proximal por el proceso estiloideo del radio y en dirección distal por la

base del 1.er metacarpiano; partes de los dos huesos laterales del carpo
(escafoideo y trapecio) forman el piso de la tabaquera.

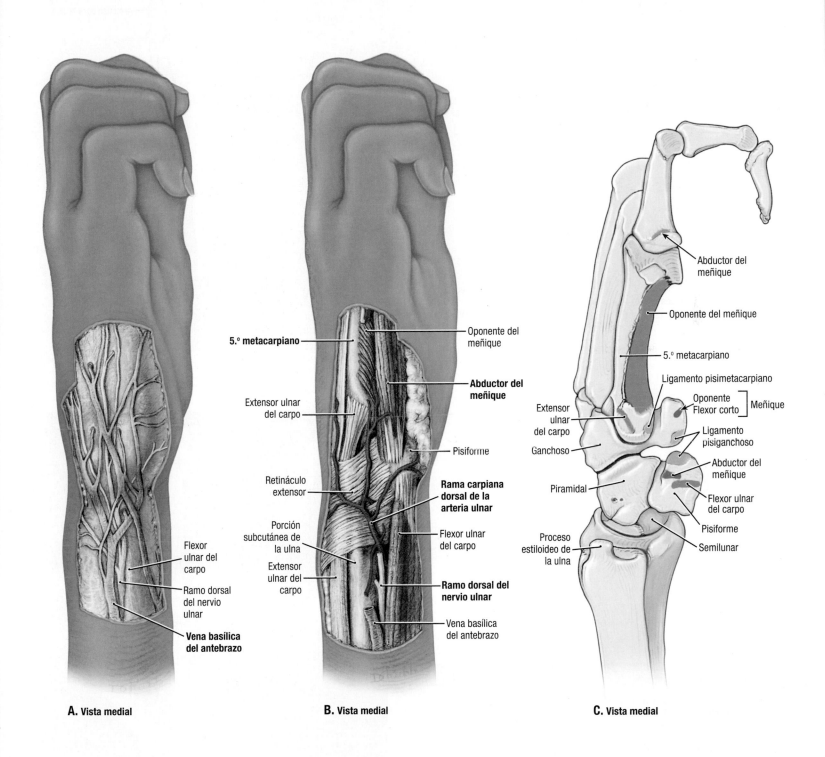

5.º metacarpiano

Extensor ulnar
del carpo

Retináculo
extensor

Porción
subcutánea de
la ulna

Extensor
ulnar del
carpo

Oponente del
meñique

**Abductor del
meñique**

Pisiforme

**Rama carpiana
dorsal de la
arteria ulnar**

Flexor ulnar
del carpo

**Ramo dorsal del
nervio ulnar**

Vena basílica
del antebrazo

Flexor
ulnar del
carpo

Ramo dorsal
del nervio
ulnar

**Vena basílica
del antebrazo**

Abductor del
meñique

Oponente del meñique

5.º metacarpiano

Ligamento pisimetacarpiano

Oponente
Flexor corto   } Meñique

Ligamento
pisiganchoso

Abductor del
meñique

Flexor ulnar
del carpo

Pisiforme

Semilunar

Extensor
ulnar
del carpo

Ganchoso

Piramidal

Proceso
estiloideo de
la ulna

A. Vista medial

B. Vista medial

C. Vista medial

**A. Disección superficial. B. Disección profunda. C. Huesos de la mano
con los sitios de inserción muscular y ligamentosa.** El extensor ulnar
del carpo se inserta directamente en la base del 5.º metacarpiano, pero
el flexor ulnar del carpo se inserta indirectamente en la base del 5.º metacarpiano a través de los ligamentos pisiforme, pisiganchoso y pisimetacarpiano. A menudo se considera que estos ligamentos forman parte de
la inserción distal del flexor ulnar del carpo.

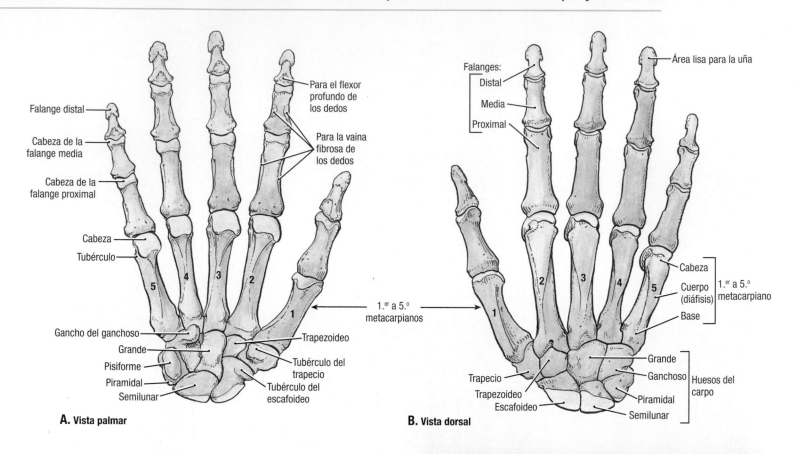

Falange distal

Cabeza de la falange media

Cabeza de la falange proximal

Cabeza

Tubérculo

Gancho del ganchoso

Grande

Pisiforme

Piramidal

Semilunar

5 4 3 2 1

Para el flexor profundo de los dedos

Para la vaina fibrosa de los dedos

Trapezoideo

Tubérculo del trapecio

Tubérculo del escafoideo

A. Vista palmar

Falanges:
Distal
Media
Proximal

Área lisa para la uña

1.er a 5.º metacarpianos

2 3 4 5 1

Cabeza

Cuerpo (diáfisis)

Base

1.er a 5.º metacarpiano

Trapecio

Trapezoideo

Escafoideo

Grande

Ganchoso

Piramidal

Semilunar

Huesos del carpo

B. Vista dorsal

2-90   **Huesos e imágenes del carpo y la mano**

A. Vista palmar. B. Vista dorsal. C. Imagen tridimensional generada por ordenador del carpo y la mano. Las letras se refieren a las estructuras de la *imagen D*.

Los ocho huesos del carpo forman dos hileras: en la hilera distal, el ganchoso, el grande, el trapezoideo y el trapecio (este último forma una articulación en forma de silla de montar con el 1.er metacarpiano); y en la hilera proximal, el escafoideo, el semilunar y el pisiforme, con el pisiforme superpuesto sobre el piramidal.

Las **lesiones graves por aplastamiento de la mano** pueden producir fracturas metacarpianas múltiples, lo que provoca la inestabilidad de la mano. Son frecuentes lesiones similares de las falanges distales (p. ej., cuando un dedo queda atrapado en la puerta de un auto). La **fractura de una falange distal** suele ser conminuta y causa un doloroso **hematoma** (acumulación de sangre). Las **fracturas de las falanges proximales y medias** suelen ser el resultado de lesiones por aplastamiento o hipertensión.

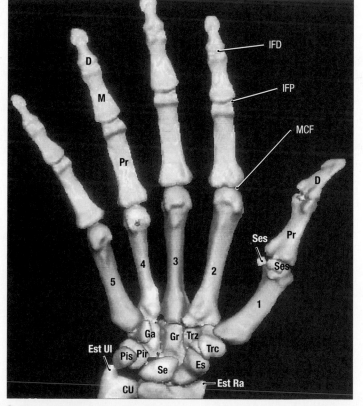

IFD

IFP

MCF

D

M

Pr

D

Ses

Pr

Ses

5 4 3 2 1

Est Ul

Pis Pir

Ga Gr Trz

Trc

Se

Es

Est Ra

CU

C. Reconstrucción tomográfica 3D anterior

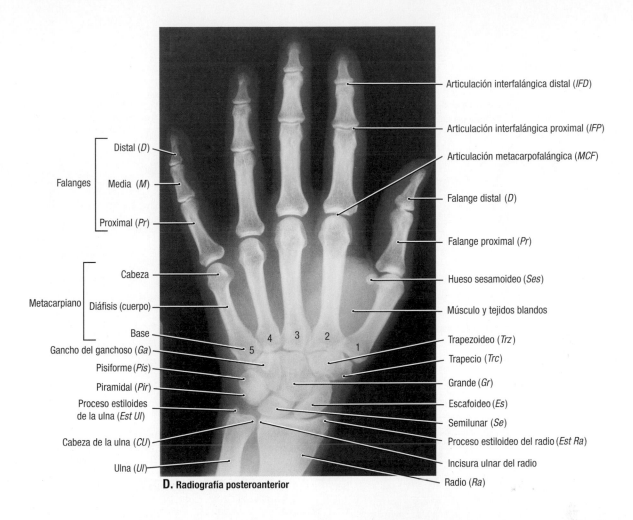

Falanges
- Distal (*D*)
- Media (*M*)
- Proximal (*Pr*)

Metacarpiano
- Cabeza
- Diáfisis (cuerpo)
- Base

Gancho del ganchoso (*Ga*)
Pisiforme (*Pis*)
Piramidal (*Pir*)
Proceso estiloides de la ulna (*Est Ul*)
Cabeza de la ulna (*CU*)
Ulna (*Ul*)

Articulación interfalángica distal (*IFD*)
Articulación interfalángica proximal (*IFP*)
Articulación metacarpofalángica (*MCF*)
Falange distal (*D*)
Falange proximal (*Pr*)
Hueso sesamoideo (*Ses*)
Músculo y tejidos blandos
Trapezoideo (*Trz*)
Trapecio (*Trc*)
Grande (*Gr*)
Escafoideo (*Es*)
Semilunar (*Se*)
Proceso estiloideo del radio (*Est Ra*)
Incisura ulnar del radio
Radio (*Ra*)

D. Radiografía posteroanterior

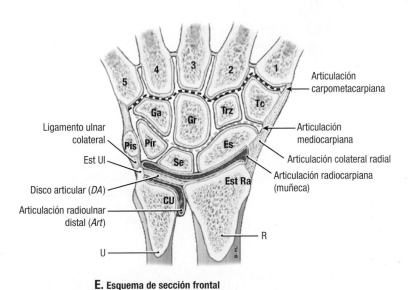

Articulación carpometacarpiana
Articulación mediocarpiana
Articulación colateral radial
Articulación radiocarpiana (muñeca)

Ligamento ulnar colateral
Est Ul
Disco articular (*DA*)
Articulación radioulnar distal (*Art*)

E. Esquema de sección frontal

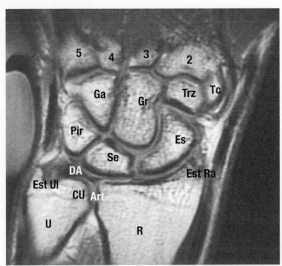

F. Resonancia magnética frontal

D. Huesos y articulaciones de la mano y la muñeca. E-F. Estudios de imágenes de huesos y articulaciones del carpo. Las letras se refieren a las estructuras de las *partes D y E.*

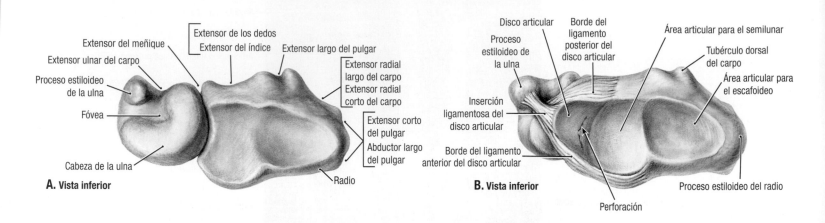

Extensor del meñique
Extensor de los dedos
Extensor del índice
Extensor largo del pulgar
Extensor ulnar del carpo
Extensor radial largo del carpo
Extensor radial corto del carpo
Proceso estiloideo de la ulna
Fóvea
Extensor corto del pulgar
Abductor largo del pulgar
Cabeza de la ulna
Radio

A. Vista inferior

Disco articular
Borde del ligamento posterior del disco articular
Área articular para el semilunar
Proceso estiloideo de la ulna
Tubérculo dorsal del carpo
Área articular para el escafoideo
Inserción ligamentosa del disco articular
Borde del ligamento anterior del disco articular
Proceso estiloideo del radio
Perforación

B. Vista inferior

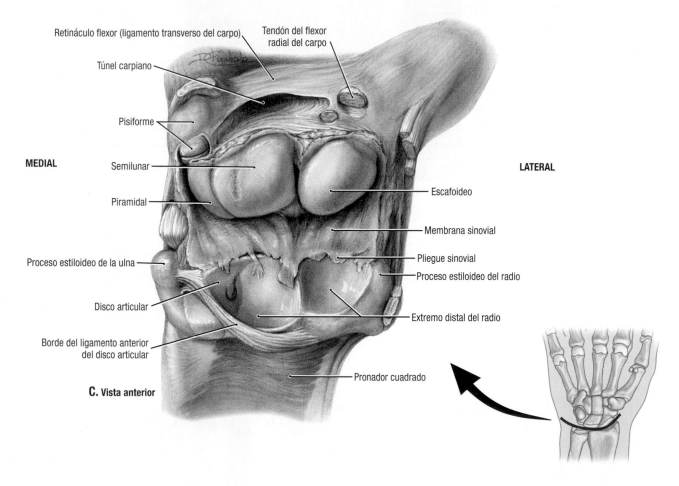

Retináculo flexor (ligamento transverso del carpo)
Tendón del flexor radial del carpo
Túnel carpiano
Pisiforme
Semilunar
Piramidal
MEDIAL
LATERAL
Escafoideo
Membrana sinovial
Pliegue sinovial
Proceso estiloideo del radio
Proceso estiloideo de la ulna
Disco articular
Extremo distal del radio
Borde del ligamento anterior del disco articular
Pronador cuadrado

C. Vista anterior

2-91 **Articulación radiocarpiana (muñeca)**

A. Extremos distales del radio y de la ulna con los surcos para los tendones en las caras posteriores. B. Disco articular. El disco articular une los extremos distales del radio y la ulna; es fibrocartilaginoso en la zona triangular entre la cabeza de la ulna y el semilunar, pero ligamentoso y flexible en el resto. La porción cartilaginosa del disco articular suele presentar una fisura o perforación, como se muestra aquí, asociada con la superficie rugosa del semilunar. **C. Superficie articular de la articulación radiocarpiana.** La articulación está abierta hacia el frente. El semilunar se articula con el radio y el disco articular; solo durante la aducción del carpo el piramidal se articula con el disco.

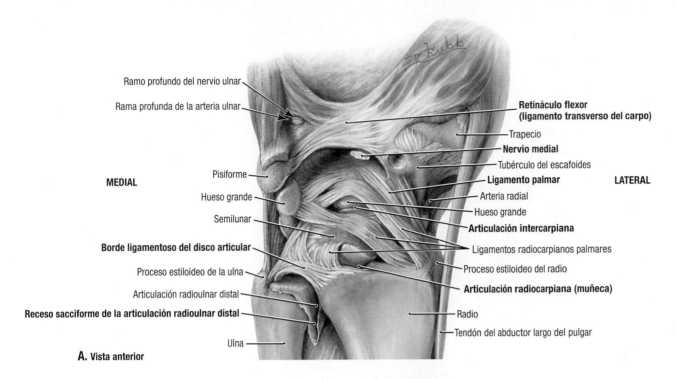

Ramo profundo del nervio ulnar
Rama profunda de la arteria ulnar
Retináculo flexor (ligamento transverso del carpo)
Trapecio
Nervio medial
Tubérculo del escafoides
Pisiforme
MEDIAL
Ligamento palmar
LATERAL
Hueso grande
Arteria radial
Semilunar
Hueso grande
Articulación intercarpiana
Borde ligamentoso del disco articular
Ligamentos radiocarpianos palmares
Proceso estiloideo de la ulna
Proceso estiloideo del radio
Articulación radioulnar distal
Articulación radiocarpiana (muñeca)
Receso sacciforme de la articulación radioulnar distal
Radio
Tendón del abductor largo del pulgar
Ulna
A. Vista anterior

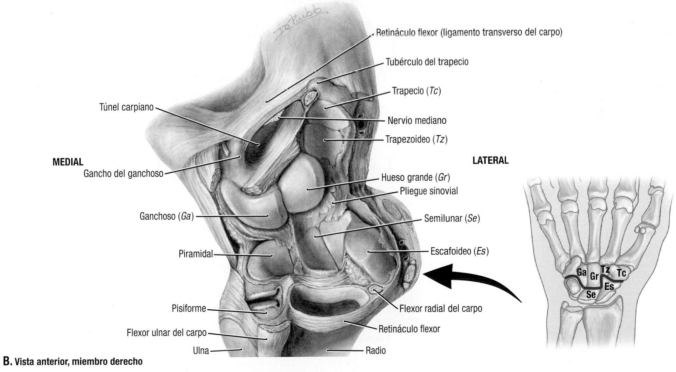

Retináculo flexor (ligamento transverso del carpo)
Tubérculo del trapecio
Trapecio (*Tc*)
Túnel carpiano
Nervio mediano
Trapezoideo (*Tz*)
MEDIAL
LATERAL
Gancho del ganchoso
Hueso grande (*Gr*)
Pliegue sinovial
Ganchoso (*Ga*)
Semilunar (*Se*)
Piramidal
Escafoideo (*Es*)
Pisiforme
Flexor radial del carpo
Flexor ulnar del carpo
Retináculo flexor
Ulna
Radio
B. Vista anterior, miembro derecho

Ga Gr Tz Tc
Se Es

Articulaciones radiocarpiana (muñeca) y mediocarpiana (transversal del carpo)   **2-92**

A. Ligamentos. La mano se encuentra extendida. Los ligamentos radiocarpianos palmares pasan desde el radio hasta las dos hileras de huesos del carpo, son fuertes y están dirigidos de manera que la mano se mueva con el radio durante la supinación. **B. Superficies articulares de la articulación mediocarpiana (transversal) abiertas en dirección anterior.**

Obsérvese que el retináculo flexor (ligamento transverso del carpo) está cortado. La porción proximal del ligamento, que va desde el pisiforme hasta el escafoideo, es relativamente débil; la parte distal, que va desde el gancho del ganchoso hasta el tubérculo del trapecio, es fuerte.

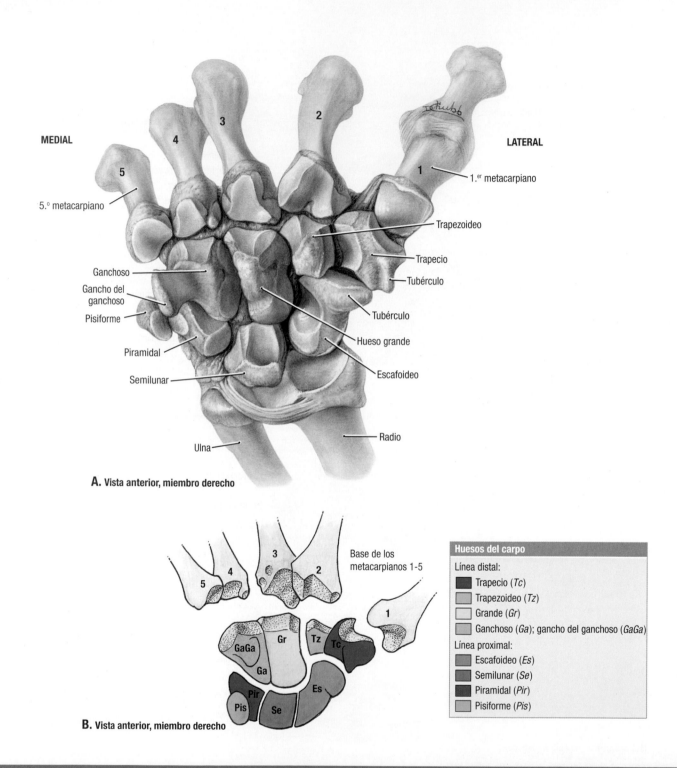

MEDIAL

LATERAL

3

2

4

5

1

1.ᵉʳ metacarpiano

5.º metacarpiano

Trapezoideo

Trapecio

Ganchoso

Tubérculo

Gancho del ganchoso

Tubérculo

Pisiforme

Hueso grande

Piramidal

Escafoideo

Semilunar

Ulna

Radio

A. Vista anterior, miembro derecho

3

2

5

4

Base de los
metacarpianos 1-5

1

GaGa

Gr

Tz

Tc

Ga

Pir

Es

Pis

Se

Huesos del carpo

Línea distal:
- Trapecio (*Tc*)
- Trapezoideo (*Tz*)
- Grande (*Gr*)
- Ganchoso (*Ga*); gancho del ganchoso (*GaGa*)

Línea proximal:
- Escafoideo (*Es*)
- Semilunar (*Se*)
- Piramidal (*Pir*)
- Pisiforme (*Pis*)

B. Vista anterior, miembro derecho

2-93 **Huesos del carpo y bases de los metacarpianos**

A. Articulaciones intercarpianas y carpometacarpianas (CMC) abiertas. Los ligamentos dorsales permanecen intactos y todas las articulaciones se han hiperextendido. **B. Superficies articulares de las articulaciones CMC.**

Obsérvese que la 1.ª articulación CMC tiene forma de silla de montar y es especialmente móvil, permitiendo la oposición del pulgar; la 2.ª y 3.ª articulaciones CMC tienen superficies de acoplamiento y son prácticamente inmóviles; la 4.ª y 5.ª son articulaciones sinoviales en forma de bisagra con movimiento limitado.

La **luxación anterior del semilunar** es una lesión grave que suele producirse por una caída sobre la muñeca extendida. El semilunar es empujado hacia la superficie palmar del carpo; puede comprimir el nervio mediano y provocar un síndrome del túnel carpiano. Debido a la escasa irrigación, puede producirse una **necrosis avascular del semilunar**.

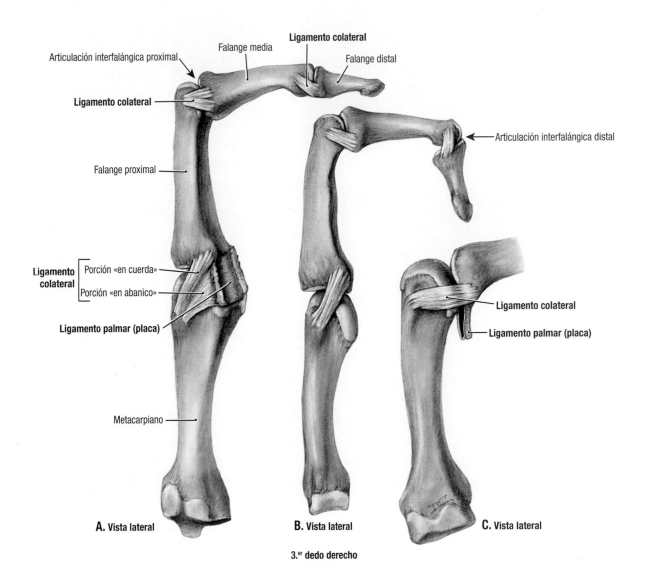

Articulación interfalángica proximal

Falange media

Ligamento colateral

Falange distal

Ligamento colateral

Falange proximal

Articulación interfalángica distal

Ligamento colateral { Porción «en cuerda»

Porción «en abanico»

Ligamento palmar (placa)

Ligamento colateral

Ligamento palmar (placa)

Metacarpiano

A. Vista lateral

B. Vista lateral

C. Vista lateral

3.ᵉʳ dedo derecho

Ligamentos colaterales de las articulaciones metacarpofalángicas e interfalángicas del tercer dedo

2-94

A. Extensión de las articulaciones metacarpofalángicas (MCF) e interfalángicas (IF) distales. **B.** Articulaciones interfalángicas flexionadas. **C.** Articulación MCF flexionada.

- Una placa fibrocartilaginosa, el ligamento palmar, cuelga de la base de la falange proximal; está fijada a la cabeza del metacarpiano por la parte más débil, en forma de abanico, del ligamento colateral (*parte A*); se mueve como una visera a través de la cabeza del metacarpiano (*parte C*). Las articulaciones IF tienen ligamentos palmares similares.
- Los ligamentos colaterales de esta articulación (*partes A y B*), extremadamente fuertes y con forma de cordón, se insertan excéntricamente

en las cabezas metacarpianas; están flojos durante la extensión y tensos durante la flexión (*imagen C*), por lo que los dedos no pueden extenderse (abducirse) a menos que la mano esté abierta; las articulaciones IF tienen ligamentos colaterales similares.

El **pulgar de esquiador** se refiere a la rotura o laxitud crónica del ligamento colateral de la 1.ª articulación metacarpofalángica. La lesión es consecuencia de la hiperextensión de la articulación que se produce cuando el pulgar es sujetado por el bastón de esquí mientras el resto de la mano golpea el suelo o entra en la nieve.

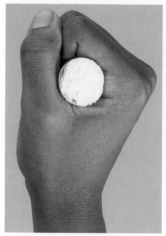

A. Vista lateral

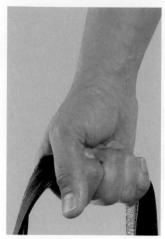

B. Vista anterior

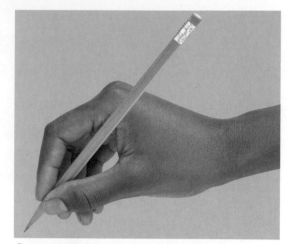

C. Vista medial

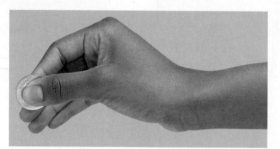

D. Vista medial

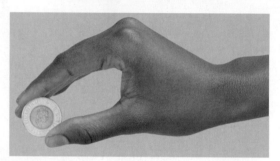

E. Vista medial

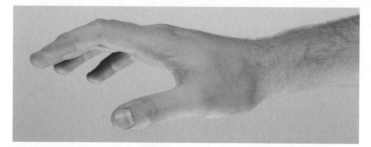

F. Vista medial

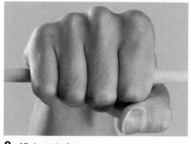

G. Vista anterior

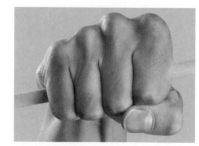

H. Vista anterior

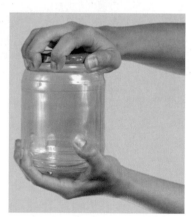

I. Vista lateral

2-95   **Posiciones funcionales de la mano**

A. Prensión cilíndrica (potencia). Al tomar un objeto, las articulaciones metacarpofalángicas e interfalángicas están flexionadas, pero las radiocarpianas están extendidas. Sin la extensión del carpo, la prensión es débil e inestable. **B. Prensión en gancho.** En este tipo de prensión intervienen principalmente los flexores largos de los dedos, que se flexionan en mayor o menor medida según el tamaño del objeto. **C-D. Pellizco en** trípode (pinza de tres dedos). **E. Pellizco con la punta de los dedos. F. Posición de la mano en reposo.** Los yesos o escayolas para las fracturas se aplican con mayor frecuencia con la mano en esta posición. **G. Prensión cilíndrica laxa. H. Prensión cilíndrica firme (potencia). I. Prensión del disco (potencia).**

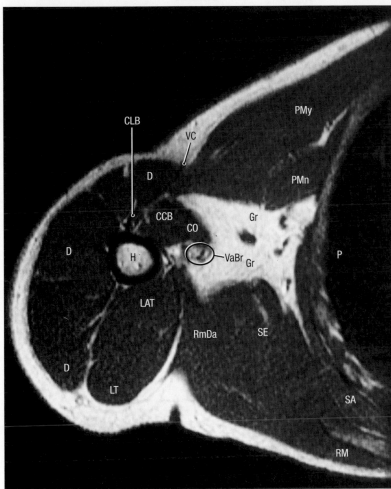

ANTERIOR

POSTERIOR

A. Resonancia magnética transversal

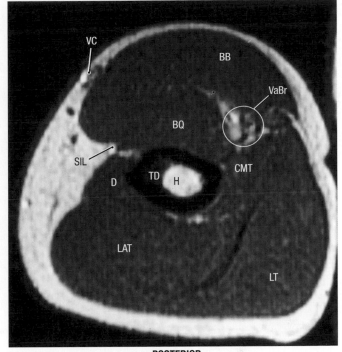

ANTERIOR

POSTERIOR

B. Resonancia magnética transversal

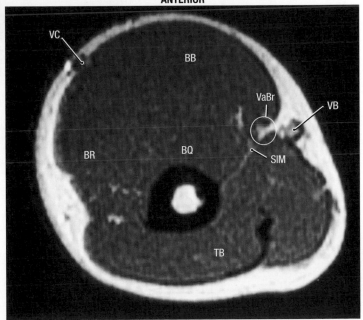

ANTERIOR

POSTERIOR

C. Resonancia magnética transversal

Clave para A, B y C	
BB	Bíceps braquial
BQ	Braquial
BR	Braquiorradial
CCB	Cabeza corta del bíceps braquial
CLB	Cabeza larga del bíceps braquial
CMT	Cabeza medial del tríceps braquial
CO	Coracobraquial
D	Deltoides
Gr	Grasa axilar
H	Húmero
LAT	Cabeza lateral del tríceps braquial
LT	Cabeza larga del tríceps braquial
P	Pulmón
PMn	Pectoral menor
PMy	Pectoral mayor
RM	Redondo mayor
RmDa	Redondo mayor y latísimo del dorso
SA	Serrato anterior
SE	Subescapular
SIL	Septo intermuscular lateral
SIM	Septo intermuscular medial
TB	Tríceps braquial
TD	Tuberosidad del deltoides
VaBr	Vasos y nervios braquiales
VB	Vena basílica
VC	Vena cefálica

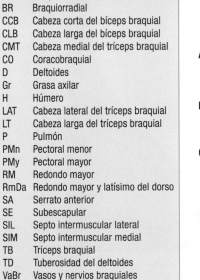

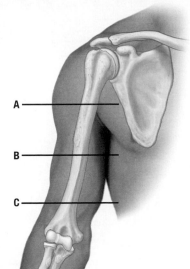

Resonancia magnética transversal (axial) del brazo **2-96**

A. Resonancia magnética (RM) transversal a través de la porción proximal del brazo. **B.** RM transversal a través de la mitad del brazo. **C.** RM transversal a través de la porción distal del brazo.

Flexores

1	Pronador redondo
2	Flexor radial del carpo
3	Palmar largo (menor)
4	Flexor ulnar del carpo
5	Flexor superficial de los dedos
6	Flexor profundo de los dedos
7	Flexor largo del pulgar

Extensores

8	Braquiorradial
9	Extensor radial largo del carpo
10	Extensor radial corto del carpo
11	Extensor de los dedos
12	Extensor del meñique
13	Extensor ulnar del carpo
14	Abductor largo del pulgar
15	Extensor corto del pulgar
16	Extensor largo del pulgar (extensor del índice)

Compartimentos musculares del antebrazo

Extensor-supinador
Flexor-pronador

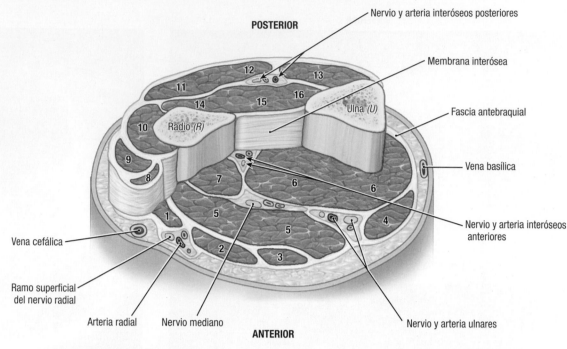

A. Vista anterosuperior

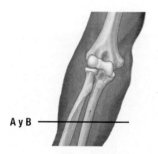

A y B

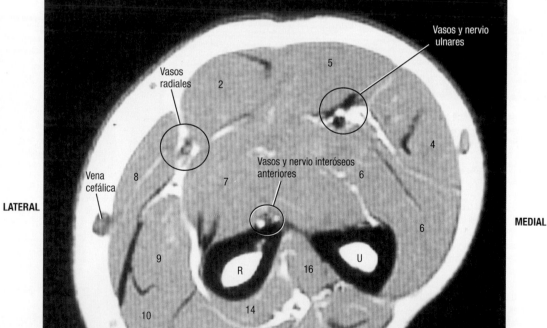

B. RM transversal

Sección transversal y resonancia magnética (RM) transversal (axial) del antebrazo

A. Secciones transversales escalonadas de los compartimentos anterior y posterior. **B.** RM transversal a través de la porción proximal del antebrazo.

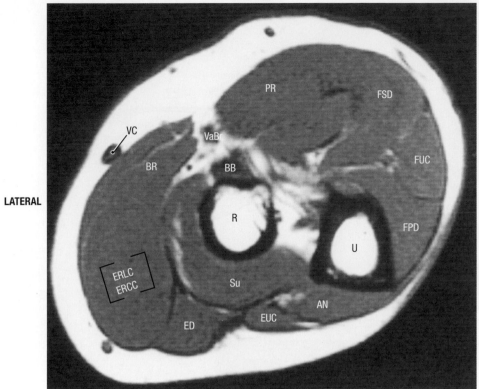

ANTERIOR

LATERAL

MEDIAL

POSTERIOR

C. RM transversal

Clave para C y D	
ALP	Abductor largo del pulgar
AN	Ancóneo
BB	Bíceps braquial
BR	Braquiorradial
ECP	Extensor corto del pulgar
ED	Extensor de los dedos
ELP	Extensor largo del pulgar
ERCC	Extensor radial corto del carpo
ERLC	Extensor radial largo del carpo
EUC	Extensor ulnar del carpo
FLP	Flexor largo del pulgar
FPD	Flexor profundo de los dedos
FRC	Flexor radial del carpo
FSD	Flexor superficial de los dedos
FUC	Flexor ulnar del carpo
PC	Pronador cuadrado
PR	Pronador redondo
R	Radio
Su	Supinador
U	Ulna
VaBr	Vasos braquiales
VC	Vena cefálica
VNU	Vasos y nervios ulnares

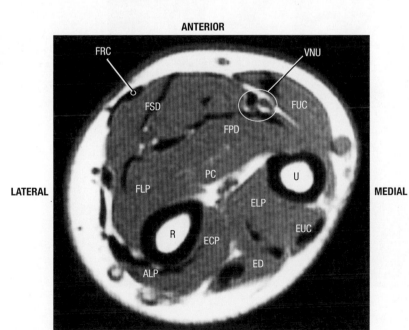

ANTERIOR

LATERAL

MEDIAL

POSTERIOR

D. RM transversal

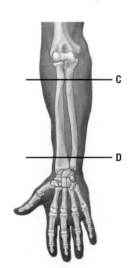

C. RM transversal a través del antebrazo medio. **D.** RM transversal a través de la porción distal del antebrazo.

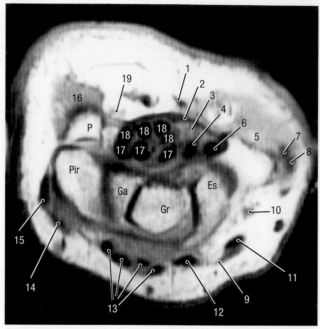

A. Resonancia magnética (RM) transversal

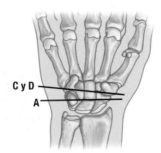

Pisiforme (*Pis*)
Piramidal (*Pir*)
Retináculo flexor
Túnel carpiano
Escafoideo (*Es*)
Semilunar (*Se*)

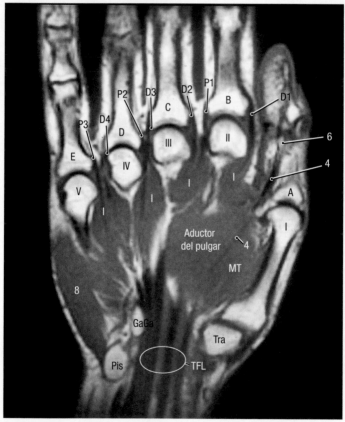

B. RM frontal

2-98 **Sección transversal (axial) y RM a través del túnel carpiano**

A. RM transversal a través del túnel carpiano proximal. Los números y las letras que aparecen en el RM se refieren a las estructuras de la *parte D*.
B. RM frontal del carpo y la mano en la que se muestra el curso de los tendones flexores largos en el túnel carpiano. Los números y las letras que aparecen en la RM se refieren a las estructuras de la *Parte D*. *I-V*: cabezas de los metacarpianos; *A-E*: falanges proximales; *GaGa*: gancho del ganchoso; *I*: interóseos; *MT*: músculos tenares; *Pis*: pisiforme; *TFL*: tendones de los flexores largos; *Tra*: trapecio.

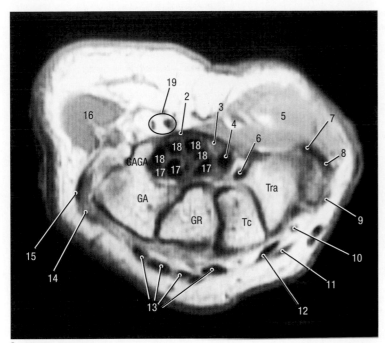

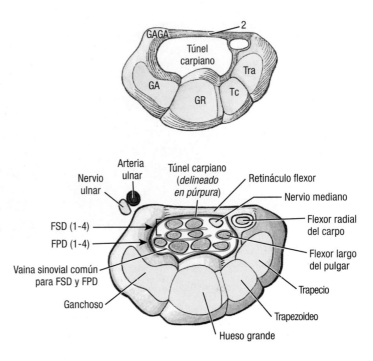

C. RM transversal

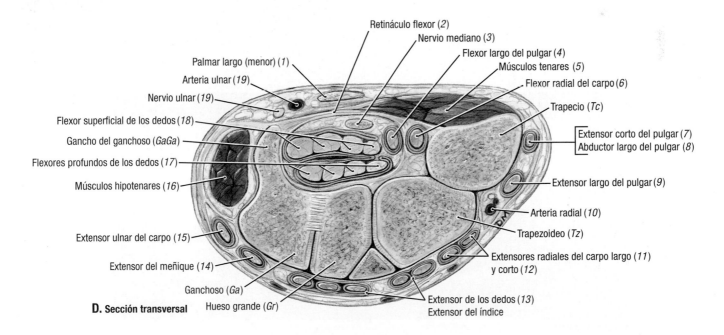

Retináculo flexor (*2*)
Nervio mediano (*3*)
Flexor largo del pulgar (*4*)
Músculos tenares (*5*)
Flexor radial del carpo (*6*)
Trapecio (*Tc*)
Extensor corto del pulgar (*7*)
Abductor largo del pulgar (*8*)
Extensor largo del pulgar (*9*)
Arteria radial (*10*)
Trapezoideo (*Tz*)
Extensores radiales del carpo largo (*11*) y corto (*12*)
Extensor de los dedos (*13*)
Extensor del índice

Palmar largo (menor) (*1*)
Arteria ulnar (*19*)
Nervio ulnar (*19*)
Flexor superficial de los dedos (*18*)
Gancho del ganchoso (*GaGa*)
Flexores profundos de los dedos (*17*)
Músculos hipotenares (*16*)
Extensor ulnar del carpo (*15*)
Extensor del meñique (*14*)
Ganchoso (*Ga*)
Hueso grande (*Gr*)

D. Sección transversal

C. Resonancia magnética (RM) transversal a través del túnel carpiano distal. Los números y las letras que aparecen en la RM se refieren a las estructuras de la *imagen D*. **D. Sección transversal del túnel carpiano a través de la hilera distal de los huesos del carpo.**

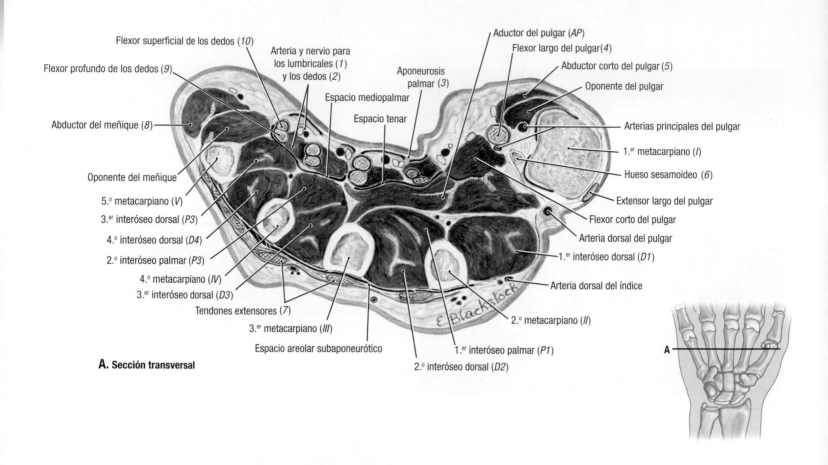

Flexor superficial de los dedos (10)

Flexor profundo de los dedos (9)

Arteria y nervio para los lumbricales (1) y los dedos (2)

Aponeurosis palmar (3)

Espacio mediopalmar

Aductor del pulgar (AP)

Flexor largo del pulgar (4)

Abductor corto del pulgar (5)

Oponente del pulgar

Abductor del meñique (8)

Espacio tenar

Arterias principales del pulgar

1.er metacarpiano (I)

Oponente del meñique

Hueso sesamoideo (6)

5.º metacarpiano (V)

Extensor largo del pulgar

3.er interóseo dorsal (P3)

Flexor corto del pulgar

4.º interóseo dorsal (D4)

Arteria dorsal del pulgar

2.º interóseo palmar (P3)

1.er interóseo dorsal (D1)

4.º metacarpiano (IV)

3.er interóseo dorsal (D3)

Arteria dorsal del índice

Tendones extensores (7)

3.er metacarpiano (III)

2.º metacarpiano (II)

Espacio areolar subaponeurótico

1.er interóseo palmar (P1)

2.º interóseo dorsal (D2)

A. Sección transversal

A

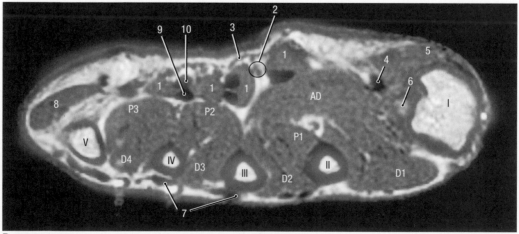

B. RM transversal

2-99   Sección transversal y RM a través de la palma de la mano (metacarpianos) a nivel del aductor del pulgar

A. Sección anatómica (*véase* fig. 2-70 para la ilustración del compartimento de la palma de la mano). **B.** Resonancia magnética (RM).

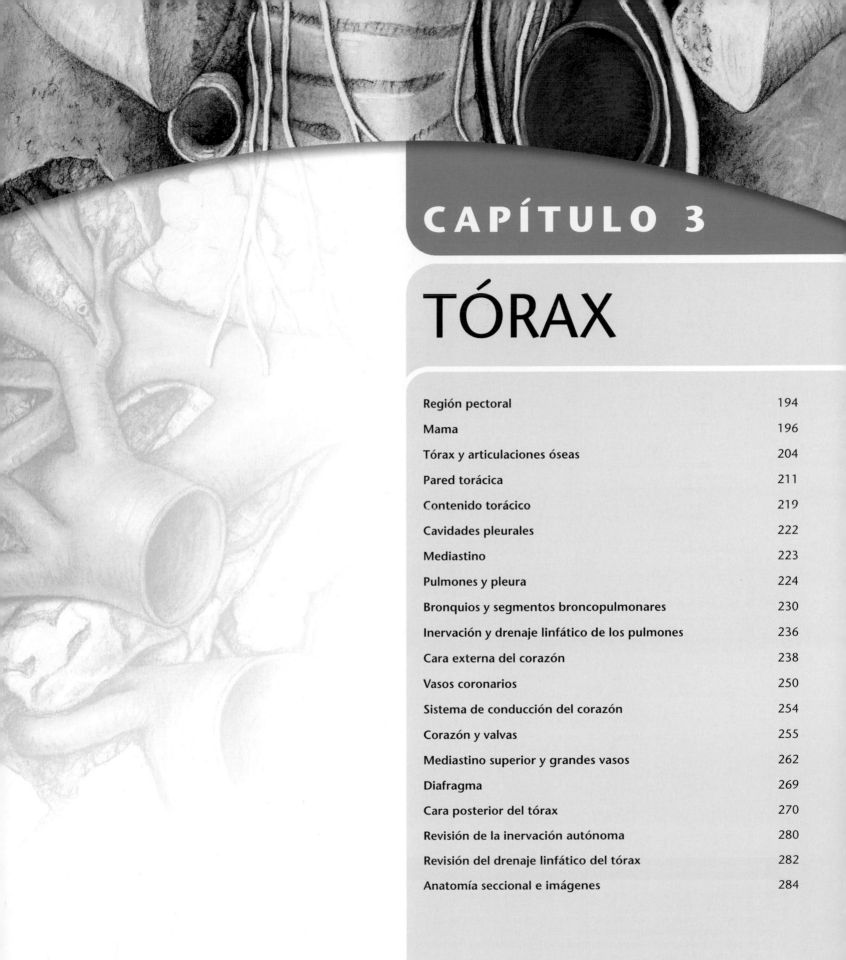

CAPÍTULO 3

TÓRAX

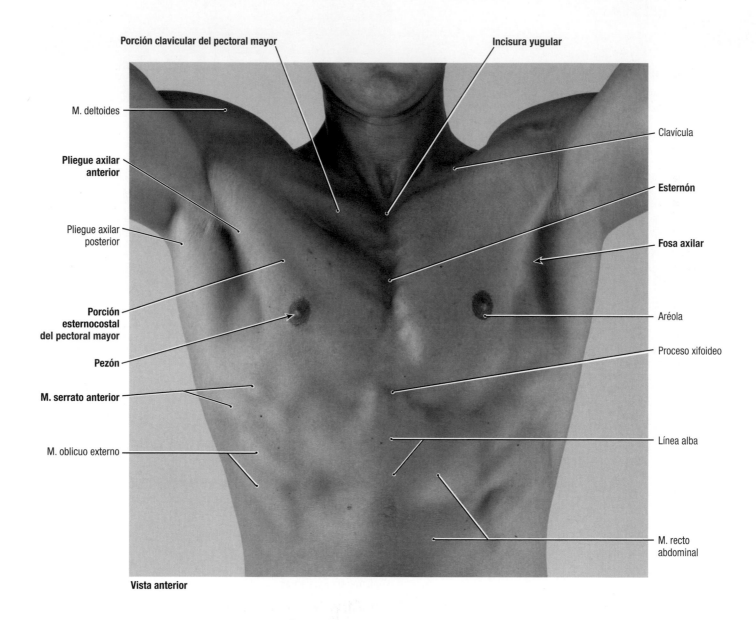

Porción clavicular del pectoral mayor

Incisura yugular

M. deltoides

Clavícula

Pliegue axilar anterior

Pliegue axilar posterior

Esternón

Fosa axilar

Porción esternocostal del pectoral mayor

Aréola

Pezón

Proceso xifoideo

M. serrato anterior

M. oblicuo externo

Línea alba

M. recto abdominal

Vista anterior

3-1 | **Anatomía de superficie de la región pectoral masculina**

- El sujeto aduce los hombros contra la resistencia para mostrar el músculo pectoral mayor.
- El esternón se encuentra profundo en la línea mediana anterior de la piel y es palpable en toda su longitud.
- La incisura yugular puede palparse entre los extremos mediales prominentes de las clavículas.

- El músculo pectoral mayor tiene dos porciones: la esternocostal y la clavicular.
- El borde inferior de la porción esternocostal del músculo pectoral mayor forma el pliegue axilar anterior. La fosa axilar («axila») es un rasgo superficial que recubre un espacio lleno de grasa, la axila, profundo al pliegue anterior.
- El pezón masculino se encuentra sobre el 4.º espacio intercostal.

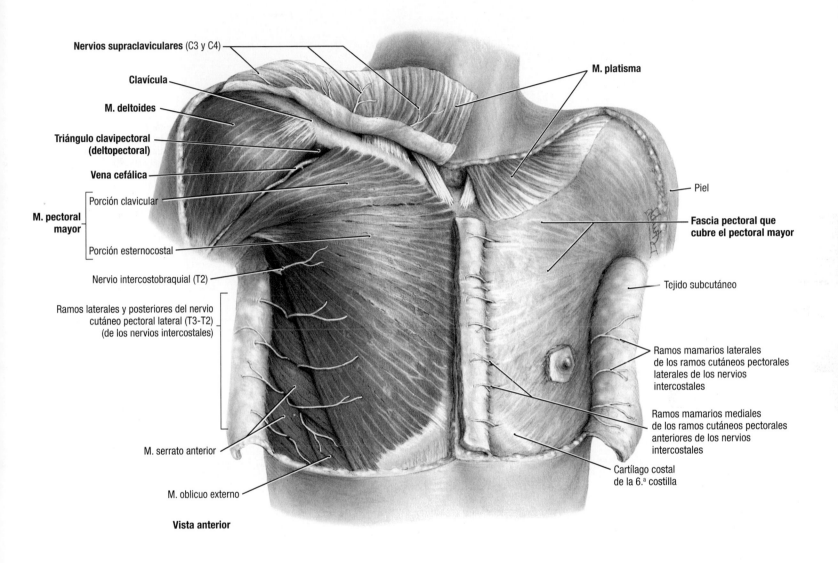

Nervios supraclaviculares (C3 y C4)

M. platisma

Clavícula

M. deltoides

Triángulo clavipectoral (deltopectoral)

Vena cefálica

Piel

M. pectoral mayor
- Porción clavicular
- Porción esternocostal

Fascia pectoral que cubre el pectoral mayor

Nervio intercostobraquial (T2)

Tejido subcutáneo

Ramos laterales y posteriores del nervio cutáneo pectoral lateral (T3-T2) (de los nervios intercostales)

Ramos mamarios laterales de los ramos cutáneos pectorales laterales de los nervios intercostales

Ramos mamarios mediales de los ramos cutáneos pectorales anteriores de los nervios intercostales

M. serrato anterior

Cartílago costal de la 6.ª costilla

M. oblicuo externo

Vista anterior

Disección superficial, región pectoral masculina

3-2

- El músculo platisma, que desciende hasta la 2.ª o 3.ª costilla, está seccionado en ambos lados de la pieza; junto con los nervios supraclaviculares, se refleja en dirección superior en el lado derecho.
- La fascia pectoral cubre el pectoral mayor.
- La clavícula se encuentra profunda al tejido subcutáneo y al músculo platisma.
- La vena cefálica pasa dentro del triángulo clavipectoral (deltopectoral) para unirse a la vena axilar.

- Los nervios supraclaviculares (C3-C4) y torácicos superiores (T2-T6) proporcionan inervación cutánea a la región pectoral.
- El triángulo clavipectoral (deltopectoral), delimitado por encima por la clavícula, el músculo deltoides en sentido lateral y la porción clavicular del músculo pectoral mayor en sentido medial, se encuentra en una depresión superficial denominada *fosa infraclavicular* (*véase* fig. 3-3A).

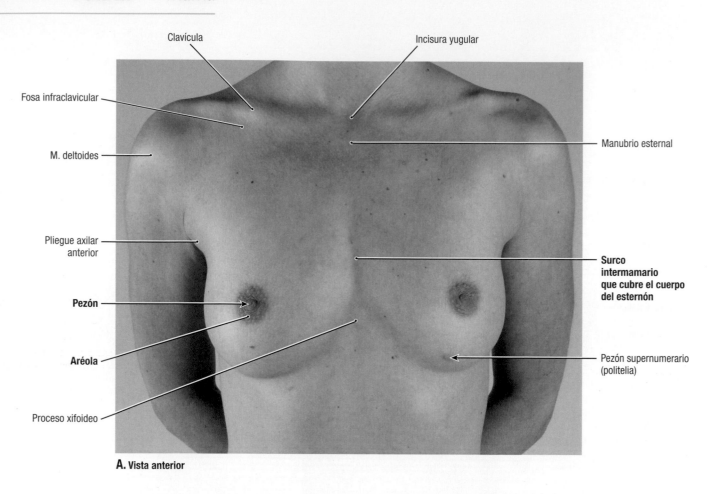

Clavícula

Incisura yugular

Fosa infraclavicular

Manubrio esternal

M. deltoides

Pliegue axilar anterior

Surco intermamario que cubre el cuerpo del esternón

Pezón

Aréola

Pezón supernumerario (politelia)

Proceso xifoideo

A. Vista anterior

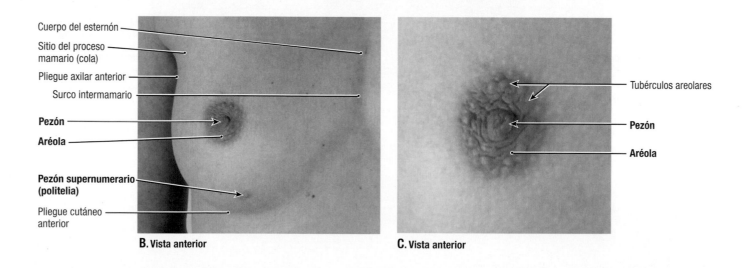

Cuerpo del esternón

Sitio del proceso mamario (cola)

Pliegue axilar anterior

Surco intermamario

Tubérculos areolares

Pezón

Pezón

Aréola

Aréola

Pezón supernumerario (politelia)

Pliegue cutáneo anterior

B. Vista anterior

C. Vista anterior

3-3 **Anatomía de superficie de la región pectoral femenina**

A. Revisión. B. Mama. La base circular de la mama femenina se extiende en dirección transversal desde el borde lateral del esternón hasta la línea medioaxilar y en dirección vertical desde la 2.ª hasta la 6.ª costilla. Una pequeña porción de la mama puede extenderse a lo largo del borde inferior y lateral del músculo pectoral mayor hacia la fosa axilar, formando un proceso axilar o cóla (de Spence) (*véanse* figs. 3-4A y B). **C. Aréola y pezón.** La aréola pigmentada rodea el pezón.

La **polimastia** (mamas supernumerarias) y la **politelia** (pezones accesorios) pueden aparecer superior o inferior al par normal, desarrollándose ocasionalmente en la fosa axilar o en la pared anterior del abdomen. Las mamas supernumerarias suelen consistir únicamente en un pezón y una aréola rudimentarios, que pueden confundirse con un lunar (nevo) hasta que cambian de pigmentación con los pezones normales durante el embarazo.

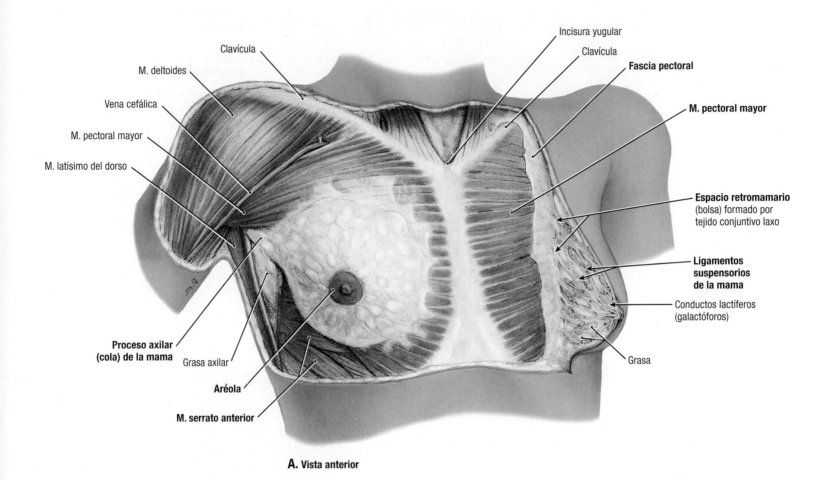

M. deltoides

Clavícula

Vena cefálica

M. pectoral mayor

M. latísimo del dorso

Incisura yugular

Clavícula

Fascia pectoral

M. pectoral mayor

Espacio retromamario (bolsa) formado por tejido conjuntivo laxo

Ligamentos suspensorios de la mama

Conductos lactíferos (galactóforos)

Grasa

Proceso axilar (cola) de la mama

Grasa axilar

Aréola

M. serrato anterior

A. Vista anterior

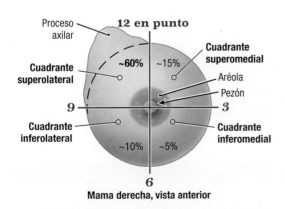

Proceso axilar

12 en punto

Cuadrante superomedial

Cuadrante superolateral

~60%   ~15%

Aréola

Pezón

9   **3**

Cuadrante inferolateral

Cuadrante inferomedial

~10%   ~5%

6

Mama derecha, vista anterior

B. Cuadrantes de la mama: porcentaje de tumores malignos

Disección superficial, mujer   **3-4**

A. Disección.
- En el lado derecho de la pieza se retiró la piel; en el lado izquierdo se ha seccionado la mama de forma sagital.
- Dos tercios de la mama se apoyan en la fascia pectoral que cubre el pectoral mayor; el otro tercio se apoya en la fascia que cubre el músculo serrato anterior.
- La región de tejido conjuntivo laxo entre la fascia pectoral y la superficie profunda de la mama, el espacio retromamario (bolsa), permite que la mama se mueva sobre la fascia profunda.

El cáncer puede propagarse por contigüidad (invasión del tejido adyacente). Cuando las células cancerosas de la mama invaden el espacio retromamario, se adhieren o invaden la fascia pectoral que recubre el pectoral mayor o hacen metástasis en los nódulos interpectorales (*véase* fig. 3-7), y la mama se eleva cuando el músculo se contrae. Este movimiento es un signo clínico de **cáncer de mama avanzado**.

B. Cuadrantes mamarios. Para la localización anatómica y la descripción de los tumores y quistes, la superficie de la mama se divide en cuatro cuadrantes. Por ejemplo: «Se palpó una masa dura e irregular en el cuadrante superomedial de la mama en la posición horaria 2, a unos 2.5 cm del margen de la aréola».

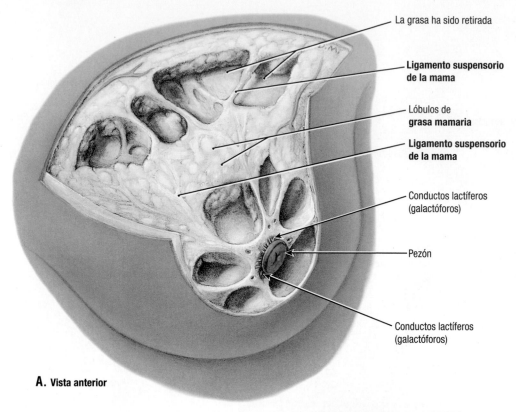

La grasa ha sido retirada

**Ligamento suspensorio
de la mama**

Lóbulos de
grasa mamaria

**Ligamento suspensorio
de la mama**

Conductos lactíferos
(galactóforos)

Pezón

Conductos lactíferos
(galactóforos)

A. Vista anterior

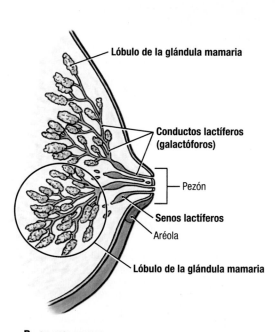

Lóbulo de la glándula mamaria

**Conductos lactíferos
(galactóforos)**

Pezón

Senos lactíferos

Aréola

Lóbulo de la glándula mamaria

B. Sección sagital

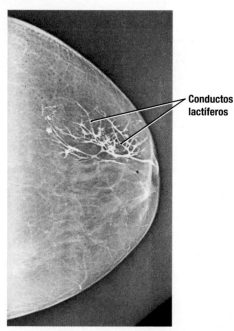

**Conductos
lactíferos**

C. Galactografía

3-5 **Glándula mamaria femenina**

A. Disección. Se eliminaron las zonas de grasa subcutánea para mostrar los ligamentos suspensorios de la mama. **B. Sección sagital.** El tejido glandular está formado por 15-20 lóbulos, cada uno de ellos compuesto por lobulillos. Cada lóbulo tiene un conducto lactífero (galactóforo) que se ensancha para formar el seno lactífero antes de abrirse en el pezón. **C. Galactografía.** Se utiliza para obtener imágenes del sistema de conductos de la mama. Se inyecta material de contraste en los conductos y a continuación se realizan mamografías.

La interferencia del cáncer con el drenaje linfático puede causar **linfedema** (edema, exceso de líquido en el tejido subcutáneo), lo que a su vez puede dar lugar a una desviación del pezón y a un aspecto correoso y engrosado de la piel de la mama. Puede desarrollarse una piel prominente (hinchada) entre los hoyuelos o poros, lo que da a la piel un aspecto de piel de naranja (signo de la *peau d'orange*). Pueden formarse hoyuelos más grandes si son traccionados por la invasión cancerosa de los ligamentos suspensorios de la mama.

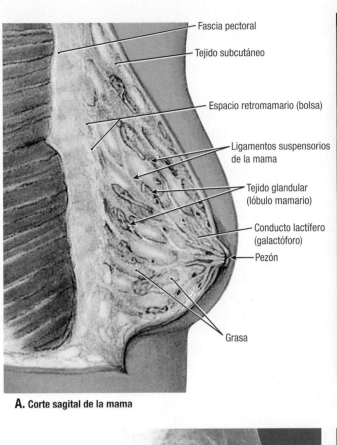

Fascia pectoral

Tejido subcutáneo

Espacio retromamario (bolsa)

Ligamentos suspensorios de la mama

Tejido glandular (lóbulo mamario)

Conducto lactífero (galactóforo)

Pezón

Grasa

A. Corte sagital de la mama

M. pectoral mayor

Grasa

Ligamentos suspensorios

Tejido glandular

Pezón

B. RM sagital de la mama

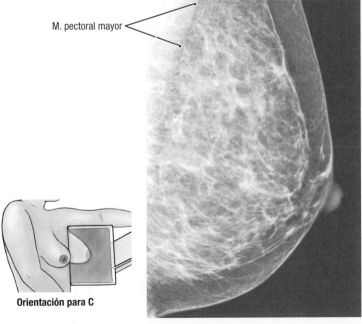

M. pectoral mayor

Orientación para C

C. Mamografía OML

Cáncer

Orientación para D

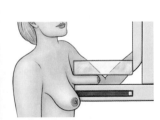

D. Mamografía CC

Imágenes de la mama   **3-6**

A. Ilustración. B. Resonancia magnética (RM) sagital de la mama.
La exploración muestra muchos de los rasgos visibles en *A*. En esta RM
la grasa aparece muy oscura, mientras que el tejido glandular es más
brillante y los ligamentos suspensorios lineales son claramente visibles.
El pectoral mayor también es evidente, así como el pectoral menor profundo a él. **C-D. Mamografías.** Las mamografías, que utilizan rayos X,
se realizan con una orientación sagital *oblicua mediolateral* (OML) y una
transversal superoinferior. Estas dos orientaciones permiten obtener imágenes de toda la mama. En la imagen *D* se identifica una masa espiculada
(cáncer).

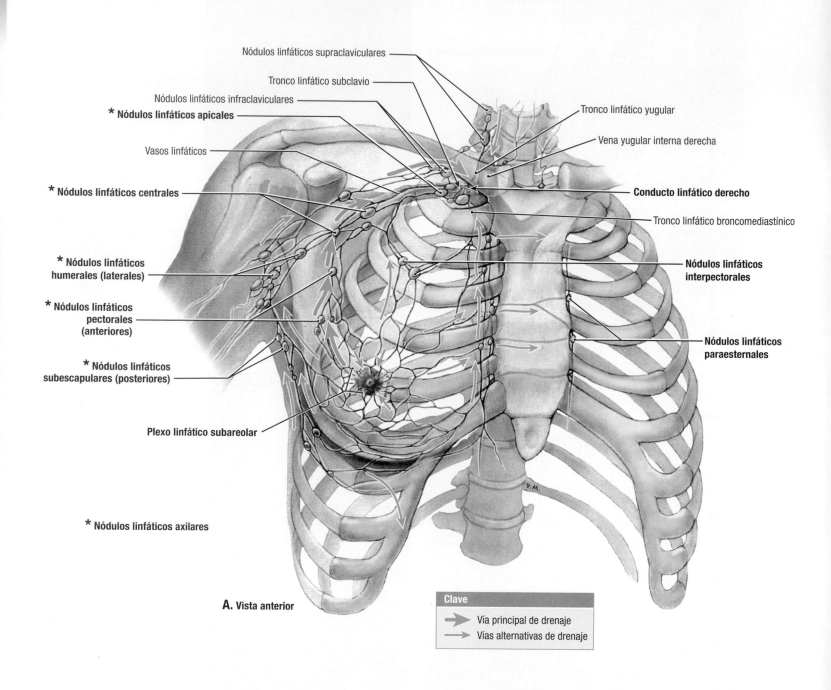

Nódulos linfáticos supraclaviculares

Tronco linfático subclavio

Nódulos linfáticos infraclaviculares

* Nódulos linfáticos apicales

Vasos linfáticos

* Nódulos linfáticos centrales

* Nódulos linfáticos humerales (laterales)

* Nódulos linfáticos pectorales (anteriores)

* Nódulos linfáticos subescapulares (posteriores)

Plexo linfático subareolar

* Nódulos linfáticos axilares

Tronco linfático yugular

Vena yugular interna derecha

Conducto linfático derecho

Tronco linfático broncomediastínico

Nódulos linfáticos interpectorales

Nódulos linfáticos paraesternales

A. Vista anterior

Clave	
→	Vía principal de drenaje
→	Vías alternativas de drenaje

3-7 **Drenaje linfático de la mama**

A. Revisión. La linfa que se drena del miembro superior y de la mama pasa por los nódulos dispuestos irregularmente en grupos de nódulos linfáticos axilares: 1) pectoral, a lo largo del borde inferior del músculo pectoral menor; 2) subescapular, a lo largo de la arteria y las venas subescapulares; 3) humeral, a lo largo la porción distal de la vena axilar; 4) central, en la base de la axila, dentro de la grasa axilar, y 5) apical, a lo largo de la vena axilar entre la clavícula y el músculo pectoral menor. La mayor parte de la mama drena a través de los nódulos axilares pectorales, centrales y apicales en el tronco linfático subclavio, que se une al sistema venoso en el ángulo venoso (la unión de las venas subclavia y yugular interna). La porción medial de la mama drena en los nódulos paraesternales que se encuentran a lo largo de los vasos torácicos internos.

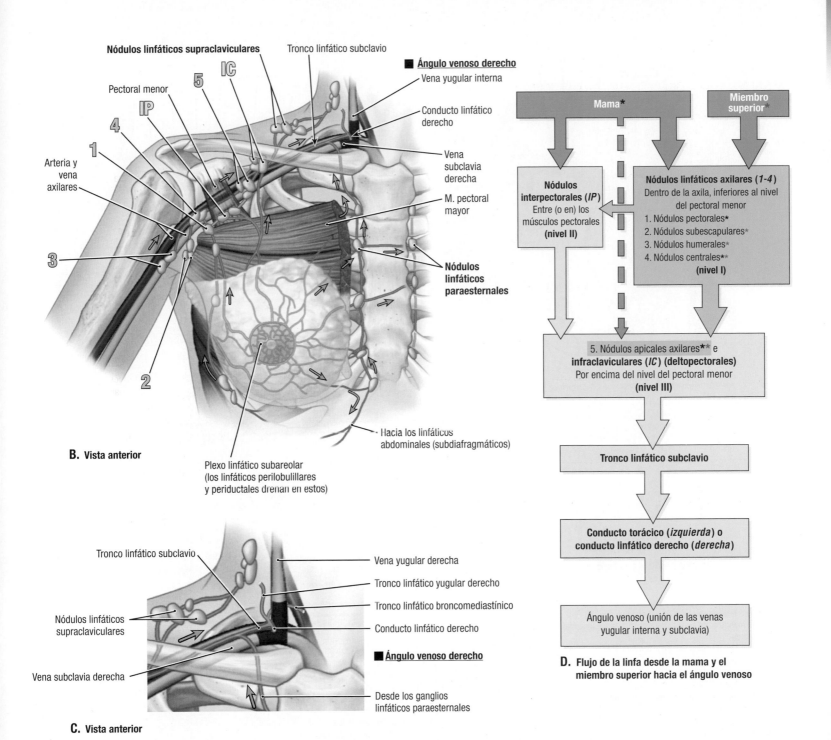

Nódulos linfáticos supraclaviculares

Tronco linfático subclavio

Pectoral menor

5   IC

IP

4

1

Arteria y
vena
axilares

3

2

B. Vista anterior

Plexo linfático subareolar
(los linfáticos perilobulillares
y periductales drenan en estos)

■ **Ángulo venoso derecho**

Vena yugular interna

Conducto linfático
derecho

Vena
subclavia
derecha

M. pectoral
mayor

**Nódulos
linfáticos
paraesternales**

Hacia los linfáticos
abdominales (subdiafragmáticos)

Tronco linfático subclavio

Nódulos linfáticos
supraclaviculares

Vena subclavia derecha

C. Vista anterior

Vena yugular derecha

Tronco linfático yugular derecho

Tronco linfático broncomediastínico

Conducto linfático derecho

■ **Ángulo venoso derecho**

Desde los ganglios
linfáticos paraesternales

Mama*

**Miembro
superior***

**Nódulos
interpectorales (*IP*)**
Entre (o en) los
músculos pectorales
(nivel II)

Nódulos linfáticos axilares (*1-4*)
Dentro de la axila, inferiores al nivel
del pectoral menor
1. Nódulos pectorales*
2. Nódulos subescapulares*
3. Nódulos humerales*
4. Nódulos centrales**
(nivel I)

5. **Nódulos apicales axilares*** e
infraclaviculares (*IC*) (deltopectorales)
Por encima del nivel del pectoral menor
(nivel III)

Tronco linfático subclavio

**Conducto torácico (*izquierda*) o
conducto linfático derecho (*derecha*)**

Ángulo venoso (unión de las venas
yugular interna y subclavia)

**D. Flujo de la linfa desde la mama y el
miembro superior hacia el ángulo venoso**

Drenaje linfático de la mama (continuación)

3-7

B. Patrón de drenaje linfático. El **cáncer de mama** suele diseminarse a través de los vasos linfáticos (metástasis linfogénica) que transportan las células cancerosas desde la mama hasta los nódulos linfáticos, principalmente los de la axila. Las células se alojan en los nódulos, produciendo nidos de células tumorales (metástasis). Las abundantes comunicaciones entre las vías linfáticas y entre los nódulos axilares, cervicales y paraester-nales también pueden hacer que las metástasis de la mama aparezcan en los nódulos linfáticos supraclaviculares, en la mama opuesta o en el abdomen. El pronóstico del cáncer de mama se ha correlacionado con el nivel de metástasis (nivel I, II o III en la *imagen D*) y con el número de nódulos linfáticos axilares afectados. **C. Ángulo venoso. D. Flujo de la linfa de la mama y del miembro superior.**

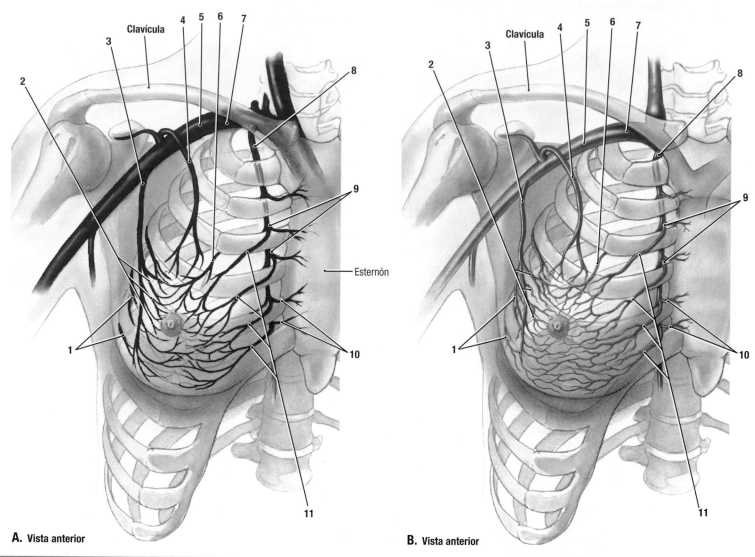

A. Vista anterior

B. Vista anterior

Arterias de la mama
1. Ramas mamarias laterales de las divisiones cutáneas laterales de las arterias intercostales posteriores
2. Ramas mamarias laterales de la arteria torácica lateral
3. Arteria torácica lateral
4. Rama pectoral de la arteria acromiotorácica
5. Arteria axilar
6. Rama mamaria de la arteria intercostal anterior
7. Arteria subclavia
8. Arteria torácica interna
9. Arterias perforantes
10. Arterias esternales
11. Arterias mamarias mediales

Venas de la mama
1. Ramas mamarias laterales de las divisiones cutáneas laterales de las venas intercostales posteriores
2. Divisiones mamarias laterales de la vena torácica lateral
3. Vena torácica lateral
4. Rama pectoral de la vena acromiotorácica
5. Vena axilar
6. Rama mamaria de la vena intercostal anterior
7. Vena subclavia
8. Vena torácica interna
9. Venas perforantes
10. Venas esternales
11. Venas mamarias mediales

3-8   **Irrigación arterial y drenaje venoso de la mama**

Las arterias (*imagen A*) ingresan en la mama y las venas (*imagen B*) la drenan desde sus caras superomedial y superolateral; los vasos también penetran en la superficie profunda de la mama. Los vasos se ramifican profusamente y se anastomosan entre sí.

Las **incisiones mamarias** se emplazan en los cuadrantes mamarios inferiores cuando es posible, ya que estos cuadrantes son menos vascularizados que los superiores.

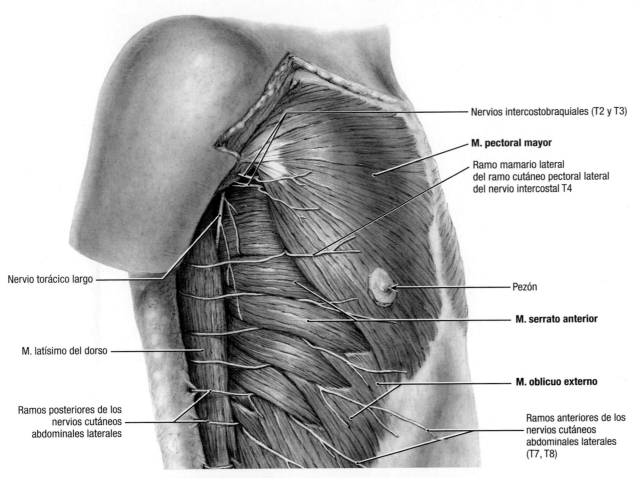

Nervios intercostobraquiales (T2 y T3)

M. pectoral mayor

Ramo mamario lateral
del ramo cutáneo pectoral lateral
del nervio intercostal T4

Pezón

M. serrato anterior

M. oblicuo externo

Ramos anteriores de los
nervios cutáneos
abdominales laterales
(T7, T8)

Nervio torácico largo

M. latísimo del dorso

Ramos posteriores de los
nervios cutáneos
abdominales laterales

A. Vista anterior (hombre)

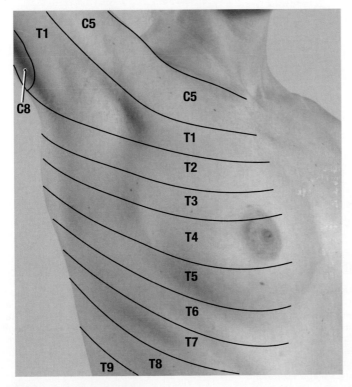

B. Vista anterolateral (mujer)

Músculos y nervios del lecho mamario **3-9**

A. Músculos que comprenden el lecho y los nervios cutáneos. **B.** Dermatomas.

La **anestesia local de un espacio intercostal** (bloqueo del nervio intercostal) se logra inyectando un anestésico local alrededor de los nervios intercostales entre la línea paravertebral y la zona de anestesia requerida. Dado que una zona concreta de la piel suele recibir la inervación de dos nervios adyacentes, se produce un considerable solapamiento de los dermatomas contiguos. Por lo tanto, no suele producirse la pérdida completa de la sensibilidad a menos que se anestesien dos o más nervios intercostales.

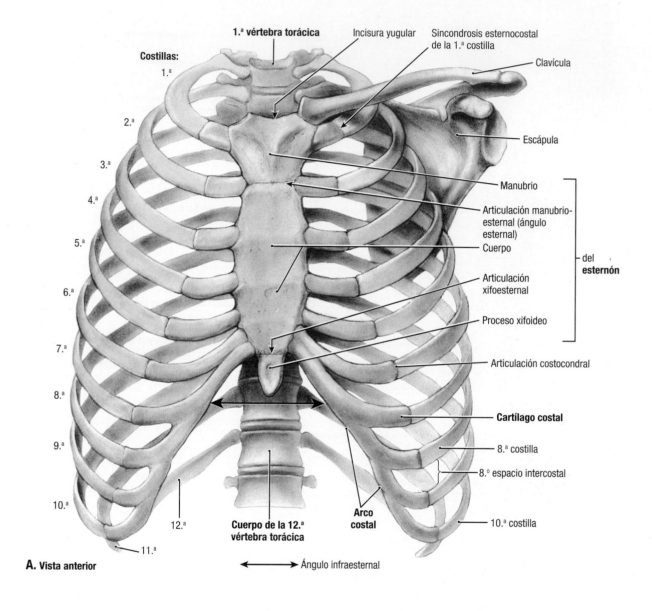

A. Vista anterior

Costillas:
1.ª
2.ª
3.ª
4.ª
5.ª
6.ª
7.ª
8.ª
9.ª
10.ª
12.ª
11.ª

1.ª vértebra torácica
Incisura yugular
Sincondrosis esternocostal de la 1.ª costilla
Clavícula
Escápula
Manubrio
Articulación manubrio-esternal (ángulo esternal)
Cuerpo
Articulación xifoesternal
Proceso xifoideo
Articulación costocondral
Cartílago costal
8.ª costilla
8.º espacio intercostal
10.ª costilla
Arco costal
Cuerpo de la 12.ª vértebra torácica

del esternón

Ángulo infraesternal

3-10   **Tórax óseo**

- La caja torácica está formada por 12 vértebras torácicas, 12 pares de costillas y cartílagos costales, así como el esternón.
- En la cara anterior, los siete cartílagos costales superiores se articulan con el esternón; los cartílagos 8.º, 9.º y 10.º se articulan con el cartílago superior formando el arco costal; las costillas 11.ª y 12.ª son «flotantes», es decir, sus cartílagos no se articulan por delante.
- La clavícula se encuentra sobre la 1.ª costilla, lo que dificulta su palpación. La 2.ª costilla es fácilmente palpable porque su cartílago costal se articula con el esternón en el ángulo esternal, situado en la unión del manubrio y el cuerpo del esternón.

- Las costillas 3.ª a 10.ª se pueden palpar en secuencia hacia abajo y hacia los lados desde la 2.ª costilla; los cartílagos costales fusionados de las costillas 7.ª a 10.ª forman el arco costal (margen) y las puntas de las costillas 11.ª y 12.ª se pueden palpar en dirección posterolateral.
- La *luxación costal* es el desplazamiento de un cartílago costal del esternón; la separación costal se conoce como *luxación de la articulación costocondral.*

Clavícula

1.ª costilla

Vértebra:

T1

T2

T3

T4

T5

T6

T7

T8

T9

T10

T11

T12

L1

Costillas:

1.ª

2.ª

3.ª

4.ª

5.ª

6.ª

7.ª

8.ª

9.ª

10.ª

11.ª

12.ª

Espina
de la
escápula

Escápula

Ángulo inferior
de la escápula

7.ª costilla

Ángulo de la
9.ª costilla

9.º espacio intercostal

Costillas flotantes
(libres) (11-12)

Proceso espinoso de la
1.ª vértebra lumbar

B. Vista posterior

Tórax óseo *(continuación)* **3-10**

- La apertura torácica superior (entrada torácica) es la puerta de entrada entre la cavidad torácica y la región del cuello; está limitada por la primera vértebra torácica, las primeras costillas y sus cartílagos, y también por el manubrio del esternón.
- Cada costilla se articula posteriormente con la columna vertebral.
- En la parte posterior, todas las costillas forman un ángulo hacia abajo; en la parte anterior, los cartílagos costales 3.º a 10.º forman un ángulo hacia arriba.
- La escápula está suspendida de la clavícula y se extiende a través de las costillas 2.ª a 7.ª en sentido posterior.

- El proceso espinoso de la vértebra T6 se superpone a la vértebra T7 (la punta palpable del proceso espinoso de T6 indica en realidad el nivel vertebral T7).
- Cuando los médicos se refieren a la apertura torácica superior como la «salida» torácica, hacen hincapié en los importantes nervios y arterias que pasan por esta apertura hacia la parte inferior del cuello y el miembro superior. De ahí que existan varios tipos de síndromes de salida torácica, como el síndrome costoclavicular (palidez y frialdad de la piel del miembro superior y disminución del pulso radial) resultante de la compresión de la arteria subclavia entre la clavícula y la 1.ª costilla.

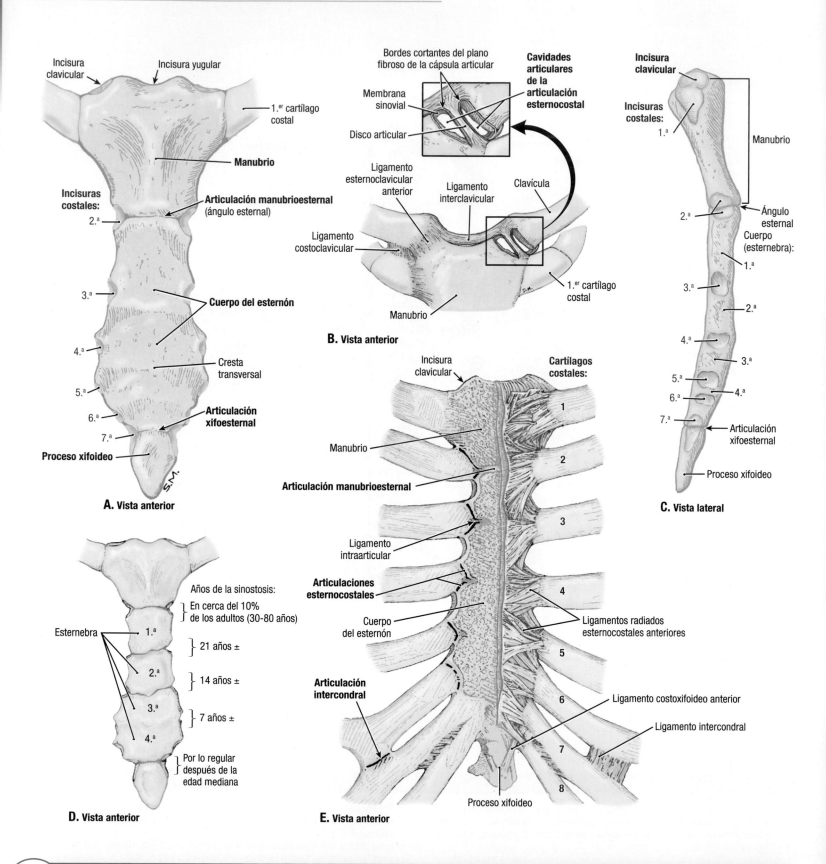

Incisura clavicular — Incisura yugular

1.er cartílago costal

Manubrio

Articulación manubrioesternal (ángulo esternal)

Incisuras costales:

2.ª

3.ª — **Cuerpo del esternón**

4.ª — Cresta transversal

5.ª

6.ª — **Articulación xifoesternal**

7.ª

Proceso xifoideo

A. Vista anterior

Bordes cortantes del plano fibroso de la cápsula articular

Cavidades articulares de la articulación esternocostal

Membrana sinovial

Disco articular

Ligamento esternoclavicular anterior

Ligamento interclavicular

Clavícula

Ligamento costoclavicular

1.er cartílago costal

Manubrio

B. Vista anterior

Incisura clavicular

Incisuras costales:

1.ª

Manubrio

Ángulo esternal

2.ª — Cuerpo (esternebra):

1.ª

3.ª — 2.ª

4.ª — 3.ª

5.ª

6.ª — 4.ª

7.ª — Articulación xifoesternal

Proceso xifoideo

C. Vista lateral

Incisura clavicular

Cartílagos costales:

Manubrio

Articulación manubrioesternal

1

2

Ligamento intraarticular

3

Articulaciones esternocostales

Cuerpo del esternón

4

Ligamentos radiados esternocostales anteriores

Articulación intercondral

5

6 — Ligamento costoxifoideo anterior

7 — Ligamento intercondral

8

Proceso xifoideo

E. Vista anterior

Años de la sinostosis:

En cerca del 10% de los adultos (30-80 años)

Esternebra

1.ª

21 años ±

2.ª

14 años ±

3.ª

7 años ±

4.ª

Por lo regular después de la edad mediana

D. Vista anterior

3-11 **Esternón y articulaciones asociadas**

A. Partes del esternón. **B.** Articulación esternoclavicular. **C.** Características de la cara lateral del esternón. **D.** Edades de osificación del esternón. **E.** Articulaciones esternocostales, manubrioesternales e intercondrales.

En el lado derecho de la pieza, se han extraído la corteza del esternón y la superficie externa de los cartílagos costales.

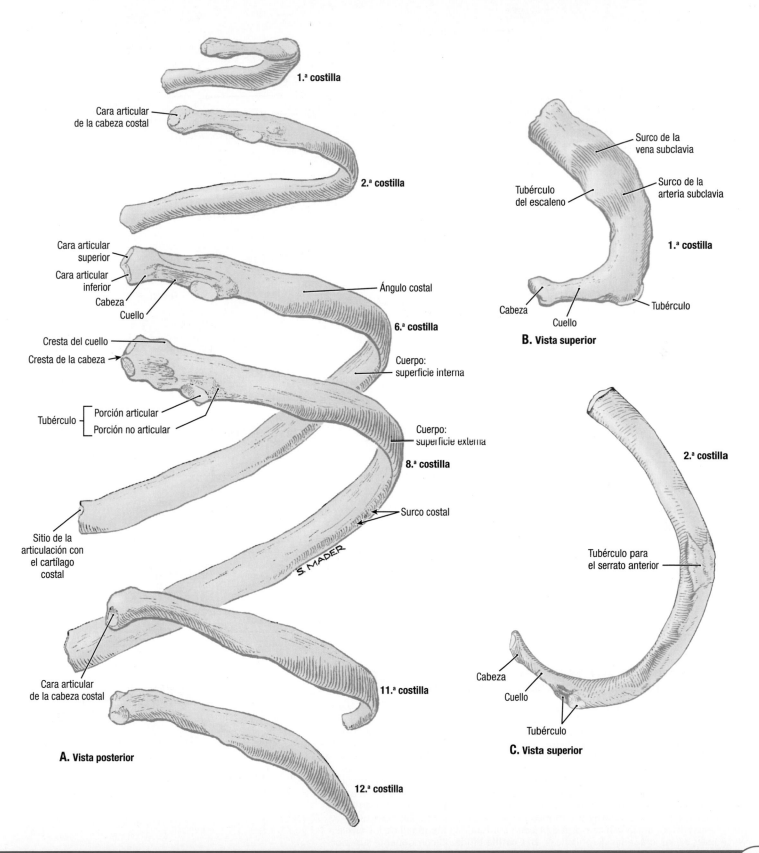

1.ª costilla

Cara articular de la cabeza costal

2.ª costilla

Surco de la vena subclavia

Tubérculo del escaleno

Surco de la arteria subclavia

1.ª costilla

Cabeza

Cuello

Tubérculo

B. Vista superior

Cara articular superior

Cara articular inferior

Cabeza

Cuello

Ángulo costal

6.ª costilla

Cresta del cuello

Cresta de la cabeza

Cuerpo: superficie interna

Tubérculo

Porción articular

Porción no articular

Cuerpo: superficie externa

8.ª costilla

2.ª costilla

Surco costal

Tubérculo para el serrato anterior

Sitio de la articulación con el cartílago costal

Cara articular de la cabeza costal

11.ª costilla

Cabeza

Cuello

Tubérculo

C. Vista superior

A. Vista posterior

12.ª costilla

S. MADER

Costillas

(3-12)

A. Costillas «típicas» (3.ª a 9.ª) y «atípicas» (1.ª y 2.ª y 10.ª a 12.ª).
B. Primera costilla. **C.** Segunda costilla.
   Fracturas costales. La parte más débil de una costilla es la inmedia-

tamente anterior a su ángulo. Las costillas medias son las que más se fracturan.

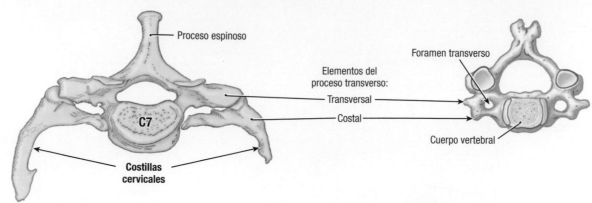

A. Vista superior

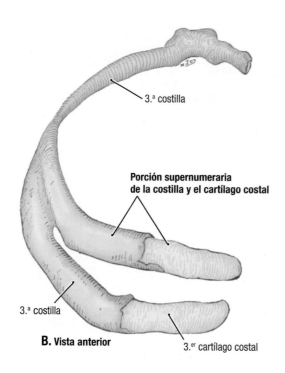

B. Vista anterior

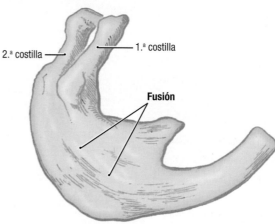

C. Vista superior

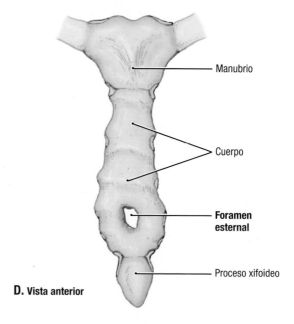

D. Vista anterior

3-13   **Anomalías de las costillas y el esternón**

A. Costillas cervicales. Las personas en general tienen 12 costillas a cada lado, pero el número puede aumentar por la presencia de costillas cervicales o lumbares (costillas supernumerarias) o disminuir por un fracaso en la formación del 12.º par. Las **costillas cervicales** (presentes hasta en el 1% de las personas) se articulan con la vértebra C7 y son clínicamente significativas porque pueden comprimir los nervios espinales C8 y T1 o el tronco inferior del plexo braquial que inerva el miembro superior. Pueden producirse parestesias y entumecimiento a lo largo del borde medial del antebrazo. También pueden comprimir la arteria subclavia, lo que da lugar a un dolor muscular isquémico (causado por la falta de riego sanguíneo) en el miembro superior. Las **costillas lumbares** son menos frecuentes que las costillas cervicales, pero tienen importancia clínica porque pueden confundir la identidad de los niveles vertebrales en las imágenes diagnósticas. **B. Costilla bífida.** El componente superior de esta 3.ª costilla es supernumerario y se articula con la cara lateral de la 1.ª esternebra. El componente inferior se articula en la unión de la 1.ª y 2.ª esternebras. **C. Costilla bicipital.** En esta pieza ha habido una fusión parcial de las dos primeras costillas torácicas. **D. Foramen (agujero) esternal.**

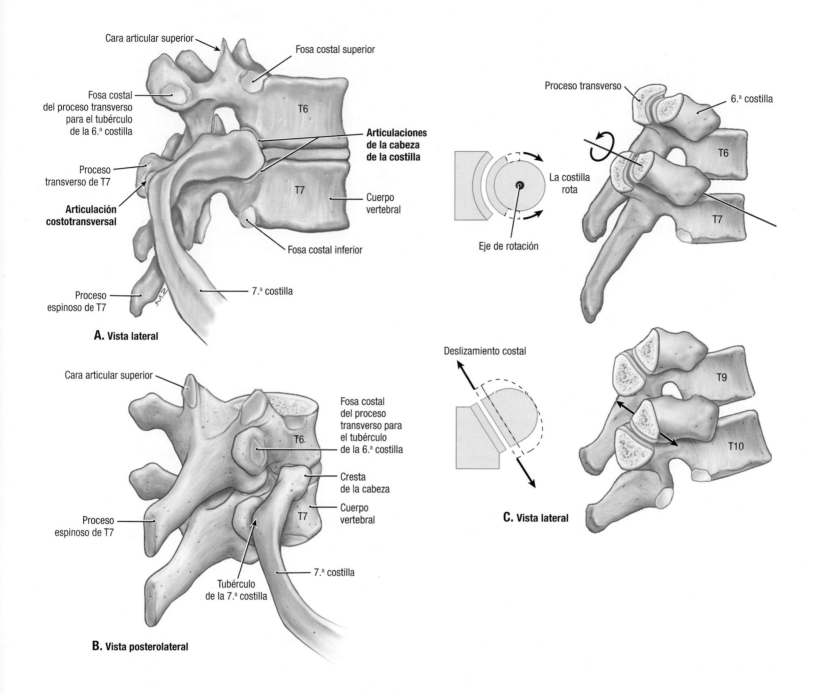

A. Vista lateral

Cara articular superior

Fosa costal superior

Fosa costal del proceso transverso para el tubérculo de la 6.ª costilla

T6

Articulaciones de la cabeza de la costilla

Proceso transverso de T7

T7

Articulación costotransversal

Cuerpo vertebral

Fosa costal inferior

Proceso espinoso de T7

7.ª costilla

Proceso transverso

6.ª costilla

T6

La costilla rota

T7

Eje de rotación

B. Vista posterolateral

Cara articular superior

Fosa costal del proceso transverso para el tubérculo de la 6.ª costilla

T6

Proceso espinoso de T7

Cresta de la cabeza

T7

Cuerpo vertebral

Tubérculo de la 7.ª costilla

7.ª costilla

Deslizamiento costal

T9

T10

C. Vista lateral

Articulaciones costovertebrales

3-14

A-B. Estructuras articuladas.
- Hay dos caras articulares en la cabeza de la costilla: una mayor, la cara costal inferior para la articulación con el cuerpo vertebral de su propio número, y una menor, la cara costal superior para la articulación con el cuerpo de la vértebra superior a la costilla.
- La cresta de la cabeza de la costilla separa las carillas costales superiores e inferiores.

- La parte articular lisa del tubérculo de la costilla, la cara articular del tubérculo costal, se articula con el proceso transverso de la vértebra del mismo número en la articulación costotransversal.

C. Movimientos en las articulaciones costotransversales. En las articulaciones costotransversales 1.ª a 7.ª, las costillas rotan aumentando el diámetro anteroposterior del tórax; en las 8.ª, 9.ª y 10.ª se deslizan aumentando el diámetro transversal del abdomen superior.

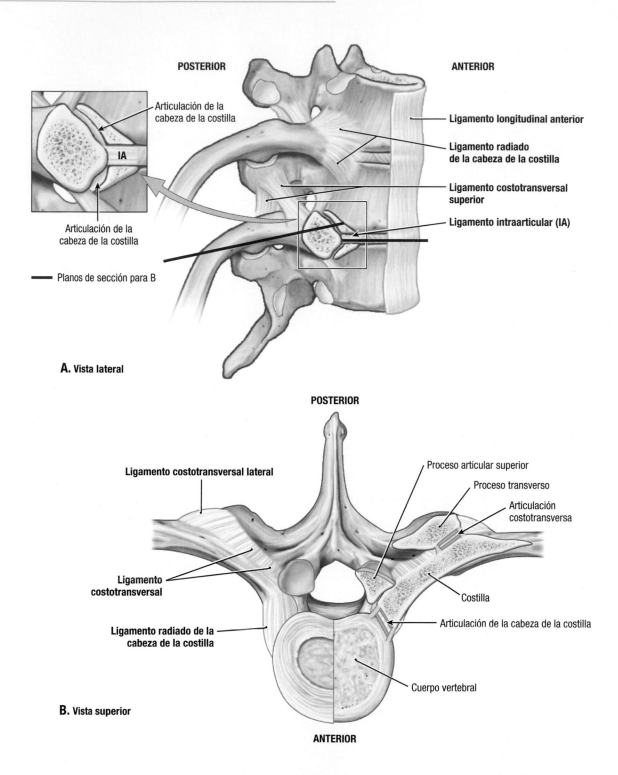

POSTERIOR   ANTERIOR

Articulación de la cabeza de la costilla

IA

Articulación de la cabeza de la costilla

Ligamento longitudinal anterior

Ligamento radiado de la cabeza de la costilla

Ligamento costotransversal superior

Ligamento intraarticular (IA)

— Planos de sección para B

A. Vista lateral

POSTERIOR

Ligamento costotransversal lateral

Proceso articular superior

Proceso transverso

Articulación costotransversa

Ligamento costotransversal

Costilla

Ligamento radiado de la cabeza de la costilla

Articulación de la cabeza de la costilla

Cuerpo vertebral

B. Vista superior

ANTERIOR

3-15 **Ligamentos de las articulaciones costovertebrales**

A. Ligamentos costovertebrales externos e internos.
- El ligamento radiado une la cabeza de la costilla a dos cuerpos vertebrales y al disco intervertebral interpuesto.
- El ligamento costotransversal superior une la cresta del cuello de la costilla con el proceso transverso superior.
- El ligamento intraarticular une la cresta de la cabeza de la costilla con el disco intervertebral.

B. Corte transversal de las articulaciones costovertebrales.
- El cuerpo vertebral, los procesos transversos, los procesos articulares superiores y los elementos posteriores de las costillas articulares se han seccionado transversalmente para visualizar las superficies articulares y los ligamentos.
- El ligamento costotransversal une la cara posterior del cuello de la costilla con el proceso transverso adyacente.
- El ligamento costotransversal lateral une la porción no articulada del tubérculo de la costilla con la punta (vértice) del proceso transverso.

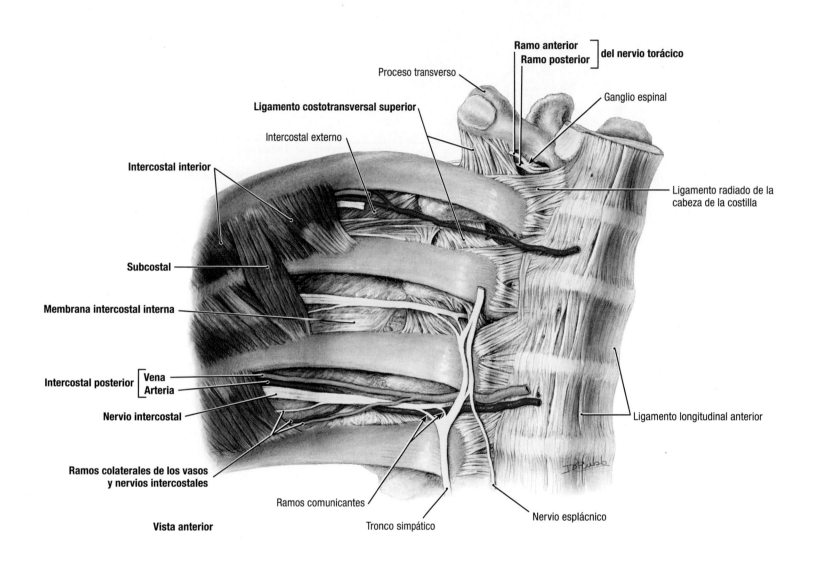

Ramo anterior
Ramo posterior } del nervio torácico

Proceso transverso

Ganglio espinal

Ligamento costotransversal superior

Intercostal externo

Intercostal interior

Ligamento radiado de la
cabeza de la costilla

Subcostal

Membrana intercostal interna

Intercostal posterior [**Vena**
Arteria]

Ligamento longitudinal anterior

Nervio intercostal

Ramos colaterales de los vasos
y nervios intercostales

Ramos comunicantes

Nervio esplácnico

Vista anterior

Tronco simpático

Extremos vertebrales de la cara interna de los espacios intercostales   **3-16**

- Las porciones del músculo intercostal más interno que hacen de puente entre dos espacios intercostales se denominan *músculos subcostales*.
- La membrana intercostal interna, en el espacio medio, es continua en dirección medial con el ligamento costotransversal superior.
- Obsérvese el orden de las estructuras en el espacio más inferior: la vena y la arteria intercostales posteriores y el nervio intercostal; obsérvese también sus ramos colaterales.

- La rama anterior de los vasos cruza anterior al ligamento costotransversal superior; la rama posterior pasa posterior a este.
- Los nervios intercostales se unen al tronco simpático mediante ramos comunicantes; el nervio esplácnico es un ramo visceral del tronco.

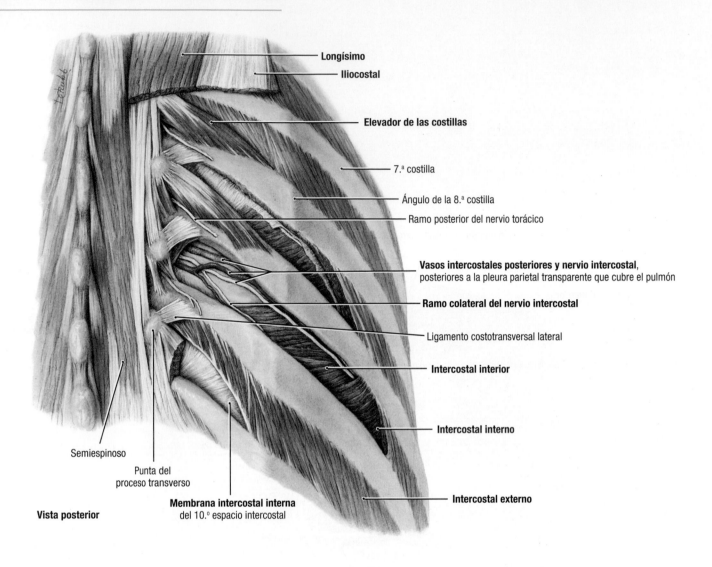

Longísimo

Iliocostal

Elevador de las costillas

7.ª costilla

Ángulo de la 8.ª costilla

Ramo posterior del nervio torácico

Vasos intercostales posteriores y nervio intercostal,
posteriores a la pleura parietal transparente que cubre el pulmón

Ramo colateral del nervio intercostal

Ligamento costotransversal lateral

Intercostal interior

Intercostal interno

Intercostal externo

Semiespinoso

Punta del
proceso transverso

Vista posterior

Membrana intercostal interna
del 10.º espacio intercostal

  3-17   **Extremos vertebrales de la cara externa de los espacios intercostales inferiores**

- La mayoría de los músculos iliocostal y longísimo han sido retirados, dejando al descubierto los músculos elevadores de las costillas (supracostales). De los cinco espacios intercostales mostrados, los dos superiores (6.º y 7.º) están intactos. En los espacios 8.º y 10.º se han eliminado diversas porciones del músculo intercostal externo para revelar la membrana intercostal interna subyacente, que es continua con el músculo intercostal interno. En el 9.º espacio se ha retirado el músculo elevador de las costillas para mostrar los vasos intercostales posteriores y el nervio intercostal.
- Los vasos y el nervio intercostales desaparecen en dirección lateral entre los músculos intercostales internos e interiores.
- El nervio intercostal es el más inferior del trío neurovascular (vena y arteria intercostal posterior y nervio intercostal) y el menos protegido en el surco intercostal; surge una rama colateral cerca del ángulo de la costilla.
- **Toracocentesis.** A veces es necesario introducir una aguja hipodérmica a través de un espacio intercostal en la cavidad pleural (*véase* fig. 3-27) para obtener una muestra de líquido pleural o para extraer sangre o pus. Para evitar dañar el nervio y los vasos intercostales, la aguja se introduce superior a la costilla, lo suficientemente superior como para evitar las ramas colaterales.

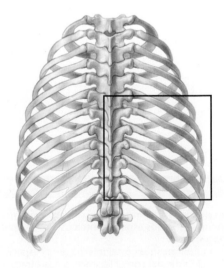

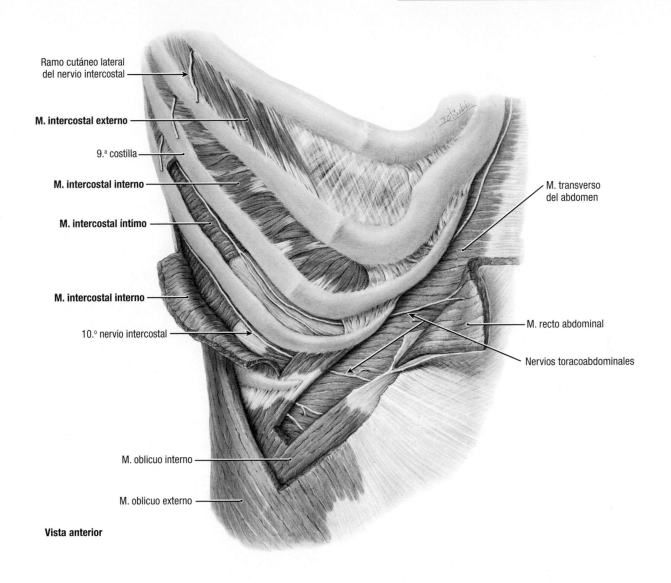

Ramo cutáneo lateral
del nervio intercostal

M. intercostal externo

9.ª costilla

M. intercostal interno

M. intercostal íntimo

M. transverso
del abdomen

M. intercostal interno

10.º nervio intercostal

M. recto abdominal

Nervios toracoabdominales

M. oblicuo interno

M. oblicuo externo

Vista anterior

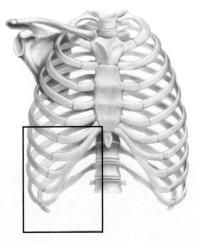

Extremos anteriores de los espacios intercostales inferiores   **3-18**

- Las fibras de los músculos intercostal externo y oblicuo externo discurren en dirección inferomedial.
- Los músculos intercostales internos y oblicuos internos están en continuidad en los extremos de los espacios intercostales 9.º, 10.º y 11.º.
- Los nervios intercostales se encuentran en la profundidad del músculo intercostal interno, pero en la superficie del músculo intercostal íntimo; en la parte anterior, estos nervios se encuentran en la superficie del transverso torácico o se convierten en los nervios toracoabdominales, distales al margen costal y por delante de los músculos transversos abdominales.
- Los nervios intercostales discurren paralelos a las costillas y a los cartílagos costales; al llegar a la pared abdominal, los nervios T7 y T8 continúan en sentido superior, el T9 continúa casi horizontalmente y el T10 continúa en dirección inferomedial hacia el ombligo. Los nervios intercostales y toracoabdominales proporcionan inervación cutánea en bandas segmentarias superpuestas.

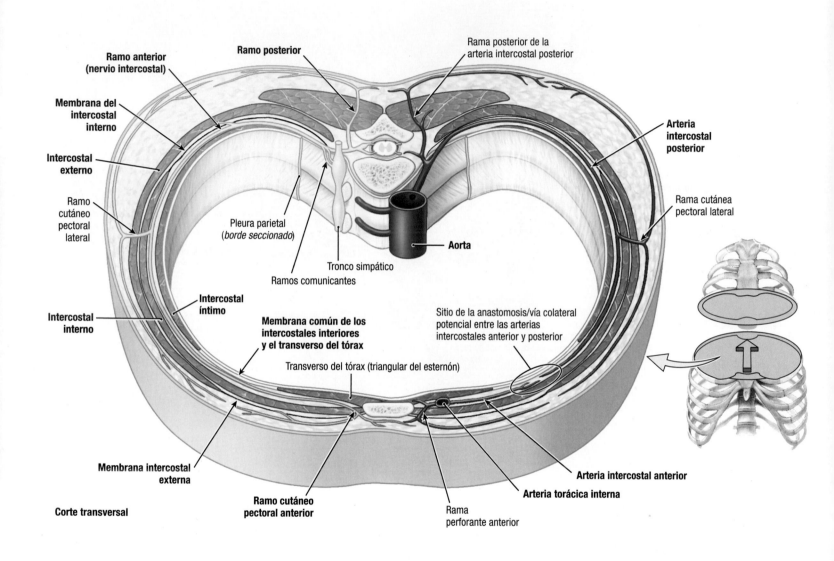

Ramo anterior
(nervio intercostal)

Ramo posterior

Rama posterior de la
arteria intercostal posterior

Membrana del
intercostal
interno

Arteria
intercostal
posterior

Intercostal
externo

Ramo
cutáneo
pectoral
lateral

Rama cutánea
pectoral lateral

Pleura parietal
(*borde seccionado*)

Aorta

Tronco simpático

Ramos comunicantes

Intercostal
íntimo

Intercostal
interno

Membrana común de los
intercostales interiores
y el transverso del tórax

Sitio de la anastomosis/vía colateral
potencial entre las arterias
intercostales anterior y posterior

Transverso del tórax (triangular del esternón)

Membrana intercostal
externa

Arteria intercostal anterior

Arteria torácica interna

Corte transversal

Ramo cutáneo
pectoral anterior

Rama
perforante anterior

3-19 **Contenido del espacio intercostal, corte transversal**

- En el diagrama se muestran los nervios a la derecha y las arterias a la izquierda.
- Los planos, de superficial a profundo, son el músculo intercostal externo y su membrana, el músculo intercostal interno y su membrana, el músculo intercostal interior y el músculo transverso del tórax y su membrana asociada.
- Los nervios intercostales son los ramos anteriores de los nervios espinales T1-T11; el ramo anterior de T12 es el nervio subcostal.

- Las arterias intercostales posteriores son ramas de la aorta (los dos espacios superiores son irrigados por la rama intercostal superior del tronco costocervical); las arterias intercostales anteriores son ramas de la arteria torácica interna o de su rama, la arteria musculofrénica.
- Los ramos posteriores inervan los músculos profundos de la espalda y la piel adyacente a la columna vertebral.

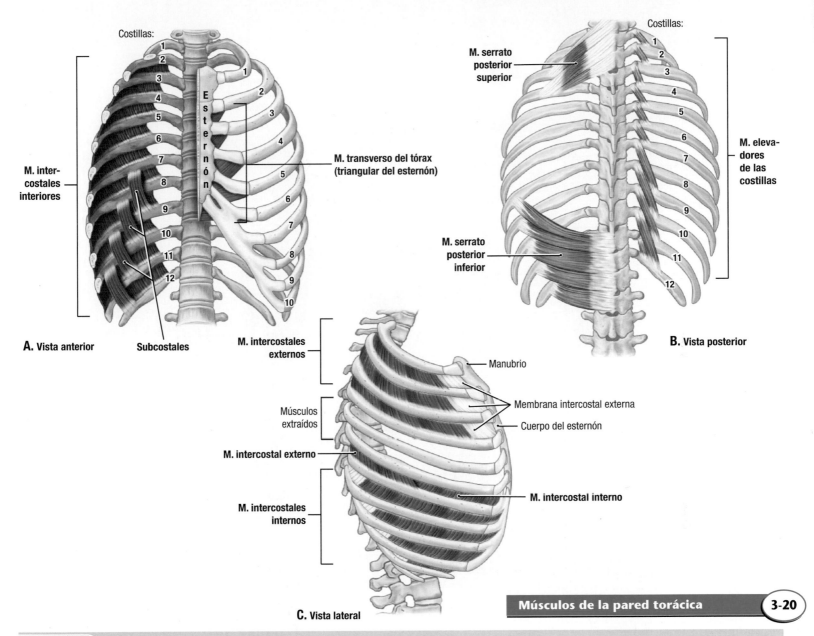

Costillas: 1 2 3 4 5 6 7 8 9 10 11 12

M. inter-costales interiores

Esternón

M. transverso del tórax (triangular del esternón)

A. Vista anterior

Subcostales

M. serrato posterior superior

Costillas: 1 2 3 4 5 6 7 8 9 10 11 12

M. eleva-dores de las costillas

M. serrato posterior inferior

B. Vista posterior

M. intercostales externos

Músculos extraídos

M. intercostal externo

M. intercostales internos

Manubrio

Membrana intercostal externa

Cuerpo del esternón

M. intercostal interno

C. Vista lateral

Músculos de la pared torácica **3-20**

TABLA 3-1 Músculos de la pared torácica

Músculos	Inserción superior	Inserción inferior	Inervación	Acción principal[a]
Intercostal externo				Durante la inspiración forzada: elevar las costillas[a]
Intercostal interno[b]	Borde inferior de las costillas	Borde superior de las costillas		Durante la espiración forzada: la porción interósea deprime las costillas; la porción intercondral eleva las costillas[a]
Intersección íntima[b]			Nervio intercostal	
Transverso del tórax (triangular del esternón)	Superficie posterior de la porción inferior del esternón	Superficie interna de los cartílagos costales 2-6		Presiona débilmente las costillas
Subcostales	Superficie interna de las costillas inferiores cerca de sus ángulos	Bordes superiores de la 2.ª o 3.ª costilla		Probablemente la misma acción que los músculos intercostales internos
Elevadores de las costillas (supracostales)	Procesos transversales de C7-T11	Costillas subyacentes entre el tubérculo y el ángulo	Ramos posteriores de los nervios C8-T11	Elevan las costillas
Serrato posterior superior	Ligamento nucal, proceso espinoso de las vértebras C7-T3	2.ª-4.ª costillas, cerca de sus ángulos	2.º-5.º nervios intercostales	Eleva las costillas[c]
Serrato posterior inferior	Procesos espinosos de las vértebras T11-L2	Bordes inferiores de las costillas 8.ª-12.ª, cerca de sus ángulos	Nervios intercostales 9.º-11.º, nervio subcostal (T12)	Deprime las costillas

[a]El tono de los músculos intercostales mantiene rígidos los espacios intercostales, impidiendo así que se abulten durante la espiración y que se retraigan durante la inspiración. El papel de los músculos intercostales individuales y de los músculos accesorios de la respiración en el movimiento de las costillas es difícil de interpretar a pesar de los numerosos estudios electromiográficos.

[b]Los músculos intercostales internos e íntimos son esencialmente el mismo músculo: las fibras musculares que pasan por la superficie de la neurovasculatura intercostal son «internas» y las que pasan por la profundidad de la neurovasculatura son «interiores».

[c]Acción tradicionalmente asignada sobre la base de las inserciones; estos músculos parecen ser en gran medida de función propioceptiva.

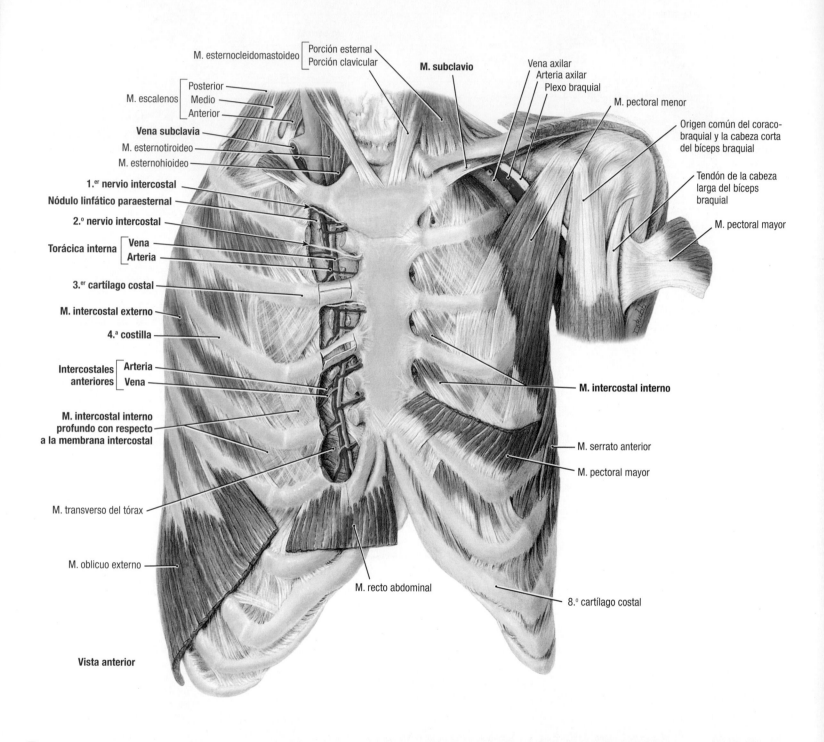

M. esternocleidomastoideo — Porción esternal / Porción clavicular

M. escalenos — Posterior / Medio / Anterior

Vena subclavia

M. esternotiroideo

M. esternohioideo

1.er nervio intercostal

Nódulo linfático paraesternal

2.º nervio intercostal

Torácica interna — Vena / Arteria

3.er cartílago costal

M. intercostal externo

4.ª costilla

Intercostales anteriores — Arteria / Vena

M. intercostal interno profundo con respecto a la membrana intercostal

M. transverso del tórax

M. oblicuo externo

Vista anterior

M. subclavio

Vena axilar / Arteria axilar / Plexo braquial

M. pectoral menor

Origen común del coraco-braquial y la cabeza corta del bíceps braquial

Tendón de la cabeza larga del bíceps braquial

M. pectoral mayor

M. intercostal interno

M. serrato anterior

M. pectoral mayor

M. recto abdominal

8.º cartílago costal

3-21 **Cara externa de la pared torácica**

- Se realizaron cortes en forma de «H» a través del pericondrio de los cartílagos costales 3.º y 4.º para mostrar segmentos de cartílago.
- Durante la cirugía, la **conservación del pericondrio** favorece el nuevo crecimiento de los cartílagos extirpados.
- Los vasos torácicos internos (mamarios internos) discurren profundos a los cartílagos costales y justo al lado del borde del esternón, proporcionando ramas intercostales anteriores.
- Los nódulos linfáticos paraesternales (*verde*) reciben los vasos linfáticos de las partes anteriores de los espacios intercostales, la pleura costal y el diafragma, así como la porción medial del seno.

- Los vasos subclavios están «emparedados» entre la 1.ª costilla y la clavícula y están «acojinados» por el subclavio.
- **Acceso quirúrgico al tórax.** Para acceder a la cavidad torácica para las intervenciones quirúrgicas, el esternón se abre en el plano medio (esternotomía media) y se separan sus bordes cortantes. Después de la cirugía, las mitades del esternón se mantienen unidas con suturas de alambre.

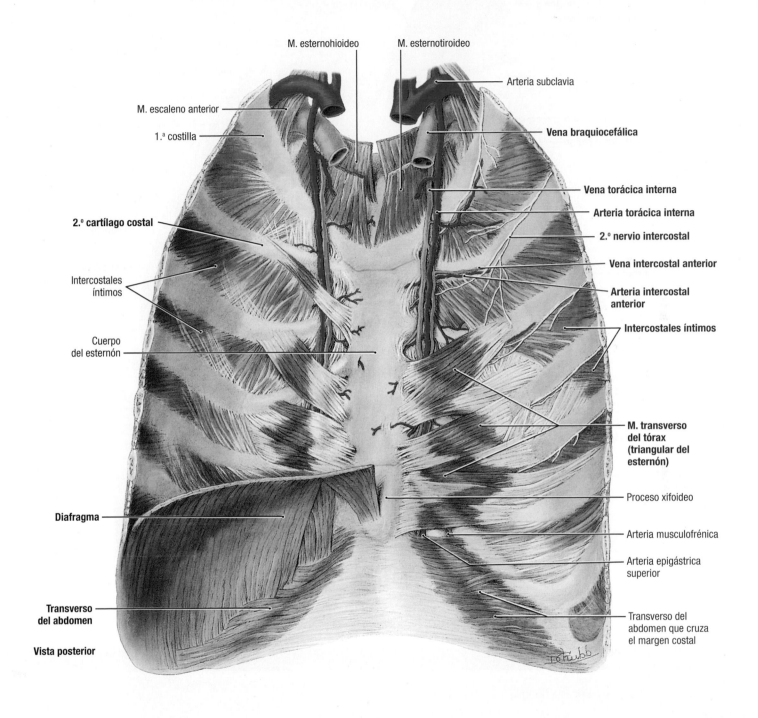

M. esternohioideo

M. esternotiroideo

Arteria subclavia

M. escaleno anterior

Vena braquiocefálica

1.ª costilla

Vena torácica interna

Arteria torácica interna

2.º cartílago costal

2.º nervio intercostal

Vena intercostal anterior

Intercostales íntimos

Arteria intercostal anterior

Cuerpo del esternón

Intercostales íntimos

M. transverso del tórax (triangular del esternón)

Proceso xifoideo

Diafragma

Arteria musculofrénica

Arteria epigástrica superior

Transverso del abdomen

Transverso del abdomen que cruza el margen costal

Vista posterior

Cara interna de la pared torácica anterior

3-22

- Los extremos inferiores de los vasos torácicos internos están cubiertos posteriormente por el músculo transverso del tórax; los extremos superiores están en contacto con la pleura parietal (retirada).
- El músculo transverso del tórax (superior al diafragma) es continuo con el músculo transverso del abdomen (inferior al diafragma); estos forman el plano más interno de los tres músculos planos de la pared toracoabdominal.

- La arteria torácica interna (mamaria interna) nace de la arteria subclavia y está acompañada por dos venas satélites o comitantes hasta el 2.º cartílago costal en esta pieza y, por encima de este, por la única vena torácica interna que drena en la vena braquiocefálica.

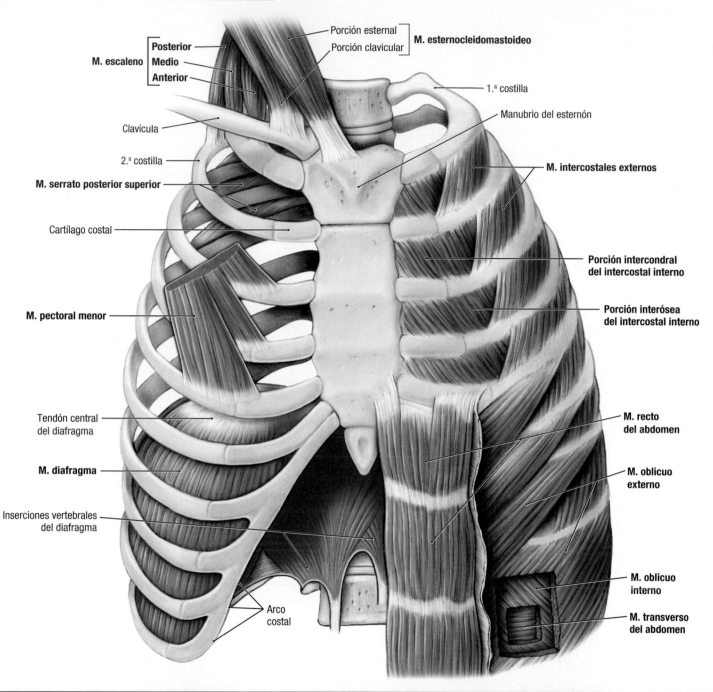

Porción esternal
Porción clavicular
M. esternocleidomastoideo

Posterior
Medio
Anterior
M. escaleno

1.ª costilla

Manubrio del esternón

Clavícula

M. intercostales externos

2.ª costilla

M. serrato posterior superior

Cartílago costal

**Porción intercondral
del intercostal interno**

M. pectoral menor

**Porción interósea
del intercostal interno**

Tendón central
del diafragma

**M. recto
del abdomen**

M. diafragma

**M. oblicuo
externo**

Inserciones vertebrales
del diafragma

**M. oblicuo
interno**

Arco
costal

**M. transverso
del abdomen**

3-23   Músculos de la respiración

TABLA 3-2   Músculos de la respiración

Inspiración			Espiración
Normal (silencioso)	Mayor	Diafragma (contracción activa)	Retroceso pasivo (elástico) de los pulmones y la caja torácica
	Menor	*Contracción tónica* de los intercostales externos y de la porción intercondral de los intercostales internos para resistir la presión negativa	*Contracción tónica* de los músculos de las paredes abdominales anterolaterales (recto abdominal, (oblicuos externos e internos, transverso abdominal) para antagonizar el diafragma manteniendo la presión intraabdominal
Activo (forzado)		Además de lo anterior, *contracción activa* del esternocleidomastoideo, trapecio descendente (superior), pectoral menor y escalenos para elevar y fijar la caja torácica superior	Además de lo anterior, *contracción activa* de los músculos de la pared abdominal anterolateral (al antagonizar el diafragma al aumentar la presión intraabdominal y traccionar inferiormente y fijar el arco costal inferior): recto abdominal, oblicuos externos e internos y transverso del abdomen
		Intercostales externos, porción intercondral de los intercostales internos, subcostales, elevadores de las costillas (supracostales) y serrato posterior superior[a] para elevar las costillas	Intercostal interno (porción interósea) y serrato posterior inferior[a] para deprimir las costillas

[a]Algunos estudios recientes indican que los músculos serrato posterior superior e inferior pueden servir principalmente como órganos de propiocepción más que de movimiento.

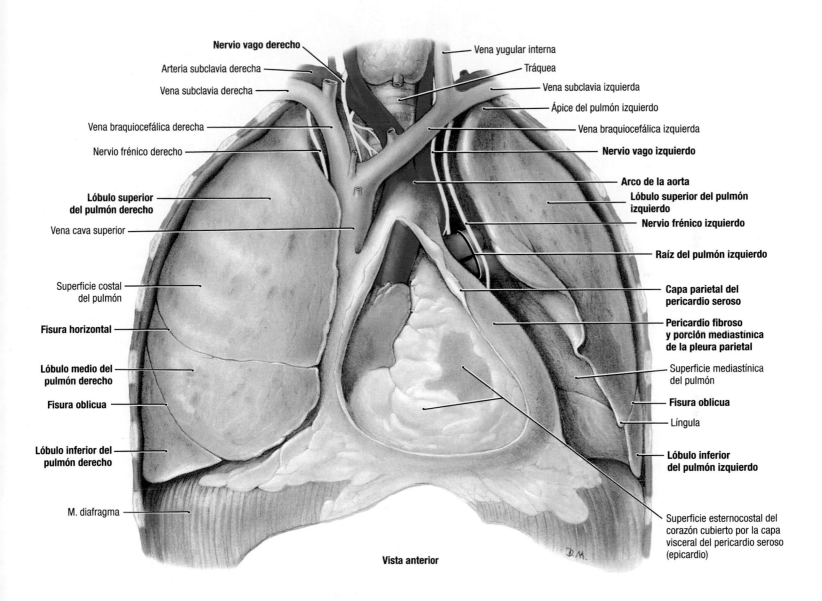

Nervio vago derecho

Arteria subclavia derecha

Vena subclavia derecha

Vena braquiocefálica derecha

Nervio frénico derecho

Lóbulo superior del pulmón derecho

Vena cava superior

Superficie costal del pulmón

Fisura horizontal

Lóbulo medio del pulmón derecho

Fisura oblicua

Lóbulo inferior del pulmón derecho

M. diafragma

Vena yugular interna

Tráquea

Vena subclavia izquierda

Ápice del pulmón izquierdo

Vena braquiocefálica izquierda

Nervio vago izquierdo

Arco de la aorta

Lóbulo superior del pulmón izquierdo

Nervio frénico izquierdo

Raíz del pulmón izquierdo

Capa parietal del pericardio seroso

Pericardio fibroso y porclón mediastínica de la pleura parietal

Superficie mediastínica del pulmón

Fisura oblicua

Língula

Lóbulo inferior del pulmón izquierdo

Superficie esternocostal del corazón cubierto por la capa visceral del pericardio seroso (epicardio)

Vista anterior

D.M.

Contenido torácico *in situ*   **3-24**

- El pericardio fibroso, recubierto por la capa parietal del pericardio se-roso, se retiró por delante para exponer el corazón y los grandes vasos.
- El pulmón derecho tiene tres lóbulos: el lóbulo superior está separado del lóbulo medio por la fisura horizontal y el lóbulo medio está sepa-rado del lóbulo inferior por la fisura oblicua. El pulmón izquierdo tiene dos lóbulos, superior e inferior, separados por la fisura oblicua.

- El borde anterior del pulmón izquierdo se ha reflejado en dirección lateral para visualizar el nervio frénico, que pasa anterior a la raíz del pulmón, y el nervio vago, que se encuentra anterior al arco de la aorta y pasa posterior a la raíz del pulmón.

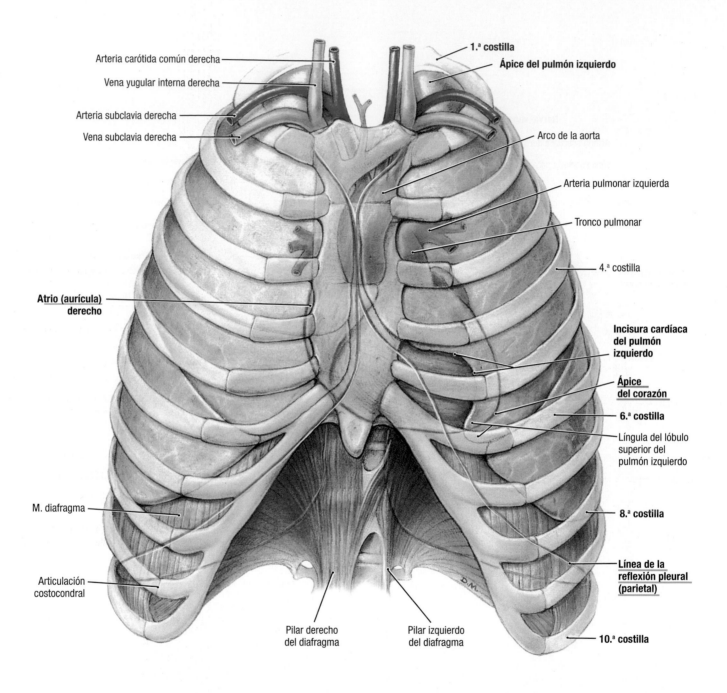

Arteria carótida común derecha

Vena yugular interna derecha

Arteria subclavia derecha

Vena subclavia derecha

1.ª costilla

Ápice del pulmón izquierdo

Arco de la aorta

Arteria pulmonar izquierda

Tronco pulmonar

4.ª costilla

Atrio (aurícula) derecho

Incisura cardíaca del pulmón izquierdo

Ápice del corazón

6.ª costilla

Língula del lóbulo superior del pulmón izquierdo

8.ª costilla

M. diafragma

Línea de la reflexión pleural (parietal)

Articulación costocondral

Pilar derecho del diafragma

Pilar izquierdo del diafragma

10.ª costilla

3-25 Topografía de los pulmones y del mediastino

- El mediastino se encuentra entre las cavidades pleurales y está ocupado por el corazón y los tejidos anteriores, posteriores y superiores al corazón.
- El ápice de los pulmones se encuentra a nivel del cuello de la 1.ª costilla, mientras que el borde inferior se encuentra en la 6.ª costilla en la línea medioclavicular izquierda y en la 8.ª costilla en la cara lateral del tórax óseo en la línea medioaxilar.
- La incisura cardíaca del pulmón izquierdo y la correspondiente desviación de la pleura parietal se alejan del plano mediano hacia el lado izquierdo.

- La línea inferior de reflexión de la pleura parietal se encuentra en la 8.ª unión costocondral en la línea medioclavicular y en la 10.ª costilla en la línea medioaxilar.
- El ápice del corazón se encuentra en el 5.º espacio intercostal en la línea medioclavicular izquierda.
- El atrio (aurícula) derecho forma el borde derecho del corazón y se extiende justo lateral al borde del esternón.
- Las ramas de los grandes vasos pasan por la apertura torácica superior.

1.ª costilla

Tráquea

Clavícula

Borde medial de la escápula

Arco de la aorta

Vasos pulmonares

Orejuela del atrio izquierdo

Atrio derecho

Ventrículo izquierdo

M. diafragma

Aorta descendente

Receso costodiafragmático (surco costofrénico) derecho

Aire en el fondo del estómago

Receso costodia-fragmático (surco costofrénico) izquierdo

A. Radiografía posteroanterior (PA)

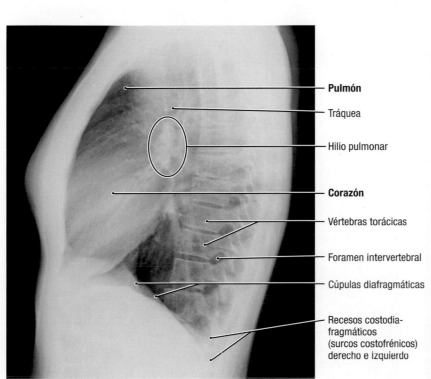

Pulmón

Tráquea

Hilio pulmonar

Corazón

Vértebras torácicas

Foramen intervertebral

Cúpulas diafragmáticas

Recesos costodia-fragmáticos (surcos costofrénicos) derecho e izquierdo

B. Radiografía lateral

Radiografía de tórax 3-26

A. Radiografía de tórax estándar (placa de tórax).
- A no ser que el paciente esté postrado en la cama, la radiografía de tórax se realiza con el haz de rayos X atravesando al paciente de posterior a anterior (PA) porque así se reduce al mínimo la distorsión. La escápula está protruida y no se encuentra en el campo visual principal.
- El atrio derecho es la principal estructura discernible a lo largo del borde derecho del corazón.
- Dentro de las regiones grises oscuras (radiolúcidas) de ambos lados, que muestran aire en el pulmón, la mayoría de los elementos lineales más densos (más blancos) son venas pulmonares.
- A lo largo del borde superior del mediastino izquierdo, se visualiza el arco de la aorta y la aorta puede ser seguida en dirección inferior.
- La orejuela del atrio izquierdo suele ser visible a lo largo del borde izquierdo del corazón; en dirección inferior se encuentra el borde del ventrículo izquierdo.
- En una radiografía PA de pie a menudo se observa aire en el fondo del estómago.

B. Radiografía lateral estándar de tórax (placa lateral de tórax).
- Obsérvese que la izquierda y la derecha no se superponen con exactitud.
- Se puede ver bien el corazón en relación con los pulmones aireados, que son radiopacos porque no bloquean muchos fotones. La pérdida de esta clara diferenciación se conoce como el *signo de la silueta* y sugiere una enfermedad pulmonar.
- Cualquier estructura del mediastino puede contribuir con el **ensanchamiento patológico de la silueta mediastínica** (p. ej., después de un traumatismo que produzca una hemorragia en el mediastino), un linfoma maligno (cáncer del tejido linfático) que produzca un agrandamiento masivo de los nódulos linfáticos del mediastino, o el agrandamiento (hipertrofia) del corazón que se produce con la insuficiencia cardíaca congestiva.

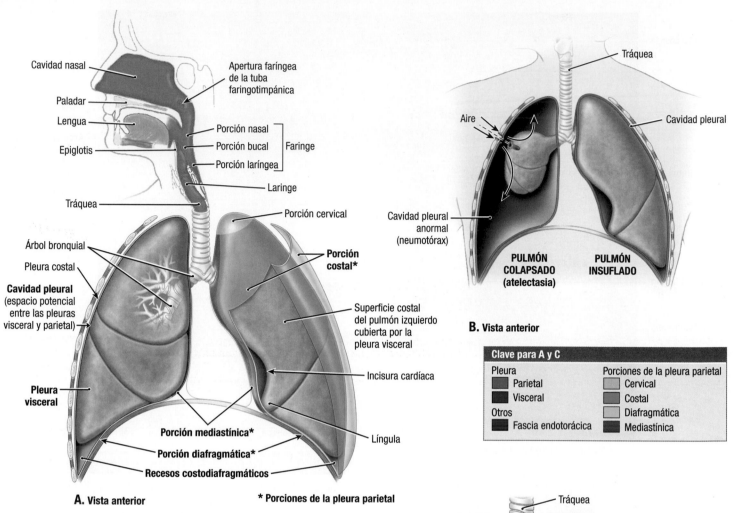

Cavidad nasal

Apertura faríngea de la tuba faringotimpánica

Paladar

Lengua

Porción nasal

Epiglotis

Porción bucal — Faringe

Porción laríngea

Laringe

Tráquea

Porción cervical

Árbol bronquial

Porción costal*

Pleura costal

Cavidad pleural
(espacio potencial entre las pleuras visceral y parietal)

Superficie costal del pulmón izquierdo cubierta por la pleura visceral

Pleura visceral

Incisura cardíaca

Porción mediastínica*

Língula

Porción diafragmática*

Recesos costodiafragmáticos

A. Vista anterior

***** Porciones de la pleura parietal

Tráquea

Aire

Cavidad pleural

Cavidad pleural anormal (neumotórax)

PULMÓN COLAPSADO (atelectasia)

PULMÓN INSUFLADO

B. Vista anterior

Clave para A y C

Pleura		Porciones de la pleura parietal	
	Parietal		Cervical
	Visceral		Costal
Otros			Diafragmática
	Fascia endotorácica		Mediastínica

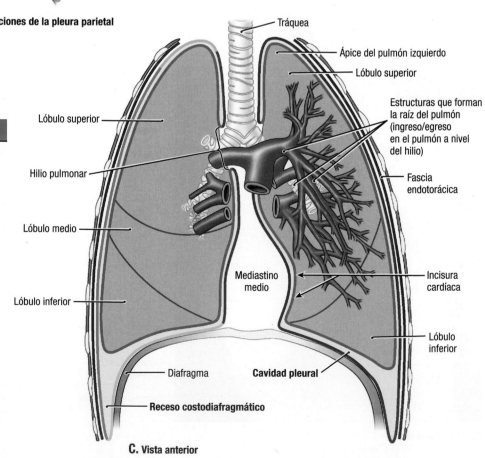

Tráquea

Ápice del pulmón izquierdo

Lóbulo superior

Lóbulo superior

Estructuras que forman la raíz del pulmón (ingreso/egreso en el pulmón a nivel del hilio)

Hilio pulmonar

Fascia endotorácica

Lóbulo medio

Incisura cardíaca

Mediastino medio

Lóbulo inferior

Lóbulo inferior

Diafragma

Cavidad pleural

Receso costodiafragmático

C. Vista anterior

3-27 **Sistema respiratorio y pleura**

A. Revisión. **B.** Cavidad pleural y pleura. **C.** Diagrama a través de los pulmones con los vasos pulmonares y el árbol traqueobronquial.

- Los pulmones invaginan un saco pleural membranoso continuo; la pleura visceral (pulmonar) cubre los pulmones y la pleura parietal recubre la cavidad torácica; las pleuras visceral y parietal son continuas alrededor de la raíz del pulmón.
- La pleura parietal puede dividirse regionalmente en las porciones costal, diafragmática, mediastínica y cervical; nótese el receso costodiafragmático.
- La cavidad pleural es un espacio potencial entre las pleuras visceral y parietal que contiene una fina capa de líquido. Si ingresa una cantidad suficiente de aire en la cavidad pleural, se rompe la tensión superficial que adhiere la pleura visceral a la parietal (el pulmón a la pared torácica) y el pulmón colapsa (**atelectasia**) debido a su elasticidad inherente (retroceso elástico). Cuando un pulmón colapsa, la cavidad pleural se convierte en un verdadero espacio (como en la *imagen B*) y puede contener aire (**neumotórax**), sangre (**hemotórax**), etcétera.

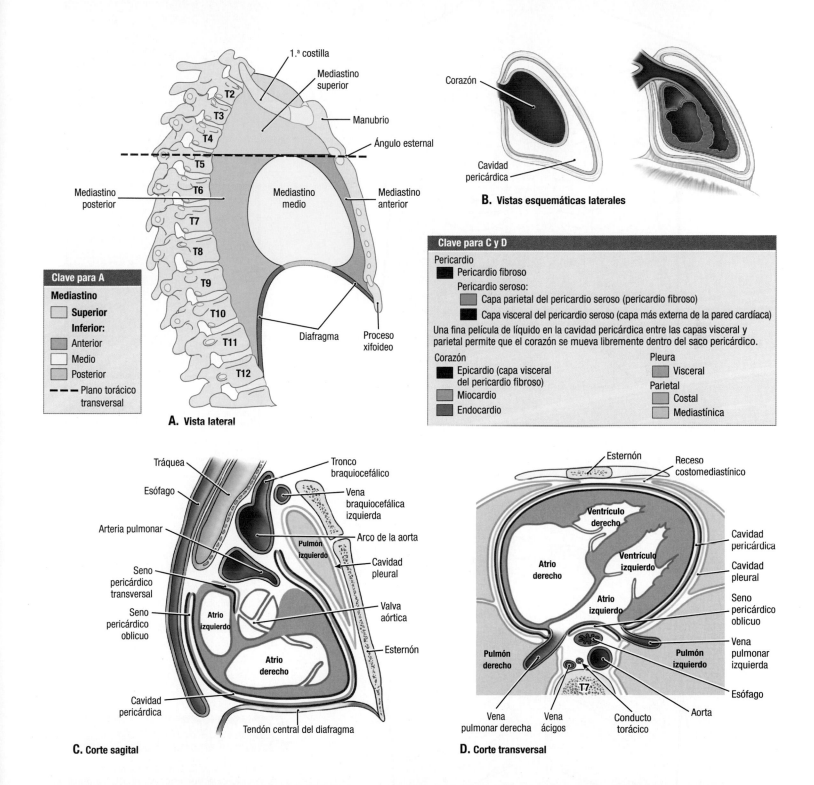

A. Vista lateral

1.ª costilla
Mediastino superior
Manubrio
Ángulo esternal
Mediastino anterior
Mediastino medio
Mediastino posterior
Diafragma
Proceso xifoideo

Clave para A

Mediastino

Superior

Inferior:
- Anterior
- Medio
- Posterior

- - - Plano torácico transversal

B. Vistas esquemáticas laterales

Corazón
Cavidad pericárdica

Clave para C y D

Pericardio
- Pericardio fibroso

Pericardio seroso:
- Capa parietal del pericardio seroso (pericardio fibroso)
- Capa visceral del pericardio seroso (capa más externa de la pared cardíaca)

Una fina película de líquido en la cavidad pericárdica entre las capas visceral y parietal permite que el corazón se mueva libremente dentro del saco pericárdico.

Corazón
- Epicardio (capa visceral del pericardio fibroso)
- Miocardio
- Endocardio

Pleura
- Visceral

Parietal
- Costal
- Mediastínica

C. Corte sagital

Tráquea
Esófago
Arteria pulmonar
Seno pericárdico transversal
Seno pericárdico oblicuo
Atrio izquierdo
Atrio derecho
Cavidad pericárdica
Tendón central del diafragma
Tronco braquiocefálico
Vena braquiocefálica izquierda
Pulmón izquierdo
Arco de la aorta
Cavidad pleural
Valva aórtica
Esternón

D. Corte transversal

Esternón
Receso costomediastínico
Ventrículo derecho
Cavidad pericárdica
Ventrículo izquierdo
Atrio derecho
Cavidad pleural
Atrio izquierdo
Seno pericárdico oblicuo
Vena pulmonar izquierda
Pulmón derecho
Pulmón izquierdo
Esófago
Vena pulmonar derecha
Vena ácigos
Conducto torácico
Aorta
T7

Mediastino y pericardio

3-28

A. Subdivisiones del mediastino. B. Desarrollo de la cavidad pericárdica. El corazón embrionario invagina la pared del saco seroso (*izquierda*) y pronto prácticamente oblitera la cavidad pericárdica, dejando solo un espacio potencial entre las capas de pericardio seroso (*derecha*).
C-D. Capas de pericardio y corazón en cortes anatómicos.

El **taponamiento cardíaco** (compresión del corazón) es un trastorno potencialmente mortal porque el volumen del corazón se ve cada vez más comprometido por el líquido que se encuentra fuera del corazón pero dentro de la cavidad pericárdica. El corazón es comprimido y la circulación falla. La sangre en la cavidad pericárdica, el **hemopericardio**, produce un taponamiento cardíaco.

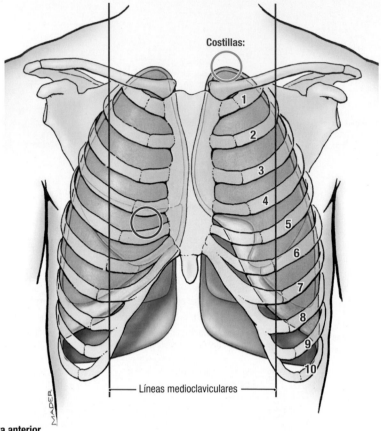

Costillas:

Líneas medioclaviculares

A. Vista anterior

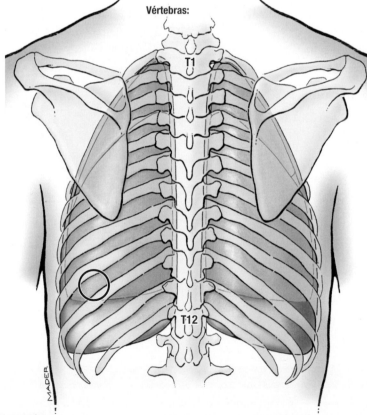

Vértebras:

T1

T12

B. Vista posterior

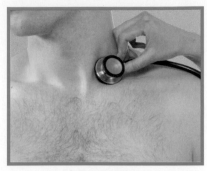

Vista anterior

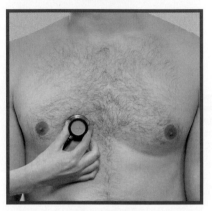

Vista anterior

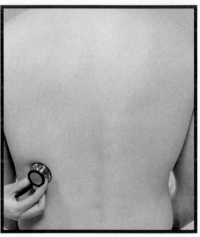

C.   Vista posterior

3-29 **Pleura y auscultación de los pulmones**

A. Extensión de la pleura, cara anterior.
B. Pleura, cara posterior. **C.** Auscultación de los pulmones.

Auscultación de los pulmones. Obsérvese la posición de las fisuras en relación con las costillas superpuestas. Para auscultar los lóbulos superiores, coloque el estetoscopio en la pared torácica anterior sobre la 4.ª costilla a la derecha y 6.ª costilla a la izquierda; para el lóbulo medio, colóquelo medial respecto al pezón derecho; para los lóbulos inferiores, colóquelo en la pared torácica posterior inferior a la 6.ª costilla.

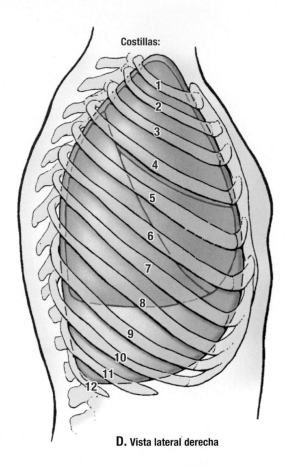

Costillas:

1
2
3
4
5
6
7
8
9
10
11
12

D. Vista lateral derecha

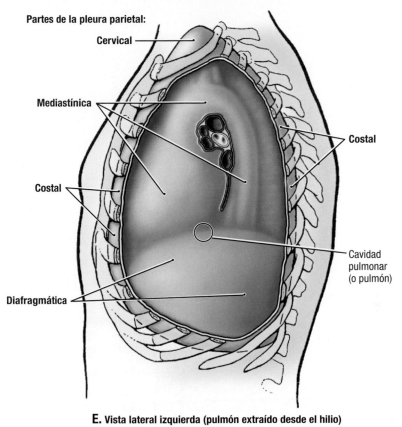

Partes de la pleura parietal:

Cervical

Mediastínica

Costal

Costal

Diafragmática

Cavidad pulmonar (o pulmón)

E. Vista lateral izquierda (pulmón extraído desde el hilio)

Pleura y auscultación de los pulmones (continuación)

3-29

TABLA 3-3	Referencias superficiales de las líneas de reflexión de la pleura parietal y de los bordes de los pulmones	
Nivel	**Pleura izquierda**	**Pleura derecha**
Ápice	Aproximadamente 4 cm superior a la mitad de la clavícula	Aproximadamente 4 cm superior a la mitad de la clavícula
4.º cartílago costal	Línea media (anterior)	Línea media (anterior)
6.º cartílago costal	Borde lateral del esternón	Línea media (anterior)
8.º cartílago costal	Línea medioclavicular	Línea medioclavicular
10.ª costilla	Línea medioaxilar	Línea medioaxilar
11.ª costilla	Línea escapular (línea vertical que pasa por el ángulo inferior de la escápula)	Línea escapular (línea vertical que pasa por el ángulo inferior de la escápula)
12.ª costilla	Borde lateral de los erectores de la columna vertebral hasta el proceso espinoso de T12 (nivel ligeramente inferior a la pleura derecha)	Borde lateral de los erectores de la columna vertebral hasta el proceso espinoso de T12

Nivel	**Pulmón izquierdo**	**Pulmón derecho**
Ápice	Aproximadamente 4 cm superior a la mitad de la clavícula	Aproximadamente 4 cm superior a la mitad de la clavícula
2.º cartílago costal	Línea media (anterior)	Línea media (anterior)
4.º cartílago costal	Sale del borde lateral del esternón, sigue el 4.º cartílago costal	Borde lateral del esternón
6.º cartílago costal	Gira inferior al 6.º cartílago costal en la línea medioclavicular (incisura cardíaca)	Sigue el 6.º cartílago costal hasta la línea medioclavicular
8.ª costilla	Línea medioaxilar	Línea medioaxilar
10.ª costilla	Línea escapular (línea vertical que pasa por el ángulo inferior de la escápula)	Línea escapular (línea vertical que pasa por el ángulo inferior de la escápula)

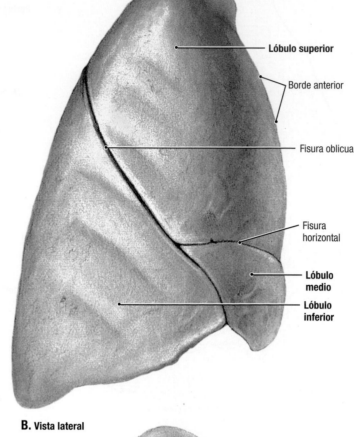

Ápice

Lóbulo superior

Borde anterior

Fisura oblicua

Fisura horizontal

Lóbulo medio

Lóbulo inferior

B. Vista lateral

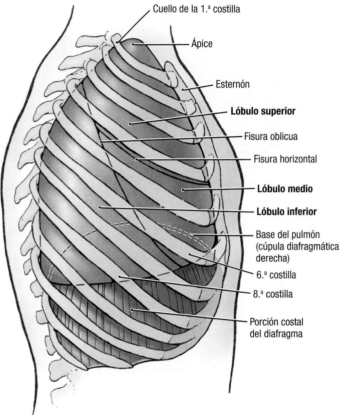

Cuello de la 1.ª costilla

Ápice

Esternón

Lóbulo superior

Fisura oblicua

Fisura horizontal

Lóbulo medio

Lóbulo inferior

Base del pulmón (cúpula diafragmática derecha)

6.ª costilla

8.ª costilla

Porción costal del diafragma

A. Vista lateral

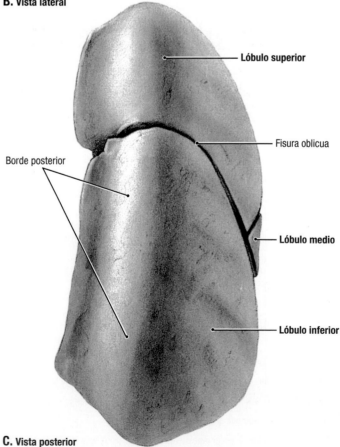

Lóbulo superior

Fisura oblicua

Borde posterior

Lóbulo medio

Lóbulo inferior

C. Vista posterior

3-30 **Pulmón derecho**

- Las fisuras oblicuas y horizontales dividen el pulmón derecho en tres lóbulos: superior, medio e inferior.
- El pulmón derecho es más grande y pesado que el izquierdo, pero es más corto y ancho porque la cúpula diafragmática derecha es más alta y el corazón abomba más hacia la izquierda.
- Los pulmones de los cadáveres pueden estar encogidos, duros y descoloridos, mientras que los pulmones sanos de las personas vivas normalmente son blandos, ligeros y esponjosos.
- Cada pulmón tiene un ápice y una base, tres superficies (costal, mediastínica y diafragmática) y tres bordes (anterior, inferior y posterior).

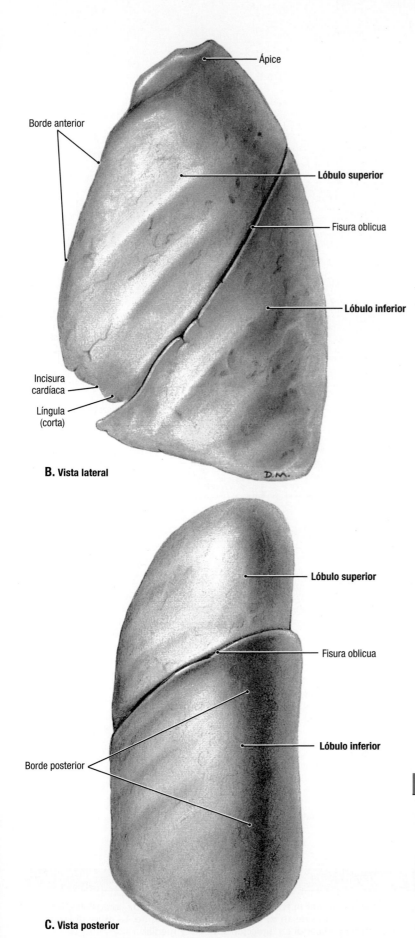

Ápice

Borde anterior

Lóbulo superior

Fisura oblicua

Lóbulo inferior

Incisura cardíaca

Língula (corta)

B. Vista lateral

Lóbulo superior

Fisura oblicua

Lóbulo inferior

Borde posterior

C. Vista posterior

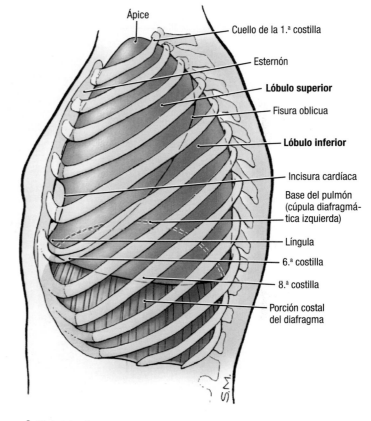

Ápice

Cuello de la 1.ª costilla

Esternón

Lóbulo superior

Fisura oblicua

Lóbulo inferior

Incisura cardíaca

Base del pulmón (cúpula diafragmática izquierda)

Língula

6.ª costilla

8.ª costilla

Porción costal del diafragma

A. Vista lateral

Pulmón izquierdo **3-31**

- El pulmón izquierdo tiene dos lóbulos (superior e inferior) separados por la fisura oblicua.
- El borde anterior tiene una incisura cardíaca profunda que penetra en la cara anterior e inferior del lóbulo superior.
- La língula, una extensión en forma de lengua del lóbulo superior, se extiende inferiormente a la incisura cardíaca y se desliza medial y lateralmente a la incisura costomediastínica durante la inspiración y la espiración.
- Los pulmones de un cadáver embalsamado suelen conservar impresiones de las estructuras adyacentes como las costillas y el corazón.

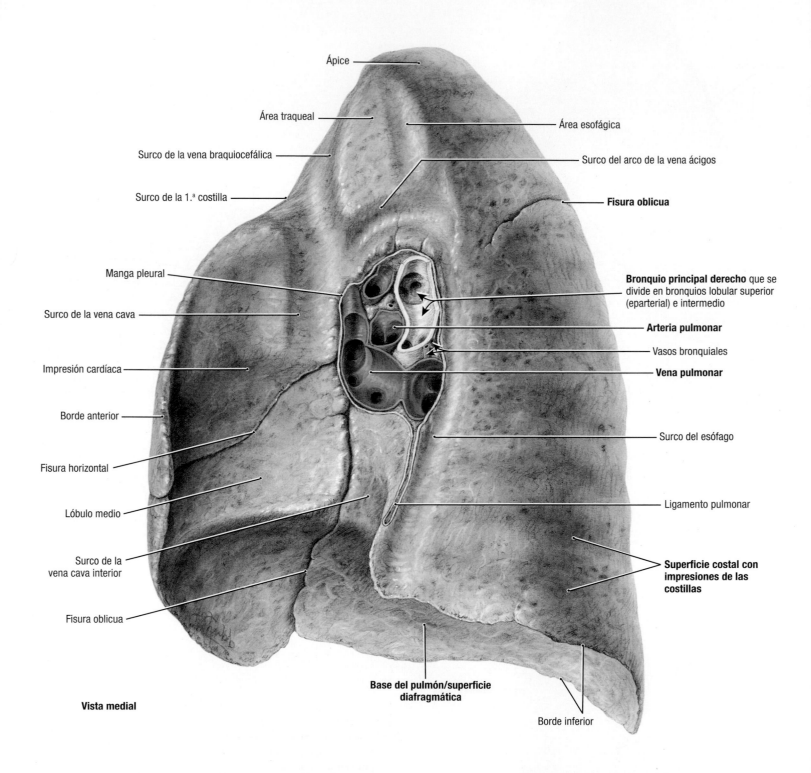

Ápice

Área traqueal

Área esofágica

Surco de la vena braquiocefálica

Surco del arco de la vena ácigos

Surco de la 1.ª costilla

Fisura oblicua

Manga pleural

Bronquio principal derecho que se divide en bronquios lobular superior (eparterial) e intermedio

Surco de la vena cava

Arteria pulmonar

Vasos bronquiales

Impresión cardíaca

Vena pulmonar

Borde anterior

Surco del esófago

Fisura horizontal

Lóbulo medio

Ligamento pulmonar

Surco de la vena cava interior

Superficie costal con impresiones de las costillas

Fisura oblicua

Base del pulmón/superficie diafragmática

Vista medial

Borde inferior

3-32 **Superficie del mediastino (medial) e hilio del pulmón derecho**

El pulmón embalsamado muestra las impresiones de las estructuras con las que entra en contacto, claramente delimitadas como rasgos superficiales; la base está contorneada por las cúpulas del diafragma; la superficie costal se representa por las impresiones de las costillas; los vasos distendidos dejan su marca, pero los nervios no. La fisura oblicua está incompleta aquí en dirección superior y medial.

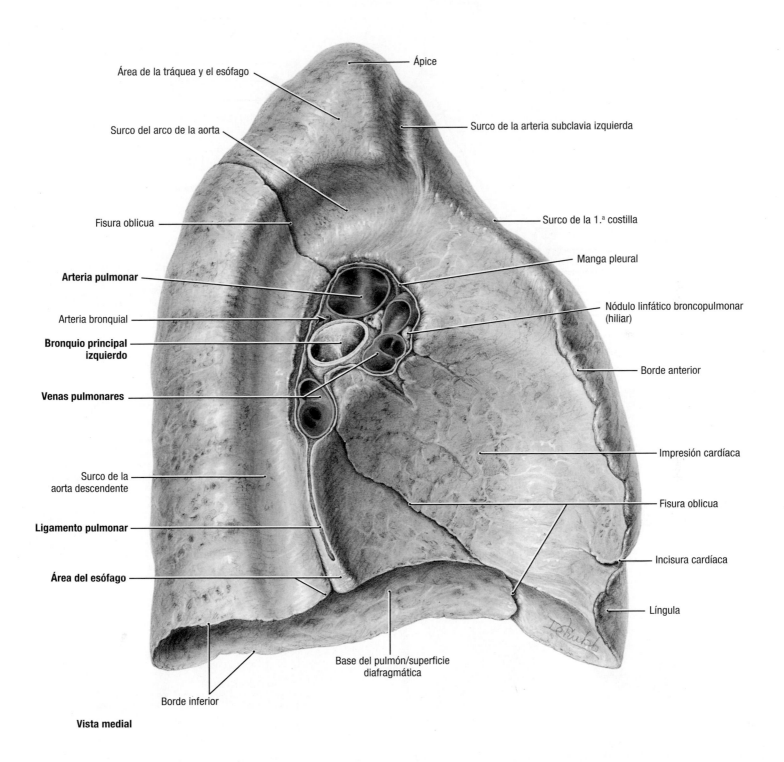

Área de la tráquea y el esófago

Ápice

Surco del arco de la aorta

Surco de la arteria subclavia izquierda

Fisura oblicua

Surco de la 1.ª costilla

Manga pleural

Arteria pulmonar

Nódulo linfático broncopulmonar (hiliar)

Arteria bronquial

Bronquio principal izquierdo

Borde anterior

Venas pulmonares

Impresión cardíaca

Surco de la aorta descendente

Fisura oblicua

Ligamento pulmonar

Incisura cardíaca

Área del esófago

Língula

Base del pulmón/superficie diafragmática

Borde inferior

Vista medial

Obsérvese el lugar de contacto con el esófago, entre la aorta descendente y el extremo inferior del ligamento pulmonar. En los hilios derecho e izquierdo, la arteria es superior, el bronquio posterior, una vena es anterior y la otra es inferior; en el hilio derecho, el bronquio lobular superior (bronquio eparterial) es la estructura más superior.

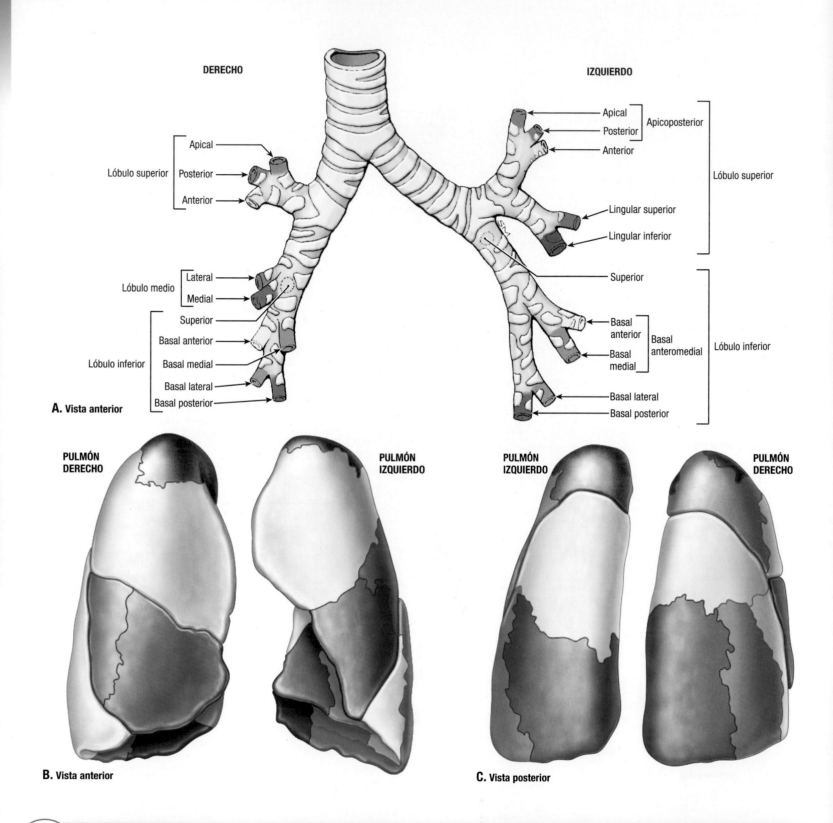

DERECHO

IZQUIERDO

Apical
Posterior } Apicoposterior
Anterior

Lóbulo superior

Apical
Lóbulo superior { Posterior
Anterior

Lingular superior
Lingular inferior

Superior

Lóbulo medio { Lateral
Medial

Basal
anterior } Basal
anteromedial
Basal
medial

Lóbulo inferior

Superior
Basal anterior
Lóbulo inferior { Basal medial
Basal lateral
Basal posterior

Basal lateral
Basal posterior

A. Vista anterior

PULMÓN DERECHO
PULMÓN IZQUIERDO

PULMÓN IZQUIERDO
PULMÓN DERECHO

B. Vista anterior

C. Vista posterior

3-34 **Segmentación bronquial y segmentos broncopulmonares**

A. Bronquios terciarios o segmentarios (10 derechos y 8 izquierdos). Obsérvese que, en el pulmón izquierdo, los bronquios apicales y posteriores surgen de un único tallo, al igual que el basal anterior y el basal medial. **B-F. Segmentos broncopulmonares.** Cada uno de ellos está formado por un bronquio terciario y una arteria pulmonar, así como por la porción del pulmón a la que sirven. Estas estructuras son separables

quirúrgicamente para permitir la resección segmentaria del pulmón. Para preparar estas piezas, se aislaron los bronquios terciarios de los pulmones frescos dentro del hilio y se inyectaron con látex de varios colores. Las pequeñas variantes en la ramificación de los bronquios dan lugar a variantes en los patrones de superficie.

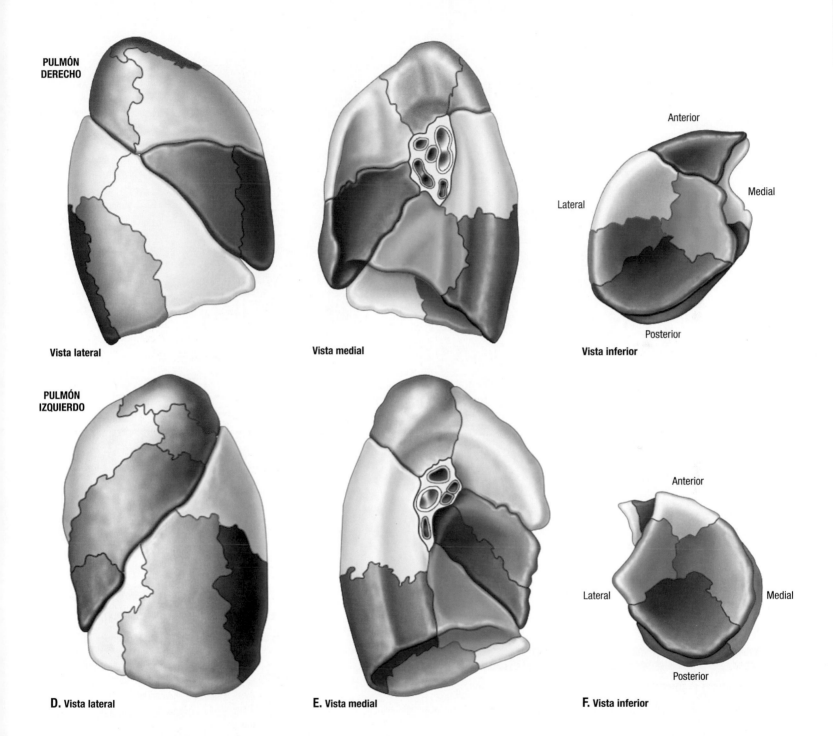

PULMÓN DERECHO

Vista lateral

Vista medial

Anterior

Lateral

Medial

Posterior

Vista inferior

PULMÓN IZQUIERDO

D. Vista lateral

E. Vista medial

Anterior

Lateral

Medial

Posterior

F. Vista inferior

Segmentación bronquial y segmentos broncopulmonares *(continuación)*

3-34

El conocimiento de la anatomía de los segmentos broncopulmonares es esencial para interpretar con precisión las imágenes de diagnóstico de los pulmones y para la resección quirúrgica (extirpación) de los segmentos enfermos. Durante el tratamiento del cáncer de pulmón, el cirujano puede extirpar un pulmón entero (**neumonectomía**), un lóbulo (**lobectomía**) o uno o más segmentos broncopulmonares (**segmentectomía**).

El conocimiento y la comprensión de los segmentos broncopulmonares y su relación con el árbol bronquial también son esenciales para planificar las técnicas de drenaje y expectoración utilizadas en fisioterapia para mejorar el drenaje de zonas específicas (p. ej., en pacientes con neumonía o fibrosis quística).

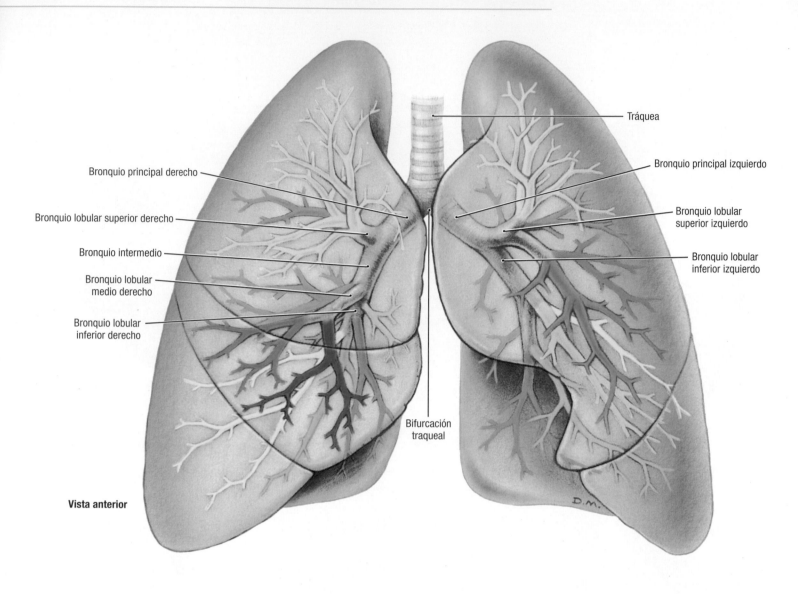

Tráquea

Bronquio principal derecho

Bronquio lobular superior derecho

Bronquio intermedio

Bronquio lobular medio derecho

Bronquio lobular inferior derecho

Bronquio principal izquierdo

Bronquio lobular superior izquierdo

Bronquio lobular inferior izquierdo

Bifurcación traqueal

Vista anterior

D.M.

3-35 **Tráquea y bronquios *in situ***

- Los bronquios segmentarios (terciarios) aparecen codificados por colores.
- La tráquea se bifurca en bronquios principales (primarios) derecho e izquierdo; el bronquio principal derecho es más corto, más ancho y más vertical que el izquierdo.
- Por lo tanto, es más probable que **cuerpos extraños aspirados** entren y se alojen en el bronquio principal derecho o en una de sus ramas descendentes.
- El bronquio principal derecho da originen al bronquio del lóbulo superior derecho (bronquio eparterial) antes de entrar en el hilio (*hilus*) del pulmón; después de entrar en el hilio, el bronquio intermedio continuo se divide en los bronquios lobulillares medios e inferiores derechos.
- El bronquio principal izquierdo se divide en el hilio en los bronquios lobulares superior e ínferior izquierdo; los bronquios lobulares se dividen a su vez en bronquios segmentarios (terciarios).

Segmentación bronquial

PULMÓN DERECHO	PULMÓN IZQUIERDO	
Lóbulo superior	**Lóbulo superior**	
Apical	Apical	Apicoposterior
Posterior	Posterior	
Anterior	Anterior	
	Lingular superior	
Lóbulo medio	Lingular inferior	
Lateral		
Medial	**Lóbulo inferior**	
	Superior	
Lóbulo inferior	Basal anterior	Basal anteromedial
Superior	Basal medial	
Basal anterior	Basal lateral	
Basal medial	Basal posterior	
Basal lateral		
Posterior basal		

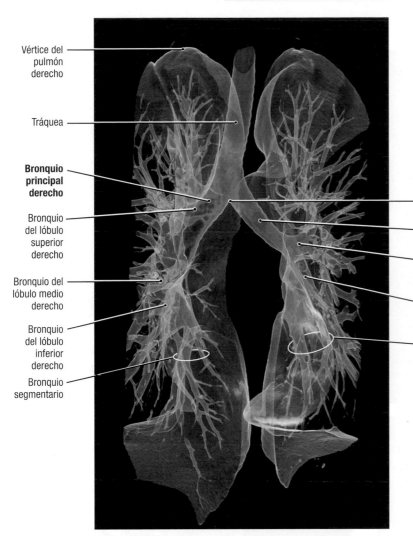

Vértice del pulmón derecho

Tráquea

Bronquio principal derecho

Bronquio del lóbulo superior derecho

Bronquio del lóbulo medio derecho

Bronquio del lóbulo inferior derecho

Bronquio segmentario

Bifurcación traqueal

Bronquio principal izquierdo

Bronquio del lóbulo superior izquierdo

Bronquio del lóbulo inferior izquierdo

Bronquio segmentario

A. Estudio de las vías aéreas con TC 3D

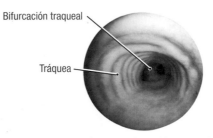

Bifurcación traqueal

Tráquea

Tráquea y bifurcación traqueal

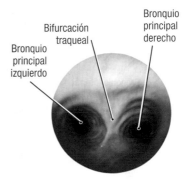

Bifurcación traqueal

Bronquio principal derecho

Bronquio principal izquierdo

Bifurcación traqueal

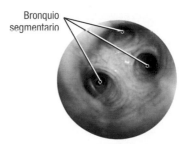

Bronquio segmentario

Bronquio del lóbulo superior derecho

B. Vistas broncoscópicas

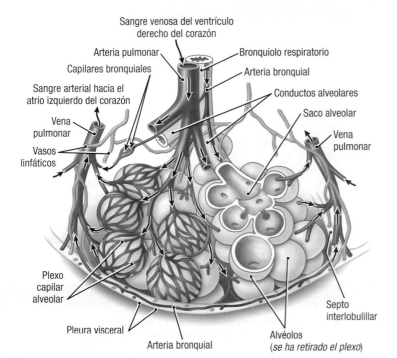

Sangre venosa del ventrículo derecho del corazón

Arteria pulmonar

Capilares bronquiales

Sangre arterial hacia el atrio izquierdo del corazón

Vena pulmonar

Vasos linfáticos

Bronquiolo respiratorio

Arteria bronquial

Conductos alveolares

Saco alveolar

Vena pulmonar

Plexo capilar alveolar

Pleura visceral

Arteria bronquial

Alvéolos (se ha retirado el plexo)

Septo interlobulillar

C. Relaciones vasculares intrapulmonares

Imágenes de los pulmones (3-36)

A. Estudio normal de las vías respiratorias con tomografía computarizada (TC) 3D. Los datos de las imágenes de TC pueden reformatearse para mostrar estructuras anatómicas específicas, como se muestra aquí para los bronquios. **B. Broncoscopia.** **C. Distribución intrapulmonar de la vascularización.**

Al examinar los bronquios con un **broncoscopio** (un endoscopio para inspeccionar el interior del árbol traqueobronquial con fines de diagnóstico), se puede observar una cresta, la bifurcación traqueal, entre los orificios de los bronquios principales. Si los nódulos linfáticos traqueobronquiales en el ángulo entre los bronquios principales están agrandados (p. ej., porque las células cancerosas han hecho metástasis de un **carcinoma broncogénico**), la bifurcación está distorsionada, ensanchada en dirección posterior e inmóvil.

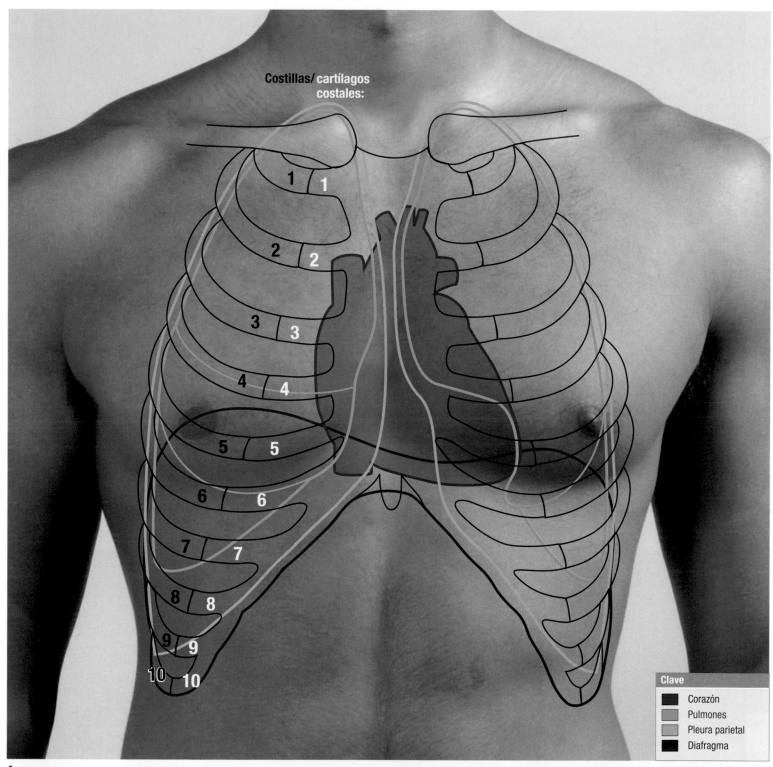

Costillas/ cartílagos
costales:

Clave

- Corazón
- Pulmones
- Pleura parietal
- Diafragma

A. Vista anterior

3-42 **Puntos de referencia superficiales del corazón y los pulmones, zonas de auscultación y percusión**

A. Revisión.

- El borde superior del corazón está representado por una línea ligeramente oblicua que une los 3.ᵒˢ cartílagos costales; el lado derecho convexo del corazón se proyecta lateral al esternón y en dirección inferior, yaciendo en la 6.ª o 7.ª unión costocondral; el borde inferior del corazón está situado por encima del tendón central del diafragma e inclinado ligeramente hacia abajo, hacia el 5.º espacio en la línea medioclavicular.

- La cúpula derecha del diafragma es más alta que la izquierda debido al gran tamaño del hígado inferior a la cúpula; durante la espiración, la cúpula derecha llega hasta la 5.ª costilla y la cúpula izquierda asciende hasta el 5.º espacio intercostal.

- La cavidad pleural izquierda es más pequeña que la derecha debido a la proyección del corazón hacia el lado izquierdo.

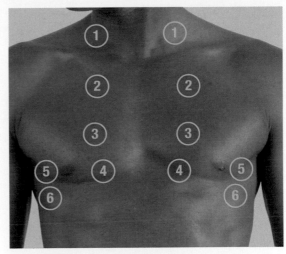

D. Vista anterior

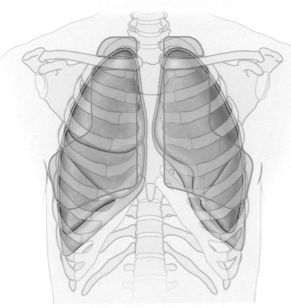

Verde: área normal de sonoridad
B. Vista anterior

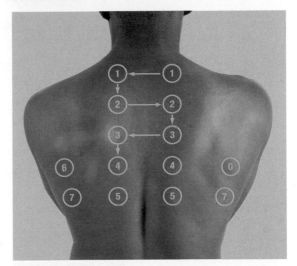

E. Vista posterior

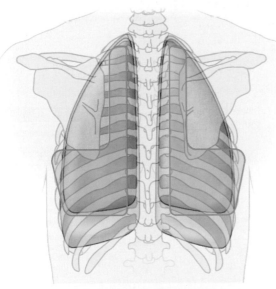

Verde: área normal de sonoridad
C. Vista posterior

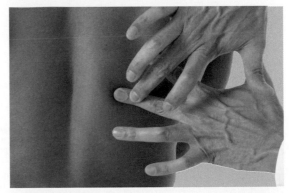

F. Vista posterior

Puntos de referencia superficiales del corazón y los pulmones, zonas de auscultación y percusión *(continuación)* **3-42**

B-C. Áreas de sonoridad. Son áreas en las que los pulmones no están superpuestos por el hueso (p. ej., la escápula y el esternón). **D-E. Áreas de auscultación de los pulmones. F. Percusión de los pulmones.**

La **auscultación de los pulmones** (escuchar sus ruidos pulmonares con un estetoscopio) y la **percusión del tórax** (golpear con los dedos presionados firmemente en la pared torácica sobre los pulmones para detectar sus sonidos) son técnicas importantes utilizadas durante la exploración física. La auscultación evalúa el flujo de aire a través del árbol traqueobronquial hacia los lóbulos del pulmón. Los patrones de los ruidos respiratorios pueden caracterizarse por su intensidad, tono y duración relativa a lo largo de la inspiración y la espiración. La percusión ayuda a establecer si los tejidos subyacentes están llenos de aire (*sonoridad*), llenos de líquido (ruido *sordo*) o sólidos (ruido *apagado* o *mate*). El conocimiento de la anatomía normal, en particular de la proyección de los pulmones y de las partes superpuestas por el hueso, permite al examinador saber dónde deben esperarse la sonoridad o la matidez.

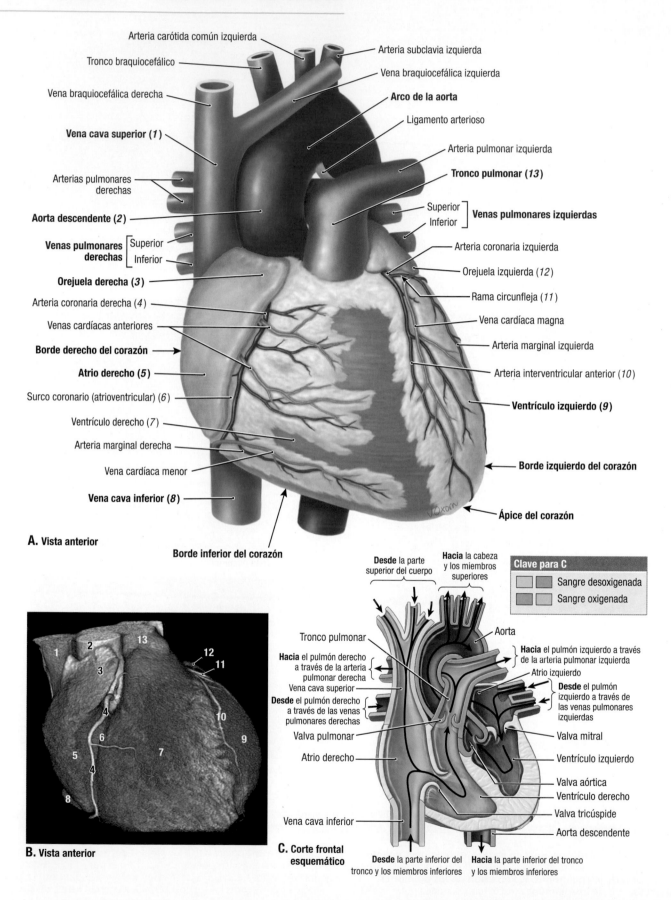

Arteria carótida común izquierda

Tronco braquiocefálico

Vena braquiocefálica derecha

Vena cava superior (1)

Arterias pulmonares
derechas

Aorta descendente (2)

**Venas pulmonares
derechas** — Superior / Inferior

Orejuela derecha (3)

Arteria coronaria derecha (4)

Venas cardíacas anteriores

Borde derecho del corazón

Atrio derecho (5)

Surco coronario (atrioventricular) (6)

Ventrículo derecho (7)

Arteria marginal derecha

Vena cardíaca menor

Vena cava inferior (8)

Arteria subclavia izquierda

Vena braquiocefálica izquierda

Arco de la aorta

Ligamento arterioso

Arteria pulmonar izquierda

Tronco pulmonar (13)

Superior / Inferior **Venas pulmonares izquierdas**

Arteria coronaria izquierda

Orejuela izquierda (12)

Rama circunfleja (11)

Vena cardíaca magna

Arteria marginal izquierda

Arteria interventricular anterior (10)

Ventrículo izquierdo (9)

Borde izquierdo del corazón

Ápice del corazón

A. Vista anterior

Borde inferior del corazón

B. Vista anterior

**C. Corte frontal
esquemático**

Desde la parte
superior del cuerpo

Hacia la cabeza
y los miembros
superiores

Clave para C
— Sangre desoxigenada
— Sangre oxigenada

Tronco pulmonar

Aorta

Hacia el pulmón derecho
a través de la arteria
pulmonar derecha

Vena cava superior

Desde el pulmón derecho
a través de las venas
pulmonares derechas

Valva pulmonar

Atrio derecho

Vena cava inferior

Hacia el pulmón izquierdo a través
de la arteria pulmonar izquierda

Atrio izquierdo

Desde el pulmón
izquierdo a través de
las venas pulmonares
izquierdas

Valva mitral

Ventrículo izquierdo

Valva aórtica

Ventrículo derecho

Valva tricúspide

Aorta descendente

Desde la parte inferior del
tronco y los miembros inferiores

Hacia la parte inferior del tronco
y los miembros inferiores

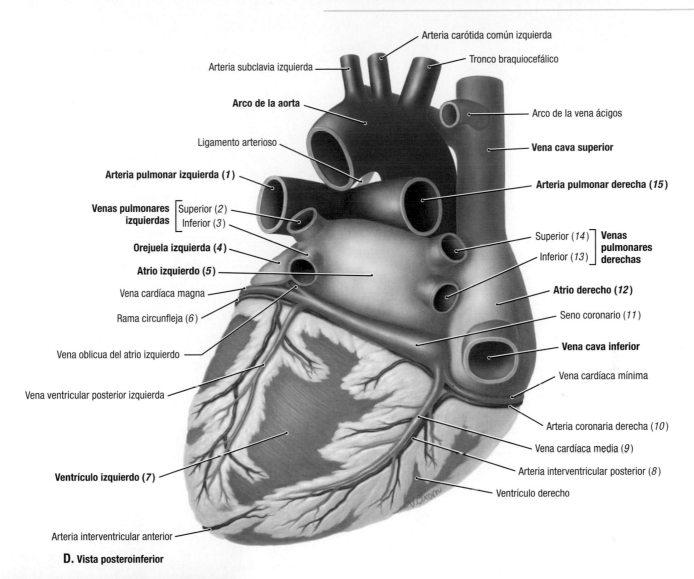

Arteria carótida común izquierda

Tronco braquiocefálico

Arteria subclavia izquierda

Arco de la aorta

Arco de la vena ácigos

Ligamento arterioso

Vena cava superior

Arteria pulmonar izquierda (1)

Arteria pulmonar derecha (15)

Venas pulmonares izquierdas [Superior (2) / Inferior (3)]

Superior (14)] **Venas pulmonares derechas**

Inferior (13)

Orejuela izquierda (4)

Atrio izquierdo (5)

Atrio derecho (12)

Vena cardíaca magna

Seno coronario (11)

Rama circunfleja (6)

Vena oblicua del atrio izquierdo

Vena cava inferior

Vena cardíaca mínima

Vena ventricular posterior izquierda

Arteria coronaria derecha (10)

Vena cardíaca media (9)

Ventrículo izquierdo (7)

Arteria interventricular posterior (8)

Ventrículo derecho

Arteria interventricular anterior

D. Vista posteroinferior

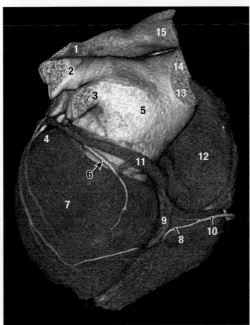

E. Reconstrucción volumétrica 3D por RM, vista posteroinferior

Corazón y grandes vasos (continuación) **3-43**

A. Pieza anatómica.
- El borde derecho del corazón, formado por el atrio derecho, es ligeramente convexo y está casi en línea con la vena cava superior.
- El borde inferior está formado principalmente por el ventrículo derecho y parte del ventrículo izquierdo.
- El borde izquierdo está formado principalmente por el ventrículo izquierdo y parte de la orejuela izquierda.

B. Reconstrucción de volúmenes en 3D a partir de una resonancia magnética (RM) del corazón y los vasos coronarios (paciente vivo). Los números se refieren a las estructuras de la *imagen A.* **C. Circulación de la sangre a través del corazón.**

D. Pieza anatómica, vista posterior.
- La mayor parte del atrio y el ventrículo izquierdos son visibles en esta vista posteroinferior.
- Las venas pulmonares derecha e izquierda se abren en el atrio derecho.
- El arco de la aorta se extiende superior, posterior y hacia la izquierda, en un plano casi sagital.

E. Corazón y vasos coronarios (paciente vivo). Los números se refieren a las estructuras de la *imagen D.*

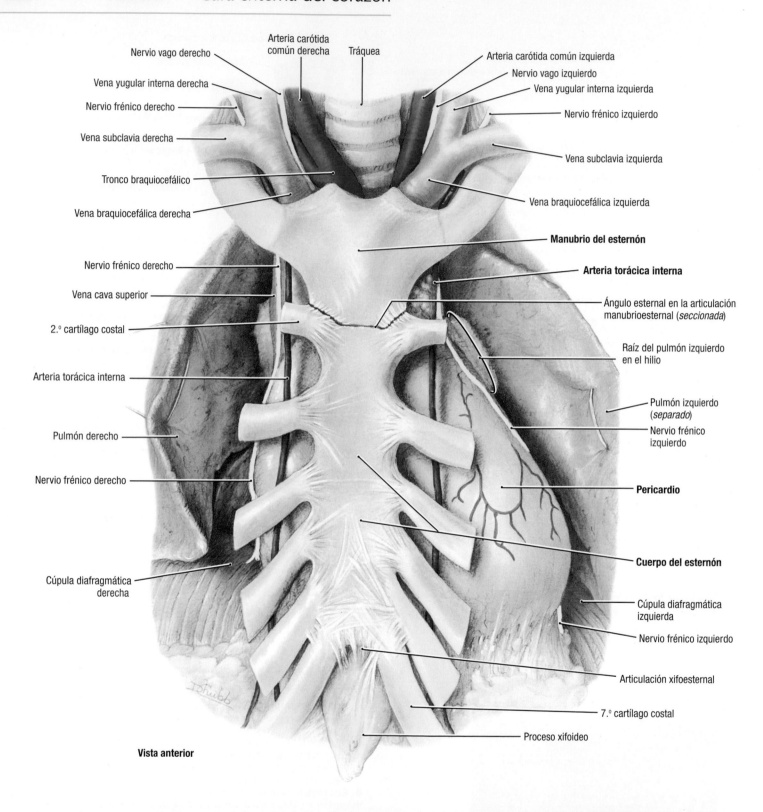

Arteria carótida común derecha
Nervio vago derecho
Tráquea
Arteria carótida común izquierda
Nervio vago izquierdo
Vena yugular interna derecha
Vena yugular interna izquierda
Nervio frénico derecho
Nervio frénico izquierdo
Vena subclavia derecha
Vena subclavia izquierda
Tronco braquiocefálico
Vena braquiocefálica derecha
Vena braquiocefálica izquierda
Manubrio del esternón
Nervio frénico derecho
Arteria torácica interna
Vena cava superior
Ángulo esternal en la articulación manubrioesternal (*seccionada*)
2.º cartílago costal
Raíz del pulmón izquierdo en el hilio
Arteria torácica interna
Pulmón izquierdo (*separado*)
Pulmón derecho
Nervio frénico izquierdo
Nervio frénico derecho
Pericardio
Cúpula diafragmática derecha
Cuerpo del esternón
Cúpula diafragmática izquierda
Nervio frénico izquierdo
Articulación xifoesternal
7.º cartílago costal
Proceso xifoideo

Vista anterior

3-44 **Pericardio en relación con el esternón**

- El pericardio se encuentra en la parte posterior del cuerpo del esternón, extendiéndose superiormente al ángulo esternal hasta el nivel de la articulación xifoesternal; aproximadamente dos tercios se encuentran a la izquierda del plano medio.
- El corazón se localiza entre el cuerpo del esternón y el mediastino anterior, entre las vértebras T5-T9 y el mediastino posterior (*véase* fig. 3-28A).
- En la **compresión cardíaca**, el esternón es deprimido 4-5 cm, forzando la salida de la sangre del corazón hacia los grandes vasos.
- Las arterias torácicas internas nacen en las arterias subclavias y descienden posteriores a los cartílagos costales; discurren laterales al esternón y anterior a la pleura.

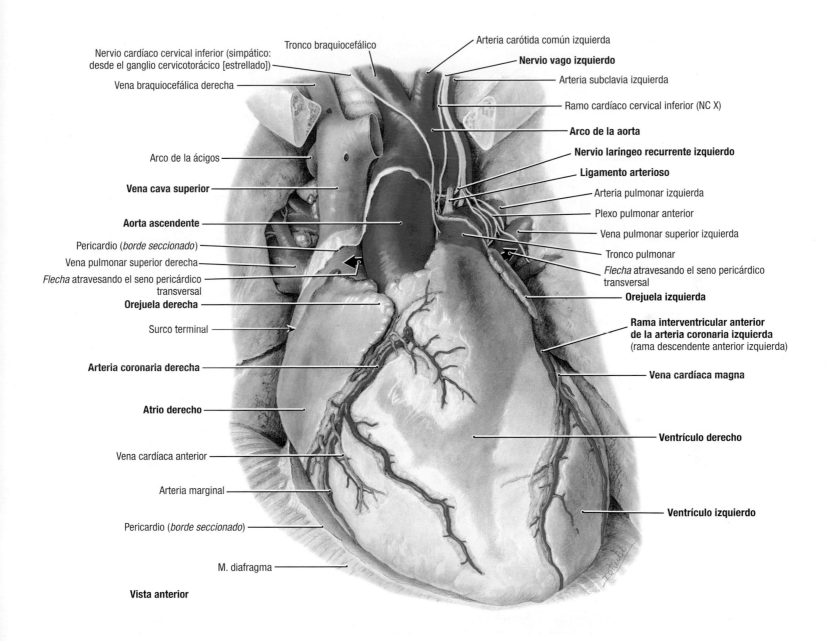

Nervio cardíaco cervical inferior (simpático: desde el ganglio cervicotorácico [estrellado])

Vena braquiocefálica derecha

Tronco braquiocefálico

Arteria carótida común izquierda

Nervio vago izquierdo

Arteria subclavia izquierda

Ramo cardíaco cervical inferior (NC X)

Arco de la aorta

Arco de la ácigos

Nervio laríngeo recurrente izquierdo

Ligamento arterioso

Vena cava superior

Arteria pulmonar izquierda

Plexo pulmonar anterior

Aorta ascendente

Vena pulmonar superior izquierda

Pericardio (*borde seccionado*)

Vena pulmonar superior derecha

Tronco pulmonar

Flecha atravesando el seno pericárdico transversal

Flecha atravesando el seno pericárdico transversal

Orejuela derecha

Orejuela izquierda

Surco terminal

Rama interventricular anterior de la arteria coronaria izquierda (rama descendente anterior izquierda)

Arteria coronaria derecha

Vena cardíaca magna

Atrio derecho

Vena cardíaca anterior

Ventrículo derecho

Arteria marginal

Pericardio (*borde seccionado*)

Ventrículo izquierdo

M. diafragma

Vista anterior

Superficie esternocostal (anterior) del corazón y los grandes vasos *in situ* **3-45**

- El ventrículo derecho ocupa la mayor parte de la superficie esternocostal.
- Toda la orejuela derecha y gran parte del atrio derecho son visibles en la parte anterior, pero solo es visible una pequeña porción de la orejuela ventricular izquierda; las orejuelas rodean (como una garra que se cierra) los orígenes del tronco pulmonar y de la aorta ascendente vistas posteriormente.
- El ligamento arterioso pasa desde el origen de la arteria pulmonar izquierda hasta el arco de la aorta.
- La arteria coronaria derecha discurre en el surco atrioventricular anterior;

la rama interventricular anterior de la arteria coronaria izquierda (rama descendente anterior) discurre en el surco interventricular anterior o paralelo a él (*véase* fig. 3-43B).
- El nervio vago izquierdo pasa lateral al arco de la aorta y luego posterior a la raíz pulmonar; el nervio laríngeo recurrente izquierdo pasa inferior al arco de la aorta y medial al ligamento arterioso.
- La gran vena cardíaca asciende junto a la rama interventricular anterior de la arteria coronaria izquierda para drenar en el seno coronario posteriormente.

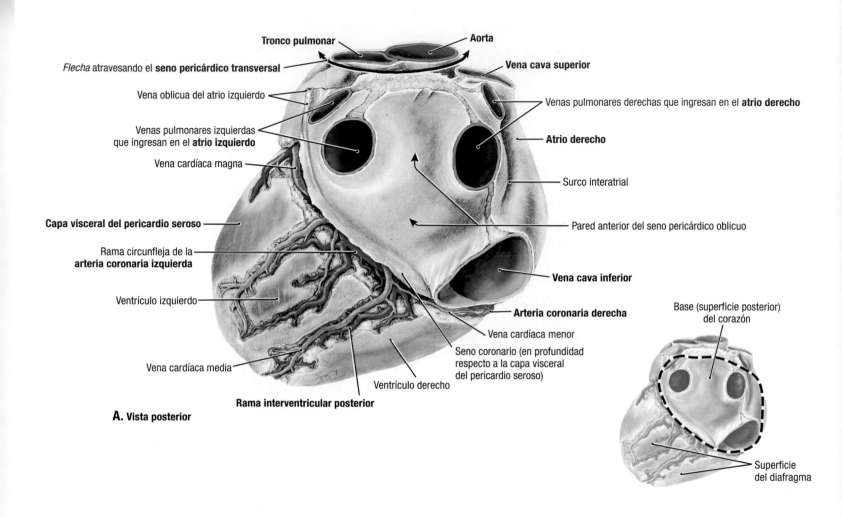

Tronco pulmonar

Aorta

Flecha atravesando el **seno pericárdico transversal**

Vena cava superior

Vena oblicua del atrio izquierdo

Venas pulmonares derechas que ingresan en el **atrio derecho**

Venas pulmonares izquierdas que ingresan en el **atrio izquierdo**

Atrio derecho

Vena cardíaca magna

Surco interatrial

Capa visceral del pericardio seroso

Pared anterior del seno pericárdico oblicuo

Rama circunfleja de la **arteria coronaria izquierda**

Vena cava inferior

Ventrículo izquierdo

Arteria coronaria derecha

Base (superficie posterior) del corazón

Vena cardíaca menor

Vena cardíaca media

Seno coronario (en profundidad respecto a la capa visceral del pericardio seroso)

Ventrículo derecho

Rama interventricular posterior

Superficie del diafragma

A. Vista posterior

- Este corazón (*imagen A*) se extrajo del interior del saco pericárdico (*imagen B*).
- Se ve toda la base, o superficie posterior, y parte de la superficie diafragmática o inferior del corazón (*detalle*).
- La vena cava superior y la vena cava inferior de mayor tamaño se unen a las caras superior e inferior del atrio derecho.
- El atrio izquierdo forma la mayor parte de la base (superficie posterior) del corazón (*detalle*).
- En esta pieza, la arteria coronaria izquierda es dominante, ya que suministra la rama interventricular posterior.
- La mayoría de las ramas de las venas cardíacas cruzan superficialmente respecto a las ramas de las arterias coronarias.
- La capa visceral del pericardio seroso (epicardio) cubre la superficie del corazón y se refleja en los grandes vasos; desde alrededor de los grandes vasos, el pericardio seroso se refleja para revestir la cara interna

del pericardio fibroso como la capa parietal del pericardio seroso. El pericardio fibroso y la capa parietal de pericardio seroso forman el saco pericárdico que recubre el corazón.
- Obsérvense los bordes cortados de la reflexión del pericardio seroso alrededor de los vasos arteriales (el tronco pulmonar y la aorta) y venosos (las venas cavas superior e inferior y las venas pulmonares).
- **Aislamiento quirúrgico del cono arterial del corazón.** El seno pericárdico transversal es especialmente importante para los cirujanos cardíacos. Una vez abierto el saco pericárdico en sentido anterior, se puede pasar un dedo a través del seno pericárdico transversal posterior a la aorta y al tronco pulmonar. Pasando una pinza o colocando una ligadura alrededor de estos vasos, introduciendo los tubos de la bomba extracorpórea y ajustando después la ligadura, los cirujanos pueden detener o desviar la circulación de la sangre en estas grandes arterias mientras realizan la cirugía cardíaca.

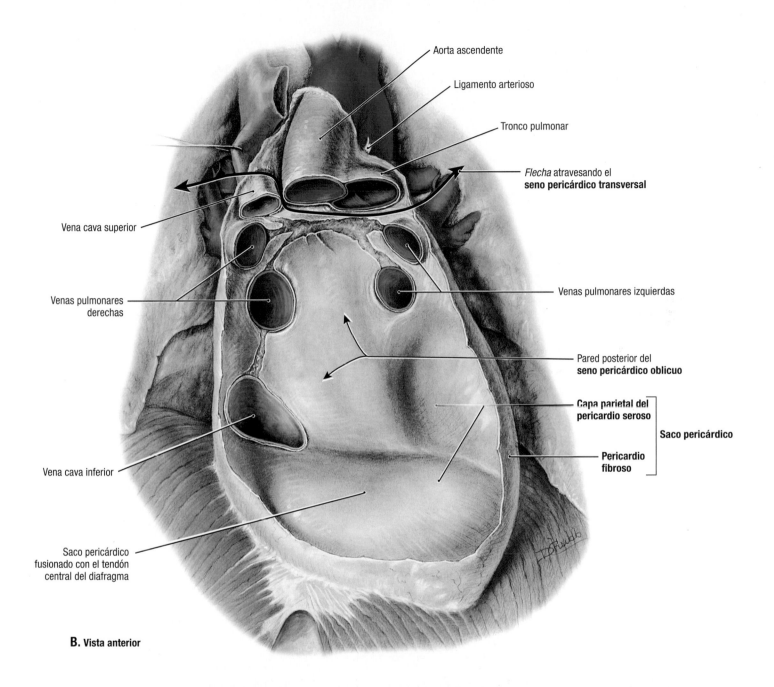

Aorta ascendente

Ligamento arterioso

Tronco pulmonar

Flecha atravesando el
seno pericárdico transversal

Vena cava superior

Venas pulmonares
derechas

Venas pulmonares izquierdas

Pared posterior del
seno pericárdico oblicuo

**Capa parietal del
pericardio seroso**

Saco pericárdico

**Pericardio
fibroso**

Vena cava inferior

Saco pericárdico
fusionado con el tendón
central del diafragma

B. Vista anterior

Corazón y pericardio *(continuación)*   **3-46**

- Interior del saco pericárdico. Se seccionaron ocho vasos para extirpar el corazón: vena cava superior e inferior, cuatro venas pulmonares y dos arterias pulmonares.
- El seno oblicuo está limitado anteriormente por la capa visceral de pericardio seroso que cubre el atrio derecho (*imagen A*), posteriormente por la capa parietal de pericardio seroso que recubre el pericardio fibroso, y por arriba y por fuera por el reflejo de pericardio seroso alrededor de las cuatro venas pulmonares y las venas cavas superior e inferior (*imagen B*).
- El seno transverso está limitado anteriormente por el pericardio seroso

que cubre la cara posterior del tronco pulmonar y de la aorta, posterior al pericardio visceral que se refleja inferior desde los atrios (*imagen A*) y superior desde la vena cava a la derecha.
- La sangre en la cavidad pericárdica, el **hemopericardio**, produce un **taponamiento cardíaco**. El hemopericardio puede ser el resultado de la perforación de una zona debilitada del músculo cardíaco debido a un **infarto agudo de miocardio (IAM)** previo o a un paro cardíaco, de una hemorragia en la cavidad pericárdica tras operaciones cardíacas o de heridas por arma blanca. El volumen del corazón está cada vez más comprometido y la circulación falla.

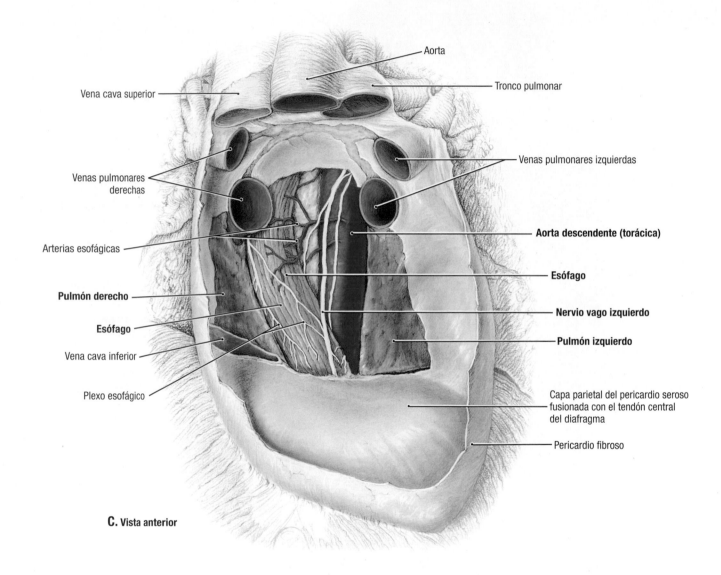

Aorta

Tronco pulmonar

Vena cava superior

Venas pulmonares izquierdas

Venas pulmonares derechas

Aorta descendente (torácica)

Arterias esofágicas

Esófago

Pulmón derecho

Nervio vago izquierdo

Esófago

Pulmón izquierdo

Vena cava inferior

Capa parietal del pericardio seroso fusionada con el tendón central del diafragma

Plexo esofágico

Pericardio fibroso

C. Vista anterior

3-46 **Corazón y pericardio** *(continuación)*

C. Relaciones posteriores, disección. Las capas fibrosas y parietales del pericardio seroso se han retirado de la parte posterior y lateral del seno oblicuo. El esófago en esta pieza está desviado hacia la derecha; suele estar en contacto con la aorta, formando relaciones posteriores primarias con el corazón.

Exposición quirúrgica de las venas cavas. Tras ascender a través del diafragma, toda la parte torácica de la vena cava inferior (VCI) (unos

2 cm) queda encerrada por el pericardio. En consecuencia, el saco pericárdico debe abrirse para exponer la parte terminal de la VCI. Lo mismo ocurre con la porción terminal de la vena cava superior (VCS), que está en parte dentro y en parte fuera del saco pericárdico.

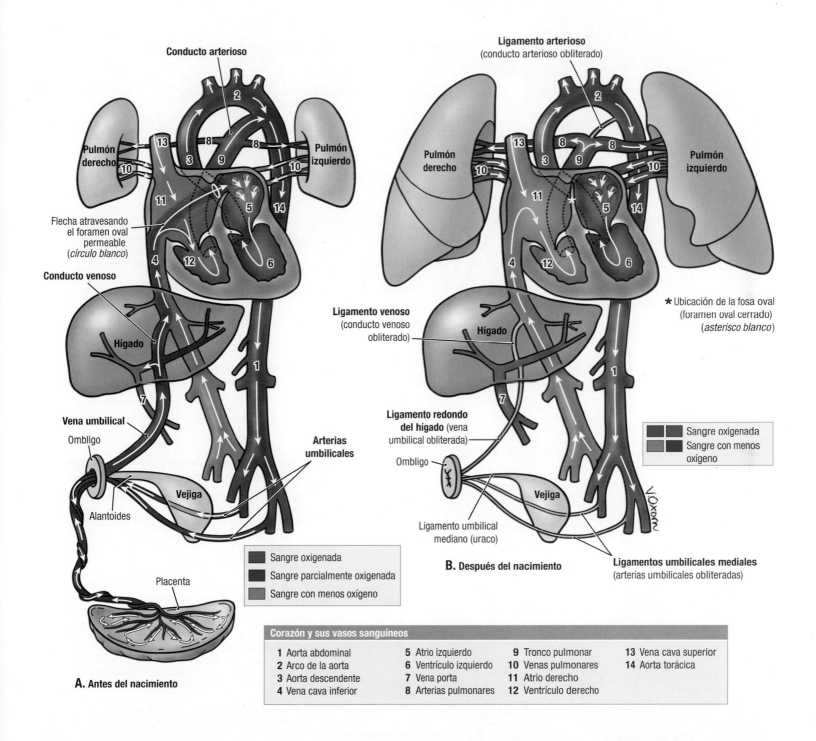

A. Antes del nacimiento

Conducto arterioso

Pulmón derecho

Pulmón izquierdo

Flecha atravesando el foramen oval permeable (*círculo blanco*)

Conducto venoso

Hígado

Vena umbilical

Ombligo

Alantoides

Vejiga

Placenta

Arterias umbilicales

Sangre oxigenada
Sangre parcialmente oxigenada
Sangre con menos oxígeno

B. Después del nacimiento

Ligamento arterioso (conducto arterioso obliterado)

Pulmón derecho

Pulmón izquierdo

Ligamento venoso (conducto venoso obliterado)

Hígado

★ Ubicación de la fosa oval (foramen oval cerrado) (*asterisco blanco*)

Ligamento redondo del hígado (vena umbilical obliterada)

Ombligo

Ligamento umbilical mediano (uraco)

Vejiga

Ligamentos umbilicales mediales (arterias umbilicales obliteradas)

Sangre oxigenada
Sangre con menos oxígeno

Corazón y sus vasos sanguíneos

1 Aorta abdominal	**5** Atrio izquierdo	**9** Tronco pulmonar	**13** Vena cava superior
2 Arco de la aorta	**6** Ventrículo izquierdo	**10** Venas pulmonares	**14** Aorta torácica
3 Aorta descendente	**7** Vena porta	**11** Atrio derecho	
4 Vena cava inferior	**8** Arterias pulmonares	**12** Ventrículo derecho	

A. Antes del nacimiento. B. Después del nacimiento. Al nacer se producen dos cambios importantes: 1) se inicia la respiración pulmonar y 2) tras la ligadura del cordón umbilical, las arterias umbilicales (excepto la porción más proximal), la vena umbilical y el *ductus* venoso se ocluyen y se convierten en el ligamento umbilical medial, el ligamento redondo del hígado y el ligamento venoso, respectivamente.

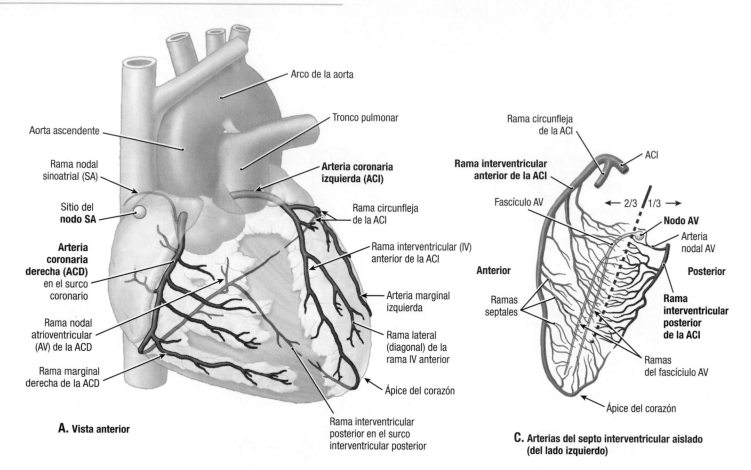

A. Vista anterior

C. Arterias del septo interventricular aislado (del lado izquierdo)

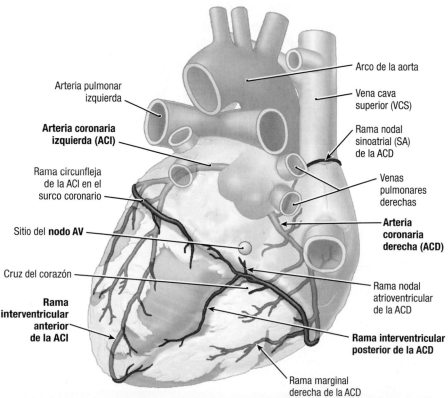

B. Vista posteroinferior

3-48   **Arterias coronarias**

A. Vista anterior. **B.** Vista posteroinferior. **C.** Arterias del septo interventricular.

- En el patrón más frecuente, la arteria coronaria derecha se desplaza por el surco coronario hasta alcanzar la superficie posterior del corazón, donde se anastomosa con la rama circunfleja de la arteria coronaria izquierda. Al principio de su recorrido emite la rama atrial derecha, que irriga el nodo sinoatrial (SA) a través de su rama nodal sinoatrial. Las ramas principales son una rama marginal que irriga gran parte de la pared anterior del ventrículo derecho, una rama nodal atrioventricular (AV) que nace cerca del borde posterior del septo interventricular y una rama interventricular posterior en el surco interventricular que se anastomosa con la rama interventricular anterior de la arteria coronaria izquierda.

- La arteria coronaria izquierda se divide en una rama circunfleja que se dirige posteriormente para anastomosarse con la arteria coronaria derecha en la cara posterior del corazón y una rama interventricular anterior en el surco interventricular; el origen de la rama del nodo SA es variable y puede ser una rama de la arteria coronaria izquierda.

- El septo interventricular recibe su irrigaciones de las ramas septales de las dos ramas interventriculares (descendentes): normalmente los dos tercios anteriores de la coronaria izquierda, y el tercio posterior de la derecha (como en la *imagen C*).

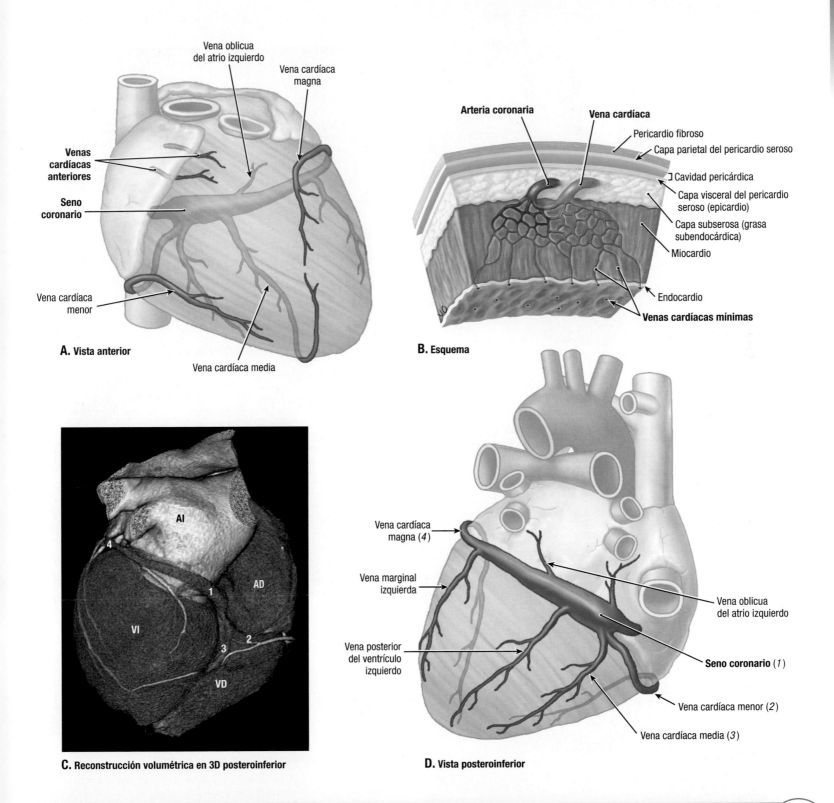

Vena oblicua
del atrio izquierdo

Vena cardíaca
magna

**Venas
cardíacas
anteriores**

**Seno
coronario**

Vena cardíaca
menor

A. Vista anterior

Vena cardíaca media

Arteria coronaria

Vena cardíaca

Pericardio fibroso

Capa parietal del pericardio seroso

Cavidad pericárdica

Capa visceral del pericardio
seroso (epicardio)

Capa subserosa (grasa
subendocárdica)

Miocardio

Endocardio

Venas cardíacas mínimas

B. Esquema

AI

AD

VI

4

1

2

3

VD

C. Reconstrucción volumétrica en 3D posteroinferior

Vena cardíaca
magna (*4*)

Vena marginal
izquierda

Vena posterior
del ventrículo
izquierdo

Vena oblicua
del atrio izquierdo

Seno coronario (*1*)

Vena cardíaca menor (*2*)

Vena cardíaca media (*3*)

D. Vista posteroinferior

A. Cara anterior. B. Venas cardíacas mínimas. C. Corazón y venas cardíacas (paciente vivo). Los números se refieren a las venas de la *imagen D. AD*: atrio derecho; *AI*: atrio izquierdo; *VD*: ventrículo derecho; *VI*: ventrículo izquierdo. **D. Cara posteroinferior.**

El seno coronario es el principal vaso de drenaje venoso del corazón; está situado en el surco atrioventricular posterior y drena en el atrio derecho. El seno coronario comienza en la fusión de la gran vena cardíaca y la vena oblicua del atrio derecho. Las venas cardíacas anteriores drenan directamente en el atrio derecho. Las venas cardíacas mínimas (*venae cordis minimae*) drenan el miocardio directamente hacia los atrios y los ventrículos como en la *imagen B*. La mayoría de las venas cardíacas acompañan a las arterias coronarias y sus ramas.

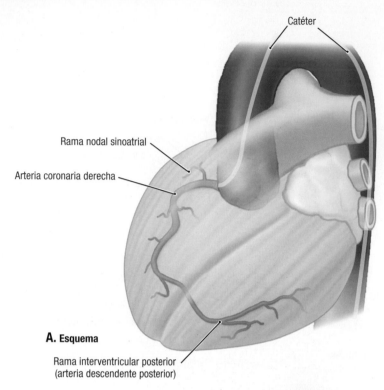

Catéter

Rama nodal sinoatrial

Arteria coronaria derecha

A. Esquema

Rama interventricular posterior
(arteria descendente posterior)

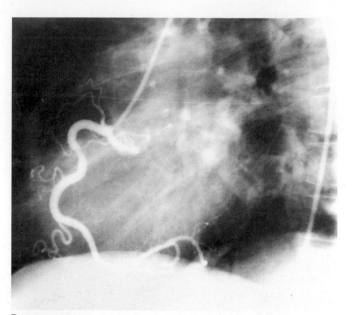

B. Arteriografía coronaria oblicua anterior izquierda

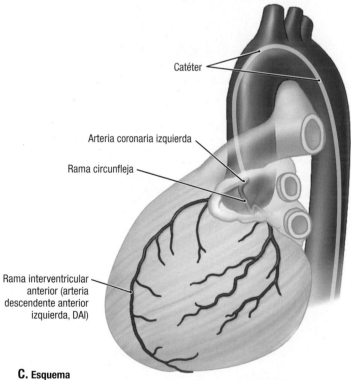

Catéter

Arteria coronaria izquierda

Rama circunfleja

Rama interventricular
anterior (arteria
descendente anterior
izquierda, DAI)

C. Esquema

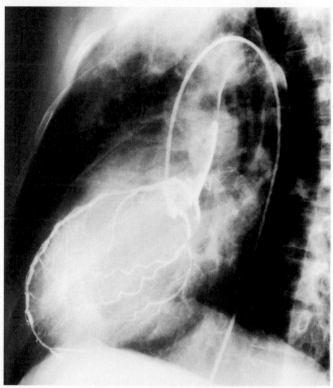

D. Arteriografía coronaria oblicua anterior izquierda

3-50   **Arteriografías coronarias con ilustraciones de orientación**

Arteriografías coronarias derecha (*imágenes A y B*) e izquierda (*imágenes C y D*).

La **arteriopatía tóraria**, una de las principales causas de muerte, provoca una reducción de la irrigación al tejido miocárdico vital. Los tres sitios más frecuentes de oclusión de la arteria coronaria y el porcentaje aproximado de oclusiones que afectan a cada arteria son: 1) rama inter-ventricular anterior (llamada *descendente anterior*) de la arteria coronaria izquierda (ACI) (40-50%), 2) arteria coronaria derecha (ACD) (30-40%) y 3) rama circunfleja de la descendente anterior (15-20%).

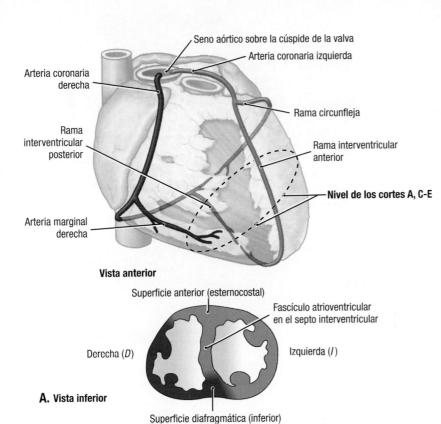

Seno aórtico sobre la cúspide de la valva

Arteria coronaria izquierda

Arteria coronaria derecha

Rama circunfleja

Rama interventricular posterior

Rama interventricular anterior

Nivel de los cortes A, C-E

Arteria marginal derecha

Vista anterior

Superficie anterior (esternocostal)

Fascículo atrioventricular en el septo interventricular

Derecha (*D*)

Izquierda (*I*)

A. Vista inferior

Superficie diafragmática (inferior)

A. y B. Patrones más frecuentes (67%). La arteria coronaria es dominante y da origen a la rama interventricular posterior

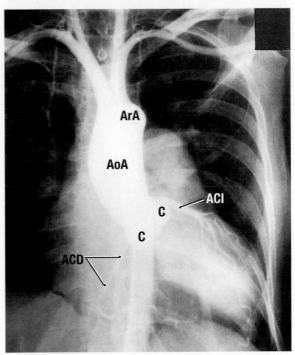

B. Angiografía coronaria anteroposterior

Clave para B			
ACD	Arteria coronaria derecha	ArA	Arco de la aorta
ACI	Arteria coronaria izquierda	C	Cúspide de la valva aórtica
AoA	Aorta ascendente		

Clave para A y C-E	
■	Miocardio irrigado por la ACD
■	Miocardio irrigado por la ACI

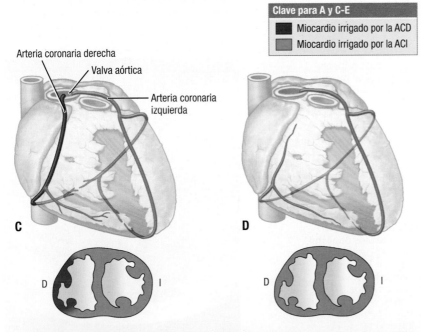

Arteria coronaria derecha

Valva aórtica

Arteria coronaria izquierda

C

D

D

I

D

I

C. y D. La arteria coronaria izquierda da origen a la rama interventricular posterior (15%)

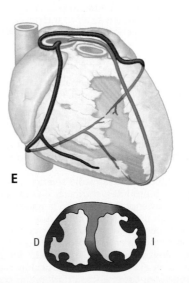

E

D

I

E. Rama circunfleja que emerge del seno coronario derecho

A. Patrón más observado. **B.** Angiografía coronaria de patrón más habitual. **C-E.** Patrones menos frecuentes.

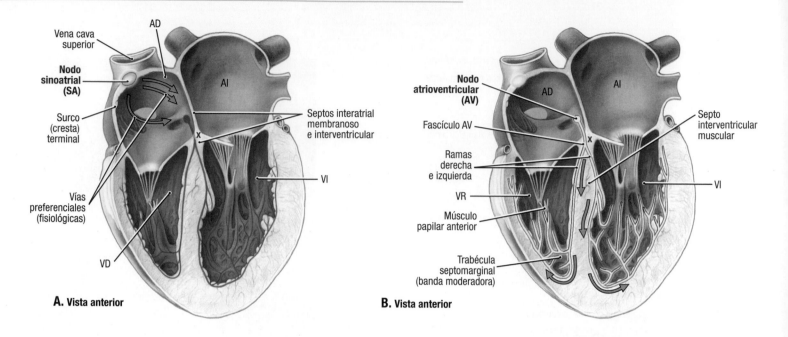

A. Vista anterior

B. Vista anterior

Vena cava superior — AD — Al — Nodo sinoatrial (SA) — Surco (cresta) terminal — Septos interatrial membranoso e interventricular — Vías preferenciales (fisiológicas) — VI — VD

Nodo atrioventricular (AV) — AD — Al — Fascículo AV — Ramas derecha e izquierda — VR — Músculo papilar anterior — Septo interventricular muscular — VI — Trabécula septomarginal (banda moderadora)

Clave para A y B

AD Atrio derecho
AI Atrio izquierdo
VD Ventrículo derecho
VI Ventrículo izquierdo
x   Cruz del corazón
⇒ Dirección de los impulsos

3-52 **Sistema de conducción del corazón, corte frontal**

A. Impulsos (*flechas*) iniciados en el nodo sinoatrial (SA). **B.** Nodo atrioventricular (AV), fascículo AV y ramas del fascículo. **C.** Ecocardiografía, vista apical de las cuatro cámaras.

- El nodo SA se encuentra en la pared del atrio derecho, cerca del extremo superior del surco terminal (dentro de la cresta terminal) en la apertura de la vena cava superior. El nodo SA es el «marcapasos» cardíaco porque inicia la contracción muscular y determina la frecuencia cardíaca. Está irrigado por la arteria nodal sino-auricular, por lo general una rama del atrio derecho de la arteria coronaria derecha, pero puede nacer de la arteria coronaria izquierda.
- La contracción se propaga a través de la pared atrial (inducción miogénica) hasta alcanzar el nodo AV en el septo interatrial, superior y hacia la línea media respecto a la apertura del seno coronario. El nodo AV es irrigado por la arteria nodal AV, que suele originarse de la arteria coronaria derecha posterior al borde inferior del septo interatrial.
- El fascículo AV, en general irrigado por la arteria coronaria derecha, pasa desde el nodo AV en la porción membranosa del septo interventricular, dividiéndose en ramos del haz derecho e izquierdo a ambos lados de la porción muscular del septo interventricular.
- El ramo derecho del fascículo desciende en el septo interventricular hasta la pared anterior del ventrículo, y una parte pasa a través de la trabécula septomarginal hasta el músculo papilar anterior; la excitación se propaga por toda la pared ventricular derecha a través de una red de ramos subendocárdicos (fibras de Purkinje) del fascículo derecho.
- El ramo izquierdo del fascículo se encuentra profundo al endocardio en el lado izquierdo del septo interventricular y se ramifica para entrar en los músculos papilares anterior y posterior, así como en la pared del ventrículo izquierdo; su posterior ramificación en un plexo de ramos subendocárdicos permite transportar los impulsos por toda la pared ventricular izquierda. Los ramos del fascículo son irrigados en su mayor parte por la arteria coronaria izquierda, excepto el ramo posterior del ramo del fascículo izquierdo, que es irrigado por ambas arterias coronarias.
- Los **daños en el sistema de conducción cardíaca** (a menudo por el compromiso de la irrigación, como en las arteriopatías coronarias) llevan a alteraciones de la contracción muscular. Los daños en el nodo AV provocan un «bloqueo cardíaco» porque la onda de excitación atrial no llega a los ventrículos, que comienzan a contraerse de forma independiente a su propio ritmo más lento. La lesión de uno de los ramos del fascículo provoca un «bloqueo», en el que la excitación desciende por el ramo no afectado provocando la sístole de ese ventrículo; el impulso se propaga entonces al otro ventrículo produciendo una contracción asincrónica posterior.

Para esta imagen ecográfica, el transductor en general se coloca sobre la pared torácica en el quinto espacio intercostal izquierdo y se apunta de modo que el haz atraviese oblicuamente el corazón y penetre en las cuatro cámaras.

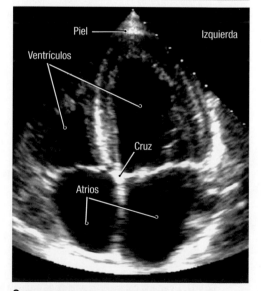

Piel — Izquierda — Ventrículos — Cruz — Atrios

C. Ecocardiografía apical de las cuatro cámaras

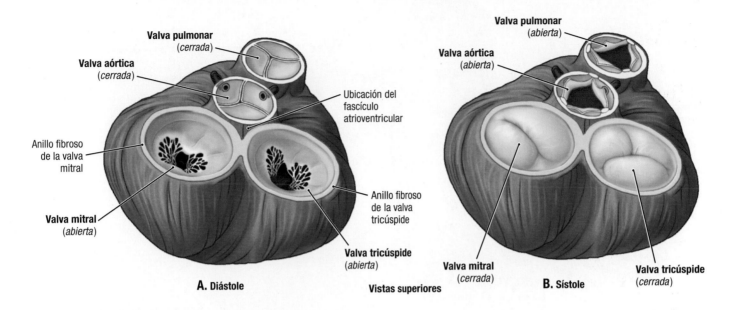

Valva pulmonar
(cerrada)

Valva aórtica
(cerrada)

Ubicación del
fascículo
atrioventricular

Anillo fibroso
de la valva
mitral

Anillo fibroso
de la valva
tricúspide

Valva mitral
(abierta)

Valva tricúspide
(abierta)

A. Diástole

Vistas superiores

Valva pulmonar
(abierta)

Valva aórtica
(abierta)

Valva mitral
(cerrada)

Valva tricúspide
(cerrada)

B. Sístole

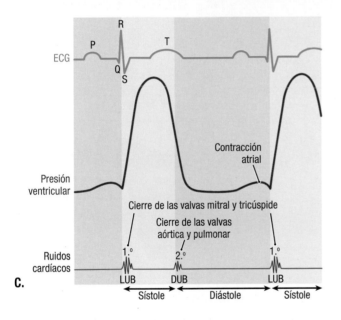

ECG

Presión
ventricular

Contracción
atrial

Cierre de las valvas mitral y tricúspide

Cierre de las valvas
aórtica y pulmonar

Ruidos
cardíacos

C.

LUB DUB LUB

Sístole Diástole Sístole

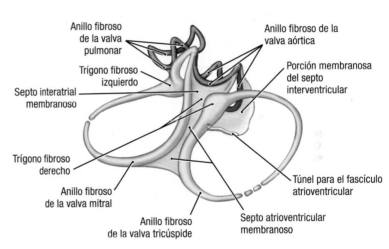

Anillo fibroso
de la valva
pulmonar

Anillo fibroso de la
valva aórtica

Trígono fibroso
izquierdo

Porción membranosa
del septo
interventricular

Septo interatrial
membranoso

Trígono fibroso
derecho

Túnel para el fascículo
atrioventricular

Anillo fibroso
de la valva mitral

Anillo fibroso
de la valva tricúspide

Septo atrioventricular
membranoso

D. Vista posteroinferior

Ciclo cardíaco y esqueleto cardíaco

3-53

A. Diástole ventricular. B. Sístole ventricular. C. Correlación de la presión ventricular, el electrocardiograma (ECG) y los ruidos cardíacos. El ciclo cardíaco describe el movimiento completo del corazón o latido e incluye el período que va desde el comienzo de un latido hasta el comienzo del siguiente. El ciclo consta de la diástole (relajación y llenado ventricular) y la sístole (contracción y vaciado ventricular). El lado derecho del corazón es la bomba del circuito pulmonar; el lado izquierdo es la bomba del circuito sistémico (*véase* fig. 3-43C). **D. Esqueleto cardíaco.** El armazón fibroso de colágeno denso forma cuatro anillos fibrosos, que permiten sujetarse a las valvas y cúspides de las valvas, y dos trígonos fibrosos que conectan los anillos y las porciones membranosas de los septos interatrial e interventricular. El esqueleto fibroso mantiene abiertos los orificios de las valvas y separa los impulsos conducidos por los atrios.

Los trastornos que afectan a las valvas cardíacas alteran la eficacia del bombeo del corazón. Las **cardiopatías valvulares** producen estenosis (estrechamiento) o insuficiencia. La **estenosis valvular** es la incapacidad de una valva para abrirse por completo, lo que lentifica el flujo sanguíneo de una cámara. La **insuficiencia valvular** (regurgitación) es la imposibilidad de que la valva se cierre completamente, en general debido a la formación de nódulos en las cúspides (o a su cicatrización y contracción) de modo que los bordes no se unen o no se alinean. Esto hace que una cantidad variable de sangre (dependiendo de la gravedad) vuelva a fluir hacia la cámara de la que acaba de ser expulsada. Tanto la estenosis como la insuficiencia suponen una mayor carga de trabajo para el corazón. Dado que las enfermedades valvulares son problemas mecánicos, las valvas cardíacas dañadas o defectuosas suelen sustituirse quirúrgicamente en un procedimiento denominado *valvuloplastia*.

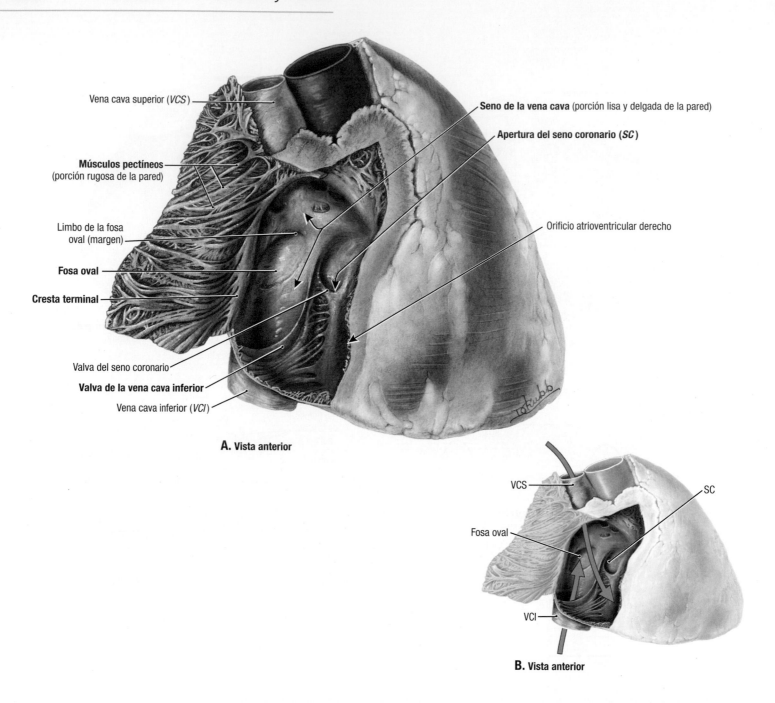

Vena cava superior (*VCS*)

Músculos pectíneos
(porción rugosa de la pared)

Limbo de la fosa
oval (margen)

Fosa oval

Cresta terminal

Valva del seno coronario

Valva de la vena cava inferior

Vena cava inferior (*VCI*)

Seno de la vena cava (porción lisa y delgada de la pared)

Apertura del seno coronario (*SC*)

Orificio atrioventricular derecho

A. Vista anterior

VCS

Fosa oval

SC

VCI

B. Vista anterior

3-54 **Atrio derecho**

A. Interior del atrio derecho. La pared anterior del atrio derecho se ha reflejado. **B. Flujo de sangre hacia el atrio derecho.** El atrio derecho recibe sangre de las venas cavas superior e inferior.

- La parte lisa de la pared atrial está formada por la absorción del cuerno derecho del seno venoso; la parte rugosa está conformada por la aurícula primitiva.
- La cresta terminal, la valva de la vena cava inferior y la valva del seno coronario separan la parte lisa de la parte rugosa.
- El músculo pectíneo pasa anterior a la cresta terminal; la cresta está inferior al surco terminal (no mostrado), un surco visible externamente en la superficie posterolateral del atrio derecho entre las venas cavas superior e inferior.
- Las venas cavas superior e inferior y el seno coronario se abren en la parte lisa del atrio derecho; las venas cardíacas anteriores y las venas cardíacas mínimas (no visibles) también se abren en el atrio.
- El piso de la fosa oval es el remanente del septo primario fetal; la cresta

en forma de media luna (limbo de la fosa oval) que rodea parcialmente la fosa es el remanente del septo secundario.

- El flujo de entrada de la vena cava superior se dirige hacia el orificio tricuspídeo, mientras que la sangre de la vena cava inferior se dirige hacia la fosa oval, como en la *imagen B*.
- Las anomalías congénitas del septo interatrial, la mayoría de las veces el cierre incompleto del foramen oval (foramen oval permeable), son **defectos del septo atrial (DSA)**. Un orificio del tamaño de la sonda está presente en la parte superior de la fosa oval en el 15-25% de los adultos (Moore et al., 2016). Estas pequeñas aperturas, por sí mismas, no causan alteraciones hemodinámicas. Los DSA (también llamados *comunicaciones interatriales*, CIA) grandes permiten que la sangre oxigenada de los pulmones se desvíe del atrio izquierdo a través del DSA hacia el atrio derecho, lo que provoca el agrandamiento del atrio y el ventrículo derechos y la dilatación del tronco pulmonar.

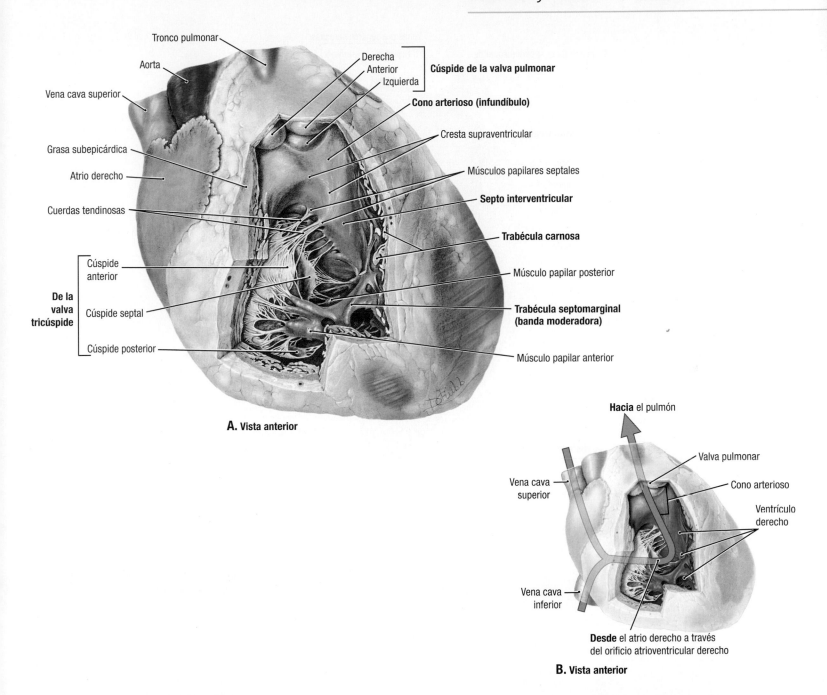

Tronco pulmonar

Aorta

Vena cava superior

Grasa subepicárdica

Atrio derecho

Cuerdas tendinosas

Derecha
Anterior
Izquierda
Cúspide de la valva pulmonar

Cono arterioso (infundíbulo)

Cresta supraventricular

Músculos papilares septales

Septo interventricular

Trabécula carnosa

Músculo papilar posterior

**Trabécula septomarginal
(banda moderadora)**

Músculo papilar anterior

**De la
valva
tricúspide**

Cúspide
anterior

Cúspide septal

Cúspide posterior

A. Vista anterior

Hacia el pulmón

Vena cava
superior

Vena cava
inferior

Valva pulmonar

Cono arterioso

Ventrículo
derecho

Desde el atrio derecho a través
del orificio atrioventricular derecho

B. Vista anterior

Ventrículo derecho

3-55

A. Interior del ventrículo derecho. **B.** Flujo de sangre a través del lado derecho del corazón.

- La entrada a esta cámara, el orificio atrioventricular o tricuspídeo derecho, está ubicada en posición posterior; la salida, el orificio del tronco pulmonar, se encuentra superior.
- El cono arterioso, o infundíbulo de la cámara inferior al orificio pulmonar, tiene una pared lisa en forma de embudo; el resto del ventrículo es rugoso con trabéculas carnosas.
- Hay tres tipos de trabéculas: meras crestas, puentes unidos solo en cada extremo y proyecciones en forma de dedo llamadas *músculos papilares*. El músculo papilar anterior se origina en la pared anterior, el músculo posterior en la pared posterior y una serie de pequeñas papilas septales en la pared septal.
- La trabécula septomarginal, aquí gruesa, se extiende desde el septo hasta la base del músculo papilar anterior.

- La porción membranosa del septo interventricular se desarrolla por separado de la parte muscular y tiene un origen embriológico complejo (Moore et al., 2016). Por lo tanto, esta sección es el lugar común de los **defectos septales ventriculares (DSV)** (también llamados *comunicaciones interventriculares*, CIV), aunque también se producen defectos en la parte muscular. Los DSV ocupan el primer lugar en todas las listas de defectos cardíacos. El tamaño del defecto varía de 1 a 25 mm. Los DSV provocan una derivación de sangre de izquierda a derecha a través del defecto. Las derivaciones grandes aumentan el flujo sanguíneo pulmonar, lo que provoca una enfermedad pulmonar grave (**hipertensión pulmonar** o aumento de la presión sanguínea) y puede causar **insuficiencia cardíaca**.

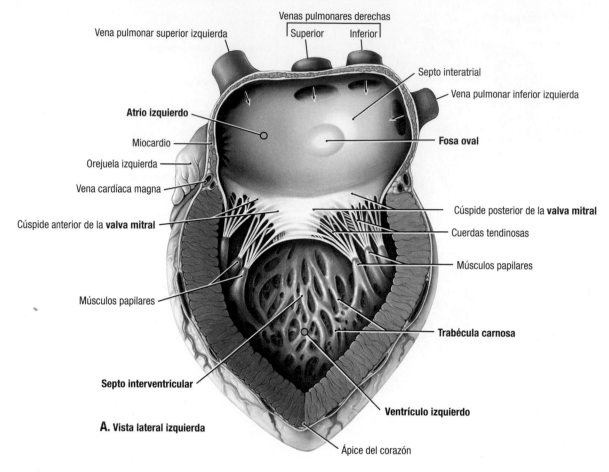

Venas pulmonares derechas
Superior   Inferior

Vena pulmonar superior izquierda

Septo interatrial

Vena pulmonar inferior izquierda

Atrio izquierdo

Fosa oval

Miocardio

Orejuela izquierda

Vena cardíaca magna

Cúspide posterior de la **valva mitral**

Cúspide anterior de la **valva mitral**

Cuerdas tendinosas

Músculos papilares

Músculos papilares

Trabécula carnosa

Septo interventricular

Ventrículo izquierdo

A. Vista lateral izquierda

Ápice del corazón

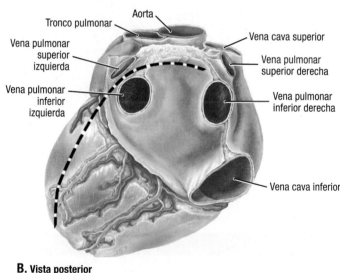

Aorta

Tronco pulmonar

Vena cava superior

Vena pulmonar superior izquierda

Vena pulmonar superior derecha

Vena pulmonar inferior izquierda

Vena pulmonar inferior derecha

Vena cava inferior

B. Vista posterior

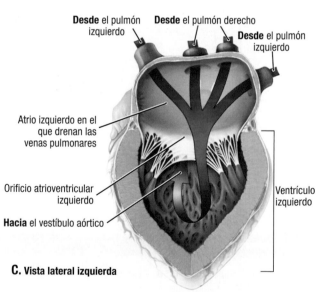

Desde el pulmón izquierdo   **Desde** el pulmón derecho   **Desde** el pulmón izquierdo

Atrio izquierdo en el que drenan las venas pulmonares

Orificio atrioventricular izquierdo

Ventrículo izquierdo

Hacia el vestíbulo aórtico

C. Vista lateral izquierda

3-56   **Atrio y ventrículo izquierdos**

A. Interior del hemicardio izquierdo. **B.** Línea de incisión (*línea negra discontinua*) para las *imágenes A y C*. **C.** Flujo de sangre a través del hemicardio izquierdo.

- Se realizó un corte diagonal desde la base del corazón hasta el vértice, pasando entre las tóras pulmonares superior e inferior y a través de la cúspide posterior de la valva mitral, seguido de la retracción de la pared del corazón izquierdo a cada lado de la incisión.

- Las entradas (venas pulmonares) al atrio derecho son posteriores y la salida (orificio atrioventricular izquierdo o mitral) es anterior.
- El lado izquierdo de la fosa oval también se ve en el lado izquierdo del septo interatrial, aunque el lado izquierdo no suele ser tan claro como el derecho dentro del atrio derecho.
- Salvo por la de la orejuela, la pared atrial es lisa.

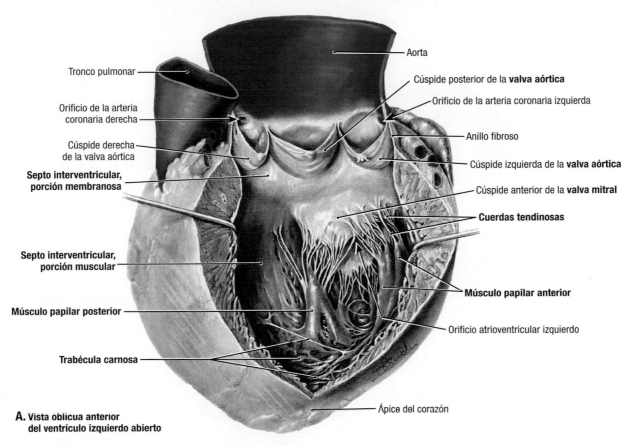

Tronco pulmonar

Orificio de la arteria coronaria derecha

Cúspide derecha de la valva aórtica

Septo interventricular, porción membranosa

Septo interventricular, porción muscular

Músculo papilar posterior

Trabécula carnosa

Aorta

Cúspide posterior de la **valva aórtica**

Orificio de la arteria coronaria izquierda

Anillo fibroso

Cúspide izquierda de la **valva aórtica**

Cúspide anterior de la **valva mitral**

Cuerdas tendinosas

Músculo papilar anterior

Orificio atrioventricular izquierdo

Ápice del corazón

A. Vista oblicua anterior del ventrículo izquierdo abierto

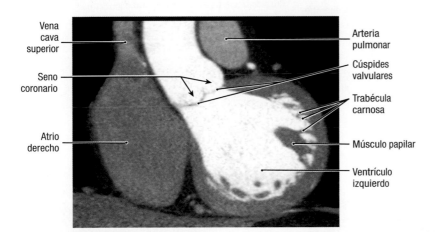

Hacia la circulación sistémica

Aorta ascendente

Vena cava superior

Seno coronario

Atrio derecho

Arteria pulmonar

Cúspides valvulares

Trabécula carnosa

Músculo papilar

Ventrículo izquierdo

B. Angiotomografía coronaria

Cúspide izquierda de la valva aórtica

Vestíbulo aórtico

Desde el atrio izquierdo a través del orificio atrioventricular izquierdo

C. Vista oblicua anterior del ventrículo izquierdo abierto

Ventrículo izquierdo

A. Interior del ventrículo izquierdo. B. TC con un medio de contraste intravenoso. Se tomó una serie de imágenes de TC mientras el material de contraste viajaba por el corazón. En esta imagen, el material ha atravesado principalmente el lado derecho del corazón y se encuentra ahora en el ventrículo izquierdo y la aorta. **C. Flujo de sangre a través del ventrículo izquierdo.**

- Se realizó un corte desde el vértice a lo largo del borde izquierdo del corazón, pasando posterior al tronco pulmonar, para abrir el vestíbulo aórtico y la aorta ascendente.

- La entrada (orificio atrioventricular izquierdo, bicúspide o mitral) está situada posteriormente, mientras la salida (orificio aórtico) es superior.
- La pared del ventrículo izquierdo es delgada y muscular cerca del ápice, gruesa y muscular en la parte superior, y delgada y fibrosa (no elástica) en el orificio aórtico.
- Dos grandes músculos papilares, el anterior de la pared anterior y el posterior de la pared posterior, controlan las mitades adyacentes de dos cúspides de la valva mitral mediante cuerdas tendinosas.

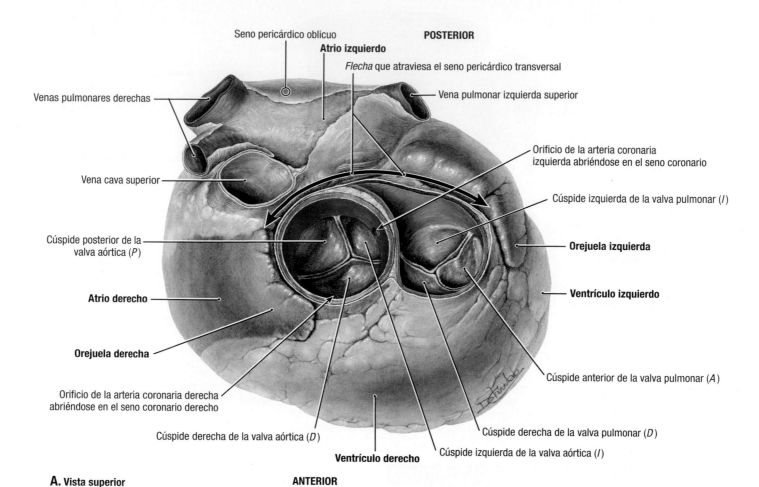

Seno pericárdico oblicuo

POSTERIOR

Atrio izquierdo

Flecha que atraviesa el seno pericárdico transversal

Venas pulmonares derechas

Vena pulmonar izquierda superior

Orificio de la arteria coronaria izquierda abriéndose en el seno coronario

Vena cava superior

Cúspide izquierda de la valva pulmonar (*I*)

Cúspide posterior de la valva aórtica (*P*)

Orejuela izquierda

Ventrículo izquierdo

Atrio derecho

Orejuela derecha

Cúspide anterior de la valva pulmonar (*A*)

Orificio de la arteria coronaria derecha abriéndose en el seno coronario derecho

Cúspide derecha de la valva aórtica (*D*)

Cúspide derecha de la valva pulmonar (*D*)

Cúspide izquierda de la valva aórtica (*I*)

Ventrículo derecho

A. Vista superior

ANTERIOR

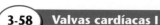

3-58 **Valvas cardíacas I**

A. Corazón extirpado.
- Los ventrículos se encuentran en la parte anterior y a la izquierda, los atrios en la parte posterior y a la derecha.
- Las raíces de la aorta y de la arteria pulmonar, que conducen la sangre desde los ventrículos, se sitúan anteriores a los atrios.
- La aorta y la arteria pulmonar están encerradas en un tubo común de pericardio seroso y abrazadas en parte por las orejuelas.
- El seno pericárdico transversal se curva en dirección posterior respecto al nacimiento de la aorta y del tronco pulmonar; también por delante de la vena cava superior y los bordes superiores de los atrios.

B. Bases de desarrollo para la denominación de las cúspides de las valvas pulmonar y aórtica. El tronco arterial con cuatro cúspides (**I**) se divide para formar dos valvas, cada una con tres cúspides (**II**). El corazón sufre una rotación parcial hacia la izquierda sobre su eje, dando lugar a la disposición de las cúspides que se muestra en **III**.

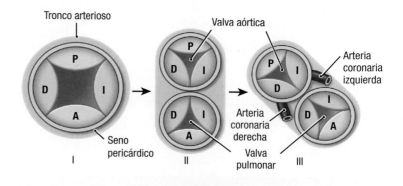

Tronco arterioso

Valva aórtica

Arteria coronaria izquierda

Arteria coronaria derecha

Valva pulmonar

Seno pericárdico

B. Esquema

Válvulas/cúspides semilunares	
D Derecha	**A** Anterior
I Izquierda	**P** Posterior

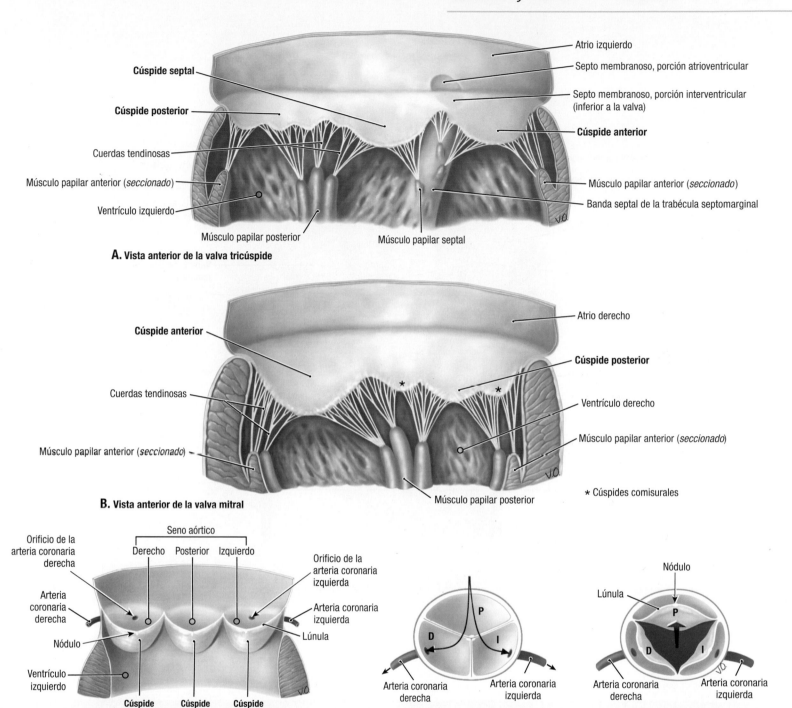

Atrio izquierdo

Septo membranoso, porción atrioventricular

Septo membranoso, porción interventricular
(inferior a la valva)

Cúspide septal

Cúspide posterior

Cúspide anterior

Cuerdas tendinosas

Músculo papilar anterior (*seccionado*)

Músculo papilar anterior (*seccionado*)

Ventrículo izquierdo

Banda septal de la trabécula septomarginal

Músculo papilar posterior

Músculo papilar septal

A. Vista anterior de la valva tricúspide

Atrio derecho

Cúspide anterior

Cúspide posterior

Cuerdas tendinosas

Ventrículo derecho

Músculo papilar anterior (*seccionado*)

Músculo papilar anterior (*seccionado*)

Músculo papilar posterior

* Cúspides comisurales

B. Vista anterior de la valva mitral

Orificio de la arteria coronaria derecha

Seno aórtico

Derecho Posterior Izquierdo

Orificio de la arteria coronaria izquierda

Arteria coronaria derecha

Arteria coronaria izquierda

Nódulo

Lúnula

Ventrículo izquierdo

Nódulo

Lúnula

Cúspide derecha (D)

Cúspide posterior (P)

Cúspide izquierda (I)

Arteria coronaria derecha

Arteria coronaria izquierda

Arteria coronaria derecha

Arteria coronaria izquierda

C. Vista oblicua posterior izquierda de la valva aórtica

D. Vistas superiores de la valva aórtica (las *flechas* indican la dirección del flujo sanguíneo)

Valvas cardíacas II

3-59

A-B. Valvas atrioventriculares. **C-D.** Valvas semilunares.

Los cordones tendinosos pasan desde las puntas de los músculos papilares hasta los bordes libres y las superficies ventriculares de las cúspides de las valvas tricúspide (*imagen A*) y mitral (*imagen B*). Cada músculo papilar o grupo muscular controla los lados adyacentes de dos cúspides, resistiendo el prolapso de la valva durante la sístole. En la *imagen C*, el anillo de la valva aórtica ha sido incidido entre las cúspides derecha e izquierda y se ha abierto. Cada cúspide de las valva semilunares tiene un nódulo en el punto medio de su borde libre, flanqueado por finas zonas

de tejido conjuntivo (lúnulas). Cuando los ventrículos se relajan para llenarse (diástole), el reflujo de sangre procedente del retroceso aórtico o de la resistencia pulmonar llena el seno (espacio entre la cúspide y la parte dilatada de la pared aórtica o pulmonar), haciendo que los nódulos y las lúnulas se junten en el centro, cerrando la valva (*imagen D, izquierda*). El llenado de las arterias coronarias se produce durante la diástole (cuando las paredes ventriculares están relajadas), ya que el reflujo «infla» las cúspides para cerrar la valva.

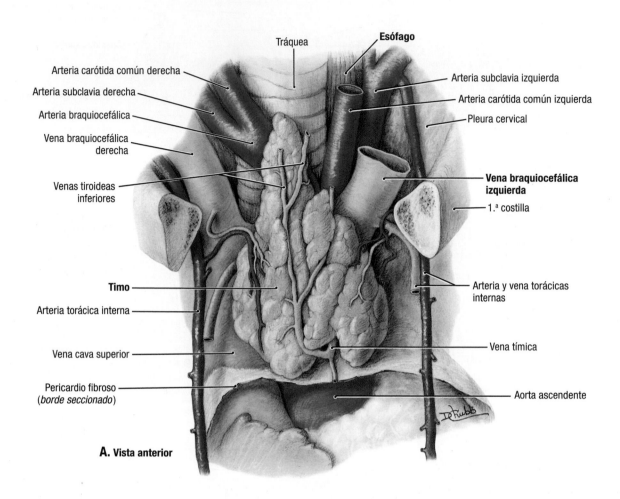

Tráquea

Esófago

Arteria carótida común derecha

Arteria subclavia derecha

Arteria braquiocefálica

Vena braquiocefálica derecha

Venas tiroideas inferiores

Arteria subclavia izquierda

Arteria carótida común izquierda

Pleura cervical

Vena braquiocefálica izquierda

1.ª costilla

Timo

Arteria torácica interna

Vena cava superior

Pericardio fibroso (*borde seccionado*)

Arteria y vena torácicas internas

Vena tímica

Aorta ascendente

A. Vista anterior

3-60   **Mediastino superior I y II: disecciones superficiales**

A. Disección I: timo *in situ*. Se han extirpado el esternón y las costillas y se han retirado las pleuras. En un adulto es inusual ver un timo tan discreto, que es grande durante la pubertad pero que luego se reduce y es sustituido en su mayor parte por grasa y tejido fibroso. **B. Disección II: el timo ha sido extirpado. C. Relación de los nervios y los vasos.** El nervio vago (NC X) derecho cruza anterior a la arteria subclavia derecha y da origen al nervio laríngeo recurrente derecho, que pasa por la parte medial para alcanzar la tráquea y el esófago. El nervio laríngeo recurrente izquierdo pasa inferior y después posterior al arco de la aorta y asciende entre la tráquea y el esófago hasta la laringe.

La porción distal de la aorta ascendente recibe un fuerte empuje de sangre cuando se contrae el ventrículo izquierdo. Como su pared no está reforzada por el pericardio fibroso (el pericardio fibroso se mezcla con la adventicia aórtica al principio del arco), puede desarrollarse un aneurisma. El **aneurisma aórtico** es evidente en una radiografía de tórax o en una angiografía por resonancia magnética como una zona ampliada de la silueta de la aorta ascendente. Las personas con un aneurisma suelen

informar dolor en el pecho que se irradia hacia la espalda. El aneurisma puede ejercer presión sobre la tráquea, el esófago y el nervio laríngeo recurrente, provocando dificultades para respirar y deglutir.

Compresión mediastínica. Los nervios laríngeos recurrentes inervan todos los músculos intrínsecos de la laringe, excepto el cricotiroideo. En consecuencia, cualquier procedimiento de investigación o proceso patológico en el mediastino superior puede comprometer estos nervios y afectar la voz. Dado que el nervio laríngeo recurrente izquierdo rodea el arco de la aorta y asciende entre la tráquea y el esófago, puede verse afectado en caso de carcinoma bronquial o esofágico, un aumento de tamaño de los nódulos linfáticos mediastínicos o un aneurisma del arco de la aorta.

El timo es un rasgo prominente durante la infancia y la niñez. En algunos bebés, el timo puede comprimir la tráquea. **El timo desempeña un papel importante en el desarrollo y el mantenimiento del sistema inmunitario.**

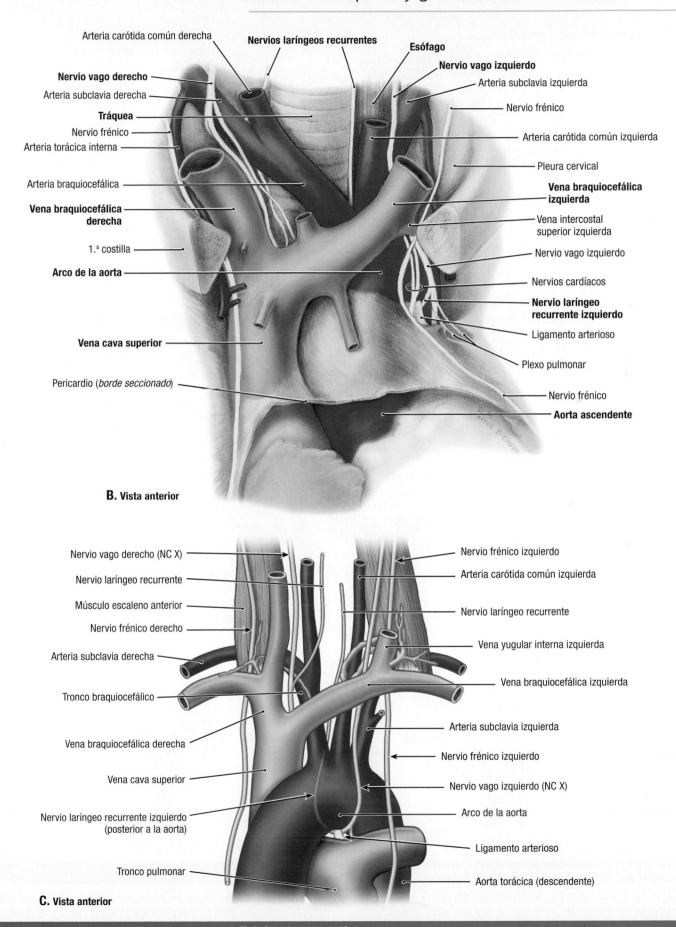

Arteria carótida común derecha

Nervios laríngeos recurrentes

Esófago

Nervio vago derecho

Nervio vago izquierdo

Arteria subclavia derecha

Arteria subclavia izquierda

Tráquea

Nervio frénico

Nervio frénico

Arteria torácica interna

Arteria carótida común izquierda

Pleura cervical

Arteria braquiocefálica

Vena braquiocefálica izquierda

Vena braquiocefálica derecha

Vena intercostal superior izquierda

1.ª costilla

Nervio vago izquierdo

Arco de la aorta

Nervios cardíacos

Nervio laríngeo recurrente izquierdo

Vena cava superior

Ligamento arterioso

Plexo pulmonar

Pericardio (*borde seccionado*)

Nervio frénico

Aorta ascendente

B. Vista anterior

Nervio vago derecho (NC X)

Nervio frénico izquierdo

Nervio laríngeo recurrente

Arteria carótida común izquierda

Músculo escaleno anterior

Nervio laríngeo recurrente

Nervio frénico derecho

Arteria subclavia derecha

Vena yugular interna izquierda

Tronco braquiocefálico

Vena braquiocefálica izquierda

Vena braquiocefálica derecha

Arteria subclavia izquierda

Nervio frénico izquierdo

Vena cava superior

Nervio vago izquierdo (NC X)

Nervio laríngeo recurrente izquierdo (posterior a la aorta)

Arco de la aorta

Ligamento arterioso

Tronco pulmonar

Aorta torácica (descendente)

C. Vista anterior

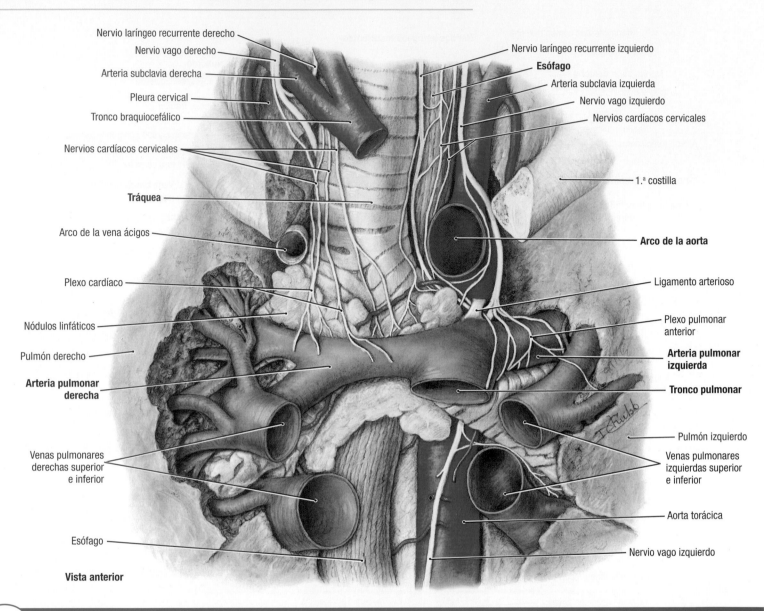

Nervio laríngeo recurrente derecho

Nervio vago derecho

Arteria subclavia derecha

Pleura cervical

Tronco braquiocefálico

Nervios cardíacos cervicales

Tráquea

Arco de la vena ácigos

Plexo cardíaco

Nódulos linfáticos

Pulmón derecho

Arteria pulmonar derecha

Venas pulmonares derechas superior e inferior

Esófago

Vista anterior

Nervio laríngeo recurrente izquierdo

Esófago

Arteria subclavia izquierda

Nervio vago izquierdo

Nervios cardíacos cervicales

1.ª costilla

Arco de la aorta

Ligamento arterioso

Plexo pulmonar anterior

Arteria pulmonar izquierda

Tronco pulmonar

Pulmón izquierdo

Venas pulmonares izquierdas superior e inferior

Aorta torácica

Nervio vago izquierdo

3-61   **Mediastino superior III: plexo cardíaco y arterias pulmonares**

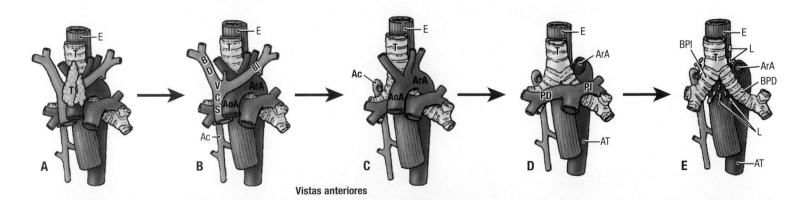

Vistas anteriores

3-62   **Relaciones de los grandes vasos y la tráquea de superficial a profundo**

A. Timo (*Ti*). **B.** Las venas braquiocefálicas derecha (*BD*) e izquierda (*BI*) forman la vena cava superior (*VCS*), que recibe posteriormente el arco de la vena ácigos (*Ac*). **C.** La aorta ascendente (*AoA*) y el arco de la aorta (*ArA*) se arquean sobre la arteria pulmonar derecha y el bronquio principal izquierdo. **D.** Arterias pulmonares derecha e izquierda (*PD* y *PI*). **E.** Nódulos linfáticos traqueobronquiales (*L*) en la bifurcación traqueal (*T*). *AT*: aorta torácica; *BPD*: bronquio principal derecho; *BPI*: bronquio principal izquierdo; *E*: esófago.

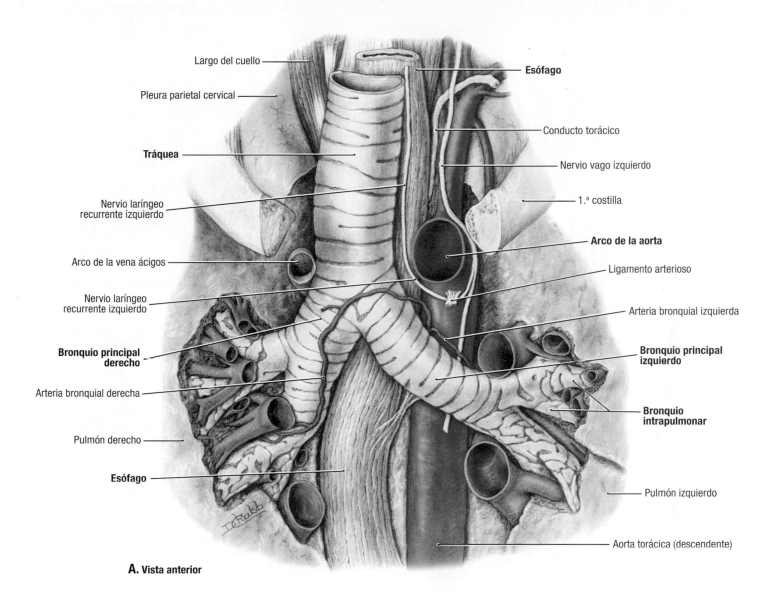

Largo del cuello

Pleura parietal cervical

Tráquea

Nervio laríngeo
recurrente izquierdo

Arco de la vena ácigos

Nervio laríngeo
recurrente izquierdo

**Bronquio principal
derecho**

Arteria bronquial derecha

Pulmón derecho

Esófago

Esófago

Conducto torácico

Nervio vago izquierdo

1.ª costilla

Arco de la aorta

Ligamento arterioso

Arteria bronquial izquierda

**Bronquio principal
izquierdo**

**Bronquio
intrapulmonar**

Pulmón izquierdo

Aorta torácica (descendente)

A. Vista anterior

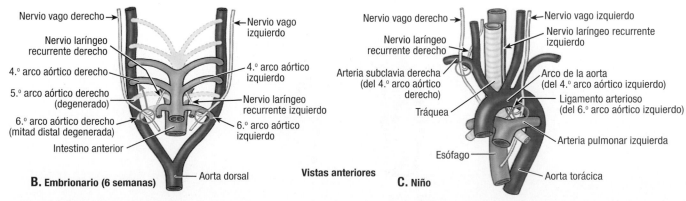

Nervio vago derecho

Nervio laríngeo
recurrente derecho

4.º arco aórtico derecho

5.º arco aórtico derecho
(degenerado)

6.º arco aórtico derecho
(mitad distal degenerada)

Intestino anterior

Nervio vago
izquierdo

4.º arco aórtico
izquierdo

Nervio laríngeo
recurrente izquierdo

6.º arco aórtico
izquierdo

Aorta dorsal

B. Embrionario (6 semanas)

Vistas anteriores

Nervio vago derecho

Nervio laríngeo
recurrente derecho

Arteria subclavia derecha
(del 4.º arco aórtico
derecho)

Tráquea

Esófago

Nervio vago izquierdo

Nervio laríngeo recurrente
izquierdo

Arco de la aorta
(del 4.º arco aórtico izquierdo)

Ligamento arterioso
(del 6.º arco aórtico izquierdo)

Arteria pulmonar izquierda

Aorta torácica

C. Niño

Mediastino superior IV: bifurcación traqueal y bronquios   **3-63**

A. Disección. B-C. Curso asimétrico de los nervios laríngeos recurrentes derecho e izquierdo. El 6.º arco desaparece por la derecha, dejando que el nervio laríngeo recurrente derecho pase inferior al 4.º arco, que se convierte en la arteria subclavia derecha. El 6.º arco se convierte en parte del conducto arterioso en el lado izquierdo y el 4.º arco «desciende» para convertirse en el arco de la aorta; así, el nervio laríngeo recurrente izquierdo es arrastrado hacia el tórax.

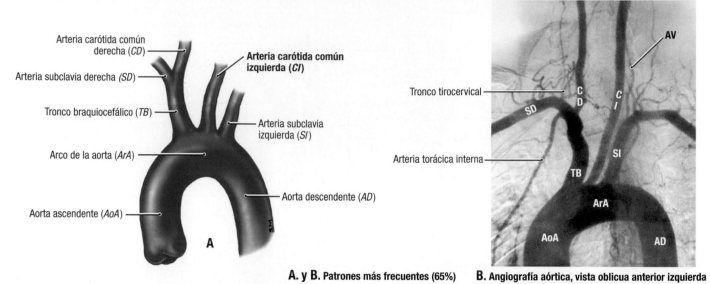

Arteria carótida común derecha (CD)

Arteria carótida común izquierda (CI)

Arteria subclavia derecha (SD)

Tronco braquiocefálico (TB)

Arteria subclavia izquierda (SI)

Arco de la aorta (ArA)

Aorta descendente (AD)

Aorta ascendente (AoA)

A

Tronco tirocervical

Arteria torácica interna

A. y B. Patrones más frecuentes (65%)   **B.** Angiografía aórtica, vista oblicua anterior izquierda

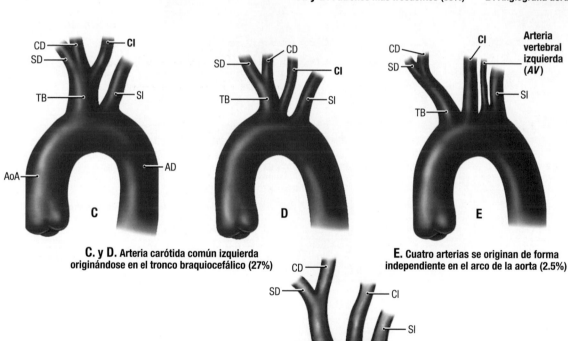

C. y D. Arteria carótida común izquierda originándose en el tronco braquiocefálico (27%)

E. Cuatro arterias se originan de forma independiente en el arco de la aorta (2.5%)

F. Los troncos braquiocefálicos derecho e izquierdo se originan en el arco de la aorta (1.2%)

Arteria vertebral izquierda (AV)

Coartación

Ligamento arterioso

G

3-64 **Ramas del arco aórtico**

A-B. Patrón más frecuente (65%). **C-F.** Variantes.
G. En la **coartación de la aorta**, el arco o la aorta descendente presentan un estrechamiento anómalo (estenosis) que disminuye el calibre de la luz aórtica, produciendo una obstrucción del flujo sanguíneo. El sitio

más frecuente es cerca del ligamento arterioso. Cuando la coartación es inferior a este lugar (**coartación posductal**), suele desarrollarse una buena circulación colateral entre las partes superior e inferior a la aorta a través de las arterias intercostales y torácicas internas.

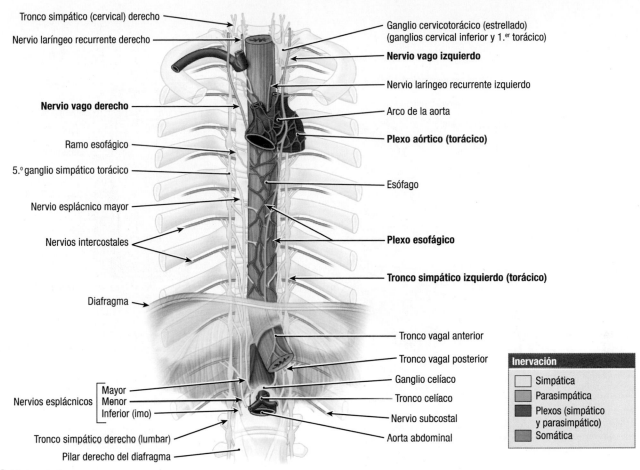

Tronco simpático (cervical) derecho

Nervio laríngeo recurrente derecho

Nervio vago derecho

Ramo esofágico

5.° ganglio simpático torácico

Nervio esplácnico mayor

Nervios intercostales

Diafragma

Nervios esplácnicos — Mayor / Menor / Inferior (imo)

Tronco simpático derecho (lumbar)

Pilar derecho del diafragma

Ganglio cervicotorácico (estrellado)
(ganglios cervical inferior y 1.er torácico)

Nervio vago izquierdo

Nervio laríngeo recurrente izquierdo

Arco de la aorta

Plexo aórtico (torácico)

Esófago

Plexo esofágico

Tronco simpático izquierdo (torácico)

Tronco vagal anterior

Tronco vagal posterior

Ganglio celíaco

Tronco celíaco

Nervio subcostal

Aorta abdominal

Inervación	
☐	Simpática
☐	Parasimpática
■	Plexos (simpático y parasimpático)
☐	Somática

A. Vista anterior

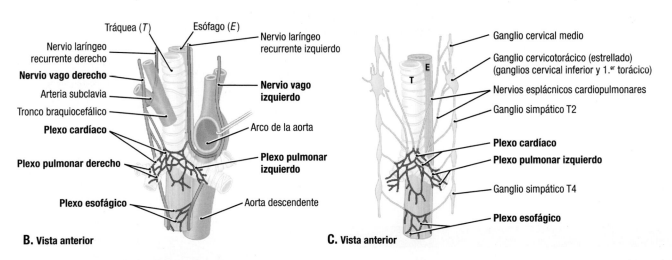

Tráquea (*T*)   Esófago (*E*)

Nervio laríngeo
recurrente derecho

Nervio vago derecho

Arteria subclavia

Tronco braquiocefálico

Plexo cardíaco

Plexo pulmonar derecho

Plexo esofágico

Nervio laríngeo
recurrente izquierdo

**Nervio vago
izquierdo**

Arco de la aorta

**Plexo pulmonar
izquierdo**

Aorta descendente

B. Vista anterior

Ganglio cervical medio

Ganglio cervicotorácico (estrellado)
(ganglios cervical inferior y 1.er torácico)

Nervios esplácnicos cardiopulmonares

Ganglio simpático T2

Plexo cardíaco

Plexo pulmonar izquierdo

Ganglio simpático T4

Plexo esofágico

C. Vista anterior

Plexos cardíaco y pulmonar   **3-65**

    A. Revisión. **B.** Contribución parasimpática. **C.** Contribución simpática.

    Corazón. La estimulación simpática aumenta el ritmo del corazón y la fuerza de sus contracciones. La estimulación parasimpática lentifica el ritmo cardíaco, reduce la fuerza de contracción y constriñe las arterias coronarias, ahorrando energía entre los períodos de mayor demanda. Mientras que el plexo cardíaco se muestra en relación con la bifurcación de la tráquea, nótese que se encuentra directamente posterior al borde

superior del corazón (*véase* fig. 3-28C) y en estrecha proximidad con el tejido nodal y los orígenes de las arterias coronarias.

    Pulmones. Las fibras simpáticas son inhibidoras del músculo bronquial (broncodilatador), son motoras de los vasos pulmonares (vasoconstrictoras) e inhibidoras de las glándulas alveolares del árbol bronquial. Las fibras parasimpáticas del NC X son broncoconstrictoras, secretoras de las glándulas del árbol bronquial (secretomotoras).

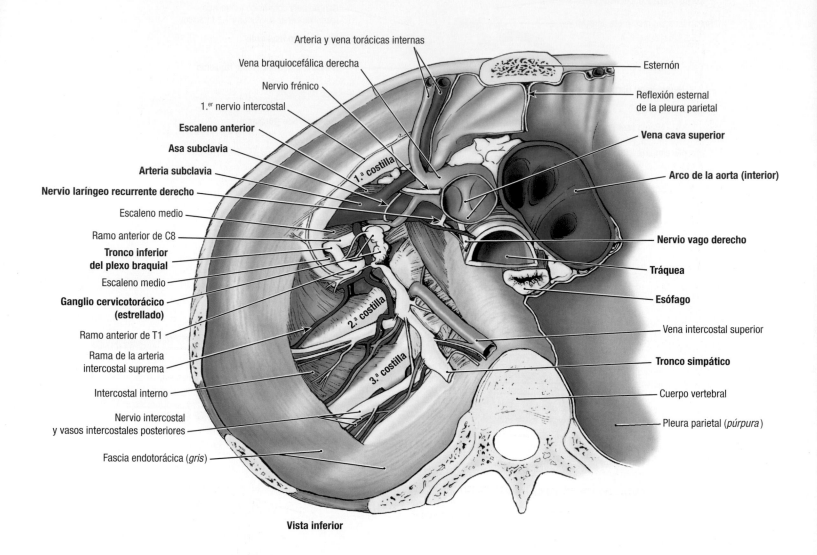

Arteria y vena torácicas internas

Vena braquiocefálica derecha

Nervio frénico

1.er nervio intercostal

Escaleno anterior

Asa subclavia

Arteria subclavia

Nervio laríngeo recurrente derecho

Escaleno medio

Ramo anterior de C8

Tronco inferior del plexo braquial

Escaleno medio

Ganglio cervicotorácico (estrellado)

Ramo anterior de T1

Rama de la arteria intercostal suprema

Intercostal interno

Nervio intercostal y vasos intercostales posteriores

Fascia endotorácica (*gris*)

Esternón

Reflexión esternal de la pleura parietal

Vena cava superior

Arco de la aorta (interior)

Nervio vago derecho

Tráquea

Esófago

Vena intercostal superior

Tronco simpático

Cuerpo vertebral

Pleura parietal (*púrpura*)

1.ª costilla

2.ª costilla

3.ª costilla

Vista inferior

3-66 **Mediastino superior y techo de la cavidad pleural**

- La pleura parietal cervical, costal y mediastínica (*púrpura*) y partes de la fascia endotorácica (*gris*) se han retirado del lado derecho de la pieza para mostrar las estructuras que atraviesan la apertura torácica superior.
- La primera porción de la arteria subclavia desaparece al cruzar la 1.ª costilla anterior al músculo escaleno anterior.
- El asa subclavia del tronco simpático y el nervio laríngeo recurrente derecho del vago se ven haciendo un bucle inferior a la arteria subclavia.
- Los ramos anteriores de C8 y T1 se unen para formar el tronco inferior del plexo braquial que cruza la 1.ª costilla posterior al músculo escaleno anterior.

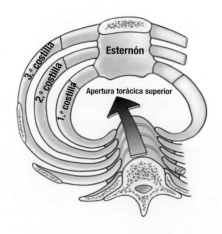

Esternón

Apertura torácica superior

3.ª costilla

2.ª costilla

1.ª costilla

Reflexión esternal izquierda de la pleura parietal

Receso costomediastínico

Panículo adiposo

Nervio frénico izquierdo

Porción muscular del diafragma

Esófago

Tendón central del diafragma

Pleura parietal mediastínica

Pleura diafragmática

Receso costodiafragmático

Pleura costal

Esternón

Reflexión esternal derecha de la pleura parietal

Arteria torácica interna

M. transverso del tórax (triangular del esternón)

Costal

Diafragmática

Pleura parietal

M. oblicuo externo

Nervio frénico derecho

Vena cava inferior

Saco pericárdico

Tendón central del diafragma

Mesoesófago

M. latísimo del dorso

M. serrato posterior inferior

Aorta torácica

Conducto torácico

Vena ácigos

Nervio esplácnico mayor (torácico)

Tronco simpático

A. Vista superior

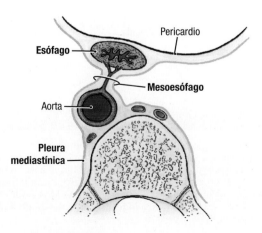

Pericardio

Esófago

Mesoesófago

Aorta

Pleura mediastínica

B. Vista superior

Diafragma, saco pericárdico y pleura **3-67**

   A. Disección. Se ha retirado la pleura diafragmática en su mayor parte. El saco pericárdico está situado en la mitad anterior del diafragma; un tercio está a la derecha del plano medio y dos tercios a la izquierda. Obsérvese también que, anterior al pericardio, el reflejo esternal del saco pleural izquierdo se aproxima pero no se encuentra con el del saco derecho en el plano medio; al llegar a la columna vertebral, la pleura costal se convierte en pleura mediastínica.

   La **irritación de la pleura parietal** produce dolor local y referido a las zonas que comparten inervación por los mismos segmentos de la médula espinal. La **irritación de las porciones costal y periférica de la pleura diafragmática** produce dolor local y referido a lo largo de los nervios intercostales hacia las paredes torácica y abdominal. La **irritación de las porciones mediastínica y diafragmática central de la pleura parietal** da lugar a un dolor referido en la base del cuello y sobre el hombro (dermatomas C3-C5). **B. Mesoesófago.** En la porción inferior del esófago y la aorta, las capas derecha e izquierda de la pleura mediastínica forman un mesoesófago dorsal, en especial cuando el cuerpo está en decúbito prono.

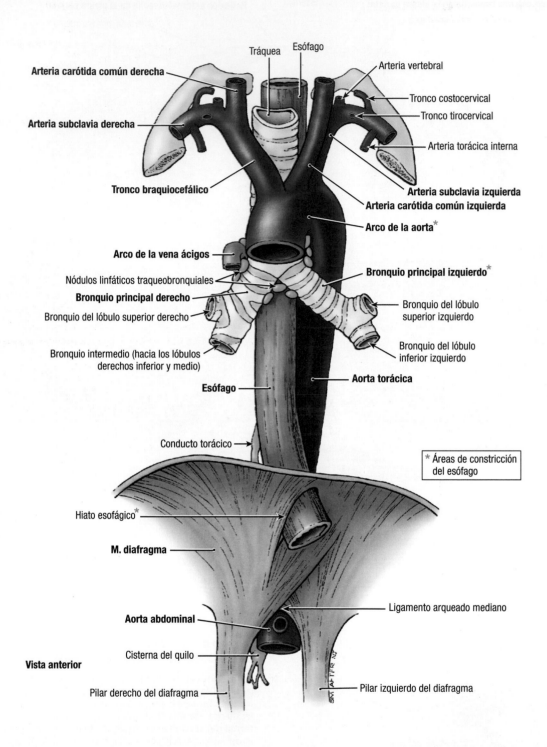

Tráquea   Esófago

Arteria carótida común derecha

Arteria vertebral

Tronco costocervical

Tronco tirocervical

Arteria subclavia derecha

Arteria torácica interna

Tronco braquiocefálico

Arteria subclavia izquierda

Arteria carótida común izquierda

Arco de la aorta*

Arco de la vena ácigos

Bronquio principal izquierdo*

Nódulos linfáticos traqueobronquiales

Bronquio principal derecho

Bronquio del lóbulo superior izquierdo

Bronquio del lóbulo superior derecho

Bronquio intermedio (hacia los lóbulos derechos inferior y medio)

Bronquio del lóbulo inferior izquierdo

Aorta torácica

Esófago

Conducto torácico

*Áreas de constricción del esófago

Hiato esofágico*

M. diafragma

Ligamento arqueado mediano

Aorta abdominal

Cisterna del quilo

Vista anterior

Pilar derecho del diafragma

Pilar izquierdo del diafragma

3-68 **Esófago, tráquea y aorta**

- Las relaciones anteriores de la porción torácica del esófago de superior a inferior son la tráquea (desde el origen en el cartílago cricoideo hasta la bifurcación), los bronquios derecho e izquierdo, los nódulos traqueobronquiales inferiores, el pericardio (no se muestra) y, finalmente, el diafragma.
- El arco de la aorta pasa posterior a la izquierda de estas cuatro estructuras cuando se arquea sobre el bronquio principal izquierdo; el arco de la vena ácigos pasa de posterior a anterior y a su derecha cuando se arquea sobre el bronquio principal derecho.

- **Impresiones esofágicas.** Las impresiones producidas en el esófago por las estructuras adyacentes (la aorta, el bronquio principal izquierdo y el hiato esofágico) son de interés clínico debido al paso más lento de las sustancias en estos sitios. Las impresiones indican dónde es más probable que se alojen los cuerpos extraños ingeridos y dónde puede desarrollarse una estenosis tras la ingesta accidental de un líquido cáustico como la lejía.

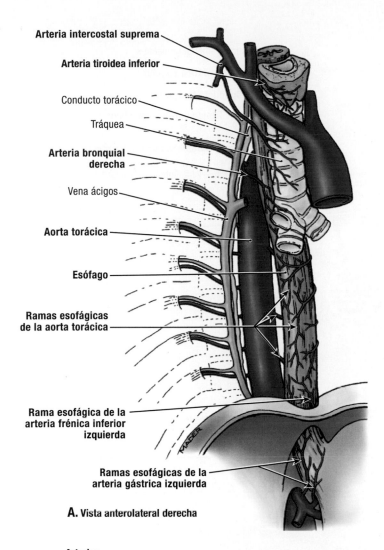

A. Vista anterolateral derecha

- Arteria intercostal suprema
- Arteria tiroidea inferior
- Conducto torácico
- Tráquea
- **Arteria bronquial derecha**
- Vena ácigos
- **Aorta torácica**
- **Esófago**
- **Ramas esofágicas de la aorta torácica**
- **Rama esofágica de la arteria frénica inferior izquierda**
- **Ramas esofágicas de la arteria gástrica izquierda**

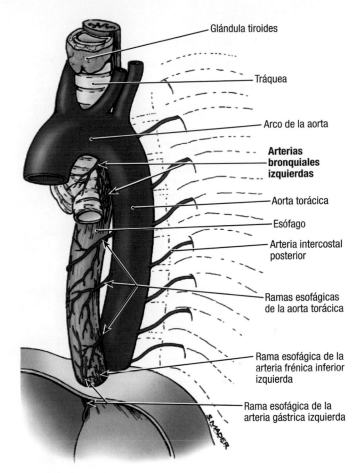

B. Vista anterolateral izquierda

- Glándula tiroides
- Tráquea
- Arco de la aorta
- **Arterias bronquiales izquierdas**
- Aorta torácica
- Esófago
- Arteria intercostal posterior
- Ramas esofágicas de la aorta torácica
- Rama esofágica de la arteria frénica inferior izquierda
- Rama esofágica de la arteria gástrica izquierda

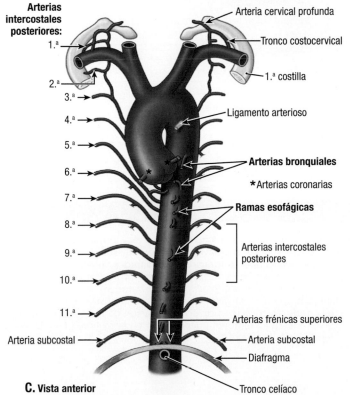

C. Vista anterior

- **Arterias intercostales posteriores:**
  - 1.ª
  - 2.ª
  - 3.ª
  - 4.ª
  - 5.ª
  - 6.ª
  - 7.ª
  - 8.ª
  - 9.ª
  - 10.ª
  - 11.ª
- Arteria subcostal
- Arteria cervical profunda
- Tronco costocervical
- 1.ª costilla
- Ligamento arterioso
- **Arterias bronquiales**
- ***Arterias coronarias**
- **Ramas esofágicas**
- Arterias intercostales posteriores
- Arterias frénicas superiores
- Arteria subcostal
- Diafragma
- Tronco celíaco

Irrigación de la tráquea y el esófago (3-69)

A-B. Arterias de la tráquea y del esófago. La cadena anastomótica continua de arterias en el esófago está formada por: 1) ramas de las arterias tiroideas inferiores derecha e izquierda y suprema intercostal derecha en sentido superior, 2) las ramas aórticas medianas no pareadas (bronquiales y esofágicas) y 3) las ramas de las arterias gástricas izquierdas y frénicas inferiores izquierdas en sentido inferior. La arteria bronquial derecha suele nacer en la bronquial superior izquierda o en la tercera arteria intercostal posterior derecha (aquí la quinta) o de la aorta directamente. Las ramas aórticas medianas no pareadas también irrigan la tráquea y los bronquios. **C. Ramas de la aorta torácica.**

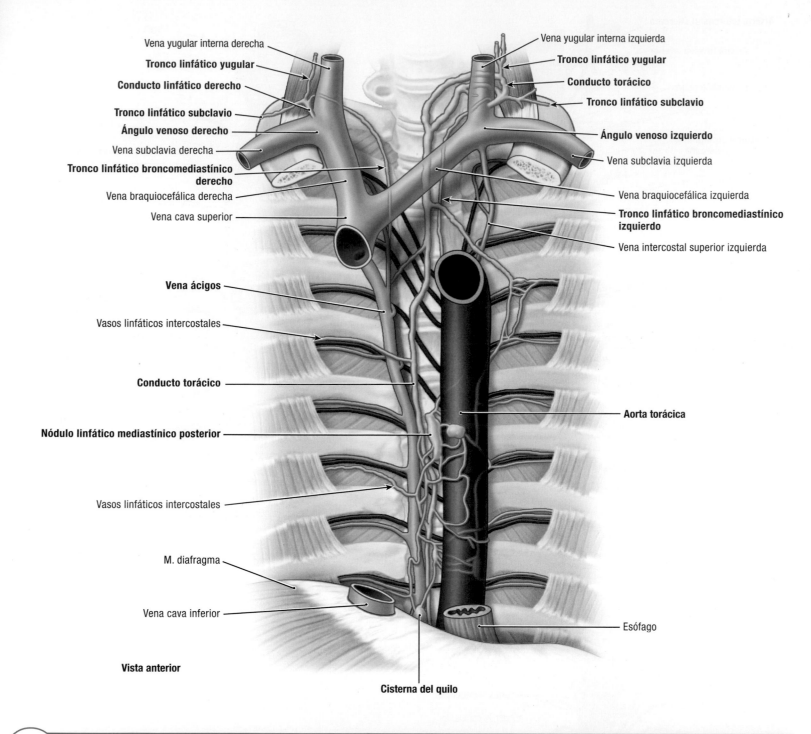

Vena yugular interna derecha

Tronco linfático yugular

Conducto linfático derecho

Tronco linfático subclavio

Ángulo venoso derecho

Vena subclavia derecha

Tronco linfático broncomediastínico derecho

Vena braquiocefálica derecha

Vena cava superior

Vena ácigos

Vasos linfáticos intercostales

Conducto torácico

Nódulo linfático mediastínico posterior

Vasos linfáticos intercostales

M. diafragma

Vena cava inferior

Vista anterior

Vena yugular interna izquierda

Tronco linfático yugular

Conducto torácico

Tronco linfático subclavio

Ángulo venoso izquierdo

Vena subclavia izquierda

Vena braquiocefálica izquierda

Tronco linfático broncomediastínico izquierdo

Vena intercostal superior izquierda

Aorta torácica

Esófago

Cisterna del quilo

3-70   Conducto torácico

- La aorta torácica está situada a la izquierda y la vena ácigos ligeramente a la derecha de la línea media.
- El conducto torácico: 1) se origina en la cisterna del quilo a nivel de la vértebra T12, 2) asciende por la columna vertebral entre la vena ácigos y la aorta torácica, 3) pasa a la izquierda en la unión del mediastino posterior y superior y continúa su ascenso hasta el cuello, donde 4) se arquea lateralmente para entrar en el sistema venoso cerca o en el ángulo de unión de las venas yugular interna y subclavia izquierdas (ángulo venoso izquierdo).
- El conducto torácico suele ser plexiforme (parecido a una red) en el mediastino posterior.
- La terminación del conducto torácico suele recibir los troncos yugular, subclavio y broncomediastínico izquierdos.

- El conducto linfático derecho es corto y está formado por la unión de los troncos yugular, subclavio y broncomediastínico derechos.
- Dado que el conducto torácico es de paredes finas y puede ser incoloro, a veces no es fácilmente identificable. Por consiguiente, es vulnerable a las lesiones inadvertidas durante los procedimientos de investigación o quirúrgicos en el mediastino posterior. La **laceración del conducto torácico** provoca la filtración de quilo a la cavidad torácica. El quilo también puede entrar en la cavidad pleural, produciendo un quilotórax.

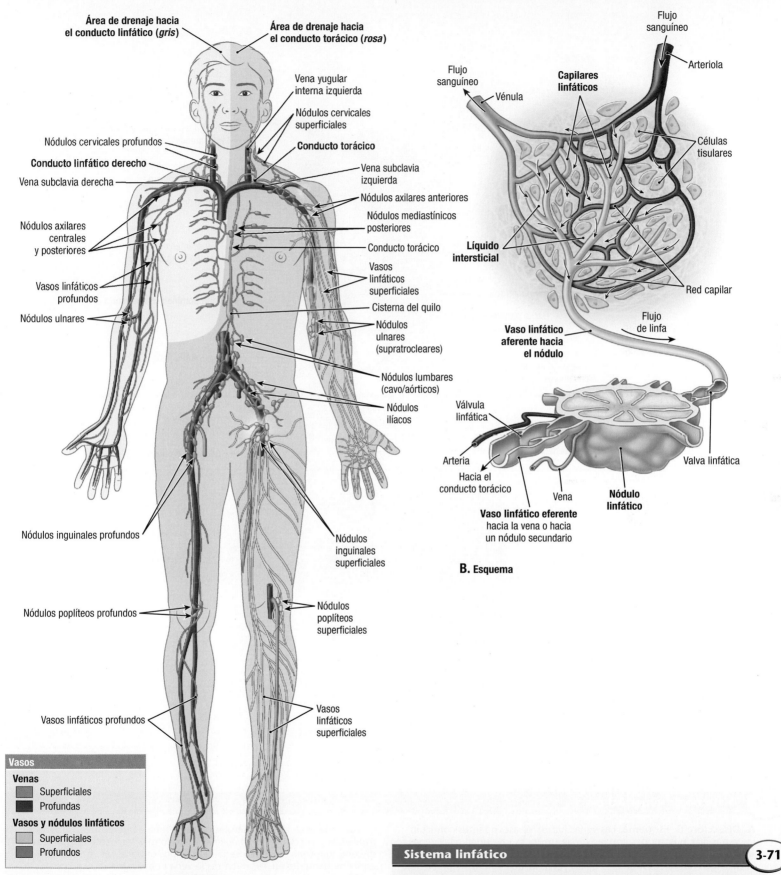

A. Vista anterior

Área de drenaje hacia el conducto linfático (*gris*)

Área de drenaje hacia el conducto torácico (*rosa*)

Nódulos cervicales profundos

Conducto linfático derecho

Vena subclavia derecha

Nódulos axilares centrales y posteriores

Vasos linfáticos profundos

Nódulos ulnares

Nódulos inguinales profundos

Nódulos poplíteos profundos

Vasos linfáticos profundos

Vena yugular interna izquierda

Nódulos cervicales superficiales

Conducto torácico

Vena subclavia izquierda

Nódulos axilares anteriores

Nódulos mediastínicos posteriores

Conducto torácico

Vasos linfáticos superficiales

Cisterna del quilo

Nódulos ulnares (supratrocleares)

Nódulos lumbares (cavo/aórticos)

Nódulos ilíacos

Nódulos inguinales superficiales

Nódulos poplíteos superficiales

Vasos linfáticos superficiales

Vasos

Venas
- Superficiales
- Profundas

Vasos y nódulos linfáticos
- Superficiales
- Profundos

B. Esquema

Flujo sanguíneo

Arteriola

Flujo sanguíneo

Vénula

Capilares linfáticos

Células tisulares

Líquido intersticial

Red capilar

Flujo de linfa

Vaso linfático aferente hacia el nódulo

Válvula linfática

Arteria

Hacia el conducto torácico

Vena

Nódulo linfático

Valva linfática

Vaso linfático eferente hacia la vena o hacia un nódulo secundario

A. Revisión de los linfáticos superficiales y profundos. B. Capilares, vasos y nódulos linfáticos. Las *flechas negras* indican el flujo (salida de líquido intersticial de los vasos sanguíneos y absorción) hacia los capilares linfáticos.

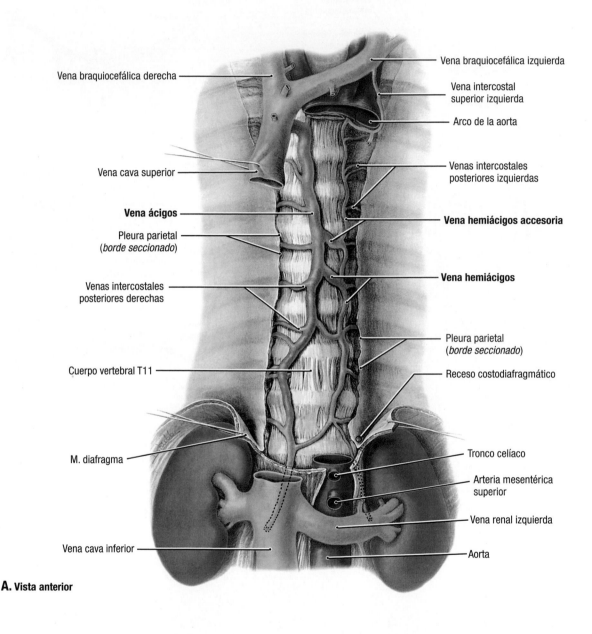

Vena braquiocefálica derecha

Vena braquiocefálica izquierda

Vena intercostal superior izquierda

Arco de la aorta

Vena cava superior

Venas intercostales posteriores izquierdas

Vena ácigos

Vena hemiácigos accesoria

Pleura parietal (*borde seccionado*)

Vena hemiácigos

Venas intercostales posteriores derechas

Pleura parietal (*borde seccionado*)

Cuerpo vertebral T11

Receso costodiafragmático

M. diafragma

Tronco celíaco

Arteria mesentérica superior

Vena renal izquierda

Vena cava inferior

Aorta

A. Vista anterior

3-72   **Sistema de venas ácigos**

A. Disección. B. Esquema. Las venas lumbares ascendentes conectan las venas ilíacas comunes con las venas lumbares y se unen a las venas subcostales para convertirse en las raíces laterales de las venas ácigos y hemiácigos; las raíces mediales de las venas ácigos y hemiácigos suelen proceder de la vena cava inferior y de la vena renal izquierda, si están presentes. Por lo general, las cuatro venas intercostales superiores izquierdas drenan en la vena braquiocefálica izquierda, directamente y a través de las venas intercostales superiores izquierdas.

Las venas hemiácigos, hemiácigos accesoria e intercostales superiores izquierdas son continuas (*imagen A*), pero lo más frecuente es que sean discontinuas (*imagen B*). La vena hemiácigos cruza la columna vertebral aproximadamente en T9, mientras la vena hemiácigos accesoria cruza en T8, para entrar en la vena ácigos (*imagen B*). Por el contrario, existen cuatro canales de conexión cruzada entre los sistemas de la ácigos y la hemiácigos (*imagen A*). La vena ácigos se arquea por encima de la raíz del pulmón derecho en T4 para drenar en la vena cava superior.

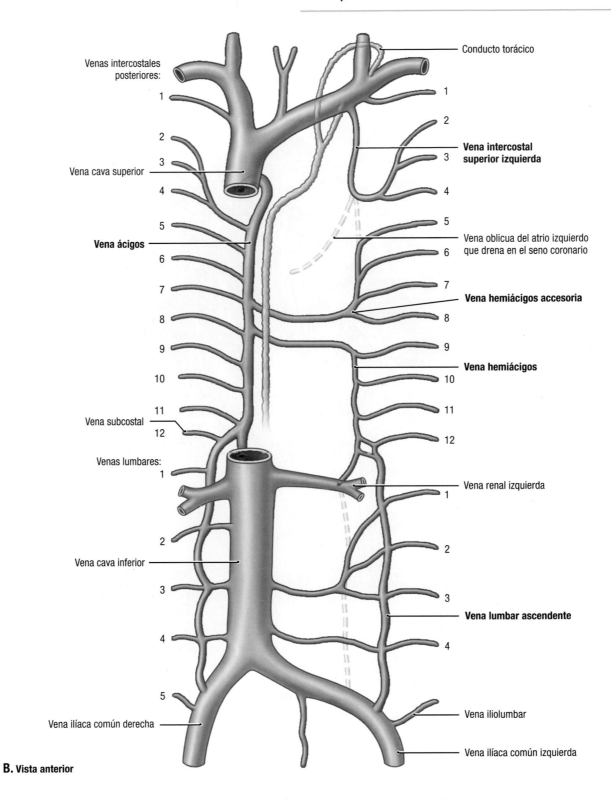

Venas intercostales posteriores:

1
2
3 — Vena cava superior
4
5
Vena ácigos
6
7
8
9
10
11 — Vena subcostal
12

Venas lumbares:
1

Vena cava inferior

2

3

4

5

Vena ilíaca común derecha

Conducto torácico

1
2
Vena intercostal superior izquierda
3
4
5 — Vena oblicua del atrio izquierdo que drena en el seno coronario
6
7 — **Vena hemiácigos accesoria**
8
9 — **Vena hemiácigos**
10
11
12

Vena renal izquierda
1

2

3 — **Vena lumbar ascendente**

4

Vena iliolumbar

Vena ilíaca común izquierda

B. Vista anterior

Sistema de venas ácigos (continuación)

Las venas ácigos, hemiácigos y hemiácigos accesoria ofrecen medios alternativos de drenaje venoso desde las regiones torácica, abdominal y del dorso cuando se produce una **obstrucción de la vena cava inferior (VCI)**. En algunas personas, la vena ácigos accesoria es paralela a la ácigos principal en el lado derecho. Otras personas no tienen un sistema de venas hemiácigos. Una variante clínicamente importante, aunque poco frecuente, es cuando el sistema ácigos recibe toda la sangre de la VCI,

excepto la procedente del hígado. En estas personas, el sistema ácigos drena casi toda la sangre inferior al diafragma, excepto la del tubo digestivo. Cuando se produce una **obstrucción de la vena cava superior** por encima de la entrada de la vena ácigos, la sangre puede drenar hacia las venas de la pared abdominal y volver al atrio derecho a través de la VCI y el sistema de venas ácigos.

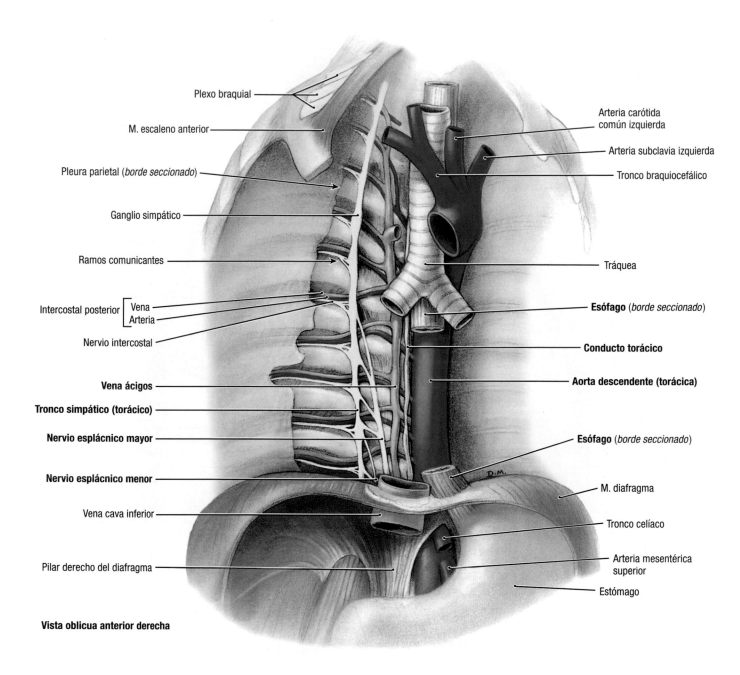

Plexo braquial

M. escaleno anterior

Pleura parietal (*borde seccionado*)

Ganglio simpático

Ramos comunicantes

Intercostal posterior { Vena / Arteria }

Nervio intercostal

Vena ácigos

Tronco simpático (torácico)

Nervio esplácnico mayor

Nervio esplácnico menor

Vena cava inferior

Pilar derecho del diafragma

Arteria carótida común izquierda

Arteria subclavia izquierda

Tronco braquiocefálico

Tráquea

Esófago (*borde seccionado*)

Conducto torácico

Aorta descendente (torácica)

Esófago (*borde seccionado*)

M. diafragma

Tronco celíaco

Arteria mesentérica superior

Estómago

Vista oblicua anterior derecha

3-75 **Estructuras del mediastino posterior I**

- En esta pieza, la pleura parietal está intacta en el lado izquierdo y parcialmente extirpada en el lado derecho. También se extirpa una porción del esófago, entre la bifurcación de la tráquea y el diafragma.
- El tronco simpático torácico está conectado a cada nervio intercostal por ramos comunicantes.
- El nervio esplácnico mayor está formado por fibras de los ganglios simpáticos torácicos 5.° a 10.°, y el nervio esplácnico menor recibe fibras

de los ganglios torácicos 10.° y 11.°. Ambos nervios contienen fibras aferentes presinápticas y viscerales.
- La vena ácigos asciende anterior a los vasos intercostales y a la derecha del conducto torácico y la aorta, y drena en la vena cava superior.

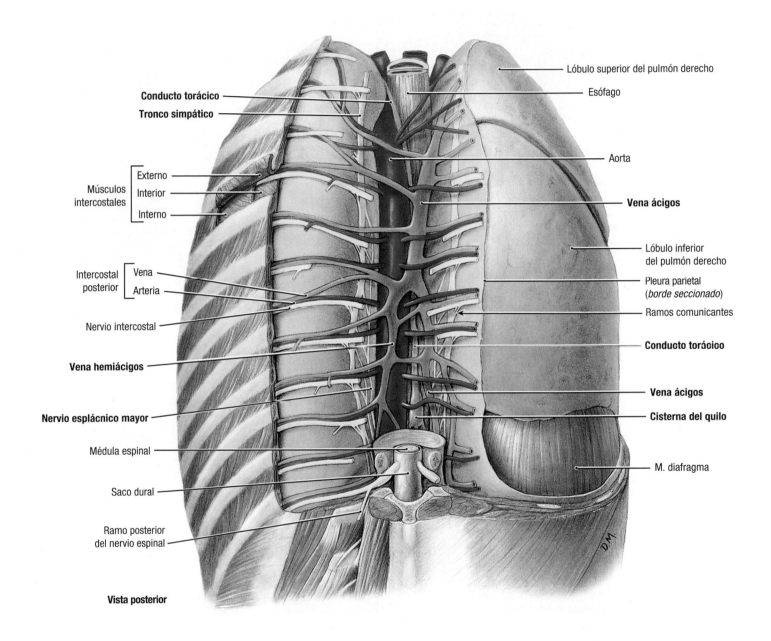

Conducto torácico

Tronco simpático

Músculos intercostales
- Externo
- Interior
- Interno

Intercostal posterior
- Vena
- Arteria

Nervio intercostal

Vena hemiácigos

Nervio esplácnico mayor

Médula espinal

Saco dural

Ramo posterior del nervio espinal

Vista posterior

Lóbulo superior del pulmón derecho

Esófago

Aorta

Vena ácigos

Lóbulo inferior del pulmón derecho

Pleura parietal (*borde seccionado*)

Ramos comunicantes

Conducto torácico

Vena ácigos

Cisterna del quilo

M. diafragma

Estructuras del mediastino posterior II

3-76

- A la derecha se han retirado la columna vertebral torácica y la caja torácica. A la izquierda, se han retirado las costillas y la musculatura intercostal hasta los ángulos costales. La pleura parietal está intacta en el lado izquierdo, pero se ha extraído parcialmente en el derecho para mostrar la pleura visceral que cubre el pulmón derecho.

- La vena ácigos está en el lado derecho y la hemiácigos en el izquierdo, cruzando la línea media (por lo general en T9 pero más superior en esta pieza) para unirse a la vena ácigos. La vena hemiácigos accesoria está ausente en esta pieza; en su lugar, tres venas intercostales posteriores más superiores drenan directamente en la ácigos.

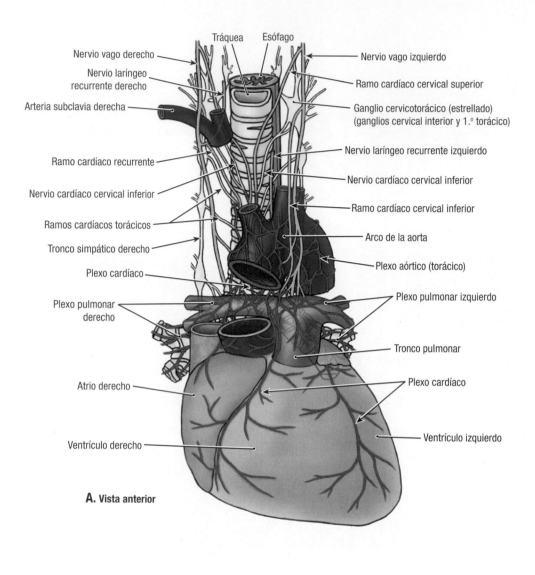

A. Vista anterior

Tráquea
Esófago
Nervio vago derecho
Nervio laríngeo recurrente derecho
Arteria subclavia derecha
Ramo cardíaco recurrente
Nervio cardíaco cervical inferior
Ramos cardíacos torácicos
Tronco simpático derecho
Plexo cardíaco
Plexo pulmonar derecho
Atrio derecho
Ventrículo derecho

Nervio vago izquierdo
Ramo cardíaco cervical superior
Ganglio cervicotorácico (estrellado) (ganglios cervical interior y 1.º torácico)
Nervio laríngeo recurrente izquierdo
Nervio cardíaco cervical inferior
Ramo cardíaco cervical inferior
Arco de la aorta
Plexo aórtico (torácico)
Plexo pulmonar izquierdo
Tronco pulmonar
Plexo cardíaco
Ventrículo izquierdo

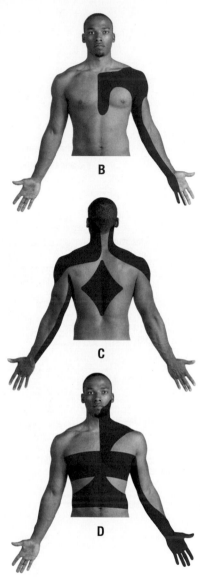

B

C

D

3-77 **Revisión de la inervación autónoma y visceral aferente del tórax**

A. Inervación del corazón. **B-D.** Zonas de dolor referido al corazón (*rojo*). **E.** Inervación del mediastino posterior y superior.

El corazón es insensible al tacto, al corte, al frío y al calor; sin embargo, la isquemia y la acumulación de productos metabólicos estimulan las terminaciones del dolor en el miocardio. Las fibras aferentes del dolor discurren centralmente en los ramos cervicales medios e inferiores y, sobre todo, en los ramos cardíacos torácicos del tronco simpático. Los axones de estas neuronas sensitivas primarias entran en los segmentos de la médula espinal T1 a T4 o T5, especialmente en el lado izquierdo.

El **dolor cardíaco referido** es un fenómeno por el cual los estímulos nocivos que se originan en el corazón son percibidos por una persona como un dolor que surge de una parte superficial del cuerpo: la piel del miembro superior izquierdo, por ejemplo. El dolor referido visceral es transmitido por fibras aferentes viscerales que acompañan a las fibras simpáticas y se refiere típicamente a estructuras o áreas somáticas como un extremo que tiene fibras aferentes con cuerpos celulares en el mismo

ganglio espinal y procesos centrales que entran en la médula espinal a través de las mismas raíces posteriores (Hardy & Naftel, 2001).

El **dolor anginoso** suele irradiarse desde la región subesternal y pectoral izquierda hasta el hombro izquierdo y la cara medial del miembro superior izquierdo (*imagen B*). Esta porción de la extremidad es inervada por el cutáneo medial del brazo. A menudo, los ramos cutáneos laterales de los nervios intercostales 2.º y 3.º (los nervios intercostobraquiales) se unen o se superponen en su distribución con el nervio cutáneo medial del brazo. En consecuencia, el dolor cardíaco se ve referido al miembro superior porque los segmentos medulares de estos nervios cutáneos (T1-T3) también son comunes a las terminaciones aferentes viscerales para las arterias coronarias. También pueden establecerse contactos sinápticos con las neuronas comisurales (conectoras), que conducen los impulsos a las neuronas del lado derecho de zonas comparables de la médula espinal. Esto explica por qué el dolor de origen cardíaco, aunque suele estar referido al lado izquierdo, puede estar referido al lado derecho, a ambos lados o a la espalda (*imágenes C y D*).

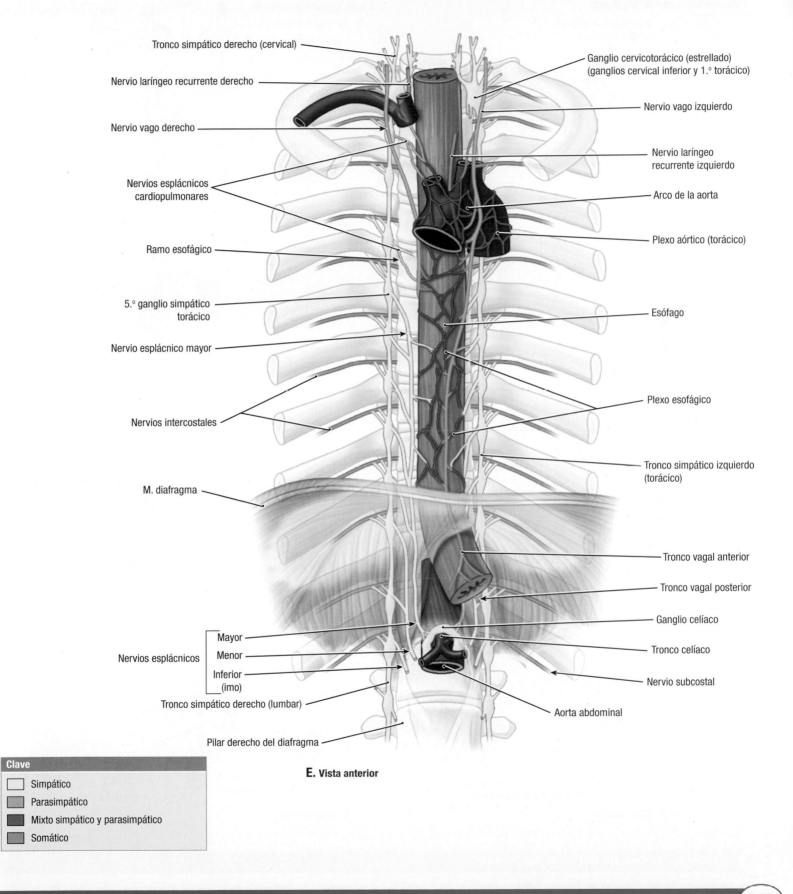

Tronco simpático derecho (cervical)

Nervio laríngeo recurrente derecho

Nervio vago derecho

Nervios esplácnicos cardiopulmonares

Ramo esofágico

5.º ganglio simpático torácico

Nervio esplácnico mayor

Nervios intercostales

M. diafragma

Nervios esplácnicos — Mayor
Menor
Inferior (imo)

Tronco simpático derecho (lumbar)

Pilar derecho del diafragma

Ganglio cervicotorácico (estrellado) (ganglios cervical inferior y 1.º torácico)

Nervio vago izquierdo

Nervio laríngeo recurrente izquierdo

Arco de la aorta

Plexo aórtico (torácico)

Esófago

Plexo esofágico

Tronco simpático izquierdo (torácico)

Tronco vagal anterior

Tronco vagal posterior

Ganglio celíaco

Tronco celíaco

Nervio subcostal

Aorta abdominal

E. Vista anterior

Clave
☐ Simpático
☐ Parasimpático
■ Mixto simpático y parasimpático
☐ Somático

Áreas del tórax (superficial y profunda):

☐ Drenada por el conducto linfático derecho

☐ Drenada por el conducto torácico

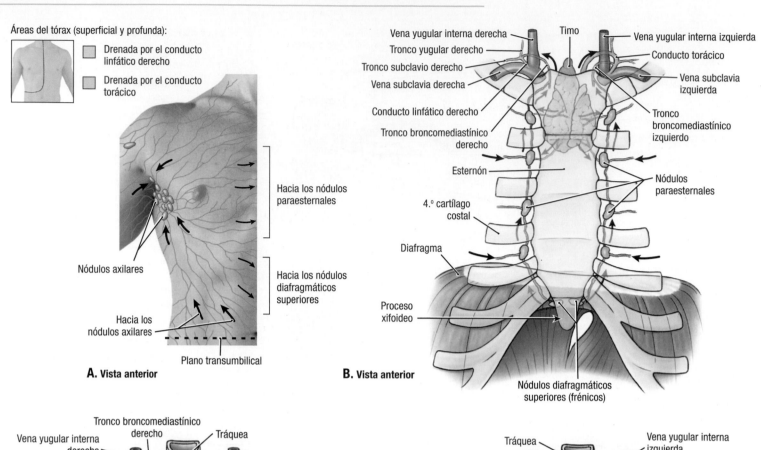

A. Vista anterior

Nódulos axilares

Hacia los nódulos paraesternales

Hacia los nódulos diafragmáticos superiores

Hacia los nódulos axilares

Plano transumbilical

B. Vista anterior

Vena yugular interna derecha — Timo — Vena yugular interna izquierda
Tronco yugular derecho — Conducto torácico
Tronco subclavio derecho — Vena subclavia izquierda
Vena subclavia derecha
Conducto linfático derecho — Tronco broncomediastínico izquierdo
Tronco broncomediastínico derecho
Esternón — Nódulos paraesternales
4.º cartílago costal
Diafragma
Proceso xifoideo — Nódulos diafragmáticos superiores (frénicos)

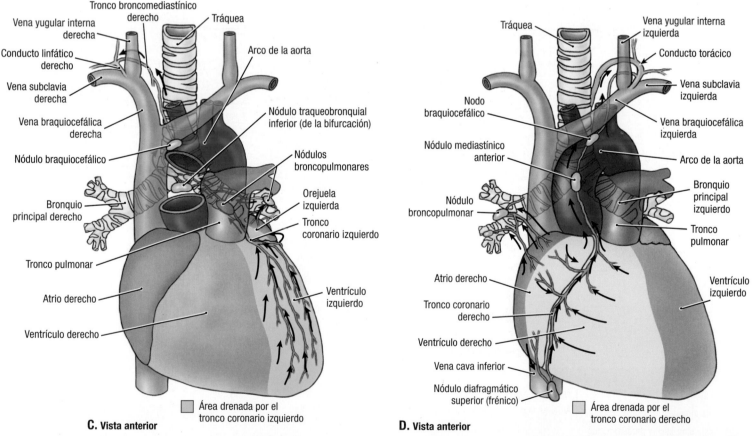

C. Vista anterior

D. Vista anterior

Tronco broncomediastínico derecho — Tráquea
Vena yugular interna derecha
Conducto linfático derecho — Arco de la aorta
Vena subclavia derecha
Vena braquiocefálica derecha — Nódulo traqueobronquial inferior (de la bifurcación)
Nódulo braquiocefálico — Nódulos broncopulmonares
Bronquio principal derecho — Orejuela izquierda
Tronco pulmonar — Tronco coronario izquierdo
Atrio derecho — Ventrículo izquierdo
Ventrículo derecho
Área drenada por el tronco coronario izquierdo

Tráquea — Vena yugular interna izquierda
Conducto torácico
Nodo braquiocefálico — Vena subclavia izquierda
Nódulo mediastínico anterior — Vena braquiocefálica izquierda
Arco de la aorta
Nódulo broncopulmonar — Bronquio principal izquierdo
Atrio derecho — Tronco pulmonar
Tronco coronario derecho — Ventrículo izquierdo
Ventrículo derecho
Vena cava inferior
Nódulo diafragmático superior (frénico)
Área drenada por el tronco coronario derecho

A. Drenaje linfático superficial. **B.** Drenaje linfático profundo de los nódulos paraesternales. **C.** Drenaje linfático del lado izquierdo del corazón. **D.** Drenaje linfático del lado derecho del corazón.

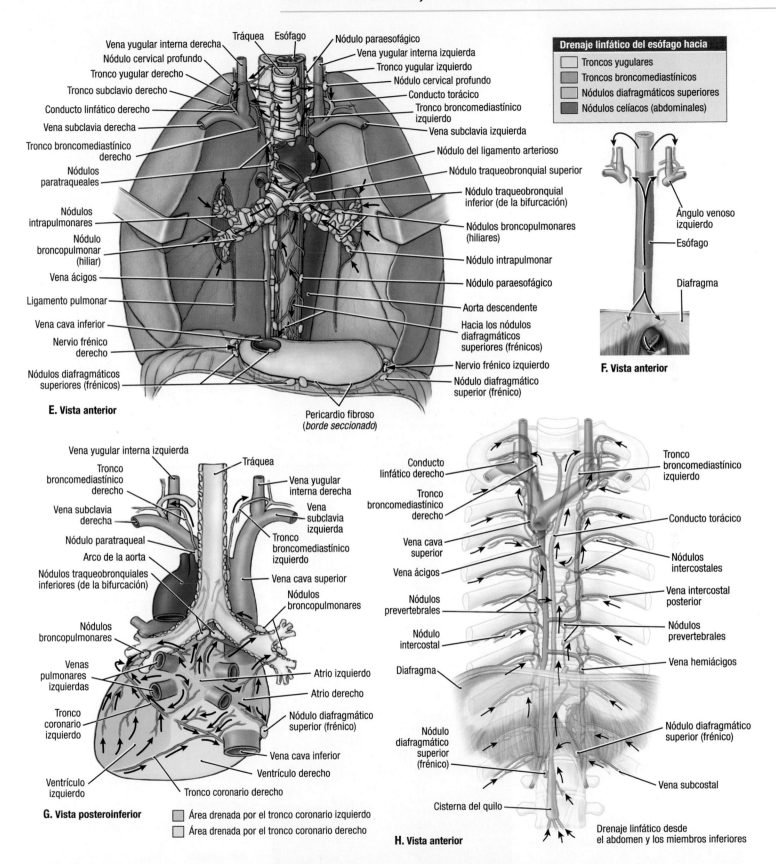

Drenaje linfático del esófago hacia
- Troncos yugulares
- Troncos broncomediastínicos
- Nódulos diafragmáticos superiores
- Nódulos celíacos (abdominales)

Vena yugular interna derecha
Nódulo cervical profundo
Tronco yugular derecho
Tronco subclavio derecho
Conducto linfático derecho
Vena subclavia derecha
Tronco broncomediastínico derecho
Nódulos paratraqueales
Nódulos intrapulmonares
Nódulo broncopulmonar (hiliar)
Vena ácigos
Ligamento pulmonar
Vena cava inferior
Nervio frénico derecho
Nódulos diafragmáticos superiores (frénicos)

Tráquea Esófago Nódulo paraesofágico
Vena yugular interna izquierda
Tronco yugular izquierdo
Nódulo cervical profundo
Conducto torácico
Tronco broncomediastínico izquierdo
Vena subclavia izquierda
Nódulo del ligamento arterioso
Nódulo traqueobronquial superior
Nódulo traqueobronquial inferior (de la bifurcación)
Nódulos broncopulmonares (hiliares)
Nódulo intrapulmonar
Nódulo paraesofágico
Aorta descendente
Hacia los nódulos diafragmáticos superiores (frénicos)
Nervio frénico izquierdo
Nódulo diafragmático superior (frénico)

E. Vista anterior

Pericardio fibroso (*borde seccionado*)

Ángulo venoso izquierdo
Esófago
Diafragma

F. Vista anterior

Vena yugular interna izquierda
Tronco broncomediastínico derecho
Vena subclavia derecha
Nódulo paratraqueal
Arco de la aorta
Nódulos traqueobronquiales inferiores (de la bifurcación)
Nódulos broncopulmonares
Venas pulmonares izquierdas
Tronco coronario izquierdo
Ventrículo izquierdo

Tráquea
Vena yugular interna derecha
Vena subclavia izquierda
Tronco broncomediastínico izquierdo
Vena cava superior
Nódulos broncopulmonares
Atrio izquierdo
Atrio derecho
Nódulo diafragmático superior (frénico)
Vena cava inferior
Ventrículo derecho
Tronco coronario derecho

G. Vista posteroinferior

Área drenada por el tronco coronario izquierdo
Área drenada por el tronco coronario derecho

Conducto linfático derecho
Tronco broncomediastínico derecho
Vena cava superior
Vena ácigos
Nódulos prevertebrales
Nódulo intercostal
Diafragma
Nódulo diafragmático superior (frénico)
Cisterna del quilo

Tronco broncomediastínico izquierdo
Conducto torácico
Nódulos intercostales
Vena intercostal posterior
Nódulos prevertebrales
Vena hemiácigos
Nódulo diafragmático superior (frénico)
Vena subcostal
Drenaje linfático desde el abdomen y los miembros inferiores

H. Vista anterior

E. Drenaje linfático de los pulmones, el esófago y la superficie superior del diafragma. **F.** Drenaje linfático del esófago. **G.** Drenaje linfático de las superficies posterior e inferior del corazón. **H.** Drenaje linfático del mediastino posterior.

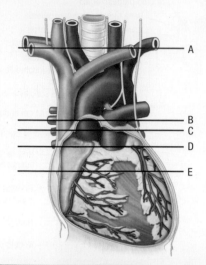

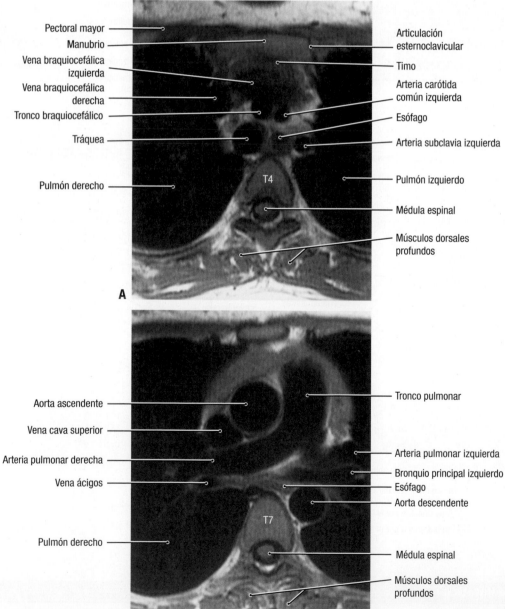

Pectoral mayor

Manubrio

Vena braquiocefálica izquierda

Vena braquiocefálica derecha

Tronco braquiocefálico

Tráquea

Pulmón derecho

Articulación esternoclavicular

Timo

Arteria carótida común izquierda

Esófago

Arteria subclavia izquierda

Pulmón izquierdo

Médula espinal

Músculos dorsales profundos

T4

A

Aorta ascendente

Vena cava superior

Arteria pulmonar derecha

Vena ácigos

Pulmón derecho

Tronco pulmonar

Arteria pulmonar izquierda

Bronquio principal izquierdo

Esófago

Aorta descendente

Médula espinal

Músculos dorsales profundos

T7

3-79 **Resonancia magnética transversal (axial) de tórax (A-E)**

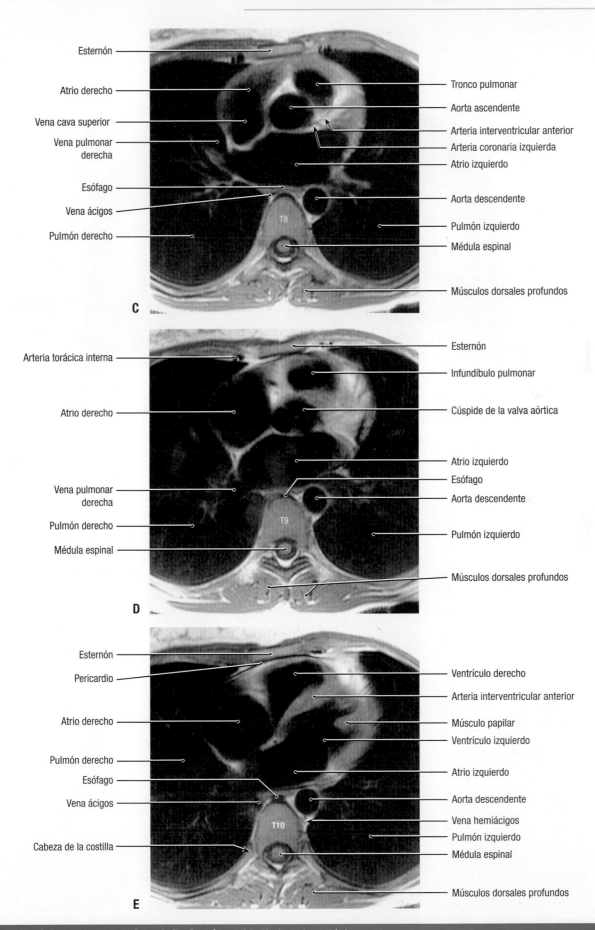

C

Esternón

Atrio derecho

Vena cava superior

Vena pulmonar derecha

Esófago

Vena ácigos

Pulmón derecho

T8

Tronco pulmonar

Aorta ascendente

Arteria interventricular anterior

Arteria coronaria izquierda

Atrio izquierdo

Aorta descendente

Pulmón izquierdo

Médula espinal

Músculos dorsales profundos

D

Arteria torácica interna

Atrio derecho

Vena pulmonar derecha

Pulmón derecho

Médula espinal

T9

Esternón

Infundíbulo pulmonar

Cúspide de la valva aórtica

Atrio izquierdo

Esófago

Aorta descendente

Pulmón izquierdo

Músculos dorsales profundos

E

Esternón

Pericardio

Atrio derecho

Pulmón derecho

Esófago

Vena ácigos

Cabeza de la costilla

T10

Ventrículo derecho

Arteria interventricular anterior

Músculo papilar

Ventrículo izquierdo

Atrio izquierdo

Aorta descendente

Vena hemiácigos

Pulmón izquierdo

Médula espinal

Músculos dorsales profundos

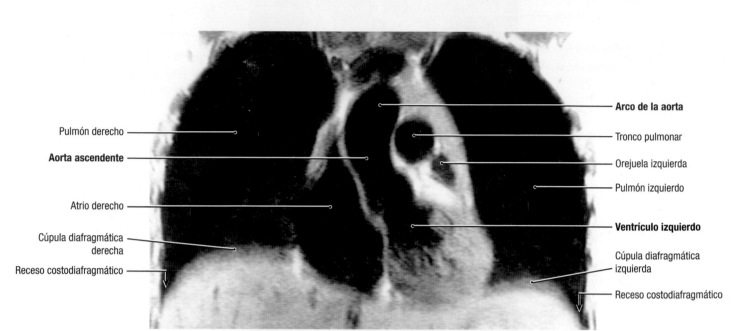

Arco de la aorta

Pulmón derecho

Tronco pulmonar

Aorta ascendente

Orejuela izquierda

Pulmón izquierdo

Atrio derecho

Ventrículo izquierdo

Cúpula diafragmática derecha

Cúpula diafragmática izquierda

Receso costodiafragmático

Receso costodiafragmático

A. Resonancia magnética (RM) frontal en el plano del arco y la aorta ascendente

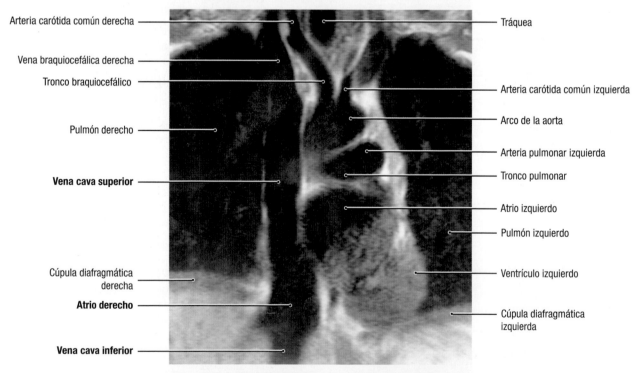

Arteria carótida común derecha

Tráquea

Vena braquiocefálica derecha

Tronco braquiocefálico

Arteria carótida común izquierda

Pulmón derecho

Arco de la aorta

Arteria pulmonar izquierda

Vena cava superior

Tronco pulmonar

Atrio izquierdo

Pulmón izquierdo

Cúpula diafragmática derecha

Ventrículo izquierdo

Atrio derecho

Cúpula diafragmática izquierda

Vena cava inferior

B. RM frontal en el plano de las venas cavas superior e inferior

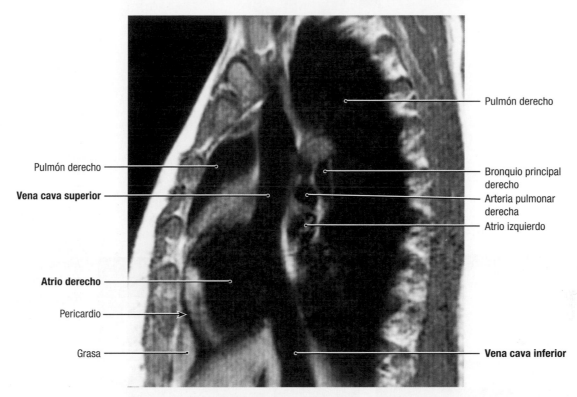

Pulmón derecho

Pulmón derecho

Vena cava superior

Bronquio principal derecho

Arteria pulmonar derecha

Atrio izquierdo

Atrio derecho

Pericardio

Grasa

Vena cava inferior

A. Resonancia magnética (RM) sagital en el plano de las venas cavas superior e inferior

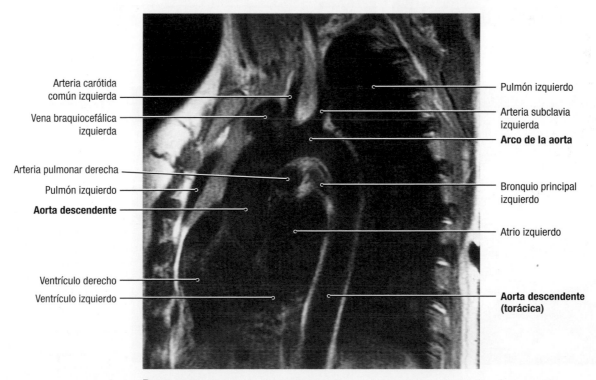

Arteria carótida común izquierda

Vena braquiocefálica izquierda

Arteria pulmonar derecha

Pulmón izquierdo

Aorta descendente

Ventrículo derecho

Ventrículo izquierdo

Pulmón izquierdo

Arteria subclavia izquierda

Arco de la aorta

Bronquio principal izquierdo

Atrio izquierdo

Aorta descendente (torácica)

B. RM sagital en el plano del arco de la aorta

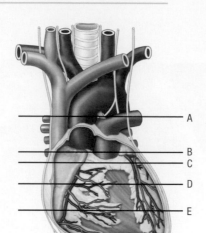

Nivel de las adqusiciones en A-E

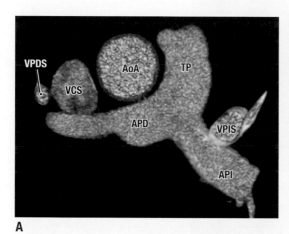

A

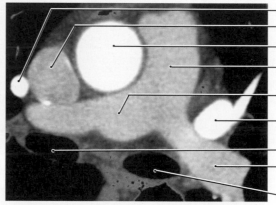

Vena pulmonar derecha superior (*VPDS*)

Vena cava superior (*VCS*)

Aorta ascendente (*AoA*)

Tronco pulmonar (*TP*)

Arteria pulmonar derecha (*APD*)

Vena pulmonar izquierda superior (*VPIS*)

Bronquio principal derecho

Arteria pulmonar izquierda (*API*)

Bronquio principal izquierdo

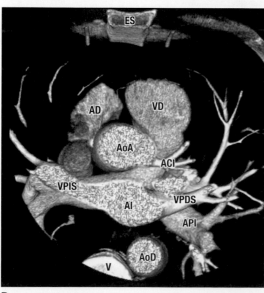

B

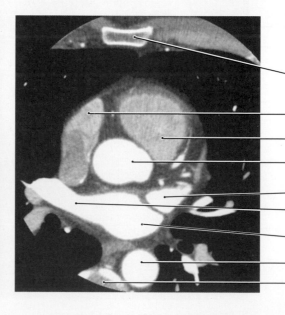

En reconstrucción volumétrica en 3D:

Arteria coronaria izquierda (*ACI*)

Esternón (*ES*)

Atrio derecho (*AD*)

Ventrículo derecho (*VD*)

Aorta ascendente (*AoA*)

Vena pulmonar izquierda superior (*VPIS*)

Vena pulmonar derecha superior (*VPDS*)

Atrio izquierdo (*AI*)

Aorta descendente (*AoD*)

Vértebra (*V*)

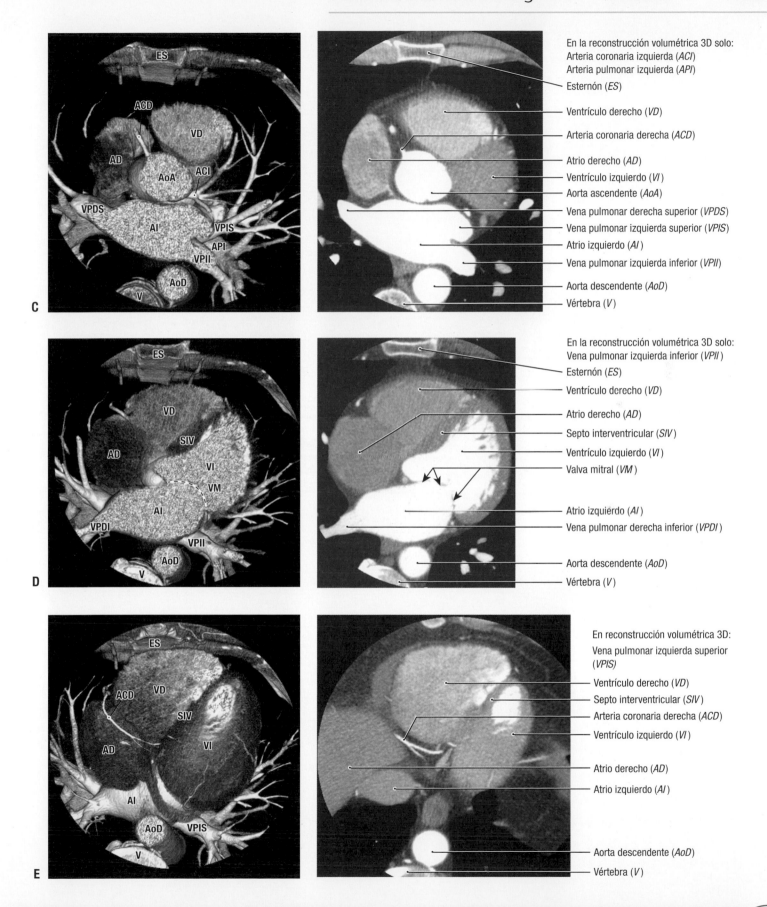

C

En la reconstrucción volumétrica 3D solo:
Arteria coronaria izquierda (*ACI*)
Arteria pulmonar izquierda (*API*)
Esternón (*ES*)

Ventrículo derecho (*VD*)

Arteria coronaria derecha (*ACD*)

Atrio derecho (*AD*)

Ventrículo izquierdo (*VI*)

Aorta ascendente (*AoA*)

Vena pulmonar derecha superior (*VPDS*)

Vena pulmonar izquierda superior (*VPIS*)

Atrio izquierdo (*AI*)

Vena pulmonar izquierda inferior (*VPII*)

Aorta descendente (*AoD*)

Vértebra (*V*)

D

En la reconstrucción volumétrica 3D solo:
Vena pulmonar izquierda inferior (*VPII*)
Esternón (*ES*)

Ventrículo derecho (*VD*)

Atrio derecho (*AD*)

Septo interventricular (*SIV*)

Ventrículo izquierdo (*VI*)

Valva mitral (*VM*)

Atrio izquierdo (*AI*)

Vena pulmonar derecha inferior (*VPDI*)

Aorta descendente (*AoD*)

Vértebra (*V*)

E

En reconstrucción volumétrica 3D:
Vena pulmonar izquierda superior
(*VPIS*)

Ventrículo derecho (*VD*)

Septo interventricular (*SIV*)

Arteria coronaria derecha (*ACD*)

Ventrículo izquierdo (*VI*)

Atrio derecho (*AD*)

Atrio izquierdo (*AI*)

Aorta descendente (*AoD*)

Vértebra (*V*)

Reconstrucciones volumétricas 3D transversales u horizontales (lado izquierdo de la página) y angiotomografías de tórax (A-E) *(continuación)*

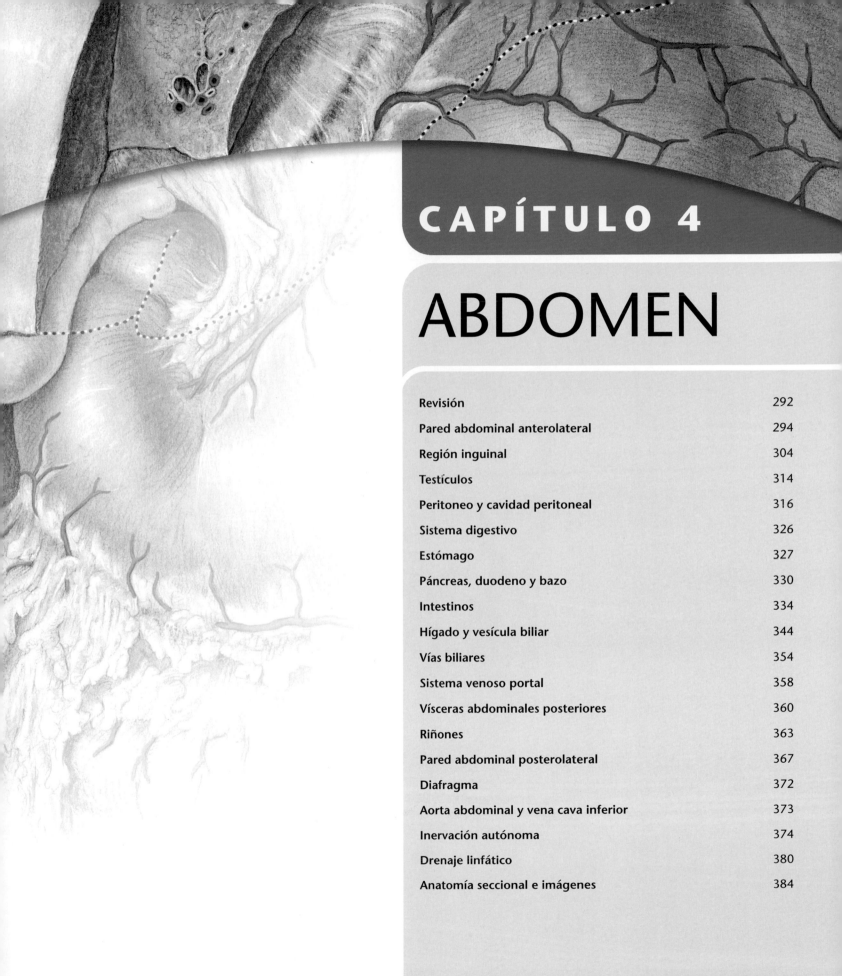

ABDOMEN

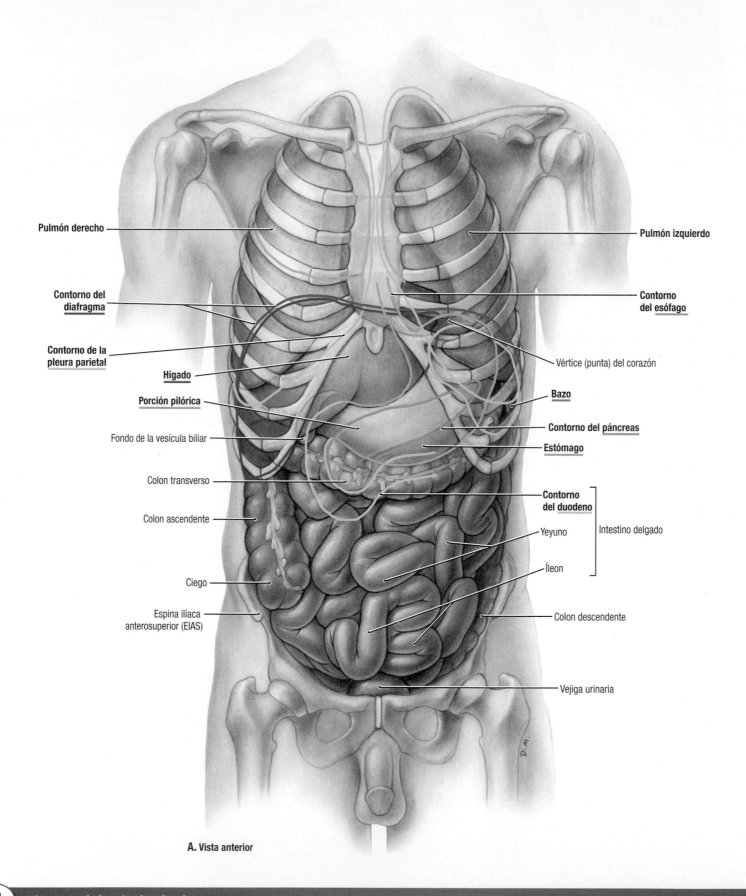

Pulmón derecho

Contorno del
diafragma

Contorno de la
pleura parietal

Hígado

Porción pilórica

Fondo de la vesícula biliar

Colon transverso

Colon ascendente

Ciego

Espina ilíaca
anterosuperior (EIAS)

Pulmón izquierdo

Contorno
del esófago

Vértice (punta) del corazón

Bazo

Contorno del páncreas

Estómago

**Contorno
del duodeno**

Yeyuno   Intestino delgado

Íleon

Colon descendente

Vejiga urinaria

A. Vista anterior

4-1   **Vísceras abdominales *in situ***

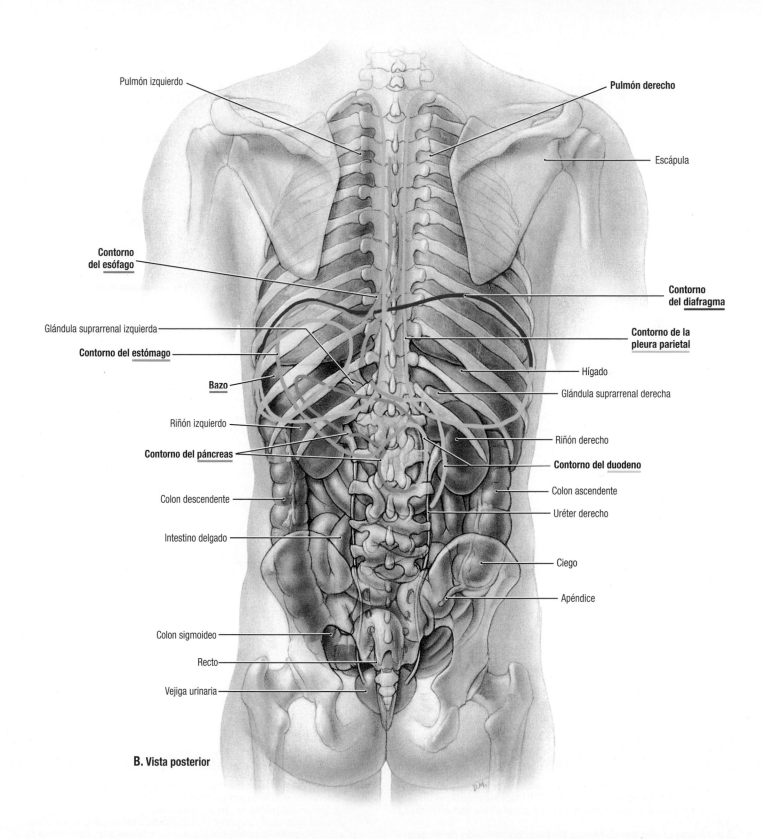

Pulmón izquierdo

Pulmón derecho

Escápula

Contorno del esófago

Contorno del diafragma

Glándula suprarrenal izquierda

Contorno de la pleura parietal

Contorno del estómago

Hígado

Bazo

Glándula suprarrenal derecha

Riñón izquierdo

Riñón derecho

Contorno del páncreas

Contorno del duodeno

Colon descendente

Colon ascendente

Uréter derecho

Intestino delgado

Ciego

Apéndice

Colon sigmoideo

Recto

Vejiga urinaria

B. Vista posterior

Vísceras abdominales *in situ* (*continuación*)

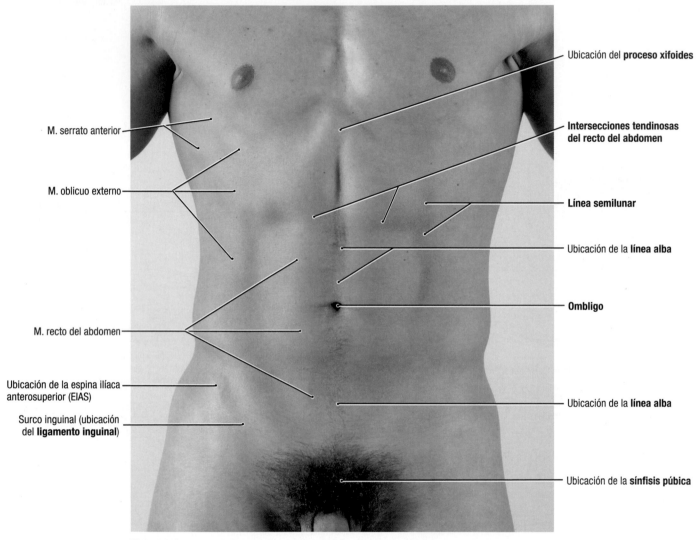

M. serrato anterior

M. oblicuo externo

M. recto del abdomen

Ubicación de la espina ilíaca
anterosuperior (EIAS)

Surco inguinal (ubicación
del **ligamento inguinal**)

Ubicación del **proceso xifoides**

**Intersecciones tendinosas
del recto del abdomen**

Línea semilunar

Ubicación de la **línea alba**

Ombligo

Ubicación de la **línea alba**

Ubicación de la **sínfisis púbica**

Vista anterior

<table>
<tr><td>4-2</td><td>**Anatomía de superficie**</td></tr>
</table>

- El ombligo es el sitio donde el cordón umbilical ingresaba en el feto e indica el nivel anterior del dermatoma T10. Normalmente, el ombligo se encuentra en el nivel del disco intervertebral entre las vértebras L3 y L4.
- La línea alba es una banda fibrosa formada por la fusión de las aponeurosis abdominales derecha e izquierda, entre el proceso xifoides y la sínfisis del pubis, delimitada superficialmente por un surco cutáneo vertical en la línea media.
- Un surco cutáneo curvo, la línea semilunar, delimita el borde lateral de los músculos rectos abdominales derecho e izquierdo y la vaina del recto.

- En los individuos delgados con un buen desarrollo muscular, tres a cuatro surcos cutáneos transversales recubren las intersecciones tendinosas de los músculos rectos abdominales.
- El sitio del ligamento inguinal está indicado por un pliegue cutáneo, el surco inguinal, justo inferior y paralelo al ligamento, que marca la división entre la pared abdominal anterolateral y el muslo.

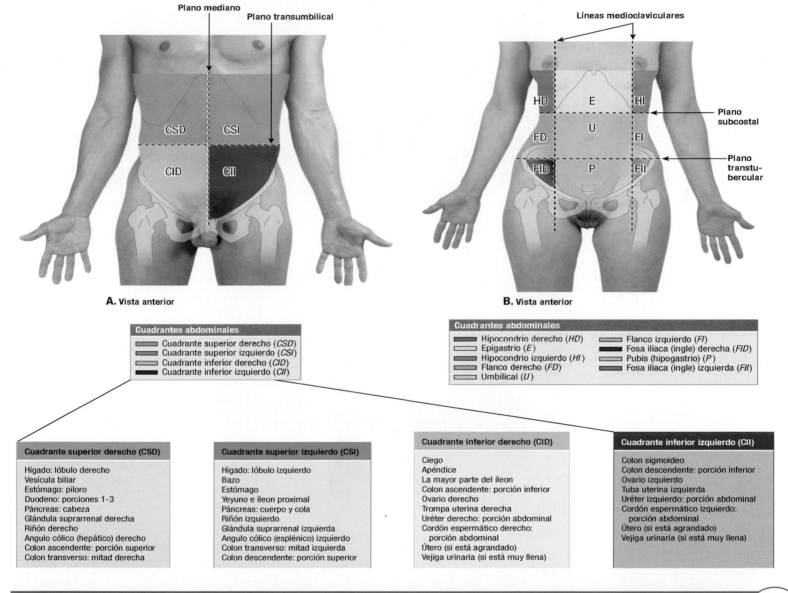

A. Vista anterior

B. Vista anterior

Cuadrantes abdominales

- Cuadrante superior derecho (*CSD*)
- Cuadrante superior izquierdo (*CSI*)
- Cuadrante inferior derecho (*CID*)
- Cuadrante inferior izquierdo (*CII*)

Cuadrantes abdominales

- Hipocondrio derecho (*HD*)
- Epigastrio (*E*)
- Hipocondrio izquierdo (*HI*)
- Flanco derecho (*FD*)
- Umbilical (*U*)
- Flanco izquierdo (*FI*)
- Fosa ilíaca (ingle) derecha (*FID*)
- Pubis (hipogastrio) (*P*)
- Fosa ilíaca (ingle) izquierda (*FII*)

Cuadrante superior derecho (CSD)

Hígado: lóbulo derecho
Vesícula biliar
Estómago: píloro
Duodeno: porciones 1-3
Páncreas: cabeza
Glándula suprarrenal derecha
Riñón derecho
Angulo cólico (hepático) derecho
Colon ascendente: porción superior
Colon transverso: mitad derecha

Cuadrante superior izquierdo (CSI)

Hígado: lóbulo izquierdo
Bazo
Estómago
Yeyuno e íleon proximal
Páncreas: cuerpo y cola
Riñón izquierdo
Glándula suprarrenal izquierda
Angulo cólico (esplénico) izquierdo
Colon transverso: mitad izquierda
Colon descendente: porción superior

Cuadrante inferior derecho (CID)

Ciego
Apéndice
La mayor parte del íleon
Colon ascendente: porción inferior
Ovario derecho
Trompa uterina derecha
Uréter derecho: porción abdominal
Cordón espermático derecho:
    porción abdominal
Útero (si está agrandado)
Vejiga urinaria (si está muy llena)

Cuadrante inferior izquierdo (CII)

Colon sigmoideo
Colon descendente: porción inferior
Ovario izquierdo
Tuba uterina izquierda
Uréter izquierdo: porción abdominal
Cordón espermático izquierdo:
    porción abdominal
Útero (si está agrandado)
Vejiga urinaria (si está muy llena)

Regiones y cuadrantes abdominales **4-3**

A. Cuadrantes. B. Regiones. Es importante saber qué órganos se encuentran en cada región o cuadrante abdominal para saber dónde auscultarlos, percutirlos y palparlos, así como para registrar los sitios de los hallazgos durante una exploración física.

Las seis causas frecuentes de **protrusión abdominal** son: comida, líquidos, grasa, heces, flatos y el feto. La protrusión del ombligo puede ser un signo de aumento de la presión intraabdominal, en general debido a ascitis (acumulación abdominal de líquido seroso en la cavidad peritoneal) o a una gran masa (p. ej., un tumor, un feto o un órgano agrandado como el hígado [hepatomegalia]).

Tener las manos tibias es importante cuando se palpa la pared abdominal porque, si están frías, pueden hacer que los músculos abdominales

anterolaterales se contraigan, produciendo espasmos musculares involuntarios conocidos como *defensa abdominal*. La defensa abdominal intensa, o sea la rigidez muscular refleja que no se puede inhibir voluntariamente, ocurre durante la palpación cuando un órgano (como el apéndice) está inflamado y constituye en sí misma un signo clínicamente significativo de **abdomen agudo**. Los espasmos musculares involuntarios intentan proteger las vísceras de la compresión, que es dolorosa cuando hay una infección abdominal. La inervación común de los nervios de la piel y los músculos de la pared explica por qué se presentan estos espasmos.

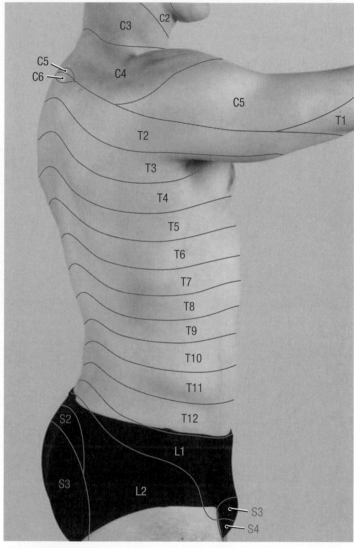

Vista lateral

Los nervios toracoabdominales (T7-T11) corren entre los músculos oblicuo interno y transverso del abdomen, dando lugar a ramos que aportan inervación sensitiva a la piel suprayacente. El nervio T10 inerva la región del ombligo. El nervio subcostal (T12) recorre el borde inferior de la 12.ª costilla para inervar la piel sobre la espina ilíaca anterosuperior, así como la

cadera. El nervio iliohipogástrico (también L1) inerva la piel de la cresta ilíaca y la región inferior del pubis; el nervio ilioinguinal (también L1) inerva la piel del monte del pubis, la cara anterior del escroto o los labios pudendos mayores y la cara superomedial del muslo.

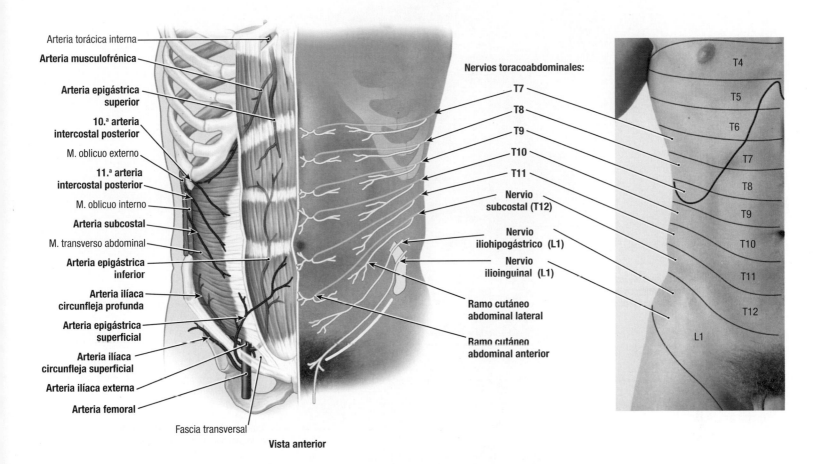

Arteria torácica interna

Arteria musculofrénica

Arteria epigástrica superior

10.ª arteria intercostal posterior

M. oblicuo externo

11.ª arteria intercostal posterior

M. oblicuo interno

Arteria subcostal

M. transverso abdominal

Arteria epigástrica inferior

Arteria ilíaca circunfleja profunda

Arteria epigástrica superficial

Arteria ilíaca circunfleja superficial

Arteria ilíaca externa

Arteria femoral

Fascia transversal

Vista anterior

Nervios toracoabdominales:

T7

T8

T9

T10

T11

Nervio subcostal (T12)

Nervio iliohipogástrico (L1)

Nervio ilioinguinal (L1)

Ramo cutáneo abdominal lateral

Ramo cutáneo abdominal anterior

T4

T5

T6

T7

T8

T9

T10

T11

T12

L1

Arterias y nervios de la pared abdominal anterolateral 4-5

La piel y los músculos de la pared abdominal anterolateral son inervados principalmente por:
- Nervios toracoabdominales: porciones inferiores y abdominales de los ramos anteriores de los seis nervios espinales torácicos inferiores (T7-T11), que tienen ramos musculares y cutáneos abdominales anteriores y laterales. Los ramos cutáneos abdominales anteriores perforan la vaina del recto a poca distancia del plano mediano, después de haber inervado el músculo recto abdominal. Los nervios espinales T7-T9 inervan la piel superiormente al ombligo; T10 inerva la piel alrededor del ombligo.
- Nervio espinal T11, más los ramos cutáneos de los nervios subcostal (T12), iliohipogástrico e ilioinguinal (L1): inervan la piel inferiormente al ombligo.
- Nervio subcostal: gran ramo anterior del nervio espinal T12.

Los vasos sanguíneos de la pared abdominal anterolateral son:
- Los vasos epigástricos superiores y las ramas de los vasos musculofrénicos, las ramas terminales de los vasos torácicos internos.

- Los vasos ilíacos epigástricos inferiores y circunflejos profundos de los vasos ilíacos externos.
- Los vasos ilíacos circunflejos superficiales y epigástricos superficiales de la arteria femoral y la vena safena mayor.
- Los vasos intercostales posteriores en el 11.° espacio intercostal y ramas anteriores de los vasos subcostales.

Lesiones nerviosas por incisiones. Los nervios espinales torácicos inferiores (T7-T12) y los nervios iliohipogástricos e ilioinguinales (L1) ingresan en la musculatura abdominal por separado para proporcionar la inervación multisegmentaria de los músculos abdominales. Así, se distribuyen a lo largo de la pared abdominal anterolateral, donde siguen cursos oblicuos pero mayoritariamente horizontales. Son susceptibles a ser lesionados por las incisiones quirúrgicas o por traumatismos a cualquier nivel de la pared abdominal. Una lesión en ellos puede provocar el debilitamiento de los músculos. En la región inguinal, esta debilidad puede predisponer al desarrollo de una hernia inguinal.

Nervios intercosto-braquiales (T2)

Nervio torácico largo

M. latísimo del dorso

Ramos posteriores de los ramos cutáneos abdominales laterales de los nervios toracoabdominales

Ramo cutáneo lateral del nervio iliohipogástrico (L1)

Ramo cutáneo lateral del nervio subcostal (T12)

Vista lateral

M. pectoral mayor

Pezón

M. serrato anterior

Ramos anteriores de los ramos cutáneos abdominales laterales (T6, T7, T8)

M. oblicuo externo

Aponeurosis del oblicuo externo (parte de la pared anterior de la vaina del recto)

Ombligo

Espina ilíaca anterosuperior

4-6 **Pared abdominal anterolateral, disección superficial**

La porción muscular del músculo oblicuo externo se interdigita con los haces del músculo serrato anterior, y la porción aponeurótica contribuye con la pared anterior de la vaina del recto. Los ramos anteriores y posteriores de los ramos cutáneos abdominales laterales de los nervios toracoabdominales discurren superficialmente en el tejido subcutáneo.

- Las **hernias umbilicales** suelen ser pequeñas protrusiones de grasa extraperitoneal, peritoneo, epiplón y, a veces, intestino. Son el resultado de un aumento de la presión intraabdominal en presencia de una debilidad

o un cierre incompleto de la pared abdominal anterior tras la ligadura del cordón umbilical en el momento del nacimiento; también pueden aparecer más tarde, sobre todo en mujeres y personas obesas.

- Las líneas a lo largo de las cuales se entrelazan las fibras de la aponeurosis abdominal (*véanse* figs. 4-10A, D y E) también son lugares potenciales de herniación. Estas brechas pueden ser congénitas, resultado de la tensión por la obesidad y el envejecimiento, o consecuencia de heridas quirúrgicas o traumatismos.

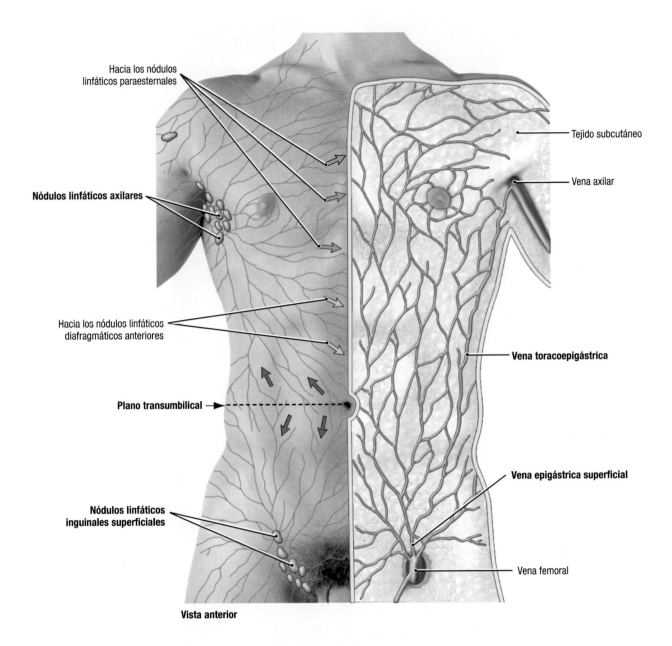

Hacia los nódulos
linfáticos paraesternales

Nódulos linfáticos axilares

Hacia los nódulos linfáticos
diafragmáticos anteriores

Plano transumbilical

**Nódulos linfáticos
inguinales superficiales**

Vista anterior

Tejido subcutáneo

Vena axilar

Vena toracoepigástrica

Vena epigástrica superficial

Vena femoral

Drenaje linfático y drenaje venoso subcutáneo (superficial) de la pared abdominal anterolateral ⬤ **4-7**

- La piel y el tejido subcutáneo de la pared abdominal tienen un intrin-
cado plexo venoso subcutáneo, que drena en dirección superior en la
vena torácica interna y en la vena torácica lateral en dirección lateral;
también en las venas epigástricas superficial e inferior en dirección inferior, tributarias de las venas femoral e ilíaca externa, respectivamente.
- Los vasos linfáticos superficiales acompañan a las venas subcutáneas.
Superior al plano transumbilical drenan principalmente en los nódulos linfáticos axilares; sin embargo, unos pocos drenan a los nódulos
linfáticos paraesternales. Los vasos linfáticos superficiales inferiores
al plano transumbilical drenan en los nódulos linfáticos inguinales
superficiales.

- La **liposucción** es un método quirúrgico para extraer la grasa subcutánea no deseada mediante un tubo de aspiración introducido por vía
percutánea y con alta presión de vacío. Los tubos se introducen por
vía subdérmica a través de pequeñas incisiones en la piel.
- Cuando el flujo en las venas cavas superior o inferior está obstruido,
las anastomosis entre los afluentes de estas venas sistémicas, como la
vena toracoepigástrica, pueden proporcionar **vías colaterales** por las
que se puede sortear la obstrucción, permitiendo que la sangre vuelva
al corazón. Las venas se agrandan y se vuelven tortuosas.

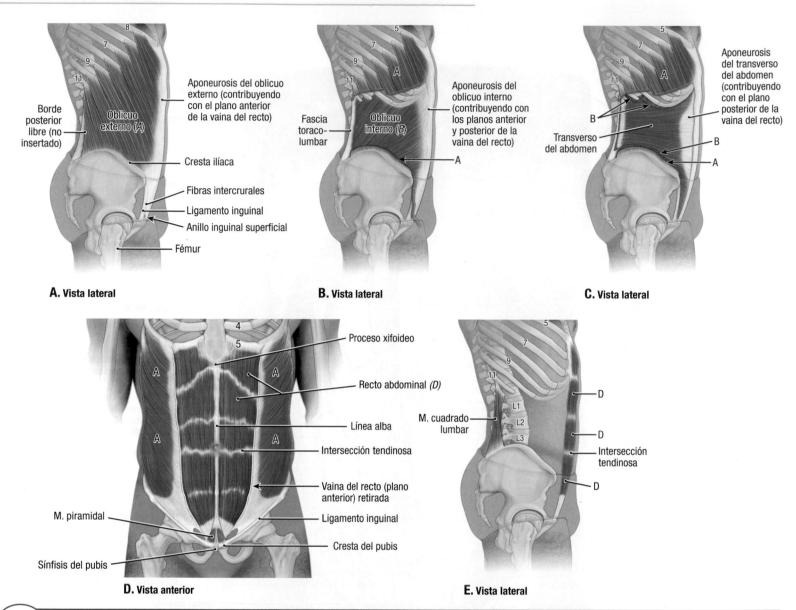

A. Vista lateral

B. Vista lateral

C. Vista lateral

D. Vista anterior

E. Vista lateral

4-9 **Músculos de la pared abdominal anterolateral**

A. Oblicuo externo. **B.** Oblicuo interno. **C.** Transverso del abdomen. **D-E.** Recto abdominal y piramidal.

TABLA 4-1 **Principales músculos de la pared abdominal anterolateral**

Músculos[a]	Origen	Inserción	Inervación	Acción(es)
Oblicuo externo (*imagen A*)	Superficies externas de las costillas 5.ª-12.ª	Línea alba, tubérculo púbico y mitad anterior de la cresta ilíaca	Nervios toracoabdominales (ramos anteriores de T7-T11) y nervio subcostal	Comprime y sostiene las vísceras abdominales; flexiona y rota el tronco
Oblicuo interno (*imagen B*)	Fascia toracolumbar, dos tercios anteriores de la cresta ilíaca y tejido conjuntivo profundo respecto al ligamento inguinal	Bordes inferiores de las costillas 10.ª-12.ª, línea alba y pubis a través del tendón conjunto	Nervios toracoabdominales (ramos anteriores de T7-T11), nervio subcostal y primer nervio lumbar	
Transverso del abdomen (*imagen C*)	Superficies internas de los cartílagos costales 7.º-12.º, fascia toracolumbar, cresta ilíaca y tejido conjuntivo profundo respecto al ligamento inguinal (fascia del iliopsoas)	Línea alba con aponeurosis del oblicuo interno, cresta púbica y pectíneo del pubis a través del tendón conjunto		Comprime y sostiene las vísceras abdominales (con el oblicuo externo ipsilateralmente, el oblicuo interno contralateralmente)
Recto abdominal (*imagen D*)	Sínfisis púbica y cresta púbica	Proceso xifoideo y 5.º-7.º cartílagos costales	Nervios toracoabdominales (T7-T11) y nervio subcostal	Flexiona el tronco y comprime las vísceras abdominales;[b] estabiliza y controla la inclinación de la pelvis

[a]Aproximadamente el 80% de las personas tienen un *músculo piramidal* que se encuentra en la vaina del recto delante de la parte más inferior del recto abdominal. Se extiende desde la cresta púbica del hueso coxal hasta la línea alba. Este pequeño músculo tensa la línea alba. [b]Al hacerlo, estos músculos actúan como antagonistas del diafragma en la espiración.

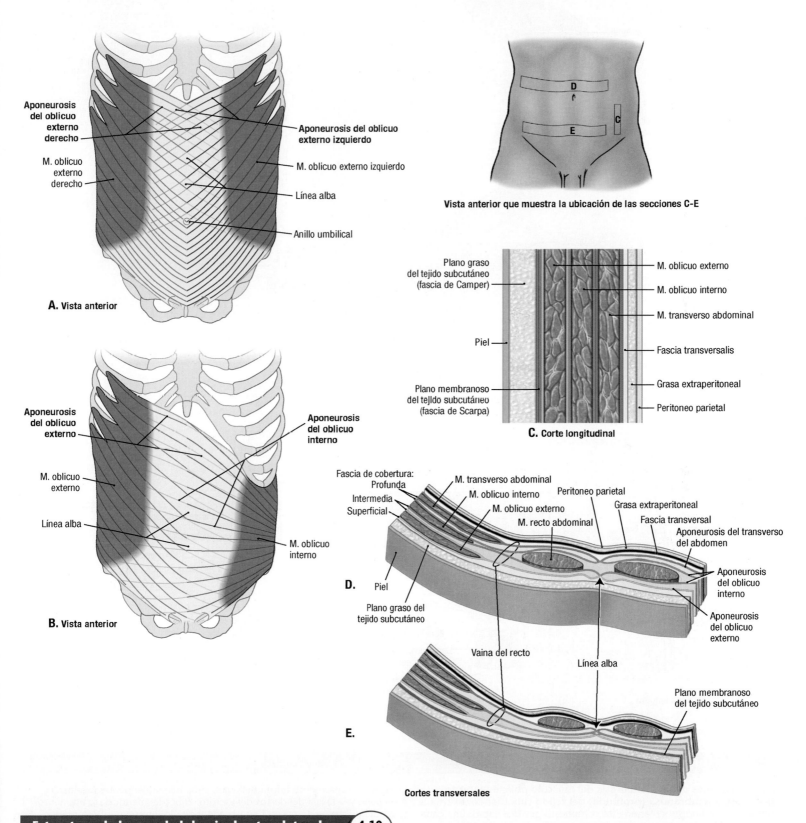

A. Vista anterior

Aponeurosis del oblicuo externo derecho

M. oblicuo externo derecho

Aponeurosis del oblicuo externo izquierdo

M. oblicuo externo izquierdo

Línea alba

Anillo umbilical

B. Vista anterior

Aponeurosis del oblicuo externo

M. oblicuo externo

Línea alba

Aponeurosis del oblicuo interno

M. oblicuo interno

Vista anterior que muestra la ubicación de las secciones C-E

C. Corte longitudinal

Plano graso del tejido subcutáneo (fascia de Camper)

Piel

Plano membranoso del tejido subcutáneo (fascia de Scarpa)

M. oblicuo externo

M. oblicuo interno

M. transverso abdominal

Fascia transversalis

Grasa extraperitoneal

Peritoneo parietal

D.

Fascia de cobertura:
Profunda
Intermedia
Superficial

Piel

Plano graso del tejido subcutáneo

M. transverso abdominal

M. oblicuo interno

M. oblicuo externo

M. recto abdominal

Peritoneo parietal

Grasa extraperitoneal

Fascia transversal

Aponeurosis del transverso del abdomen

Aponeurosis del oblicuo interno

Aponeurosis del oblicuo externo

Vaina del recto

Línea alba

E.

Plano membranoso del tejido subcutáneo

Cortes transversales

Estructura de la pared abdominal anterolateral — 4-10

A. Interdigitación de las aponeurosis de los músculos oblicuos externos derecho e izquierdo. **B.** Interdigitación de las aponeurosis de los músculos oblicuos externos e internos contralaterales. **C-E.** Planos de la pared abdominal y de la vaina del recto.

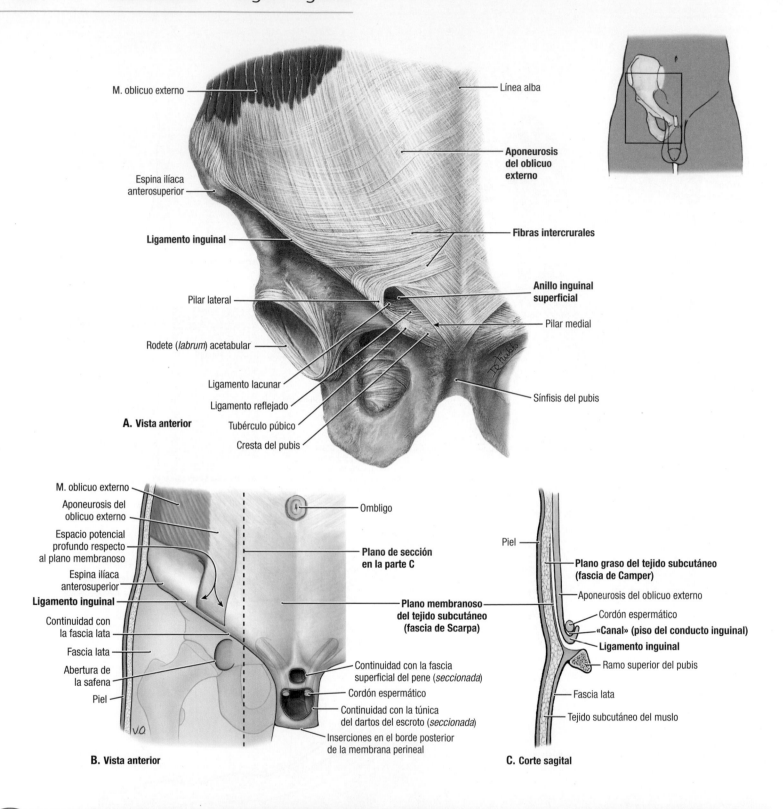

M. oblicuo externo

Línea alba

Espina ilíaca
anterosuperior

**Aponeurosis
del oblicuo
externo**

Ligamento inguinal

Fibras intercrurales

**Anillo inguinal
superficial**

Pilar lateral

Pilar medial

Rodete (*labrum*) acetabular

Ligamento lacunar

Ligamento reflejado

Síntisis del pubis

A. Vista anterior

Tubérculo púbico

Cresta del pubis

M. oblicuo externo

Ombligo

Aponeurosis del
oblicuo externo

Espacio potencial
profundo respecto
al plano membranoso

**Plano de sección
en la parte C**

Espina ilíaca
anterosuperior

Ligamento inguinal

Continuidad con
la fascia lata

**Plano membranoso
del tejido subcutáneo
(fascia de Scarpa)**

Fascia lata

Continuidad con la fascia
superficial del pene (*seccionada*)

Abertura de
la safena

Cordón espermático

Piel

Continuidad con la túnica
del dartos del escroto (*seccionada*)

Inserciones en el borde posterior
de la membrana perineal

B. Vista anterior

Piel

**Plano graso del tejido subcutáneo
(fascia de Camper)**

Aponeurosis del oblicuo externo

Cordón espermático

«Canal» (piso del conducto inguinal)

Ligamento inguinal

Ramo superior del pubis

Fascia lata

Tejido subcutáneo del muslo

C. Corte sagital

A. Formaciones de la aponeurosis del músculo oblicuo externo.
B-C. Capa membranosa (profunda) del tejido subcutáneo. Inferior al
ombligo, el tejido subcutáneo está compuesto por dos capas: una capa
grasa superficial y una capa membranosa profunda. En dirección lateral,
la capa membranosa se fusiona con la fascia lata del muslo casi un dedo
inferior al ligamento abguinal. En dirección medial, se fusiona con la
línea alba y la sínfisis del pubis en la línea media; inferiormente, continúa

como la capa membranosa del tejido subcutáneo del periné (perineo) y
el pene y la fascia del dartos del escroto. El borde inferior de la aponeurosis del oblicuo externo está engrosado y girado internamente formando
el ligamento inguinal. La superficie superior del ligamento inguinal que
gira forma una depresión, o «canal», poco profunda que es el piso del
conducto inguinal.

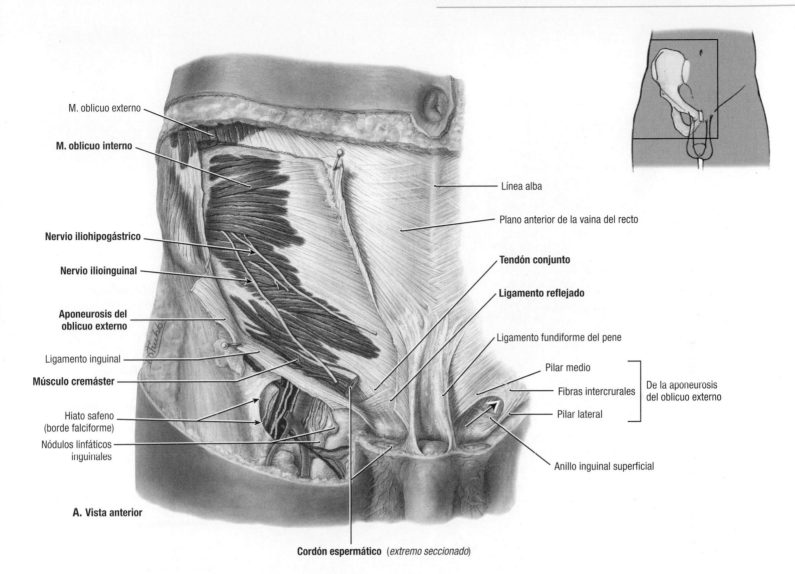

M. oblicuo externo

M. oblicuo interno

Línea alba

Plano anterior de la vaina del recto

Nervio iliohipogástrico

Nervio ilioinguinal

Tendón conjunto

Ligamento reflejado

Aponeurosis del oblicuo externo

Ligamento fundiforme del pene

Ligamento inguinal

Pilar medio

Músculo cremáster

Fibras intercrurales

De la aponeurosis del oblicuo externo

Hiato safeno (borde falciforme)

Pilar lateral

Nódulos linfáticos inguinales

Anillo inguinal superficial

A. Vista anterior

Cordón espermático (*extremo seccionado*)

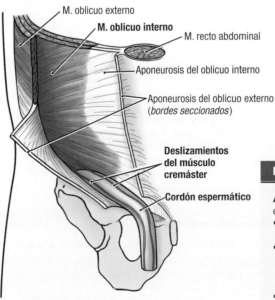

M. oblicuo externo

M. oblicuo interno

M. recto abdominal

Aponeurosis del oblicuo interno

Aponeurosis del oblicuo externo
(*bordes seccionados*)

Deslizamientos del músculo cremáster

Cordón espermático

B. Vista anterior

Región inguinal en el hombre II (4-12)

A. Músculo oblicuo interno y músculo cremáster. Se ha seccionado parte de la aponeurosis del músculo oblicuo externo y del cordón espermático. **B. Esquema.**

- La fascia cremáster cubre el cordón espermático. El músculo cremáster está disperso dentro de la fascia cremastérica.
- El ligamento reflejado está formado por fibras aponeuróticas del músculo oblicuo externo y se sitúa anterior al tendón conjunto. El tendón conjunto está formado por la fusión de las porciones más inferiores de la aponeurosis de los músculos oblicuo interno y transverso del abdomen.
- Los ramos cutáneos de los nervios iliohipogástrico e ilioinguinal (L1) discurren entre los músculos oblicuos internos y externos; deben evitarse cuando se realiza una **incisión** para una **apendicectomía (en parrilla)** en esta región.

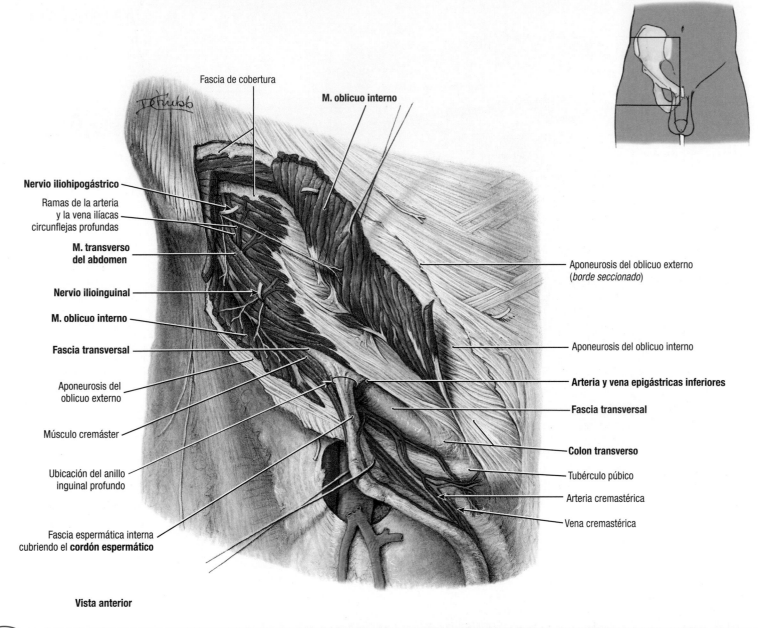

Fascia de cobertura

M. oblicuo interno

Nervio iliohipogástrico

Ramas de la arteria
y la vena ilíacas
circunflejas profundas

**M. transverso
del abdomen**

Nervio ilioinguinal

M. oblicuo interno

Fascia transversal

Aponeurosis del
oblicuo externo

Músculo cremáster

Ubicación del anillo
inguinal profundo

Fascia espermática interna
cubriendo el **cordón espermático**

Aponeurosis del oblicuo externo
(*borde seccionado*)

Aponeurosis del oblicuo interno

Arteria y vena epigástricas inferiores

Fascia transversal

Colon transverso

Tubérculo púbico

Arteria cremastérica

Vena cremastérica

Vista anterior

4-13 **Región inguinal en el hombre III**

El músculo oblicuo interno se ha reflejado y el cordón espermático
retraído.
- La porción del músculo oblicuo interno del tendón conjunto se inserta
  en la cresta del pubis, la porción del transverso abdominal en la línea
  pectínea.

- Los nervios iliohipogástrico e ilioinguinal (L1) inervan los músculos
  oblicuo interno y transverso del abdomen.
- La fascia transversal se evagina para formar la fascia espermática
  interna tubular. La entrada del tubo, llamada *anillo inguinal profundo*,
  está situada lateralmente respecto a los vasos epigástricos inferiores.

TABLA 4-2	Límites del conducto inguinal		
Límite	**Anillo profundo/tercio lateral**	**Tercio medio**	**Tercio medial/anillo superficial**
Pared posterior	Fascia transversal	Fascia transversal	Falce inguinal (tendón conjunto) más ligamento inguinal reflejado
Pared anterior	Oblicuo interno más pilar lateral de la aponeurosis del oblicuo externo	Aponeurosis del oblicuo externo (pilar lateral y fibras intercrurales)	Aponeurosis del oblicuo externo (fibras intercrurales), con la fascia del oblicuo externo que continúa en el cordón como fascia espermática externa
Techo	Fascia transversal	Arcos musculoaponeuróticos del oblicuo interno y del transverso del abdomen	Pilar medial de la aponeurosis del oblicuo externo
Piso	Tracto iliopúbico	Ligamento inguinal	Ligamento lacunar

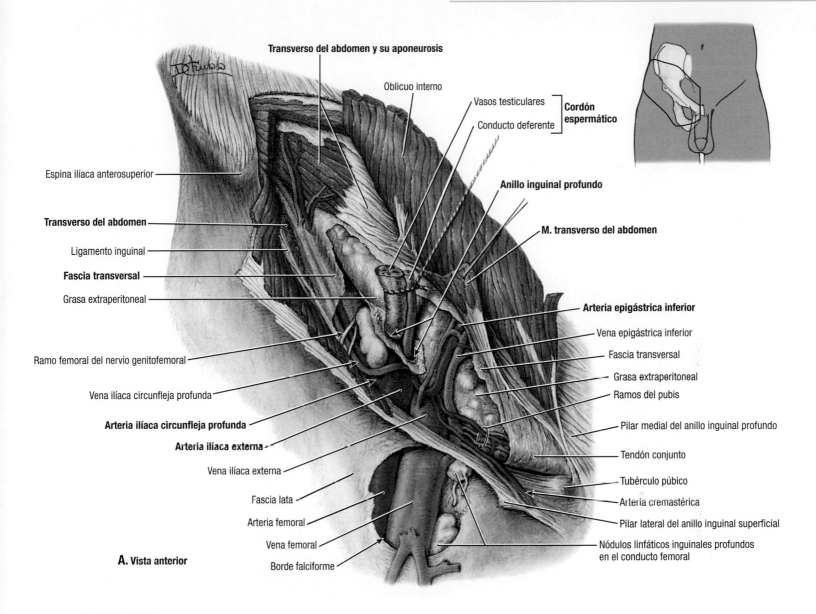

A. Vista anterior

Transverso del abdomen y su aponeurosis

Oblicuo interno

Vasos testiculares ⎫ **Cordón**
Conducto deferente ⎭ **espermático**

Espina ilíaca anterosuperior

Anillo inguinal profundo

Transverso del abdomen

M. transverso del abdomen

Ligamento inguinal

Fascia transversal

Grasa extraperitoneal

Arteria epigástrica inferior

Vena epigástrica inferior

Fascia transversal

Ramo femoral del nervio genitofemoral

Grasa extraperitoneal

Vena ilíaca circunfleja profunda

Ramos del pubis

Arteria ilíaca circunfleja profunda

Pilar medial del anillo inguinal profundo

Arteria ilíaca externa

Tendón conjunto

Vena ilíaca externa

Tubérculo púbico

Fascia lata

Arteria cremastérica

Arteria femoral

Pilar lateral del anillo inguinal superficial

Vena femoral

Nódulos linfáticos inguinales profundos
en el conducto femoral

Borde falciforme

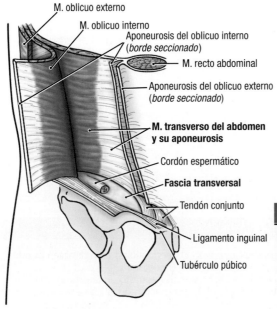

M. oblicuo externo

M. oblicuo interno

Aponeurosis del oblicuo interno
(*borde seccionado*)

M. recto abdominal

Aponeurosis del oblicuo externo
(*borde seccionado*)

**M. transverso del abdomen
y su aponeurosis**

Cordón espermático

Fascia transversal

Tendón conjunto

Ligamento inguinal

Tubérculo púbico

B. Vista anterior

Región inguinal en el hombre IV

4-14

A. Anillo inguinal profundo. La porción inguinal del músculo transverso del abdomen y la fascia transversalis se han seccionado parcialmente, el cordón espermático extirpado y el conducto deferente retraído. **B.** Esquema.

• El anillo inguinal profundo está situado superior al ligamento inguinal en el punto medio entre la espina ilíaca anterosuperior y el tubérculo púbico.

• La arteria ilíaca externa tiene dos ramas: la arteria ilíaca circunfleja profunda y la epigástrica inferior. Obsérvese también la arteria cremastérica y la rama púbica que nace en esta última.

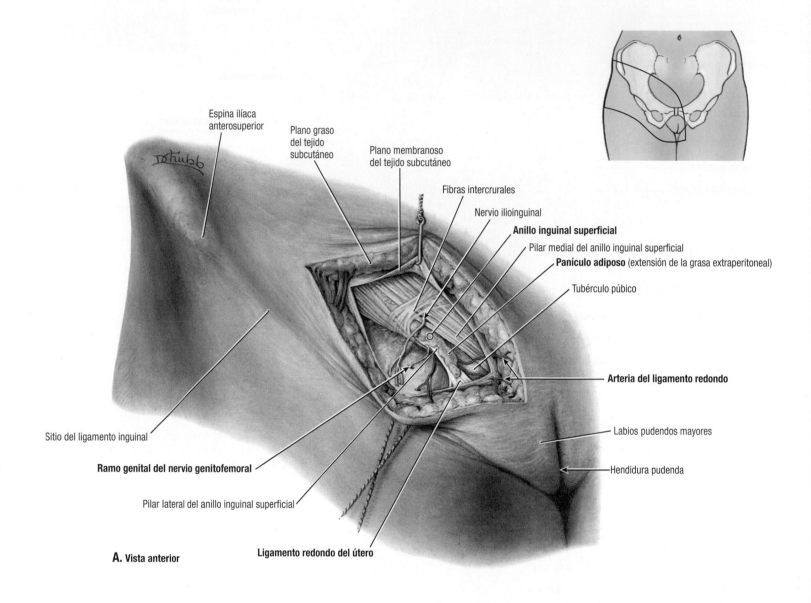

Espina ilíaca
anterosuperior

Plano graso
del tejido
subcutáneo

Plano membranoso
del tejido subcutáneo

Fibras intercrurales

Nervio ilioinguinal

Anillo inguinal superficial

Pilar medial del anillo inguinal superficial

Panículo adiposo (extensión de la grasa extraperitoneal)

Tubérculo púbico

Arteria del ligamento redondo

Labios pudendos mayores

Hendidura pudenda

Sitio del ligamento inguinal

Ramo genital del nervio genitofemoral

Pilar lateral del anillo inguinal superficial

Ligamento redondo del útero

A. Vista anterior

A-D. Disecciones progresivas del conducto inguinal en la mujer.
- El anillo inguinal superficial es pequeño (*imagen A*). A través del anillo inguinal superficial pasan el ligamento redondo del útero, un panículo adiposo denso, el ramo genital del nervio genitofemoral y la arteria del ligamento redondo del útero (*imagen B*).
- El ligamento redondo se despliega al salir del conducto inguinal y

acercarse al labio pudendo mayor. El nervio ilioinguinal también puede pasar por el anillo inguinal superficial (*imagen C*).
- La arteria y la vena ilíaca externa se han expuesto en la profundidad del conducto inguinal mediante la extirpación de la fascia transversal (*imagen D*).

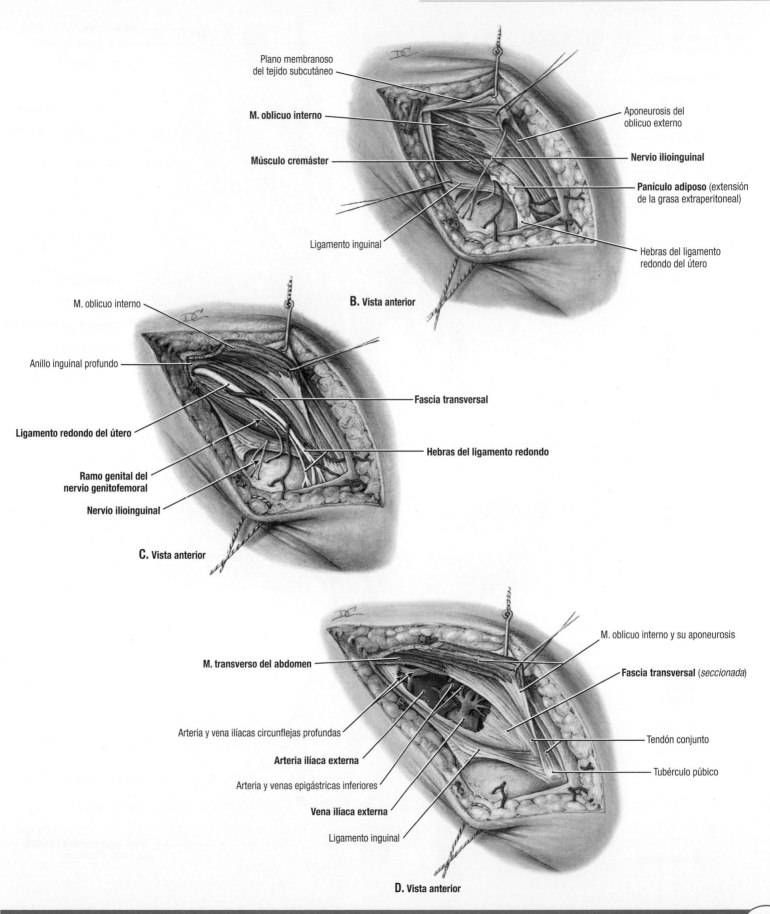

Plano membranoso
del tejido subcutáneo

M. oblicuo interno

Músculo cremáster

Ligamento inguinal

Aponeurosis del
oblicuo externo

Nervio ilioinguinal

Panículo adiposo (extensión
de la grasa extraperitoneal)

Hebras del ligamento
redondo del útero

B. Vista anterior

M. oblicuo interno

Anillo inguinal profundo

Ligamento redondo del útero

**Ramo genital del
nervio genitofemoral**

Nervio ilioinguinal

C. Vista anterior

Fascia transversal

Hebras del ligamento redondo

M. transverso del abdomen

Arteria y vena ilíacas circunflejas profundas

Arteria ilíaca externa

Arteria y venas epigástricas inferiores

Vena ilíaca externa

Ligamento inguinal

M. oblicuo interno y su aponeurosis

Fascia transversal (*seccionada*)

Tendón conjunto

Tubérculo púbico

D. Vista anterior

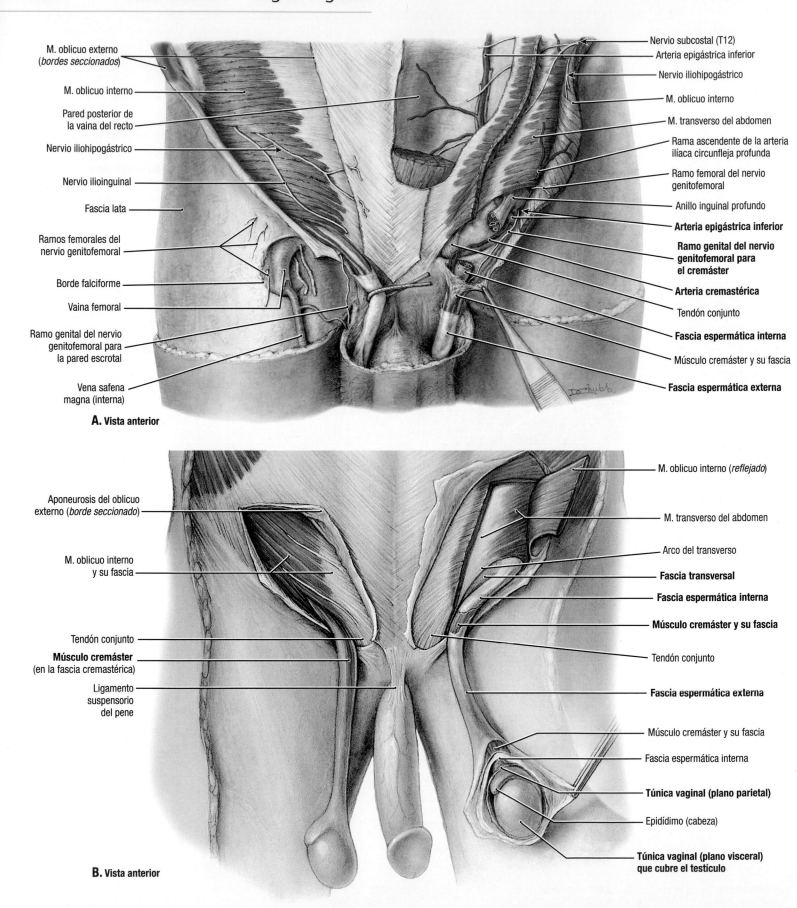

M. oblicuo externo
(*bordes seccionados*)

M. oblicuo interno

Pared posterior de
la vaina del recto

Nervio iliohipogástrico

Nervio ilioinguinal

Fascia lata

Ramos femorales del
nervio genitofemoral

Borde falciforme

Vaina femoral

Ramo genital del nervio
genitofemoral para
la pared escrotal

Vena safena
magna (interna)

A. Vista anterior

Nervio subcostal (T12)

Arteria epigástrica inferior

Nervio iliohipogástrico

M. oblicuo interno

M. transverso del abdomen

Rama ascendente de la arteria
ilíaca circunfleja profunda

Ramo femoral del nervio
genitofemoral

Anillo inguinal profundo

Arteria epigástrica inferior

**Ramo genital del nervio
genitofemoral para
el cremáster**

Arteria cremastérica

Tendón conjunto

Fascia espermática interna

Músculo cremáster y su fascia

Fascia espermática externa

Aponeurosis del oblicuo
externo (*borde seccionado*)

M. oblicuo interno
y su fascia

Tendón conjunto

Músculo cremáster
(en la fascia cremastérica)

Ligamento
suspensorio
del pene

B. Vista anterior

M. oblicuo interno (*reflejado*)

M. transverso del abdomen

Arco del transverso

Fascia transversal

Fascia espermática interna

Músculo cremáster y su fascia

Tendón conjunto

Fascia espermática externa

Músculo cremáster y su fascia

Fascia espermática interna

Túnica vaginal (plano parietal)

Epidídimo (cabeza)

**Túnica vaginal (plano visceral)
que cubre el testículo**

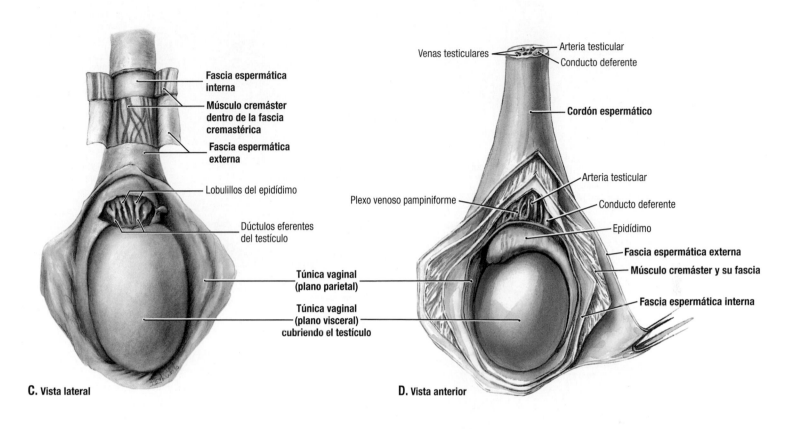

Fascia espermática interna

Músculo cremáster dentro de la fascia cremastérica

Fascia espermática externa

Lobulillos del epidídimo

Dúctulos eferentes del testículo

Túnica vaginal (plano parietal)

Túnica vaginal (plano visceral) cubriendo el testículo

C. Vista lateral

Venas testiculares

Arteria testicular

Conducto deferente

Cordón espermático

Plexo venoso pampiniforme

Arteria testicular

Conducto deferente

Epidídimo

Fascia espermática externa

Músculo cremáster y su fascia

Fascia espermática interna

D. Vista anterior

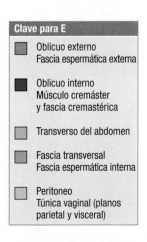

Clave para E

Oblicuo externo
Fascia espermática externa

Oblicuo interno
Músculo cremáster
y fascia cremastérica

Transverso del abdomen

Fascia transversal
Fascia espermática interna

Peritoneo
Túnica vaginal (planos
parietal y visceral)

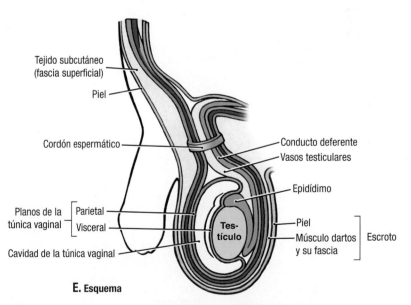

Tejido subcutáneo (fascia superficial)

Piel

Cordón espermático

Conducto deferente

Vasos testiculares

Epidídimo

Planos de la túnica vaginal — Parietal

Visceral

Tes-tículo

Piel

Músculo dartos y su fascia

Escroto

Cavidad de la túnica vaginal

E. Esquema

A. Disección del conducto inguinal. B. Disección de la región inguinal y de las cubiertas del cordón espermático y los testículos. **C-E.** Recu-brimiento del cordón espermático y los testículos. La cavidad de la túnica vaginal normalmente es un espacio potencial.

Hombre

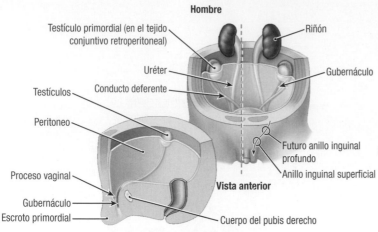

Testículo primordial (en el tejido conjuntivo retroperitoneal)
Riñón
Uréter
Gubernáculo
Conducto deferente
Testículos
Peritoneo
Futuro anillo inguinal profundo
Anillo inguinal superficial
Vista anterior
Proceso vaginal
Gubernáculo
Escroto primordial
Cuerpo del pubis derecho

Esquema de un corte sagital oblicuo a la derecha de la línea media

A. Séptima semana

Mujer

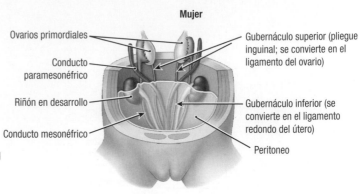

Ovarios primordiales
Gubernáculo superior (pliegue inguinal; se convierte en el ligamento del ovario)
Conducto paramesonéfrico
Riñón en desarrollo
Gubernáculo inferior (se convierte en el ligamento redondo del útero)
Conducto mesonéfrico
Peritoneo

D. Segundo mes

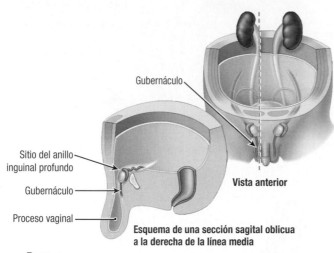

Gubernáculo
Sitio del anillo inguinal profundo
Gubernáculo
Proceso vaginal
Vista anterior

Esquema de una sección sagital oblicua a la derecha de la línea media

B. Séptimo mes

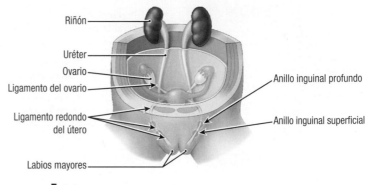

Riñón
Uréter
Ovario
Ligamento del ovario
Anillo inguinal profundo
Ligamento redondo del útero
Anillo inguinal superficial
Labios mayores

E. Quinceava semana

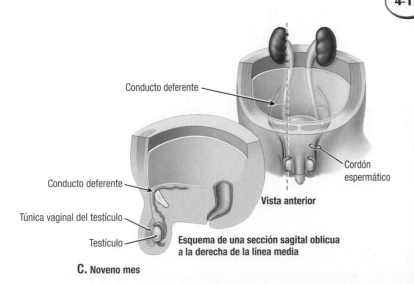

Conducto deferente
Cordón espermático
Conducto deferente
Vista anterior
Túnica vaginal del testículo
Testículo

Esquema de una sección sagital oblicua a la derecha de la línea media

C. Noveno mes

4-17   Reubicación de las gónadas

El conducto inguinal en la mujer es más estrecho que en el hombre; en los bebés de ambos sexos es más corto y mucho menos oblicuo que en los adultos. Para una descripción completa de la embriología de la región inguinal, *véase* Moore et al. (2016).

Los testículos fetales se mueven desde la pared abdominal posterior en la región lumbar superior hasta los anillos inguinales profundos durante la 9.ª-12.ª semana fetal. Esta aparente migración probablemente se deba al crecimiento de la columna vertebral y la pelvis. El gubernáculo masculino, unido al polo inferior del testículo y acompañado de una bolsa de peritoneo, el proceso vaginal, se proyecta hacia el escroto. El testículo pasa posterior al proceso vaginal. El remanente inferior del proceso vaginal forma la túnica vaginal que cubre los testículos. El conducto deferente y los vasos, los nervios y los linfáticos testiculares acompañan al testículo. El descenso de los testículos al escroto suele producirse antes o poco después del nacimiento.

Los ovarios fetales también se trasladan desde la pared abdominal posterior en la región lumbar superior durante la semana 12, pero pasan a la pelvis menor. El gubernáculo femenino se une al polo inferior del ovario y se proyecta en los labios pudendos mayores, insertándose en su camino al útero; la parte que pasa del útero al ovario forma el ligamento ovárico y el resto se convierte en el ligamento redondo del útero. Debido a las inserciones de los ligamentos ováricos al útero, los ovarios no se mueven hacia la región inguinal; sin embargo, el ligamento redondo pasa por el conducto inguinal y se une al tejido subcutáneo de los labios pudendos mayores.

Hernia inguinal directa (adquirida)   **Hernia inguinal indirecta (congénita)**

Vasos testiculares que ingresan en el cordón espermático

Pliegue umbilical lateral

Triángulo inguinal

Vasos epigástricos inferiores

Fascia transversal

M. transverso del abdomen

Pliegue umbilical medial

Pliegue umbilical mediano

Peritoneo

M. oblicuo interno

Conducto deferente

M. oblicuo externo

Anillo inguinal profundo

Nervio ilioinguinal

Ligamento inguinal

El intestino herniado pasa EN POSICIÓN MEDIAL respecto a los vasos epigástricos inferiores, empujando a través del peritoneo y la fascia transversal en el triángulo inguinal para ingresar al conducto inguinal

Intestino herniado que pasa POR FUERA de los vasos epigástricos inferiores para ingresar en el anillo inguinal profundo

Anillo inguinal profundo

Anillo inguinal superficial

Tendón conjunto (falce inguinal)

Saco herniario (paralelo al cordón espermático)

Asa de intestino dentro del cordón

Cordón espermático

Saco herniario (formado por las cubiertas del cordón espermático)

Trayecto de las hernias inguinales directas e indirectas   **4-18**

Una **hernia inguinal** es una protrusión de peritoneo parietal y vísceras, como el intestino delgado, a través de la pared abdominal en la región inguinal. Existen dos grandes categorías de hernia inguinal: indirecta y directa. Más de dos tercios son hernias indirectas que aparecen con mayor frecuencia en los varones.

TABLA 4-3   Características de las hernias inguinales

Características	Directa (adquirida)	Indirecta (congénita)
Factores predisponentes	Debilidad de la pared abdominal anterior en el triángulo inguinal (p. ej., debido a la distensión del anillo superficial, al estrechamiento del tendón conjunto o al adelgazamiento de la aponeurosis en los varones con ≥ 40 años de edad)	Permeabilidad del proceso vaginal (completa o al menos de la parte superior) en las personas jóvenes, la gran mayoría de las cuales son varones
Frecuencia	Menos frecuente (entre un tercio y un cuarto de las hernias inguinales)	Más frecuente (entre dos tercios y tres cuartos de las hernias inguinales)
Cubiertas en la salida de la cavidad abdominal	Peritoneo más fascia transversal (se encuentra fuera de una o dos cubiertas fasciales internas, paralelas al cordón)	Peritoneo del proceso vaginal persistente más las tres cubiertas fasciales del cordón/ligamento redondo
Trayecto	Suele atravesar solo el tercio medial del conducto inguinal, por fuera y paralelo al vestigio del proceso vaginal	Atraviesa el conducto inguinal (todo el conducto si es de tamaño suficiente) dentro del proceso vaginal
Salida de la pared abdominal anterior	A través del anillo superficial, lateral al cordón; rara vez ingresa en el escroto	A través del anillo superficial del interior del cordón, que suele pasar al escroto/labio mayor

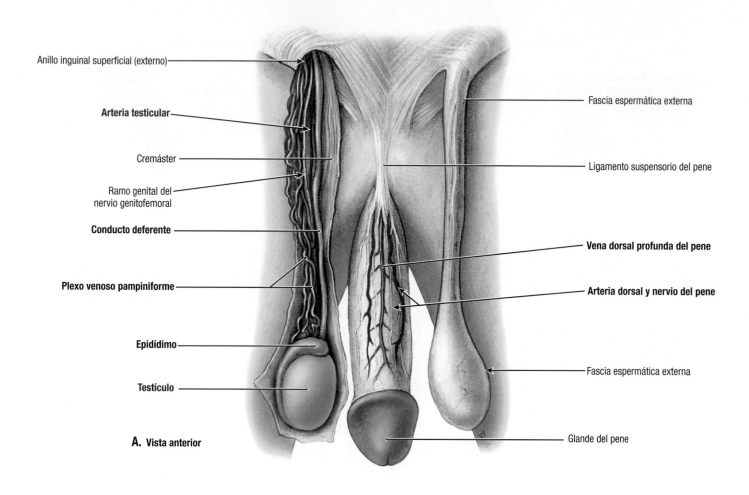

Anillo inguinal superficial (externo)

Arteria testicular

Cremáster

Ramo genital del nervio genitofemoral

Conducto deferente

Plexo venoso pampiniforme

Epidídimo

Testículo

A. Vista anterior

Fascia espermática externa

Ligamento suspensorio del pene

Vena dorsal profunda del pene

Arteria dorsal y nervio del pene

Fascia espermática externa

Glande del pene

4-19   **Cordón espermático, testículo y epidídimo**

A. Disección del cordón espermático. Se ha eliminado el tejido subcutáneo (fascia del dartos) que cubre el pene y se ha hecho transparente la fascia profunda para mostrar la vena dorsal profunda mediana y las arterias y nervios dorsales bilaterales del pene. A la derecha de la pieza se reflejan las cubiertas del cordón espermático y de los testículos, y se separa el contenido del cordón. La arteria testicular se ha separado del plexo venoso pampiniforme que la rodea en su recorrido paralelo al conducto deferente. También están presentes los vasos linfáticos y las fibras nerviosas autónomas (no mostradas). **B. Disección del testículo y el epidídimo.** La túnica vaginal se ha incidido longitudinalmente para exponer su cavidad, rodeando el testículo en dirección anterior y lateral, y extendiéndose entre el testículo y el epidídimo en el seno del epidídimo. El epidídimo está situado posterior y lateralmente respecto al testículo, es decir, hacia el lado derecho del testículo derecho y hacia el lado izquierdo del testículo izquierdo. Algunas veces pueden observarse apéndices testiculares y epididimarios. Estas estructuras son pequeños restos del conducto genital (paramesonéfrico) embrionario.

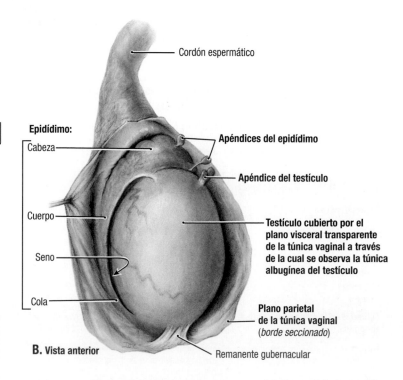

Cordón espermático

Epidídimo:

Cabeza

Cuerpo

Seno

Cola

Apéndices del epidídimo

Apéndice del testículo

Testículo cubierto por el plano visceral transparente de la túnica vaginal a través de la cual se observa la túnica albugínea del testículo

Plano parietal de la túnica vaginal (*borde seccionado*)

Remanente gubernacular

B. Vista anterior

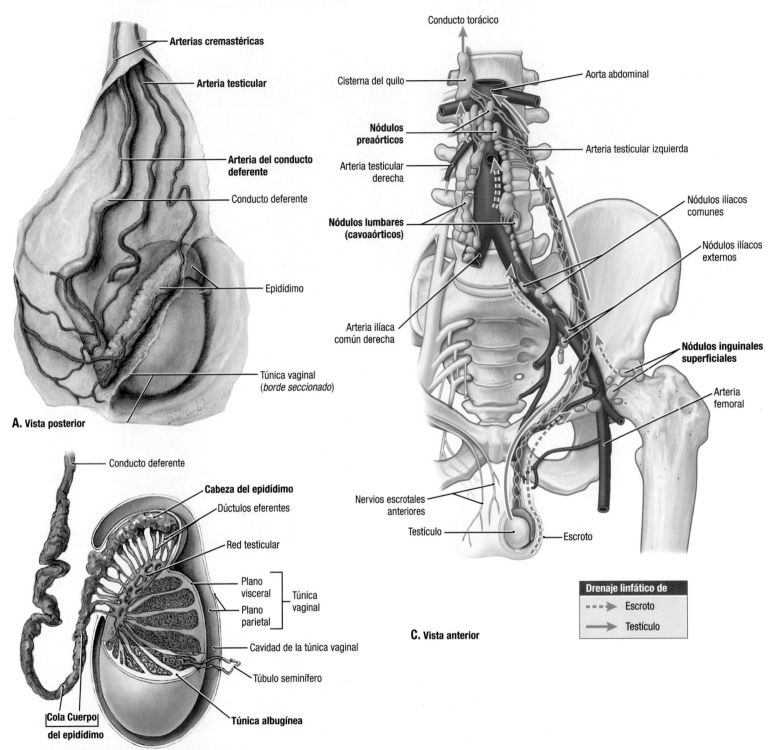

Arterias cremastéricas

Arteria testicular

Arteria del conducto deferente

Conducto deferente

Epidídimo

Túnica vaginal (*borde seccionado*)

A. Vista posterior

Conducto deferente

Cabeza del epidídimo

Dúctulos eferentes

Red testicular

Plano visceral ⎫
               ⎬ Túnica vaginal
Plano parietal ⎭

Cavidad de la túnica vaginal

Túbulo seminífero

Cola Cuerpo
del epidídimo

Túnica albugínea

B. Sección longitudinal de la túnica vaginal; testículo seccionado en los planos sagital y transversal

Conducto torácico

Cisterna del quilo

Aorta abdominal

Nódulos preaórticos

Arteria testicular derecha

Arteria testicular izquierda

Nódulos lumbares (cavoaórticos)

Nódulos ilíacos comunes

Nódulos ilíacos externos

Arteria ilíaca común derecha

Nódulos inguinales superficiales

Arteria femoral

Nervios escrotales anteriores

Testículo

Escroto

Drenaje linfático de	
⇢	Escroto
→	Testículo

C. Vista anterior

A. Irrigación. **B.** Estructura interna. **C.** Drenaje linfático.

Dado que los testículos se mueven desde la pared abdominal posterior hacia el escroto durante el desarrollo fetal, su drenaje linfático difiere del del escroto, que es una bolsa de la piel abdominal. En consecuencia, el cáncer de **testículo** hace metástasis inicialmente en los nódulos linfáticos lumbares, y **el cáncer de escroto** hace metástasis inicialmente en los nódulos linfáticos inguinales superficiales.

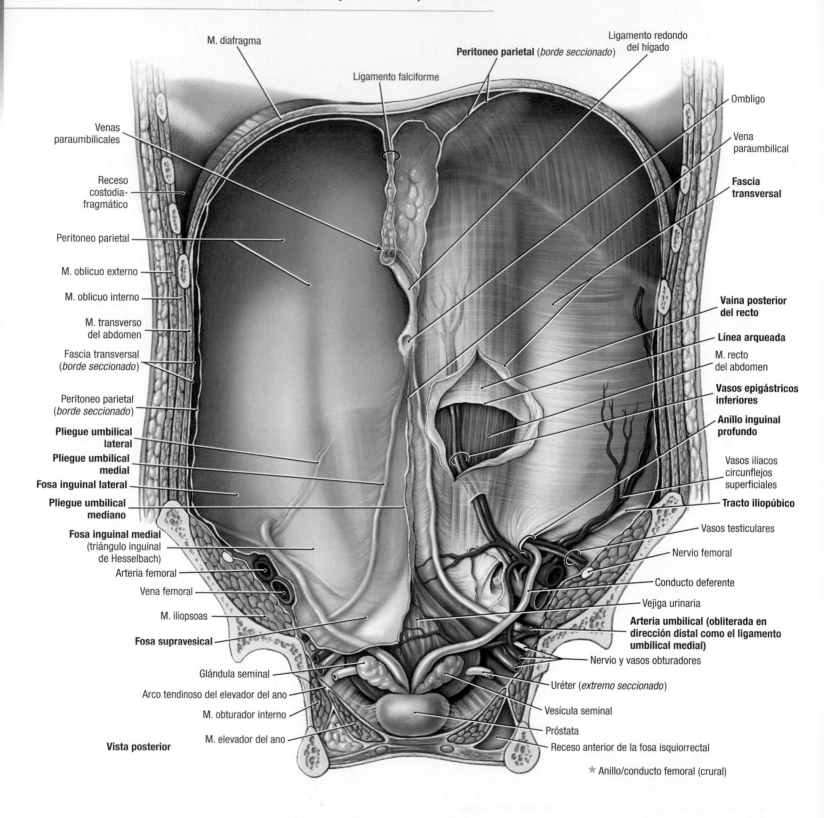

M. diafragma

Ligamento redondo del hígado

Ligamento falciforme

Peritoneo parietal (*borde seccionado*)

Ombligo

Venas paraumbilicales

Vena paraumbilical

Receso costodia-fragmático

Fascia transversal

Peritoneo parietal

M. oblicuo externo

M. oblicuo interno

Vaina posterior del recto

M. transverso del abdomen

Línea arqueada

M. recto del abdomen

Fascia transversal (*borde seccionado*)

Vasos epigástricos inferiores

Peritoneo parietal (*borde seccionado*)

Anillo inguinal profundo

Pliegue umbilical lateral

Vasos ilíacos circunflejos superficiales

Pliegue umbilical medial

Fosa inguinal lateral

Tracto iliopúbico

Pliegue umbilical mediano

Vasos testiculares

Fosa inguinal medial
(triángulo inguinal de Hesselbach)

Nervio femoral

Arteria femoral

Conducto deferente

Vena femoral

Vejiga urinaria

M. iliopsoas

Arteria umbilical (obliterada en dirección distal como el ligamento umbilical medial)

Fosa supravesical

Nervio y vasos obturadores

Glándula seminal

Uréter (*extremo seccionado*)

Arco tendinoso del elevador del ano

Vesícula seminal

M. obturador interno

Próstata

M. elevador del ano

Receso anterior de la fosa isquiorrectal

Vista posterior

✳ Anillo/conducto femoral (crural)

4-21 **Cara posterior de la pared abdominal anterolateral**

Los pliegues umbilicales (mediano, medial y lateral) son reflexiones del peritoneo parietal que salen de la pared corporal por las estructuras subyacentes. El pliegue umbilical mediano se extiende desde la vejiga urinaria hasta el ombligo y cubre el ligamento umbilical mediano (el remanente del uraco). Los dos pliegues umbilicales mediales cubren los ligamentos umbilicales mediales (restos ocluidos de las arterias umbilicales del feto). Dos pliegues umbilicales laterales cubren los vasos epigástricos inferiores. Las fosas supravesicales se sitúan entre los pliegues umbilicales mediano y medial, las fosas inguinales medias (triángulos inguinales) se encuentran entre los pliegues umbilicales medial y lateral, y las fosas inguinales laterales y los anillos inguinales profundos son laterales a los pliegues umbilicales laterales.

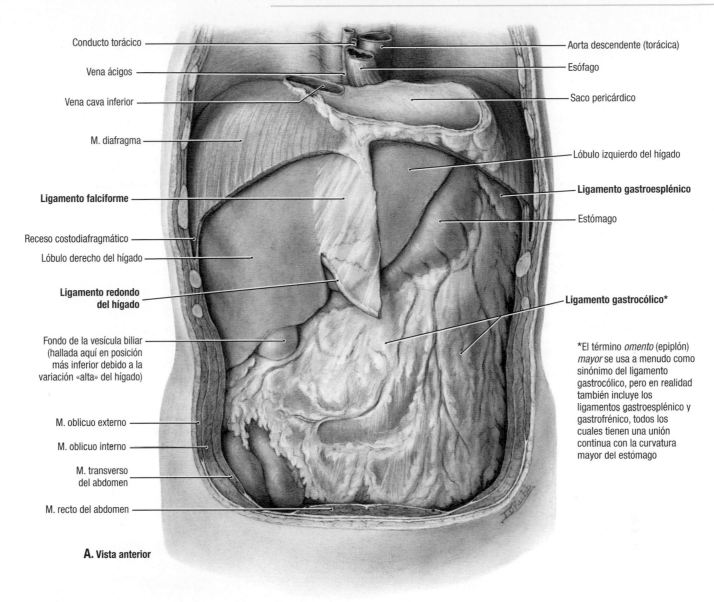

Conducto torácico

Vena ácigos

Vena cava inferior

M. diafragma

Ligamento falciforme

Receso costodiafragmático

Lóbulo derecho del hígado

Ligamento redondo del hígado

Fondo de la vesícula biliar (hallada aquí en posición más inferior debido a la variación «alta» del hígado)

M. oblicuo externo

M. oblicuo interno

M. transverso del abdomen

M. recto del abdomen

Aorta descendente (torácica)

Esófago

Saco pericárdico

Lóbulo izquierdo del hígado

Ligamento gastroesplénico

Estómago

Ligamento gastrocólico*

*El término *omento* (epiplón) *mayor* se usa a menudo como sinónimo del ligamento gastrocólico, pero en realidad también incluye los ligamentos gastroesplénico y gastrofrénico, todos los cuales tienen una unión continua con la curvatura mayor del estómago

A. Vista anterior

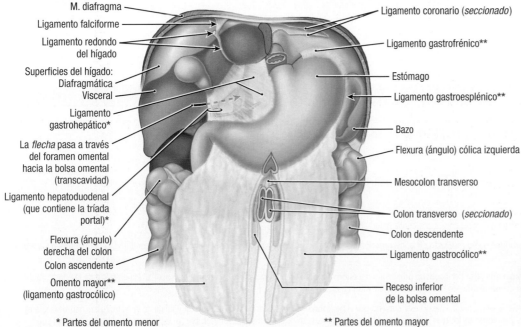

M. diafragma

Ligamento falciforme

Ligamento redondo del hígado

Superficies del hígado:
Diafragmática
Visceral

Ligamento gastrohepático*

La *flecha* pasa a través del foramen omental hacia la bolsa omental (transcavidad)

Ligamento hepatoduodenal (que contiene la tríada portal)*

Flexura (ángulo) derecha del colon

Colon ascendente

Omento mayor**
(ligamento gastrocólico)

Ligamento coronario (*seccionado*)

Ligamento gastrofrénico**

Estómago

Ligamento gastroesplénico**

Bazo

Flexura (ángulo) cólica izquierda

Mesocolon transverso

Colon transverso (*seccionado*)

Colon descendente

Ligamento gastrocólico**

Receso inferior de la bolsa omental

* Partes del omento menor

** Partes del omento mayor

B. Vista anterior

Contenido abdominal y peritoneo (4-22)

A. Disección. **B.** Componentes de los omentos (epiplones) mayor y menor.

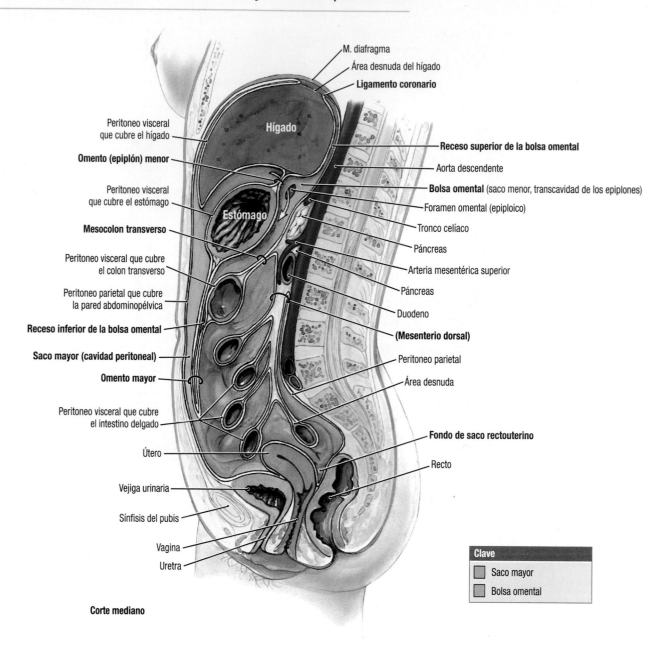

M. diafragma

Área desnuda del hígado

Ligamento coronario

Peritoneo visceral
que cubre el hígado

Hígado

Receso superior de la bolsa omental

Aorta descendente

Omento (epiplón) menor

Bolsa omental (saco menor, transcavidad de los epiplones)

Peritoneo visceral
que cubre el estómago

Estómago

Foramen omental (epiploico)

Tronco celíaco

Mesocolon transverso

Páncreas

Peritoneo visceral que cubre
el colon transverso

Arteria mesentérica superior

Páncreas

Peritoneo parietal que cubre
la pared abdominopélvica

Duodeno

Receso inferior de la bolsa omental

(Mesenterio dorsal)

Saco mayor (cavidad peritoneal)

Peritoneo parietal

Omento mayor

Área desnuda

Peritoneo visceral que cubre
el intestino delgado

Fondo de saco rectouterino

Útero

Recto

Vejiga urinaria

Sínfisis del pubis

Vagina

Uretra

Clave	
	Saco mayor
	Bolsa omental

Corte mediano

4-23   **Formaciones peritoneales y zonas desnudas**

Varios términos sirven para describir las partes del peritoneo que conectan los órganos con otros órganos o con la pared abdominal y para describir los compartimentos y huecos que se forman como consecuencia. La *flecha* pasa por el foramen omental.

TABLA 4-4	**Términos utilizados para describir las partes del peritoneo**
Término	**Definición**
Ligamento peritoneal	Doble capa de peritoneo que conecta un órgano con otro o con la pared abdominal
Meso	Doble capa de peritoneo que se produce como resultado de la invaginación del peritoneo por uno o más órganos y constituye una continuidad del peritoneo visceral y parietal
Omento (epiplón)	Extensión de doble capa de peritoneo que pasa del duodeno proximal o del estómago a los órganos adyacentes. El omento mayor se extiende desde la curvatura mayor del estómago y el duodeno inicial; el omento menor, desde la curvatura menor
Área desnuda	Todo órgano debe tener una zona, el área desnuda, que no esté cubierta por el peritoneo visceral, para permitir la entrada y salida de las estructuras neurovasculares. Las áreas desnudas se forman por las uniones de los mesos, los omentos y los ligamentos. Las áreas desnudas con nombre (p. ej., el área desnuda del hígado) son especialmente extensas

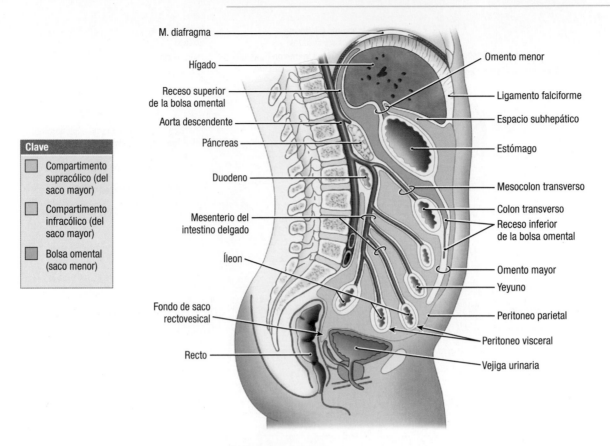

Clave

- ▢ Compartimento supracólico (del saco mayor)
- ▢ Compartimento infracólico (del saco mayor)
- ▢ Bolsa omental (saco menor)

M. diafragma

Hígado

Receso superior de la bolsa omental

Aorta descendente

Páncreas

Duodeno

Mesenterio del intestino delgado

Íleon

Fondo de saco rectovesical

Recto

Omento menor

Ligamento falciforme

Espacio subhepático

Estómago

Mesocolon transverso

Colon transverso

Receso inferior de la bolsa omental

Omento mayor

Yeyuno

Peritoneo parietal

Peritoneo visceral

Vejiga urinaria

A. Vista lateral derecha

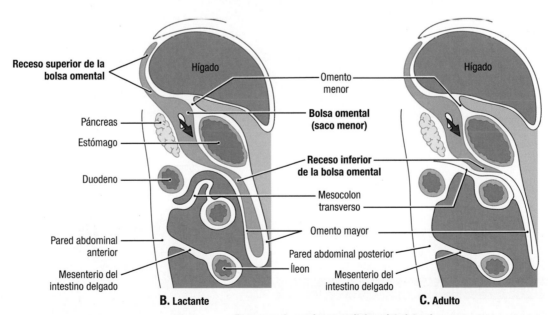

Receso superior de la bolsa omental

Hígado

Páncreas

Estómago

Duodeno

Pared abdominal anterior

Mesenterio del intestino delgado

Omento menor

Bolsa omental (saco menor)

Receso inferior de la bolsa omental

Mesocolon transverso

Omento mayor

Pared abdominal posterior

Íleon

Hígado

Mesenterio del intestino delgado

B. Lactante   **C.** Adulto

Esquemas de secciones sagitales, vista lateral

Subdivisiones de la cavidad peritoneal

4-24

A. Esquema de sección sagital. B. Bolsa omental en el lactante. En un bebé, la bolsa omental (transcavidad de los epiplones o saco menor) es una parte aislada de la cavidad peritoneal, que se encuentra posterior al estómago y se extiende superiormente entre el hígado y el diafragma (receso superior de la bolsa omental) e inferiormente entre las capas del omento mayor (receso inferior de la bolsa omental). **C. Bolsa omental**

en el adulto. En el adulto, tras la fusión de las capas del omento mayor, el receso inferior de la bolsa omental se extiende en dirección inferior solo hasta el colon transverso. Las *flechas rojas* pasan del saco mayor (cavidad peritoneal propiamente dicha) a través del foramen omental a la bolsa omental.

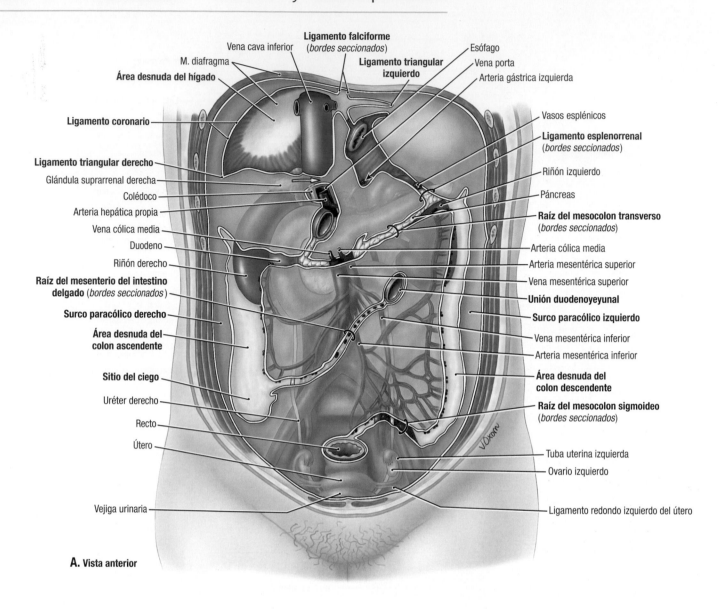

Ligamento falciforme
(*bordes seccionados*)

Vena cava inferior

M. diafragma

Área desnuda del hígado

**Ligamento triangular
izquierdo**

Esófago

Vena porta

Arteria gástrica izquierda

Ligamento coronario

Vasos esplénicos

Ligamento esplenorrenal
(*bordes seccionados*)

Ligamento triangular derecho

Glándula suprarrenal derecha

Colédoco

Arteria hepática propia

Vena cólica media

Duodeno

Riñón derecho

**Raíz del mesenterio del intestino
delgado** (*bordes seccionados*)

Surco paracólico derecho

**Área desnuda del
colon ascendente**

Riñón izquierdo

Páncreas

Raíz del mesocolon transverso
(*bordes seccionados*)

Arteria cólica media

Arteria mesentérica superior

Vena mesentérica superior

Unión duodenoyeyunal

Surco paracólico izquierdo

Vena mesentérica inferior

Arteria mesentérica inferior

**Área desnuda del
colon descendente**

Sitio del ciego

Uréter derecho

Recto

Útero

Raíz del mesocolon sigmoideo
(*bordes seccionados*)

Tuba uterina izquierda

Ovario izquierdo

Vejiga urinaria

Ligamento redondo izquierdo del útero

A. Vista anterior

4-25   **Pared posterior de la cavidad peritoneal**

A. Raíces de las reflexiones peritoneales. Se han seccionado de raíz las reflexiones peritoneales de la pared abdominal posterior (mesos y reflexiones que rodean las zonas desnudas del hígado y los órganos secundariamente retroperitoneales) y se han extraído las vísceras intraperitoneales y secundariamente retroperitoneales. La *flecha blanca* pasa por el foramen omental. **B. Compartimentos supra- e infracólico del saco mayor.**

Los espacios infracólicos y los surcos paracólicos son de importancia clínica porque determinan las vías (*flechas azules*) para el **flujo del líquido ascítico con los cambios de posición** y para la propagación de las infecciones intraperitoneales.

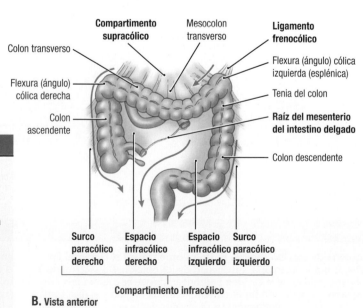

**Compartimento
supracólico**

Mesocolon
transverso

**Ligamento
frenocólico**

Colon transverso

Flexura (ángulo) cólica
izquierda (esplénica)

Flexura (ángulo)
cólica derecha

Tenia del colon

Colon
ascendente

**Raíz del mesenterio
del intestino delgado**

Colon descendente

Surco
paracólico
derecho

Espacio
infracólico
derecho

Espacio
infracólico
izquierdo

Surco
paracólico
izquierdo

Compartimiento infracólico

B. Vista anterior

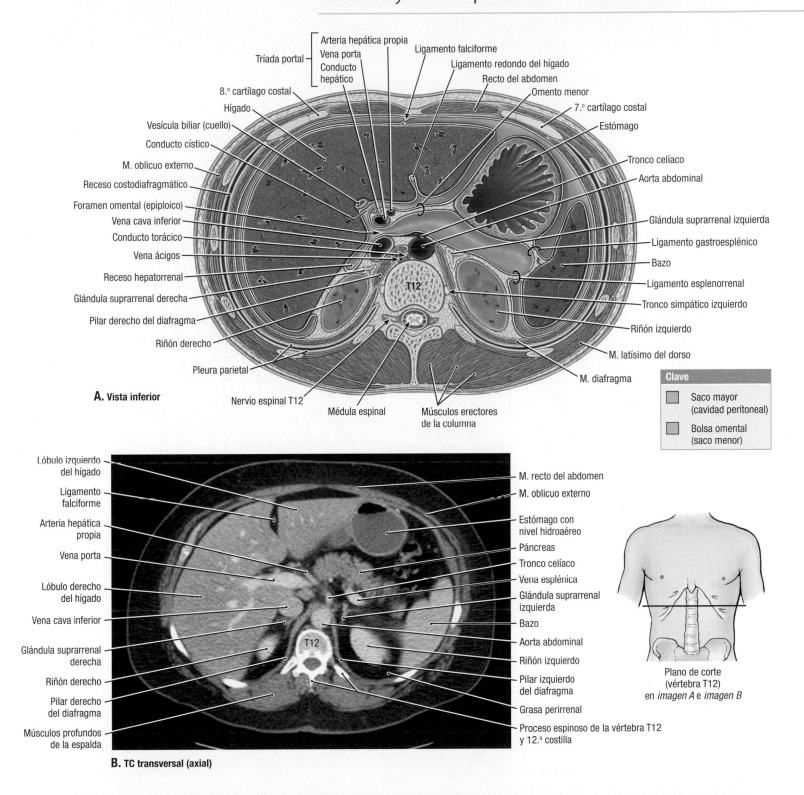

A. Vista inferior

Tríada portal — Arteria hepática propia / Vena porta / Conducto hepático

Ligamento falciforme
Ligamento redondo del hígado
Recto del abdomen
Omento menor
7.º cartílago costal
Estómago
Tronco celíaco
Aorta abdominal
Glándula suprarrenal izquierda
Ligamento gastroesplénico
Bazo
Ligamento esplenorrenal
Tronco simpático izquierdo
Riñón izquierdo
M. latísimo del dorso
M. diafragma

8.º cartílago costal
Hígado
Vesícula biliar (cuello)
Conducto cístico
M. oblicuo externo
Receso costodiafragmático
Foramen omental (epiploico)
Vena cava inferior
Conducto torácico
Vena ácigos
Receso hepatorrenal
Glándula suprarrenal derecha
Pilar derecho del diafragma
Riñón derecho
Pleura parietal

Nervio espinal T12
Médula espinal
Músculos erectores de la columna

T12

Clave

Saco mayor (cavidad peritoneal)

Bolsa omental (saco menor)

B. TC transversal (axial)

Lóbulo izquierdo del hígado
Ligamento falciforme
Arteria hepática propia
Vena porta
Lóbulo derecho del hígado
Vena cava inferior
Glándula suprarrenal derecha
Riñón derecho
Pilar derecho del diafragma
Músculos profundos de la espalda

M. recto del abdomen
M. oblicuo externo
Estómago con nivel hidroaéreo
Páncreas
Tronco celíaco
Vena esplénica
Glándula suprarrenal izquierda
Bazo
Aorta abdominal
Riñón izquierdo
Pilar izquierdo del diafragma
Grasa perirrenal
Proceso espinoso de la vértebra T12 y 12.ª costilla

T12

Plano de corte (vértebra T12) en *imagen A* e *imagen B*

Sección transversal e imagen axial de tomografía computarizada (TC) a través del saco mayor y la bolsa omental 4-26

- Cuando se produce una contaminación bacteriana, o cuando el intestino es penetrado o roto traumáticamente como resultado de una infección e inflamación, los gases, la materia fecal y las bacterias entran en la cavidad peritoneal. El resultado es una infección e inflamación del peritoneo denominada *peritonitis*.
- En ciertos trastornos patológicos, como la peritonitis, la cavidad peritoneal puede estar distendida con líquido anómalo (**ascitis**). Las metástasis (diseminación) generalizadas de las células cancerosas a las vísceras abdominales provocan el exudado (escape) de líquido que a menudo se tiñe de sangre. Así, la cavidad peritoneal puede estar distendida con varios litros de líquido anormal. La punción quirúrgica de la cavidad peritoneal para la aspiración del drenaje del líquido se denomina **paracentesis**.

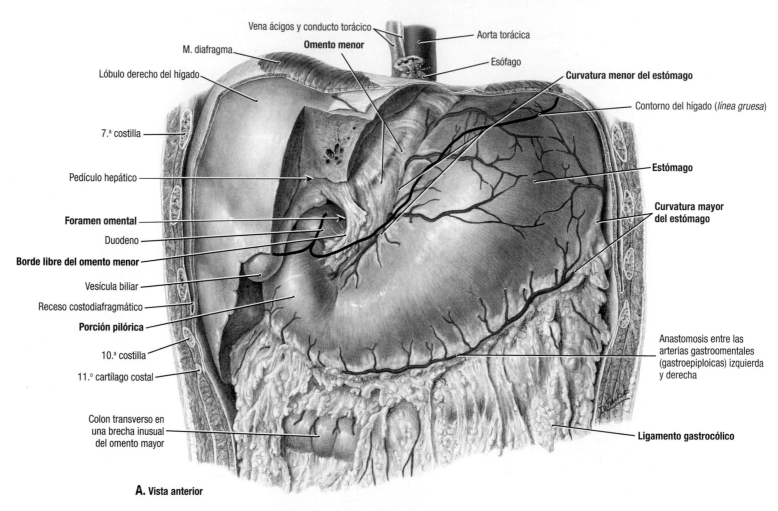

A. Vista anterior

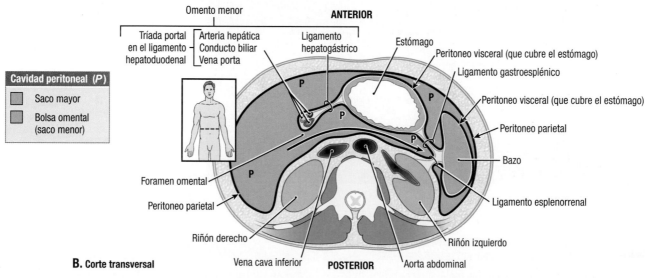

B. Corte transversal

4-27 **Estómago y omentos (epiplones)**

A. Omentos menor y mayor. El estómago se ha llenado con aire y se ha seccionado la parte izquierda del hígado. La vesícula biliar, seguida en dirección superior, conduce al margen libre del omento menor y sirve de guía al foramen omental, que se encuentra detrás de dicho borde libre. **B. Bolsa omental (saco menor), sección transversal.** La *flecha* atraviesa el foramen omental y la bolsa.

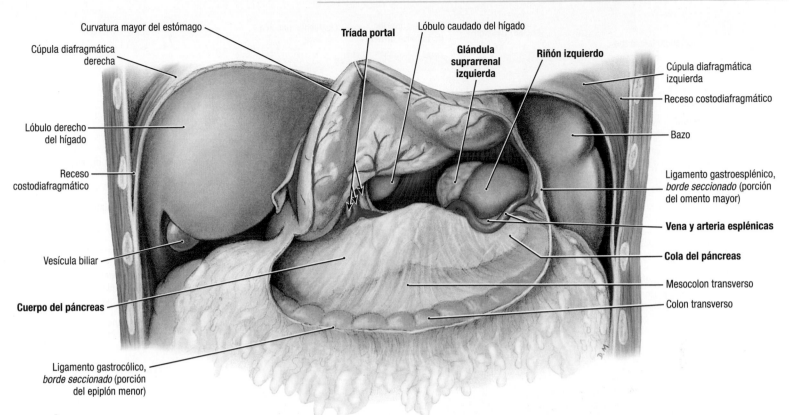

Curvatura mayor del estómago
Cúpula diafragmática derecha
Tríada portal
Lóbulo caudado del hígado
Glándula suprarrenal izquierda
Riñón izquierdo
Cúpula diafragmática izquierda
Receso costodiafragmático
Lóbulo derecho del hígado
Receso costodiafragmático
Bazo
Ligamento gastroesplénico, *borde seccionado* (porción del omento mayor)
Vena y arteria esplénicas
Vesícula biliar
Cola del páncreas
Mesocolon transverso
Colon transverso
Cuerpo del páncreas
Ligamento gastrocólico, *borde seccionado* (porción del epiplón menor)

A. Vista anterior

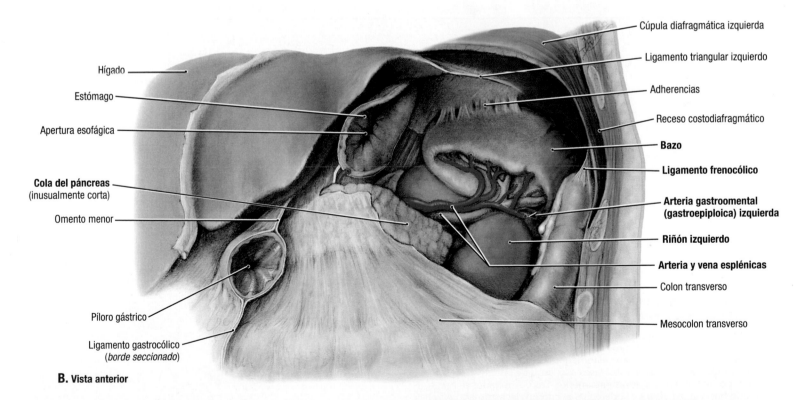

Cúpula diafragmática izquierda
Ligamento triangular izquierdo
Hígado
Adherencias
Estómago
Receso costodiafragmático
Apertura esofágica
Bazo
Ligamento frenocólico
Cola del páncreas (inusualmente corta)
Arteria gastroomental (gastroepiploica) izquierda
Omento menor
Riñón izquierdo
Arteria y vena esplénicas
Colon transverso
Píloro gástrico
Mesocolon transverso
Ligamento gastrocólico (*borde seccionado*)

B. Vista anterior

Relaciones posteriores de la bolsa omental (saco menor)

4-28

A. Bolsa omental abierta. El omento mayor ha sido seccionado a lo largo de la curvatura mayor del estómago; el estómago se refleja superiormente. El peritoneo de la pared posterior de la bolsa ha sido parcialmente retirado. **B. Lecho gástrico.** El estómago ha sido extir- pado. El peritoneo que cubre el lecho del estómago y la parte inferior del riñón y el páncreas ha sido en gran parte retirado. Las **adherencias** que unen los órganos intraperitoneales, como el bazo al diafragma, son patológicas pero no inusuales.

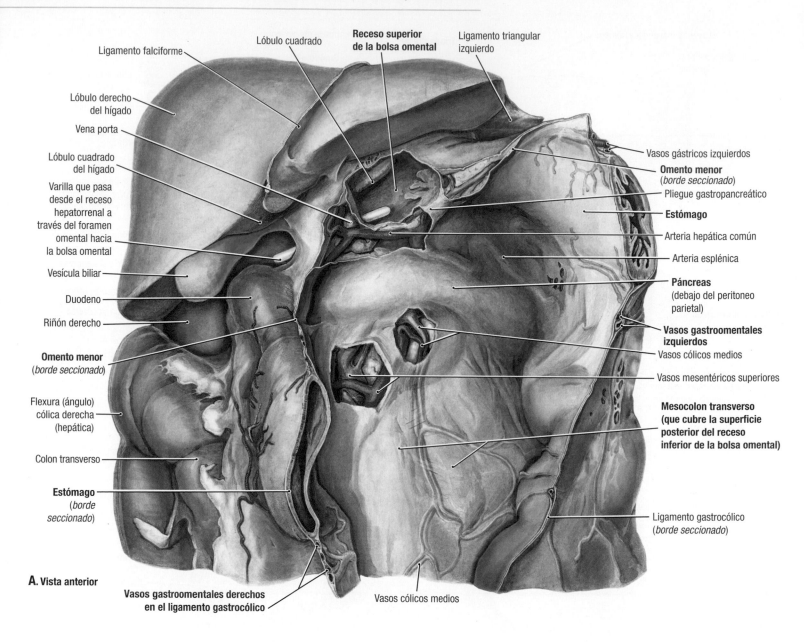

Ligamento falciforme

Lóbulo cuadrado

Receso superior de la bolsa omental

Ligamento triangular izquierdo

Lóbulo derecho del hígado

Vena porta

Lóbulo cuadrado del hígado

Varilla que pasa desde el receso hepatorrenal a través del foramen omental hacia la bolsa omental

Vesícula biliar

Duodeno

Riñón derecho

Omento menor (*borde seccionado*)

Flexura (ángulo) cólica derecha (hepática)

Colon transverso

Estómago (*borde seccionado*)

Vasos gástricos izquierdos

Omento menor (*borde seccionado*)

Pliegue gastropancreático

Estómago

Arteria hepática común

Arteria esplénica

Páncreas (debajo del peritoneo parietal)

Vasos gastroomentales izquierdos

Vasos cólicos medios

Vasos mesentéricos superiores

Mesocolon transverso (que cubre la superficie posterior del receso inferior de la bolsa omental)

Ligamento gastrocólico (*borde seccionado*)

A. Vista anterior

Vasos gastroomentales derechos en el ligamento gastrocólico

Vasos cólicos medios

(**4-29**)   **Bolsa omental (saco menor), abierta**

A. Disección. B. Diagrama que indica el lugar de la incisión del estómago y del epiplón mayor en la *imagen A.* La pared anterior de la bolsa omental formada por el estómago, el omento menor, el plano anterior del omento mayor y los vasos a lo largo de las curvaturas del estómago, se han seccionado sagitalmente. Las dos mitades se han retraído hacia la izquierda y la derecha: el cuerpo del estómago en el lado izquierdo, la porción pilórica del estómago y la primera parte del duodeno en el derecho. El riñón derecho forma la pared posterior de la bolsa hepatorrenal (parte del saco mayor) y el páncreas se encuentra horizontalmente en la pared posterior del compartimento principal de la bolsa omental (saco menor). El ligamento gastrocólico forma la pared anterior y la parte inferior de la pared posterior del receso inferior de la bolsa omental. El mesocolon transverso forma la parte superior de la pared posterior del hueco inferior de la bolsa omental.

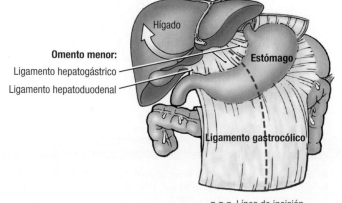

Hígado

Estómago

Omento menor:

Ligamento hepatogástrico

Ligamento hepatoduodenal

Ligamento gastrocólico

- - - Línea de incisión

B. Vista anterior

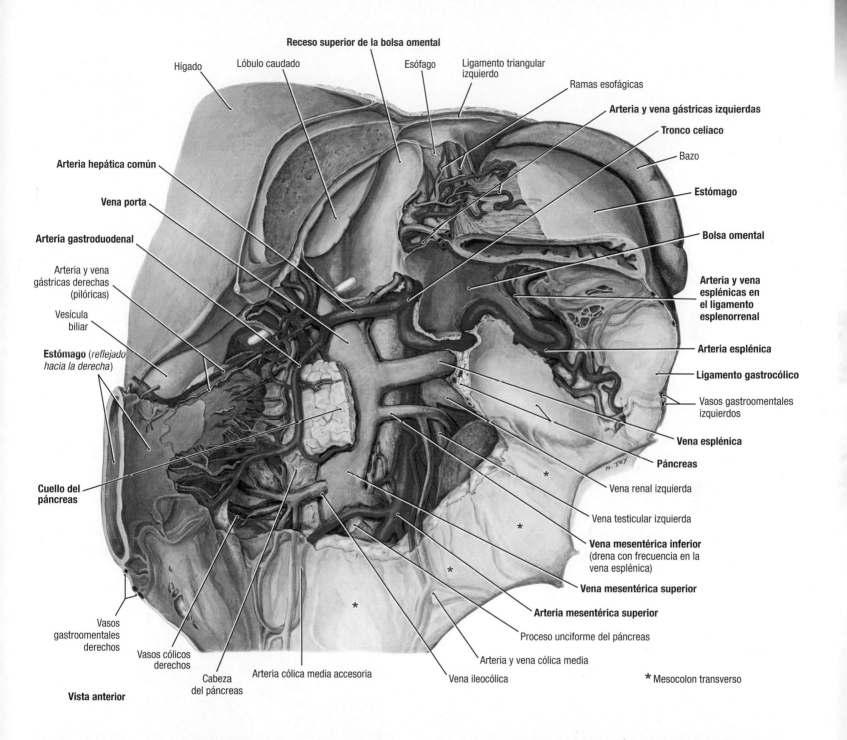

Receso superior de la bolsa omental

Hígado — Lóbulo caudado — Esófago — Ligamento triangular izquierdo

Ramas esofágicas

Arteria y vena gástricas izquierdas

Tronco celíaco

Bazo

Arteria hepática común

Estómago

Vena porta

Bolsa omental

Arteria gastroduodenal

Arteria y vena esplénicas en el ligamento esplenorrenal

Arteria y vena gástricas derechas (pilóricas)

Arteria esplénica

Vesícula biliar

Ligamento gastrocólico

Estómago (*reflejado hacia la derecha*)

Vasos gastroomentales izquierdos

Vena esplénica

Páncreas

Cuello del páncreas

Vena renal izquierda

Vena testicular izquierda

Vena mesentérica inferior (drena con frecuencia en la vena esplénica)

Vena mesentérica superior

Vasos gastroomentales derechos

Arteria mesentérica superior

Vasos cólicos derechos

Proceso unciforme del páncreas

Cabeza del páncreas — Arteria cólica media accesoria — Vena ileocólica — Arteria y vena cólica media

* Mesocolon transverso

Vista anterior

Pared posterior de la bolsa omental

(4-30)

El peritoneo parietal de la pared posterior de la bolsa omental ha sido extraído en su mayor parte; se ha extirpado una sección del páncreas. La varilla pasa a través del foramen omental.

- El tronco celíaco da origen a la arteria gástrica izquierda (coronaria estomáquica), a la arteria esplénica que discurre tortuosamente hacia la izquierda y a la arteria hepática común que discurre hacia la derecha, pasando anterior a la vena porta.
- La vena porta se forma posterior al cuello del páncreas por la anastomosis de las venas mesentérica superior y esplénica, drenando la vena mesentérica inferior en el ángulo de unión o cerca de él.

- La vena testicular izquierda suele drenar en la vena renal izquierda. Ambas son venas sistémicas.
- La **inflamación del peritoneo parietal** puede deberse al agrandamiento de un órgano o a la filtración de líquido. La zona se inflama y provoca dolor en la región afectada.
- El **dolor a la descompresión** se produce tras soltar la compresión sobre la zona inflamada.

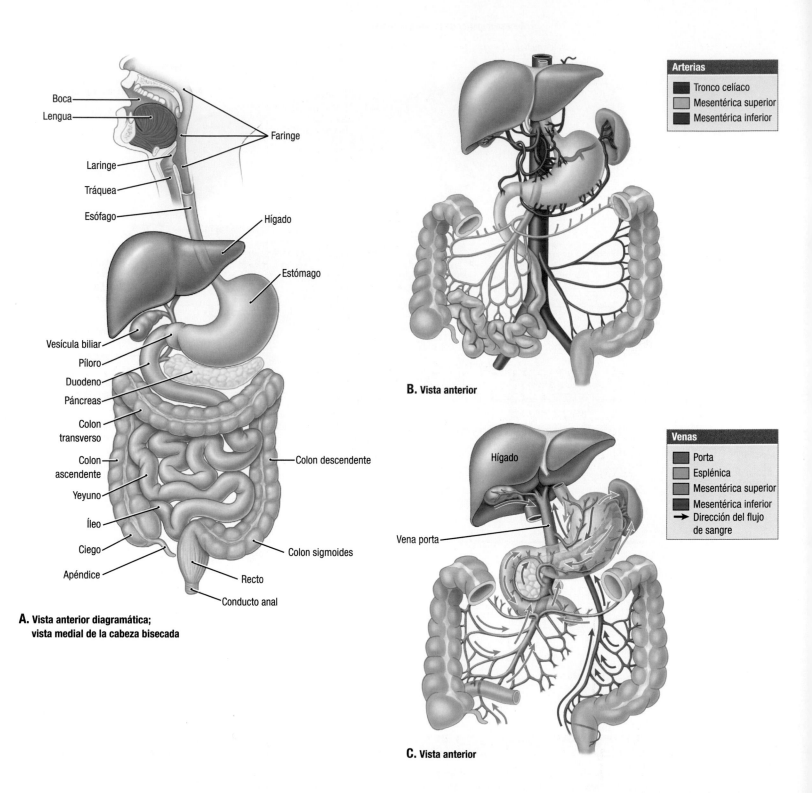

Boca

Lengua

Faringe

Laringe

Tráquea

Esófago

Hígado

Estómago

Vesícula biliar

Píloro

Duodeno

Páncreas

Colon
transverso

Colon descendente

Colon
ascendente

Yeyuno

Íleo

Ciego

Colon sigmoides

Apéndice

Recto

Conducto anal

A. Vista anterior diagramática;
vista medial de la cabeza bisecada

Arterias

	Tronco celíaco
	Mesentérica superior
	Mesentérica inferior

B. Vista anterior

Venas

	Porta
	Esplénica
	Mesentérica superior
	Mesentérica inferior
→	Dirección del flujo de sangre

Hígado

Vena porta

C. Vista anterior

4-31   Sistema alimentario

A. Revisión. El sistema alimentario (tubo digestivo) se extiende desde los labios hasta el ano. Los órganos asociados son el hígado, la vesícula biliar y el páncreas. **B. Revisión de la irrigación. C. Revisión del drenaje venoso portal.**

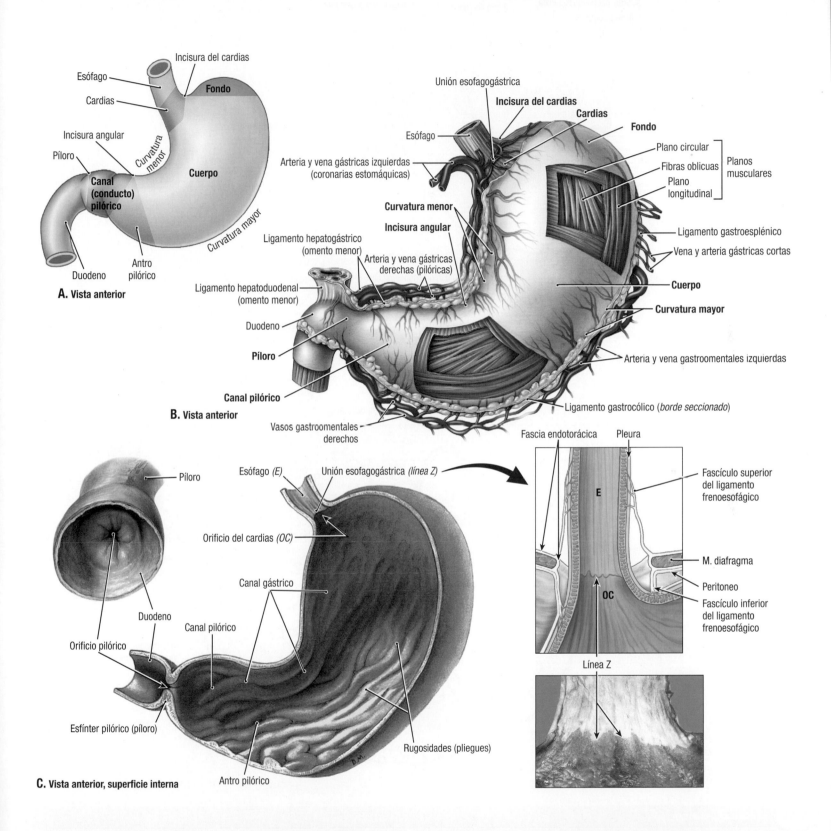

A. Vista anterior

B. Vista anterior

C. Vista anterior, superficie interna

Incisura del cardias
Esófago
Cardias
Fondo
Incisura angular
Curvatura menor
Píloro
Cuerpo
Canal (conducto) pilórico
Duodeno
Antro pilórico
Curvatura mayor

Unión esofagogástrica
Incisura del cardias
Cardias
Fondo
Esófago
Plano circular
Fibras oblicuas
Planos musculares
Plano longitudinal
Arteria y vena gástricas izquierdas (coronarias estomáquicas)
Curvatura menor
Incisura angular
Ligamento gastroesplénico
Vena y arteria gástricas cortas
Ligamento hepatogástrico (omento menor)
Arteria y vena gástricas derechas (pilóricas)
Cuerpo
Ligamento hepatoduodenal (omento menor)
Curvatura mayor
Duodeno
Arteria y vena gastroomentales izquierdas
Píloro
Canal pilórico
Ligamento gastrocólico (*borde seccionado*)
Vasos gastroomentales derechos

Píloro
Esófago (E)
Unión esofagogástrica (*línea Z*)
Fascia endotorácica
Pleura
Fascículo superior del ligamento frenoesofágico
Orificio del cardias (OC)
M. diafragma
Canal gástrico
Peritoneo
Duodeno
Canal pilórico
Fascículo inferior del ligamento frenoesofágico
Orificio pilórico
Esfínter pilórico (píloro)
Antro pilórico
Rugosidades (pliegues)
Línea Z

Estómago   **4-32**

A. Partes. B. Superficie externa. C. Superficie interna (mucosa), pared anterior retirada. *Detalles:* lado izquierdo de la página: píloro, visto desde el duodeno; lado derecho de la página: detalles de la unión esofagogástrica. La línea Z es donde el epitelio escamoso estratificado del esófago (*porción blanca en la fotografía*) cambia al epitelio cilíndrico (columnar) simple del estómago (*porción oscura*).

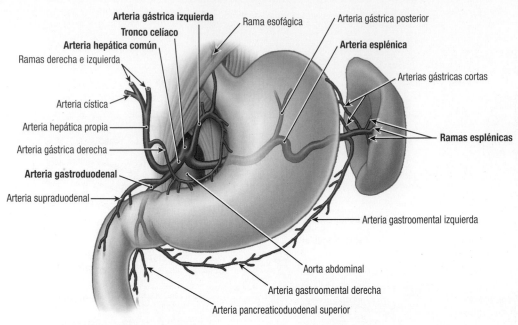

Arteria gástrica izquierda
Rama esofágica
Arteria gástrica posterior
Tronco celíaco
Arteria esplénica
Arteria hepática común
Ramas derecha e izquierda
Arterias gástricas cortas
Arteria cística
Arteria hepática propia
Arteria gástrica derecha
Ramas esplénicas
Arteria gastroduodenal
Arteria supraduodenal
Arteria gastroomental izquierda
Aorta abdominal
Arteria gastroomental derecha
Arteria pancreaticoduodenal superior

A. **Vista anterior**

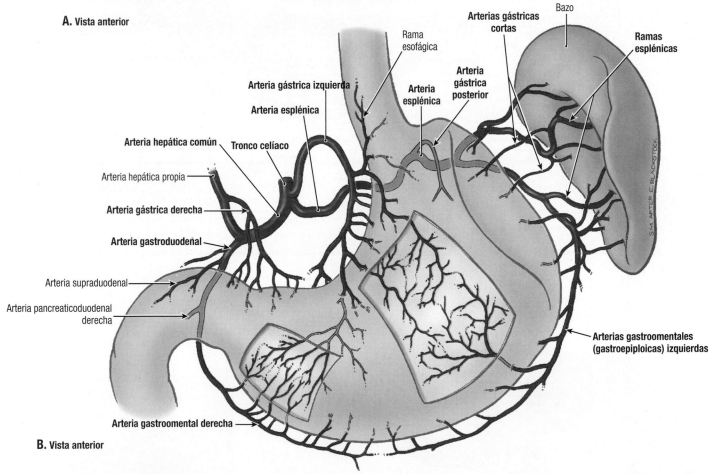

Bazo
Arterias gástricas cortas
Ramas esplénicas
Rama esofágica
Arteria gástrica izquierda
Arteria esplénica
Arteria gástrica posterior
Arteria hepática común
Tronco celíaco
Arteria hepática propia
Arteria gástrica derecha
Arteria gastroduodenal
Arteria supraduodenal
Arteria pancreaticoduodenal derecha
Arterias gastroomentales (gastroepiploicas) izquierdas
Arteria gastroomental derecha

B. **Vista anterior**

4-33   **Tronco celíaco**

A. Ramas del tronco celíaco. El tronco celíaco es una rama de la aorta abdominal que nace inmediatamente inferior al hiato aórtico del diafragma (nivel vertebral T12). El vaso suele tener una longitud de 1-2 cm y se divide en las arterias gástrica izquierda (coronaria estomáquica), hepática común y esplénica. El tronco celíaco irriga el hígado, la vesícula biliar, la porción inferior del esófago, el estómago, el páncreas, el bazo y el duodeno. **B. Arterias del estómago y del bazo.** Las capas serosa y muscular de dos zonas del estómago han sido retiradas para mostrar las redes anastomóticas en la capa submucosa.

Cinco sitios principales
de constricciones esofágicas:

1. Unión de la faringe
con el esófago (en
el cuello)

2. Arco aórtico

3. Bronquio principal
izquierdo (en la bi-
furcación traqueal)

4. Atrio izquierdo

5. Hiato esofágico

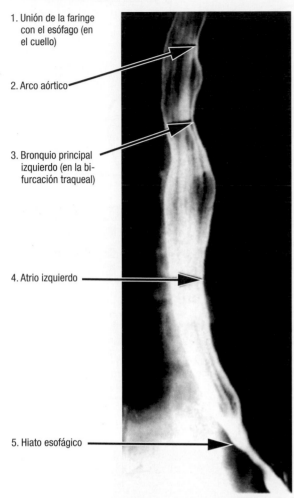

A. Radiografía con trago de bario lateral

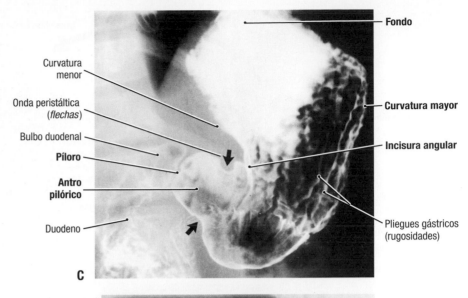

Fondo

Curvatura
menor

Onda peristáltica
(*flechas*)

Bulbo duodenal

Píloro

**Antro
pilórico**

Duodeno

Curvatura mayor

Incisura angular

Pliegues gástricos
(rugosidades)

C

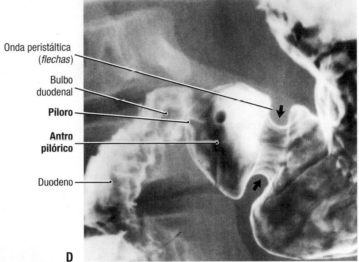

Onda peristáltica
(*flechas*)

Bulbo
duodenal

Píloro

**Antro
pilórico**

Duodeno

D

Radiografías con trago de bario anterior (imágenes C y D)

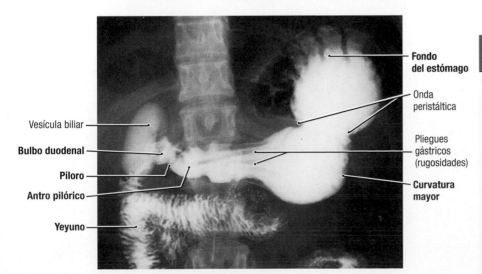

Vesícula biliar

Bulbo duodenal

Píloro

Antro pilórico

Yeyuno

**Fondo
del estómago**

Onda
peristáltica

Pliegues
gástricos
(rugosidades)

**Curvatura
mayor**

B. Radiografía con trago de bario anterior

**Radiografías de esófago, estómago
y duodeno (trago de bario)**

4-34

**A. Cinco sitios de constricción esofágica normal.
B. Estómago, intestino delgado y vesícula biliar.**
Observe el medio de contraste adicional en la vesícula
biliar. **C. Estómago y duodeno. D. Antro pilórico y
bulbo duodenal.**

Obstrucción del esófago. Las impresiones producidas en el esófago por las estructuras adyacentes son de
interés clínico debido al paso más lento de las sustancias en estos sitios. Las impresiones indican dónde es
más probable que se alojen los cuerpos extraños deglu-
tidos y dónde puede desarrollarse una estenosis, por
ejemplo, después de beber accidentalmente un líquido
cáustico como la lejía.

La **hernia hiatal** es una protrusión de una parte del
estómago hacia el mediastino a través del hiato esofágico del diafragma. Las hernias se producen con mayor
frecuencia en las personas después de la mediana edad,
posiblemente debido al debilitamiento de la parte
muscular del diafragma y al ensanchamiento del hiato
esofágico.

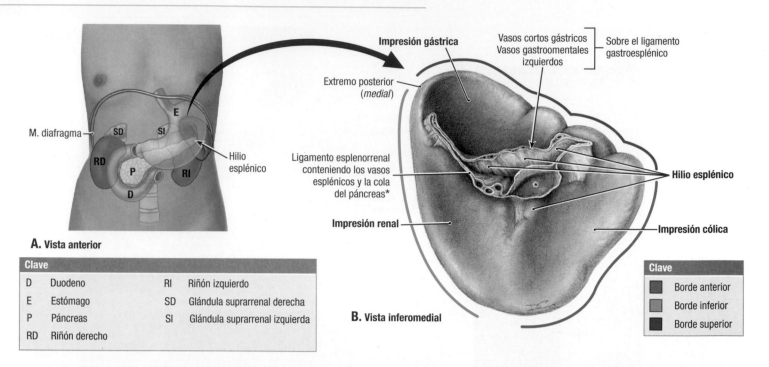

Impresión gástrica

Vasos cortos gástricos
Vasos gastroomentales izquierdos } Sobre el ligamento gastroesplénico

Extremo posterior *(medial)*

Ligamento esplenorrenal conteniendo los vasos esplénicos y la cola del páncreas*

Hilio esplénico

Impresión renal

Impresión cólica

M. diafragma

SD SI
E
RD Hilio esplénico
P
RI
D

A. Vista anterior

Clave			
D	Duodeno	RI	Riñón izquierdo
E	Estómago	SD	Glándula suprarrenal derecha
P	Páncreas	SI	Glándula suprarrenal izquierda
RD	Riñón derecho		

B. Vista inferomedial

Clave	
■	Borde anterior
■	Borde inferior
■	Borde superior

4-35 Bazo

A. Anatomía de superficie del bazo. El bazo se encuentra superficialmente en el cuadrante abdominal superior izquierdo, entre las costillas 9.ª y 11.ª. **B. Características del bazo.** Obsérvense las impresiones (cólica, renal y gástrica) hechas por las estructuras en contacto con la superficie visceral del bazo. Su borde superior muestra incisuras.

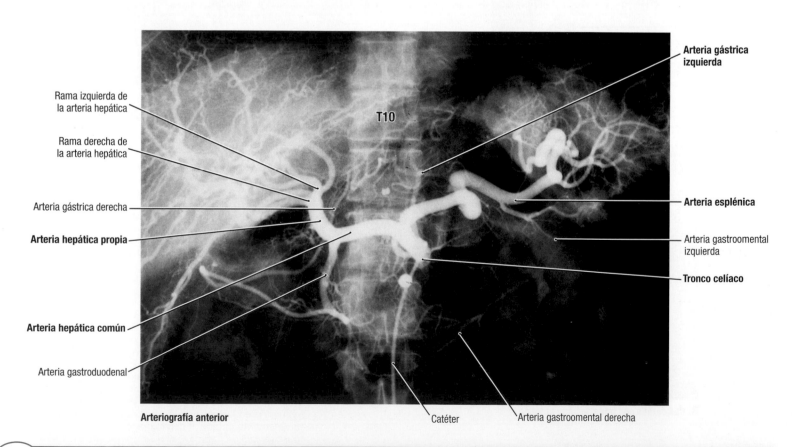

Arteria gástrica izquierda

Rama izquierda de la arteria hepática

Rama derecha de la arteria hepática

Arteria gástrica derecha

Arteria esplénica

Arteria hepática propia

Arteria gastroomental izquierda

Arteria hepática común

Tronco celíaco

Arteria gastroduodenal

T10

Arteriografía anterior

Catéter

Arteria gastroomental derecha

4-36 Arteriografía celíaca

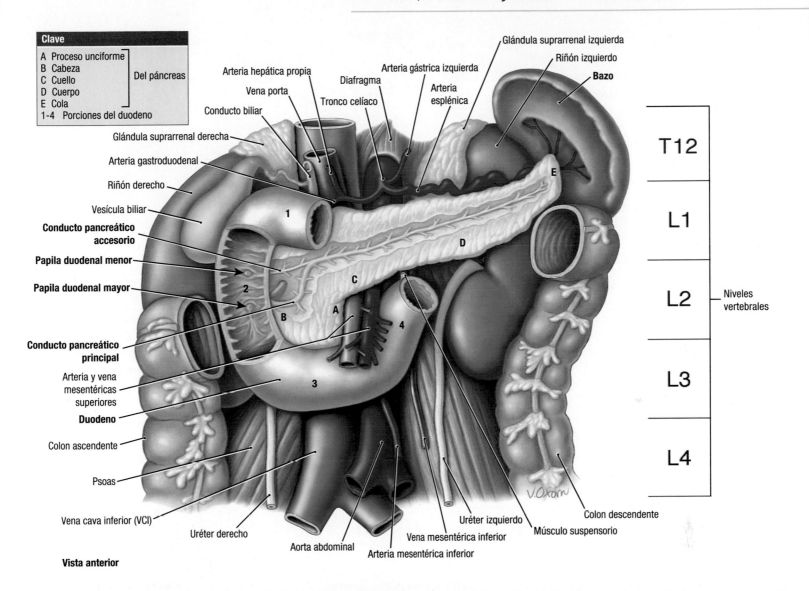

Clave

A Proceso unciforme
B Cabeza
C Cuello — Del páncreas
D Cuerpo
E Cola
1-4 Porciones del duodeno

Glándula suprarrenal izquierda
Riñón izquierdo
Bazo
Arteria hepática propia
Arteria gástrica izquierda
Vena porta
Diafragma
Arteria esplénica
Tronco celíaco
Conducto biliar
Glándula suprarrenal derecha
Arteria gastroduodenal
Riñón derecho
Vesícula biliar
Conducto pancreático accesorio
Papila duodenal menor
Papila duodenal mayor
Conducto pancreático principal
Arteria y vena mesentéricas superiores
Duodeno
Colon ascendente
Psoas
Vena cava inferior (VCI)
Uréter derecho
Aorta abdominal
Arteria mesentérica inferior
Vena mesentérica inferior
Uréter izquierdo
Músculo suspensorio
Colon descendente

T12
L1
L2
L3
L4

Niveles vertebrales

V. Oxorn

Vista anterior

Partes y relaciones del páncreas y el duodeno **4-37**

Páncreas y duodeno *in situ.*

TABLA 4-5	**Porciones y relaciones del duodeno**					
Porción del duodeno	**Anterior**	**Posterior**	**Medial**	**Superior**	**Inferior**	**Nivel vertebral**
Porción superior (1.ª)	Peritoneo Vesícula biliar Lóbulo cuadrado del hígado	Conducto biliar Arteria gastroduodenal Vena porta VCI		Cuello de la vesícula biliar	Cuello del páncreas	Anterolateral a la vértebra L1
Porción descendente (2.ª)	Colon transverso Mesocolon transverso Asas de intestino delgado	Hilio del riñón derecho Vasos renales Uréter Psoas mayor	Cabeza del páncreas Conducto pancreático Conducto biliar			A la derecha de las vértebras L2-L3
Porción inferior (horizontal o 3.ª)	Arteria mesentérica superior Vena mesentérica superior Asas de intestino delgado	Psoas mayor derecho VCI Aorta Uréter derecho		Cabeza y proceso unciforme del páncreas Arteria y vena mesentéricas superiores		Delante de la vértebra L3
Porción ascendente (4.ª)	Inicio de la raíz del mesenterio Asas de yeyuno	Psoas mayor izquierdo Borde izquierdo de la aorta	Arteria y vena mesentéricas superiores	Cuerpo del páncreas		A la izquierda de la vértebra L3

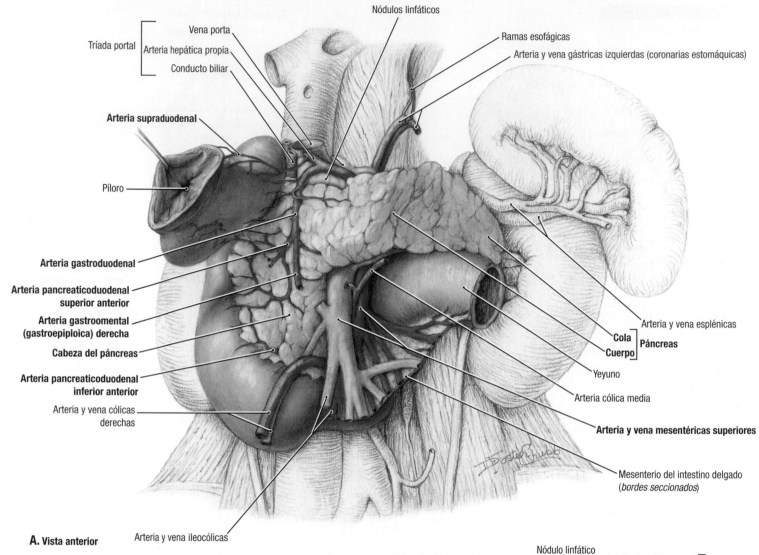

Nódulos linfáticos

Ramas esofágicas

Arteria y vena gástricas izquierdas (coronarias estomáquicas)

Tríada portal
- Vena porta
- Arteria hepática propia
- Conducto biliar

Arteria supraduodenal

Píloro

Arteria gastroduodenal

Arteria pancreaticoduodenal superior anterior

Arteria gastroomental (gastroepiploica) derecha

Cabeza del páncreas

Arteria pancreaticoduodenal inferior anterior

Arteria y vena cólicas derechas

Arteria y vena ileocólicas

Arteria y vena esplénicas

Cola   **Páncreas**
Cuerpo

Yeyuno

Arteria cólica media

Arteria y vena mesentéricas superiores

Mesenterio del intestino delgado (*bordes seccionados*)

A. Vista anterior

4-38   **Relaciones vasculares del páncreas y el duodeno**

A. Relaciones anteriores. La arteria gastroduodenal desciende anterior al cuello del páncreas. **B. Relaciones posteriores.** La arteria y la vena esplénicas cursan por la cara posterior de la cola del páncreas, que suele extenderse hasta el bazo. El páncreas hace un «rulo» alrededor del lado derecho de los vasos mesentéricos superiores, de modo que su cuello es anterior, su cabeza está a la derecha y su proceso unciforme es posterior a los vasos. Las venas esplénica y mesentérica superior se anastomosan posterior al cuello para formar la vena porta hepática. El conducto biliar desciende en una fisura (abierta) en la parte posterior de la cabeza del páncreas.

La mayoría de las erosiones inflamatorias de la pared duodenal, las **úlceras duodenales (pépticas)**, se encuentran en la pared posterior de la porción superior (1.ª) del duodeno a menos de 3 cm del píloro.

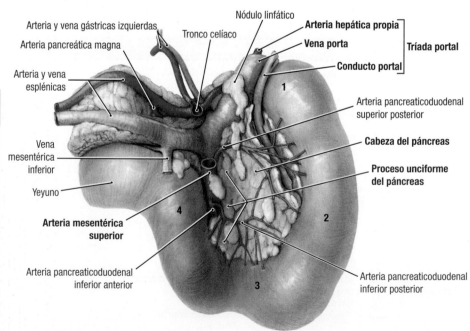

Arteria y vena gástricas izquierdas

Arteria pancreática magna

Tronco celíaco

Nódulo linfático

Arteria hepática propia

Vena porta

Tríada portal

Conducto portal

Arteria y vena esplénicas

Arteria pancreaticoduodenal superior posterior

Cabeza del páncreas

Vena mesentérica inferior

Proceso unciforme del páncreas

Yeyuno

Arteria mesentérica superior

Arteria pancreaticoduodenal inferior anterior

Arteria pancreaticoduodenal inferior posterior

B. Vista posterior

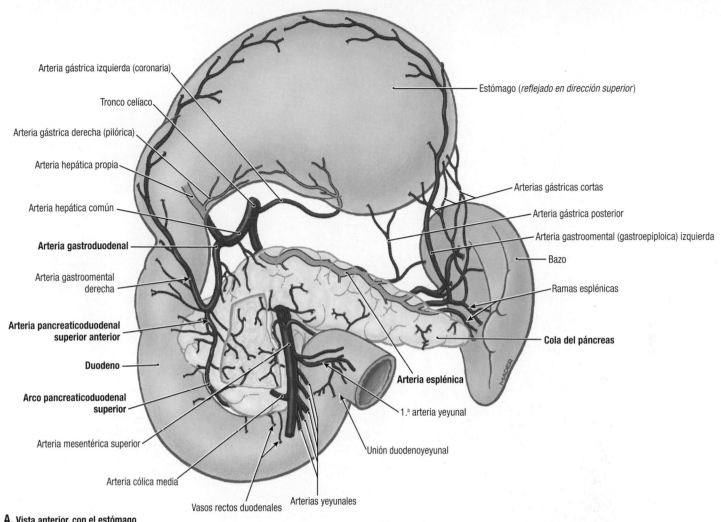

Arteria gástrica izquierda (coronaria)

Tronco celíaco

Arteria gástrica derecha (pilórica)

Arteria hepática propia

Arteria hepática común

Arteria gastroduodenal

Arteria gastroomental derecha

Arteria pancreaticoduodenal superior anterior

Duodeno

Arco pancreaticoduodenal superior

Arteria mesentérica superior

Arteria cólica media

Vasos rectos duodenales

Arterias yeyunales

Estómago (*reflejado en dirección superior*)

Arterias gástricas cortas

Arteria gástrica posterior

Arteria gastroomental (gastroepiploica) izquierda

Bazo

Ramas esplénicas

Cola del páncreas

Arteria esplénica

1.ª arteria yeyunal

Unión duodenoyeyunal

A. Vista anterior, con el estómago reflejado en dirección superior

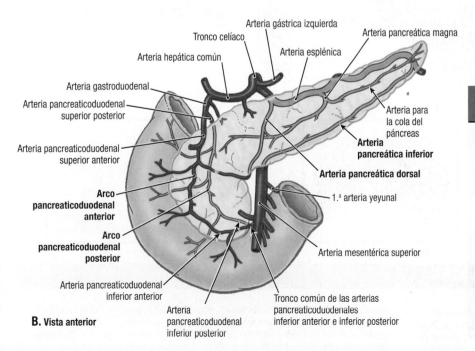

Arteria gástrica izquierda

Arteria pancreática magna

Tronco celíaco

Arteria esplénica

Arteria hepática común

Arteria gastroduodenal

Arteria pancreaticoduodenal superior posterior

Arteria pancreaticoduodenal superior anterior

Arteria para la cola del páncreas

Arteria pancreática inferior

Arteria pancreática dorsal

Arco pancreaticoduodenal anterior

Arco pancreaticoduodenal posterior

1.ª arteria yeyunal

Arteria mesentérica superior

Arteria pancreaticoduodenal inferior anterior

Arteria pancreaticoduodenal inferior posterior

Tronco común de las arterias pancreaticoduodenales inferior anterior e inferior posterior

B. Vista anterior

Irrigación del páncreas, el duodeno y el bazo   4-39

A. Tronco celíaco y arteria mesentérica superior.

B. Arterias pancreáticas y pancreaticoduodenales.

- La arteria pancreaticoduodenal superior anterior de la arteria gastroduodenal y la arteria pancreaticoduodenal inferior anterior de la arteria mesentérica superior forman el arco pancreaticoduodenal delante de la cabeza del páncreas. Las ramas posterior superior y posterior inferior de las mismas dos arterias forman el arco pancreaticoduodenal detrás del páncreas. Las arterias inferiores anteriores y posteriores suelen surgir de un tronco común.

- Las arterias que irrigan el páncreas proceden de la arteria hepática común, la arteria gastroduodenal, los arcos pancreaticoduodenales, la arteria esplénica y la arteria mesentérica superior.

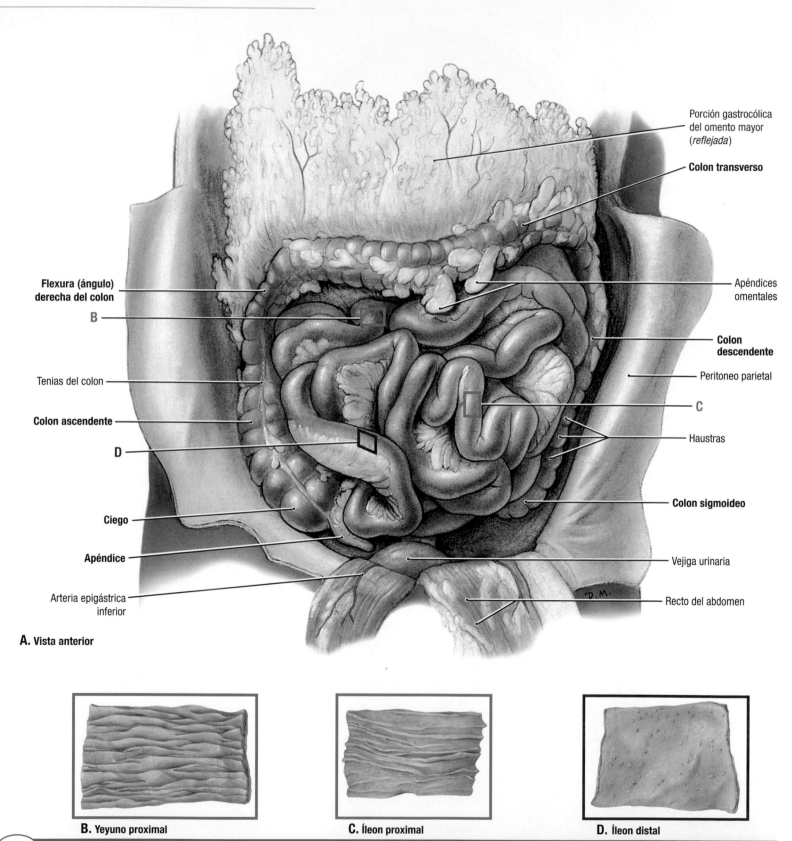

Porción gastrocólica del omento mayor (*reflejada*)

Colon transverso

Flexura (ángulo) derecha del colon

B

Tenias del colon

Colon ascendente

D

Ciego

Apéndice

Arteria epigástrica inferior

Apéndices omentales

Colon descendente

Peritoneo parietal

C

Haustras

Colon sigmoideo

Vejiga urinaria

Recto del abdomen

A. Vista anterior

B. Yeyuno proximal

C. Íleon proximal

D. Íleon distal

4-40 **Intestinos *in situ*, interior del intestino delgado**

A. Intestinos *in situ*, omento mayor reflejado. El íleon se ha reflejado para exponer el apéndice. El apéndice suele situarse en la parte posterior del ciego (retrocecal) o, como en este caso, se proyecta sobre el borde pélvico. Las características del intestino grueso son las tenias del colon, las haustras y los apéndices omentales. **B. Yeyuno inicial.** Los pliegues circulares son altos, estrechamente empaquetados y en general ramificados. **C. Íleon inicial.** Los pliegues circulares son bajos y cada vez más escasos. El calibre del intestino se reduce y la pared es más fina. **D. Íleon terminal.** Los pliegues circulares están ausentes y nódulos linfáticos solitarios tapizan la pared.

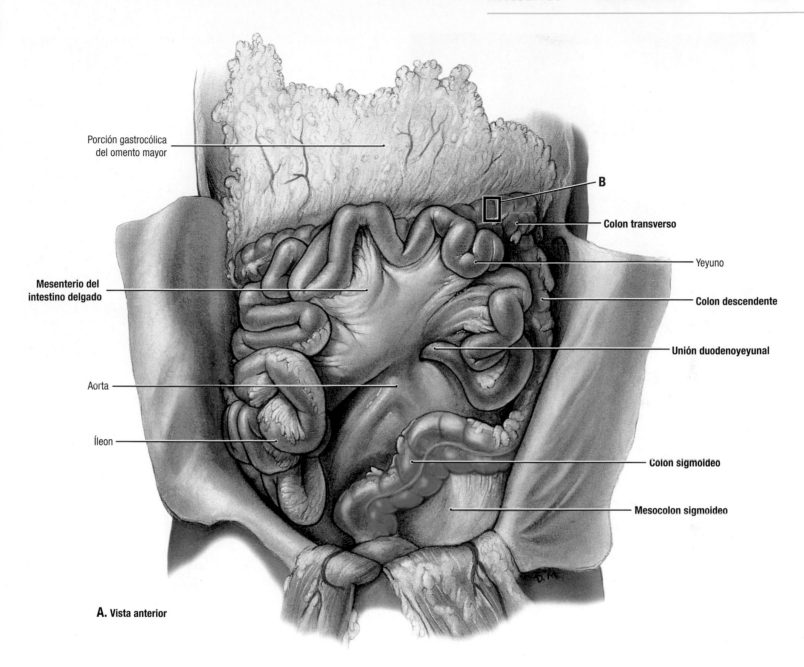

Porción gastrocólica del omento mayor

B

Colon transverso

Yeyuno

Mesenterio del intestino delgado

Colon descendente

Unión duodenoyeyunal

Aorta

Íleon

Colon sigmoideo

Mesocolon sigmoideo

A. Vista anterior

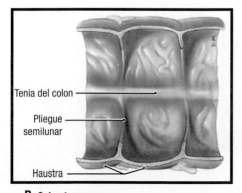

Tenia del colon

Pliegue semilunar

Haustra

B. Colon transverso

Mesocolon sigmoideo y mesenterio del intestino delgado, interior del colon transverso

4-41

A. Mesocolon sigmoideo y mesenterio del intestino delgado.
- La unión duodenoyeyunal está situada a la izquierda del plano mediano.
- El mesenterio del intestino delgado se abre en abanico desde su corta raíz para dar cabida a todo el yeyuno y el íleon (~6 m).
- El colon descendente es la parte más estrecha del intestino grueso y es retroperitoneal. El colon sigmoideo tiene un meso, el mesocolon sigmoideo; el colon sigmoideo se continúa con el recto en el punto en el que termina el mesocolon sigmoideo.

B. Colon transverso. Los pliegues semilunares y las tenias del colon forman rasgos prominentes en la pared interna de superficie lisa.

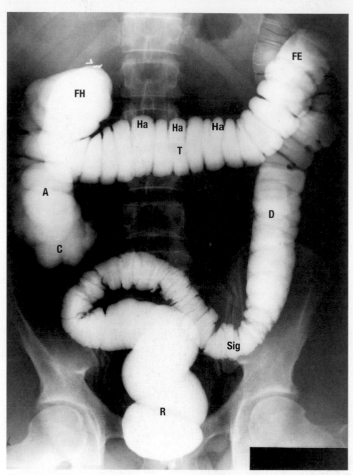

A. Radiografía posterior anterior

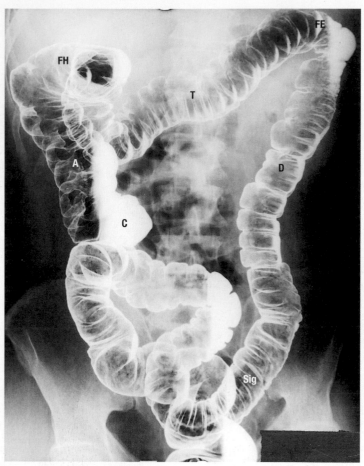

B. Radiografía posterior anterior

Clave					
A	Colon ascendente	FE	Flexura esplénica	R	Recto
C	Ciego	FH	Flexura hepática	Sig	Colon sigmoideo
D	Colon descendente	Ha	Haustra	T	Colon transverso

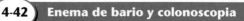

4-42   **Enema de bario y colonoscopia**

A. Estudio de contraste único. Un enema de bario ha llenado el
colon. **B. Estudio de doble contraste.** El bario puede verse recu-
briendo las paredes del colon, que está distendido con aire, proporcionando una vista clara del relieve de la mucosa y de las haustras.
C. Endoscopia de colon. El interior del colon puede observarse con
un largo endoscopio, por lo general un colonoscopio flexible de fibra
óptica. El endoscopio es un tubo que se introduce en el colon a través
del ano y el recto. **D. Diverticulosis colónica.** Fotografía tomada a
través de un colonoscopio. **E. Ilustración de divertículos.** La diverticulosis es un trastorno en el que se desarrollan múltiples falsos divertículos (evaginaciones o bolsas de la mucosa del colon) a lo largo del
intestino. Afecta principalmente a las personas de mediana edad y a
los ancianos. La diverticulosis se encuentra con frecuencia (60%) en el
colon sigmoideo. Los divertículos pueden infectarse y romperse, dando
lugar a una **diverticulitis**, y pueden distorsionar y erosionar las arterias
nutricias provocando hemorragias.

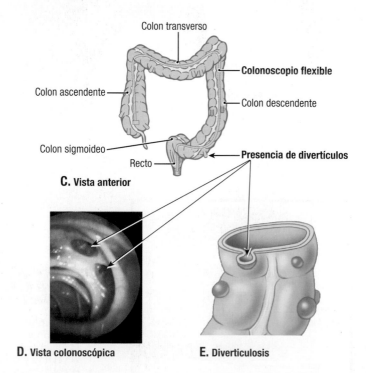

C. Vista anterior

D. Vista colonoscópica

E. Diverticulosis

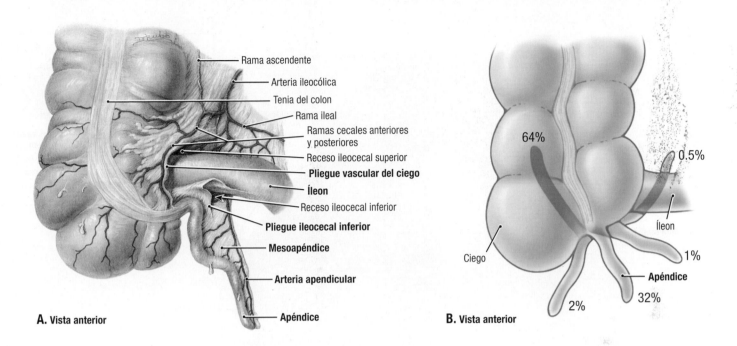

Rama ascendente

Arteria ileocólica

Tenia del colon

Rama ileal

Ramas cecales anteriores y posteriores

Receso ileocecal superior

Pliegue vascular del ciego

Íleon

Receso ileocecal inferior

Pliegue ileocecal inferior

Mesoapéndice

Arteria apendicular

Apéndice

A. Vista anterior

64%

0.5%

Ciego

Íleon

1%

Apéndice

2%

32%

B. Vista anterior

Haustra (saculación) del colon

Orificio ileocecal

Íleon

Divertículo ileal

Orificio del apéndice

Apéndice

C. Vista anterior

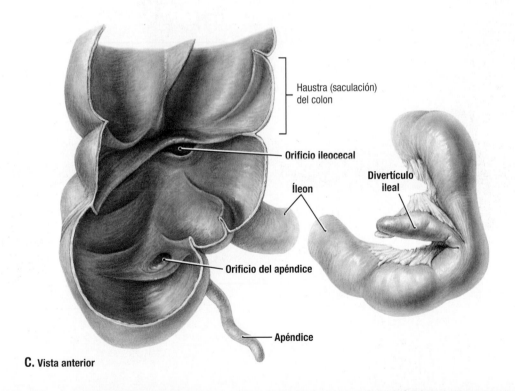

Región ileocecal y apéndice

4-43

A. Irrigación. La arteria apendicular se encuentra en el borde libre del mesoapéndice. El pliegue ileocecal inferior es exangüe, mientras que el pliegue ileocecal superior se denomina *pliegue vascular del ciego*.
B. Incidencia aproximada de varias posiciones del apéndice.
C. Interior de un ciego seco y un divertículo ileal (de Meckel). Este ciego se llenó de aire hasta quedar seco y se abrió. El **divertículo ileal** es

una anomalía congénita que aparece en el 1-2% de las personas. Se trata de un remanente en forma de bolsa (3-6 cm de longitud) de la parte proximal del tallo vitelino, normalmente a 50 cm de la unión ileocecal. A veces se inflama y produce un dolor que puede simular el producido por la apendicitis.

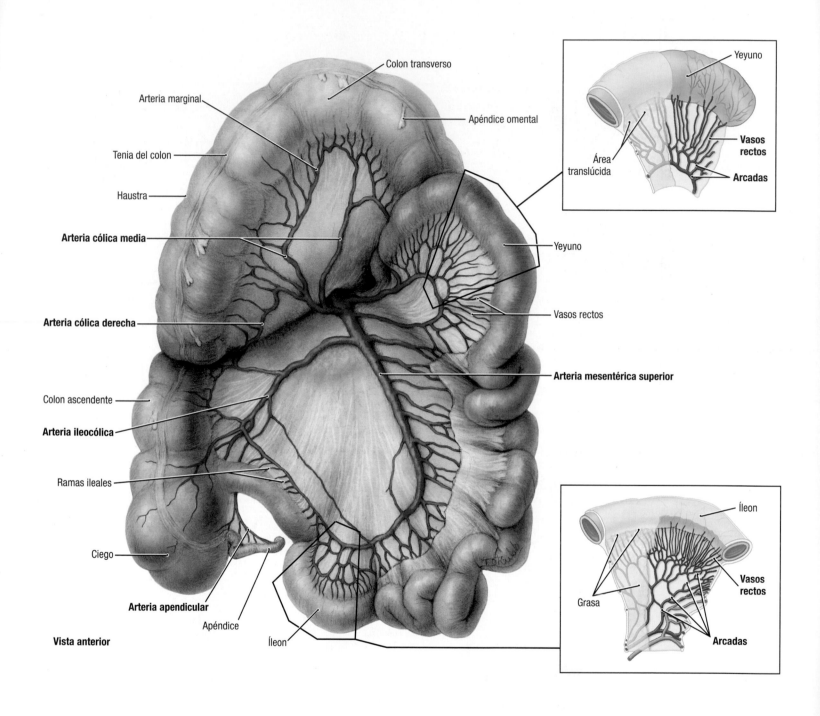

Colon transverso

Arteria marginal

Tenia del colon

Haustra

Arteria cólica media

Arteria cólica derecha

Colon ascendente

Arteria ileocólica

Ramas ileales

Ciego

Arteria apendicular

Apéndice

Vista anterior

Íleon

Apéndice omental

Yeyuno

Vasos rectos

Arteria mesentérica superior

Yeyuno

Vasos rectos

Área translúcida

Arcadas

Íleon

Vasos rectos

Grasa

Arcadas

4-44   **Arteria mesentérica superior y arcadas arteriales**

El peritoneo se ha desprendido parcialmente.
- La arteria mesentérica superior termina anastomosándose con una de sus propias ramas: la rama ileal de la arteria ileocólica.
- En las ilustraciones del yeyuno y del íleon, véase la diferencia en el diámetro, el grosor de la pared, el número de arcadas arteriales, los vasos rectos largos o cortos, la presencia de zonas translúcidas (sin grasa) en el borde mesentérico y la grasa que invade la pared del intestino entre el yeyuno y el íleon.

- La **inflamación aguda del apéndice** es una causa frecuente de abdomen agudo (dolor abdominal intenso que aparece de forma repentina). El dolor de la apendicitis suele comenzar como un dolor vago en la región periumbilical porque las fibras dolorosas aferentes entran en la médula espinal a nivel de T10. Más tarde, el dolor intenso en el cuadrante inferior derecho es el resultado de la irritación del peritoneo parietal que recubre la pared abdominal posterior.

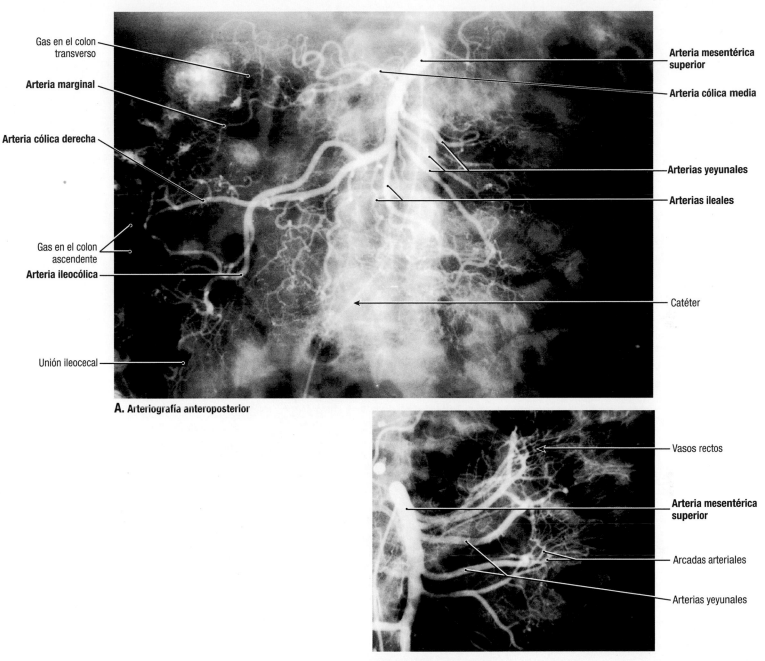

Gas en el colon transverso

Arteria marginal

Arteria cólica derecha

Gas en el colon ascendente

Arteria ileocólica

Unión ileocecal

Arteria mesentérica superior

Arteria cólica media

Arterias yeyunales

Arterias ileales

Catéter

A. Arteriografía anteroposterior

Vasos rectos

Arteria mesentérica superior

Arcadas arteriales

Arterias yeyunales

B. Arteriografía anteroposterior

Arteriografías mesentéricas superiores

4-45

A. Ramas de la arteria mesentérica superior. *Véase* la figura 4-44 para identificar las ramas. **B. Ampliación para mostrar las arterias yeyunales, las arcadas arteriales y los vasos rectos.**

- Las ramas de la arteria mesentérica superior incluyen, desde su lado izquierdo, 12 o más arterias yeyunales e ileales que se anastomosan para formar arcadas desde las que los vasos rectos pasan al intestino delgado y, desde su lado derecho, la arteria cólica media, la ileocólica y comúnmente (pero no aquí) una arteria cólica derecha independiente que se anastomosan para formar una arteria marginal que es paralela al borde mesentérico en el colon y desde la que los vasos rectos pasan al intestino grueso.

- La **oclusión de los vasos rectos** por émbolos provoca la isquemia de la parte del intestino afectada. Si la isquemia es grave, se produce una necrosis del segmento afectado y un íleo (obstrucción del intestino) de tipo paralítico. El íleo se acompaña de un fuerte dolor de tipo cólico, junto con distensión abdominal, vómitos y, a menudo, fiebre y deshidratación. Si la afección se diagnostica de forma temprana (p. ej., mediante una arteriografía mesentérica superior), la parte obstruida del vaso puede solucionarse quirúrgicamente.

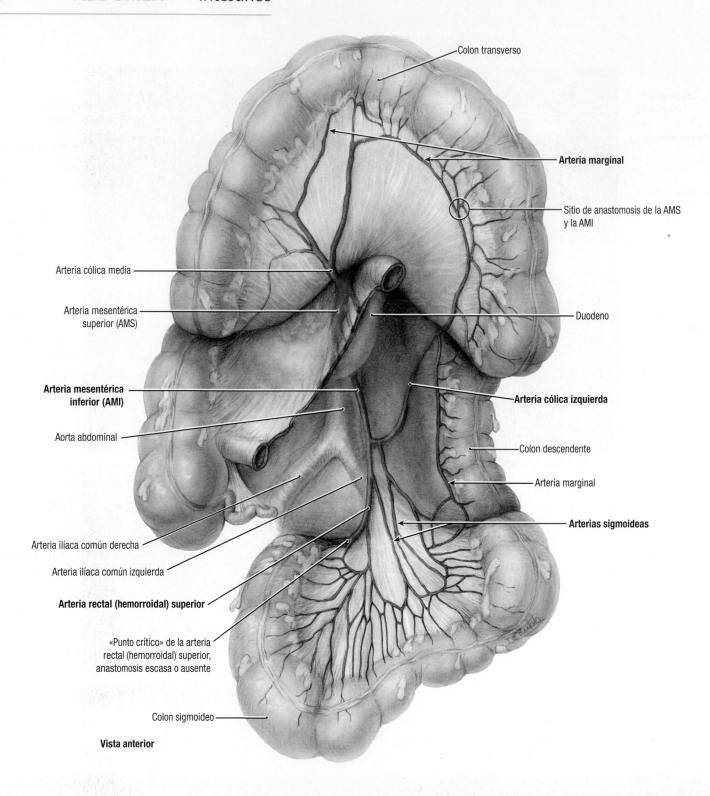

Colon transverso

Arteria marginal

Sitio de anastomosis de la AMS y la AMI

Arteria cólica media

Arteria mesentérica superior (AMS)

Duodeno

Arteria mesentérica inferior (AMI)

Arteria cólica izquierda

Aorta abdominal

Colon descendente

Arteria marginal

Arteria ilíaca común derecha

Arterias sigmoideas

Arteria ilíaca común izquierda

Arteria rectal (hemorroidal) superior

«Punto crítico» de la arteria rectal (hemorroidal) superior, anastomosis escasa o ausente

Colon sigmoideo

Vista anterior

4-46   **Arteria mesentérica inferior**

El mesenterio del intestino delgado ha sido cortado en su raíz.

- La arteria mesentérica inferior nace posterior a la parte ascendente del duodeno, unos 4 cm superior a la bifurcación de la aorta; al cruzar la arteria ilíaca común izquierda, se convierte en la arteria rectal (hemorroidal) superior.
- Las ramas de la arteria mesentérica inferior incluyen la arteria cólica izquierda y varias arterias sigmoideas; las dos arterias sigmoideas inferiores se ramifican desde la arteria rectal (hemorroidal) superior.

- El punto en el que la última arteria sigmoidea se ramifica de la arteria rectal superior se conoce como «punto crítico» de la arteria rectal superior; distal a este punto, las conexiones anastomóticas entre la arteria rectal superior y la arteria marginal son escasas o están ausentes.

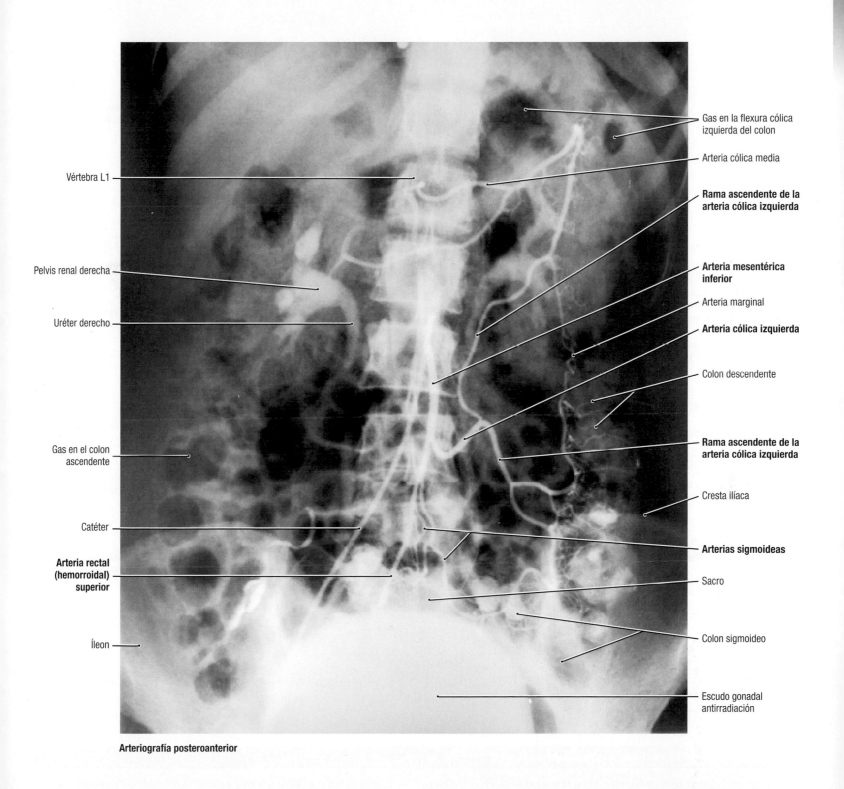

Gas en la flexura cólica izquierda del colon

Arteria cólica media

Rama ascendente de la arteria cólica izquierda

Arteria mesentérica inferior

Arteria marginal

Arteria cólica izquierda

Colon descendente

Rama ascendente de la arteria cólica izquierda

Cresta ilíaca

Arterias sigmoideas

Sacro

Colon sigmoideo

Escudo gonadal antirradiación

Vértebra L1

Pelvis renal derecha

Uréter derecho

Gas en el colon ascendente

Catéter

Arteria rectal (hemorroidal) superior

Íleon

Arteriografía posteroanterior

Arteriografía mesentérica inferior 4-47

- La arteria cólica izquierda se dirige a la izquierda hacia el colon descendente y se divide en ramas ascendentes y descendentes.
- Las arterias sigmoideas, en número de dos a cuatro, irrigan el colon sigmoideo.

- La arteria rectal superior, que es la continuación de la arteria mesentérica inferior, irriga el recto; las anastomosis rectales superiores están formadas por ramas de las arterias rectales medias e inferiores (procedentes de las arterias ilíacas internas).

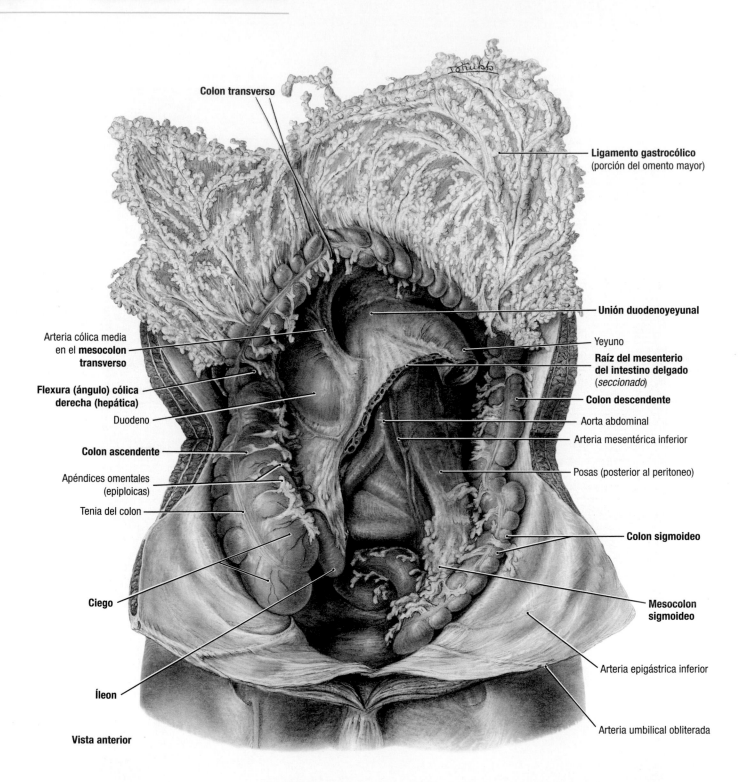

Colon transverso

Ligamento gastrocólico
(porción del omento mayor)

Unión duodenoyeyunal

Yeyuno

Arteria cólica media
en el **mesocolon
transverso**

**Raíz del mesenterio
del intestino delgado**
(*seccionado*)

**Flexura (ángulo) cólica
derecha (hepática)**

Colon descendente

Duodeno

Aorta abdominal

Arteria mesentérica inferior

Colon ascendente

Posas (posterior al peritoneo)

Apéndices omentales
(epiploicas)

Tenia del colon

Colon sigmoideo

**Mesocolon
sigmoideo**

Ciego

Arteria epigástrica inferior

Íleon

Arteria umbilical obliterada

Vista anterior

4-48   **Peritoneo de la cavidad abdominal posterior**

El ligamento gastrocólico se ha retraído en dirección superior, junto con
el colon transverso y el mesocolon transverso. El apéndice ha sido extirpado quirúrgicamente. Esta disección continúa en la figura 4-49.
- La raíz del mesenterio del intestino delgado, de 15-20 cm de longitud,
  se extiende entre la unión duodenoyeyunal y la unión ileocecal.
- El intestino grueso forma 3½ lados de un cuadrado, «enmarcando» el
  yeyuno y el íleon. A la derecha están el ciego y el colon ascendente,
  superiormente está el colon transverso, a la izquierda está el colon
  descendente y el sigmoideo, inferiormente está el colon sigmoideo.

- La **inflamación crónica del colon (colitis ulcerosa, enfermedad de
  Crohn)** se caracteriza por una grave inflamación y ulceración del colon
  y el recto. En algunos pacientes se debe realizar una colectomía, en la
  que se extirpan el íleon terminal y el colon, así como el recto y el canal
  (conducto) anal. A continuación se construye una ileostomía para establecer una apertura cutánea artificial entre el íleon y la piel de la pared
  abdominal anterolateral.

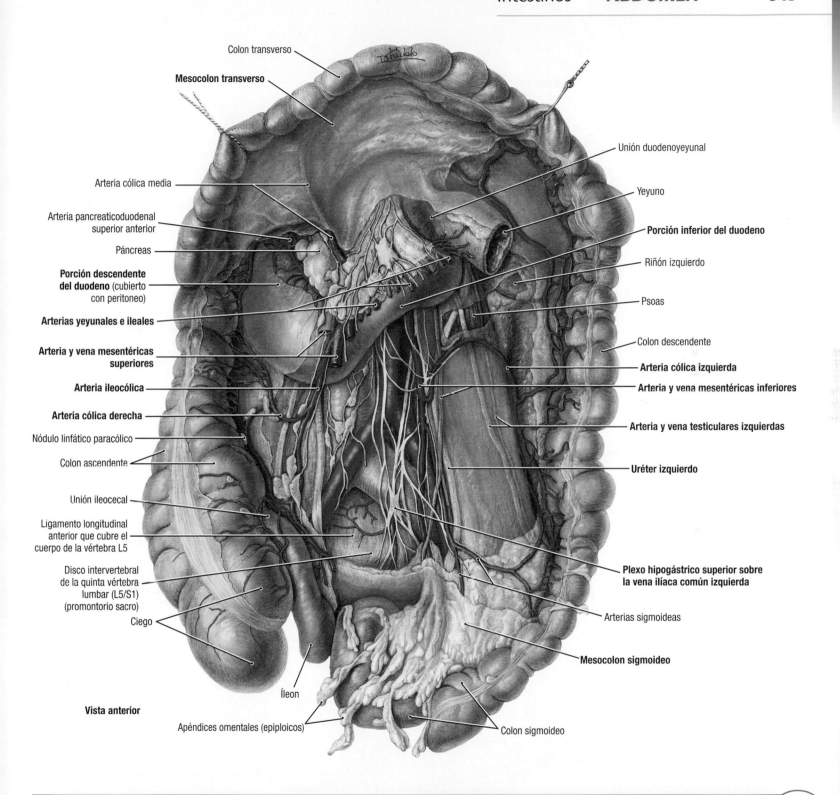

Colon transverso

Mesocolon transverso

Arteria cólica media

Arteria pancreaticoduodenal
superior anterior

Páncreas

**Porción descendente
del duodeno** (cubierto
con peritoneo)

Arterias yeyunales e ileales

**Arteria y vena mesentéricas
superiores**

Arteria ileocólica

Arteria cólica derecha

Nódulo linfático paracólico

Colon ascendente

Unión ileocecal

Ligamento longitudinal
anterior que cubre el
cuerpo de la vértebra L5

Disco intervertebral
de la quinta vértebra
lumbar (L5/S1)
(promontorio sacro)

Ciego

Íleon

Vista anterior

Apéndices omentales (epiploicos)

Unión duodenoyeyunal

Yeyuno

Porción inferior del duodeno

Riñón izquierdo

Psoas

Colon descendente

Arteria cólica izquierda

Arteria y vena mesentéricas inferiores

Arteria y vena testiculares izquierdas

Uréter izquierdo

**Plexo hipogástrico superior sobre
la vena ilíaca común izquierda**

Arterias sigmoideas

Mesocolon sigmoideo

Colon sigmoideo

Cavidad abdominal posterior con peritoneo extraído   **4-49**

Las ramas yeyunal e ileal (seccionadas) pasan desde el lado izquierdo de
la arteria mesentérica superior. La arteria cólica derecha es aquí una rama
de la arteria ileocólica. Se trata de la misma pieza de la figura 4-48.

- El duodeno tiene un diámetro mayor antes de cruzar los vasos mesentéricos superiores y se estrecha después.
- En el lado derecho, hay nódulos linfáticos en el colon, nódulos
paracólicos junto al colon y nódulos a lo largo de la arteria ileocólica, que drenan en los nódulos mesentéricos superiores anteriores
al páncreas.

- Los intestinos y los vasos intestinales se sitúan en un plano susceptible
de resección (remanente del mesenterio dorsal embriológico) anterior
al de los vasos testiculares; estos, a su vez, se sitúan anteriores al plano
renal, de sus vasos y del uréter.
- El plexo hipogástrico superior se encuentra inferior a la bifurcación
de la aorta y anterior a la vena ilíaca común izquierda, el cuerpo de la
vértebra lumbar L5-S1 y el 5.° disco intervertebral.

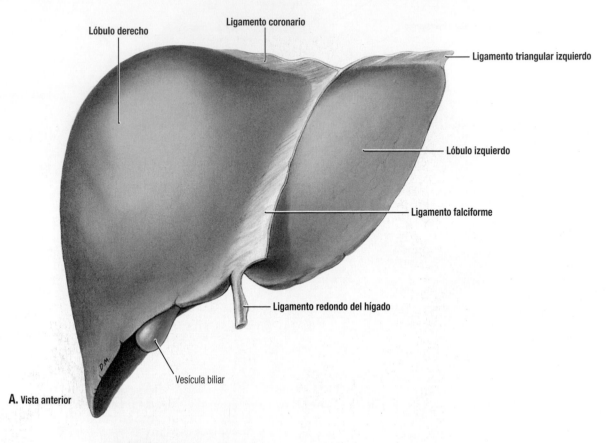

Lóbulo derecho

Ligamento coronario

Ligamento triangular izquierdo

Lóbulo izquierdo

Ligamento falciforme

Ligamento redondo del hígado

Vesícula biliar

A. Vista anterior

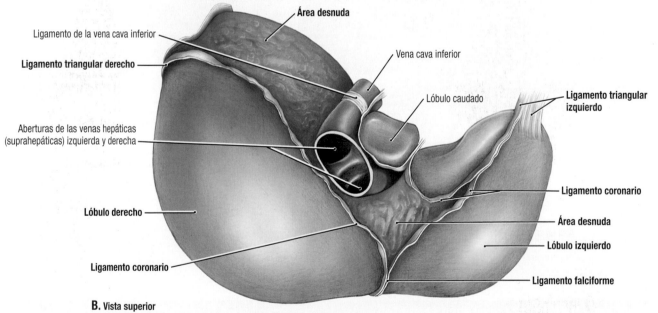

Área desnuda

Ligamento de la vena cava inferior

Vena cava inferior

Ligamento triangular derecho

Lóbulo caudado

Ligamento triangular izquierdo

Aberturas de las venas hepáticas (suprahepáticas) izquierda y derecha

Ligamento coronario

Lóbulo derecho

Área desnuda

Lóbulo izquierdo

Ligamento coronario

Ligamento falciforme

B. Vista superior

4-50   **Superficie diafragmática (anterior y superior) del hígado**

A. Superficie anterior del hígado. El ligamento falciforme se ha seccionado cerca de su unión con el diafragma y la pared abdominal anterior. Este separa los lóbulos derecho e izquierdo del hígado. El ligamento redondo del hígado se encuentra dentro del borde libre del ligamento falciforme.

B. Superficie superior del hígado. Las dos capas de peritoneo que forman el ligamento falciforme se separan sobre la cara superior (rodeando la zona desnuda) del hígado para formar la capa superior del ligamento coronario y los ligamentos triangulares derecho e izquierdo.

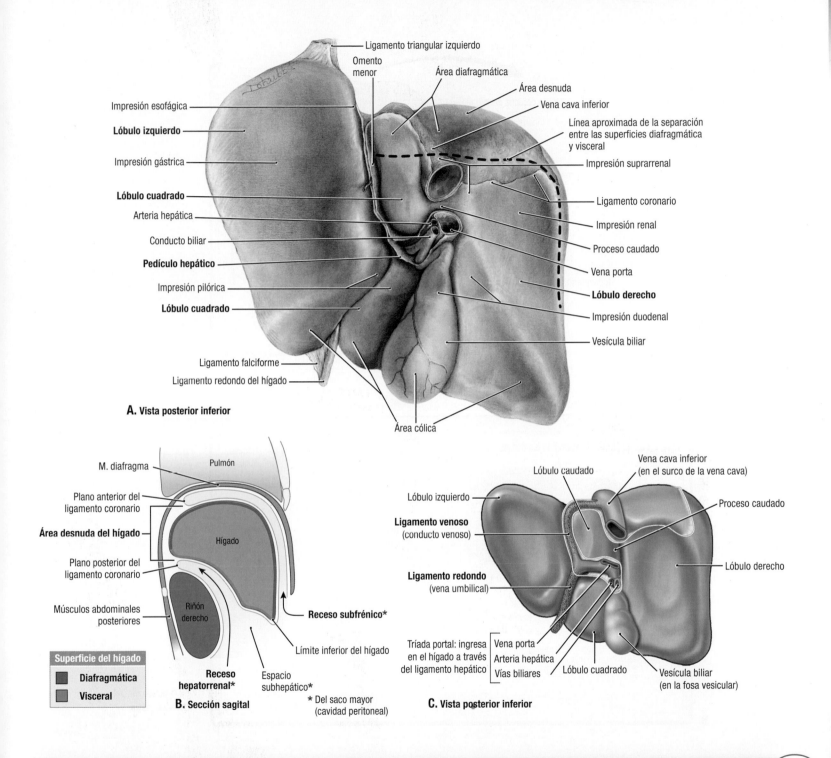

Ligamento triangular izquierdo
Omento menor
Área diafragmática
Área desnuda
Vena cava inferior
Línea aproximada de la separación entre las superficies diafragmática y visceral
Impresión esofágica
Lóbulo izquierdo
Impresión gástrica
Impresión suprarrenal
Lóbulo cuadrado
Ligamento coronario
Arteria hepática
Impresión renal
Conducto biliar
Proceso caudado
Pedículo hepático
Vena porta
Impresión pilórica
Lóbulo derecho
Lóbulo cuadrado
Impresión duodenal
Vesícula biliar
Ligamento falciforme
Ligamento redondo del hígado

A. Vista posterior inferior

Área cólica

M. diafragma
Pulmón
Plano anterior del ligamento coronario
Área desnuda del hígado
Hígado
Plano posterior del ligamento coronario
Músculos abdominales posteriores
Riñón derecho
Receso subfrénico*
Límite inferior del hígado

Superficie del hígado
Diafragmática	
Visceral	

Receso hepatorrenal*
Espacio subhepático***
B. Sección sagital
* Del saco mayor (cavidad peritoneal)

Lóbulo caudado
Vena cava inferior (en el surco de la vena cava)
Lóbulo izquierdo
Proceso caudado
Ligamento venoso (conducto venoso)
Lóbulo derecho
Ligamento redondo (vena umbilical)
Tríada portal: ingresa en el hígado a través del ligamento hepático
Vena porta
Arteria hepática
Vías biliares
Lóbulo cuadrado
Vesícula biliar (en la fosa vesicular)
C. Vista posterior inferior

Superficie visceral (posteroinferior) del hígado   **4-51**

A. Pieza aislada que muestra los lóbulos y las impresiones de las vísceras adyacentes. B. Superficies hepáticas y recesos peritoneales. C. Ligamento redondo del hígado y ligamento venoso. El ligamento redondo del hígado incluye los restos obliterados de la vena umbilical que transportaba sangre bien oxigenada desde la placenta hasta el feto. El ligamento venoso es el remanente fibroso del conducto venoso fetal que desvía la sangre de la vena umbilical a la vena cava inferior pasando por el hígado. El tejido hepático puede extraerse con fines de diagnóstico mediante una **biopsia hepática**. La punción con aguja en general se realiza a través del décimo espacio intercostal derecho en la línea medio-axilar. Antes de que el médico tome la biopsia, se le pide a la persona que contenga la respiración en la espiración completa para reducir el receso costodiafragmático, así como disminuir la posibilidad de dañar el pulmón y contaminar la cavidad pleural.

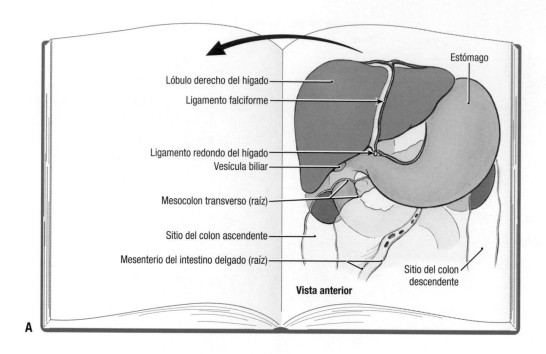

Lóbulo derecho del hígado

Ligamento falciforme

Ligamento redondo del hígado

Vesícula biliar

Mesocolon transverso (raíz)

Sitio del colon ascendente

Mesenterio del intestino delgado (raíz)

Estómago

Sitio del colon descendente

Vista anterior

A

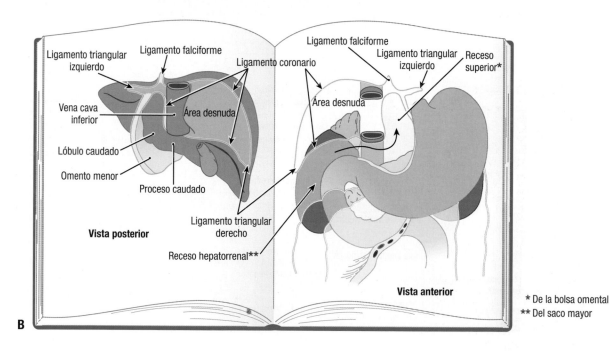

Ligamento triangular izquierdo

Ligamento falciforme

Ligamento coronario

Vena cava inferior

Área desnuda

Lóbulo caudado

Omento menor

Proceso caudado

Ligamento triangular derecho

Receso hepatorrenal**

Vista posterior

Ligamento falciforme

Ligamento triangular izquierdo

Receso superior*

Área desnuda

Vista anterior

* De la bolsa omental
** Del saco mayor

B

4-52 **El hígado y sus relaciones posteriores, esquema**

A. Hígado *in situ*. Se han extraído el yeyuno, el íleon y el colon ascendente, transverso y descendente. **B. El hígado ha sido reflejado para mostrar sus relaciones posteriores.** El hígado se ha dibujado esquemáticamente en una página de libro, de modo que al pasar la página (*flecha* en la *imagen A*), el hígado se refleja hacia la derecha para revelar su superficie posterior; en la página opuesta se ven las relaciones posteriores que componen el lecho del hígado. La *flecha* de la *imagen B* atraviesa el foramen omental para entrar en la bolsa omental y su receso superior (*punta de flecha*).

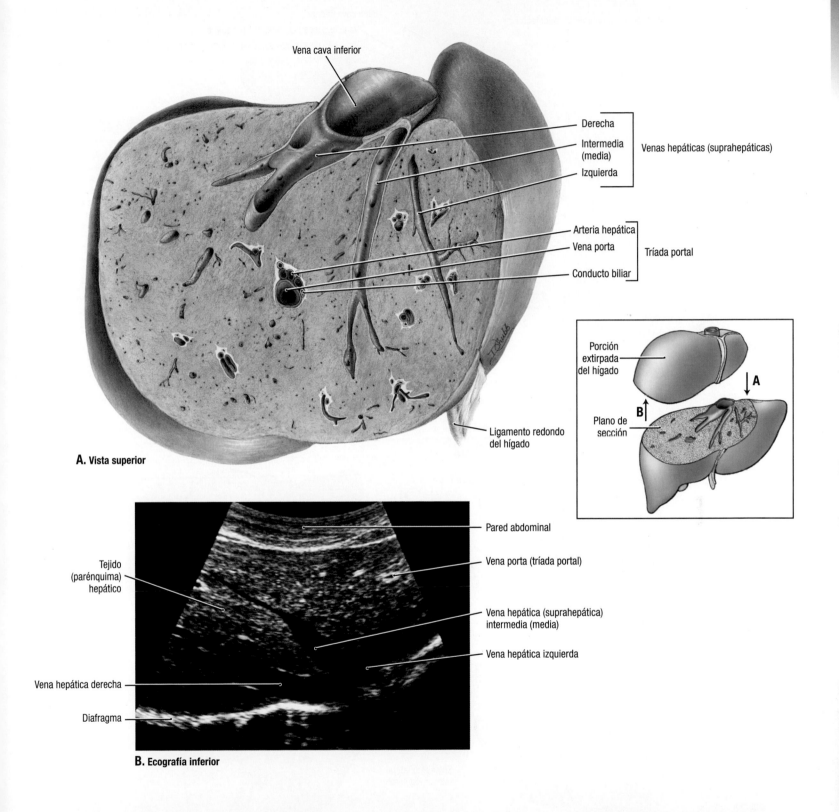

Vena cava inferior

Derecha

Intermedia (media)

Izquierda

Venas hepáticas (suprahepáticas)

Arteria hepática

Vena porta

Conducto biliar

Tríada portal

Porción extirpada del hígado

A

B

Plano de sección

Ligamento redondo del hígado

A. Vista superior

Pared abdominal

Tejido (parénquima) hepático

Vena porta (tríada portal)

Vena hepática (suprahepática) intermedia (media)

Vena hepática izquierda

Vena hepática derecha

Diafragma

B. Ecografía inferior

Venas hepáticas (suprahepáticas)

A. Corte aproximadamente horizontal del hígado con su cara posterior en la parte superior de la página. Obsérvense las múltiples cápsulas fibrosas perivasculares seccionadas a lo largo de la superficie de corte, cada una de las cuales contiene una tríada portal (vena porta, arteria hepática, conductos biliares) más los vasos linfáticos. Interdigitadas con estas se encuentran las ramas de las tres venas suprahepáticas principales (derecha, intermedia e izquierda) que, sin acompañamiento y sin cápsula, convergen en la vena cava inferior. **B. Ecografía.** El transductor se colocó bajo el margen costal y se dirigió hacia atrás, produciendo una imagen invertida (*imagen A*).

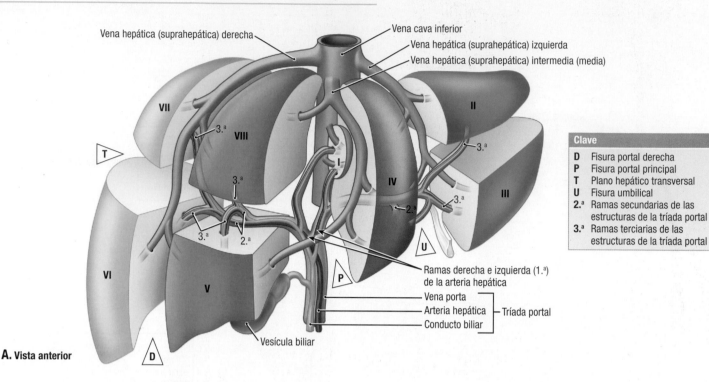

Vena hepática (suprahepática) derecha
Vena cava inferior
Vena hepática (suprahepática) izquierda
Vena hepática (suprahepática) intermedia (media)

VII
VIII
3.ª
II
I
IV
3.ª
III
3.ª
3.ª
2.ª
3.ª
VI
2.ª
V
U
P
T
D

Clave

D	Fisura portal derecha
P	Fisura portal principal
T	Plano hepático transversal
U	Fisura umbilical
2.ª	Ramas secundarias de las estructuras de la tríada portal
3.ª	Ramas terciarias de las estructuras de la tríada portal

Ramas derecha e izquierda (1.ª) de la arteria hepática
Vena porta
Arteria hepática — Tríada portal
Conducto biliar
Vesícula biliar

A. Vista anterior

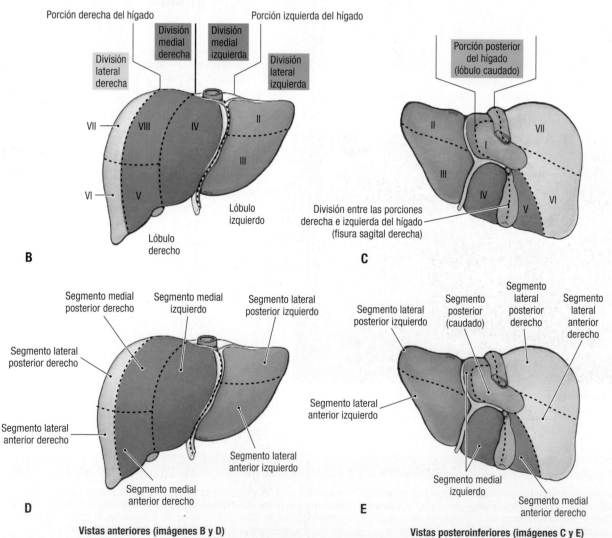

Porción derecha del hígado
Porción izquierda del hígado

División medial derecha
División medial izquierda

División lateral derecha
División lateral izquierda

VII
VIII
IV
II
III
VI
V

Lóbulo izquierdo
Lóbulo derecho

B

Porción posterior del hígado (lóbulo caudado)

II
I
VII
III
IV
V
VI

División entre las porciones derecha e izquierda del hígado (fisura sagital derecha)

C

Segmento medial posterior derecho
Segmento medial izquierdo
Segmento lateral posterior izquierdo

Segmento lateral posterior derecho

Segmento lateral anterior derecho

Segmento medial anterior derecho
Segmento lateral anterior izquierdo

D

Segmento lateral posterior izquierdo
Segmento posterior (caudado)
Segmento lateral posterior derecho
Segmento lateral anterior derecho

Segmento lateral anterior izquierdo

Segmento medial izquierdo
Segmento medial anterior derecho

E

Vistas anteriores (imágenes B y D)

Vistas posteroinferiores (imágenes C y E)

Segmentación hepática *(continuación)* 4-54

Cada segmento es irrigado por una rama secundaria o terciaria de la arteria hepática, un conducto biliar y una rama de la vena porta. Las venas suprahepáticas se interdigitan entre las tríadas portales y son intersegmentarias, ya que drenan segmentos adyacentes. Dado que las arterias y conductos hepáticos derecho e izquierdo, así como las ramas de las venas porta derecha e izquierda no se comunican, es posible realizar **lobectomías hepáticas** (extirpación de las partes derecha o izquierda del hígado) y **segmentectomías**. Cada segmento puede identificarse numéricamente o por su nombre (tabla 4-6).

TABLA 4-6	**Esquema terminológico de las subdivisiones del hígado**				
Término anatómico	**Lóbulo derecho**		**Lóbulo izquierdo**		**Lóbulo caudado**
Término funcional/ quirúrgico[a]	Parte del hígado derecho [lóbulo portal derecho[b]]		Parte del hígado izquierdo [lóbulo portal izquierdo[c]]		Parte posterior del hígado
	División lateral derecha	División medial derecha	División medial izquierda	División lateral izquierda	[Lóbulo caudado derecho[b]] · [Lóbulo caudado izquierdo[c]]
	Segmento lateral posterior **Segmento VII** [área posterior superior]	Segmento medial posterior **Segmento VIII** [área anterior superior]	[Área medial superior] Segmento medial izquierdo **Segmento IV**	Segmento lateral **Segmento II** [área lateral superior]	
	Segmento lateral anterior derecho **Segmento VI** [área posterior inferior]	Segmento medial anterior **Segmento V** [área anterior inferior]	[área inferior medial = lóbulo cuadrado]	Segmento lateral anterior izquierdo **Segmento III** [área lateral inferior]	Segmento posterior **Segmento I**

[a]Las etiquetas de la tabla y la figura anteriores reflejan la *Terminologia Anatomica: International Anatomical Terminology*. La terminología anterior está entre corchetes.
[b,c]Según el esquema de la terminología anterior, el lóbulo caudado se dividía en mitades derecha e izquierda, y [b]la mitad derecha del lóbulo caudado se consideraba una subdivisión del lóbulo portal derecho; [c]la mitad izquierda del lóbulo caudado se consideraba una subdivisión del lóbulo portal izquierdo.

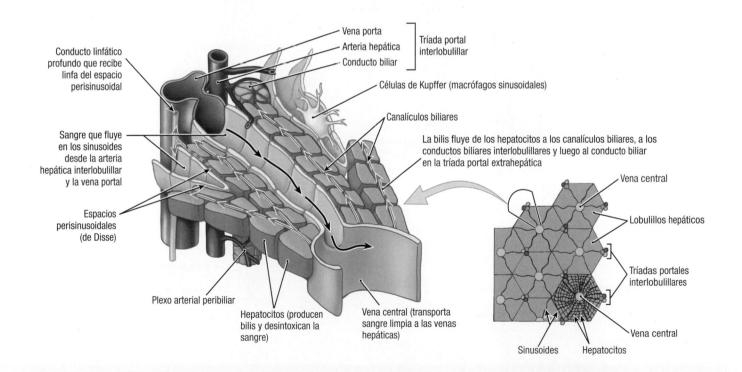

Flujo de sangre y de bilis en el hígado 4-55

Esta pequeña parte de un lobulillo hepático muestra los componentes de la tríada portal interlobulillar y la posición de los sinusoides y los canalículos biliares. La superficie de corte del hígado muestra el patrón hexagonal de los lobulillos.

- A excepción de los lípidos, todas las sustancias absorbidas por el sistema alimentario son recibidas primero por el hígado a través de la vena porta. Además de sus numerosas actividades metabólicas, el hígado almacena glucógeno y segrega bilis.
- En la **cirrosis hepática** hay una destrucción progresiva de los hepatocitos y su sustitución por tejido fibroso. Este tejido rodea los vasos sanguíneos intrahepáticos y los conductos biliares, haciendo que el hígado se vuelva duro e impidiendo la circulación de la sangre a través de él.

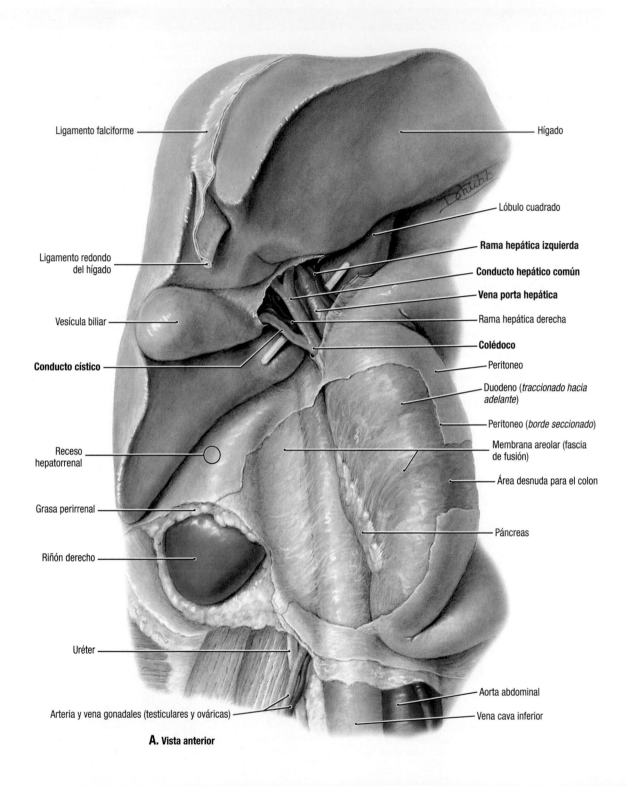

Ligamento falciforme

Hígado

Lóbulo cuadrado

Rama hepática izquierda

Ligamento redondo
del hígado

Conducto hepático común

Vena porta hepática

Rama hepática derecha

Vesícula biliar

Colédoco

Conducto cístico

Peritoneo

Duodeno (*traccionado hacia
adelante*)

Peritoneo (*borde seccionado*)

Receso
hepatorrenal

Membrana areolar (fascia
de fusión)

Área desnuda para el colon

Grasa perirrenal

Riñón derecho

Páncreas

Uréter

Aorta abdominal

Arteria y vena gonadales (testiculares y ováricas)

Vena cava inferior

A. Vista anterior

4-56   **Exposición de la tríada portal en el ligamento hepatoduodenal**

A. Vista anterior de la tríada portal con el duodeno retraído. El ligamento hepatoduodenal (pedículo hepático) incluye la tríada portal formada por la vena porta (posteriormente), la arteria hepática propiamente dicha (que asciende por la izquierda) y las vías biliares (que descienden por la derecha). En este caso, la arteria hepática propiamente dicha es sustituida por una rama hepática izquierda, que nace directamente en la arteria hepática común, y por una rama hepática derecha que nace en la arteria mesentérica superior (una variante común). Una varilla atraviesa el foramen omental. Se han extraído el omento menor y el colon transverso y el peritoneo está abierto a lo largo del borde derecho del duodeno; esta porción del duodeno se ha retraído en dirección anterior. El espacio abierto muestra dos membranas areolares lisas (fascia de fusión) por lo general unidas entre sí que son vestigios del peritoneo embrionario que cubría originalmente estas superficies.

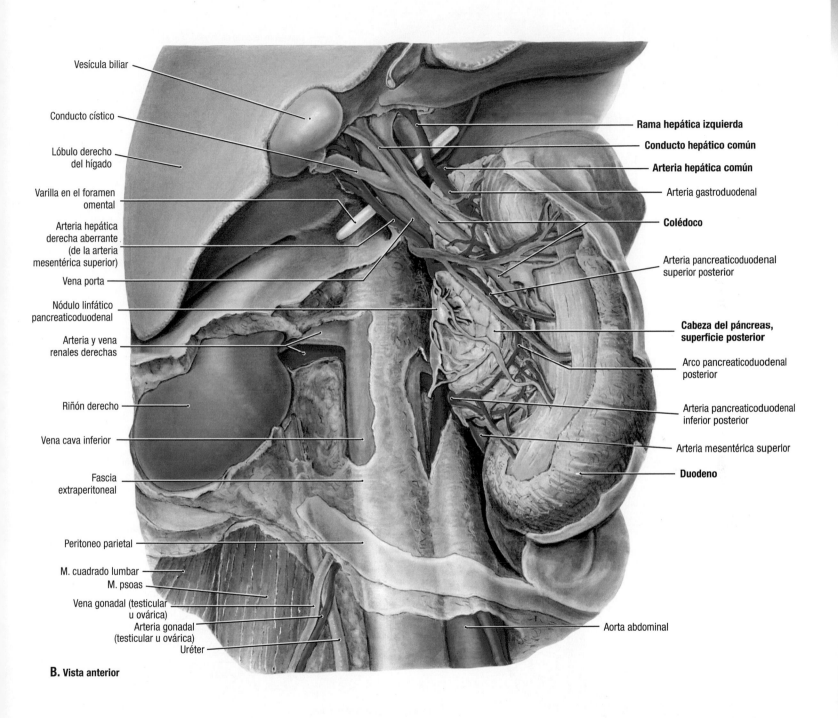

Vesícula biliar

Conducto cístico

Lóbulo derecho
del hígado

Varilla en el foramen
omental

Arteria hepática
derecha aberrante
(de la arteria
mesentérica superior)

Vena porta

Nódulo linfático
pancreaticoduodenal

Arteria y vena
renales derechas

Riñón derecho

Vena cava inferior

Fascia
extraperitoneal

Peritoneo parietal

M. cuadrado lumbar

M. psoas

Vena gonadal (testicular
u ovárica)

Arteria gonadal
(testicular u ovárica)

Uréter

Rama hepática izquierda

Conducto hepático común

Arteria hepática común

Arteria gastroduodenal

Colédoco

Arteria pancreaticoduodenal
superior posterior

**Cabeza del páncreas,
superficie posterior**

Arco pancreaticoduodenal
posterior

Arteria pancreaticoduodenal
inferior posterior

Arteria mesentérica superior

Duodeno

Aorta abdominal

B. Vista anterior

Exposición de la tríada portal en el ligamento hepatoduodenal *(continuación)* **4-56**

**B. Relaciones profundas de la tríada portal con las vísceras y los vasos
circundantes.** Continuando la disección, las vísceras secundarias retroperitoneales (duodeno y cabeza del páncreas) se han retraído en dirección
anterior y hacia la izquierda. La membrana areolar (fascia de fusión) que
cubre la cara posterior del páncreas y el duodeno ha sido eliminada en
gran parte y la que cubre la cara anterior de los grandes vasos fue eliminada parcialmente.

Un método habitual para **reducir la hipertensión portal** es desviar
la sangre del sistema venoso portal al sistema venoso sistémico, creando
una comunicación entre la vena porta y la vena cava inferior (VCI). Esta
anastomosis portocava o **cortocircuito portosistémico** puede formarse
cuando estos vasos se encuentran cerca uno del otro en la parte posterior
del hígado.

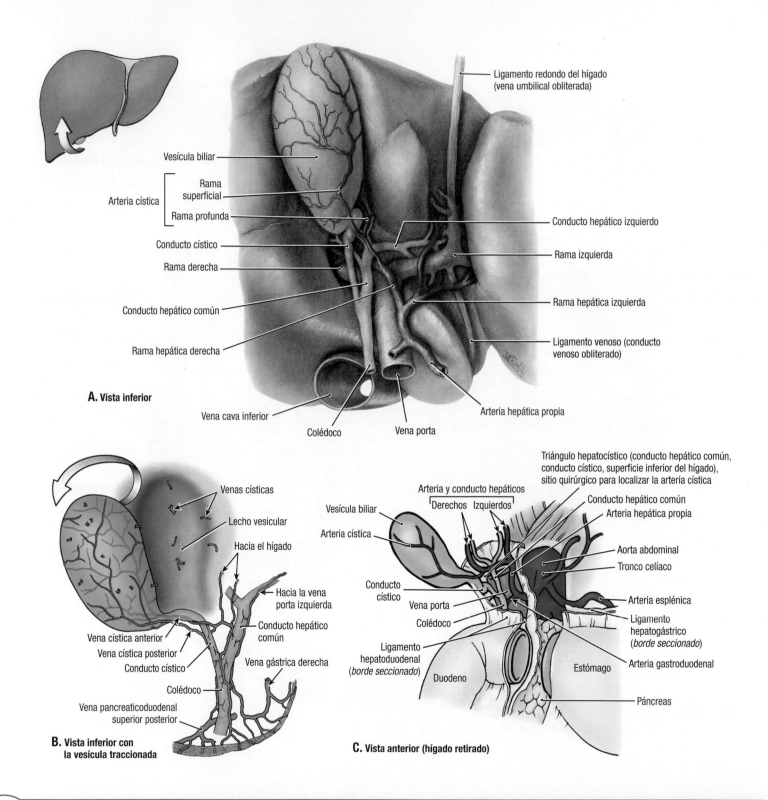

A. Vista inferior

Ligamento redondo del hígado (vena umbilical obliterada)

Vesícula biliar

Arteria cística — Rama superficial

Rama profunda

Conducto cístico

Conducto hepático izquierdo

Rama derecha

Rama izquierda

Rama hepática izquierda

Conducto hepático común

Ligamento venoso (conducto venoso obliterado)

Rama hepática derecha

Vena cava inferior

Arteria hepática propia

Colédoco

Vena porta

B. Vista inferior con la vesícula traccionada

Venas císticas

Lecho vesicular

Hacia el hígado

Hacia la vena porta izquierda

Conducto hepático común

Vena gástrica derecha

Vena cística anterior

Vena cística posterior

Conducto cístico

Colédoco

Vena pancreaticoduodenal superior posterior

C. Vista anterior (hígado retirado)

Triángulo hepatocístico (conducto hepático común, conducto cístico, superficie inferior del hígado), sitio quirúrgico para localizar la arteria cística

Arteria y conducto hepáticos — Derechos Izquierdos

Vesícula biliar

Arteria cística

Conducto hepático común

Arteria hepática propia

Aorta abdominal

Tronco celíaco

Conducto cístico

Vena porta

Colédoco

Arteria esplénica

Ligamento hepatogástrico (*borde seccionado*)

Ligamento hepatoduodenal (*borde seccionado*)

Arteria gastroduodenal

Duodeno

Estómago

Páncreas

4-57   **Vesícula biliar y estructuras del hilio hepático**

A. Vesícula biliar, arteria cística y conductos biliares extrahepáticos. El borde inferior del hígado se ha elevado para mostrar su superficie visceral (como en la figura de orientación). **B. Drenaje venoso de la vesícula biliar y de los conductos extrahepáticos.** La mayoría de las venas son afluentes de la vena aorta, pero algunas drenan directamente en el hígado. **C. Tríada portal dentro del ligamento hepatoduodenal** (borde libre del omento menor).

Los **cálculos biliares** son concreciones en la vesícula biliar o en los conductos biliares extrahepáticos. El triángulo cistohepático (hepatobiliar, de Calot), entre el conducto hepático común, el conducto cístico y el hígado, es un punto de referencia endoscópico importante para localizar la arteria cística durante la **colecistectomía**.

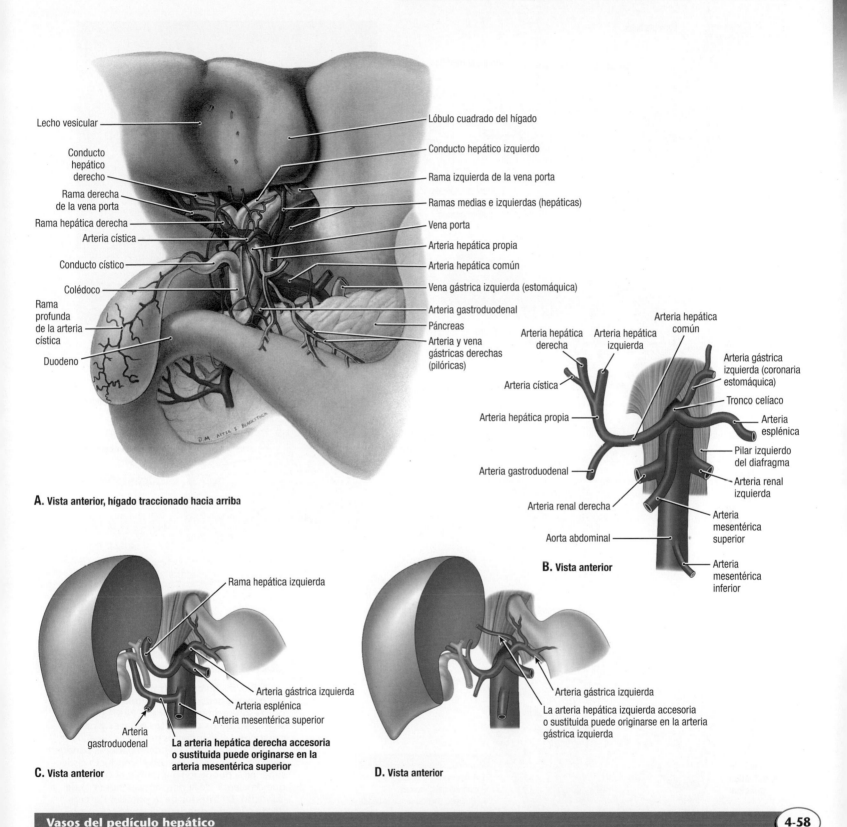

Lecho vesicular

Conducto hepático derecho

Rama derecha de la vena porta

Rama hepática derecha

Arteria cística

Conducto cístico

Colédoco

Rama profunda de la arteria cística

Duodeno

Lóbulo cuadrado del hígado

Conducto hepático izquierdo

Rama izquierda de la vena porta

Ramas medias e izquierdas (hepáticas)

Vena porta

Arteria hepática propia

Arteria hepática común

Vena gástrica izquierda (estomáquica)

Arteria gastroduodenal

Páncreas

Arteria y vena gástricas derechas (pilóricas)

A. Vista anterior, hígado traccionado hacia arriba

Arteria hepática común

Arteria hepática derecha

Arteria hepática izquierda

Arteria cística

Arteria hepática propia

Arteria gastroduodenal

Arteria renal derecha

Aorta abdominal

Arteria gástrica izquierda (coronaria estomáquica)

Tronco celíaco

Arteria esplénica

Pilar izquierdo del diafragma

Arteria renal izquierda

Arteria mesentérica superior

Arteria mesentérica inferior

B. Vista anterior

Rama hepática izquierda

Arteria gástrica izquierda

Arteria esplénica

Arteria mesentérica superior

Arteria gastroduodenal

La arteria hepática derecha accesoria o sustituida puede originarse en la arteria mesentérica superior

C. Vista anterior

Arteria gástrica izquierda

La arteria hepática izquierda accesoria o sustituida puede originarse en la arteria gástrica izquierda

D. Vista anterior

Vasos del pedículo hepático **4-58**

A. Vasos hepáticos y císticos. El hígado se ha traccionado en dirección superior. La vesícula biliar, liberada de su lecho o fosa, ha quedado casi en su posición anatómica, traccionada ligeramente hacia la derecha. La rama profunda de la arteria cística en la superficie profunda o adherida de la vesícula biliar se anastomosa con las ramas superficiales de la arteria cística y envía ramificaciones al lecho de la vesícula biliar. Las venas (no se muestran todas) acompañan a la mayoría de las arterias. **B. Patrón** típico de ramificación del tronco celíaco y de las arterias hepáticas. **C. Arteria hepática derecha aberrante (accesoria o reemplazante). D. Arteria hepática izquierda aberrante.**

El conocimiento de las variantes en la formación de las arterias y los conductos biliares es importante para los cirujanos cuando ligan el conducto cístico durante la **colecistectomía** (extirpación de la vesícula biliar) (*véanse* figs. 4-62 y 4-64).

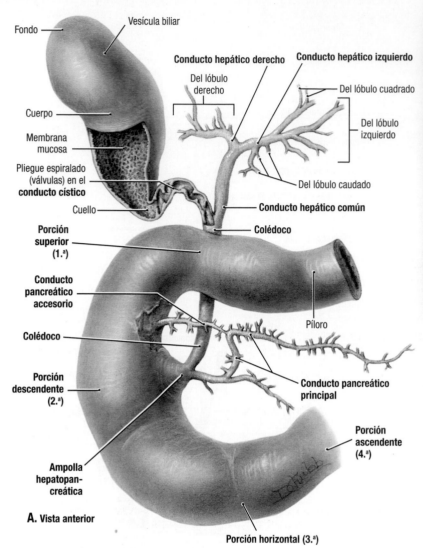

Fondo

Vesícula biliar

Conducto hepático derecho

Conducto hepático izquierdo

Del lóbulo derecho

Del lóbulo cuadrado

Cuerpo

Del lóbulo izquierdo

Membrana mucosa

Pliegue espiralado (válvulas) en el **conducto cístico**

Del lóbulo caudado

Cuello

Conducto hepático común

Colédoco

Porción superior (1.ª)

Conducto pancreático accesorio

Píloro

Colédoco

Porción descendente (2.ª)

Conducto pancreático principal

Porción ascendente (4.ª)

Ampolla hepatopan- creática

A. Vista anterior

Porción horizontal (3.ª)

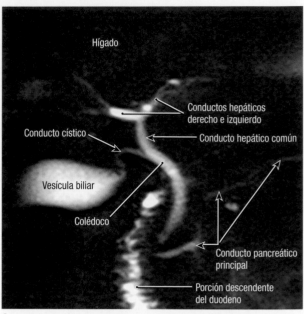

Hígado

Conductos hepáticos derecho e izquierdo

Conducto cístico

Conducto hepático común

Vesícula biliar

Colédoco

Conducto pancreático principal

Porción descendente del duodeno

C. Colangiopancreatografía por resonancia magnética (CPRM)

Papila duodenal menor

Capuchón

Papila duodenal mayor

Pliegue longitudinal

D. Vista interna

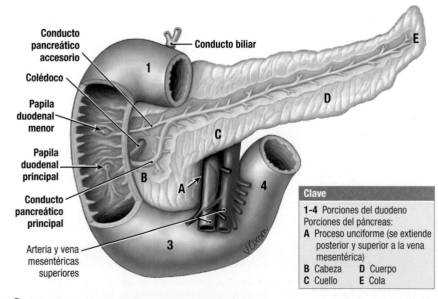

Conducto pancreático accesorio

Conducto biliar

E

1

Colédoco

D

Papila duodenal menor

C

Papila duodenal principal

B

A

4

Conducto pancreático principal

3

Arteria y vena mesentéricas superiores

Clave

1-4 Porciones del duodeno
Porciones del páncreas:
A Proceso unciforme (se extiende posterior y superior a la vena mesentérica)
B Cabeza **D** Cuerpo
C Cuello **E** Cola

B. Vista anterior, pared extraída en la 2.ª porción del duodeno

(4-59) **Conductos biliares y pancreáticos**

A-B. **Vías biliares extrahepáticas y conductos pancreáticos. C.** Colangiopancreatografía por resonancia magnética (CPRM) en la que se muestran los conductos biliares y pancreáticos. Los conductos hepáticos derecho e izquierdo recogen la bilis del hígado; el conducto hepático común se une con el conducto cístico superior al duodeno para formar el colédoco, que desciende de la porción superior (1.ª) del duodeno. **D. Interior de la porción descendente (2.ª) del duodeno.** El colédoco se une al conducto pancreático principal formando la ampolla hepatopancreática que se abre en la papila duodenal mayor. Este orificio es la porción más estrecha de las vías biliares y es el lugar habitual de **obstrucción por cálculos biliares**. Los cálculos biliares pueden producir cólicos (dolor en la región epigástrica). El conducto pancreático accesorio se abre en la papila duodenal menor.

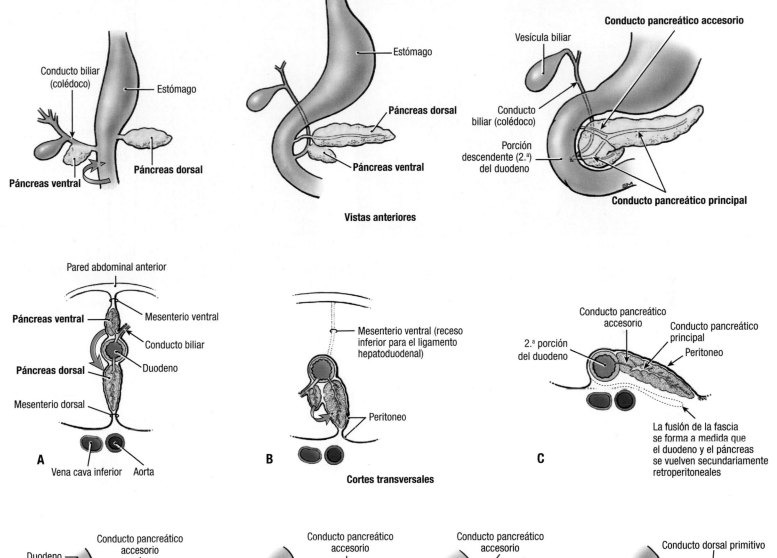

Conducto biliar (colédoco)

Estómago

Páncreas dorsal

Páncreas ventral

Estómago

Páncreas dorsal

Páncreas ventral

Vistas anteriores

Vesícula biliar

Conducto pancreático accesorio

Conducto biliar (colédoco)

Porción descendente (2.ª) del duodeno

Conducto pancreático principal

Pared abdominal anterior

Páncreas ventral

Mesenterio ventral

Conducto biliar

Páncreas dorsal

Duodeno

Mesenterio dorsal

A

Vena cava inferior   Aorta

Mesenterio ventral (receso inferior para el ligamento hepatoduodenal)

Peritoneo

B

Cortes transversales

Conducto pancreático accesorio

Conducto pancreático principal

2.ª porción del duodeno

Peritoneo

C

La fusión de la fascia se forma a medida que el duodeno y el páncreas se vuelven secundariamente retroperitoneales

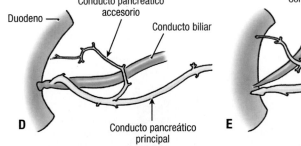

Duodeno

Conducto pancreático accesorio

Conducto biliar

D

Conducto pancreático principal

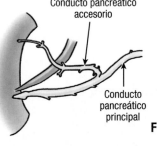

Conducto pancreático accesorio

E

Conducto pancreático principal

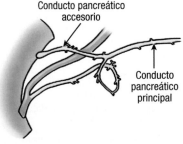

Conducto pancreático accesorio

Conducto pancreático principal

F

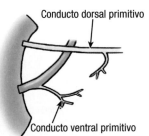

Conducto dorsal primitivo

G

Conducto ventral primitivo

Vistas anteriores

Desarrollo y variabilidad de los conductos pancreáticos   **4-60**

A-C. Vistas anteriores (*fila superior*) **y cortes transversales** (*fila central*) **de las etapas del desarrollo del páncreas. A.** Un pequeño brote ventral primitivo aparece en común con el conducto biliar y un brote dorsal más grande y aparece independientemente en el duodeno. **B.** La 2.ª parte, o descendente, del duodeno rota sobre su eje largo, lo que hace que el brote ventral y el conducto biliar sean posteriores al brote dorsal. **C.** Un segmento de conexión une al conducto dorsal con el ventral, con lo que el extremo duodenal del conducto dorsal se atrofia y se invierte la dirección del flujo en su interior. **D-G. Variantes comunes del conducto pancreático. D.** Conducto accesorio que ha perdido su conexión con el duodeno. **E.** Conducto accesorio lo suficientemente grande como para aliviar un conducto principal obstruido. **F.** Conducto accesorio que probablemente podría sustituir al conducto principal. **G.** Conducto dorsal primitivo persistente no conectado con el conducto ventral primitivo.

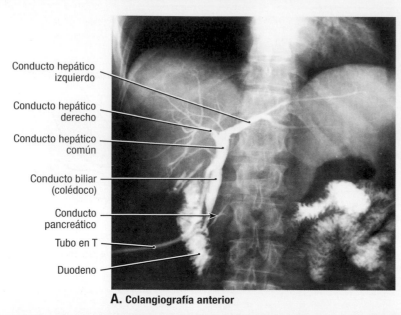

Conducto hepático izquierdo

Conducto hepático derecho

Conducto hepático común

Conducto biliar (colédoco)

Conducto pancreático

Tubo en T

Duodeno

A. Colangiografía anterior

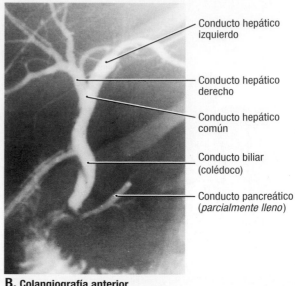

Conducto hepático izquierdo

Conducto hepático derecho

Conducto hepático común

Conducto biliar (colédoco)

Conducto pancreático (*parcialmente lleno*)

B. Colangiografía anterior

4-61 **Radiografías de las vías biliares**

Tras una colecistectomía (extirpación de la vesícula biliar), se inyectó medio de contraste con un tubo en T introducido en los conductos biliares. Las vías biliares se visualizan en el abdomen superior (*imagen A*) y están más localizadas en la *imagen B*.

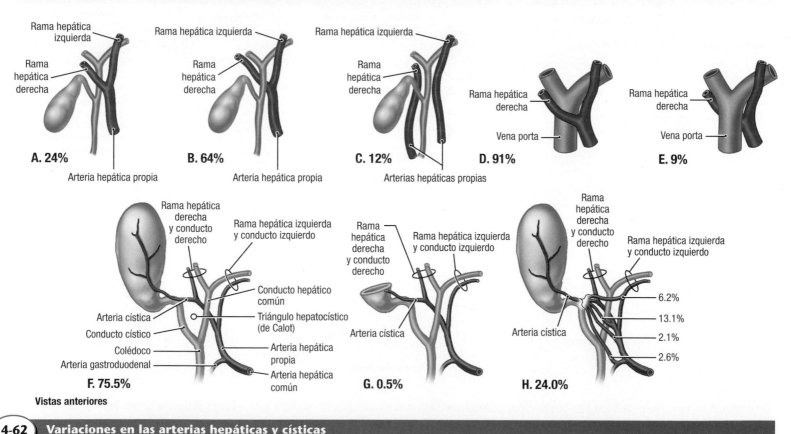

Vistas anteriores

4-62 **Variaciones en las arterias hepáticas y císticas**

A-H. Variaciones de las arterias hepáticas y císticas. En un estudio de 165 cadáveres en el laboratorio del Dr. Grant se observaron cinco patrones (A-E). **A.** Arteria hepática derecha que cruza anterior a los conductos biliares, 24%. **B.** Arteria hepática derecha que cruza posterior a los conductos biliares, 64%. **C.** Arteria aberrante que nace de la arteria mesentérica superior, 12%. **D.** Arteria cística que cursa sobre la parte anterior de la vena porta. Esto ocurrió en el 91% de las piezas. **E.** Arteria cística que recorre la parte posterior de la vena porta. Esto ocurrió en el 9% de los casos. **F-G.** Arteria cística que nace en la arteria hepática derecha. La arteria cística suele originarse en la arteria hepática derecha en el ángulo entre el conducto hepático común y el conducto cístico sin cruzar el conducto hepático común. **H.** Arteria cística que nace en el lado izquierdo de las vías biliares. La arteria cística casi siempre cruza anterior a los conductos.

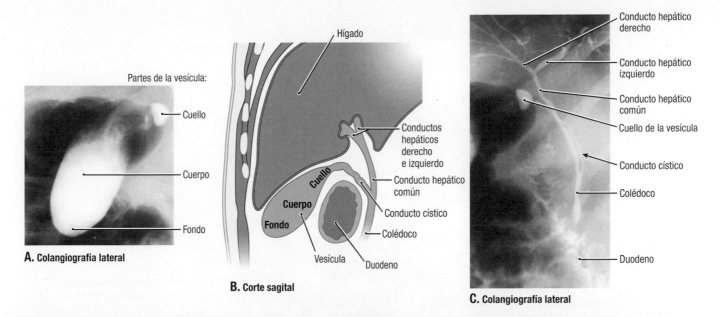

Partes de la vesícula:

A. Colangiografía lateral

- Cuello
- Cuerpo
- Fondo

Hígado

Conductos hepáticos derecho e izquierdo

Conducto hepático común

Conducto cístico

Colédoco

Vesícula

Duodeno

Cuello

Cuerpo

Fondo

B. Corte sagital

Conducto hepático derecho

Conducto hepático izquierdo

Conducto hepático común

Cuello de la vesícula

Conducto cístico

Colédoco

Duodeno

C. Colangiografía lateral

Vesícula biliar y vías biliares extrahepáticas

A. Vesícula biliar mostrada mediante colangiografía retrógrada endoscópica (CPRE). **B.** Relaciones con la porción superior del duodeno. **C.** CPRE de las vías biliares.

La **colangiopancreatografía retrógrada endoscópica (CPRE)** se realiza introduciendo primero un endoscopio de fibra óptica por la boca,

el esófago y el estómago. A continuación, se ingresa en el duodeno, se introduce una cánula en la papila duodenal mayor y se hace avanzar bajo guía fluoroscópica hasta el conducto de elección (conducto biliar o conducto pancreático) para inyectar el medio radiográfico de contraste.

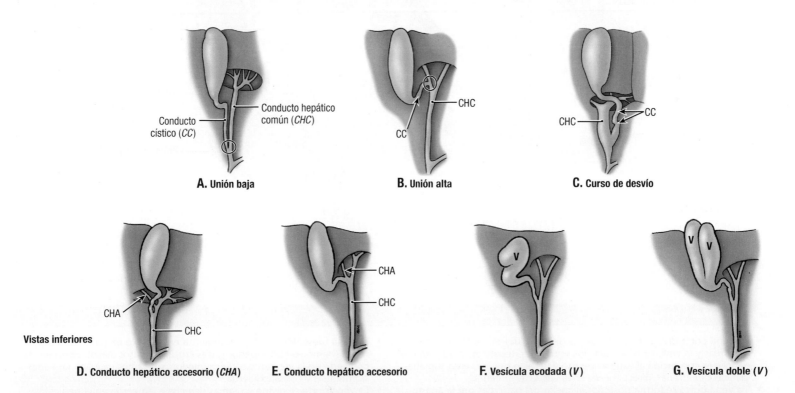

Conducto cístico (*CC*)

Conducto hepático común (*CHC*)

A. Unión baja

CC

CHC

B. Unión alta

CHC

CC

C. Curso de desvío

CHA

CHC

Vistas inferiores

D. Conducto hepático accesorio (*CHA*)

CHA

CHC

E. Conducto hepático accesorio

V

F. Vesícula acodada (*V*)

V V

G. Vesícula doble (*V*)

Variantes de los conductos císticos y hepáticos y de la vesícula biliar

A-C. Variantes comunes del conducto cístico y del conducto hepático común. El conducto cístico suele ubicarse en el lado derecho del conducto hepático común, uniéndose a este justo superior a la porción superior (primera) del duodeno, pero esto varía. **D-E. Vías biliares accesorias.** De 95 vesículas y vías biliares estudiadas en el laboratorio del Dr. Grant,

siete tenían conductos accesorios. **D.** Cuatro de los siete conductos accesorios se unen al conducto hepático común cerca del conducto cístico. **E.** Uno de los siete conductos accesorios era un conducto anastomótico que conectaba el cístico con el hepático común. **F-G. Variantes de la vesícula biliar. F.** Vesícula biliar plegada. **G.** Vesícula biliar doble.

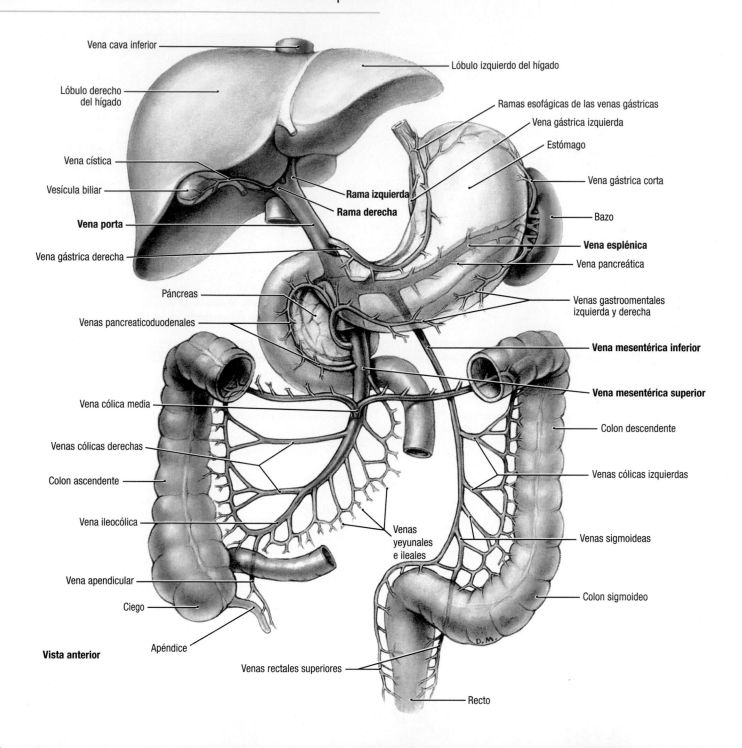

Vena cava inferior

Lóbulo derecho del hígado

Vena cística

Vesícula biliar

Vena porta

Vena gástrica derecha

Páncreas

Venas pancreaticoduodenales

Vena cólica media

Venas cólicas derechas

Colon ascendente

Vena ileocólica

Vena apendicular

Ciego

Vista anterior

Apéndice

Venas rectales superiores

Lóbulo izquierdo del hígado

Ramas esofágicas de las venas gástricas

Vena gástrica izquierda

Estómago

Rama izquierda

Rama derecha

Vena gástrica corta

Bazo

Vena esplénica

Vena pancreática

Venas gastroomentales izquierda y derecha

Vena mesentérica inferior

Vena mesentérica superior

Colon descendente

Venas cólicas izquierdas

Venas yeyunales e ileales

Venas sigmoideas

Colon sigmoideo

Recto

4-65 **Sistema venoso portal**

- La vena porta drena la sangre venosa del tubo digestivo, el bazo, el páncreas y la vesícula biliar hacia los sinusoides hepáticos; desde aquí, la sangre es conducida al sistema venoso sistémico por las venas suprahepáticas que drenan directamente en la vena cava inferior.
- La vena porta se forma posterior al cuello del páncreas por la anastomosis de las venas mesentérica superior y esplénica, uniéndose la vena mesentérica inferior en el ángulo de unión o cerca de él.
- La vena esplénica drena la sangre de las venas mesentérica inferior, gastroomental izquierda, gástrica corta y pancreática.
- Las venas gastroomental derecha, pancreaticoduodenal, yeyunal, ileal y cólicas aberecha y media drenan en la vena mesentérica superior.

- La vena mesentérica inferior comienza en el plexo rectal como vena rectal (hemorroidal) superior y, tras cruzar los vasos ilíacos comunes, se convierte en la vena mesentérica inferior; sus ramas incluyen las venas sigmoideas y cólica izquierda.
- La vena porta se divide en ramas derecha e izquierda en el pedículo hepático. La rama izquierda transporta de forma principal, pero no exclusiva, sangre de las venas mesentérica inferior, gástrica y esplénica, mientras que la rama derecha transporta sangre principalmente de la vena mesentérica superior.

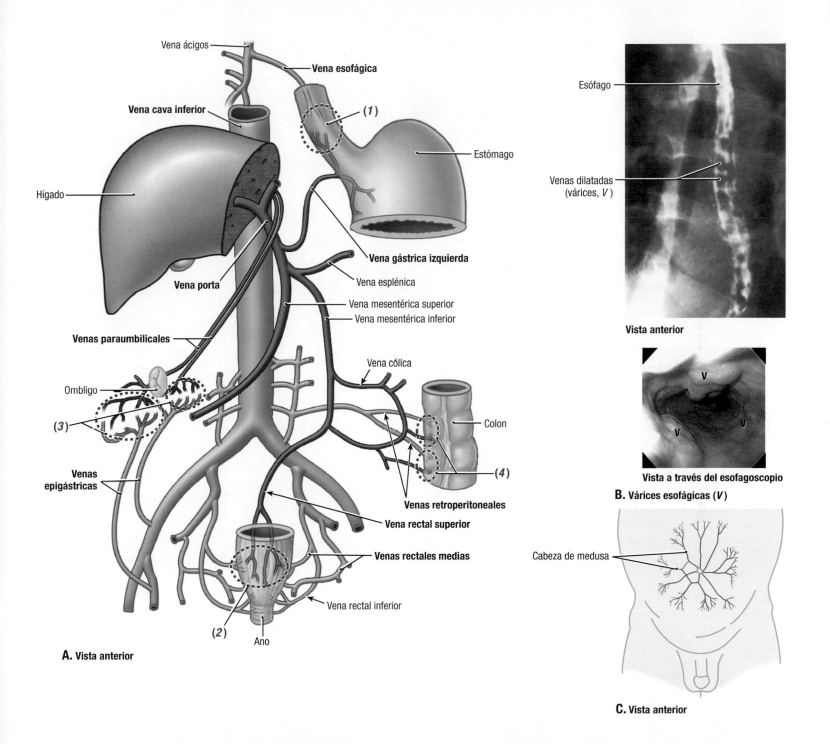

Vena ácigos

Vena esofágica

Vena cava inferior

(1)

Esófago

Estómago

Hígado

Venas dilatadas
(várices, V)

Vena gástrica izquierda

Vena esplénica

Vena porta

Vena mesentérica superior

Vena mesentérica inferior

Venas paraumbilicales

Vena cólica

Ombligo

(3)

V

Colon

**Venas
epigástricas**

(4)

V V

Vista anterior

Venas retroperitoneales

Vista a través del esofagoscopio

Vena rectal superior

B. Várices esofágicas (V)

Venas rectales medias

Vena rectal inferior

Cabeza de medusa

(2) Ano

A. Vista anterior

C. Vista anterior

Sistema portocava   4-66

A. Sistema portocava. Afluentes portales (*azul oscuro*) y sistémicos (*azul claro*) de las anastomosis portocava (*1-4*). En la **hipertensión portal** (como en la cirrosis hepática), la sangre portal no puede pasar libremente a través del hígado y las anastomosis portocavas se congestionan, se dilatan o incluso se vuelven varicosas; como consecuencia, estas venas pueden romperse. Los sitios de la anastomosis portocava mostrados son entre (*1*) las venas esofágicas que drenan en la vena ácigos (sistémica) y la vena gástrica izquierda (portal), que cuando se dilatan se convierten en várices esofágicas; (*2*) las venas rectales (hemorroidales) inferior y media,

que drenan en la vena cava inferior (sistémica) y la vena rectal superior que continúa como la vena mesentérica inferior (portal) (si los vasos se dilatan aparecen hemorroides); (*3*) las venas paraumbilicales (portales) y las pequeñas venas epigástricas de la pared abdominal anterior (sistémicas) que, cuando son varicosas, forman la «cabeza de medusa» (llamada así por el parecido de las venas radiantes con las serpientes de la cabeza de Medusa, personaje de la mitología griega) y (*4*) las ramificaciones de las venas cólicas (portales) que se anastomosan con las venas retroperitoneales sistémicas. **B. Várices esofágicas. C. Cabeza de medusa.**

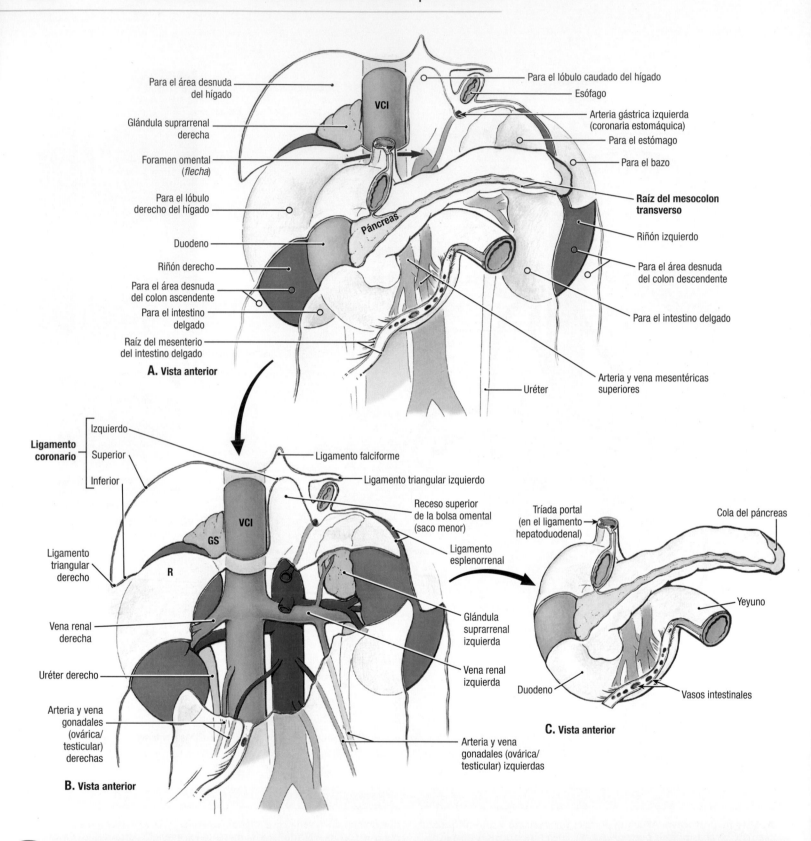

Para el área desnuda del hígado

Glándula suprarrenal derecha

Foramen omental (*flecha*)

Para el lóbulo derecho del hígado

Duodeno

Riñón derecho

Para el área desnuda del colon ascendente

Para el intestino delgado

Raíz del mesenterio del intestino delgado

VCI

Páncreas

Para el lóbulo caudado del hígado

Esófago

Arteria gástrica izquierda (coronaria estomáquica)

Para el estómago

Para el bazo

Raíz del mesocolon transverso

Riñón izquierdo

Para el área desnuda del colon descendente

Para el intestino delgado

Arteria y vena mesentéricas superiores

Uréter

A. Vista anterior

Ligamento coronario — Izquierdo / Superior / Inferior

Ligamento triangular derecho

Vena renal derecha

Uréter derecho

Arteria y vena gonadales (ovárica/testicular) derechas

VCI

GS

R

Ligamento falciforme

Ligamento triangular izquierdo

Receso superior de la bolsa omental (saco menor)

Ligamento esplenorrenal

Glándula suprarrenal izquierda

Vena renal izquierda

Arteria y vena gonadales (ovárica/testicular) izquierdas

B. Vista anterior

Tríada portal (en el ligamento hepatoduodenal)

Cola del páncreas

Yeyuno

Duodeno

Vasos intestinales

C. Vista anterior

4-67 **Vísceras abdominales posteriores y sus relaciones anteriores**

A. Duodeno y páncreas *in situ.* Obsérvese que la línea de unión de la raíz del mesocolon transverso es con el cuerpo y la cola del páncreas. Las vísceras que contactan con regiones específicas se indican con el término «para». El foramen omental es atravesado por una *flecha*. **B. Tras extraer** el duodeno y el páncreas. Las tres porciones del ligamento coronario están unidas al diafragma, excepto donde intervienen la vena cava inferior (*VCI*), la glándula suprarrenal (*GS*) y el riñón (*R*). **C. Páncreas y duodeno extraídos de la** *imagen A.*

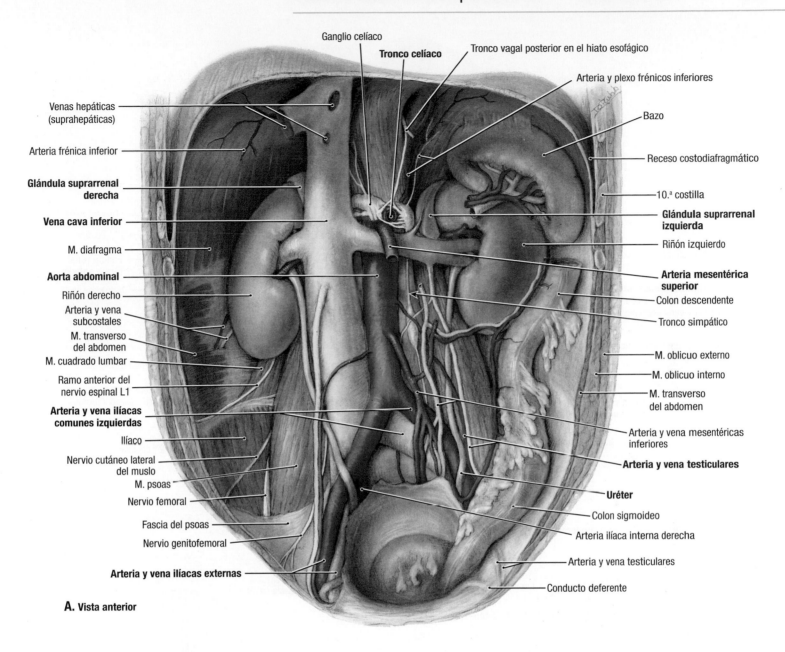

Ganglio celíaco

Tronco celíaco

Tronco vagal posterior en el hiato esofágico

Arteria y plexo frénicos inferiores

Venas hepáticas (suprahepáticas)

Bazo

Arteria frénica inferior

Receso costodiafragmático

Glándula suprarrenal derecha

10.ª costilla

Glándula suprarrenal izquierda

Vena cava inferior

Riñón izquierdo

M. diafragma

Aorta abdominal

Arteria mesentérica superior

Riñón derecho

Colon descendente

Arteria y vena subcostales

Tronco simpático

M. transverso del abdomen

M. cuadrado lumbar

M. oblicuo externo

Ramo anterior del nervio espinal L1

M. oblicuo interno

M. transverso del abdomen

Arteria y vena ilíacas comunes izquierdas

Arteria y vena mesentéricas inferiores

Ilíaco

Arteria y vena testiculares

Nervio cutáneo lateral del muslo

M. psoas

Uréter

Nervio femoral

Colon sigmoideo

Fascia del psoas

Arteria ilíaca interna derecha

Nervio genitofemoral

Arteria y vena testiculares

Arteria y vena ilíacas externas

Conducto deferente

A. Vista anterior

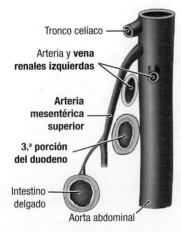

Tronco celíaco

Arteria y **vena renales izquierdas**

Arteria mesentérica superior

3.ª porción del duodeno

Intestino delgado

Aorta abdominal

B. Vista lateral (desde la izquierda)

Vísceras y vasos de la pared abdominal posterior

4-68

A. Grandes vasos, riñones y glándulas suprarrenales. **B.** Relaciones de la vena renal izquierda y la porción horizontal (inferior 3.ª) del duodeno con la aorta y la arteria mesentérica superior.

- La aorta abdominal es más corta y de menor calibre que la vena cava inferior.
- La arteria mesentérica inferior nace unos 4 cm superior a la bifurcación aórtica y cruza los vasos ilíacos comunes izquierdos para convertirse en la arteria rectal (hemorroidal) superior.
- La vena renal izquierda drena la sangre del testículo izquierdo, la glándula suprarrenal izquierda y el riñón izquierdo; las arterias renales son posteriores a las venas renales.
- El uréter cruza la arteria ilíaca externa justo después de la bifurcación ilíaca común.
- Los vasos testiculares cruzan anterior al uréter y se unen al conducto deferente en el anillo inguinal profundo.
- La vena renal izquierda y el duodeno (y el proceso unciforme del páncreas, no mostrado) pasan entre la aorta posterior y la arteria mesentérica superior y anterior; pueden ser comprimidos como nueces en un cascanueces (*imagen B*).

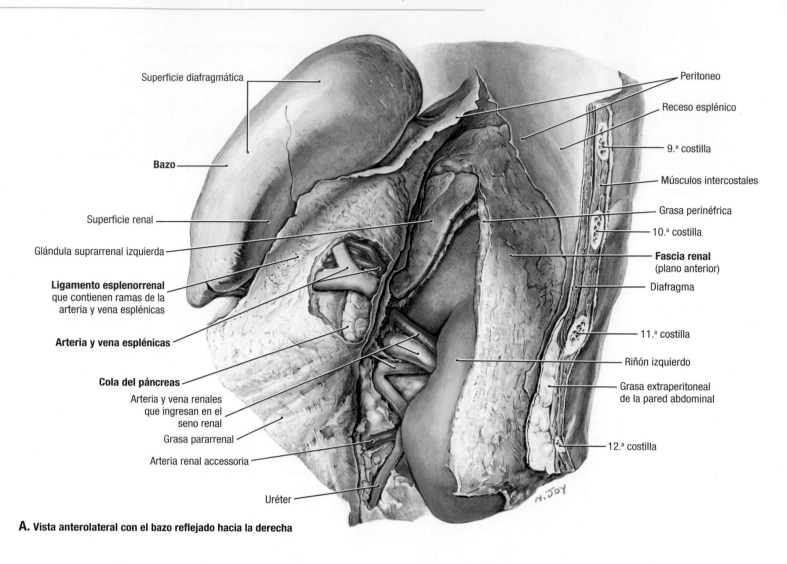

Superficie diafragmática

Bazo

Superficie renal

Glándula suprarrenal izquierda

Ligamento esplenorrenal
que contienen ramas de la
arteria y vena esplénicas

Arteria y vena esplénicas

Cola del páncreas

Arteria y vena renales
que ingresan en el
seno renal

Grasa pararrenal

Arteria renal accessoria

Uréter

Peritoneo

Receso esplénico

9.ª costilla

Músculos intercostales

Grasa perinéfrica

10.ª costilla

Fascia renal
(plano anterior)

Diafragma

11.ª costilla

Riñón izquierdo

Grasa extraperitoneal
de la pared abdominal

12.ª costilla

A. Vista anterolateral con el bazo reflejado hacia la derecha

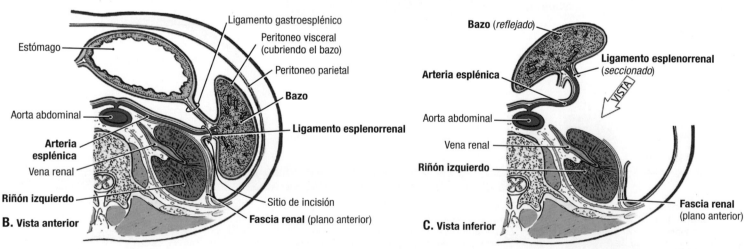

Estómago

Aorta abdominal

Arteria esplénica

Vena renal

Riñón izquierdo

B. Vista anterior

Ligamento gastroesplénico

Peritoneo visceral
(cubriendo el bazo)

Peritoneo parietal

Bazo

Ligamento esplenorrenal

Sitio de incisión

Fascia renal (plano anterior)

Bazo (*reflejado*)

Arteria esplénica

Aorta abdominal

Vena renal

Riñón izquierdo

Ligamento esplenorrenal
(*seccionado*)

VISTA

Fascia renal
(plano anterior)

C. Vista inferior

4-69 **Exposición del riñón y la glándula suprarrenal izquierdos**

A. Disección. B. Esquema de sección con el bazo y el ligamento esplenorrenal intactos. C. Procedimiento utilizado en la *imagen A* para exponer el riñón. El bazo y el ligamento esplenorrenal son reflejados hacia adelante, con los vasos esplénicos y la cola del páncreas. Se ha eli-

minado parte de la fascia renal del riñón. Obsérvese la proximidad de la vena esplénica y la vena renal izquierda, lo que permite un **cortocircuito esplenorrenal** para aliviar la hipertensión portal.

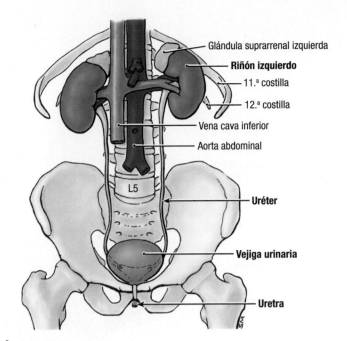

Glándula suprarrenal izquierda

Riñón izquierdo

11.ª costilla

12.ª costilla

Vena cava inferior

Aorta abdominal

L5

Uréter

Vejiga urinaria

Uretra

A. Vista anterior

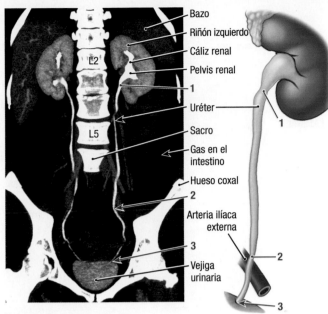

Bazo

Riñón izquierdo

Cáliz renal

Pelvis renal

1

Uréter

Sacro

Gas en el intestino

Hueso coxal

2

Arteria ilíaca externa

3

Vejiga urinaria

1

2

3

B. Pielografía anteroposterior

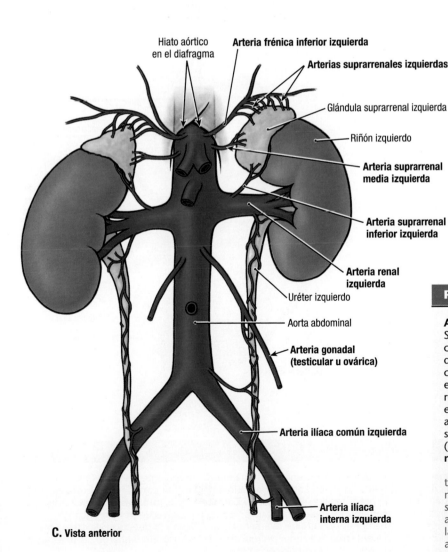

Hiato aórtico en el diafragma

Arteria frénica inferior izquierda

Arterias suprarrenales izquierdas

Glándula suprarrenal izquierda

Riñón izquierdo

Arteria suprarrenal media izquierda

Arteria suprarrenal inferior izquierda

Arteria renal izquierda

Uréter izquierdo

Aorta abdominal

Arteria gonadal (testicular u ovárica)

Arteria ilíaca común izquierda

Arteria ilíaca interna izquierda

C. Vista anterior

Riñones y glándulas suprarrenales 4-70

A. Revisión del sistema urinario. B. Pielografía retrógrada. Se inyectó medio de contraste en los uréteres desde un endoscopio flexible (uretroscopio) en la vejiga. Obsérvense las papilas que sobresalen en los cálices menores, que desembocan en un cáliz mayor que se abre, a su vez, en la pelvis renal drenada por el uréter. Sitios en los que normalmente aparecen constricciones relativas en los uréteres: (*1*) en la unión ureteropélvica, (*2*) en el cruce de los vasos ilíacos externos o el borde pélvico y (*3*) al atravesar el uréter la pared de la vejiga. Estas zonas constreñidas son lugares potenciales de obstrucción por cálculos ureterales (renales). **C. Irrigación de las glándulas suprarrenales, los riñones y los uréteres.**

El **trasplante renal** es hoy una operación establecida para el tratamiento de casos seleccionados de insuficiencia renal crónica. El riñón puede extirparse del donante sin dañar la glándula suprarrenal debido al débil tabique de la fascia renal que separa al riñón de esta glándula. El lugar para trasplantar un riñón es la fosa ilíaca en la pelvis mayor. La arteria y la vena renales se anastomosan con la arteria y la vena ilíacas externas, respectivamente, y el uréter se sutura a la vejiga urinaria.

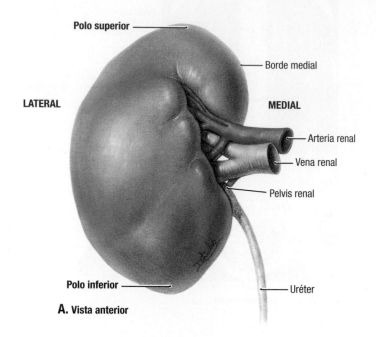

Polo superior

Borde medial

LATERAL

MEDIAL

Arteria renal

Vena renal

Pelvis renal

Polo inferior

Uréter

A. Vista anterior

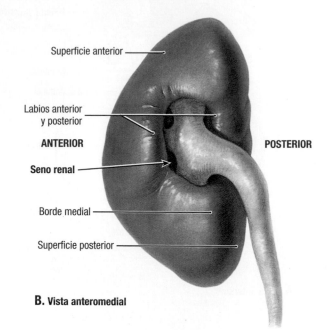

Superficie anterior

Labios anterior
y posterior

Seno renal

ANTERIOR

POSTERIOR

Borde medial

Superficie posterior

B. Vista anteromedial

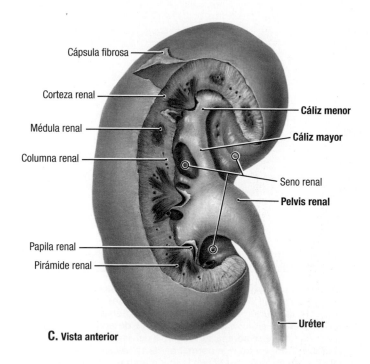

Cápsula fibrosa

Corteza renal

Cáliz menor

Médula renal

Cáliz mayor

Columna renal

Seno renal

Pelvis renal

Papila renal

Pirámide renal

Uréter

C. Vista anterior

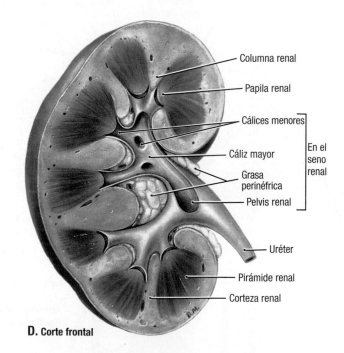

Columna renal

Papila renal

Cálices menores

Cáliz mayor

En el
seno
renal

Grasa
perinéfrica

Pelvis renal

Uréter

Pirámide renal

Corteza renal

D. Corte frontal

4-71 **Estructura del riñón**

A. Características externas. El polo superior del riñón está más cerca del plano mediano que el polo inferior. Aproximadamente el 25% de los riñones pueden tener una segunda, tercera, e incluso cuarta arteria renal accesoria que se ramifica desde la aorta. Estos múltiples vasos entran a través del seno renal o en el polo superior o inferior (arterias polares). **B. Seno renal.** El seno renal es una apertura vertical en forma de «bolsillo» en la cara medial del riñón. En este bolsillo se encuentran la pelvis renal y los vasos renales en una matriz de grasa perinéfrica. **C. Cálices renales.** La pared anterior del seno renal ha sido cortada para exponer la pelvis renal y los cálices. **D. Características internas.** Los **quistes renales**, múltiples o solitarios, son hallazgos frecuentes y en general benignos durante los exámenes ecográficos y la disección de cadáveres. La **enfermedad renal poliquística del adulto**, sin embargo, es una causa importante de insuficiencia renal.

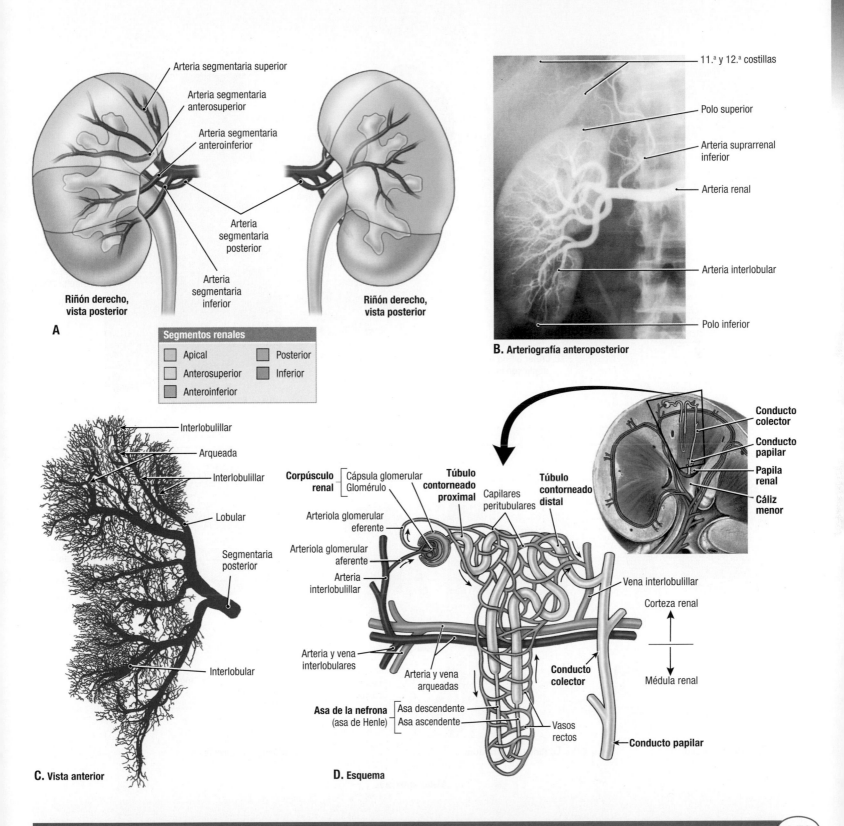

Segmentos renales

Apical	Posterior
Anterosuperior	Inferior
Anteroinferior	

Arteria segmentaria superior

Arteria segmentaria anterosuperior

Arteria segmentaria anteroinferior

Arteria segmentaria posterior

Arteria segmentaria inferior

Riñón derecho, vista posterior

Riñón derecho, vista posterior

A

11.ª y 12.ª costillas

Polo superior

Arteria suprarrenal inferior

Arteria renal

Arteria interlobular

Polo inferior

B. Arteriografía anteroposterior

Interlobulillar

Arqueada

Interlobulillar

Lobular

Segmentaria posterior

Interlobular

C. Vista anterior

Corpúsculo renal — Cápsula glomerular / Glomérulo

Arteriola glomerular eferente

Arteriola glomerular aferente

Arteria interlobulillar

Arteria y vena interlobulares

Arteria y vena arqueadas

Asa de la nefrona (asa de Henle) — Asa descendente / Asa ascendente

Túbulo contorneado proximal

Capilares peritubulares

Túbulo contorneado distal

Vena interlobulillar

Corteza renal

Médula renal

Conducto colector

Vasos rectos

Conducto papilar

Conducto colector

Conducto papilar

Papila renal

Cáliz menor

D. Esquema

Segmentos renales

4-72

A. Arterias segmentarias. Las arterias segmentarias no se anastomosan significativamente con otras arterias segmentarias, son arterias terminales. El área irrigada por cada arteria segmentada es una unidad independiente y respetable quirúrgicamente o **segmento renal**. **B. Arteriografía renal**. **C. Fundición por corrosión de la arteria del segmento poste-

rior del riñón. D. Estructura de la nefrona.** La nefrona es la unidad funcional del riñón que consta de un corpúsculo renal, un túbulo proximal, un asa y un túbulo distal. Los conductos papilares se abren en las papilas renales y desembocan en cálices menores.

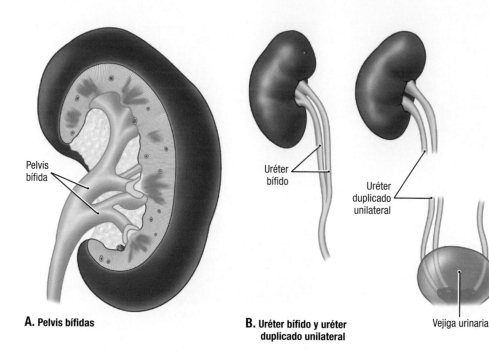

A. Pelvis bífidas

Pelvis bífida

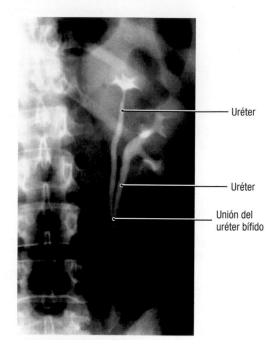

Uréter bífido

Uréter duplicado unilateral

B. Uréter bífido y uréter duplicado unilateral

Vejiga urinaria

Uréter

Uréter

Unión del uréter bífido

Pielografía anterosuperior

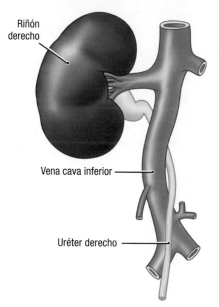

Riñón derecho

Vena cava inferior

Uréter derecho

C. Uréter retrocavo

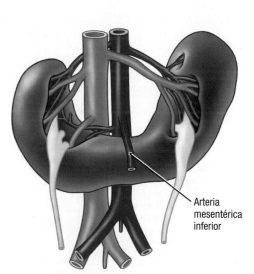

Arteria mesentérica inferior

D. Riñón en herradura

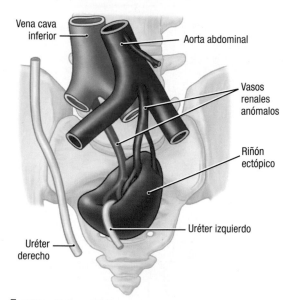

Vena cava inferior

Aorta abdominal

Vasos renales anómalos

Riñón ectópico

Uréter izquierdo

Uréter derecho

E. Riñón pélvico ectópico

Vistas anteriores

4-73   **Anomalías del riñón y del uréter**

A. Pelvis bífida. Las pelvis están casi sustituidas por dos largos cálices mayores, que se extienden fuera del seno. **B. Uréteres duplicados o bífidos.** Estos pueden ser unilaterales o bilaterales y completos o incompletos. **C. Uréter retrocavo.** El uréter corre por la parte posterior y luego anterior de la vena cava inferior. **D. Riñón en herradura.** Los riñones derecho e izquierdo están fusionados en la línea media. **E. Riñón pélvico ectópico.** Los riñones pélvicos no tienen cápsula grasa y pueden ser unilaterales o bilaterales. Durante el parto puede producirse una obstrucción y sufrir lesiones.

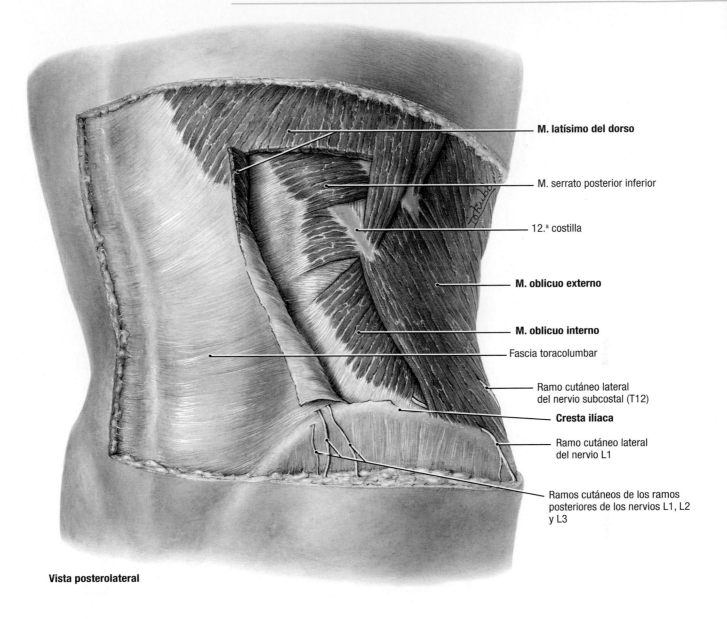

M. latísimo del dorso

M. serrato posterior inferior

12.ª costilla

M. oblicuo externo

M. oblicuo interno

Fascia toracolumbar

Ramo cutáneo lateral
del nervio subcostal (T12)

Cresta ilíaca

Ramo cutáneo lateral
del nervio L1

Ramos cutáneos de los ramos
posteriores de los nervios L1, L2
y L3

Vista posterolateral

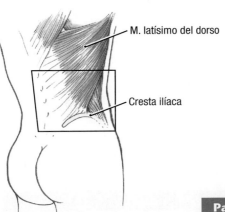

M. latísimo del dorso

Cresta ilíaca

Pared abdominal posterolateral: exposición del riñón I 4-74

El latísimo del dorso ha sido parcialmente reflejado.
- El músculo oblicuo externo tiene un borde posterior oblicuo y libre que se extiende desde la punta de la 12.ª costilla hasta el punto medio de la cresta ilíaca.
- El músculo oblicuo interno se extiende hacia atrás más allá del borde del músculo oblicuo externo.

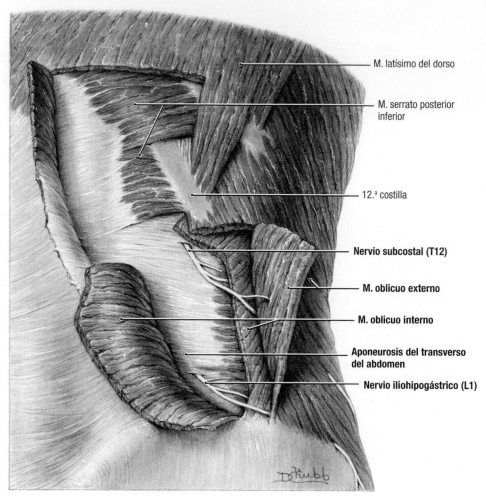

M. latísimo del dorso

M. serrato posterior inferior

12.ª costilla

Nervio subcostal (T12)

M. oblicuo externo

M. oblicuo interno

Aponeurosis del transverso del abdomen

Nervio iliohipogástrico (L1)

Vista posterolateral

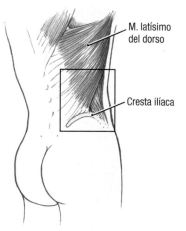

M. latísimo del dorso

Cresta ilíaca

4-75 **Pared abdominal posterolateral: exposición del riñón II**

El músculo oblicuo externo ha sido incidido y reflejado lateralmente, el músculo oblicuo interno ha sido incidido y reflejado en dirección medial; el músculo transverso abdominal y su aponeurosis posterior quedan expuestos en el sitio donde son perforados por los nervios subcostal (T12) e iliohipogástrico (L1). Estos nervios emiten ramificaciones motoras y ramas cutáneas laterales que se prolongan anteriormente entre los músculos oblicuo interno y transverso del abdomen.

4-76 **Pared abdominal posterolateral: exposición del riñón III y de la fascia renal** (*página siguiente*)

A. Disección. La aponeurosis posterior del músculo transverso del abdomen se seccionó entre los nervios subcostal e iliohipogástrico y por fuera del borde lateral oblicuo del músculo cuadrado lumbar; la grasa retroperitoneal que rodea al riñón quedó expuesta. **B. Fascia renal y** **grasa retroperitoneal, corte transversal esquemático.** La fascia renal se encuentra dentro de esta grasa; la grasa interna a la fascia renal se denomina *grasa perinéfrica* (cápsula grasa perirrenal) y la grasa inmediatamente externa es la *grasa paranéfrica* (cuerpo graso pararrenal).

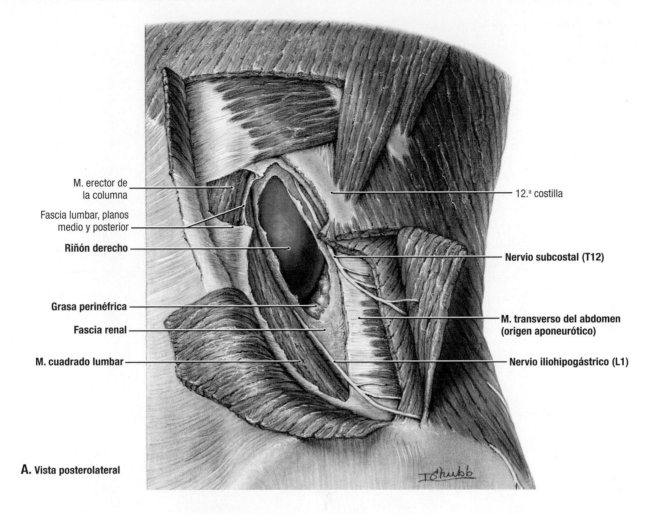

M. erector de
la columna

Fascia lumbar, planos
medio y posterior

Riñón derecho

Grasa perinéfrica

Fascia renal

M. cuadrado lumbar

12.ª costilla

Nervio subcostal (T12)

**M. transverso del abdomen
(origen aponeurótico)**

Nervio iliohipogástrico (L1)

A. **Vista posterolateral**

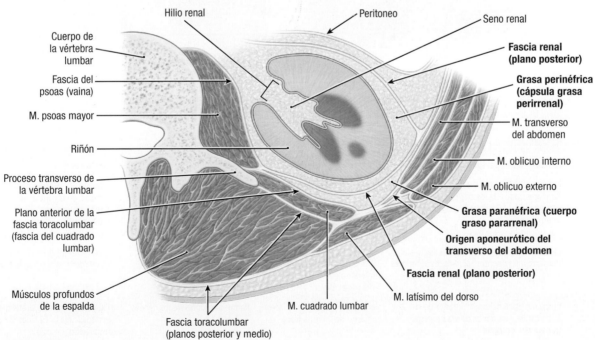

Hilio renal

Peritoneo

Seno renal

Cuerpo de
la vértebra
lumbar

Fascia del
psoas (vaina)

M. psoas mayor

Riñón

Proceso transverso de
la vértebra lumbar

Plano anterior de la
fascia toracolumbar
(fascia del cuadrado
lumbar)

Músculos profundos
de la espalda

Fascia toracolumbar
(planos posterior y medio)

M. cuadrado lumbar

M. latísimo del dorso

**Fascia renal
(plano posterior)**

**Grasa perinéfrica
(cápsula grasa
perirrenal)**

M. transverso
del abdomen

M. oblicuo interno

M. oblicuo externo

**Grasa paranéfrica (cuerpo
graso pararrenal)**

**Origen aponeurótico del
transverso del abdomen**

Fascia renal (plano posterior)

B. **Corte transversal, vista inferior**

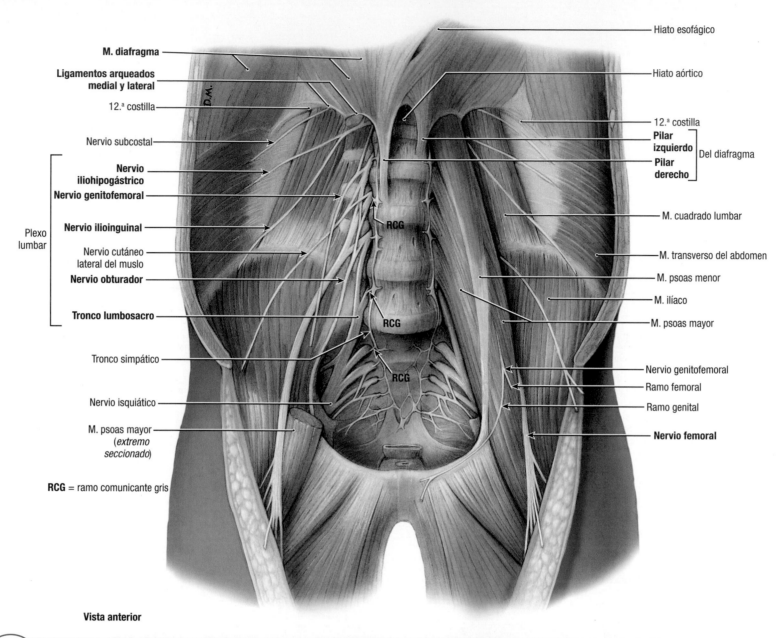

M. diafragma

Ligamentos arqueados
medial y lateral

12.ª costilla

Nervio subcostal

Plexo
lumbar

Nervio
iliohipogástrico

Nervio genitofemoral

Nervio ilioinguinal

Nervio cutáneo
lateral del muslo

Nervio obturador

Tronco lumbosacro

Tronco simpático

Nervio isquiático

M. psoas mayor
(*extremo
seccionado*)

RCG = ramo comunicante gris

Hiato esofágico

Hiato aórtico

12.ª costilla

Pilar
izquierdo
Pilar
derecho
Del diafragma

M. cuadrado lumbar

M. transverso del abdomen

M. psoas menor

M. ilíaco

M. psoas mayor

Nervio genitofemoral

Ramo femoral

Ramo genital

Nervio femoral

RCG

RCG

RCG

Vista anterior

4-77 **Plexo lumbar e inserciones vertebrales del diafragma**

TABLA 4-7 Principales músculos de la pared abdominal posterior

Músculo	Inserciones superiores	Inserciones inferiores	Inervación	Acciones
Psoas mayor*a,b*	Proceso (apófisis) transverso de las vértebras lumbares, lados de los cuerpos de las vértebras T12-L5 y discos intervertebrales intermedios	Por un fuerte tendón al trocánter menor del fémur	Ramos anteriores de los nervios lumbares (**L1**[c], **L2**[c], L3)	Actuando inferiormente con el ilíaco, flexiona el muslo en la cadera; actuando superiormente, flexiona lateralmente la columna vertebral; se utiliza para equilibrar el tronco, al sentarse actúa inferiormente con el ilíaco para flexionar el tronco
Ilíaco*a*	Dos tercios superiores de la fosa ilíaca, ala del sacro y ligamentos sacroilíacos anteriores	Trocánter menor del fémur y la porción de la diáfisis inferior a este y al tendón del psoas mayor	Nervio femoral (**L2**[c], L3, L4)	Flexiona el muslo y estabiliza la articulación coxal (de la cadera); actúa con el psoas mayor
Cuadrado lumbar	Porción medial del borde inferior de la 12.ª costilla y extremos de los procesos transversos lumbares	Ligamento iliolumbar y labio interno de la cresta ilíaca	Ramos anteriores de los nervios T12 y L1-L4	Extiende y flexiona lateralmente la columna vertebral; fija la 12.ª costilla durante la inspiración

a Los músculos psoas mayor e ilíaco suelen describirse juntos como *músculo iliopsoas* cuando se habla de la flexión de la articulación de la cadera.
b El psoas menor se inserta en dirección proximal en los lados de los cuerpos de las vértebras T12-L1, en el disco intervertebral y en dirección distal en la línea pectínea y la eminencia iliopectínea a través del arco iliopectíneo; no cruza la articulación de la cadera. Se utiliza para equilibrar el tronco junto con el psoas mayor. La inervación proviene de los ramos anteriores de los nervios lumbares (L1, L2).
c Los segmentos primarios de inervación están en **negrita**.

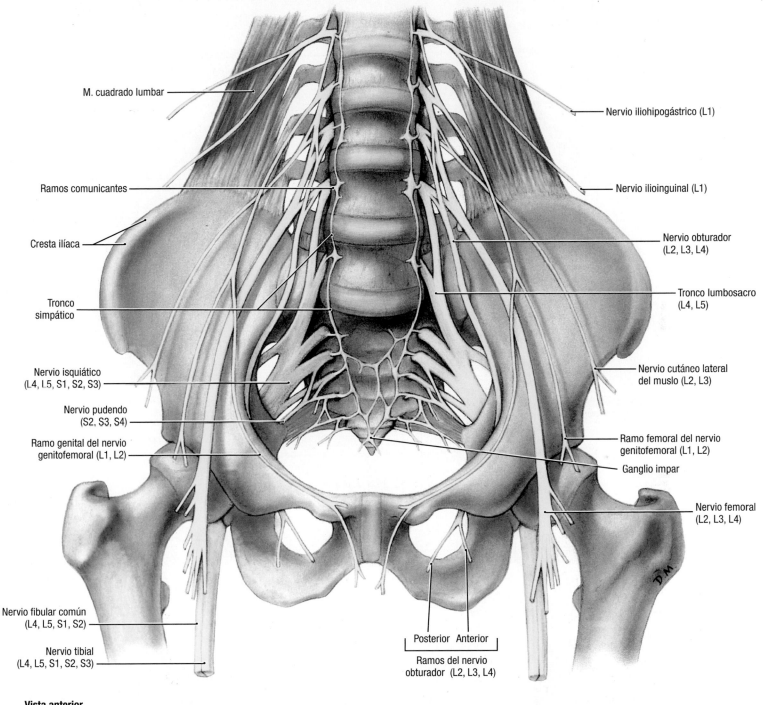

M. cuadrado lumbar

Ramos comunicantes

Cresta ilíaca

Tronco
simpático

Nervio isquiático
(L4, L5, S1, S2, S3)

Nervio pudendo
(S2, S3, S4)

Ramo genital del nervio
genitofemoral (L1, L2)

Nervio fibular común
(L4, L5, S1, S2)

Nervio tibial
(L4, L5, S1, S2, S3)

Nervio iliohipogástrico (L1)

Nervio ilioinguinal (L1)

Nervio obturador
(L2, L3, L4)

Tronco lumbosacro
(L4, L5)

Nervio cutáneo lateral
del muslo (L2, L3)

Ramo femoral del nervio
genitofemoral (L1, L2)

Ganglio impar

Nervio femoral
(L2, L3, L4)

Posterior   Anterior

Ramos del nervio
obturador (L2, L3, L4)

Vista anterior

Nervios del plexo lumbar

4-78

El plexo nervioso lumbar está compuesto por los ramos anteriores de los nervios L1-L4:

- Los nervios ilioinguinal e iliohipogástrico (L1) entran en el abdomen posteriores a los ligamentos arqueados mediales; corren entre el transverso abdominal y el oblicuo interno para inervar la piel de las regiones suprapúbica e inguinal.
- El nervio cutáneo lateral del muslo (L2, L3) entra en el muslo posterior al ligamento inguinal, en dirección medial respecto a la espina ilíaca anterosuperior, e inerva la piel de la superficie anterolateral del muslo.

- El nervio femoral (L2-L4) sale del borde lateral del psoas; inerva el músculo ilíaco y los músculos extensores de la rodilla.
- El nervio genitofemoral (L1, L2) perfora la superficie anterior del músculo psoas mayor; se divide en los ramos femoral y genital.
- El nervio obturador (L2-L4) sale del borde medial del psoas para inervar los músculos aductores del muslo.
- El tronco lumbosacro (L4, L5) pasa superior al ala del sacro para unirse al plexo sacro.

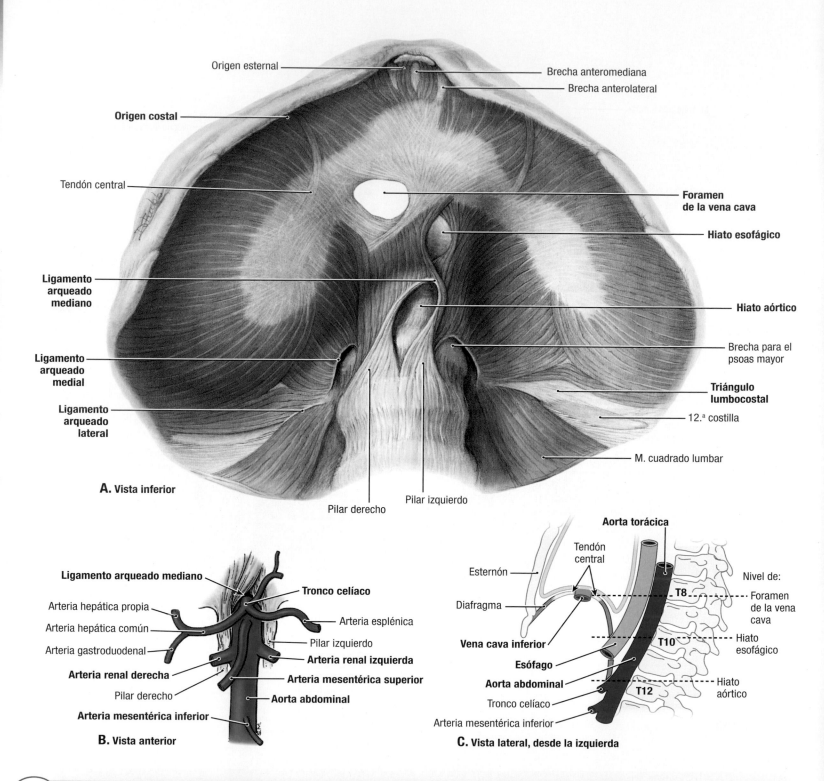

Origen esternal — Brecha anteromediana — Brecha anterolateral

Origen costal —

Tendón central — **Foramen de la vena cava** — **Hiato esofágico**

Ligamento arqueado mediano — **Hiato aórtico**

Ligamento arqueado medial — Brecha para el psoas mayor — **Triángulo lumbocostal** — 12.ª costilla

Ligamento arqueado lateral — M. cuadrado lumbar

A. Vista inferior

Pilar derecho   Pilar izquierdo

B. Vista anterior

Ligamento arqueado mediano — **Tronco celíaco**

Arteria hepática propia — Arteria espnénica

Arteria hepática común — Pilar izquierdo

Arteria gastroduodenal — **Arteria renal izquierda**

Arteria renal derecha — **Arteria mesentérica superior**

Pilar derecho — **Aorta abdominal**

Arteria mesentérica inferior —

C. Vista lateral, desde la izquierda

Aorta torácica

Tendón central — Esternón — Nivel de:

Diafragma — **T8** — Foramen de la vena cava

Vena cava inferior — **T10** — Hiato esofágico

Esófago —

Aorta abdominal — **T12** — Hiato aórtico

Tronco celíaco —

Arteria mesentérica inferior —

4-79   **Diafragma**

A. Disección. El tendón central en forma de trébol es la inserción aponeurótica del músculo. **Hernia diafragmática.** El diafragma en esta pieza no nace en el ligamento arqueado lateral izquierdo, dejando una apertura potencial, el triángulo lumbocostal, a través del cual el contenido abdominal puede herniarse hacia la cavidad torácica tras un aumento repentino de la presión intratorácica o intraabdominal. La **hernia hiatal** es una protrusión de parte del estómago hacia el tórax a través del hiato esofágico.

B. Ligamento arqueado mediano y ramas de la aorta. C. Aperturas del diafragma. Hay tres grandes aperturas: 1) el foramen de la cava para la vena cava inferior, más anterior, a nivel de la vértebra T8 a la derecha de la línea media, 2) el hiato esofágico, intermedio, a nivel de T10 y a la izquierda y 3) el hiato aórtico, que permite el paso de la aorta posteriormente a la inserción vertebral del diafragma en la línea media en T12.

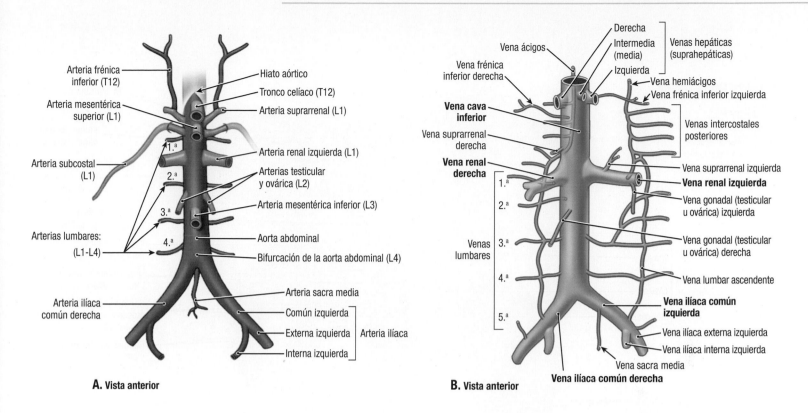

A. Vista anterior

Arteria frénica inferior (T12)
Arteria mesentérica superior (L1)
Arteria subcostal (L1)
Arterias lumbares: (L1-L4)
Arteria ilíaca común derecha

Hiato aórtico
Tronco celíaco (T12)
Arteria suprarrenal (L1)
Arteria renal izquierda (L1)
Arterias testicular y ovárica (L2)
Arteria mesentérica inferior (L3)
Aorta abdominal
Bifurcación de la aorta abdominal (L4)
Arteria sacra media
Común izquierda
Externa izquierda — Arteria ilíaca
Interna izquierda

B. Vista anterior

Vena ácigos
Vena frénica inferior derecha
Vena cava inferior
Vena suprarrenal derecha
Vena renal derecha
Venas lumbares
Vena ilíaca común derecha

Derecha
Intermedia (media) — Venas hepáticas (suprahepáticas)
Izquierda
Vena hemiácigos
Vena frénica inferior izquierda
Venas intercostales posteriores
Vena suprarrenal izquierda
Vena renal izquierda
Vena gonadal (testicular u ovárica) izquierda
Vena gonadal (testicular u ovárica) derecha
Vena lumbar ascendente
Vena ilíaca común izquierda
Vena ilíaca externa izquierda
Vena ilíaca interna izquierda
Vena sacra media

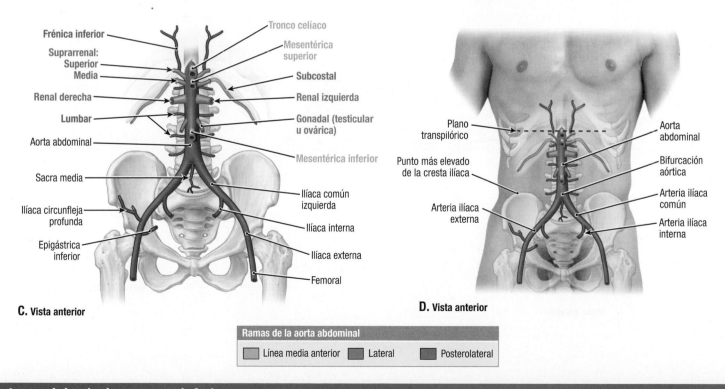

C. Vista anterior

Frénica inferior
Suprarrenal:
Superior
Media
Renal derecha
Lumbar
Aorta abdominal
Sacra media
Ilíaca circunfleja profunda
Epigástrica inferior

Tronco celíaco
Mesentérica superior
Subcostal
Renal izquierda
Gonadal (testicular u ovárica)
Mesentérica inferior
Ilíaca común izquierda
Ilíaca interna
Ilíaca externa
Femoral

D. Vista anterior

Plano transpilórico
Punto más elevado de la cresta ilíaca
Arteria ilíaca externa

Aorta abdominal
Bifurcación aórtica
Arteria ilíaca común
Arteria ilíaca interna

Ramas de la aorta abdominal		
☐ Línea media anterior	☐ Lateral	☐ Posterolateral

Aorta abdominal, vena cava inferior y sus ramas

4-80

A. Ramas (y sus niveles vertebrales) de la aorta abdominal. **B.** Tributarias de vena cava inferior (VCI). **C.** Arterias de la pared abdominal posterior, ramas de la aorta. **D.** Anatomía de superficie.

La rotura de un aneurisma aórtico (agrandamiento localizado de la aorta abdominal) provoca un fuerte dolor en el abdomen o la espalda. Si no se reconoce oportunamente, la rotura de un aneurisma tiene una mortalidad cercana al 90% debido a la gran pérdida de sangre. Los cirujanos pueden reparar un aneurisma abriéndolo, colocando una endoprótesis (como una cubierta de dacrón) y cosiendo la pared de la aorta aneurismática sobre la prótesis para protegerla. Los aneurismas también pueden tratarse mediante procedimientos de cateterismo endovascular.

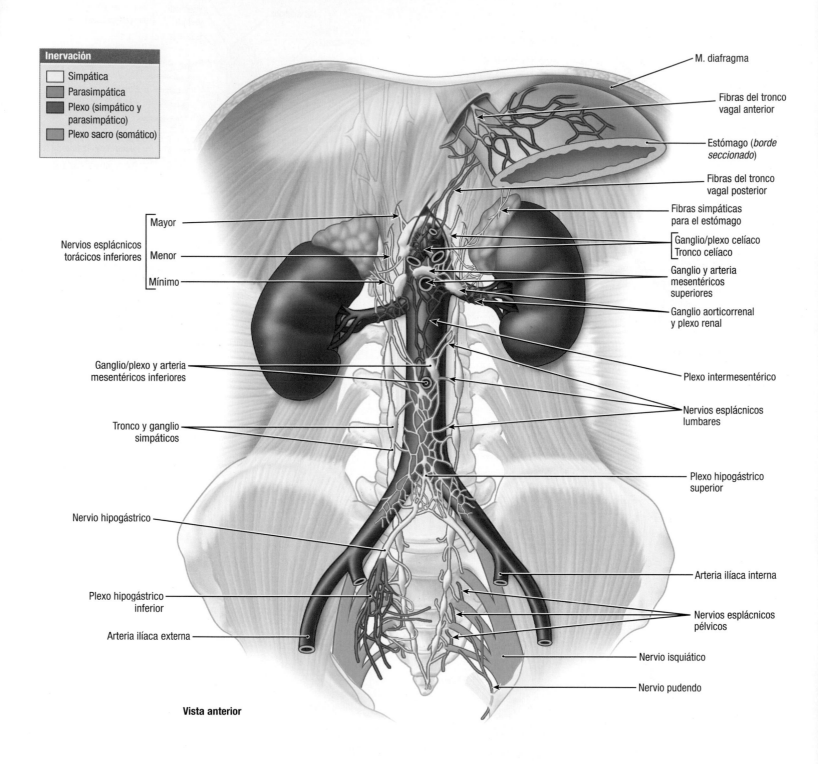

Inervación

- ☐ Simpática
- ☐ Parasimpática
- ☐ Plexo (simpático y parasimpático)
- ☐ Plexo sacro (somático)

M. diafragma

Fibras del tronco vagal anterior

Estómago (*borde seccionado*)

Fibras del tronco vagal posterior

Fibras simpáticas para el estómago

Ganglio/plexo celíaco
Tronco celíaco

Ganglio y arteria mesentéricos superiores

Ganglio aorticorrenal y plexo renal

Plexo intermesentérico

Nervios esplácnicos lumbares

Plexo hipogástrico superior

Arteria ilíaca interna

Nervios esplácnicos pélvicos

Nervio isquiático

Nervio pudendo

Mayor

Menor

Mínimo

Nervios esplácnicos torácicos inferiores

Ganglio/plexo y arteria mesentéricos inferiores

Tronco y ganglio simpáticos

Nervio hipogástrico

Plexo hipogástrico inferior

Arteria ilíaca externa

Vista anterior

4-81 | **Plexos nerviosos abdominopélvicos y ganglios**

La parte simpática del sistema nervioso autónomo en el abdomen consiste en:

- *Nervios esplácnicos abdominopélvicos* de los troncos simpáticos torácicos y abdominales.
- Ganglios simpáticos prevertebrales.

- *Plexo aórtico abdominal* y sus extensiones, los plexos periarteriales. Los plexos son mixtos, compartidos con el sistema nervioso parasimpático y las fibras aferentes viscerales.

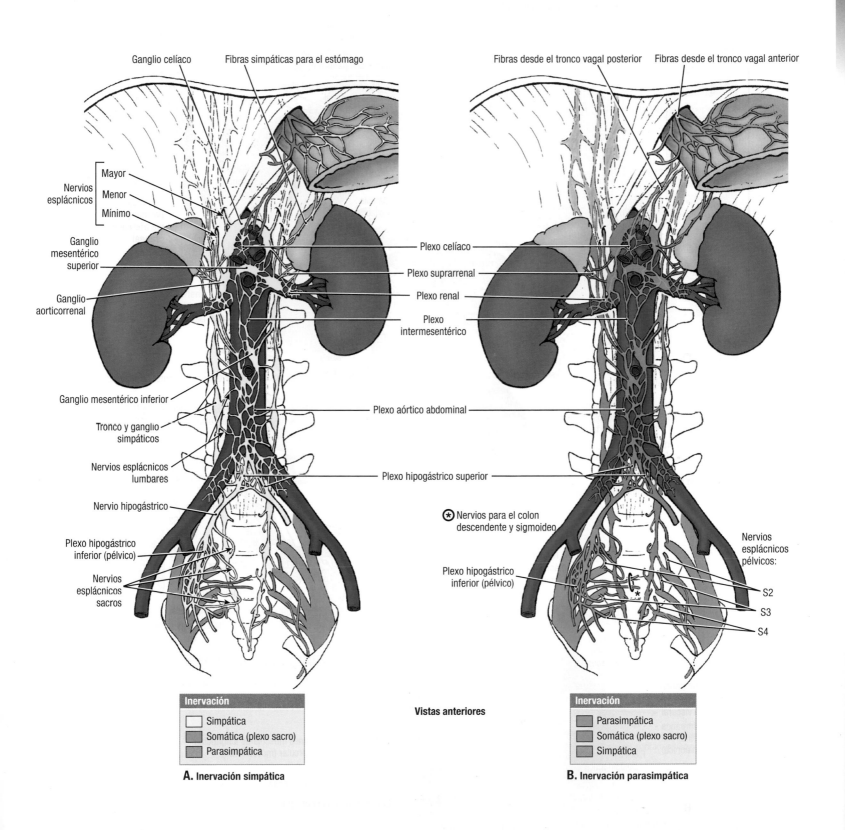

Ganglio celíaco

Fibras simpáticas para el estómago

Fibras desde el tronco vagal posterior

Fibras desde el tronco vagal anterior

Nervios esplácnicos
- Mayor
- Menor
- Mínimo

Ganglio mesentérico superior

Ganglio aorticorrenal

Plexo celíaco

Plexo suprarrenal

Plexo renal

Plexo intermesentérico

Ganglio mesentérico inferior

Tronco y ganglio simpáticos

Nervios esplácnicos lumbares

Plexo aórtico abdominal

Nervio hipogástrico

Plexo hipogástrico superior

Plexo hipogástrico inferior (pélvico)

Nervios esplácnicos sacros

⊛ Nervios para el colon descendente y sigmoideo

Plexo hipogástrico inferior (pélvico)

Nervios esplácnicos pélvicos:
- S2
- S3
- S4

Inervación
- ☐ Simpática
- ☐ Somática (plexo sacro)
- ☐ Parasimpática

Vistas anteriores

Inervación
- ☐ Parasimpática
- ☐ Somática (plexo sacro)
- ☐ Simpática

A. Inervación simpática

B. Inervación parasimpática

A. Simpático. **B.** Parasimpático.

Hígado,
vesícula biliar
y duodeno
(debido a la irritación
del diafragma)

Duodeno, cabeza
del páncreas

Vesícula biliar

Hígado

Apéndice

Ciego y colon
ascendente

Estómago

Bazo

Intestino delgado (*rosa*)

Colon sigmoideo

Riñón y uréter

Vesícula
biliar

Hígado

A. Vista anterior

B. Vista posterior

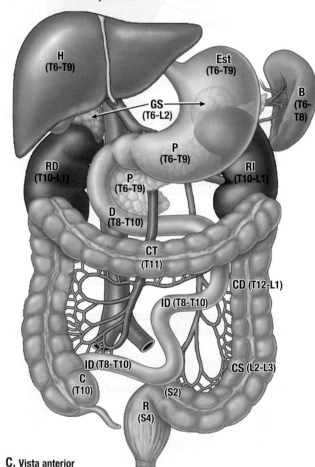

C. Vista anterior

4-85

Proyecciones superficiales del dolor visceral

A-B. Sitios de dolor visceral referido. **C.** Segmentos aproximados de la médula espinal y ganglios sensitivos espinales implicados en la inervación aferente (dolor) simpática y visceral de las vísceras abdominales.

El dolor es una sensación desagradable asociada con un daño tisular real o potencial, mediada por fibras nerviosas específicas hasta el cerebro, donde puede modificarse su apreciación consciente. El dolor orgánico que surge de un órgano como el estómago varía de sordo a intenso; sin embargo, el dolor está mal localizado. Se irradia al nivel del dermatoma del ganglio sensitivo correspondiente, que recibe las fibras aferentes viscerales del órgano en cuestión. El **dolor visceral referido** de una úlcera gástrica, por ejemplo, se remite a la región epigástrica porque el estómago recibe aferentes de dolor que llegan a los ganglios espinales (sensitivos) T7 y T8 y a los segmentos de la médula espinal a través del nervio esplácnico mayor. El cerebro interpreta el dolor como si la irritación se produjera en la piel de la región epigástrica, a la que también llegan los mismos ganglios sensitivos y segmentos de la médula espinal.

El dolor originado en el peritoneo parietal es de tipo somático y suele ser intenso. El lugar de su origen puede estar localizado. La base anatómica de esta localización del dolor es que el peritoneo parietal está inervado por fibras sensitivas somáticas a través de los nervios torácicos, mientras que una víscera como el apéndice está inervada por fibras aferentes viscerales en el nervio esplácnico menor. El peritoneo parietal inflamado es extremadamente sensible al estiramiento. Cuando se aplica presión digital a la pared abdominal anterolateral sobre el lugar de la inflamación, el peritoneo parietal se estira. Cuando los dedos se retiran repentinamente, se suele sentir un dolor localizado extremo conocido como *dolor a la descompresión (rebote)*.

Clave					
B	Bazo	D	Duodeno	P	Páncreas
C	Ciego	Est	Estómago	R	Recto
CD	Colon descendente	GS	Glándulas suprarrenales	RD	Riñón derecho
CS	Colon sigmoideo	H	Hígado	RI	Riñón izquierdo
CT	Colon transverso	ID	Intestino delgado		

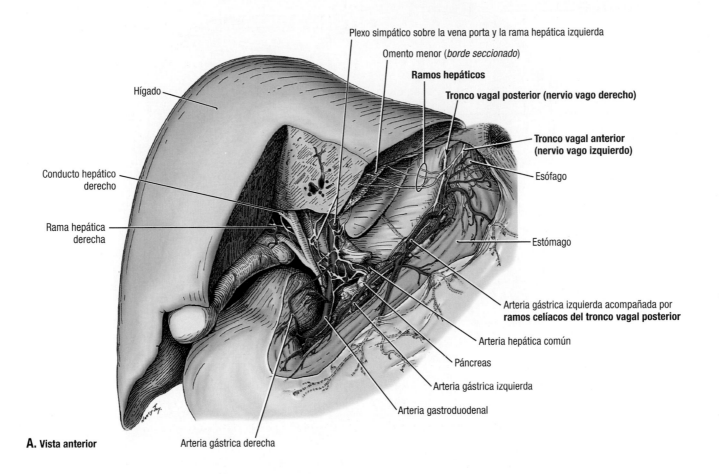

Plexo simpático sobre la vena porta y la rama hepática izquierda

Omento menor (*borde seccionado*)

Ramos hepáticos

Tronco vagal posterior (nervio vago derecho)

Hígado

**Tronco vagal anterior
(nervio vago izquierdo)**

Conducto hepático
derecho

Esófago

Rama hepática
derecha

Estómago

Arteria gástrica izquierda acompañada por
ramos celíacos del tronco vagal posterior

Arteria hepática común

Páncreas

Arteria gástrica izquierda

Arteria gastroduodenal

A. Vista anterior

Arteria gástrica derecha

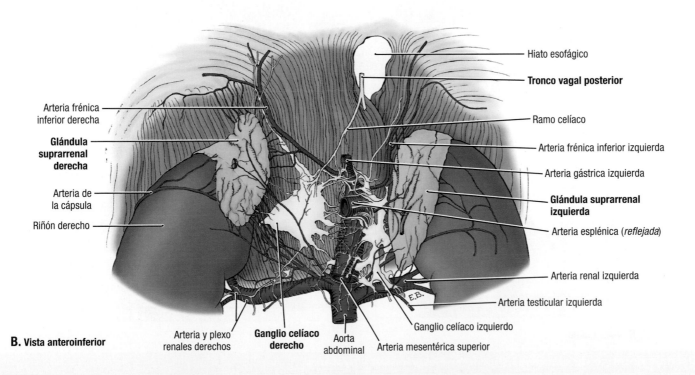

Hiato esofágico

Tronco vagal posterior

Arteria frénica
inferior derecha

Ramo celíaco

Arteria frénica inferior izquierda

**Glándula
suprarrenal
derecha**

Arteria gástrica izquierda

**Glándula suprarrenal
izquierda**

Arteria de
la cápsula

Arteria esplénica (*reflejada*)

Riñón derecho

Arteria renal izquierda

Arteria testicular izquierda

Ganglio celíaco izquierdo

B. Vista anteroinferior

Arteria y plexo
renales derechos

**Ganglio celíaco
derecho**

Aorta
abdominal

Arteria mesentérica superior

A. Troncos vagales anteriores y posteriores. **B.** Plexo y ganglios celíacos, glándulas suprarrenales.

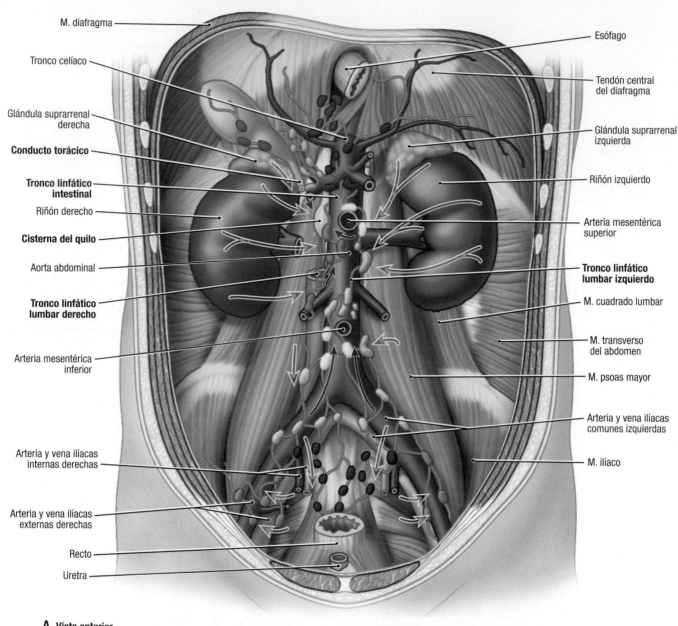

M. diafragma

Tronco celíaco

Glándula suprarrenal derecha

Conducto torácico

Tronco linfático intestinal

Riñón derecho

Cisterna del quilo

Aorta abdominal

Tronco linfático lumbar derecho

Arteria mesentérica inferior

Arteria y vena ilíacas internas derechas

Arteria y vena ilíacas externas derechas

Recto

Uretra

Esófago

Tendón central del diafragma

Glándula suprarrenal izquierda

Riñón izquierdo

Arteria mesentérica superior

Tronco linfático lumbar izquierdo

M. cuadrado lumbar

M. transverso del abdomen

M. psoas mayor

Arteria y vena ilíacas comunes izquierdas

M. ilíaco

A. Vista anterior

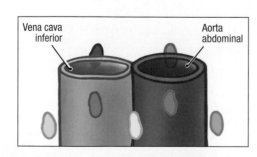

Vena cava inferior

Aorta abdominal

B. Vista anterior

Clave

Lumbar izquierdo (aórtico):		
Aórtico lateral	Celíaco	Mesentérico inferior
Retroaórtico	Ilíaco común	Lumbar intermedio
Preaórtico	Cístico	Ilíaco interno
	Ilíaco externo	Frénico
	Hepático	Mesentérico superior
Lumbar derecho (cavo):		
Cavo lateral		
Retrocavo	→ Dirección del flujo de la linfa	
Precavo	→ Drenaje secundario	

4-87   **Drenaje linfático de glándulas suprarrenales, riñones y uréteres**

Los vasos linfáticos de las glándulas suprarrenales, los riñones y los uréteres superiores drenan en los nódulos lumbares. Los vasos linfáticos de la porción media del uréter suelen drenar en los **nódulos linfáticos** **ilíacos comunes**, mientras que los vasos de su parte inferior drenan en los **nódulos linfáticos ilíacos** comunes, externos o internos.

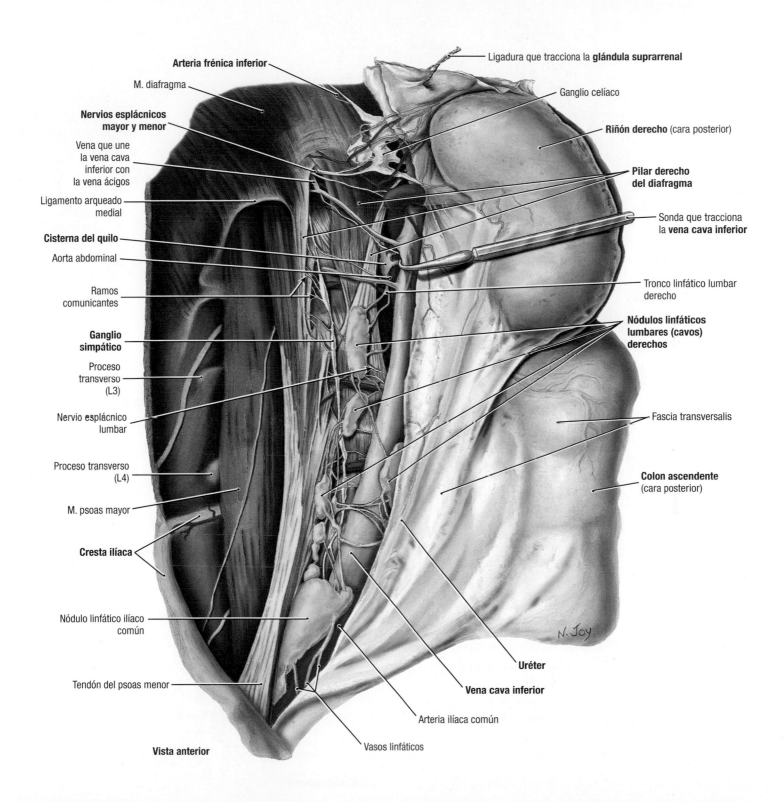

Arteria frénica inferior

M. diafragma

Nervios esplácnicos mayor y menor

Vena que une la vena cava inferior con la vena ácigos

Ligamento arqueado medial

Cisterna del quilo

Aorta abdominal

Ramos comunicantes

Ganglio simpático

Proceso transverso (L3)

Nervio esplácnico lumbar

Proceso transverso (L4)

M. psoas mayor

Cresta ilíaca

Nódulo linfático ilíaco común

Tendón del psoas menor

Vista anterior

Ligadura que tracciona la **glándula suprarrenal**

Ganglio celíaco

Riñón derecho (cara posterior)

Pilar derecho del diafragma

Sonda que tracciona la **vena cava inferior**

Tronco linfático lumbar derecho

Nódulos linfáticos lumbares (cavos) derechos

Fascia transversalis

Colon ascendente (cara posterior)

N. Joy

Uréter

Vena cava inferior

Arteria ilíaca común

Vasos linfáticos

Nódulos linfáticos lumbares, tronco simpático, nervios y ganglios

4-88

La glándula suprarrenal derecha, el riñón, el uréter y el colon han sido reflejados hacia la izquierda junto con la fascia transversal que cubre sus caras posteriores. La vena cava inferior ha sido traccionada en dirección medial y se extrajeron las venas lumbares tercera y cuarta. En esta pieza, los nervios esplácnicos mayor y menor, el tronco simpático y una vena comunicante pasan a través de una hendidura inusualmente amplia en el pilar derecho. Los nervios esplácnicos transportan fibras preganglionares que nacen en los cuerpos celulares del tronco simpático (toracolumbar). El nervio esplácnico mayor procede de los ganglios torácicos 5 a 9 y el menor de los ganglios torácicos 10 y 11.

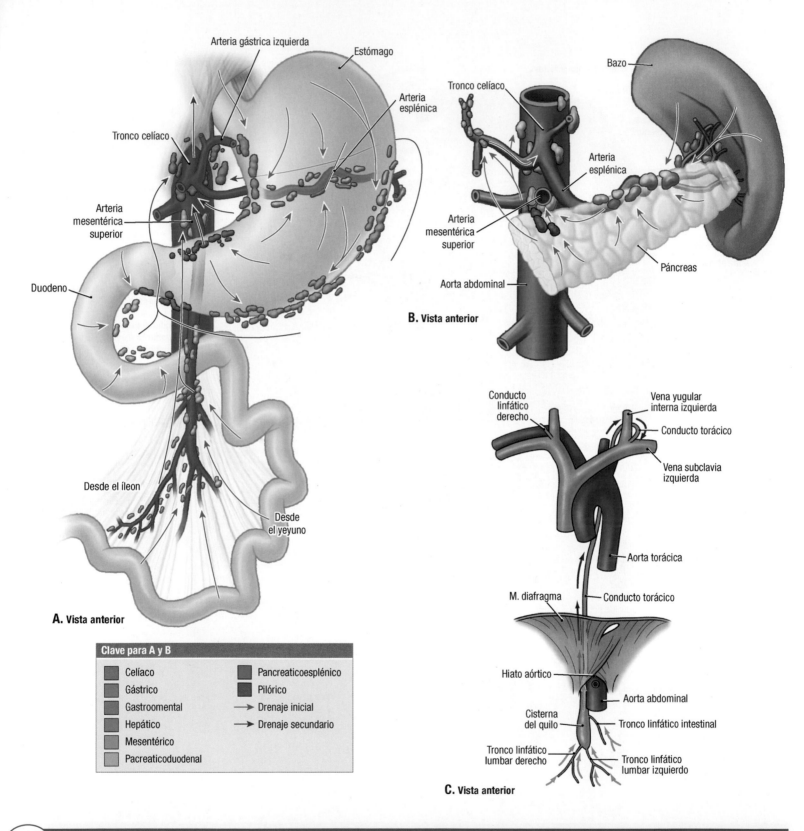

Arteria gástrica izquierda

Estómago

Tronco celíaco

Arteria esplénica

Arteria mesentérica superior

Duodeno

Desde el íleon

Desde el yeyuno

A. Vista anterior

Bazo

Tronco celíaco

Arteria esplénica

Arteria mesentérica superior

Aorta abdominal

Páncreas

B. Vista anterior

Conducto linfático derecho

Vena yugular interna izquierda

Conducto torácico

Vena subclavia izquierda

Aorta torácica

M. diafragma

Conducto torácico

Hiato aórtico

Aorta abdominal

Cisterna del quilo

Tronco linfático intestinal

Tronco linfático lumbar derecho

Tronco linfático lumbar izquierdo

C. Vista anterior

Clave para A y B	
■ Celíaco	■ Pancreaticoesplénico
■ Gástrico	■ Pilórico
■ Gastroomental	→ Drenaje inicial
■ Hepático	→ Drenaje secundario
■ Mesentérico	
■ Pacreaticoduodenal	

4-89   **Drenaje linfático**

A. Estómago e intestino delgado. B. Bazo y páncreas. C. Drenaje de los troncos linfáticos lumbares e intestinales. Las *flechas* indican la dirección del flujo linfático; cada grupo de nódulos linfáticos está codificado por colores. La linfa de los nódulos abdominales drena en la cisterna del quilo, origen del extremo inferior del conducto torácico. El conducto torácico recibe toda la linfa que se forma inferior al diafragma y al cuadrante superior izquierdo (tórax y miembro superior izquierdo), y desemboca en la unión de las venas subclavia izquierda y yugular interna izquierda.

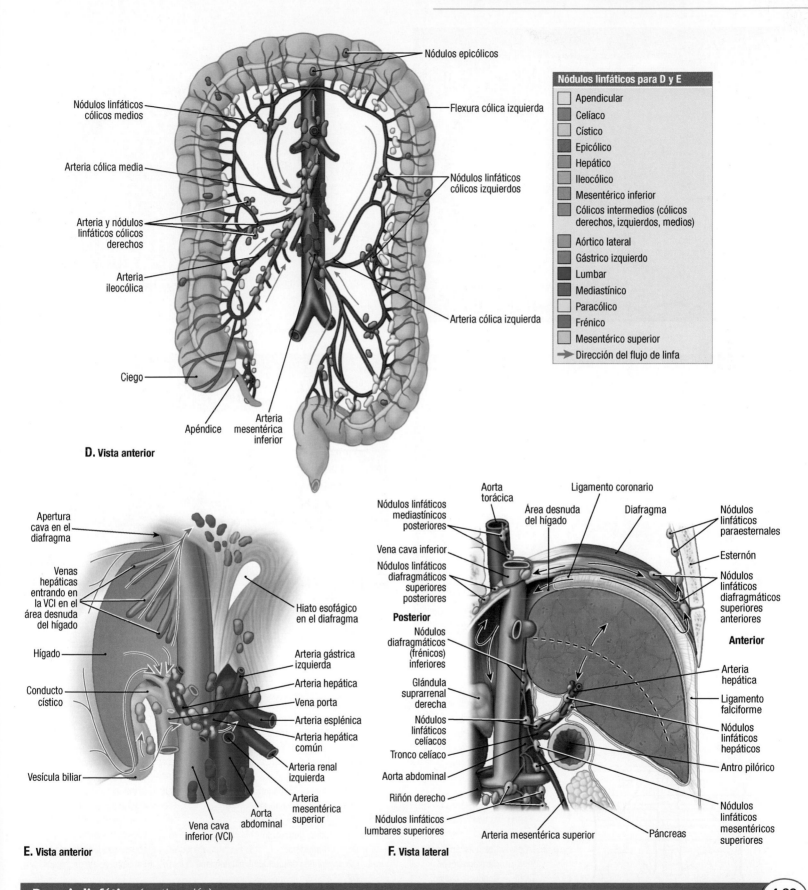

Nódulos epicólicos

Nódulos linfáticos cólicos medios

Flexura cólica izquierda

Arteria cólica media

Nódulos linfáticos cólicos izquierdos

Arteria y nódulos linfáticos cólicos derechos

Arteria ileocólica

Arteria cólica izquierda

Ciego

Apéndice

Arteria mesentérica inferior

D. Vista anterior

Nódulos linfáticos para D y E

Apendicular
Celíaco
Cístico
Epicólico
Hepático
Ileocólico
Mesentérico inferior
Cólicos intermedios (cólicos derechos, izquierdos, medios)
Aórtico lateral
Gástrico izquierdo
Lumbar
Mediastínico
Paracólico
Frénico
Mesentérico superior
➔ Dirección del flujo de linfa

Apertura cava en el diafragma

Venas hepáticas entrando en la VCI en el área desnuda del hígado

Hígado

Conducto cístico

Vesícula biliar

Vena cava inferior (VCI)

Aorta abdominal

Hiato esofágico en el diafragma

Arteria gástrica izquierda

Arteria hepática

Vena porta

Arteria esplénica

Arteria hepática común

Arteria renal izquierda

Arteria mesentérica superior

E. Vista anterior

Aorta torácica

Nódulos linfáticos mediastínicos posteriores

Vena cava inferior

Nódulos linfáticos diafragmáticos superiores posteriores

Posterior

Nódulos diafragmáticos (frénicos) inferiores

Glándula suprarrenal derecha

Nódulos linfáticos celíacos

Tronco celíaco

Aorta abdominal

Riñón derecho

Nódulos linfáticos lumbares superiores

Arteria mesentérica superior

Ligamento coronario

Área desnuda del hígado

Diafragma

Nódulos linfáticos paraesternales

Esternón

Nódulos linfáticos diafragmáticos superiores anteriores

Anterior

Arteria hepática

Ligamento falciforme

Nódulos linfáticos hepáticos

Antro pilórico

Nódulos linfáticos mesentéricos superiores

Páncreas

F. Vista lateral

D. Intestino grueso. E. Hígado y vesícula biliar. F. Hígado. El flujo de la linfa hacia las superficies diafragmáticas o viscerales y hacia la pared corporal se indica con *flechas negras*.

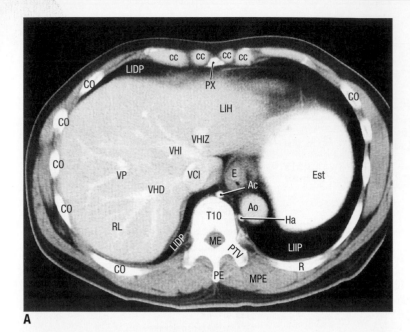

A

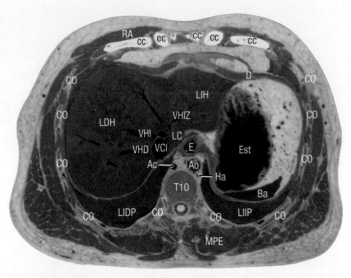

B

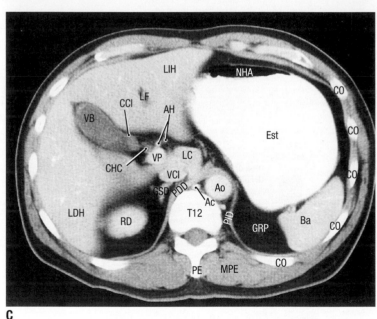

C

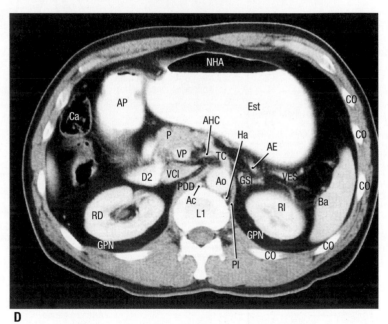

D

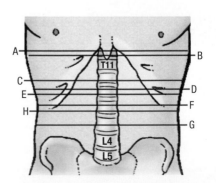

Clave					
Ac	Vena ácigos	Cd	Colon descendente	E	Esófago
AE	Arteria esplénica	CHC	Conducto hepático común	Est	Estómago
AH	Arteria hepática	CL	Cuadrado lumbar	FCE	Flexura colónica esplénica
AHC	Arteria hepática común	CO	Costilla	GPN	Grasa perinéfrica
AMS	Arteria mesentérica superior	COP	Cola del páncreas	GRP	Grasa retroperitoneal
Ao	Aorta	CPa	Cabeza del páncreas	GSD	Glándula suprarrenal derecha
AP	Antro pilórico del estómago	CPo	Confluencia portal	GSI	Glándula suprarrenal izquierda
ARD	Arteria renal derecha	CUP	Cuerpo del páncreas	Ha	Vena hemiácigos
Ba	Bazo	Ct	Colon transverso	ID	Intestino delgado
Ca	Colon ascendente	D	Diafragma	LC	Lóbulo caudado del hígado
CC	Cartílago costal	D2	Porción descendente del duodeno	LDH	Lóbulo derecho del hígado
CCI	Conducto cístico	D3	Porción inferior del duodeno		

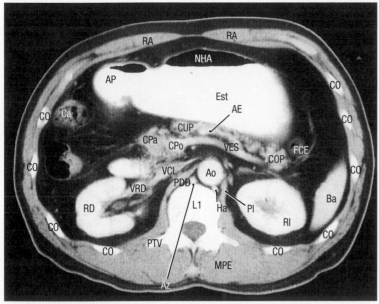

E

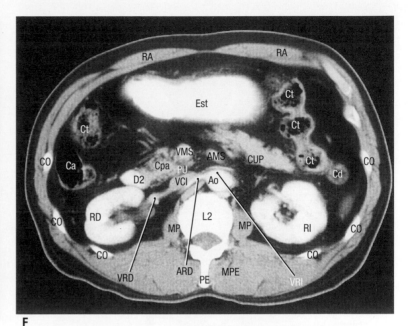

F

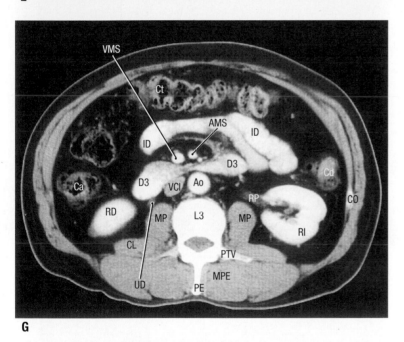

G

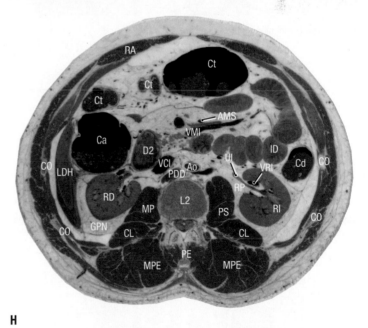

H

Clave (continuación)					
LF	Ligamento falciforme	PDD	Pilar derecho del diafragma	RI	Riñón izquierdo
LIDP	Lóbulo inferior derecho del pulmón	PE	Proceso espinoso	TC	Tronco celíaco
LIH	Lóbulo izquierdo del hígado	PI	Pilar izquierdo del diafragma	UD	Uréter derecho
LIIP	Lóbulo inferior izquierdo del pulmón	PR	Pelvis renal	UI	Uréter izquierdo
ME	Médula espinal	PTV	Proceso transverso	VB	Vesícula biliar
MP	Músculo psoas	PU	Proceso uncinado del páncreas	VES	Vena esplénica
MPE	Músculos profundos de la espalda	PX	Proceso xifoides	VHD	Vena hepática derecha
NHA	Nivel hidroaéreo en el estómago	RA	Recto del abdomen	VHI	Vena hepática intermedia
P	Páncreas	RD	Riñón derecho	VHIz	Vena hepática izquierda

VCI	Vena cava inferior		
VMI	Vena mesentérica inferior		
VMS	Vena mesentérica superior		
VP	Vena porta		
VRD	Vena renal izquierda		
VRI	Vena renal derecha		

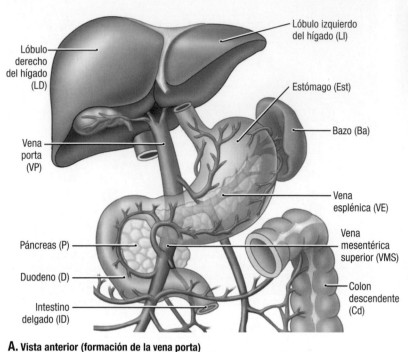

Lóbulo izquierdo del hígado (LI)

Lóbulo derecho del hígado (LD)

Estómago (Est)

Vena porta (VP)

Bazo (Ba)

Vena esplénica (VE)

Páncreas (P)

Vena mesentérica superior (VMS)

Duodeno (D)

Intestino delgado (ID)

Colon descendente (Cd)

A. Vista anterior (formación de la vena porta)

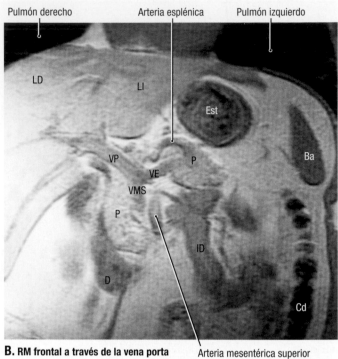

Pulmón derecho   Arteria esplénica   Pulmón izquierdo

LD   LI   Est   Ba

VP   P   VE   VMS   P   ID   D   Cd

B. RM frontal a través de la vena porta   Arteria mesentérica superior

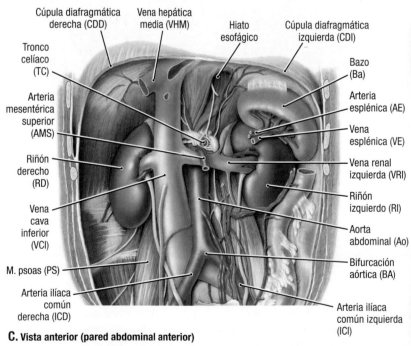

Cúpula diafragmática derecha (CDD)

Vena hepática media (VHM)

Hiato esofágico

Cúpula diafragmática izquierda (CDI)

Tronco celíaco (TC)

Bazo (Ba)

Arteria mesentérica superior (AMS)

Arteria esplénica (AE)

Vena esplénica (VE)

Riñón derecho (RD)

Vena renal izquierda (VRI)

Vena cava inferior (VCI)

Riñón izquierdo (RI)

Aorta abdominal (Ao)

M. psoas (PS)

Bifurcación aórtica (BA)

Arteria ilíaca común derecha (ICD)

Arteria ilíaca común izquierda (ICI)

C. Vista anterior (pared abdominal anterior)

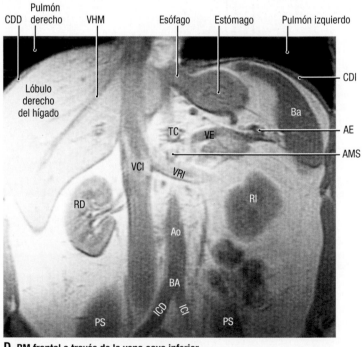

CDD   Pulmón derecho   VHM   Esófago   Estómago   Pulmón izquierdo

Lóbulo derecho del hígado   CDI   Ba   AE   AMS

TC   VE   VCI   VRI   RI   RD   Ao   BA   ICD   ICI   PS   PS

D. RM frontal a través de la vena cava inferior

4-91   **Resonancia magnética frontal del abdomen**

A. Ilustración de la formación de la vena porta. **B.** Resonancia magnética (RM) frontal de la vena porta. **C.** Ilustración de la pared abdominal posterior. **D.** RM frontal de la vena cava inferior y los riñones derecho e izquierdo.

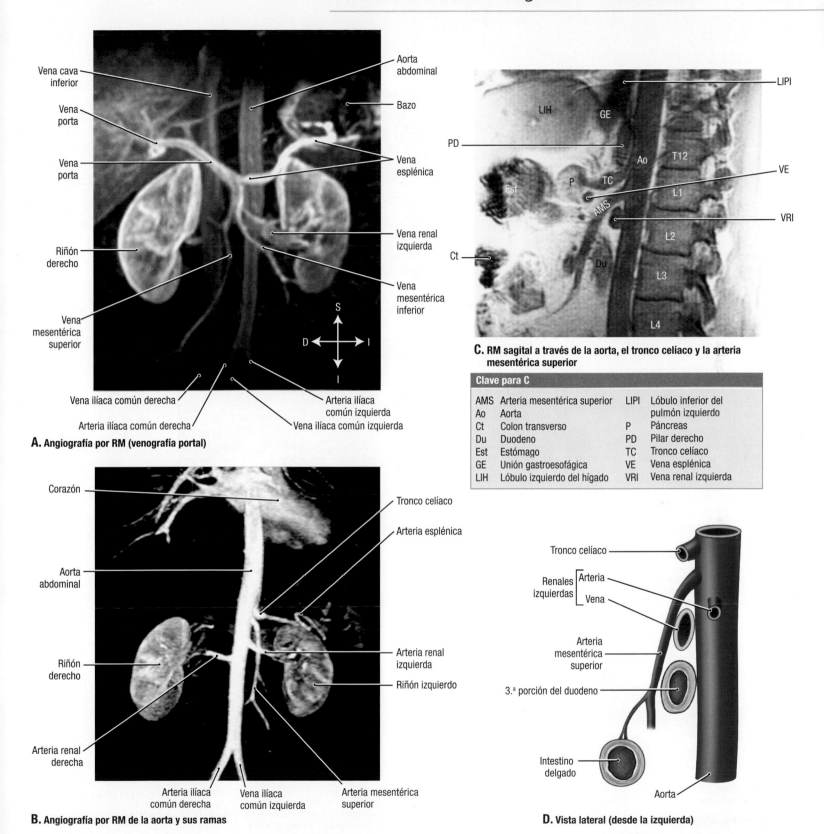

A. Angiografía por RM (venografía portal)

Vena cava inferior
Vena porta
Vena porta
Riñón derecho
Vena mesentérica superior
Aorta abdominal
Bazo
Vena esplénica
Vena renal izquierda
Vena mesentérica inferior
S
D ← → I
I
Vena ilíaca común derecha
Arteria ilíaca común derecha
Arteria ilíaca común izquierda
Vena ilíaca común izquierda

C. RM sagital a través de la aorta, el tronco celíaco y la arteria mesentérica superior

LIH
GE
PD
Est
P
TC
AMS
Ct
Du
LIPI
Ao
T12
L1
L2
L3
L4
VE
VRI

Clave para C			
AMS	Arteria mesentérica superior	LIPI	Lóbulo inferior del pulmón izquierdo
Ao	Aorta		
Ct	Colon transverso	P	Páncreas
Du	Duodeno	PD	Pilar derecho
Est	Estómago	TC	Tronco celíaco
GE	Unión gastroesofágica	VE	Vena esplénica
LIH	Lóbulo izquierdo del hígado	VRI	Vena renal izquierda

B. Angiografía por RM de la aorta y sus ramas

Corazón
Aorta abdominal
Riñón derecho
Arteria renal derecha
Arteria ilíaca común derecha
Vena ilíaca común izquierda
Arteria mesentérica superior
Tronco celíaco
Arteria esplénica
Arteria renal izquierda
Riñón izquierdo

D. Vista lateral (desde la izquierda)

Tronco celíaco
Renales izquierdas
Arteria
Vena
Arteria mesentérica superior
3.ª porción del duodeno
Intestino delgado
Aorta

A. Angiografía por resonancia magnética (RM) (venografía portal) en la que se muestran los afluentes y la formación de la vena porta. **B.** Angiografía por RM de la aorta y sus ramas. **C.** RM sagital de la aorta donde se observan las relaciones del tronco celíaco y la arteria mesentérica superior con las estructuras circundantes. **D.** Esquema de las relaciones de la arteria mesentérica superior.

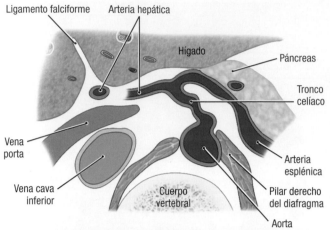

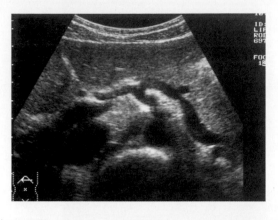

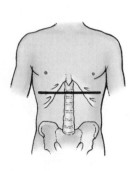

A. Esquema y ecografía transversal a través del tronco celíaco (área de ramificación)

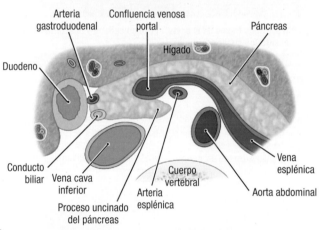

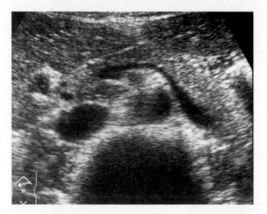

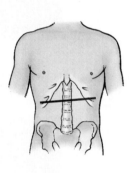

B. Esquema y ecografía transversal a través de la vista esplénica

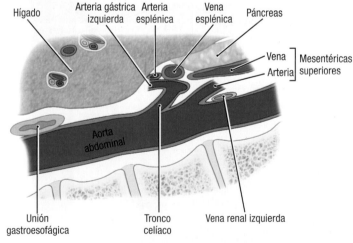

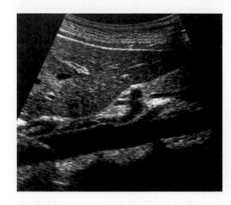

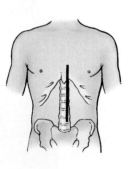

C. Esquema y ecografía mediosagital a través de la aorta abdominal

4-93 **Ecografía del abdomen**

A. Ecografía transversal del tronco celíaco. **B.** Ecografía transversal del páncreas. **C-D.** Ecografía sagital de la aorta, el tronco celíaco y la arteria mesentérica superior (*imagen D* con Doppler). **E.** Ecografía transversal en el hilio renal izquierdo con la arteria y la vena renal izquierda (con Doppler). **F.** Ecografía sagital del riñón derecho.

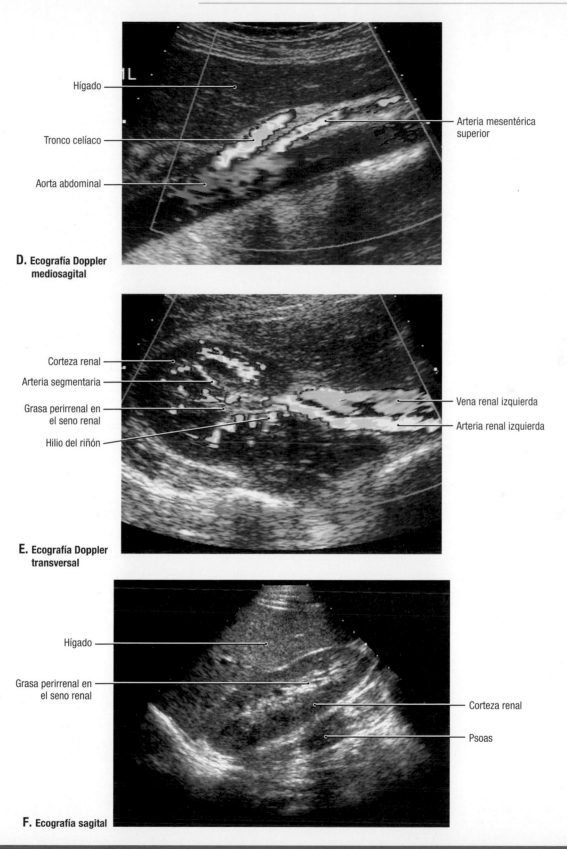

Hígado

Tronco celíaco

Aorta abdominal

Arteria mesentérica superior

D. Ecografía Doppler mediosagital

Corteza renal

Arteria segmentaria

Grasa perirrenal en el seno renal

Hilio del riñón

Vena renal izquierda

Arteria renal izquierda

E. Ecografía Doppler transversal

Hígado

Grasa perirrenal en el seno renal

Corteza renal

Psoas

F. Ecografía sagital

Ecografía del abdomen (continuación)

Una de las principales ventajas de la ecografía es su capacidad para producir imágenes instantáneas que muestran el movimiento de las estructuras y el flujo dentro de los vasos sanguíneos. En la ecografía Doppler (*imágenes D y E*), los desplazamientos de frecuencia entre las ondas de ultrasonido emitidas y sus ecos se utilizan para medir las velocidades de los objetos en movimiento. Esta técnica se basa en el principio del efecto Doppler. El flujo sanguíneo a través de los vasos se muestra en color, superpuesto en la imagen bidimensional del corte transversal (flujo lento: *azul*, flujo rápido: *naranja*).

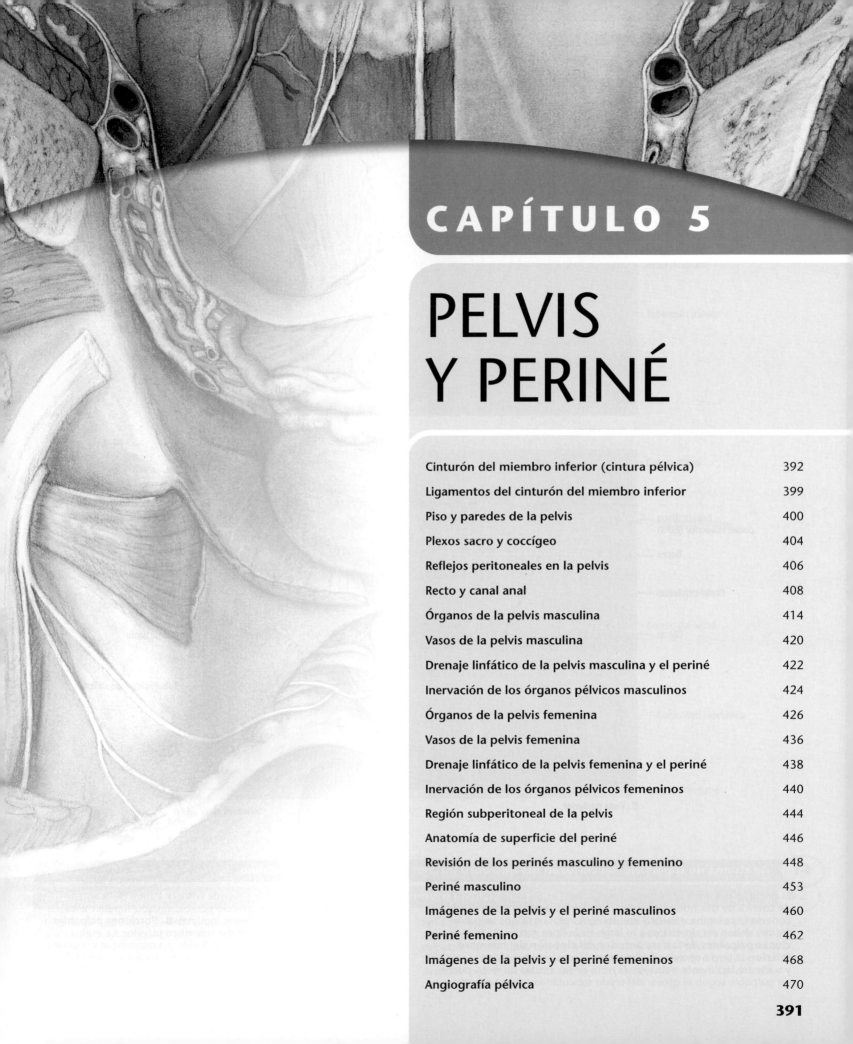

CAPÍTULO 5

PELVIS
Y PERINÉ

391

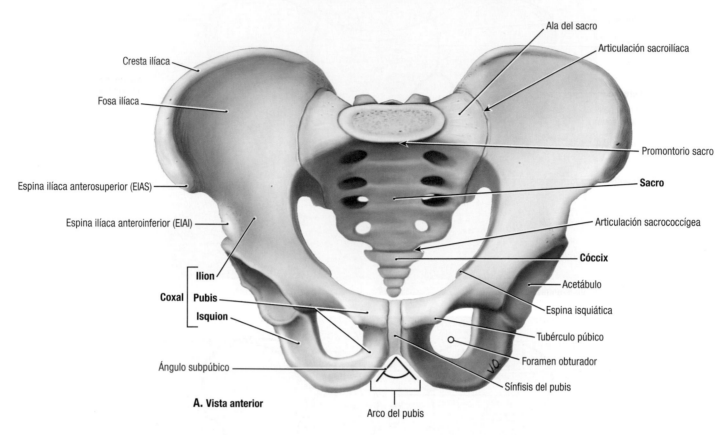

Cresta ilíaca

Fosa ilíaca

Espina ilíaca anterosuperior (EIAS)

Espina ilíaca anteroinferior (EIAI)

Coxal
Ilion
Pubis
Isquion

Ángulo subpúbico

A. Vista anterior

Arco del pubis

Ala del sacro

Articulación sacroilíaca

Promontorio sacro

Sacro

Articulación sacrococcígea

Cóccix

Acetábulo

Espina isquiática

Tubérculo púbico

Foramen obturador

Sínfisis del pubis

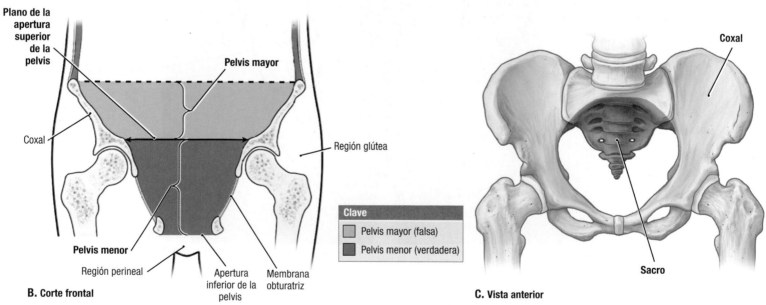

Plano de la apertura superior de la pelvis

Pelvis mayor

Coxal

Región glútea

Pelvis menor

Región perineal

Apertura inferior de la pelvis

Membrana obturatriz

B. Corte frontal

Clave	
☐	Pelvis mayor (falsa)
■	Pelvis menor (verdadera)

Coxal

Sacro

C. Vista anterior

5-3 **Huesos y divisiones de la pelvis**

A. Huesos de la pelvis (coxales). Los tres huesos que componen la pelvis son el pubis, el isquion y el ilion. **B-C. Pelvis menor y mayor, esquemas.** El plano de la entrada de la pelvis (*flecha de doble punta* en la *imagen B*) separa la pelvis mayor (parte de la cavidad abdominal) de la pelvis menor (cavidad pélvica). Extensión superior de la pelvis mayor (*línea negra discontinua*).

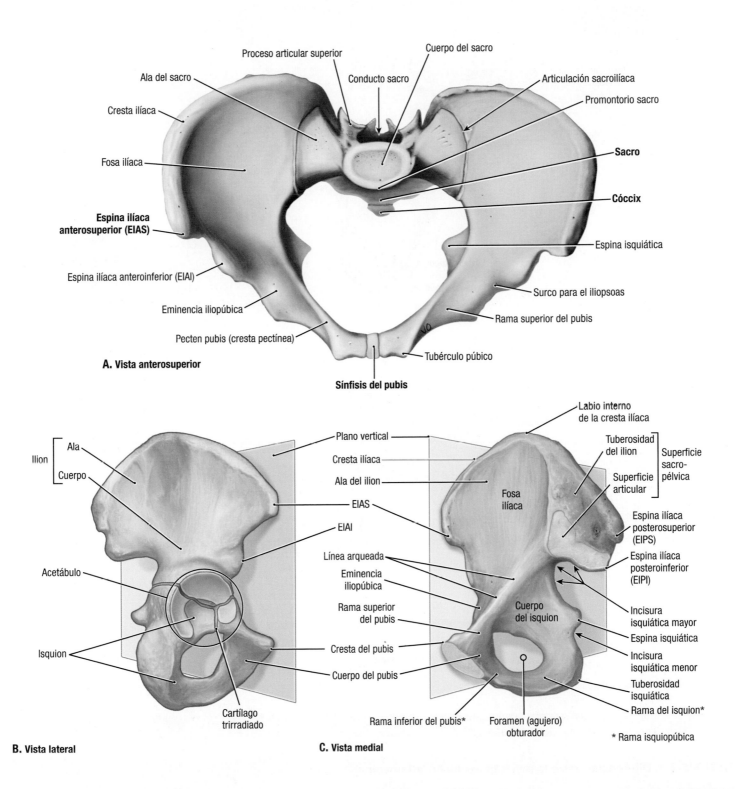

Proceso articular superior

Cuerpo del sacro

Ala del sacro

Conducto sacro

Articulación sacroilíaca

Cresta ilíaca

Promontorio sacro

Fosa ilíaca

Sacro

Cóccix

Espina ilíaca anterosuperior (EIAS)

Espina isquiática

Espina ilíaca anteroinferior (EIAI)

Surco para el iliopsoas

Eminencia iliopúbica

Rama superior del pubis

Pecten pubis (cresta pectínea)

Tubérculo púbico

A. Vista anterosuperior

Sínfisis del pubis

Ilion — Ala

Cuerpo

Labio interno de la cresta ilíaca

Plano vertical

Tuberosidad del ilion

Superficie sacro-pélvica

Cresta ilíaca

Ala del ilion

Superficie articular

EIAS

Fosa ilíaca

EIAI

Espina ilíaca posterosuperior (EIPS)

Acetábulo

Línea arqueada

Eminencia iliopúbica

Espina ilíaca posteroinferior (EIPI)

Cuerpo del isquion

Incisura isquiática mayor

Rama superior del pubis

Espina isquiática

Cresta del pubis

Incisura isquiática menor

Isquion

Cuerpo del pubis

Tuberosidad isquiática

Rama del isquion*

Cartílago trirradiado

Rama inferior del pubis*

Foramen (agujero) obturador

* Rama isquiopúbica

B. Vista lateral

C. Vista medial

A. Cinturón del miembro inferior. B. Colocación del hueso coxal en posición anatómica. En la posición anatómica, (1) la espina ilíaca anterosuperior (*EIAS*) y la cara anterior del pubis se encuentran en el mismo plano vertical y (2) el sacro se encuentra en la parte superior, el cóccix en la posterior y la sínfisis del pubis en la anteroinferior. **C. Partes del hueso coxal.**

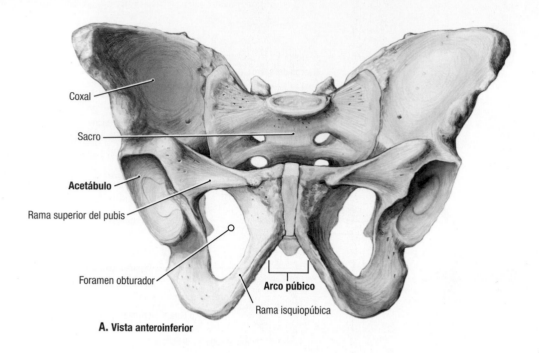

Coxal

Sacro

Acetábulo

Rama superior del pubis

Foramen obturador

Arco púbico

Rama isquiopúbica

A. Vista anteroinferior

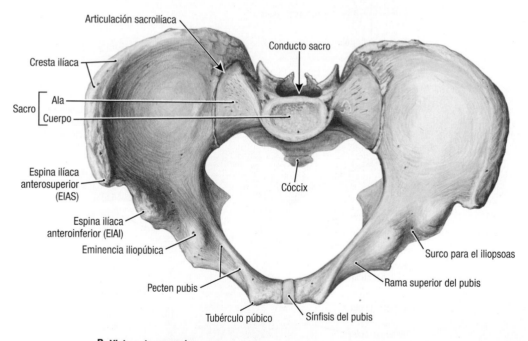

Articulación sacroilíaca

Conducto sacro

Cresta ilíaca

Sacro
Ala
Cuerpo

Espina ilíaca
anterosuperior
(EIAS)

Cóccix

Espina ilíaca
anteroinferior (EIAI)

Eminencia iliopúbica

Surco para el iliopsoas

Pecten pubis

Rama superior del pubis

Tubérculo púbico

Sínfisis del pubis

B. Vista anterosuperior

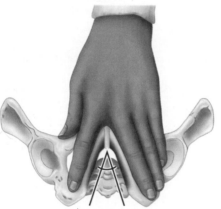

**C. Vista anterior inferior,
ángulo subpúbico**
en forma de «V»

5-5 **Cinturón del miembro inferior masculino**

TABLA 5-1	Diferencias entre la pelvis masculina y la femenina	
Pelvis ósea	**Hombre**	**Mujer**
Estructura general	Más gruesa y pesada	Más fina y ligera
Pelvis mayor	Más profunda	Más superficial
Pelvis menor	Más estrecha y más profunda, en forma de cono	Más ancha y menos profunda, cilíndrica
Entrada de la pelvis (apertura superior de la pelvis)	En forma de corazón, más estrecha	Más ovalada o redondeada, más ancha
Sacro/cóccix	Más curvado	Menos curvado

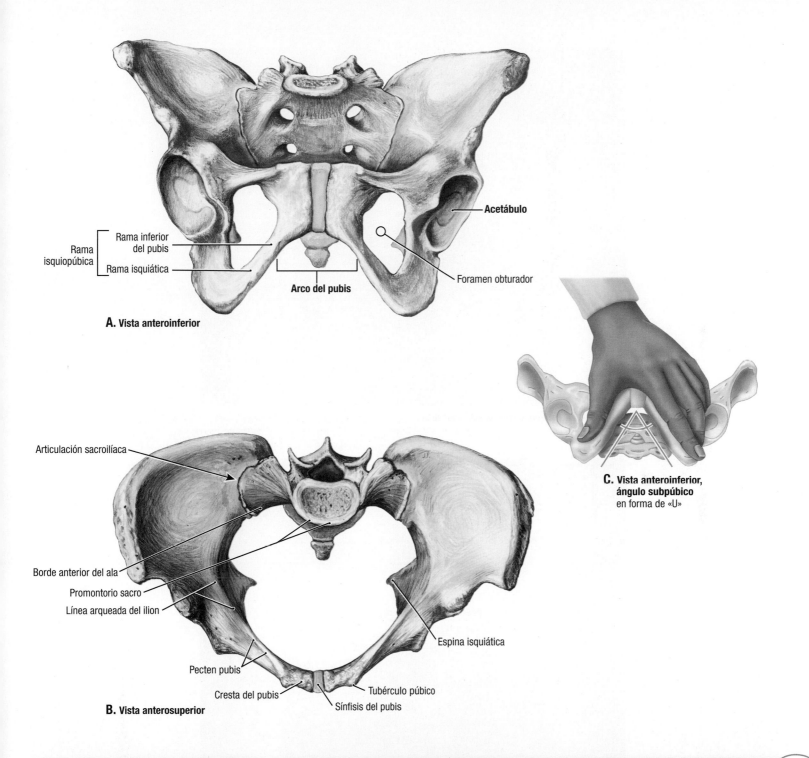

Rama isquiopúbica
- Rama inferior del pubis
- Rama isquiática

Arco del pubis

Acetábulo

Foramen obturador

A. Vista anteroinferior

Articulación sacroilíaca

Borde anterior del ala

Promontorio sacro

Línea arqueada del ilion

Espina isquiática

Pecten pubis

Cresta del pubis

Tubérculo púbico

Sínfisis del pubis

B. Vista anterosuperior

C. Vista anteroinferior, ángulo subpúbico en forma de «U»

Cinturón del miembro inferior femenino   5-6

TABLA 5-1	Diferencias entre la pelvis masculina y la femenina *(continuación)*	
Pelvis ósea	**Hombre**	**Mujer**
Salida de la pelvis (apertura inferior de la pelvis)	Comparativamente pequeña	Comparativamente grande
Arco del pubis y ángulo subpúbico	Más estrecho	Más amplio
Foramen obturador	Redondo	Ovalado
Acetábulo	Grande	Pequeño

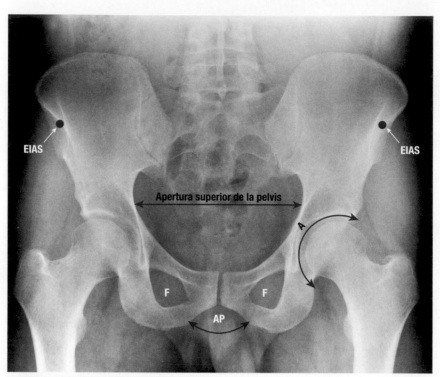

A. Radiografía anteroposterior, pelvis masculina

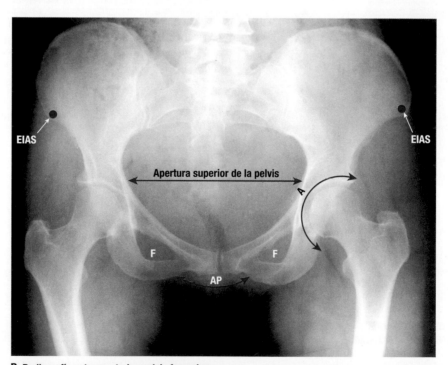

B. Radiografía anteroposterior, pelvis femenina

5-7 **Radiografías de la pelvis**

A. Hombre. B. Mujer. En la tabla 5-1 se enumeran algunas de las principales diferencias entre la pelvis masculina y la femenina. Las radiografías ponen de manifiesto algunas de estas diferencias. *A*: acetábulo; *AP*: arco del pubis; *EIAS*: espina ilíaca anterosuperior; *F*: foramen obturador.

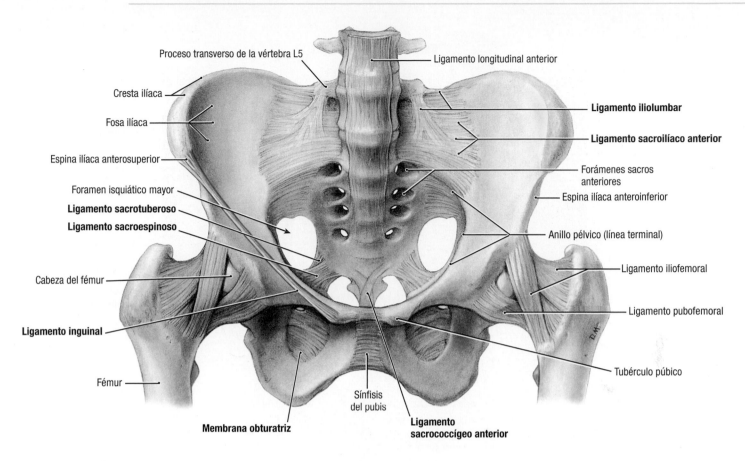

Proceso transverso de la vértebra L5

Ligamento longitudinal anterior

Cresta ilíaca

Ligamento iliolumbar

Fosa ilíaca

Ligamento sacroilíaco anterior

Espina ilíaca anterosuperior

Forámenes sacros anteriores

Espina ilíaca anteroinferior

Foramen isquiático mayor

Ligamento sacrotuberoso

Ligamento sacroespinoso

Anillo pélvico (línea terminal)

Cabeza del fémur

Ligamento iliofemoral

Ligamento pubofemoral

Ligamento inguinal

Tubérculo púbico

Fémur

Síntisis del pubis

Membrana obturatriz

Ligamento sacrococcígeo anterior

A. Vista anterior

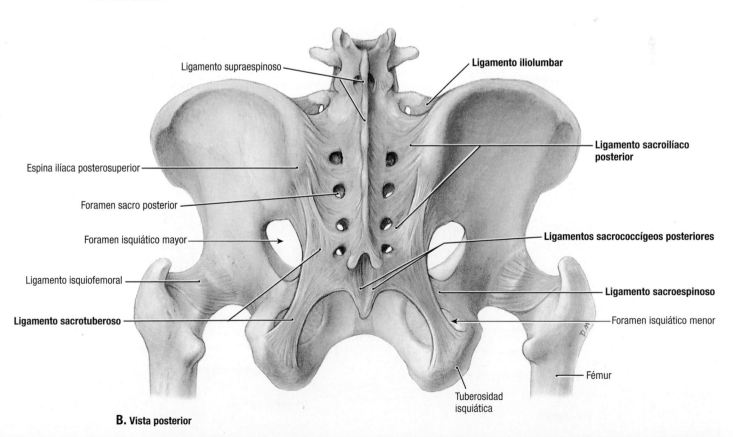

Ligamento supraespinoso

Ligamento iliolumbar

Espina ilíaca posterosuperior

Ligamento sacroilíaco posterior

Foramen sacro posterior

Foramen isquiático mayor

Ligamentos sacrococcígeos posteriores

Ligamento isquiofemoral

Ligamento sacroespinoso

Ligamento sacrotuberoso

Foramen isquiático menor

Fémur

Tuberosidad isquiática

B. Vista posterior

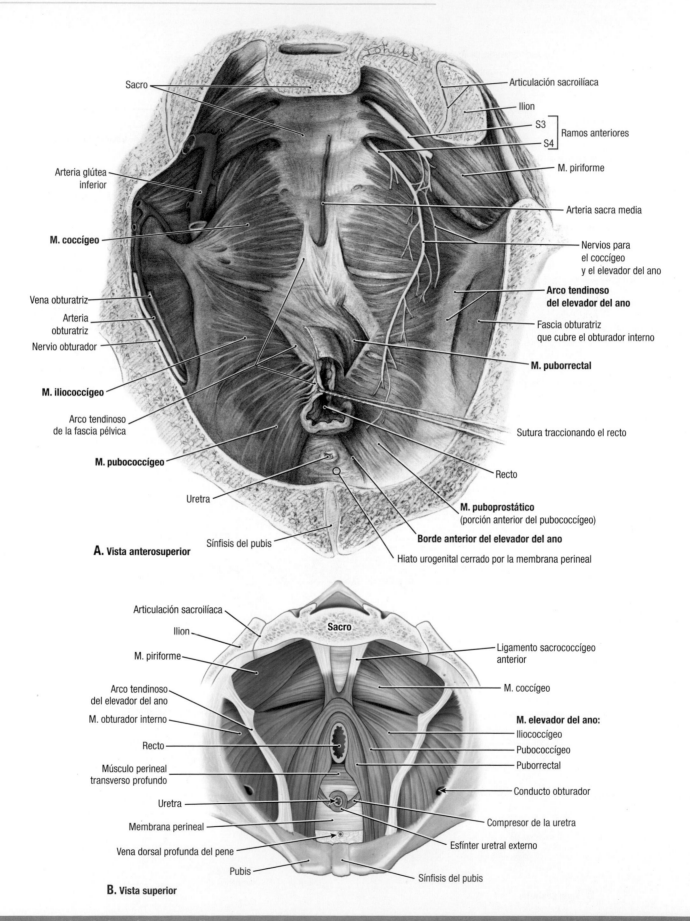

Sacro

Articulación sacroilíaca

Ilion

S3
S4 } Ramos anteriores

M. piriforme

Arteria glútea
inferior

Arteria sacra media

M. coccígeo

Nervios para
el coccígeo
y el elevador del ano

**Arco tendinoso
del elevador del ano**

Vena obturatriz

Arteria
obturatriz

Fascia obturatriz
que cubre el obturador interno

Nervio obturador

M. puborrectal

M. iliococcígeo

Arco tendinoso
de la fascia pélvica

Sutura traccionando el recto

M. pubococcígeo

Recto

Uretra

M. puboprostático
(porción anterior del pubococcígeo)

Borde anterior del elevador del ano

Sínfisis del pubis

A. Vista anterosuperior

Hiato urogenital cerrado por la membrana perineal

Articulación sacroilíaca

Sacro

Ilion

M. piriforme

Ligamento sacrococcígeo
anterior

Arco tendinoso
del elevador del ano

M. coccígeo

M. obturador interno

M. elevador del ano:

Recto

Iliococcígeo

Pubococcígeo

Músculo perineal
transverso profundo

Puborrectal

Conducto obturador

Uretra

Compresor de la uretra

Membrana perineal

Esfínter uretral externo

Vena dorsal profunda del pene

Pubis

Sínfisis del pubis

B. Vista superior

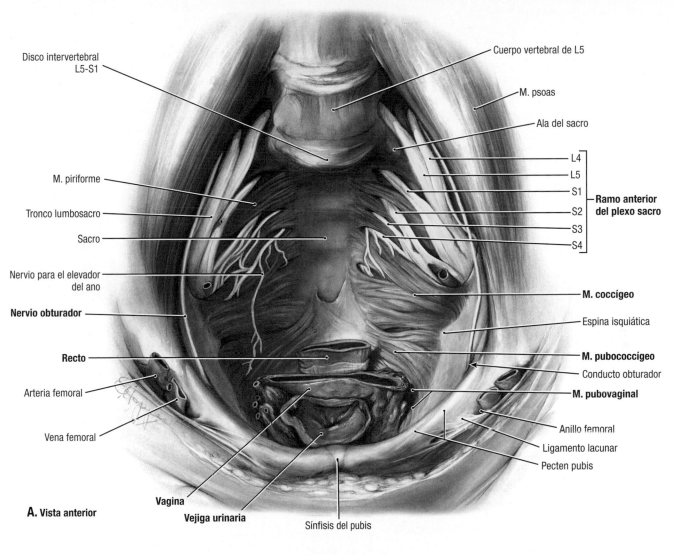

Disco intervertebral L5-S1

M. piriforme

Tronco lumbosacro

Sacro

Nervio para el elevador del ano

Nervio obturador

Recto

Arteria femoral

Vena femoral

Vagina

Vejiga urinaria

A. Vista anterior

Cuerpo vertebral de L5

M. psoas

Ala del sacro

L4
L5
S1 — **Ramo anterior del plexo sacro**
S2
S3
S4

M. coccígeo

Espina isquiática

M. pubococcígeo

Conducto obturador

M. pubovaginal

Anillo femoral

Ligamento lacunar

Pecten pubis

Sínfisis del pubis

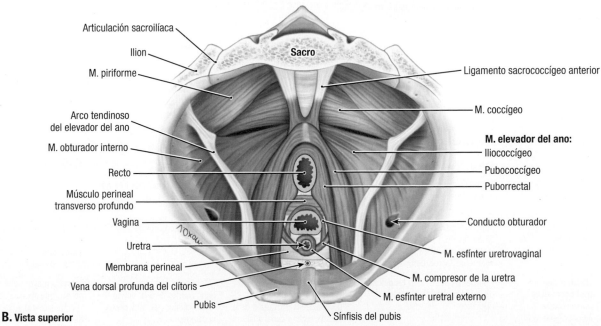

Articulación sacroilíaca

Ilion

M. piriforme

Arco tendinoso del elevador del ano

M. obturador interno

Recto

Músculo perineal transverso profundo

Vagina

Uretra

Membrana perineal

Vena dorsal profunda del clítoris

Pubis

Sacro

Ligamento sacrococcígeo anterior

M. coccígeo

M. elevador del ano:
Iliococcígeo
Pubococcígeo
Puborrectal

Conducto obturador

M. esfínter uretrovaginal

M. compresor de la uretra

M. esfínter uretral externo

Sínfisis del pubis

B. Vista superior

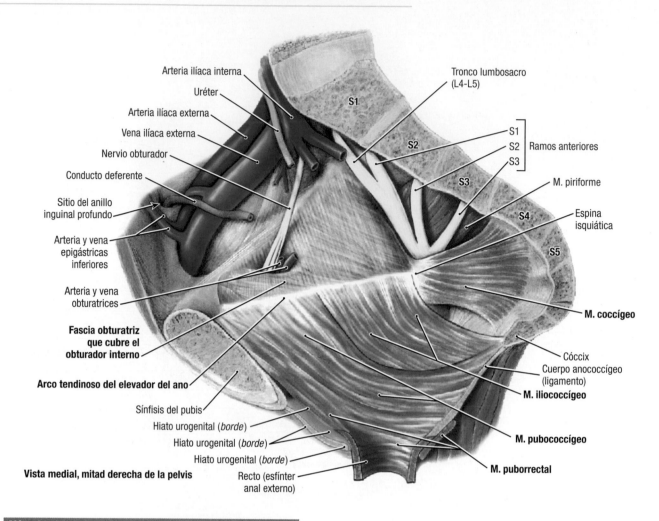

Arteria ilíaca interna
Uréter
Arteria ilíaca externa
Vena ilíaca externa
Nervio obturador
Conducto deferente
Sitio del anillo inguinal profundo
Arteria y vena epigástricas inferiores
Arteria y vena obturatrices
Fascia obturatriz que cubre el obturador interno
Arco tendinoso del elevador del ano
Sínfisis del pubis
Hiato urogenital (*borde*)
Hiato urogenital (*borde*)
Hiato urogenital (*borde*)
Vista medial, mitad derecha de la pelvis
Recto (esfínter anal externo)

Tronco lumbosacro (L4-L5)
S1
S2
S3
S1
S2 Ramos anteriores
S3
M. piriforme
Espina isquiática
S4
S5
M. coccígeo
Cóccix
Cuerpo anococcígeo (ligamento)
M. iliococcígeo
M. pubococcígeo
M. puborrectal

Músculos del piso de la pelvis

Diafragma pélvico (DP) = elevador del ano (EA) + coccígeo (C)
(DP = EA + C)

Elevador del ano (EA) = pubococcígeo (PC) + iliococcígeo (IC)
(EA = PC + IC)

Pubococcígeo (PC ♀) = puborrectal (PR) + pubovaginal (PV)
(PC = PR + PV ♀)

Pubococcígeo (PC ♂) = puborrectal (PR) + puboprostático (PP)
(PC = PR + PP ♂)   (elevador de la próstata)

5-11 **Músculos del diafragma pélvico**

El piso de la pelvis está formado por el diafragma pélvico en forma de embudo o cuenco. La forma de embudo puede verse en una vista medial.

TABLA 5-2 Músculos de las paredes y el piso de la pelvis

Límite	Músculo	Inserción superior	Inserción inferior	Inervación	Acción principal
Pared lateral	Obturador interno	Superficies pélvicas del ilion e isquion, membrana obturatriz	Trocánter mayor del fémur	Nervio del obturador interno (L5, S1, S2)	Rota lateralmente la articulación de la cadera; ayuda a mantener la cabeza del fémur en el acetábulo
Pared posterolateral	Piriforme (piramidal de la pelvis)	Superficie pélvica de los segmentos S2-S4, margen superior de la incisura isquiática mayor, ligamento sacrotuberoso		Ramos anteriores de S1 y S2	Rota lateralmente la articulación de la cadera; abduce la articulación de la cadera; ayuda a mantener la cabeza del fémur en el acetábulo
Piso	Elevador del ano (pubococcígeo, puborrectal e iliococcígeo)	Cuerpo del pubis, arco tendinoso de la fascia obturatriz, espina isquiática	Cuerpo perineal, cóccix, ligamento anococcígeo, paredes de la próstata o de la vagina, recto y canal anal	Nervio del elevador del ano (ramos de S4), nervio anal inferior (rectal) y plexo coccígeo	Forma la mayor parte del diafragma pélvico que ayuda a sostener las vísceras pélvicas y resiste el aumento de la presión intraabdominal
	Coccígeo (isquiococcígeo)	Espina isquiática	Extremo inferior del sacro y del cóccix	Ramos de los nervios espinales S4 y S5	Forma una pequeña parte del diafragma pélvico que sostiene las vísceras pélvicas; flexiona las articulaciones sacrococcígeas

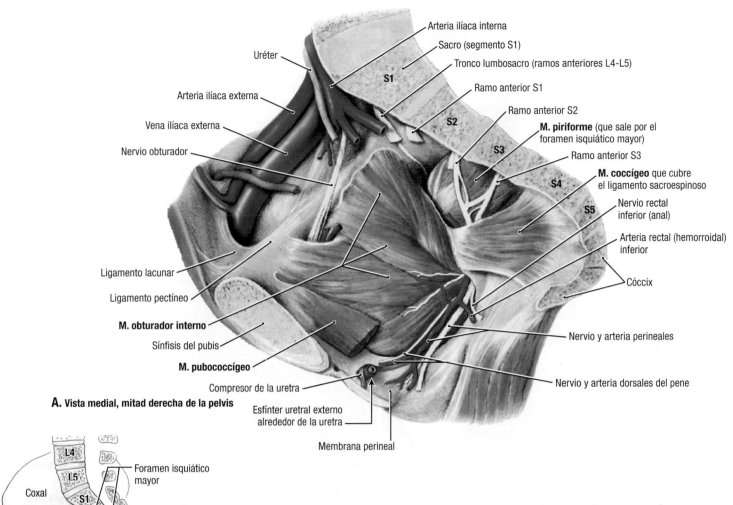

Arteria ilíaca interna
Sacro (segmento S1)
Tronco lumbosacro (ramos anteriores L4-L5)
Ramo anterior S1
Ramo anterior S2
M. piriforme (que sale por el foramen isquiático mayor)
Ramo anterior S3
M. coccígeo que cubre el ligamento sacroespinoso
Nervio rectal inferior (anal)
Arteria rectal (hemorroidal) inferior
Cóccix
Nervio y arteria perineales
Nervio y arteria dorsales del pene

Uréter
Arteria ilíaca externa
Vena ilíaca externa
Nervio obturador
Ligamento lacunar
Ligamento pectíneo
M. obturador interno
Sínfisis del pubis
M. pubococcígeo
Compresor de la uretra
Esfínter uretral externo alrededor de la uretra
Membrana perineal

A. Vista medial, mitad derecha de la pelvis

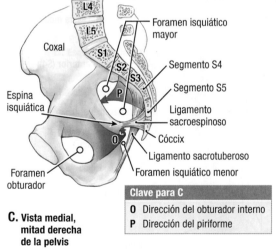

L4
L5
S1
S2
S3
Coxal
Espina isquiática
Foramen obturador
Foramen isquiático mayor
Segmento S4
Segmento S5
Ligamento sacroespinoso
Cóccix
Ligamento sacrotuberoso
Foramen isquiático menor
P
O

Clave para C

O Dirección del obturador interno
P Dirección del piriforme

C. Vista medial, mitad derecha de la pelvis

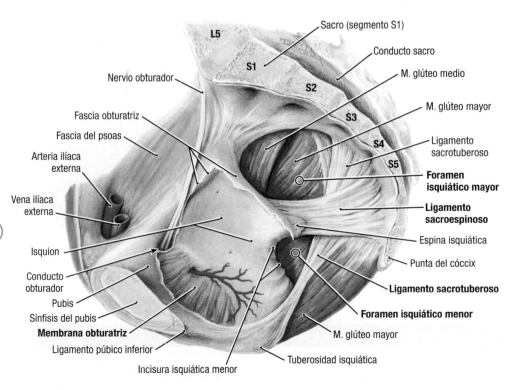

Sacro (segmento S1)
Conducto sacro
M. glúteo medio
M. glúteo mayor
Ligamento sacrotuberoso
Foramen isquiático mayor
Ligamento sacroespinoso
Espina isquiática
Punta del cóccix
Ligamento sacrotuberoso
Foramen isquiático menor
M. glúteo mayor
Tuberosidad isquiática

L5
S1
S2
S3
S4
S5
Nervio obturador
Fascia obturatriz
Fascia del psoas
Arteria ilíaca externa
Vena ilíaca externa
Isquion
Conducto obturador
Pubis
Sínfisis del pubis
Membrana obturatriz
Ligamento púbico inferior
Incisura isquiática menor

B. Vista medial, mitad derecha de la pelvis

Paredes de la pelvis   5-12

A. Obturador interno y piriforme. El obturador interno se une a la membrana obturatriz y al hueso circundante, y sale de la pelvis menor a través del foramen isquiático menor. El piriforme se encuentra en la pared pélvica posterior y lateral, y sale de la pelvis menor a través del foramen isquiático mayor. **B. Membrana obturatriz, obturador interno retirado.** En la pared pélvica lateral, el foramen obturador está cerrado por la membrana obturatriz, excepto por el conducto obturador. **C. Curso del obturador interno y del piriforme.**

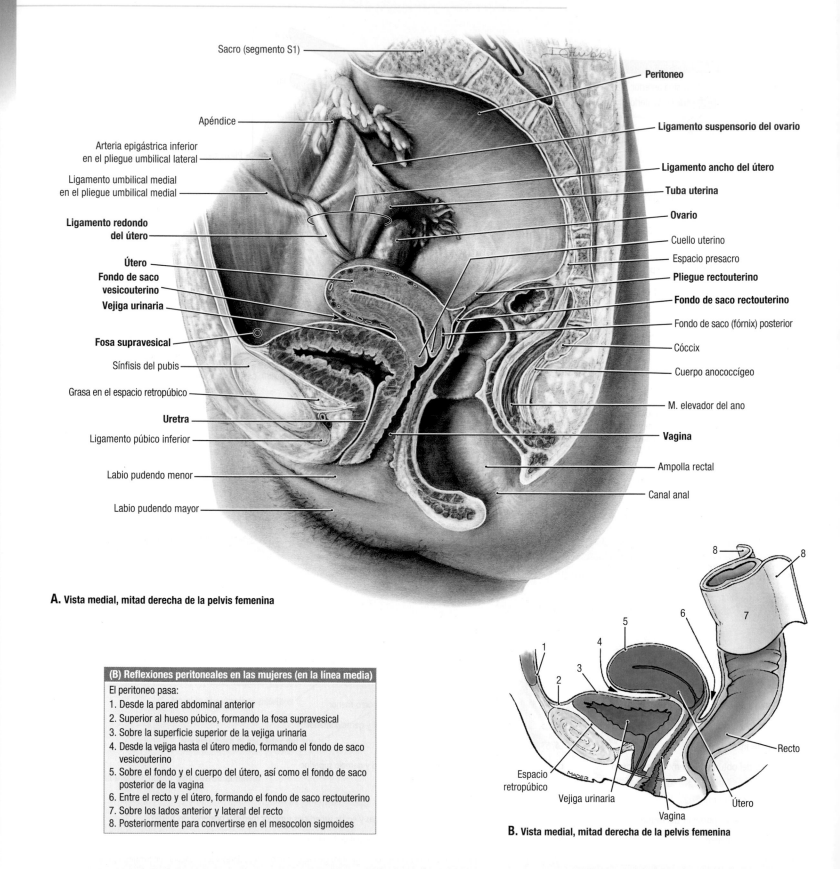

A. Vista medial, mitad derecha de la pelvis femenina

Sacro (segmento S1)

Apéndice

Arteria epigástrica inferior
en el pliegue umbilical lateral

Ligamento umbilical medial
en el pliegue umbilical medial

**Ligamento redondo
del útero**

Útero

**Fondo de saco
vesicouterino**

Vejiga urinaria

Fosa supravesical

Sínfisis del pubis

Grasa en el espacio retropúbico

Uretra

Ligamento púbico inferior

Labio pudendo menor

Labio pudendo mayor

Peritoneo

Ligamento suspensorio del ovario

Ligamento ancho del útero

Tuba uterina

Ovario

Cuello uterino

Espacio presacro

Pliegue rectouterino

Fondo de saco rectouterino

Fondo de saco (fórnix) posterior

Cóccix

Cuerpo anococcígeo

M. elevador del ano

Vagina

Ampolla rectal

Canal anal

(B) Reflexiones peritoneales en las mujeres (en la línea media)

El peritoneo pasa:

1. Desde la pared abdominal anterior
2. Superior al hueso púbico, formando la fosa supravesical
3. Sobre la superficie superior de la vejiga urinaria
4. Desde la vejiga hasta el útero medio, formando el fondo de saco vesicouterino
5. Sobre el fondo y el cuerpo del útero, así como el fondo de saco posterior de la vagina
6. Entre el recto y el útero, formando el fondo de saco rectouterino
7. Sobre los lados anterior y lateral del recto
8. Posteriormente para convertirse en el mesocolon sigmoides

Espacio
retropúbico

Vejiga urinaria

Vagina

Recto

Útero

B. Vista medial, mitad derecha de la pelvis femenina

5-14   **Peritoneo que cubre los órganos pélvicos femeninos**

A. Órganos *in situ* con reflejos peritoneales. B. Esquema de los reflejos peritoneales. El nivel de la fosa supravesical cambia con el llenado y vaciado de la vejiga.

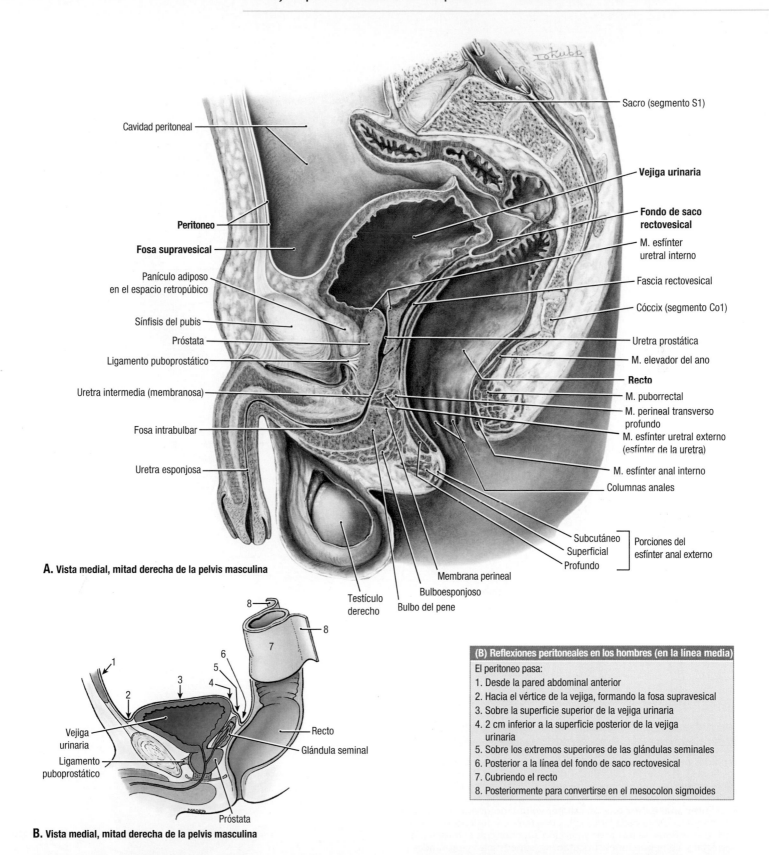

Sacro (segmento S1)

Cavidad peritoneal

Vejiga urinaria

Fondo de saco rectovesical

Peritoneo

M. esfínter uretral interno

Fosa supravesical

Fascia rectovesical

Panículo adiposo en el espacio retropúbico

Cóccix (segmento Co1)

Sínfisis del pubis

Uretra prostática

Próstata

M. elevador del ano

Ligamento puboprostático

Recto

Uretra intermedia (membranosa)

M. puborrectal

M. perineal transverso profundo

Fosa intrabulbar

M. esfínter uretral externo (esfínter de la uretra)

Uretra esponjosa

M. esfínter anal interno

Columnas anales

Subcutáneo ⎤
Superficial ⎥ Porciones del
Profundo ⎦ esfínter anal externo

A. Vista medial, mitad derecha de la pelvis masculina

Membrana perineal

Testículo derecho

Bulboesponjoso

Bulbo del pene

Vejiga urinaria

Recto

Ligamento puboprostático

Glándula seminal

Próstata

B. Vista medial, mitad derecha de la pelvis masculina

(B) Reflexiones peritoneales en los hombres (en la línea media)

El peritoneo pasa:
1. Desde la pared abdominal anterior
2. Hacia el vértice de la vejiga, formando la fosa supravesical
3. Sobre la superficie superior de la vejiga urinaria
4. 2 cm inferior a la superficie posterior de la vejiga urinaria
5. Sobre los extremos superiores de las glándulas seminales
6. Posterior a la línea del fondo de saco rectovesical
7. Cubriendo el recto
8. Posteriormente para convertirse en el mesocolon sigmoides

Peritoneo que cubre los órganos pélvicos masculinos

5-15

A. Órganos *in situ*. La vejiga urinaria está distendida y posterior en esta pieza, no anterior como es habitual, formando una fosa supravesical amplia y profunda incluso cuando la vejiga está llena. **B. Peritoneo que** cubre los órganos pélvicos masculinos. Por lo general, la localización de la fosa supravesical cambia con el llenado y vaciado de la vejiga.

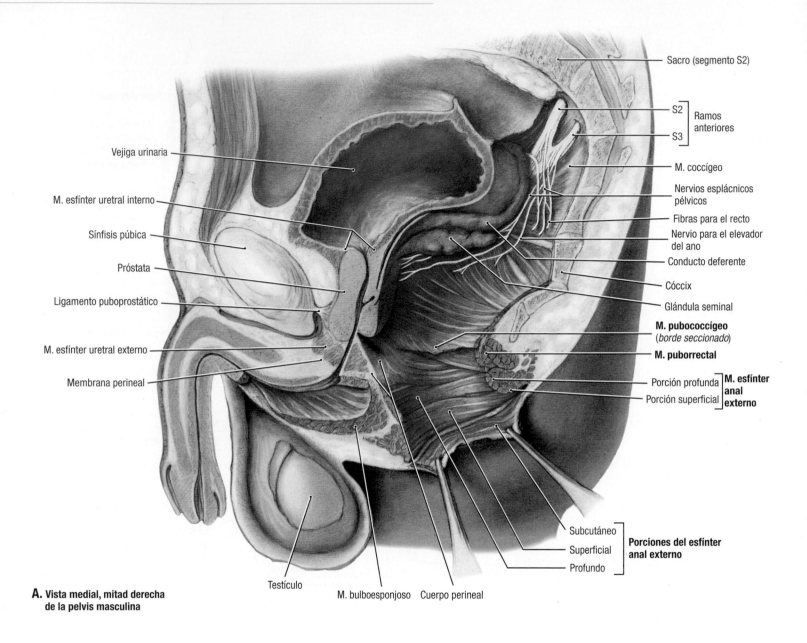

Vejiga urinaria

M. esfínter uretral interno

Sínfisis púbica

Próstata

Ligamento puboprostático

M. esfínter uretral externo

Membrana perineal

Sacro (segmento S2)

S2
S3
Ramos anteriores

M. coccígeo

Nervios esplácnicos pélvicos

Fibras para el recto

Nervio para el elevador del ano

Conducto deferente

Cóccix

Glándula seminal

M. pubococcígeo (*borde seccionado*)

M. puborrectal

Porción profunda
Porción superficial
M. esfínter anal externo

Subcutáneo
Superficial
Profundo
Porciones del esfínter anal externo

Testículo

M. bulboesponjoso

Cuerpo perineal

A. Vista medial, mitad derecha de la pelvis masculina

A. Elevador del ano, en la mitad derecha de la pelvis seccionada.

- Las fibras subcutáneas del esfínter del ano externo y la piel suprayacente se reflejan con pinzas. El músculo pubococcígeo está seccionado para mostrar el canal anal, al que está, en parte, unido.
- El **esfínter anal externo** es un esfínter voluntario grande que forma una banda ancha a cada lado de los dos tercios inferiores del canal anal. Este esfínter se funde en dirección superior con el músculo puborrectal y tiene porciones subcutáneas, superficiales y profundas.

B. Puborrectal.

- La porción más medial del músculo elevador del ano/pubococcígeo, el puborrectal, forma un «cabestrillo» muscular en forma de «U» alrededor de la unión anorrectal, que mantiene la flexura anorrectal (perineal).

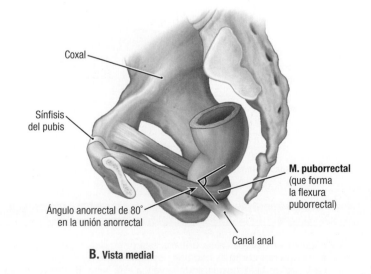

Coxal

Sínfisis del pubis

M. puborrectal (que forma la flexura puborrectal)

Ángulo anorrectal de 80° en la unión anorrectal

Canal anal

B. Vista medial

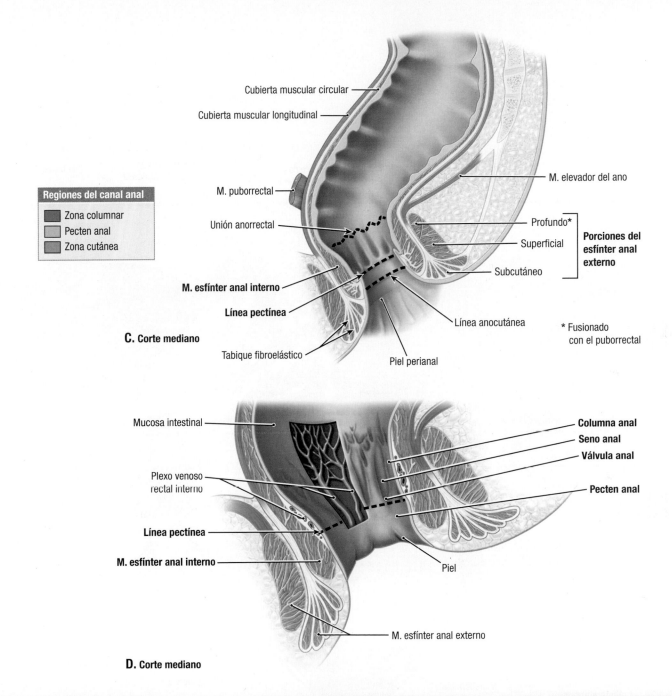

Regiones del canal anal
- Zona columnar
- Pecten anal
- Zona cutánea

C. Corte mediano

Cubierta muscular circular
Cubierta muscular longitudinal
M. puborrectal
Unión anorrectal
M. esfínter anal interno
Línea pectínea
Tabique fibroelástico

M. elevador del ano
Profundo*
Superficial
Subcutáneo
Línea anocutánea
Piel perianal

Porciones del esfínter anal externo

* Fusionado con el puborrectal

D. Corte mediano

Mucosa intestinal
Plexo venoso rectal interno
Línea pectínea
M. esfínter anal interno

Columna anal
Seno anal
Válvula anal
Pecten anal
Piel
M. esfínter anal externo

Esfínteres anales y canal (conducto) anal *(continuación)* **5-16**

C. Esfínteres anales externo e interno.
- El esfínter anal interno es un engrosamiento de los planos musculares interno y circular del canal anal.
- El esfínter anal externo tiene tres zonas continuas a menudo indistintas: profunda, superficial y subcutánea; la porción profunda se entremezcla con el músculo puborrectal en dirección posterior.
- El plano muscular longitudinal del recto separa los esfínteres anal interno y externo; termina en el tejido subcutáneo y la piel que rodea el ano.

D. Características del canal anal.
- Las *columnas anales* son 5-10 pliegues verticales de mucosa separados por senos y válvulas anales; contienen porciones del plexo venoso rectal.

- El *pecten* es una zona lisa de epitelio estratificado sin vello que se encuentra entre las válvulas anales, en la parte superior, y el borde inferior del esfínter anal interno en la parte inferior.
- La *línea pectínea* es una línea irregular en la base de las válvulas anales donde la mucosa intestinal es continua con el pecten; indica la unión de la porción superior del canal anal (derivada del intestino posterior embrionario) y su porción inferior (derivada de la fosa anal [proctodeo]). La inervación es visceral en dirección proximal a la línea y somática en dirección inferior; el drenaje linfático se dirige hacia los nódulos pararrectales en dirección proximal y hacia los nódulos inguinales superficiales en sentido inferior.

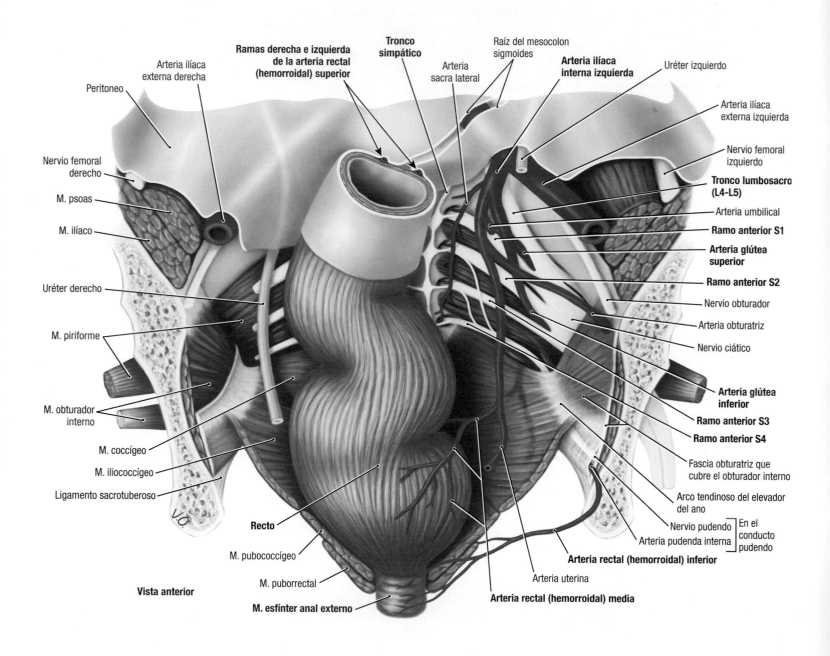

Arteria ilíaca
externa derecha

Peritoneo

**Ramas derecha e izquierda
de la arteria rectal
(hemorroidal) superior**

**Tronco
simpático**

Arteria
sacra lateral

Raíz del mesocolon
sigmoides

**Arteria ilíaca
interna izquierda**

Uréter izquierdo

Arteria ilíaca
externa izquierda

Nervio femoral
derecho

M. psoas

M. ilíaco

Uréter derecho

M. piriforme

M. obturador
interno

M. coccígeo

M. iliococcígeo

Ligamento sacrotuberoso

Nervio femoral
izquierdo

**Tronco lumbosacro
(L4-L5)**

Arteria umbilical

Ramo anterior S1

**Arteria glútea
superior**

Ramo anterior S2

Nervio obturador

Arteria obturatriz

Nervio ciático

**Arteria glútea
inferior**

Ramo anterior S3

Ramo anterior S4

Fascia obturatriz que
cubre el obturador interno

Arco tendinoso del elevador
del ano

Nervio pudendo ⎤ En el
            ⎟ conducto
Arteria pudenda interna ⎦ pudendo

Arteria rectal (hemorroidal) inferior

Arteria uterina

Arteria rectal (hemorroidal) media

Recto

M. pubococcígeo

M. puborrectal

Vista anterior

M. esfínter anal externo

La pelvis se divide en dos anterior al recto y el canal anal. La arteria glútea
superior suele pasar en dirección posterior entre los ramos anteriores de

L5 y S1, y la arteria glútea inferior entre S2 y S3.

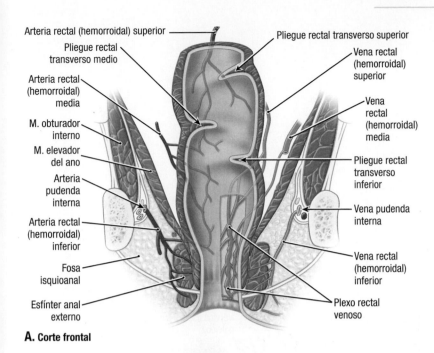

Arteria rectal (hemorroidal) superior
Pliegue rectal transverso medio
Arteria rectal (hemorroidal) media
M. obturador interno
M. elevador del ano
Arteria pudenda interna
Arteria rectal (hemorroidal) inferior
Fosa isquioanal
Esfínter anal externo

Pliegue rectal transverso superior
Vena rectal (hemorroidal) superior
Vena rectal (hemorroidal) media
Pliegue rectal transverso inferior
Vena pudenda interna
Vena rectal (hemorroidal) inferior
Plexo rectal venoso

A. Corte frontal

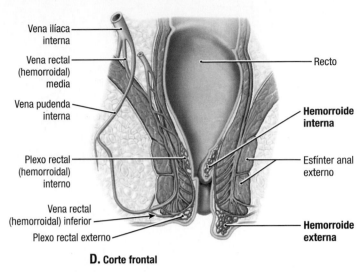

Vena ilíaca interna
Vena rectal (hemorroidal) media
Vena pudenda interna
Plexo rectal (hemorroidal) interno
Vena rectal (hemorroidal) inferior
Plexo rectal externo

Recto
Hemorroide interna
Esfínter anal externo
Hemorroide externa

D. Corte frontal

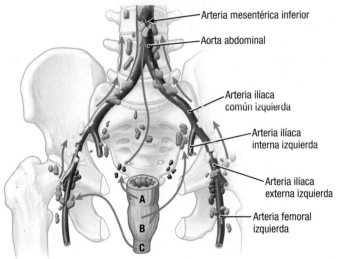

Arteria mesentérica inferior
Aorta abdominal
Arteria ilíaca común izquierda
Arteria ilíaca interna izquierda
Arteria ilíaca externa izquierda
Arteria femoral izquierda

B. Vista anterior

Clave para B
A Mitad superior del recto
B Mitad inferior del recto
C Canal (conducto) anal
Lumbar
Mesentérica inferior
Ilíaca común
Ilíaca interna
Ilíaca externa
Superficial inguinal
Inguinal profunda
Sacra
→ Dirección del flujo de la linfa

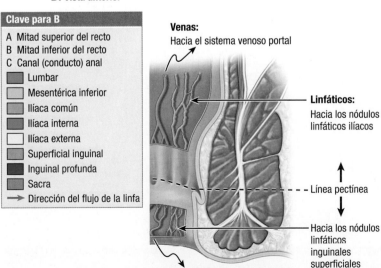

Venas:
Hacia el sistema venoso portal

Linfáticos:
Hacia los nódulos linfáticos ilíacos

— Línea pectínea

Hacia los nódulos linfáticos inguinales superficiales

Hacia el sistema venoso cavo

C. Corte frontal

Drenaje de la vascularización del recto y linfáticos — 5-18

A. Drenaje arterial y venoso. B. Drenaje linfático. C. Drenaje venoso y linfático superior e inferior a la línea pectínea. D. Hemorroides. Las **hemorroides internas** (almorranas) son prolapsos de la mucosa rectal que contienen las venas normalmente dilatadas del plexo venoso rectal interno. Se cree que las hemorroides internas son el resultado de una rotura de la muscular de la mucosa, una capa de músculo liso profunda en la mucosa. Las hemorroides internas que prolapsan a través del canal anal suelen estar comprimidas por los esfínteres contraídos, impidiendo el flujo sanguíneo. Como resultado, tienden a estrangularse y a ulcerarse. Debido a la presencia de abundantes anastomosis arteriovenosas, el sangrado de las hemorroides internas es característicamente rojo brillante. La práctica actual es tratar solo las hemorroides internas prolapsadas y ulceradas.

Las **hemorroides externas** son trombos (coágulos de sangre) en las venas del plexo venoso rectal externo y están cubiertas por piel. Los factores que predisponen a las hemorroides son el embarazo, el estreñimiento crónico y cualquier trastorno que impida el retorno venoso, incluido el aumento de la presión intraabdominal. Las venas rectales (hemorroidales) superiores drenan en la vena mesentérica inferior, mientras que las venas rectales medias e inferiores drenan a través del circuito sistémico a través la vena cava inferior. Cualquier aumento anormal de la presión en el circuito portal sin válvulas o en las venas del tronco puede causar un agrandamiento de las venas rectales superiores, lo que provoca un aumento del flujo sanguíneo o estasis en el plexo venoso rectal interno. En la **hipertensión portal** relacionada con la **cirrosis hepática**, las anastomosis portocavas (p. ej., la esofágica) pueden volverse varicosas y romperse. Obsérvese que las venas de los plexos rectales suelen ser varicosas (dilatadas y tortuosas), incluso en los recién nacidos, y que las hemorroides internas se producen con mayor frecuencia en ausencia de hipertensión portal.

En cuanto al dolor y el tratamiento de las hemorroides, hay que tener en cuenta que el canal anal por encima de la línea pectínea es visceral; por lo tanto, está inervado por fibras dolorosas aferentes viscerales, de modo que una incisión o la introducción de una aguja en esta región no duele. Las hemorroides internas no son dolorosas y pueden tratarse sin anestesia. Por debajo de la línea pectínea, el canal anal es somático, inervado por los nervios anales inferiores (rectales) que contienen fibras sensitivas somáticas; en consecuencia, es sensible a los estímulos dolorosos (p. ej., al pinchazo con una aguja hipodérmica). Las hemorroides externas pueden ser dolorosas, pero por lo general desaparecen en pocos días.

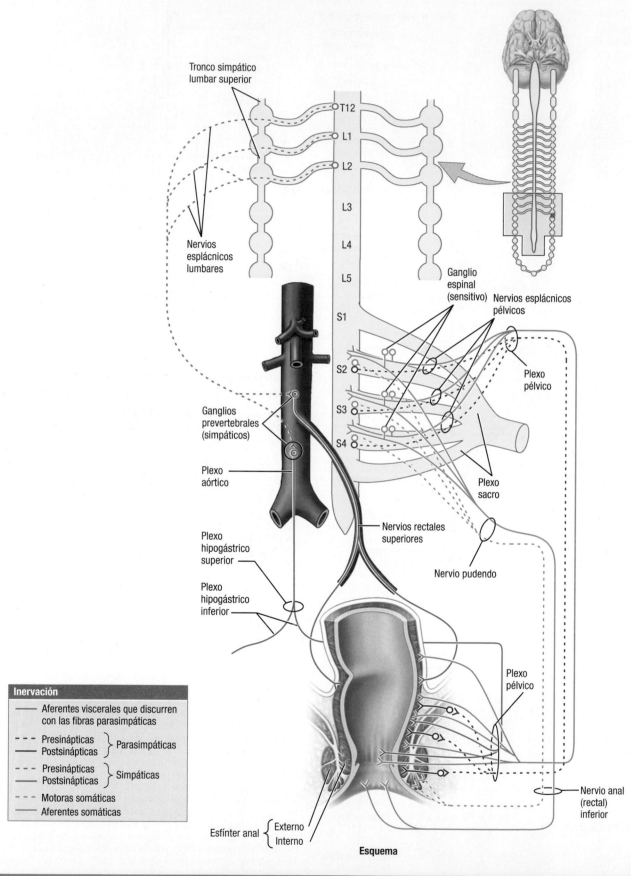

Tronco simpático
lumbar superior

T12

L1

L2

L3

L4

L5

S1

S2

S3

S4

Nervios
esplácnicos
lumbares

Ganglio
espinal
(sensitivo)

Nervios esplácnicos
pélvicos

Plexo
pélvico

Ganglios
prevertebrales
(simpáticos)

Plexo
sacro

Plexo
aórtico

Nervios rectales
superiores

Plexo
hipogástrico
superior

Nervio pudendo

Plexo
hipogástrico
inferior

Plexo
pélvico

Inervación

—— Aferentes viscerales que discurren
con las fibras parasimpáticas

- - - Presinápticas ⎫
—— Postsinápticas ⎬ Parasimpáticas

- - - Presinápticas ⎫
—— Postsinápticas ⎬ Simpáticas

- - - Motoras somáticas
—— Aferentes somáticas

Nervio anal
(rectal)
inferior

Esfínter anal ⎰ Externo
　　　　　　⎱ Interno

Esquema

Los nervios espinales lumbares y pélvicos, así como los plexos hipogástricos, se han separado en dirección lateral para mayor claridad.

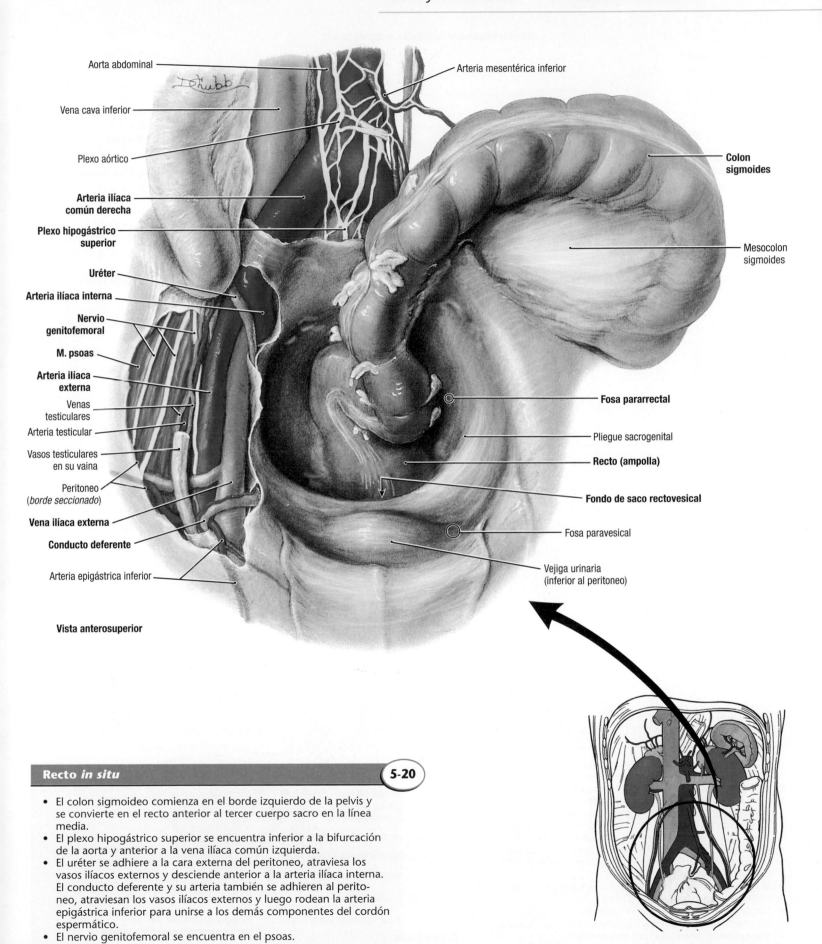

Aorta abdominal

Vena cava inferior

Plexo aórtico

Arteria ilíaca común derecha

Plexo hipogástrico superior

Uréter

Arteria ilíaca interna

Nervio genitofemoral

M. psoas

Arteria ilíaca externa

Venas testiculares

Arteria testicular

Vasos testiculares en su vaina

Peritoneo (*borde seccionado*)

Vena ilíaca externa

Conducto deferente

Arteria epigástrica inferior

Vista anterosuperior

Arteria mesentérica inferior

Colon sigmoides

Mesocolon sigmoides

Fosa pararrectal

Pliegue sacrogenital

Recto (ampolla)

Fondo de saco rectovesical

Fosa paravesical

Vejiga urinaria (inferior al peritoneo)

Recto *in situ* 5-20

- El colon sigmoideo comienza en el borde izquierdo de la pelvis y se convierte en el recto anterior al tercer cuerpo sacro en la línea media.
- El plexo hipogástrico superior se encuentra inferior a la bifurcación de la aorta y anterior a la vena ilíaca común izquierda.
- El uréter se adhiere a la cara externa del peritoneo, atraviesa los vasos ilíacos externos y desciende anterior a la arteria ilíaca interna. El conducto deferente y su arteria también se adhieren al peritoneo, atraviesan los vasos ilíacos externos y luego rodean la arteria epigástrica inferior para unirse a los demás componentes del cordón espermático.
- El nervio genitofemoral se encuentra en el psoas.

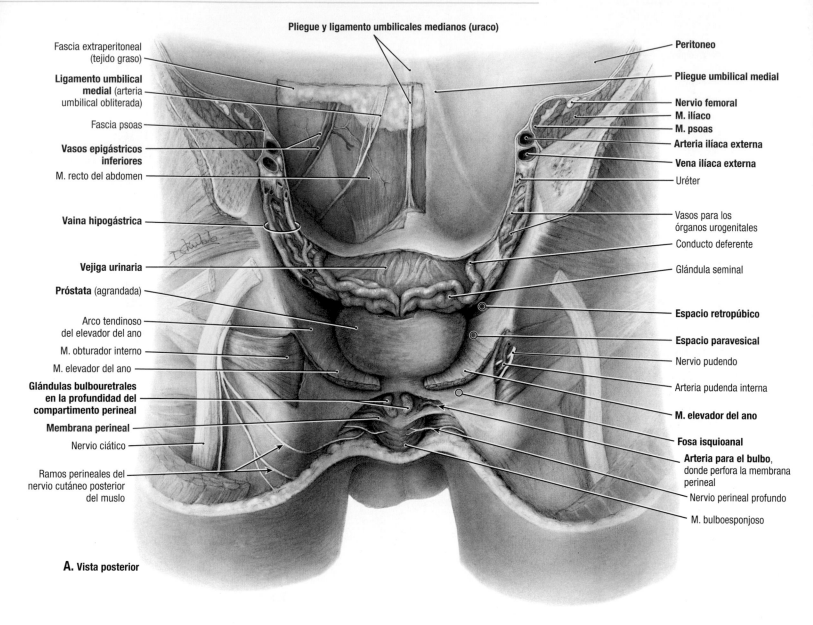

Pliegue y ligamento umbilicales medianos (uraco)

Fascia extraperitoneal (tejido graso)

Ligamento umbilical medial (arteria umbilical obliterada)

Fascia psoas

Vasos epigástricos inferiores

M. recto del abdomen

Vaina hipogástrica

Vejiga urinaria

Próstata (agrandada)

Arco tendinoso del elevador del ano

M. obturador interno

M. elevador del ano

Glándulas bulbouretrales en la profundidad del compartimento perineal

Membrana perineal

Nervio ciático

Ramos perineales del nervio cutáneo posterior del muslo

Peritoneo

Pliegue umbilical medial

Nervio femoral
M. ilíaco
M. psoas
Arteria ilíaca externa
Vena ilíaca externa

Uréter

Vasos para los órganos urogenitales

Conducto deferente

Glándula seminal

Espacio retropúbico

Espacio paravesical

Nervio pudendo

Arteria pudenda interna

M. elevador del ano

Fosa isquioanal

Arteria para el bulbo, donde perfora la membrana perineal

Nervio perineal profundo

M. bulboesponjoso

A. Vista posterior

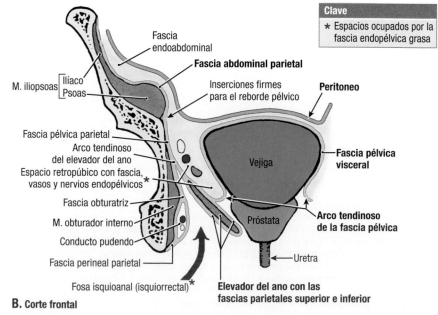

| **5-21** | **Abordaje posterior de estructuras y espacios pélvicos y perineales anteriores** |

A. Disección. Se ha eliminado el tabique rectovesical y todas las estructuras pélvicas y perineales posteriores a él.
B. Corte frontal esquemático a través de la pelvis anterior en el que se muestra la fascia pélvica.

- La arteria epigástrica inferior y las venas que la acompañan entran en la vaina del recto, cubiertas posteriormente por el peritoneo para formar el pliegue umbilical lateral.
- El pliegue umbilical medial está formado por el peritoneo que recubre el ligamento umbilical medial (arteria umbilical obliterada).
- El pliegue umbilical mediano está formado por el ligamento umbilical mediano (uraco).
- Cerca de la vejiga, el uréter acompaña una «correa» de los vasos ilíacos internos y sus ramas dentro de la vaina hipogástrica, una estructura fibroareolar.

Fascia endoabdominal

M. iliopsoas {Ilíaco / Psoas}

Fascia pélvica parietal

Arco tendinoso del elevador del ano

Espacio retropúbico con fascia, vasos y nervios endopélvicos ★

Fascia obturatriz

M. obturador interno

Conducto pudendo

Fascia perineal parietal

Fosa isquioanal (isquiorrectal) ★

B. Corte frontal

Inserciones firmes para el reborde pélvico

Peritoneo

Vejiga

Fascia pélvica visceral

Próstata

Arco tendinoso de la fascia pélvica

Uretra

Elevador del ano con las fascias parietales superior e inferior

Clave
★ Espacios ocupados por la fascia endopélvica grasa

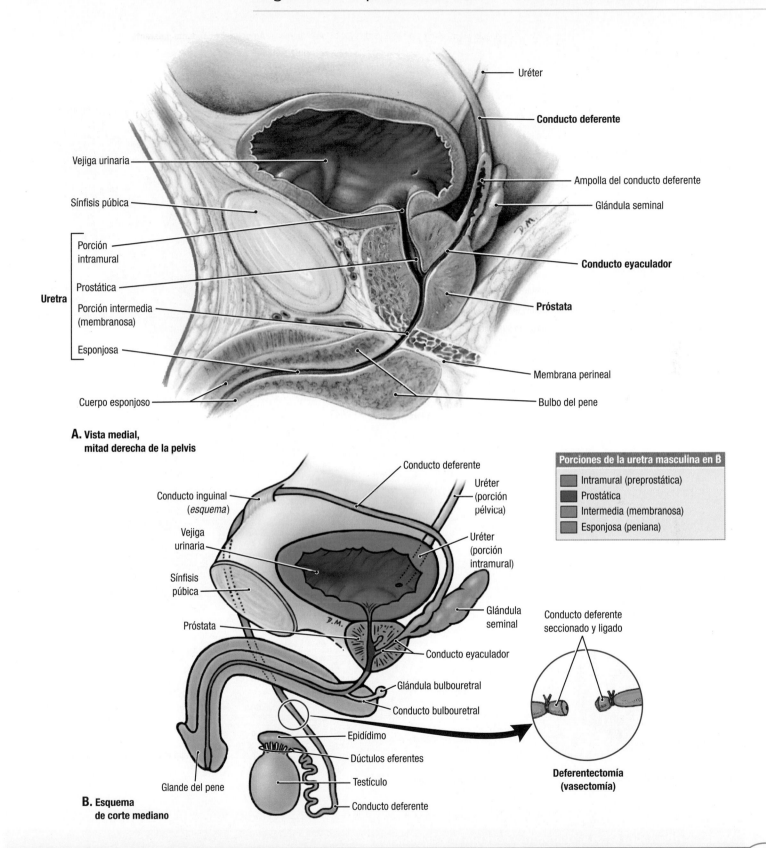

Uréter

Conducto deferente

Vejiga urinaria

Ampolla del conducto deferente

Sínfisis púbica

Glándula seminal

Porción intramural

Prostática

Conducto eyaculador

Uretra

Porción intermedia (membranosa)

Próstata

Esponjosa

Cuerpo esponjoso

Membrana perineal

Bulbo del pene

A. Vista medial, mitad derecha de la pelvis

Conducto deferente

Uréter (porción pélvica)

Conducto inguinal (*esquema*)

Vejiga urinaria

Uréter (porción intramural)

Sínfisis púbica

Próstata

Glándula seminal

Conducto eyaculador

Glándula bulbouretral

Conducto bulbouretral

Epidídimo

Dúctulos eferentes

Glande del pene

Testículo

B. Esquema de corte mediano

Conducto deferente

Porciones de la uretra masculina en B	
	Intramural (preprostática)
	Prostática
	Intermedia (membranosa)
	Esponjosa (peniana)

Conducto deferente seccionado y ligado

Deferentectomía (vasectomía)

Vejiga urinaria, próstata, glándulas seminales y conductos deferentes **5-22**

A. Disección. El conducto eyaculador (~2 cm de longitud) está formado por la unión del conducto deferente y el conducto de las glándulas seminales; pasa anterior e inferior a través de la sustancia de la próstata para entrar en la uretra prostática. **B. Revisión del sistema urogenital (esquema).** El método habitual de esterilización en los varones es la

deferentectomía, llamada popularmente *vasectomía*. Durante este procedimiento, se liga o extirpa una porción del conducto deferente a través de una incisión en la parte superior del escroto. Por lo tanto, el líquido eyaculado no contiene espermatozoides.

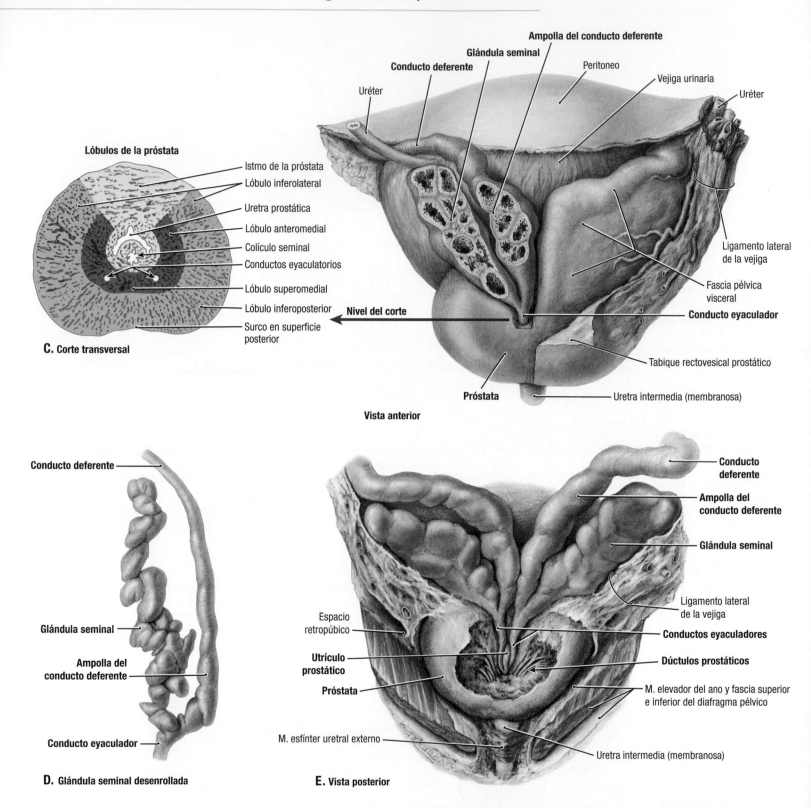

Lóbulos de la próstata

Istmo de la próstata
Lóbulo inferolateral
Uretra prostática
Lóbulo anteromedial
Colículo seminal
Conductos eyaculatorios
Lóbulo superomedial
Lóbulo inferoposterior
Surco en superficie posterior

C. Corte transversal

Nivel del corte

Ureter
Conducto deferente
Glándula seminal
Ampolla del conducto deferente
Peritoneo
Vejiga urinaria
Uréter
Ligamento lateral de la vejiga
Fascia pélvica visceral
Conducto eyaculador
Tabique rectovesical prostático
Próstata
Uretra intermedia (membranosa)

Vista anterior

Conducto deferente
Conducto deferente
Ampolla del conducto deferente
Glándula seminal
Ligamento lateral de la vejiga
Espacio retropúbico
Conductos eyaculadores
Dúctulos prostáticos
Utrículo prostático
Próstata
M. elevador del ano y fascia superior e inferior del diafragma pélvico
Glándula seminal
Ampolla del conducto deferente
M. esfínter uretral externo
Uretra intermedia (membranosa)
Conducto eyaculador

D. Glándula seminal desenrollada

E. Vista posterior

5-22 **Vejiga urinaria, próstata, glándulas seminales y conductos deferentes** *(continuación)*

C. Vejiga, conducto deferente, vesículas seminales y lóbulos de la próstata. Se han disecado y abierto la glándula seminal izquierda y la ampolla del conducto deferente; parte de la próstata ha sido seccionada para exponer el conducto eyaculador. **D. Glándula seminal desenrollada.** La glándula es un tubo tortuoso con numerosas dilataciones. La ampolla del conducto deferente presenta dilataciones similares. **E. Próstata, disecada en su parte posterior.** El conducto eyaculador entra en la uretra prostática en el colículo seminal. El utrículo prostático se encuentra entre los extremos de los dos conductos eyaculadores. Los conductos prostáticos generalmente se abren en el seno prostático.

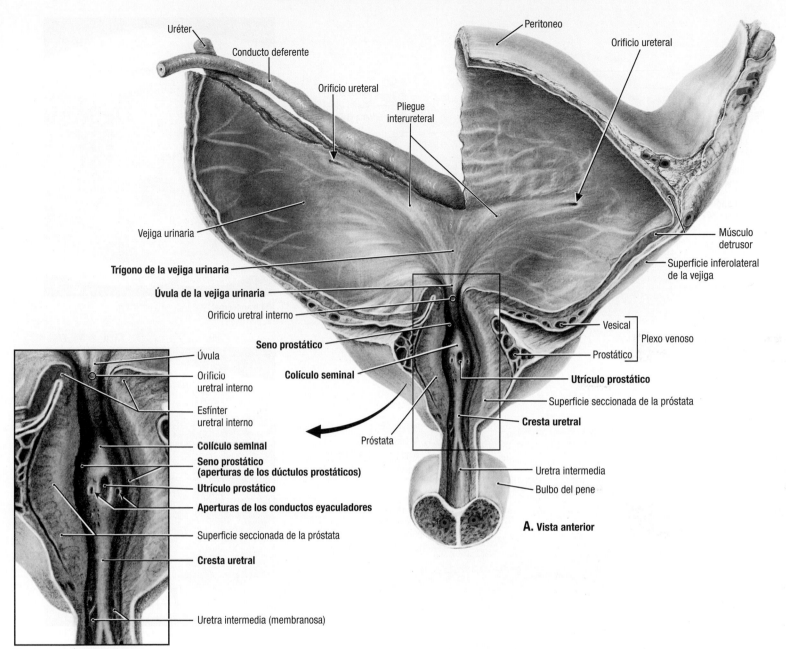

Uréter

Conducto deferente

Orificio ureteral

Pliegue
interureteral

Peritoneo

Orificio ureteral

Vejiga urinaria

Trígono de la vejiga urinaria

Úvula de la vejiga urinaria

Orificio uretral interno

Seno prostático

Colículo seminal

Próstata

Músculo
detrusor

Superficie inferolateral
de la vejiga

Vesical

Plexo venoso

Prostático

Utrículo prostático

Superficie seccionada de la próstata

Cresta uretral

Uretra intermedia

Bulbo del pene

A. Vista anterior

Úvula

Orificio
uretral interno

Esfínter
uretral interno

Colículo seminal

**Seno prostático
(aperturas de los dúctulos prostáticos)**

Utrículo prostático

Aperturas de los conductos eyaculadores

Superficie seccionada de la próstata

Cresta uretral

Uretra intermedia (membranosa)

B. Vista anterior

A. Disección. Se han abierto las paredes anteriores de la vejiga, la próstata y la uretra. **B. Características de la uretra prostática.**

• La mucosa es lisa sobre el trígono de la vejiga urinaria (región triangular delimitada por los orificios ureterales e interno de la uretra), pero se pliega en otros sitios, en particular cuando la vejiga está vacía.

• La apertura del utrículo prostático vestigial se encuentra en el colículo seminal de la cresta uretral; a cada lado del utrículo prostático hay un orificio de un conducto eyaculador. La fascia prostática encierra el plexo venoso prostático.

La próstata tiene un interés médico considerable porque el agrandamiento o **hipertrofia prostática benigna (HPB)** es frecuente después de la mediana edad y afecta prácticamente a todos los varones que viven lo suficiente. Una próstata agrandada se proyecta hacia la vejiga urinaria e impide la micción al distorsionar la uretra prostática. El lóbulo medio suele ser el que más se agranda y obstruye el orificio uretral interno. Cuanto más se esfuerza la persona, más ocluye la uretra la masa prostática en forma de válvula.

La HPB es una causa frecuente de obstrucción uretral que provoca **nicturia** (necesidad de orinar durante la noche), **disuria** (dificultad y dolor al orinar) y **urgencia miccional** (deseo repentino de orinar). La HPB también aumenta el riesgo de infecciones de la vejiga (**cistitis**), así como el daño renal.

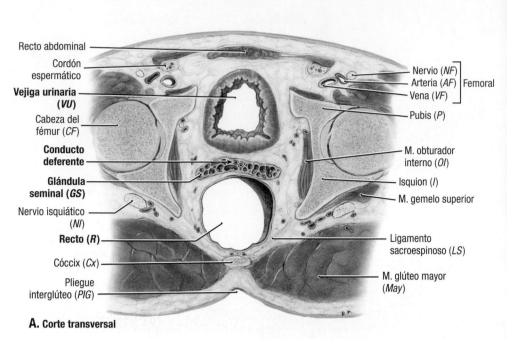

Recto abdominal

Cordón espermático

Vejiga urinaria (VU)

Cabeza del fémur (CF)

Conducto deferente

Glándula seminal (GS)

Nervio isquiático (NI)

Recto (R)

Cóccix (Cx)

Pliegue interglúteo (PIG)

Nervio (NF)
Arteria (AF) } Femoral
Vena (VF)

Pubis (P)

M. obturador interno (OI)

Isquion (I)

M. gemelo superior

Ligamento sacroespinoso (LS)

M. glúteo mayor (May)

A. Corte transversal

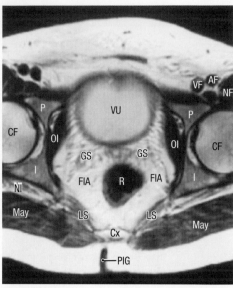

RM transversal

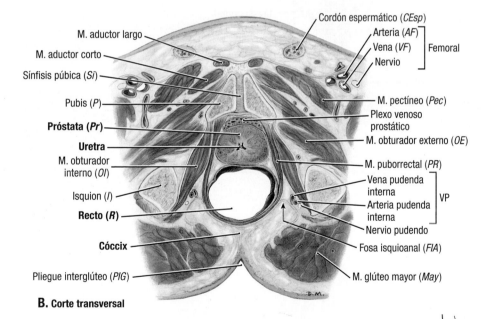

M. aductor largo

M. aductor corto

Síntisis púbica (Si)

Pubis (P)

Próstata (Pr)

Uretra

M. obturador interno (OI)

Isquion (I)

Recto (R)

Cóccix

Pliegue interglúteo (PIG)

Cordón espermático (CEsp)

Arteria (AF)
Vena (VF) } Femoral
Nervio

M. pectíneo (Pec)

Plexo venoso prostático

M. obturador externo (OE)

M. puborrectal (PR)

Vena pudenda interna
Arteria pudenda interna } VP
Nervio pudendo

Fosa isquioanal (FIA)

M. glúteo mayor (May)

B. Corte transversal

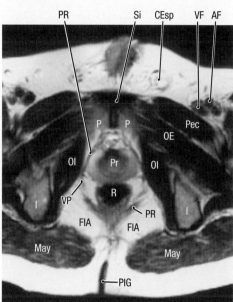

RM transversal

5-24   **Pelvis masculina, cortes transversales y RM**

A. Corte transversal y resonancia magnética (RM) a través de la vejiga urinaria, la glándula seminal y el recto. **B.** Corte transversal y RM a través de la próstata y el recto. **C.** Tacto rectal.

La próstata se examina en busca de agrandamientos y tumores (masas focales o asimetrías) mediante el **tacto rectal**. Una vejiga llena ofrece resistencia, manteniendo la glándula en su sitio y haciéndola más fácilmente palpable. La próstata con malignidades se siente dura y a menudo irregular.

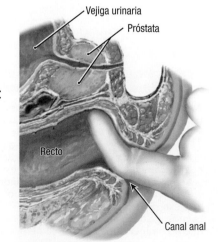

Vejiga urinaria

Próstata

Recto

Canal anal

C. Corte sagital

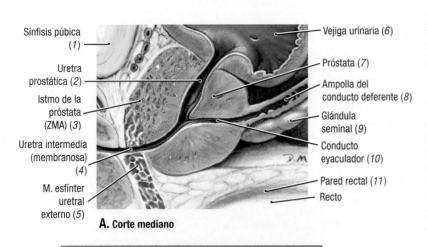

Síntifis púbica (*1*)

Uretra prostática (*2*)

Istmo de la próstata (ZMA) (*3*)

Uretra intermedia (membranosa) (*4*)

M. esfínter uretral externo (*5*)

Vejiga urinaria (*6*)

Próstata (*7*)

Ampolla del conducto deferente (*8*)

Glándula seminal (*9*)

Conducto eyaculador (*10*)

Pared rectal (*11*)

Recto

A. Corte mediano

Clave para la ecografía	
12	Sitio del transductor en el recto
13	Concreciones alrededor de la uretra distendida y colapsada
14	Calcificación en el colículo seminal

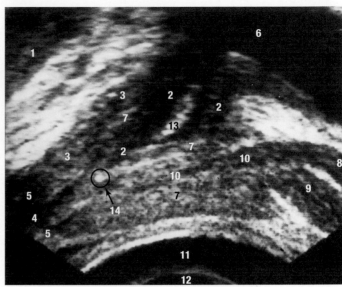

Ecografía longitudinal (mediana)

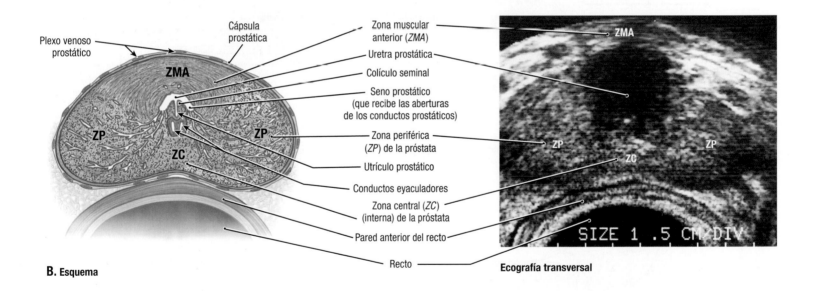

Plexo venoso prostático

Cápsula prostática

ZMA

ZP

ZC

ZP

Zona muscular anterior (*ZMA*)

Uretra prostática

Colículo seminal

Seno prostático (que recibe las aberturas de los conductos prostáticos)

Zona periférica (*ZP*) de la próstata

Utrículo prostático

Conductos eyaculadores

Zona central (*ZC*) (interna) de la próstata

Pared anterior del recto

Recto

B. Esquema

Ecografía transversal

Ecografía transrectal de la pelvis masculina (5-25)

A. Exploración longitudinal (mediana). B. Exploración transversal. La sonda se introdujo en el recto para explorar la próstata situada en la porción anterior. Los conductos de las glándulas de la zona periférica se abren en los senos prostáticos, mientras que los conductos de las glándulas de la zona central (interna) se abren en los senos prostáticos y el colículo seminal.

Debido a la estrecha relación de la próstata con la uretra prostática, las obstrucciones de la uretra pueden tratarse por vía endoscópica. El instrumento se introduce por vía transuretral a través del orificio uretral externo y la uretra esponjosa en la uretra prostática. La totalidad o parte de la próstata (o solo la parte hipertrofiada) se extirpan mediante la

resección transuretral de la próstata (RTUP). En los casos más graves se extirpa toda la próstata junto con las glándulas seminales, los conductos eyaculadores y las porciones terminales de los conductos deferentes (**prostatectomía radical**).

La RTUP y las técnicas quirúrgicas mejoradas (cirugía laparoscópica o robótica) intentan preservar los nervios y los vasos sanguíneos asociados con la cápsula de la próstata y adyacentes a las vesículas seminales en su paso hacia y desde el pene, lo que aumenta la posibilidad de que los pacientes conserven la función sexual después de la cirugía, además de restaurar el control urinario normal.

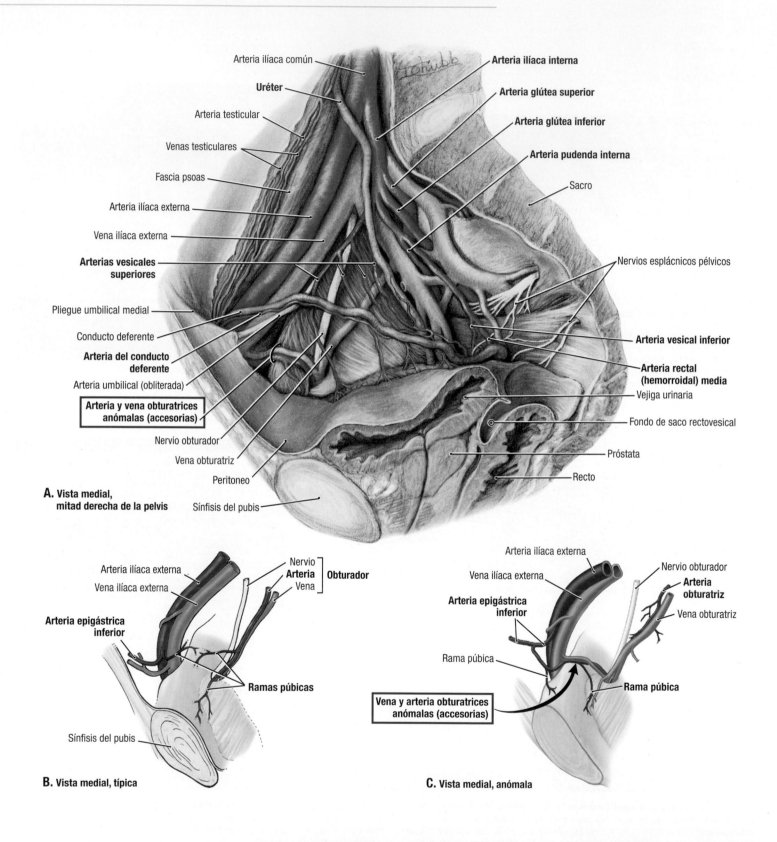

A. Vista medial,
   mitad derecha de la pelvis

Arteria ilíaca común
Uréter
Arteria testicular
Venas testiculares
Fascia psoas
Arteria ilíaca externa
Vena ilíaca externa
Arterias vesicales superiores
Pliegue umbilical medial
Conducto deferente
Arteria del conducto deferente
Arteria umbilical (obliterada)
Arteria y vena obturatrices anómalas (accesorias)
Nervio obturador
Vena obturatriz
Peritoneo
Sínfisis del pubis

Arteria ilíaca interna
Arteria glútea superior
Arteria glútea inferior
Arteria pudenda interna
Sacro
Nervios esplácnicos pélvicos
Arteria vesical inferior
Arteria rectal (hemorroidal) media
Vejiga urinaria
Fondo de saco rectovesical
Próstata
Recto

B. Vista medial, típica

Arteria ilíaca externa
Vena ilíaca externa
Arteria epigástrica inferior
Nervio
Arteria   **Obturador**
Vena
Ramas púbicas
Sínfisis del pubis

C. Vista medial, anómala

Arteria ilíaca externa
Vena ilíaca externa
Arteria epigástrica inferior
Rama púbica
Vena y arteria obturatrices anómalas (accesorias)
Nervio obturador
Arteria obturatriz
Vena obturatriz
Rama púbica

5-26   **Vasos pélvicos *in situ*, pared pélvica lateral**

A. Disección de la pared pélvica lateral. El uréter cruza la arteria ilíaca externa en su origen (bifurcación ilíaca común) y el conducto deferente cruza la arteria ilíaca externa en su terminación (anillo inguinal profundo). En esta pieza, una arteria obturatriz anómala (accesoria) se ramifica desde la arteria epigástrica inferior. **B. Arteria obturatriz típica. C. Arteria obturatriz típica.** Los cirujanos que realizan reparaciones de hernias (hernioplastias) deben recordar esta variante frecuente (también mostrada en la *imagen A*).

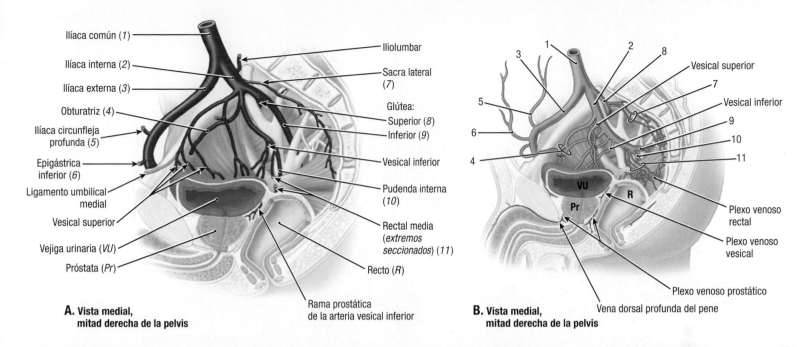

A. Vista medial,
mitad derecha de la pelvis

Ilíaca común (*1*)
Ilíaca interna (*2*)
Ilíaca externa (*3*)
Obturatriz (*4*)
Ilíaca circunfleja profunda (*5*)
Epigástrica inferior (*6*)
Ligamento umbilical medial
Vesical superior
Vejiga urinaria (*VU*)
Próstata (*Pr*)

Iliolumbar
Sacra lateral (*7*)
Glútea:
Superior (*8*)
Inferior (*9*)
Vesical inferior
Pudenda interna (*10*)
Rectal media (*extremos seccionados*) (*11*)
Recto (*R*)
Rama prostática de la arteria vesical inferior

B. Vista medial,
mitad derecha de la pelvis

Vesical superior
Vesical inferior
Plexo venoso rectal
Plexo venoso vesical
Plexo venoso prostático
Vena dorsal profunda del pene

Arterias y venas de la pelvis masculina **5-27**

A. Arterias. **B.** Venas.

Las estructuras neurovasculares de la pelvis se encuentran en la zona extraperitoneal. Al disecar desde la cavidad pélvica hacia las paredes pélvicas, se encuentran primero las arterias pélvicas, seguidas de las venas pélvicas asociadas y luego los nervios somáticos de la pelvis.

TABLA 5-4	Arterias de la pelvis masculina		
Arteria	**Origen**	**Curso**	**Distribución**
Ilíaca interna	Arteria ilíaca común	Pasa en posición medial sobre el borde de la pelvis y desciende a la cavidad pélvica; a menudo forma divisiones anteriores y posteriores	Principal irrigación de los órganos pélvicos, los músculos de los glúteos y el periné
División anterior de la arteria ilíaca interna	Arteria ilíaca interna	Pasa lateralmente a lo largo de la pared lateral de la pelvis, dividiéndose en las arterias visceral, obturatriz y pudenda interna	Vísceras pélvicas, periné y músculos de la parte superior del muslo
Umbilical	División anterior de la arteria ilíaca interna	Recorrido pélvico corto; da origen a las arterias vesicales superiores y luego se oblitera convirtiéndose en el ligamento umbilical medial	Vejiga urinaria y, en algunos varones, conducto deferente
Vesicales superiores	Porción permeable de la arteria umbilical	Suelen ser múltiples, pasan a la cara superior de la vejiga urinaria	Cara superior de la vejiga urinaria y uréter distal
Arteria para el conducto deferente	Arteria vesical superior o inferior	Corre inferior al peritoneo hasta el conducto deferente	Conducto deferente
Obturatriz		Corre anteroinferiormente a la pared pélvica lateral	Músculos pélvicos, arteria nutricia de la cabeza del fémur y compartimento medial del muslo
Vesical inferior		Pasa inferior al peritoneo dando lugar a la arteria prostática y ocasionalmente a la arteria del conducto deferente	Cara inferior de la vejiga urinaria, uréter pélvico, glándulas seminales y próstata
Rectal (hemorroidal) media	División anterior de la arteria ilíaca interna	Desciende en la pelvis hasta el recto	Glándulas seminales, próstata y parte inferior del recto
Pudenda interna		Sale de la pelvis por el foramen isquiático mayor y entra en el periné por el foramen isquiático menor	Arteria principal del periné, incluidos los músculos y la piel de los triángulos anal y urogenital; cuerpos eréctiles
División posterior de la arteria ilíaca interna	Arteria ilíaca interna	Pasa en dirección posterior y da lugar a las ramas parietales	Pared pélvica y región glútea
Iliolumbar		Asciende anterior a la articulación sacroilíaca y posterior a los vasos ilíacos comunes y el psoas mayor	Músculos ilíaco, psoas mayor, cuadrado lumbar y cola de caballo (cauda equina) en el conducto vertebral
Sacra lateral (superior e inferior)	División posterior de la arteria ilíaca interna	Corre por la cara anteromedial del músculo piriforme para enviar ramas a los forámenes pélvicos sacros	Músculo piriforme, estructuras del conducto sacro y músculos erectores de la columna vertebral
Testicular (gonadal)	Aorta abdominal	Desciende posterior al peritoneo; atraviesa el conducto inguinal y entra en el escroto	Uréter abdominal, testículos y epidídimo

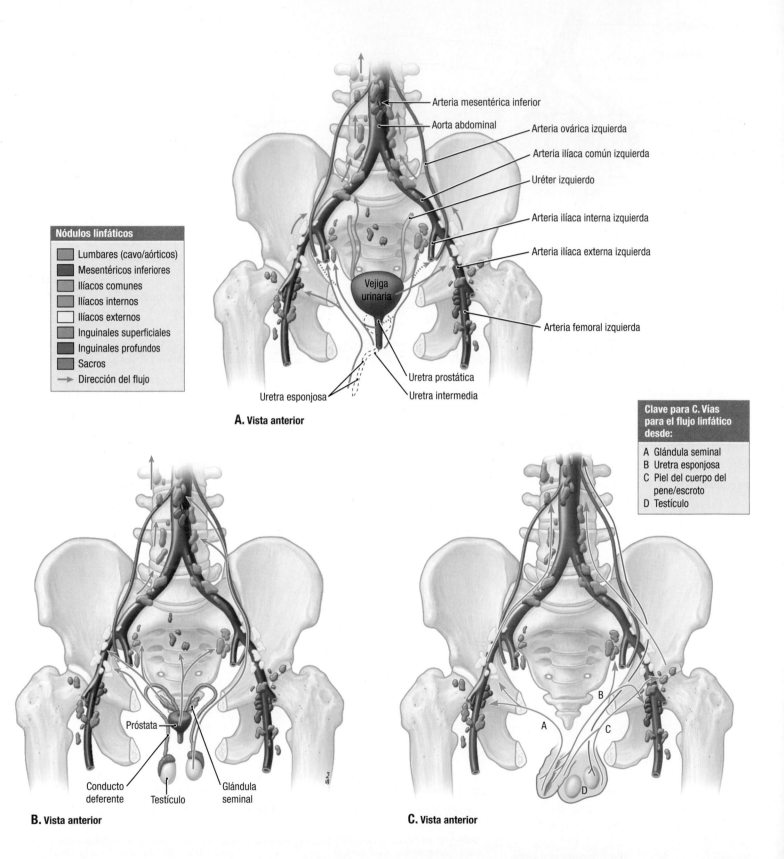

Nódulos linfáticos

- Lumbares (cavo/aórticos)
- Mesentéricos inferiores
- Ilíacos comunes
- Ilíacos internos
- Ilíacos externos
- Inguinales superficiales
- Inguinales profundos
- Sacros
- → Dirección del flujo

Arteria mesentérica inferior
Aorta abdominal
Arteria ovárica izquierda
Arteria ilíaca común izquierda
Uréter izquierdo
Arteria ilíaca interna izquierda
Arteria ilíaca externa izquierda
Arteria femoral izquierda

Vejiga urinaria

Uretra prostática
Uretra intermedia
Uretra esponjosa

A. Vista anterior

Clave para C. Vías para el flujo linfático desde:

A Glándula seminal
B Uretra esponjosa
C Piel del cuerpo del pene/escroto
D Testículo

Próstata
Conducto deferente
Testículo
Glándula seminal

B. Vista anterior

C. Vista anterior

A. Sistema urinario pélvico. **B.** Órganos genitales internos. **C.** Pene, uretra esponjosa, escroto y testículos.

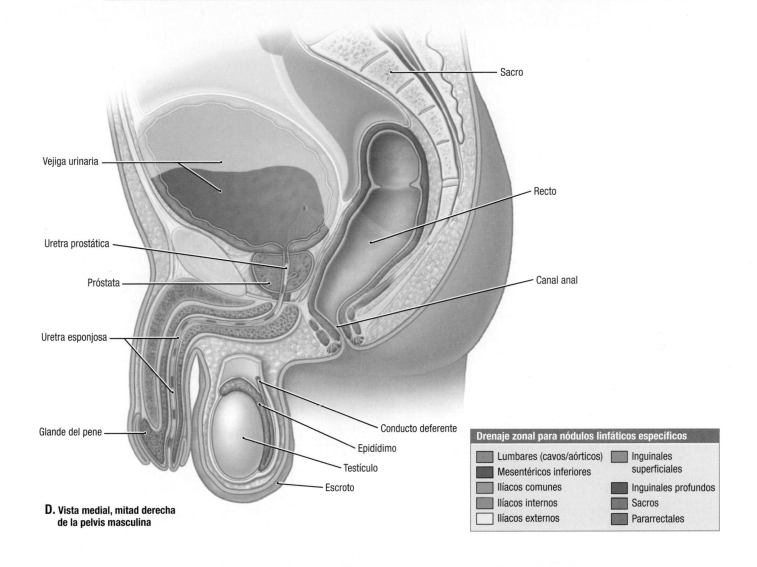

Sacro

Vejiga urinaria

Recto

Uretra prostática

Próstata

Canal anal

Uretra esponjosa

Glande del pene

Conducto deferente

Epidídimo

Testículo

Escroto

D. Vista medial, mitad derecha de la pelvis masculina

Drenaje zonal para nódulos linfáticos específicos

Lumbares (cavos/aórticos)	Inguinales superficiales
Mesentéricos inferiores	
Ilíacos comunes	Inguinales profundos
Ilíacos internos	Sacros
Ilíacos externos	Pararrectales

Drenaje linfático de la pelvis masculina y el periné (continuación)   5-28

D. Zonas de drenaje linfático de la pelvis y el periné.

TABLA 5-5	Drenaje linfático de la pelvis y el periné masculino

Grupo de nódulos linfáticos	Estructuras que suelen drenar en el grupo de nódulos linfáticos
Lumbar	Gónadas y estructuras asociadas (incluidos los vasos testiculares), uretra, testículos, epidídimo, nódulos ilíacos comunes
Nódulos mesentéricos inferiores	Recto superior, colon sigmoideo, colon descendente, nódulos pararrectales
Nódulos ilíacos comunes	Nódulos linfáticos ilíacos externos e internos
Nódulos ilíacos internos	Estructuras pélvicas inferiores, estructuras perineales profundas, nódulos sacros, uretra prostática, próstata, base de la vejiga, porción inferior del uréter pélvico, porción inferior de las glándulas seminales, cuerpos cavernosos, canal anal (superior a la línea pectínea), porción inferior del recto
Nódulos ilíacos externos	Estructuras pélvicas anterosuperiores, nódulos inguinales profundos, cara superior de la vejiga, parte superior del uréter pélvico, porción superior de la glándula seminal, porción pélvica del conducto deferente, uretra intermedia y esponjosa
Nódulos inguinales superficiales	Miembro inferior, drenaje superficial del cuadrante inferolateral del tronco, incluyendo la pared abdominal anterior inferior al ombligo, la región glútea, las estructuras perineales superficiales, la piel del periné incluida la piel y el prepucio del pene, el escroto, la piel perianal, el canal anal inferior a la línea pectínea
Nódulos inguinales profundos	Glande del pene, uretra esponjosa distal, nódulos inguinales superficiales
Nódulos sacros	Estructuras pélvicas posteriores e inferiores, porción inferior del recto
Nódulos pararrectales	Porción superior del recto

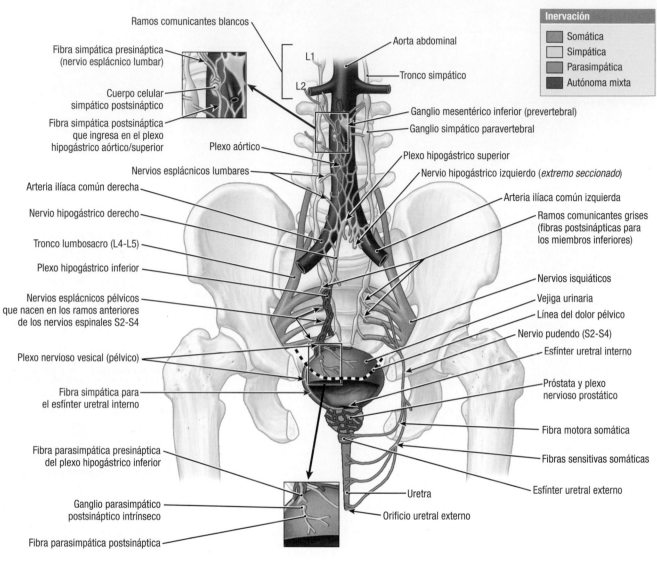

Ramos comunicantes blancos

Fibra simpática presináptica
(nervio esplácnico lumbar)

Cuerpo celular
simpático postsináptico

Fibra simpática postsináptica
que ingresa en el plexo
hipogástrico aórtico/superior

Plexo aórtico

Nervios esplácnicos lumbares

Arteria ilíaca común derecha

Nervio hipogástrico derecho

Tronco lumbosacro (L4-L5)

Plexo hipogástrico inferior

Nervios esplácnicos pélvicos
que nacen en los ramos anteriores
de los nervios espinales S2-S4

Plexo nervioso vesical (pélvico)

Fibra simpática para
el esfínter uretral interno

Fibra parasimpática presináptica
del plexo hipogástrico inferior

Ganglio parasimpático
postsináptico intrínseco

Fibra parasimpática postsináptica

L1
L2

Aorta abdominal

Tronco simpático

Ganglio mesentérico inferior (prevertebral)
Ganglio simpático paravertebral

Plexo hipogástrico superior
Nervio hipogástrico izquierdo (*extremo seccionado*)

Arteria ilíaca común izquierda

Ramos comunicantes grises
(fibras postsinápticas para
los miembros inferiores)

Nervios isquiáticos
Vejiga urinaria
Línea del dolor pélvico
Nervio pudendo (S2-S4)
Esfínter uretral interno

Próstata y plexo
nervioso prostático

Fibra motora somática

Fibras sensitivas somáticas

Esfínter uretral externo

Uretra
Orificio uretral externo

Inervación
- Somática
- Simpática
- Parasimpática
- Autónoma mixta

A. Vista anterior

5-29   **Inervación de la pelvis masculina y el periné**

A. Revisión.

TABLA 5-6	**Efecto de la estimulación simpática y parasimpática en el tracto urinario, el sistema genital y el recto**	
Órgano, tracto o sistema	**Efecto de la estimulación simpática**	**Efecto de la estimulación parasimpática**
Vías urinarias	La vasoconstricción de los vasos renales retrasa la formación de orina; el esfínter interno de la vejiga masculina se contrae para evitar la eyaculación retrógrada y mantener la continencia urinaria	Inhibe la contracción del esfínter interno de la vejiga en los hombres; contrae el músculo detrusor de la pared de la vejiga provocando la micción
Sistema genital	Provoca la eyaculación y la vasoconstricción que causa la remisión de la erección	Produce la congestión (erección) de los tejidos eréctiles de los genitales externos
Recto	Mantiene el tono del esfínter anal interno; inhibe el peristaltismo del recto	Contracción rectal (peristaltismo) para la defecación; inhibición de la contracción del esfínter anal interno

El sistema parasimpático está restringido en su distribución a la cabeza, el cuello y las cavidades corporales (excepto los tejidos eréctiles de los genitales); por lo demás, las fibras parasimpáticas nunca se encuentran en la pared corporal y los miembros. Las fibras simpáticas, en comparación, se distribuyen a todas las porciones vascularizadas del cuerpo.

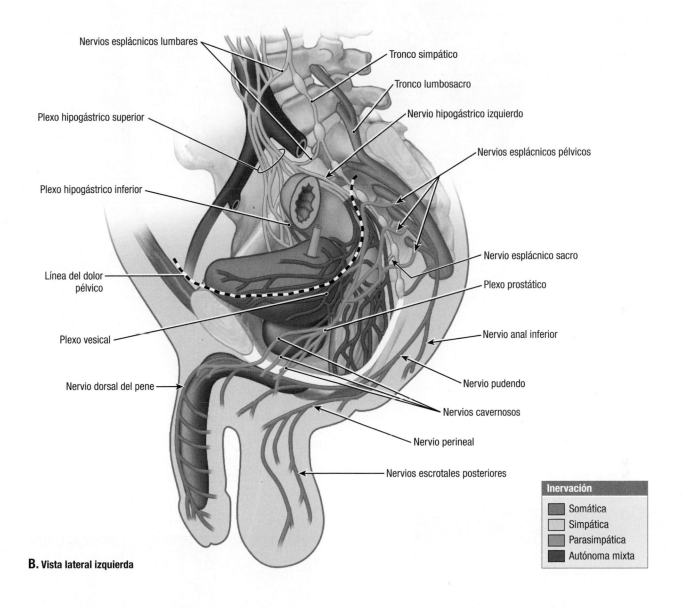

Nervios esplácnicos lumbares

Plexo hipogástrico superior

Plexo hipogástrico inferior

Línea del dolor pélvico

Plexo vesical

Nervio dorsal del pene

Tronco simpático

Tronco lumbosacro

Nervio hipogástrico izquierdo

Nervios esplácnicos pélvicos

Nervio esplácnico sacro

Plexo prostático

Nervio anal inferior

Nervio pudendo

Nervios cavernosos

Nervio perineal

Nervios escrotales posteriores

Inervación

	Somática
	Simpática
	Parasimpática
	Autónoma mixta

B. Vista lateral izquierda

B. Inervación de la próstata y los genitales externos.

- La función principal de los troncos simpáticos sacros es proporcionar fibras postsinápticas al plexo sacro para la inervación simpática del miembro inferior.
- Los plexos periarteriales de las arterias ovárica, rectal (hemorroidal) superior e ilíaca interna son vías menores por las que las fibras simpáticas entran en la pelvis. Su función principal es la vasoconstricción de las arterias que acompañan.
- Los plexos hipogástricos (superior e inferior) son redes de fibras nerviosas aferentes simpáticas y viscerales.
- El plexo hipogástrico superior lleva fibras transportadas hacia y desde el plexo aórtico (intermesentérico) por los nervios esplácnicos L3 y L4. El plexo hipogástrico superior se divide en los nervios hipogástricos derecho e izquierdo, que se fusionan con los nervios esplácnicos pélvicos parasimpáticos para formar los plexos hipogástricos inferiores.

- Las fibras de los plexos hipogástricos inferiores se prolongan hasta las vísceras pélvicas sobre las que forman plexos pélvicos (p. ej., el plexo nervioso prostático).
- Los nervios esplácnicos pélvicos transportan fibras parasimpáticas presinápticas desde los segmentos de la médula espinal S2-S4, que constituyen la eferencia sacra del sistema parasimpático.
- Las fibras aferentes viscerales que transmiten la sensibilidad refleja inconsciente siguen el curso de las fibras parasimpáticas de forma retrógrada hasta los ganglios sensitivos espinales de S2-S4, al igual que los que transmiten la sensibilidad dolorosa desde las vísceras inferiores a la línea de dolor pélvico (estructuras que no contactan con el peritoneo más el colon sigmoideo terminal y el recto). Las fibras aferentes viscerales que conducen el dolor desde las estructuras superiores a la línea de dolor pélvico (estructuras en contacto con el peritoneo, excepto el colon sigmoideo terminal y el recto) siguen las fibras simpáticas de forma retrógrada hasta los ganglios espinales torácicos inferiores y lumbares superiores.

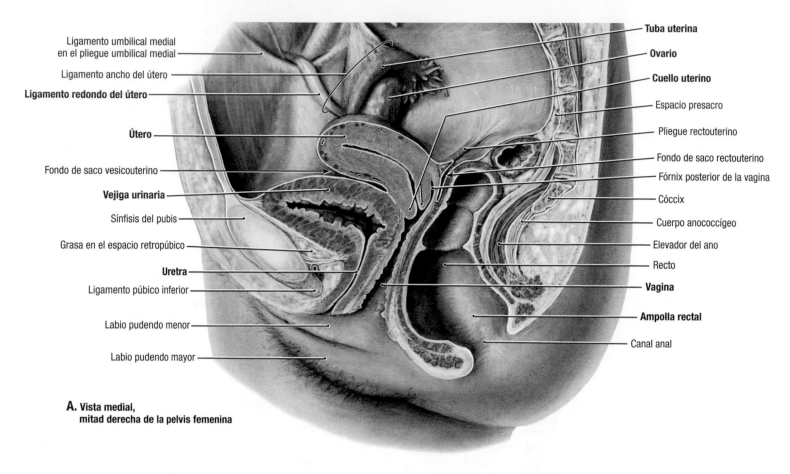

Ligamento umbilical medial
en el pliegue umbilical medial

Ligamento ancho del útero

Ligamento redondo del útero

Útero

Fondo de saco vesicouterino

Vejiga urinaria

Sínfisis del pubis

Grasa en el espacio retropúbico

Uretra

Ligamento púbico inferior

Labio pudendo menor

Labio pudendo mayor

Tuba uterina

Ovario

Cuello uterino

Espacio presacro

Pliegue rectouterino

Fondo de saco rectouterino

Fórnix posterior de la vagina

Cóccix

Cuerpo anococcígeo

Elevador del ano

Recto

Vagina

Ampolla rectal

Canal anal

A. Vista medial,
mitad derecha de la pelvis femenina

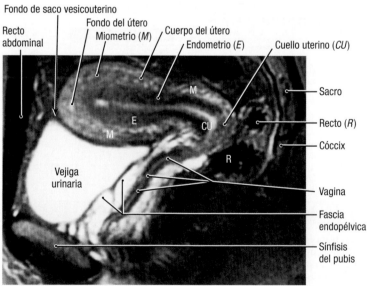

Fondo de saco vesicouterino

Recto
abdominal

Fondo del útero
Miometrio (M)

Cuerpo del útero
Endometrio (E)

Cuello uterino (CU)

Sacro

Recto (R)

Cóccix

Vejiga
urinaria

Vagina

Fascia
endopélvica

Sínfisis
del pubis

B. RM mediosagital

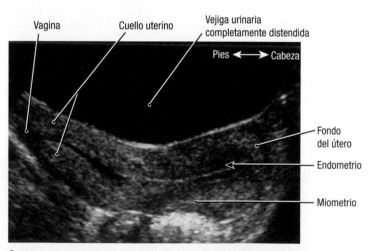

Vagina   Cuello uterino   Vejiga urinaria
completamente distendida

Pies ←→ Cabeza

Fondo
del útero

Endometrio

Miometrio

C. Ecografía transabdominal longitudinal (mediana) del útero (decúbito supino)

5-30   **Órganos pélvicos femeninos *in situ***

A. Corte mediosagital. El útero adulto suele estar *antevertido* (inclinado en dirección anterosuperior con respecto al eje de la vagina) y *anteflexio-nado* (flexionado o doblado en dirección anterior con respecto al cuello uterino, creando el *ángulo de flexión*), de modo que su masa se sitúa sobre la vejiga. El cuello uterino, que se abre en la pared anterior de la

vagina, tiene un labio anterior, corto y redondo, y un labio posterior largo y fino. **B. Resonancia magnética (RM) mediosagital del útero. C. Imagen ecográfica mediana (transabdominal).** La vejiga urinaria está distendida para desplazar las asas intestinales de la pelvis.

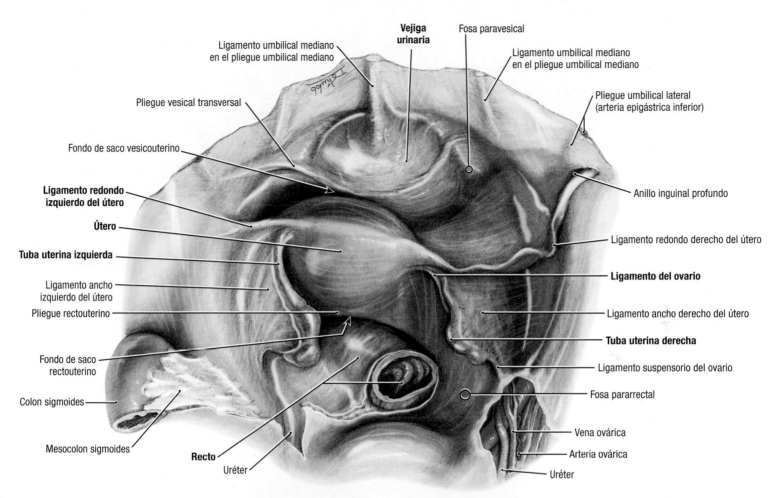

D. Vista superior

- Ligamento umbilical mediano en el pliegue umbilical mediano
- Pliegue vesical transversal
- Fondo de saco vesicouterino
- **Ligamento redondo izquierdo del útero**
- **Útero**
- **Tuba uterina izquierda**
- Ligamento ancho izquierdo del útero
- Pliegue rectouterino
- Fondo de saco rectouterino
- Colon sigmoides
- Mesocolon sigmoides
- **Recto**
- Uréter
- **Vejiga urinaria**
- Fosa paravesical
- Ligamento umbilical mediano en el pliegue umbilical mediano
- Pliegue umbilical lateral (arteria epigástrica inferior)
- Anillo inguinal profundo
- Ligamento redondo derecho del útero
- **Ligamento del ovario**
- Ligamento ancho derecho del útero
- **Tuba uterina derecha**
- Ligamento suspensorio del ovario
- Fosa pararrectal
- Vena ovárica
- Arteria ovárica
- Uréter

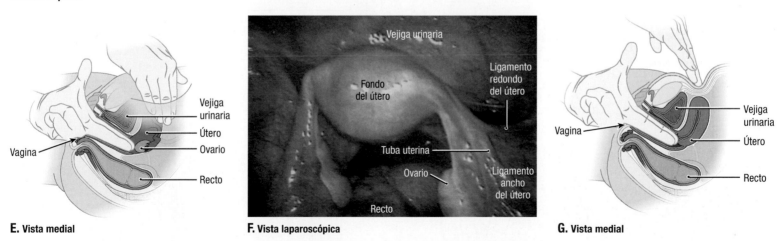

E. Vista medial

- Vagina
- Vejiga urinaria
- Útero
- Ovario
- Recto

F. Vista laparoscópica

- Vejiga urinaria
- Fondo del útero
- Ligamento redondo del útero
- Tuba uterina
- Ovario
- Ligamento ancho del útero
- Recto

G. Vista medial

- Vejiga urinaria
- Vagina
- Útero
- Recto

Órganos pélvicos femeninos *in situ* (continuación)   **5-30**

D. Pelvis verdadera con el peritoneo intacto, vista superior. El útero suele estar ubicado de forma asimétrica. El ligamento redondo de la mujer toma el mismo curso subperitoneal que el conducto deferente del hombre. **E. Palpación bimanual de los anexos uterinos** (estructuras accesorias, p. ej., ovarios). **F. Laparoscopia.** Este procedimiento consiste en introducir un laparoscopio en la cavidad peritoneal a través de una pequeña incisión inferior al ombligo. La insuflación de gas inerte establece un neumoperitoneo para proporcionar espacio para visualizar los órganos pélvicos. Se pueden realizar aperturas adicionales (puertos) para introducir otros instrumentos de manipulación o para permitir procedimientos terapéuticos (p. ej., la ligadura de las tubas uterinas). **G. Palpación bimanual del útero.**

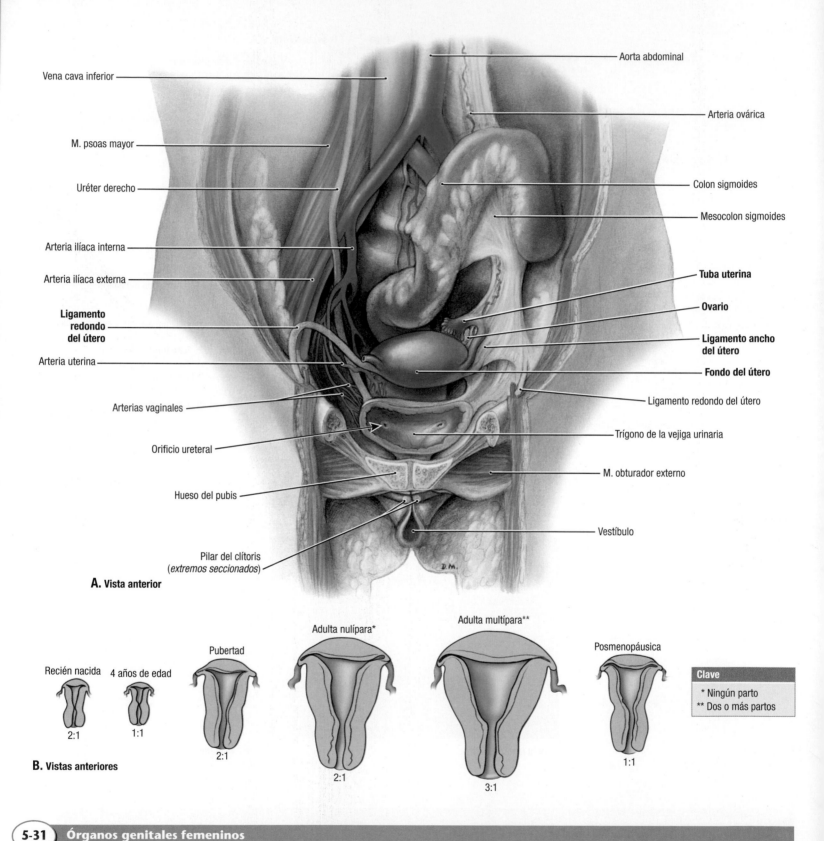

Aorta abdominal

Vena cava inferior

Arteria ovárica

M. psoas mayor

Uréter derecho

Colon sigmoides

Mesocolon sigmoides

Arteria ilíaca interna

Arteria ilíaca externa

Tuba uterina

Ovario

Ligamento redondo del útero

Ligamento ancho del útero

Arteria uterina

Fondo del útero

Arterias vaginales

Ligamento redondo del útero

Orificio ureteral

Trígono de la vejiga urinaria

M. obturador externo

Hueso del pubis

Vestíbulo

Pilar del clítoris (*extremos seccionados*)

A. Vista anterior

Adulta multípara**

Adulta nulípara*

Pubertad

Posmenopáusica

Recién nacida   4 años de edad

Clave

* Ningún parto
** Dos o más partos

2:1   1:1

2:1

2:1

3:1

1:1

B. Vistas anteriores

5-31 **Órganos genitales femeninos**

A. Disección. En esta pieza se han extirpado parte de los huesos del pubis, la cara anterior de la vejiga y, en el lado derecho, la tuba uterina, el ovario, el ligamento ancho y el peritoneo que cubre la pared lateral de la pelvis. **B. Cambios durante la vida en el tamaño y la proporción **del útero** (relación entre el cuerpo y el cuello uterino, p. ej., 2:1). Todas estas etapas representan la anatomía normal para la edad y el estado reproductivo particular de la mujer.

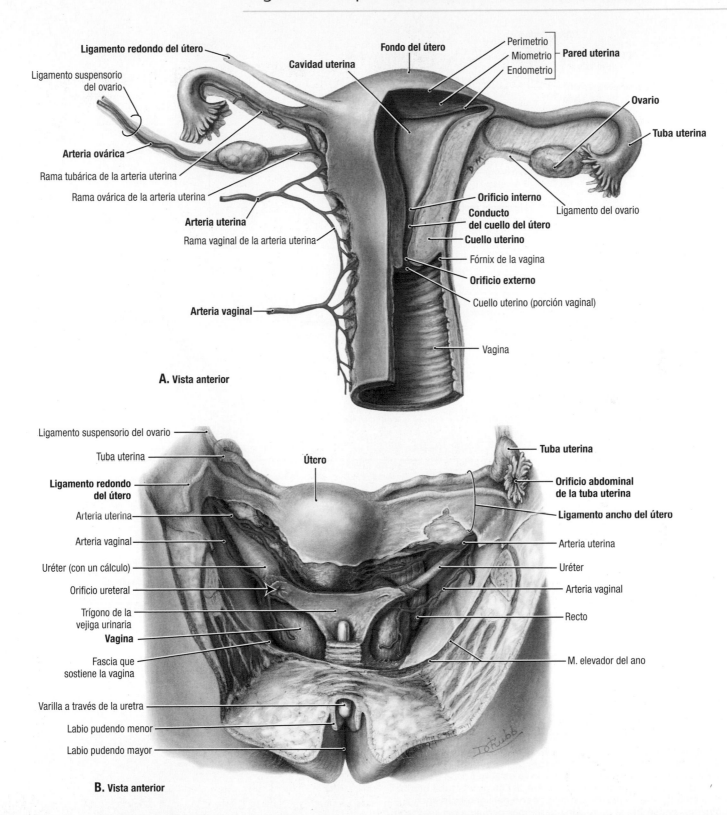

A. Vista anterior

B. Vista anterior

El útero y sus anexos 5-32

A. Irrigación. En el lado izquierdo de la pieza se ha extirpado parte de la pared uterina con el ligamento redondo y la pared vaginal para exponer el cuello uterino, la cavidad uterina y la gruesa pared muscular del útero, el miometrio. En el lado derecho de la pieza, la arteria ovárica (procedente de la aorta) y la arteria uterina (procedente de la ilíaca interna) irrigan el ovario, la tuba uterina y el útero y se anastomosan en el ligamento ancho a lo largo de la cara lateral del útero. La arteria uterina envía una rama uterina para irrigar el cuerpo y el fondo del útero y una rama vaginal para irrigar el cuello uterino y la vagina. **B. Útero y ligamento ancho.** Se extrajeron los huesos del pubis y la vejiga, exceptuando el trígono, como continuación de la disección de la figura 5-31A.

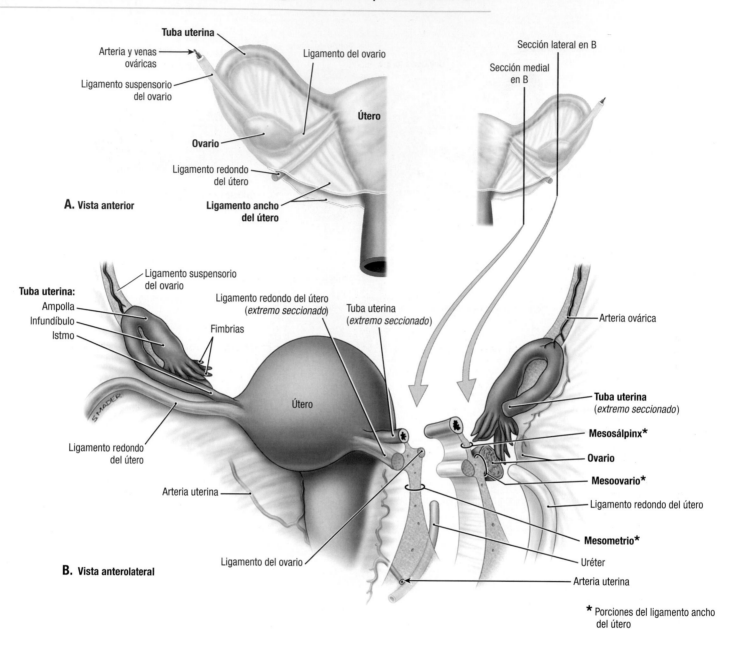

A. Vista anterior

Tuba uterina

Arteria y venas ováricas

Ligamento suspensorio del ovario

Ligamento del ovario

Útero

Ovario

Ligamento redondo del útero

Ligamento ancho del útero

Sección lateral en B

Sección medial en B

B. Vista anterolateral

Tuba uterina:
Ampolla
Infundíbulo
Istmo

Ligamento suspensorio del ovario

Ligamento redondo del útero (*extremo seccionado*)

Tuba uterina (*extremo seccionado*)

Fimbrias

Ligamento redondo del útero

Útero

Arteria uterina

Ligamento del ovario

Arteria ovárica

Tuba uterina (*extremo seccionado*)

Mesosálpinx*

Ovario

Mesoovario*

Ligamento redondo del útero

Mesometrio*

Uréter

Arteria uterina

* Porciones del ligamento ancho del útero

5-33 **Útero y ligamento ancho**

A. Útero, ovario y ligamento ancho. B. Partes del ligamento ancho. Los dos cortes paramedianos («secciones») de la *imagen B* muestran los «mesos» con el prefijo meso-. «Salpinx» es la palabra griega para trompeta o tuba y «metros» para útero. El meso del útero y la tuba uterina se denomina *ligamento ancho*. La mayor parte del ligamento ancho, el *mesometrio*, está unido al útero. Una parte más pequeña del ligamento ancho, el mesoovario, corre posterior para unirse a cada ovario. El ovario también está unido al útero por el ligamento ovárico y cerca del borde pélvico por el ligamento suspensorio del ovario, que contiene los vasos y nervios ováricos. La parte del ligamento ancho superior al nivel del mesoovario se llama *mesosálpinx*. **C. Histerectomía** (extirpación del útero). Este procedimiento se realiza a través de la pared abdominal anterior inferior o a través de la vagina. Dado que la arteria uterina cruza anterior al uréter cerca del fórnix lateral de la vagina, el uréter corre el riesgo de ser pinzado o seccionado inadvertidamente cuando se liga la arteria uterina durante una histerectomía.

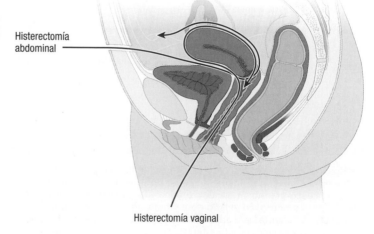

Histerectomía abdominal

Histerectomía vaginal

C. Vista medial

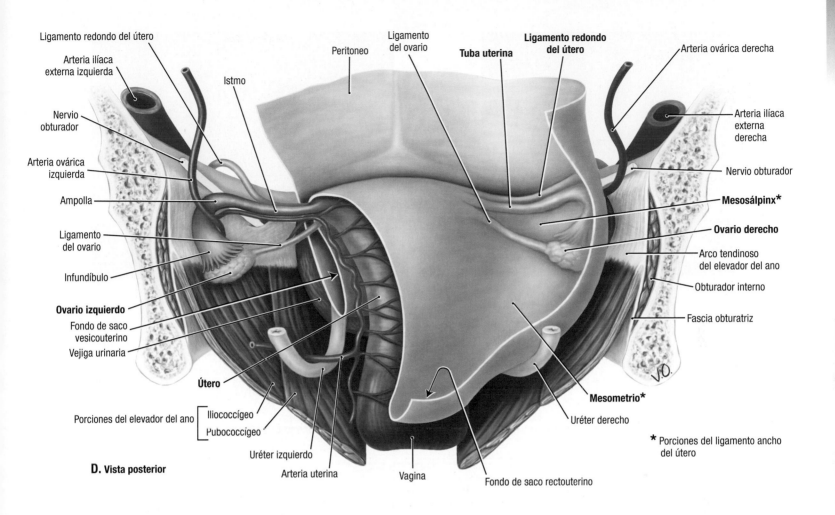

Ligamento redondo del útero

Arteria ilíaca externa izquierda

Nervio obturador

Arteria ovárica izquierda

Ampolla

Ligamento del ovario

Infundíbulo

Ovario izquierdo

Fondo de saco vesicouterino

Vejiga urinaria

Útero

Porciones del elevador del ano
- Iliococcígeo
- Pubococcígeo

Uréter izquierdo

Arteria uterina

D. Vista posterior

Peritoneo

Ligamento del ovario

Istmo

Tuba uterina

Ligamento redondo del útero

Arteria ovárica derecha

Arteria ilíaca externa derecha

Nervio obturador

Mesosálpinx*

Ovario derecho

Arco tendinoso del elevador del ano

Obturador interno

Fascia obturatriz

Mesometrio*

Uréter derecho

Vagina

Fondo de saco rectouterino

*** Porciones del ligamento ancho del útero**

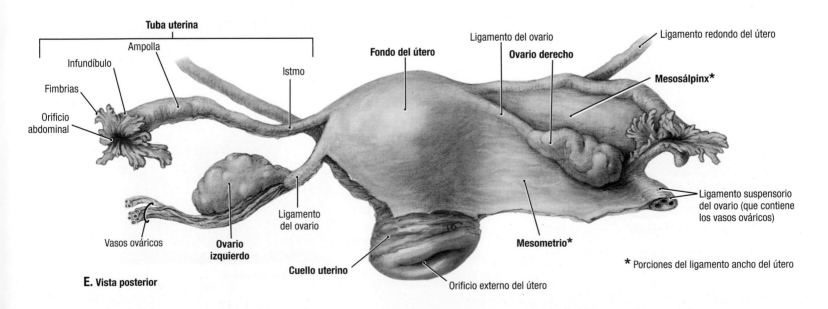

Tuba uterina

Ampolla

Infundíbulo

Fimbrias

Orificio abdominal

Vasos ováricos

Ovario izquierdo

E. Vista posterior

Istmo

Ligamento del ovario

Ligamento del ovario

Fondo del útero

Ovario derecho

Ligamento redondo del útero

Mesosálpinx*

Ligamento suspensorio del ovario (que contiene los vasos ováricos)

Mesometrio*

Cuello uterino

Orificio externo del útero

*** Porciones del ligamento ancho del útero**

D. Útero *in situ*. **E.** Útero y anexos, extraídos de un cadáver.

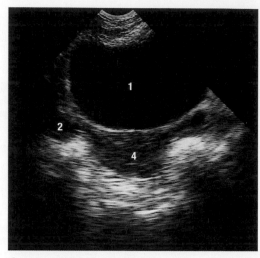

A. Ecografía transversal

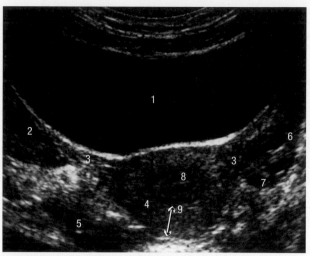

B. Ecografía transversal

Vejiga urinaria (distendida) (*1*)

Ovario derecho (*2*)

Ligamento ancho del útero (*3*)

Útero (*4*)

Intestino (*5*)

Ligamento ancho del útero (*3*)

Ovario izquierdo (*6*)

Folículo ovárico (*7*)

Endometrio y conducto endometrial (*8*)

Miometrio (*9*)

ANTERIOR

DERECHA ← → IZQUIERDA

POSTERIOR

Esquema de orientación para A y B

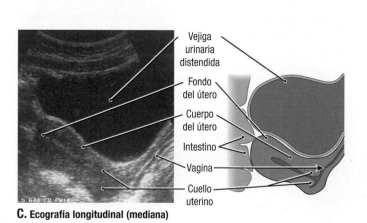

Vejiga urinaria distendida

Fondo del útero

Cuerpo del útero

Intestino

Vagina

Cuello uterino

C. Ecografía longitudinal (mediana)

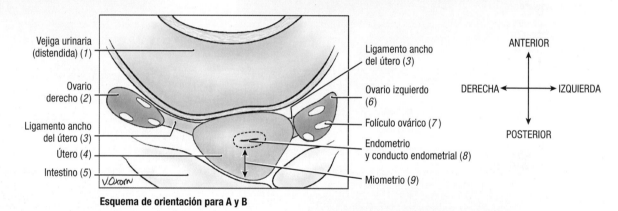

Vejiga urinaria

Ligamento redondo del útero

Ligamento del ovario

Iliopsoas

Ilion derecho

Colon sigmoides (lleno de gas)

Sacro

Fondo y cuerpo del útero

Arteria y vena ilíacas externas

Músculos glúteos

Piriforme

D. Tomografía transversal

5-34 **Imágenes del útero y los anexos uterinos**

A-B. Imágenes ecográficas transversales (axiales). **C.** Imagen ecográfica longitudinal. La retroversión y la retroflexión temporales se producen cuando la vejiga urinaria totalmente distendida hace retroceder el útero y disminuye el ángulo de flexión. **D.** Tomografía transversal (axial).

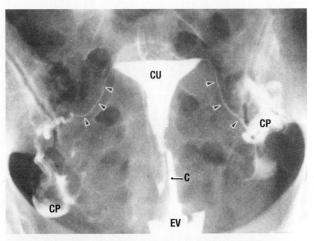

B. Vista anteroposterior, histerosalpingografía del útero normal

Clave para B		
▲ Tubas uterinas	CP Cavidad peritoneal	EV Espéculo vaginal
C Catéter en el conducto del cuello del útero	CU Cavidad uterina	

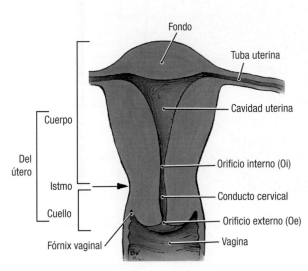

A. Corte frontal

Fondo
Tuba uterina
Cavidad uterina
Cuerpo
Del útero
Istmo
Orificio interno (Oi)
Conducto cervical
Cuello
Orificio externo (Oe)
Fórnix vaginal
Vagina

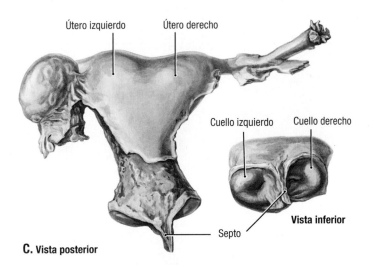

Útero izquierdo
Útero derecho
Cuello izquierdo
Cuello derecho
Vista inferior
Septo

C. Vista posterior

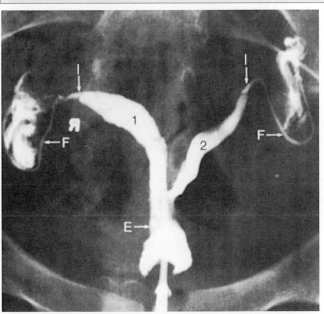

D. Vista anteroposterior, histerosalpingografía de un útero bicorne

Clave para D	
1 y 2 Cavidades uterinas	F Tubas uterinas
E Conducto del cuello del útero	I Istmo de las tubas uterinas

Radiografía de útero y trompas uterinas (histerosalpingografía) (5-35)

A. Partes del útero y de la porción superior de la vagina. B. His-terosalpingografía. Durante este procedimiento, se inyecta material radioopaco en el útero a través del orificio cervical éxterno. Si es normal, el medio de contraste viaja a través de la cavidad uterina (*CU*) triangular y las tubas uterinas (*cabezas de flecha*) y pasa a las fosas pararrectales (*P*) de la cavidad peritoneal. El tracto genital femenino está en comunicación directa con la cavidad peritoneal y es, por lo tanto, una vía potencial para la propagación de una infección desde la vagina y el útero. **C. Ilustración del útero duplicado. D. Histerosalpingografía de un útero bicorne («dos cuernos»).**

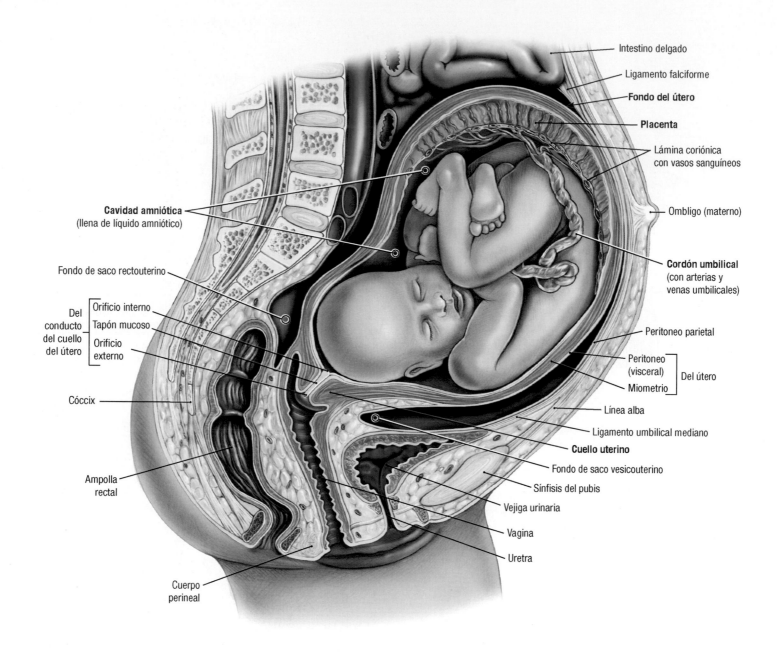

Intestino delgado

Ligamento falciforme

Fondo del útero

Placenta

Lámina coriónica
con vasos sanguíneos

Ombligo (materno)

Cordón umbilical
(con arterias y
venas umbilicales)

Peritoneo parietal

Peritoneo
(visceral)

Miometrio

Del útero

Línea alba

Ligamento umbilical mediano

Cuello uterino

Fondo de saco vesicouterino

Sínfisis del pubis

Vejiga urinaria

Vagina

Uretra

Cavidad amniótica
(llena de líquido amniótico)

Fondo de saco rectouterino

Del
conducto
del cuello
del útero

Orificio interno

Tapón mucoso

Orificio
externo

Cóccix

Ampolla
rectal

Cuerpo
perineal

A. Vista medial,
mitad izquierda de la pelvis

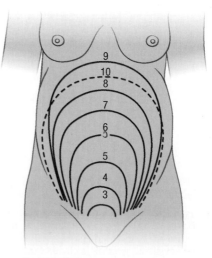

B. Vista anterior

5-36 **Útero grávido**

A. Corte mediano; el feto está intacto. B. Cambios mensuales en el tamaño del útero durante el embarazo. A lo largo de los 9 meses de embarazo, el útero *grávido* se expande enormemente para albergar al feto, haciéndose más grande y con paredes cada vez más finas. Al final del embarazo, el feto se reposiciona con la cabeza en la pelvis menor. El útero se vuelve casi membranoso; el fondo desciende inferior a su nivel más alto (alcanzado en el 9.º mes), momento en el que se extiende hasta el margen costal, ocupando la mayor parte de la cavidad abdominopélvica.

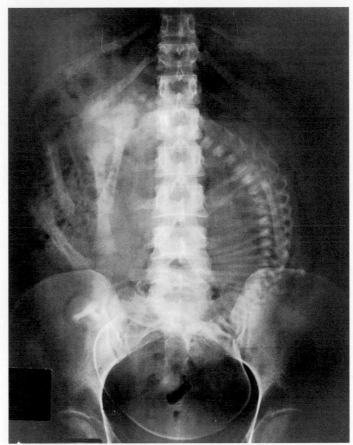

C. Radiografía anteroposterior

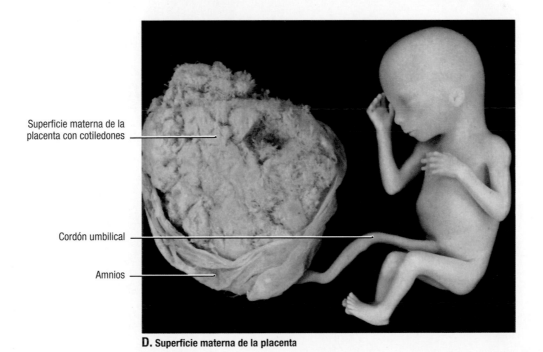

Superficie materna de la placenta con cotiledones

Cordón umbilical

Amnios

D. Superficie materna de la placenta

C. Radiografía del feto. **D.** Fotografía de un feto de 18 semanas conectado a la placenta por el cordón umbilical.

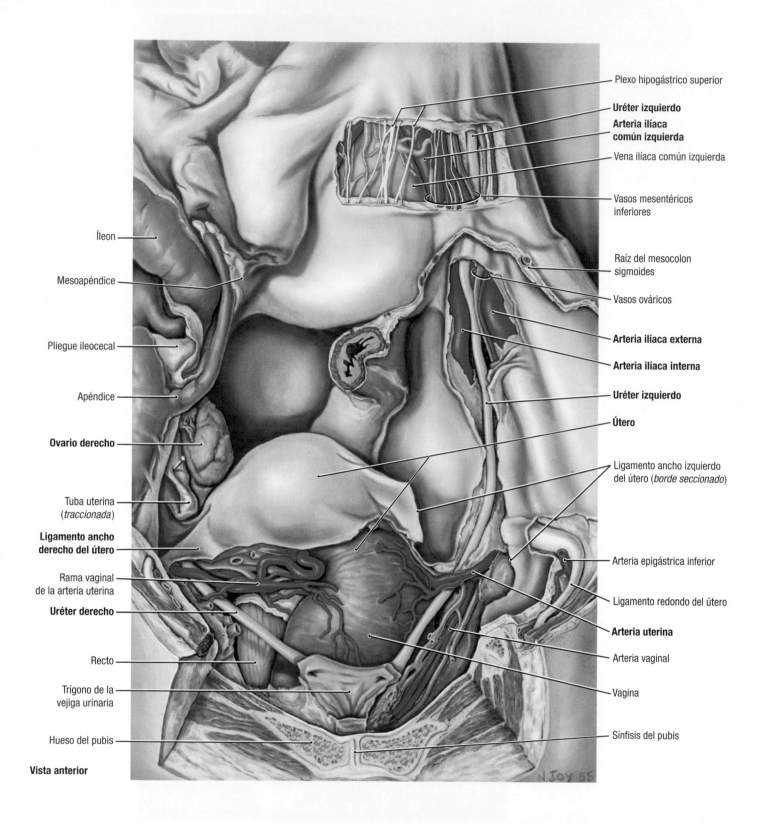

Plexo hipogástrico superior

Uréter izquierdo

Arteria ilíaca común izquierda

Vena ilíaca común izquierda

Vasos mesentéricos inferiores

Raíz del mesocolon sigmoides

Vasos ováricos

Arteria ilíaca externa

Arteria ilíaca interna

Uréter izquierdo

Útero

Ligamento ancho izquierdo del útero (*borde seccionado*)

Arteria epigástrica inferior

Ligamento redondo del útero

Arteria uterina

Arteria vaginal

Vagina

Síntisis del pubis

Íleon

Mesoapéndice

Pliegue ileocecal

Apéndice

Ovario derecho

Tuba uterina (*traccionada*)

Ligamento ancho derecho del útero

Rama vaginal de la arteria uterina

Uréter derecho

Recto

Trígono de la vejiga urinaria

Hueso del pubis

Vista anterior

N.JOY 55

5-37 **Uréter y su relación con la arteria uterina**

- Se ha extirpado la mayor parte de la sínfisis del pubis y de la vejiga (excepto el trígono).
- El uréter izquierdo está cruzado por los vasos y nervios ováricos; el vértice de la raíz en forma de «V» invertida del mesocolon sigmoideo se sitúa anterior al uréter izquierdo.

- El uréter izquierdo cruza la arteria ilíaca externa en la bifurcación de la arteria ilíaca común y luego desciende anterior a la arteria ilíaca interna; su curso es subperitoneal desde que entra en la pelvis hasta que pasa en profundidad al ligamento ancho y es atravesado por la arteria uterina. Puede producirse la **lesión del uréter** en esta región cuando se liga y secciona la arteria uterina durante la histerectomía.

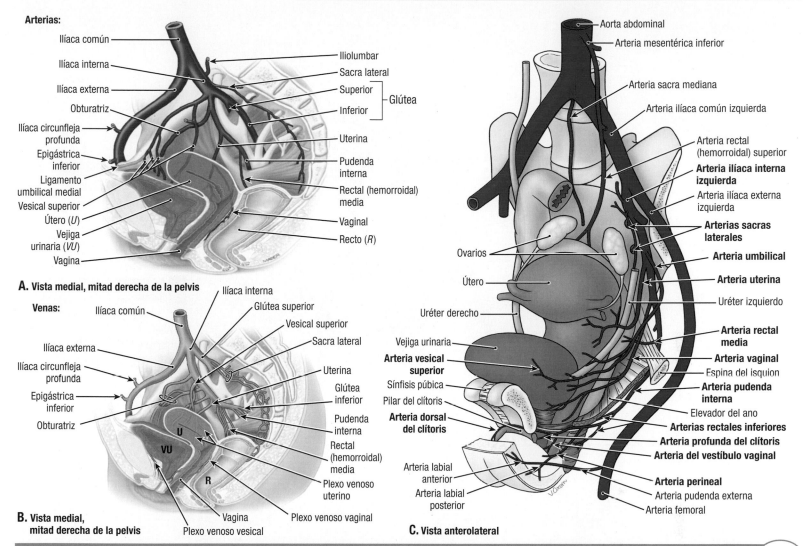

Arterias:

Ilíaca común
Ilíaca interna
Ilíaca externa
Obturatriz
Ilíaca circunfleja profunda
Epigástrica inferior
Ligamento umbilical medial
Vesical superior
Útero (U)
Vejiga urinaria (VU)
Vagina

Iliolumbar
Sacra lateral
Superior ⎫
Inferior ⎬ Glútea
Uterina
Pudenda interna
Rectal (hemorroidal) media
Vaginal
Recto (R)

A. Vista medial, mitad derecha de la pelvis

Venas:

Ilíaca común
Ilíaca externa
Ilíaca circunfleja profunda
Epigástrica inferior
Obturatriz

Ilíaca interna
Glútea superior
Vesical superior
Sacra lateral
Uterina
Glútea inferior
Pudenda interna
Rectal (hemorroidal) media
Plexo venoso uterino
Plexo venoso vaginal

Vagina
Plexo venoso vesical

B. Vista medial, mitad derecha de la pelvis

Aorta abdominal
Arteria mesentérica inferior
Arteria sacra mediana
Arteria ilíaca común izquierda
Arteria rectal (hemorroidal) superior
Arteria ilíaca interna izquierda
Arteria ilíaca externa izquierda
Arterias sacras laterales
Arteria umbilical
Arteria uterina
Uréter izquierdo
Arteria rectal media
Arteria vaginal
Espina del isquion
Arteria pudenda interna
Elevador del ano
Arterias rectales inferiores
Arteria profunda del clítoris
Arteria del vestíbulo vaginal
Arteria perineal
Arteria pudenda externa
Arteria femoral

Ovarios
Útero
Uréter derecho
Vejiga urinaria
Arteria vesical superior
Sínfisis púbica
Pilar del clítoris
Arteria dorsal del clítoris
Arteria labial anterior
Arteria labial posterior

C. Vista anterolateral

Arterias y venas de la pelvis femenina

5-38

TABLA 5-7	Arterias de la pelvis femenina (derivadas de la arteria ilíaca interna [AII])		
Arteria	**Origen**	**Curso**	**Distribución**
División anterior de la AII	AII	Pasa anterior a lo largo de la pared lateral de la pelvis, dividiéndose en las arterias visceral y obturatriz	Vísceras pélvicas y músculos de la parte superior del muslo y del periné
Umbilical	División anterior. AII	Curso pélvico corto, emite arterias vesicales superiores	Cara superior de la vejiga urinaria
Arterias vesicales superiores	Arteria umbilical permeable	En general múltiples, pasan a la cara superior de la vejiga urinaria	Cara superior de la vejiga urinaria
Obturatriz		Corre anteroinferiormente en la pared pélvica lateral	Músculos pélvicos, ilion, cabeza del fémur, porción media del muslo
Uterino		Discurre en dirección anteromedial entre los ligamentos anchos y cardinales, cruza el uréter superior a la cara lateral del cuello uterino	Útero, ligamentos uterinos, porciones mediales de la tuba uterina y del ovario, así como superior de la vagina
Vaginal	División anterior de la AII	Se divide en las ramas vaginal y vesical inferior	Rama vaginal: porción inferior de la vagina, bulbo vestibular y recto adyacente; rama vesical inferior: fondo de la vejiga urinaria
Rectal (hemorroidal) media		Desciende en la pelvis hasta la porción inferior del recto	Porción inferior del recto
Pudenda interna		Sale de la pelvis por el foramen isquiático mayor y entra en el periné (fosa isquioanal) por el foramen isquiático menor	Arteria principal del periné, incluidos los músculos del canal anal y del periné, la piel y el triángulo urogenital, así como los cuerpos eréctiles
División posterior de la AII	AII	Pasa en dirección posterior y da lugar a las ramas parietales	Pared pélvica y región glútea
Iliolumbar	División posterior de la AII	Asciende anterior a la articulación sacroilíaca y posterior a los vasos ilíacos comunes y del músculo psoas mayor	Músculos ilíaco, psoas mayor, cuadrado lumbar y cola de caballo (cauda equina) en el conducto vertebral
Sacra lateral		Corre en la cara anteromedial del músculo piriforme	Músculos piriforme y erectores de la columna vertebral, estructuras del conducto sacro
Ovárica	Aorta abdominal	Atraviesa el borde pélvico y desciende por el ligamento suspensorio hasta el ovario	Uréter abdominal o pélvico, ovario y extremo ampular de la tuba uterina

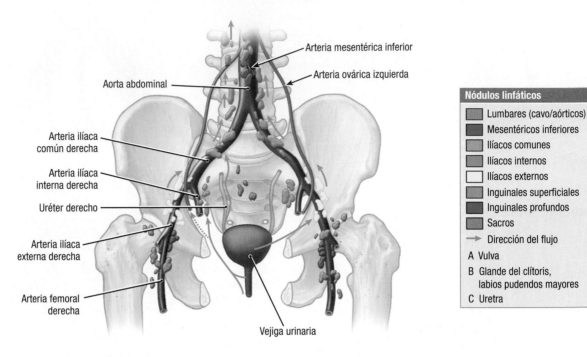

A. Vista anterior

Arteria mesentérica inferior

Arteria ovárica izquierda

Aorta abdominal

Arteria ilíaca común derecha

Arteria ilíaca interna derecha

Uréter derecho

Arteria ilíaca externa derecha

Arteria femoral derecha

Vejiga urinaria

Nódulos linfáticos

- Lumbares (cavo/aórticos)
- Mesentéricos inferiores
- Ilíacos comunes
- Ilíacos internos
- Ilíacos externos
- Inguinales superficiales
- Inguinales profundos
- Sacros
- → Dirección del flujo
- A Vulva
- B Glande del clítoris, labios pudendos mayores
- C Uretra

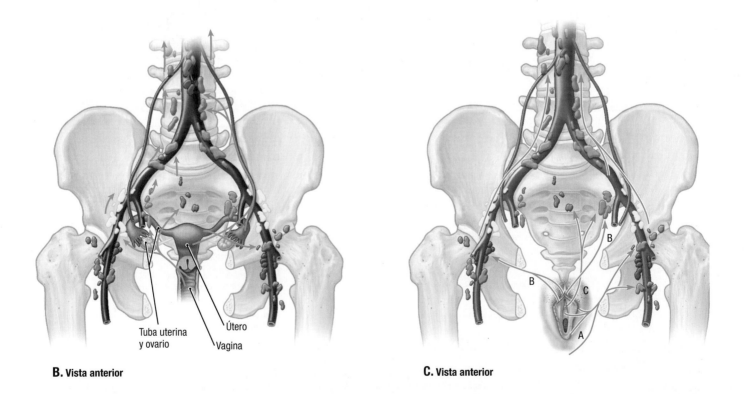

B. Vista anterior

Tuba uterina y ovario

Útero

Vagina

C. Vista anterior

A. Sistema urinario pélvico. **B.** Órganos genitales internos. **C.** Vulva.

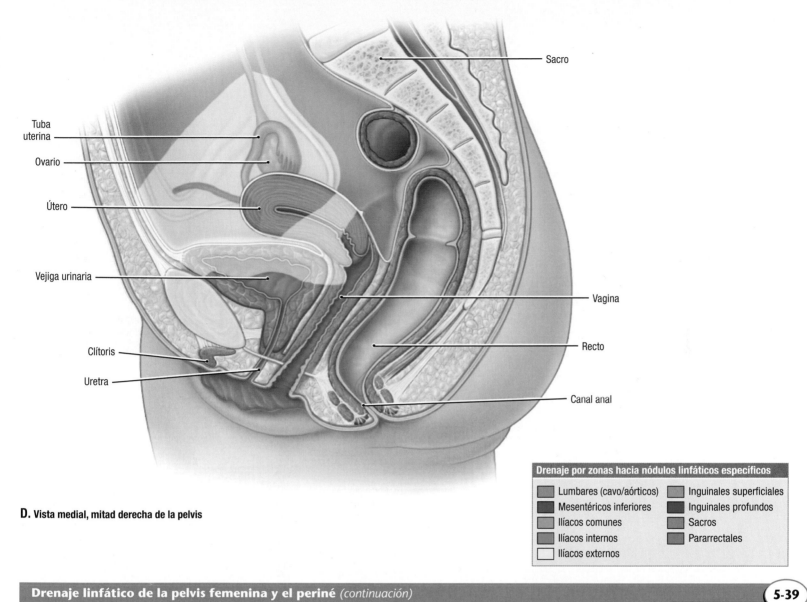

Sacro

Tuba uterina

Ovario

Útero

Vejiga urinaria

Vagina

Recto

Clítoris

Uretra

Canal anal

D. Vista medial, mitad derecha de la pelvis

Drenaje por zonas hacia nódulos linfáticos específicos

- Lumbares (cavo/aórticos)
- Mesentéricos inferiores
- Ilíacos comunes
- Ilíacos internos
- Ilíacos externos
- Inguinales superficiales
- Inguinales profundos
- Sacros
- Pararrectales

Drenaje linfático de la pelvis femenina y el periné *(continuación)*   **5-39**

D. Zonas de drenaje linfático de la pelvis y el periné que drenan inicialmente a grupos específicos de nódulos regionales.

TABLA 5-8	**Drenaje linfático de las estructuras de la pelvis femenina y el periné**
Grupo de nódulos linfáticos	**Estructuras que suelen drenar en el grupo de nódulos linfáticos**
Lumbar	Gónadas y estructuras asociadas (a lo largo de los vasos ováricos), ovario, tuba uterina (excepto istmo y partes intrauterinas), fondo del útero, nódulos ilíacos comunes
Mesentérica inferior	Recto superior, colon sigmoideo, colon descendente, nódulos pararrectales
Ilíaca común	Nódulos linfáticos ilíacos externos e internos
Ilíaca interna	Estructuras pélvicas inferiores, estructuras perineales profundas, nódulos sacros, base de la vejiga, uréter pélvico inferior, canal anal (superior a la línea pectínea), recto inferior, vagina media y superior, cuello uterino, cuerpo del útero, nódulos sacros
Ilíaca externa	Estructuras pélvicas anterosuperiores, nódulos inguinales profundos, vejiga superior, uréter pélvico superior, vagina superior, cuello uterino, cuerpo inferior del útero
Inguinal superficial	Miembro inferior, drenaje superficial del cuadrante inferolateral del tronco, incluyendo la pared abdominal anterior inferior al ombligo, la región glútea, el útero superolateral (cerca de la unión del ligamento redondo), la piel del periné incluyendo la vulva, el orificio vaginal (inferior al himen), el prepucio del clítoris, la piel perianal, el canal anal inferior a la línea pectínea
Inguinal profunda	Glande del clítoris, nódulos inguinales superficiales
Sacra	Estructuras pélvicas posteriores e inferiores, porción inferior del recto, porción inferior de la vagina
Pararrectal	Porción superior del recto

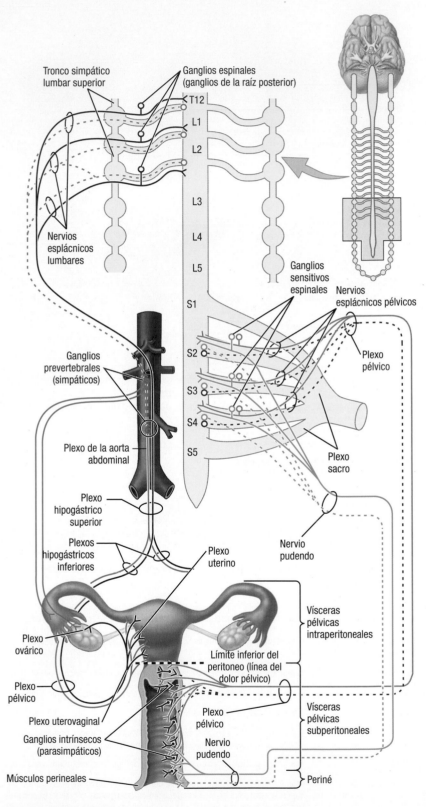

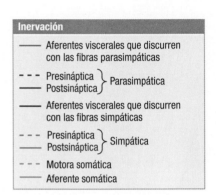

Inervación

— Aferentes viscerales que discurren con las fibras parasimpáticas

- - - Presináptica ⎰
— Postsináptica ⎱ Parasimpática

— Aferentes viscerales que discurren con las fibras simpáticas

- - - Presináptica ⎰
— Postsináptica ⎱ Simpática

- - - Motora somática
— Aferente somática

5-40   **Inervación de las vísceras pélvicas femeninas**

- Los nervios esplácnicos pélvicos (S2-S4) proporcionan fibras motoras parasimpáticas al útero y la vagina (y fibras vasodilatadoras al tejido eréctil del clítoris y al bulbo del vestíbulo; no se muestran).
- Las fibras simpáticas presinápticas pasan por los nervios esplácnicos lumbares para hacer sinapsis en los ganglios prevertebrales; las fibras postsinápticas viajan por los plexos hipogástricos superior e inferior para llegar a las vísceras pélvicas.
- Las fibras aferentes viscerales que conducen el dolor desde las vísceras intraperitoneales viajan con las fibras simpáticas hasta los ganglios espinales T12-L2. Las fibras aferentes viscerales que conducen el dolor desde las vísceras subperitoneales viajan con las fibras parasimpáticas hasta los ganglios espinales S2-S4.
- La sensibilidad somática de la apertura de la vagina también pasa a los ganglios espinales S2-S4 a través del nervio pudendo.
- Las contracciones musculares del útero son inducidas por hormonas.

Tronco simpático lumbar superior

Ganglios espinales (ganglios de la raíz posterior)

T12
L1
L2
L3
L4
L5
S1
S2
S3
S4
S5

Nervios esplácnicos lumbares

Ganglios sensitivos espinales

Nervios esplácnicos pélvicos

Plexo pélvico

Plexo sacro

Ganglios prevertebrales (simpáticos)

Plexo de la aorta abdominal

Plexo hipogástrico superior

Plexos hipogástricos inferiores

Plexo uterino

Nervio pudendo

Vísceras pélvicas intraperitoneales

Plexo ovárico

Límite inferior del peritoneo (línea del dolor pélvico)

Plexo pélvico

Plexo uterovaginal

Plexo pélvico

Vísceras pélvicas subperitoneales

Ganglios intrínsecos (parasimpáticos)

Nervio pudendo

Músculos perineales

Periné

Esquema de vista anterior

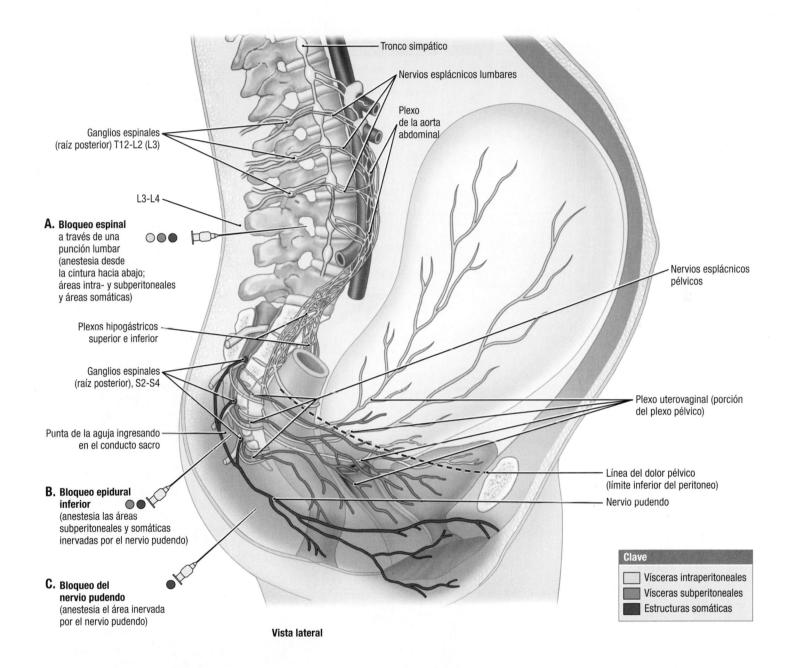

Tronco simpático

Nervios esplácnicos lumbares

Plexo
de la aorta
abdominal

Ganglios espinales
(raíz posterior) T12-L2 (L3)

L3-L4

A. Bloqueo espinal
a través de una
punción lumbar
(anestesia desde
la cintura hacia abajo;
áreas intra- y subperitoneales
y áreas somáticas)

Nervios esplácnicos
pélvicos

Plexos hipogástricos
superior e inferior

Ganglios espinales
(raíz posterior), S2-S4

Plexo uterovaginal (porción
del plexo pélvico)

Punta de la aguja ingresando
en el conducto sacro

Línea del dolor pélvico
(límite inferior del peritoneo)

Nervio pudendo

**B. Bloqueo epidural
inferior**
(anestesia las áreas
subperitoneales y somáticas
inervadas por el nervio pudendo)

Clave

☐	Vísceras intraperitoneales
▨	Vísceras subperitoneales
■	Estructuras somáticas

**C. Bloqueo del
nervio pudendo**
(anestesia el área inervada
por el nervio pudendo)

Vista lateral

Inervación de las vísceras pélvicas, bloqueos nerviosos obstétricos **5-41**

- **Bloqueo espinal** (*imagen A*), en el que el anestésico se introduce con una aguja en el espacio subaracnoideo espinal a nivel de la vértebra L3-L4; produce una anestesia completa inferior hasta aproximadamente el nivel de la cintura. El periné, el piso pélvico y el canal del parto se anestesian; asimismo, se eliminan temporalmente las funciones motoras y sensitivas de los miembros inferiores, así como la sensación de las contracciones uterinas.
- En el **bloqueo epidural inferior** (*imagen B*), el anestésico es administrado mediante un catéter alojado en el conducto sacro. Se anestesia todo el canal del parto, el piso pélvico y la mayor parte del periné, pero los miembros inferiores no suelen verse afectados. La madre es consciente de sus contracciones uterinas.
- El **bloqueo del nervio pudendo** (*imagen C*) es un bloqueo del nervio periférico que proporciona anestesia local sobre los dermatomas S2-S4 (la mayor parte del periné) y el cuarto inferior de la vagina. No bloquea el dolor del canal superior del parto (cuello uterino y porción superior de la vagina), por lo que la madre puede sentir las contracciones uterinas.

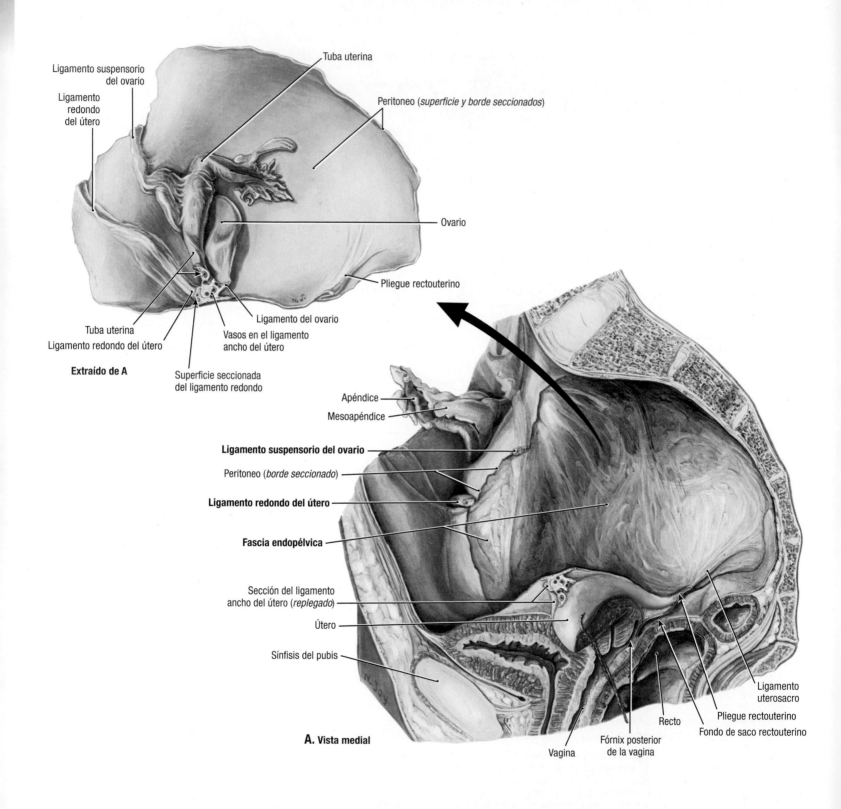

Ligamento suspensorio del ovario

Ligamento redondo del útero

Tuba uterina

Peritoneo (*superficie y borde seccionados*)

Ovario

Pliegue rectouterino

Ligamento del ovario

Vasos en el ligamento ancho del útero

Tuba uterina

Ligamento redondo del útero

Extraído de A

Superficie seccionada del ligamento redondo

Apéndice

Mesoapéndice

Ligamento suspensorio del ovario

Peritoneo (*borde seccionado*)

Ligamento redondo del útero

Fascia endopélvica

Sección del ligamento ancho del útero (*replegado*)

Útero

Sínfisis del pubis

Ligamento uterosacro

Recto

Pliegue rectouterino

Fondo de saco rectouterino

Fórnix posterior de la vagina

Vagina

A. Vista medial

5-42   **Disección en serie de los nervios autónomos de la pelvis femenina**

A. El ligamento ancho y el peritoneo de la pared lateral de la cavidad pélvica han sido retirados para exponer la fascia endopélvica.

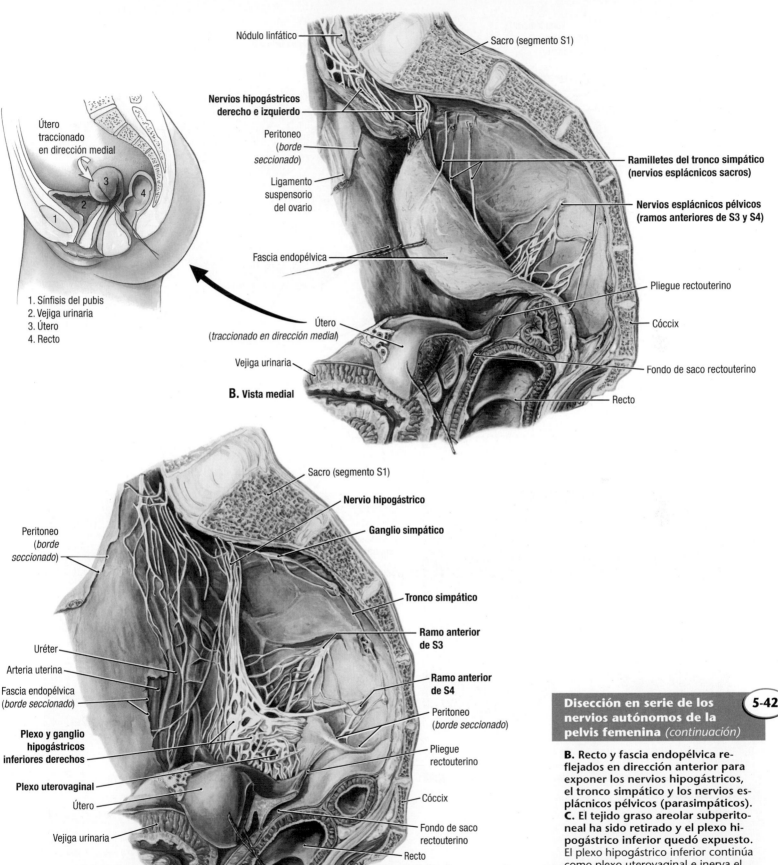

Útero
traccionado
en dirección medial

1. Sínfisis del pubis
2. Vejiga urinaria
3. Útero
4. Recto

Nódulo linfático

Sacro (segmento S1)

Nervios hipogástricos derecho e izquierdo

Peritoneo (*borde seccionado*)

Ligamento suspensorio del ovario

Ramilletes del tronco simpático (nervios esplácnicos sacros)

Nervios esplácnicos pélvicos (ramos anteriores de S3 y S4)

Fascia endopélvica

Pliegue rectouterino

Cóccix

Útero (*traccionado en dirección medial*)

Vejiga urinaria

Fondo de saco rectouterino

Recto

B. Vista medial

Sacro (segmento S1)

Nervio hipogástrico

Ganglio simpático

Peritoneo (*borde seccionado*)

Tronco simpático

Ramo anterior de S3

Uréter

Arteria uterina

Fascia endopélvica (*borde seccionado*)

Ramo anterior de S4

Peritoneo (*borde seccionado*)

Plexo y ganglio hipogástricos inferiores derechos

Pliegue rectouterino

Plexo uterovaginal

Útero

Cóccix

Vejiga urinaria

Fondo de saco rectouterino

Recto

C. Vista medial

Disección en serie de los nervios autónomos de la pelvis femenina (*continuación*) **5-42**

B. Recto y fascia endopélvica reflejados en dirección anterior para exponer los nervios hipogástricos, el tronco simpático y los nervios esplácnicos pélvicos (parasimpáticos). **C.** El tejido graso areolar subperitoneal ha sido retirado y el plexo hipogástrico inferior quedó expuesto. El plexo hipogástrico inferior continúa como plexo uterovaginal e inerva el útero, las tubas uterinas, la vagina, la uretra, las glándulas vestibulares mayores, el tejido eréctil del clítoris y el bulbo del vestíbulo.

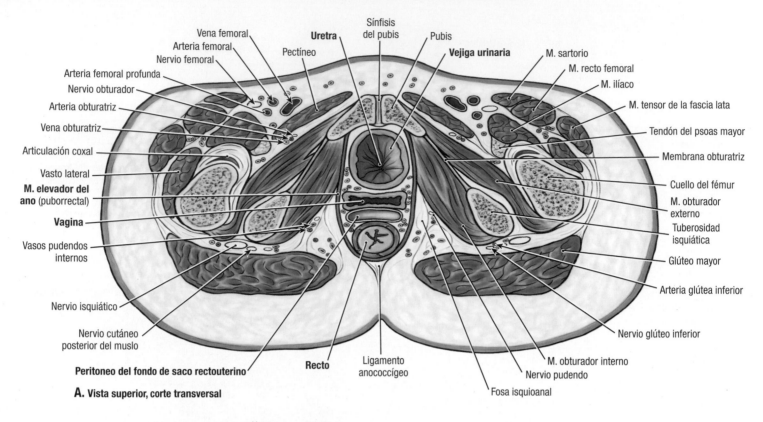

Vena femoral
Arteria femoral
Nervio femoral
Arteria femoral profunda
Nervio obturador
Arteria obturatriz
Vena obturatriz
Articulación coxal
Vasto lateral
M. elevador del ano (puborrectal)
Vagina
Vasos pudendos internos
Nervio isquiático
Nervio cutáneo posterior del muslo
Peritoneo del fondo de saco rectouterino

Pectíneo
Uretra
Síntisis del pubis
Pubis
Vejiga urinaria

M. sartorio
M. recto femoral
M. ilíaco
M. tensor de la fascia lata
Tendón del psoas mayor
Membrana obturatriz
Cuello del fémur
M. obturador externo
Tuberosidad isquiática
Glúteo mayor
Arteria glútea inferior
Nervio glúteo inferior
M. obturador interno
Nervio pudendo
Fosa isquioanal

Recto
Ligamento anococcígeo

A. Vista superior, corte transversal

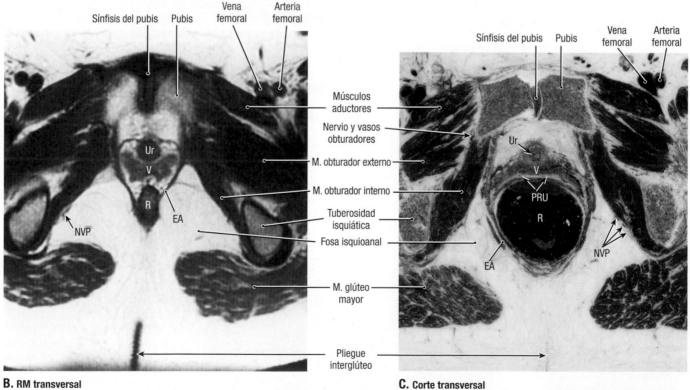

Síntisis del pubis
Pubis
Vena femoral
Arteria femoral

Síntisis del pubis
Pubis
Vena femoral
Arteria femoral

Músculos aductores
Nervio y vasos obturadores
M. obturador externo
M. obturador interno
Tuberosidad isquiática
Fosa isquioanal
M. glúteo mayor
Pliegue interglúteo

B. RM transversal

C. Corte transversal

Clave para B y C	
EA	Elevador del ano
NVP	Nervio y vasos pudendos
PRU	Pliegue rectouterino
R	Recto
Ur	Uretra
V	Vagina

5-43 **Cortes transversales y resonancia magnética de la pelvis femenina**

A. Corte transversal a través de las tuberosidades isquiáticas, la vejiga, la vagina, el recto y el fondo de saco rectouterino. **B.** Resonancia magnética (RM) transversal (axial). **C.** Pieza seccionada.

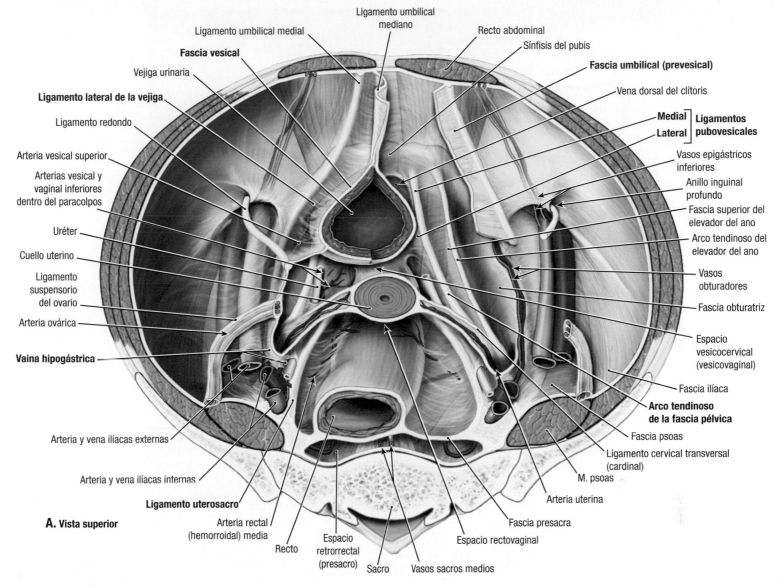

Ligamento umbilical mediano

Ligamento umbilical medial

Fascia vesical

Vejiga urinaria

Ligamento lateral de la vejiga

Ligamento redondo

Arteria vesical superior

Arterias vesical y vaginal inferiores dentro del paracolpos

Uréter

Cuello uterino

Ligamento suspensorio del ovario

Arteria ovárica

Vaina hipogástrica

Arteria y vena ilíacas externas

Arteria y vena ilíacas internas

Ligamento uterosacro

A. Vista superior

Recto abdominal

Sínfisis del pubis

Fascia umbilical (prevesical)

Vena dorsal del clítoris

Medial ⎤ **Ligamentos**
Lateral ⎦ **pubovesicales**

Vasos epigástricos inferiores

Anillo inguinal profundo

Fascia superior del elevador del ano

Arco tendinoso del elevador del ano

Vasos obturadores

Fascia obturatriz

Espacio vesicocervical (vesicovaginal)

Fascia ilíaca

Arco tendinoso de la fascia pélvica

Fascia psoas

Ligamento cervical transversal (cardinal)

M. psoas

Arteria uterina

Fascia presacra

Espacio rectovaginal

Vasos sacros medios

Sacro

Espacio retrorrectal (presacro)

Recto

Arteria rectal (hemorroidal) media

Clave

▨ Arco tendinoso de la fascia pélvica

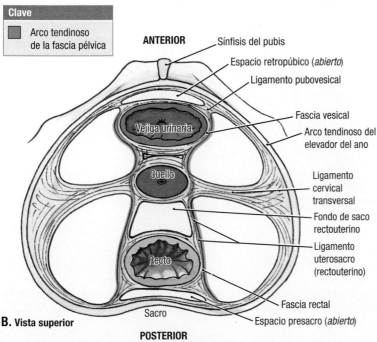

ANTERIOR

Sínfisis del pubis

Espacio retropúbico (*abierto*)

Ligamento pubovesical

Fascia vesical

Arco tendinoso del elevador del ano

Ligamento cervical transversal

Fondo de saco rectouterino

Ligamento uterosacro (rectouterino)

Fascia rectal

Espacio presacro (*abierto*)

Vejiga urinaria

Cuello

Recto

Sacro

B. Vista superior

POSTERIOR

Fascia pélvica y mecanismo de sostén del cuello uterino y la porción superior de la vagina (5-44)

A. Pelvis mayor y menor que muestran las vísceras pélvicas y la fascia endopélvica. **B.** Esquema de los ligamentos fasciales y espacios areolares a nivel del arco tendinoso de la fascia pélvica.

- Obsérvese que la fascia pélvica parietal que cubre los músculos obturador interno y elevador del ano, así como la fascia pélvica visceral, son continuos donde los órganos penetran en el piso pélvico formando un arco tendinoso de fascia pélvica bilateral.
- La fascia endopélvica se encuentra entre las capas visceral y parietal de la fascia pélvica, y es continua con ellas. Las porciones areolares laxas de la fascia endopélvica han sido retiradas, y las porciones fibrosas y condensadas permanecen. Obsérvese la condensación de esta fascia en la vaina hipogástrica que contiene los vasos de las vísceras pélvicas, los uréteres y (en el varón) el conducto deferente.
- Obsérvense las prolongaciones ligamentosas de la vaina hipogástrica: el ligamento lateral de la vejiga urinaria, el ligamento cervical transversal en la base del ligamento ancho y una lámina menos prominente que contiene los vasos rectales medios.

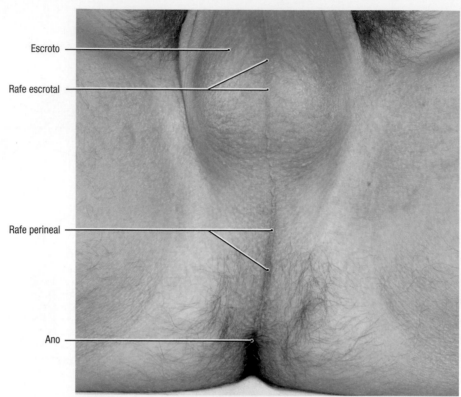

Escroto

Rafe escrotal

Rafe perineal

Ano

A. Vista inferior, pene/escroto traccionados en dirección anterior

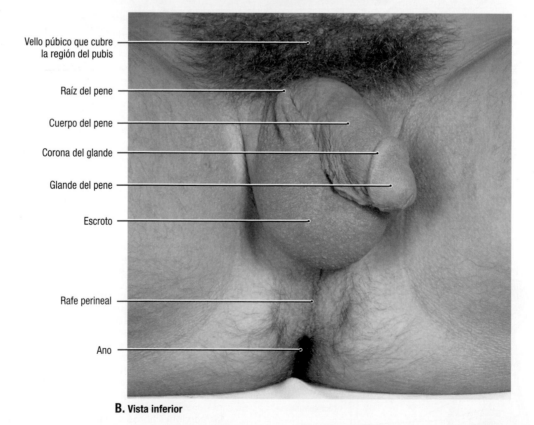

Vello púbico que cubre
la región del pubis

Raíz del pene

Cuerpo del pene

Corona del glande

Glande del pene

Escroto

Rafe perineal

Ano

B. Vista inferior

5-45 **Anatomía de superficie del periné masculino**

A. Centro de la región perineal masculina. **B.** Pene, escroto y región anal.

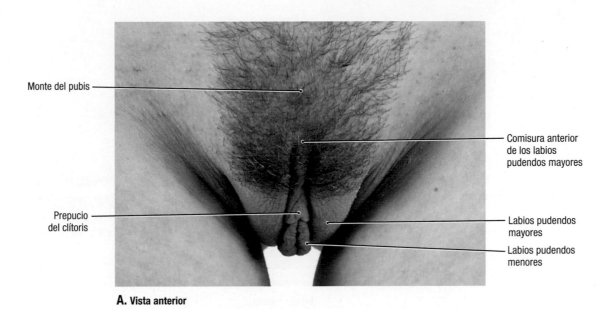

Monte del pubis

Comisura anterior
de los labios
pudendos mayores

Prepucio
del clítoris

Labios pudendos
mayores

Labios pudendos
menores

A. Vista anterior

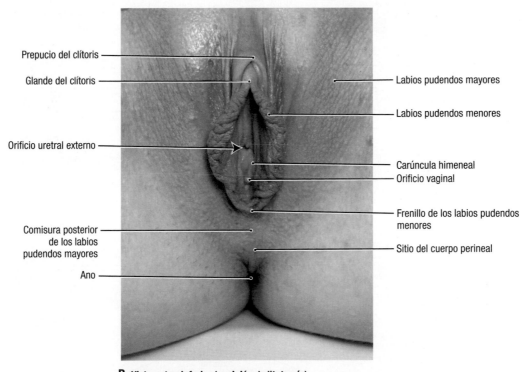

Prepucio del clítoris

Glande del clítoris

Orificio uretral externo

Comisura posterior
de los labios
pudendos mayores

Ano

Labios pudendos mayores

Labios pudendos menores

Carúncula himeneal
Orificio vaginal

Frenillo de los labios pudendos
menores

Sitio del cuerpo perineal

B. Vista anteroinferior (posición de litotomía)

A. Genitales externos (pudendos), posición de pie. **B.** Vestíbulo de la vagina y los orificios uretrales y vaginales externos que se abren en ella (posición recostada).

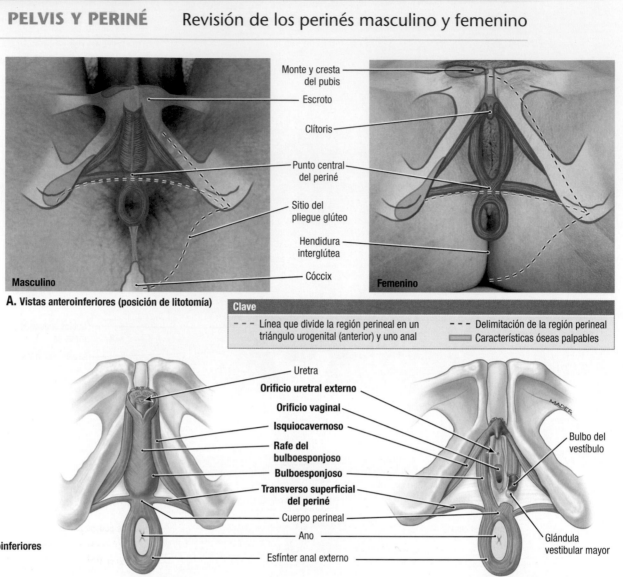

Monte y cresta del pubis

Escroto

Clítoris

Punto central del periné

Sitio del pliegue glúteo

Hendidura interglútea

Cóccix

Masculino

Femenino

A. Vistas anteroinferiores (posición de litotomía)

Clave

- - - Línea que divide la región perineal en un triángulo urogenital (anterior) y uno anal

- - - Delimitación de la región perineal

Características óseas palpables

Uretra

Orificio uretral externo

Orificio vaginal

Isquiocavernoso

Rafe del bulboesponjoso

Bulboesponjoso

Transverso superficial del periné

Cuerpo perineal

Ano

Esfínter anal externo

Bulbo del vestíbulo

Glándula vestibular mayor

B. Vistas anteroinferiores

Nervio y vasos dorsales del pene

Nervio y vasos dorsales del clítoris

Vasos perineales profundos cubiertos por una membrana perineal

C. Vistas anteroinferiores

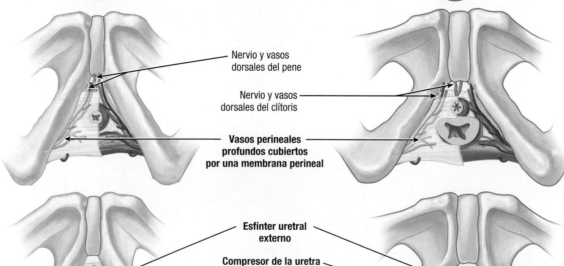

Esfínter uretral externo

Compresor de la uretra

Glándula bulbouretral dentro del transverso profundo del periné

Esfínter uretrovaginal

Transverso profundo del periné

Músculo liso

D. Vistas anteroinferiores

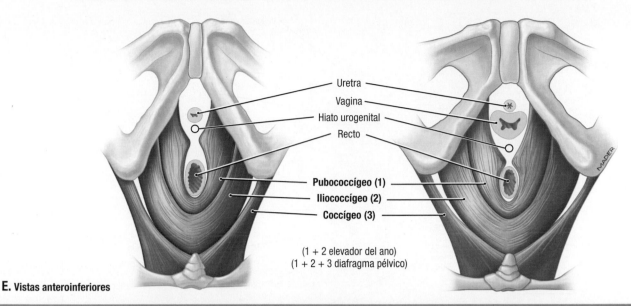

Uretra
Vagina
Hiato urogenital
Recto

Pubococcígeo (1)
Iliococcígeo (2)
Coccígeo (3)

(1 + 2 elevador del ano)
(1 + 2 + 3 diafragma pélvico)

E. Vistas anteroinferiores

Planos del periné *(continuación)* **5-47**

A-E. Los planos se muestran de superficiales a profundos.

TABLA 5-9 Músculos del periné

Músculo	Origen	Curso e inserción	Inervación	Acción principal
Esfínter anal externo	Piel y fascia que rodea el ano; cóccix a través del ligamento anococcígeo	Pasa alrededor de las caras laterales del canal anal; inserción en el cuerpo perineal	Nervio anal inferior (rectal), un ramo del nervio pudendo (S2-S4)	Constricción del canal anal durante el peristaltismo, resistiendo la defecación; sostiene y fija el cuerpo perineal y el piso pélvico
Bulboesponjoso	*Hombre:* rafe medio en la superficie ventral del bulbo del pene; cuerpo perineal	*Hombre:* rodea las caras laterales del bulbo del pene y la parte más proximal del cuerpo del pene, insertándose en la membrana perineal, la cara dorsal de los cuerpos esponjosos y cavernosos, y la fascia del bulbo del pene		*Hombre:* sostiene y fija el cuerpo perineal/piso pélvico; comprime el bulbo del pene para expulsar las últimas gotas de orina/semen; ayuda a la erección comprimiendo el flujo de salida a través de la vena perineal profunda y empujando la sangre del bulbo hacia el cuerpo del pene
	Mujer: cuerpo perineal	*Mujer:* pasa a cada lado de la porción inferior de la vagina, encerrando el bulbo y la glándula vestibular mayor; se inserta en el arco del pubis y en la fascia de los cuerpos cavernosos del clítoris	Ramo muscular (profundo) del nervio perineal, un ramo del nervio pudendo (S2-S4)	*Mujer:* sostiene y fija el cuerpo perineal/piso pélvico; el «esfínter» de la vagina; ayuda a la erección del clítoris (y quizás del bulbo del vestíbulo); comprime la glándula vestibular mayor
Isquiocavernoso	Superficie interna del ramo isquiopúbico y de la tuberosidad isquiática	Abraza el pilar del pene o del clítoris, insertándose en las caras inferior y medial del pilar; también en la membrana perineal medial al pilar		Mantiene la erección del pene o del clítoris comprimiendo las venas de salida e impulsando la sangre desde la raíz del pene o del clítoris hacia el cuerpo del pene o del clítoris
Perineal transversal superficial	Superficie interna del ramo isquiopúbico y de la tuberosidad isquiática	Pasa por la cara inferior del borde posterior de la membrana perineal hasta el cuerpo perineal		Sostiene y fija el cuerpo perineal (piso pélvico) para contener las vísceras abdominopélvicas y resistir el aumento de la presión intraabdominal
Transversal profundo del periné (solo en hombres)		Pasa por la cara superior del borde posterior de la membrana perineal hasta el cuerpo perineal y el esfínter anal externo	Ramo muscular (profundo) del nervio perineal	
Músculo liso (solo en mujeres)		Pasa a la pared lateral de la uretra y la vagina	Nervios autónomos	La cantidad de músculo liso aumenta con la edad; la función es incierta
Esfínter uretral externo	Ramo isquiopúbico	Rodea la uretra por encima de la membrana perineal; en los hombres también asciende por la cara anterior de la próstata	Nervio dorsal del pene o del clítoris, ramo terminal del nervio pudendo (S2-S4)	Comprime la uretra para mantener la continencia urinaria
Compresor de la uretra (solo en mujeres)	Superficie interna de la rama isquiopúbica	Continuo con el esfínter uretral externo		Comprime la uretra; con el diafragma pélvico ayuda a la elongación de la uretra
Esfínter uretrovaginal (solo en mujeres)	Lado anterior de la uretra	Continuo con el compresor de la uretra; se extiende en dirección posterior sobre la pared lateral de la uretra y la vagina para interdigitarse con las fibras del lado opuesto del cuerpo perineal		Comprime la uretra y la vagina

Oelrich TM. The urethral sphincter muscle in the male. *Am J Anat* 1980;158:229-246.
Oelrich TM. The striated urogenital sphincter muscle in the female. *Anat Rec* 1983;205:223-232.
Mirilas P, Skandalakis JE. Urogenital diaphragm: an erroneous concept casting its shadow over the sphincter urethrae and deep perineal space. *J Am Coll Surg* 2004;198:279-290.
DeLancey JO. Correlative study of paraurethral anatomy. *Obstet Gynecol* 1986;68:91-97.

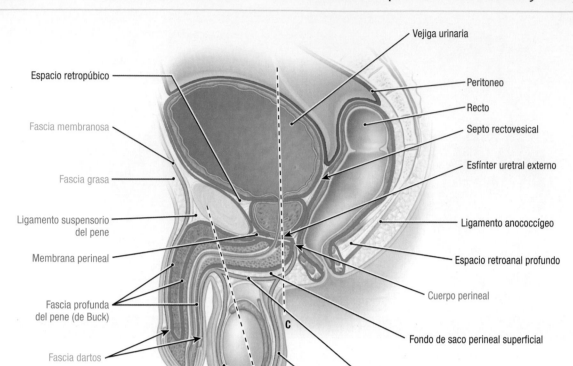

Vejiga urinaria

Espacio retropúbico

Fascia membranosa

Fascia grasa

Ligamento suspensorio del pene

Membrana perineal

Fascia profunda del pene (de Buck)

Fascia dartos

Peritoneo

Recto

Septo rectovesical

Esfínter uretral externo

Ligamento anococcígeo

Espacio retroanal profundo

Cuerpo perineal

Fondo de saco perineal superficial

Fascia perineal (de Colles)

Fascia dartos

C

D

A. Vista medial, mitad derecha de la pelvis masculina

Clave para A y B: fascias
Fascia superficial
Fascia profunda

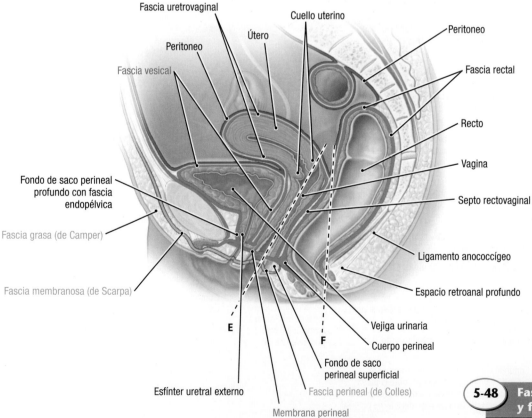

Fascia uretrovaginal

Cuello uterino

Útero

Peritoneo

Fascia vesical

Fascia rectal

Recto

Fondo de saco perineal profundo con fascia endopélvica

Vagina

Septo rectovaginal

Fascia grasa (de Camper)

Ligamento anococcígeo

Fascia membranosa (de Scarpa)

Espacio retroanal profundo

Vejiga urinaria

Cuerpo perineal

Esfínter uretral externo

Fondo de saco perineal superficial

Fascia perineal (de Colles)

Membrana perineal

E

F

B. Vista medial, mitad derecha de la pelvis femenina

5-48 **Fascias perineales masculina y femenina**

A. Fascias del periné masculino. **B.** Fascias del periné femenino.

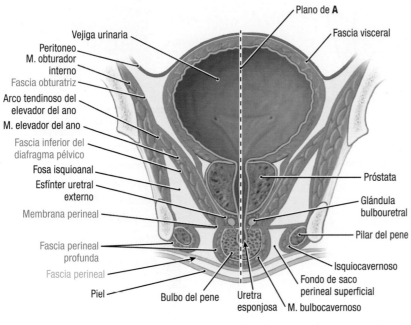

Plano de **A**

Fascia visceral

Vejiga urinaria

Peritoneo

M. obturador interno

Fascia obturatriz

Arco tendinoso del elevador del ano

M. elevador del ano

Fascia inferior del diafragma pélvico

Fosa isquioanal

Esfínter uretral externo

Membrana perineal

Próstata

Glándula bulbouretral

Pilar del pene

Fascia perineal profunda

Fascia perineal

Piel

Bulbo del pene

Uretra esponjosa

M. bulbocavernoso

Isquiocavernoso

Fondo de saco perineal superficial

C. Corte frontal en el plano indicado en la *imagen A*

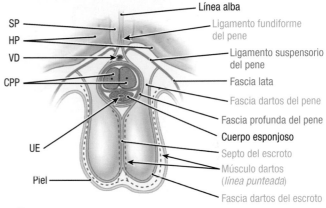

Clave para D	
CCP	Cuerpos cavernosos del pene
HP	Hueso del pubis
SP	Sínfisis púbica
UE	Uretra esponjosa
VD	Vena dorsal profunda

Línea alba

Ligamento fundiforme del pene

Ligamento suspensorio del pene

Fascia lata

Fascia dartos del pene

Fascia profunda del pene

Cuerpo esponjoso

Septo del escroto

Músculo dartos (*línea punteada*)

Fascia dartos del escroto

SP

HP

VD

CPP

UE

Piel

D. Corte frontal en el plano indicado en la *imagen A*

Fascias	
Fascia superficial	Fascia profunda

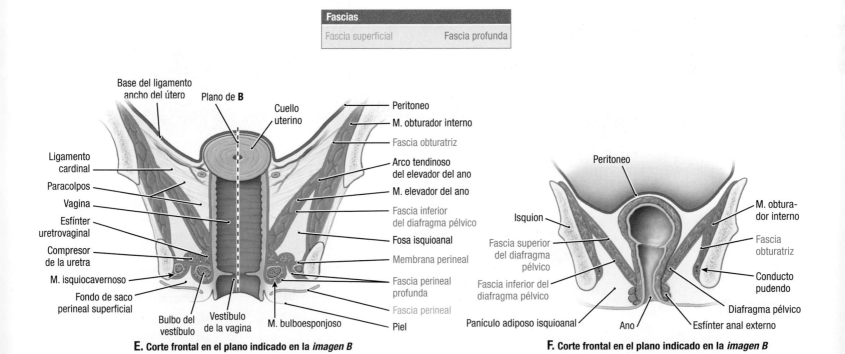

Base del ligamento ancho del útero

Plano de **B**

Cuello uterino

Peritoneo

M. obturador interno

Fascia obturatriz

Arco tendinoso del elevador del ano

M. elevador del ano

Fascia inferior del diafragma pélvico

Fosa isquioanal

Membrana perineal

Fascia perineal profunda

Fascia perineal

Piel

Ligamento cardinal

Paracolpos

Vagina

Esfínter uretrovaginal

Compresor de la uretra

M. isquiocavernoso

Fondo de saco perineal superficial

Bulbo del vestíbulo

Vestíbulo de la vagina

M. bulboesponjoso

E. Corte frontal en el plano indicado en la *imagen B*

Peritoneo

Isquion

Fascia superior del diafragma pélvico

Fascia inferior del diafragma pélvico

Panículo adiposo isquioanal

Ano

M. obturador interno

Fascia obturatriz

Conducto pudendo

Diafragma pélvico

Esfínter anal externo

F. Corte frontal en el plano indicado en la *imagen B*

C-D. Fascias como se ven en los cortes frontales de la pelvis masculina. **E-F.** Fascias como se ven en los cortes frontales de la pelvis femenina.

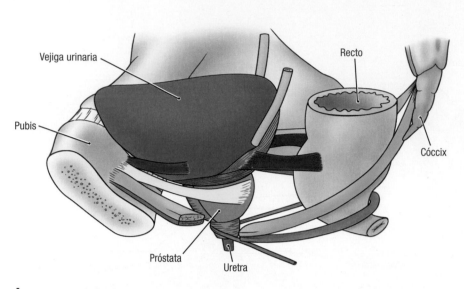

A. Vista lateral, hombre

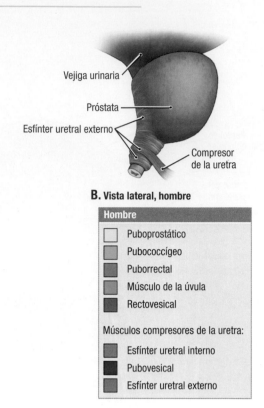

B. Vista lateral, hombre

Hombre
☐ Puboprostático
☐ Pubococcígeo
☐ Puborrectal
☐ Músculo de la úvula
☐ Rectovesical

Músculos compresores de la uretra:

☐ Esfínter uretral interno
☐ Pubovesical
☐ Esfínter uretral externo

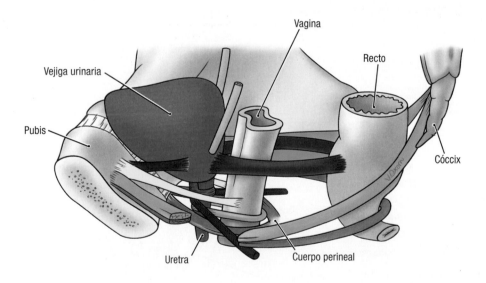

C. Vista lateral, mujer

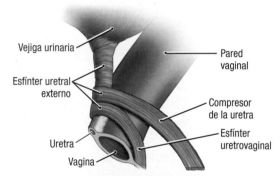
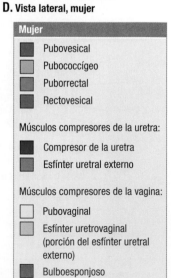

D. Vista lateral, mujer

Mujer
☐ Pubovesical
☐ Pubococcígeo
☐ Puborrectal
☐ Rectovesical

Músculos compresores de la uretra:

☐ Compresor de la uretra
☐ Esfínter uretral externo

Músculos compresores de la vagina:

☐ Pubovaginal
☐ Esfínter uretrovaginal (porción del esfínter uretral externo)
☐ Bulboesponjoso

5-49   **Músculos de sostén y compresores/esfínteres de la pelvis**

A. Hombre. **B.** Esfínteres uretrales masculinos. **C.** Mujer. **D.** Esfínteres uretrales femeninos.

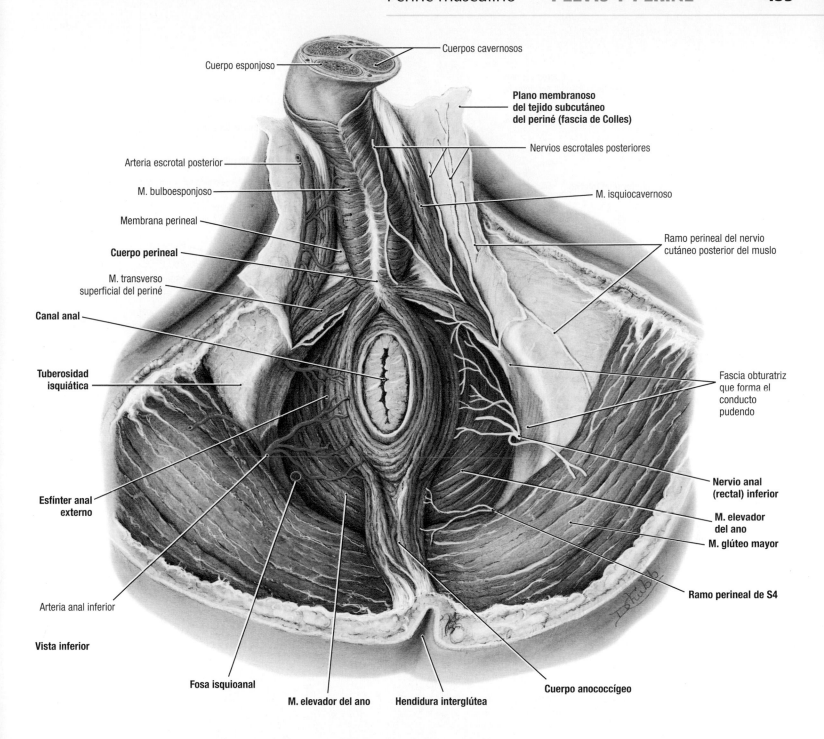

Cuerpos cavernosos

Cuerpo esponjoso

Plano membranoso del tejido subcutáneo del periné (fascia de Colles)

Nervios escrotales posteriores

Arteria escrotal posterior

M. bulboesponjoso

M. isquiocavernoso

Membrana perineal

Ramo perineal del nervio cutáneo posterior del muslo

Cuerpo perineal

M. transverso superficial del periné

Canal anal

Tuberosidad isquiática

Fascia obturatriz que forma el conducto pudendo

Esfínter anal externo

Nervio anal (rectal) inferior

M. elevador del ano

M. glúteo mayor

Arteria anal inferior

Ramo perineal de S4

Vista inferior

Fosa isquioanal

M. elevador del ano

Hendidura interglútea

Cuerpo anococcígeo

Disección del periné masculino I

5-50

Disección superficial.
- El plano tisular membranoso subcutáneo del periné ha sido incidido y reflejado, abriendo el compartimento perineal subcutáneo en el que discurren los nervios cutáneos.
- La membrana perineal está expuesta entre los tres músculos pares del compartimento superficial; aunque no es evidente aquí, los músculos están envueltos individualmente con su fascia.
- El canal anal está rodeado por el esfínter anal externo. Las fibras superficiales del esfínter anclan el canal anal por delante en el cuerpo del periné y por detrás, a través del cuerpo anococcígeo (ligamento), al cóccix y a la piel de la hendidura interglútea.

- Las fosas isquioanales (isquiorrectales), de las que se ha extraído la grasa, se encuentran a cada lado del esfínter anal externo. Las fosas también están limitadas en dirección medial y superior por el elevador del ano, laterales a las tuberosidades isquiáticas y la fascia del obturador interno, posteriores al glúteo mayor que recubre los ligamentos sacrotuberosos. Superior a la membrana perineal, se extiende una incisura anterior de cada fosa isquioanal.
- En la pared lateral de la fosa, el nervio anal (rectal) inferior emerge del conducto pudendo y, con el ramo perineal de S4, inerva el esfínter anal externo voluntario y la piel perianal; la mayoría de las ramificaciones cutáneas han sido retiradas.

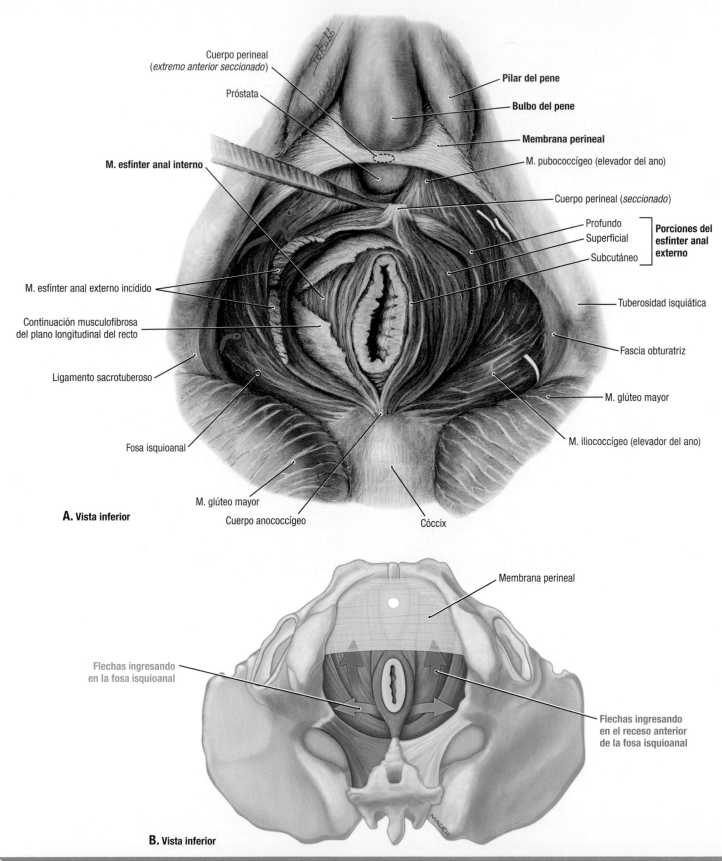

Cuerpo perineal
(*extremo anterior seccionado*)

Próstata

Pilar del pene

Bulbo del pene

Membrana perineal

M. pubococcígeo (elevador del ano)

M. esfínter anal interno

Cuerpo perineal (*seccionado*)

Profundo ⎤
Superficial ⎬ **Porciones del esfínter anal externo**
Subcutáneo ⎦

M. esfínter anal externo incidido

Tuberosidad isquiática

Continuación musculofibrosa del plano longitudinal del recto

Fascia obturatriz

Ligamento sacrotuberoso

M. glúteo mayor

M. iliococcígeo (elevador del ano)

Fosa isquioanal

A. Vista inferior

M. glúteo mayor

Cuerpo anococcígeo

Cóccix

Membrana perineal

Flechas ingresando en la fosa isquioanal

Flechas ingresando en el receso anterior de la fosa isquioanal

B. Vista inferior

5-51   **Disección del periné masculino II**

A. Partes del esfínter anal externo. En el lado izquierdo se han incidido y reflejado las porciones superficial y profunda del esfínter anal externo; se ha seccionado la continuación musculofibrosa subyacente del plano longitudinal externo de la capa muscular del recto para revelar el engrosamiento de la capa circular interna que forma el esfínter anal interno. **B. Relaciones de las fosas isquioanales.**

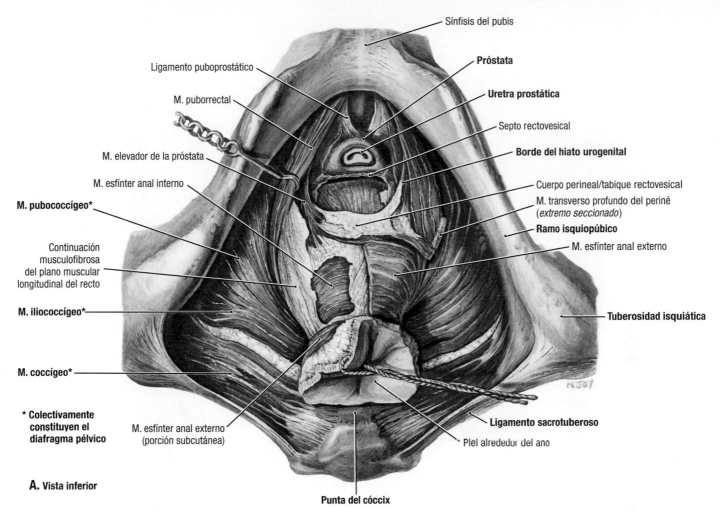

Sínfisis del pubis

Ligamento puboprostático

M. puborrectal

M. elevador de la próstata

M. esfínter anal interno

M. pubococcígeo*

Continuación musculofibrosa del plano muscular longitudinal del recto

M. iliococcígeo*

M. coccígeo*

Próstata

Uretra prostática

Septo rectovesical

Borde del hiato urogenital

Cuerpo perineal/tabique rectovesical

M. transverso profundo del periné (*extremo seccionado*)

Ramo isquiopúbico

M. esfínter anal externo

Tuberosidad isquiática

Ligamento sacrotuberoso

Plel alrededor del ano

* Colectivamente constituyen el diafragma pélvico

M. esfínter anal externo (porción subcutánea)

A. Vista inferior

Punta del cóccix

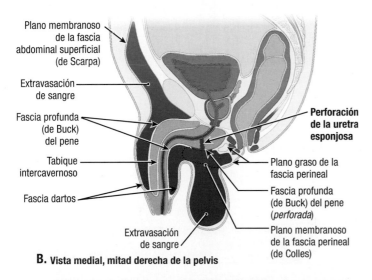

Plano membranoso de la fascia abdominal superficial (de Scarpa)

Extravasación de sangre

Fascia profunda (de Buck) del pene

Tabique intercavernoso

Fascia dartos

Extravasación de sangre

Perforación de la uretra esponjosa

Plano graso de la fascia perineal

Fascia profunda (de Buck) del pene (*perforada*)

Plano membranoso de la fascia perineal (de Colles)

B. Vista medial, mitad derecha de la pelvis

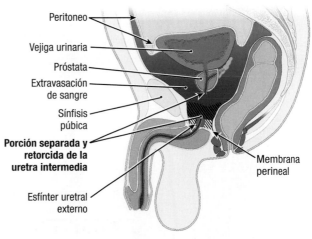

Peritoneo

Vejiga urinaria

Próstata

Extravasación de sangre

Sínfisis púbica

Porción separada y retorcida de la uretra intermedia

Esfínter uretral externo

Membrana perineal

C. Vista medial, mitad derecha de la pelvis

Disección del periné masculino III 5-52

A. Partes del elevador del ano. B. Rotura de la uretra esponjosa en el bulbo del pene. Esto da lugar a la extravasación (paso anormal) de la orina en el compartimento perineal subcutáneo. Las inserciones de la capa membranosa del tejido subcutáneo determinan la dirección y las restricciones del flujo de la orina extravasada. La orina y la sangre pueden pasar en profundidad a las continuaciones de la capa membranosa en el escroto, el pene y la pared abdominal inferior. La orina no puede pasar

en dirección lateral e inferior a los muslos porque el plano membranoso se fusiona con la fascia lata o posteriormente al triángulo anal debido a la continuidad con la membrana perineal y el cuerpo perineal. **C. Rotura de la porción intermedia de la uretra.** Esto provoca la extravasación de orina y sangre en el compartimento perineal profundo. El líquido puede pasar en dirección superior a través del hiato urogenital y distribuirse fuera del peritoneo alrededor de la próstata y la vejiga.

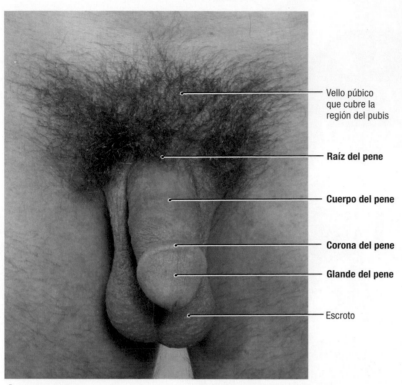

A. Vista anterior

Vello púbico que cubre la región del pubis

Raíz del pene

Cuerpo del pene

Corona del pene

Glande del pene

Escroto

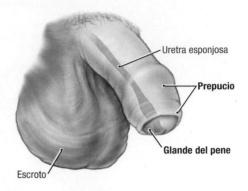

Uretra esponjosa

Prepucio

Glande del pene

Escroto

B. Vista anterolateral derecha

Orificio uretral externo

Glande del pene

Frenillo del prepucio

Fosa navicular

Uretra lacunar

Orificios de las glándulas uretrales

Cuerpo esponjoso del pene

Uretra esponjosa (peneana)

Piel

D. Cara uretral del pene distal

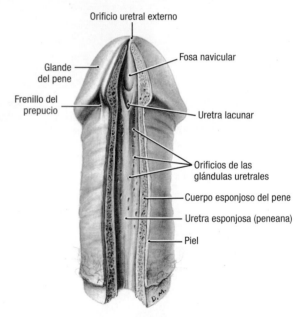

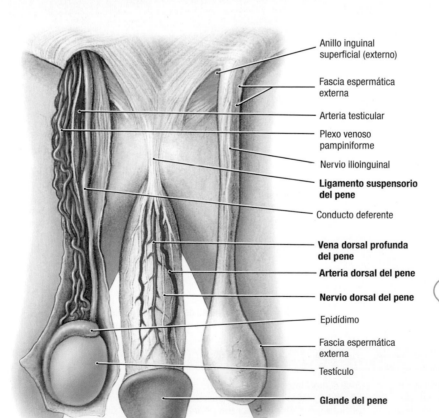

Anillo inguinal superficial (externo)

Fascia espermática externa

Arteria testicular

Plexo venoso pampiniforme

Nervio ilioinguinal

Ligamento suspensorio del pene

Conducto deferente

Vena dorsal profunda del pene

Arteria dorsal del pene

Nervio dorsal del pene

Epidídimo

Fascia espermática externa

Testículo

Glande del pene

C. Vista anterior

5-53   **Glande, prepucio y haz neurovascular del pene**

A. Anatomía de superficie, pene circuncidado.
B. Pene incircunciso. C. Vasos y nervios del pene y contenido del cordón espermático. Las fascias superficial y profunda que cubren el pene han sido retiradas para exponer la vena dorsal profunda de la línea media y las arterias y nervios dorsales bilaterales del pene. **D. Uretra esponjosa, interior.** Se realizó una incisión longitudinal en la superficie uretral del pene y se profundizó a través del piso de la uretra, permitiendo ver la superficie dorsal del interior de la uretra.

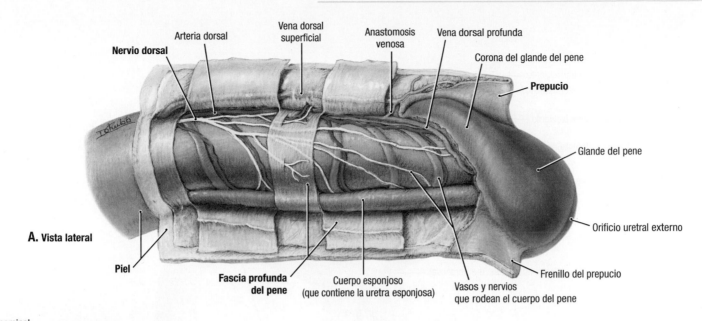

Nervio dorsal
Arteria dorsal
Vena dorsal superficial
Anastomosis venosa
Vena dorsal profunda
Corona del glande del pene
Prepucio
Glande del pene
Orificio uretral externo
Frenillo del prepucio
Vasos y nervios que rodean el cuerpo del pene
Cuerpo esponjoso (que contiene la uretra esponjosa)
Fascia profunda del pene
Piel
A. Vista lateral

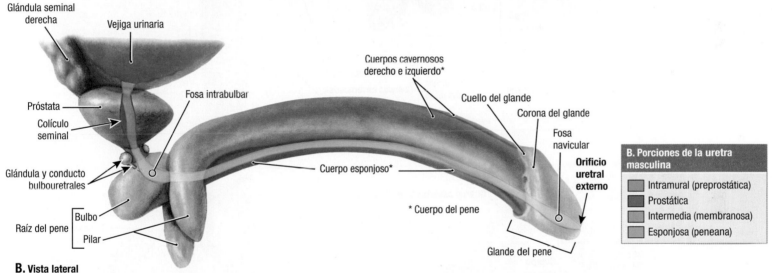

Glándula seminal derecha
Vejiga urinaria
Cuerpos cavernosos derecho e izquierdo*
Cuello del glande
Corona del glande
Fosa navicular
Orificio uretral externo
Próstata
Colículo seminal
Fosa intrabulbar
Cuerpo esponjoso*
Glándula y conducto bulbouretrales
Bulbo
Pilar
Raíz del pene
* Cuerpo del pene
Glande del pene
B. Vista lateral

B. Porciones de la uretra masculina	
	Intramural (preprostática)
	Prostática
	Intermedia (membranosa)
	Esponjosa (peneana)

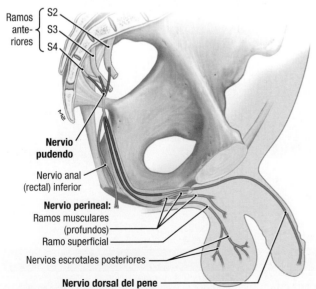

Ramos anteriores
S2
S3
S4
Nervio pudendo
Nervio anal (rectal) inferior
Nervio perineal:
Ramos musculares (profundos)
Ramo superficial
Nervios escrotales posteriores
Nervio dorsal del pene
C. Vista medial, mitad izquierda de la pelvis masculina

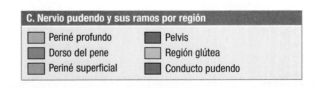

C. Nervio pudendo y sus ramos por región	
Periné profundo	Pelvis
Dorso del pene	Región glútea
Periné superficial	Conducto pudendo

Uretra, planos y nervios del pene   5-54

A. Disección. La piel, el tejido subcutáneo y las fascias profundas del pene y el prepucio se han reflejado por separado. **B. Porciones de la uretra masculina. C. Distribución del nervio pudendo, hemipelvis derecha.** Se muestran cinco regiones atravesadas por el nervio.

Un prepucio no circuncidado cubre la totalidad o la mayor parte del glande del pene. El prepucio suele ser lo suficientemente elástico como para permitir su retracción sobre el glande. En algunos varones está tenso y no puede retraerse fácilmente (fimosis), si es que lo hace. Las secreciones (esmegma) pueden acumularse en el saco prepucial, situado entre el glande y el prepucio, causando irritación. La **circuncisión** deja al descubierto la mayor parte, o la totalidad, del glande.

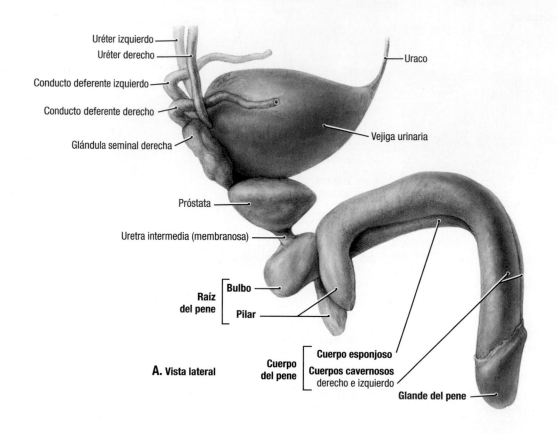

Uréter izquierdo
Uréter derecho
Conducto deferente izquierdo
Conducto deferente derecho
Glándula seminal derecha

Uraco
Vejiga urinaria

Próstata

Uretra intermedia (membranosa)

Raíz del pene [**Bulbo** **Pilar**]

Cuerpo del pene [**Cuerpo esponjoso** **Cuerpos cavernosos** derecho e izquierdo]

Glande del pene

A. Vista lateral

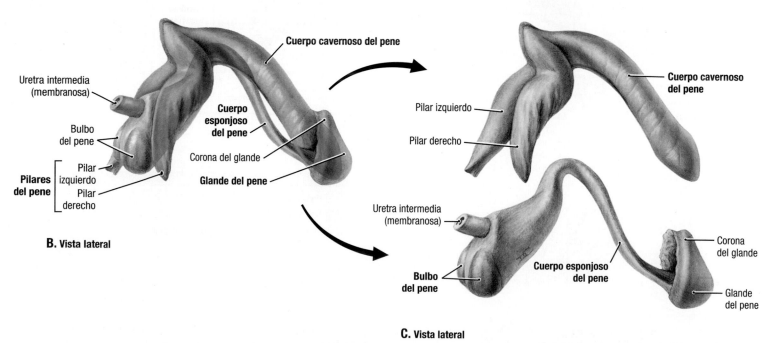

Cuerpo cavernoso del pene

Uretra intermedia (membranosa)

Bulbo del pene

Pilares del pene [Pilar izquierdo Pilar derecho]

Cuerpo esponjoso del pene

Corona del glande

Glande del pene

B. Vista lateral

Pilar izquierdo

Pilar derecho

Cuerpo cavernoso del pene

Uretra intermedia (membranosa)

Bulbo del pene

Cuerpo esponjoso del pene

Corona del glande

Glande del pene

C. Vista lateral

Sistema urogenital masculino, cuerpos eréctiles

A. Componentes pélvicos de las vías genitales y urinarias, cuerpos eréctiles del periné. B. Disección de los cuerpos eréctiles masculinos (cuerpos cavernosos y cuerpos esponjosos). C. Cuerpo esponjoso y cuerpos cavernosos, separados. Los cuerpos eréctiles se han reflejado en el sitio en el que el pene está suspendido por el ligamento suspensorio del pene desde la sínfisis del pubis. El cuerpo esponjoso se extiende posteriormente como el bulbo del pene y termina anteriormente como el glande.

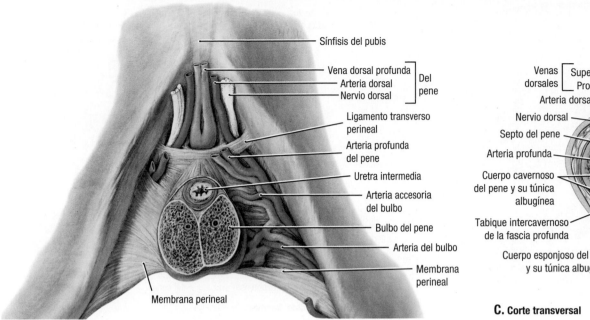

A. Vista anteroinferior

Síntisis del pubis
Vena dorsal profunda ⎤
Arteria dorsal ⎬ Del pene
Nervio dorsal ⎦
Ligamento transverso perineal
Arteria profunda del pene
Uretra intermedia
Arteria accesoria del bulbo
Bulbo del pene
Arteria del bulbo
Membrana perineal
Membrana perineal

DORSO

Piel
Venas dorsales ⎡ Superficial
⎣ Profunda
Arteria dorsal
Nervio dorsal
Septo del pene
Arteria profunda
Cuerpo cavernoso del pene y su túnica albugínea
Tabique intercavernoso de la fascia profunda
Cuerpo esponjoso del pene y su túnica albugínea
Tejido subcutáneo (fascia de Colles)
Fascia profunda
Uretra esponjosa (peneana)

SUPERFICIE URETRAL

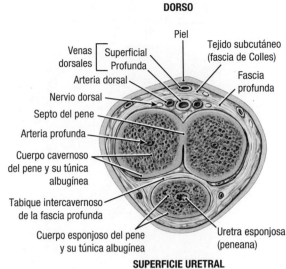

C. Corte transversal

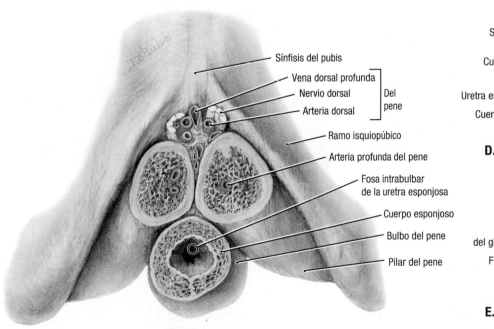

B. Vista anteroinferior

Síntisis del pubis
Vena dorsal profunda
Nervio dorsal ⎬ Del pene
Arteria dorsal
Ramo isquiopúbico
Arteria profunda del pene
Fosa intrabulbar de la uretra esponjosa
Cuerpo esponjoso
Bulbo del pene
Pilar del pene

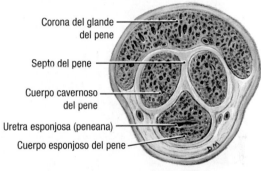

Corona del glande del pene
Septo del pene
Cuerpo cavernoso del pene
Uretra esponjosa (peneana)
Cuerpo esponjoso del pene

D. Corte transversal

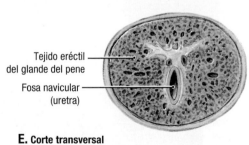

Tejido eréctil del glande del pene
Fosa navicular (uretra)

E. Corte transversal

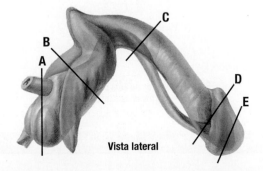

Vista lateral

Cortes transversales del pene 5-56

A. Corte transversal a través del bulbo del pene con los pilares extirpados. El bulbo ha sido cortado posterior a la entrada de la uretra intermedia. En el lado izquierdo, la membrana perineal se ha retirado parcialmente abriendo el compartimento perineal profundo. **B. Pilar y bulbo del pene seccionados oblicuamente.** La uretra esponjosa se dilata dentro del bulbo del pene. **C. Corte transversal a través del cuerpo del pene. D. Corte transversal a través de la porción inicial del glande del pene. E. Corte transversal a través de la porción terminal del glande del pene.**

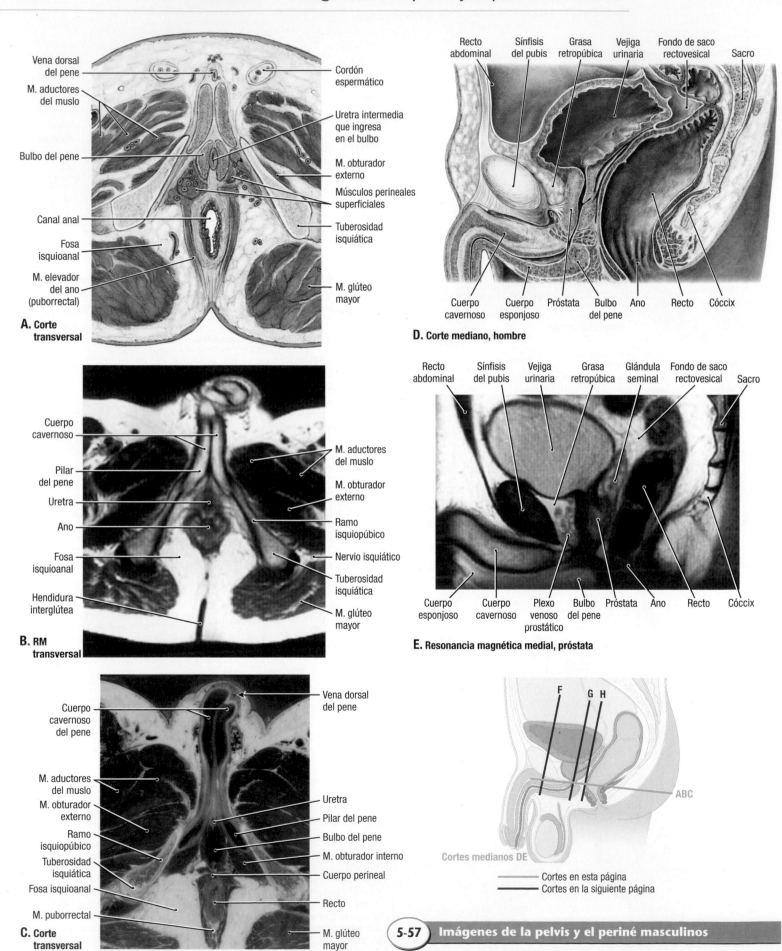

Vena dorsal del pene

M. aductores del muslo

Bulbo del pene

Canal anal

Fosa isquioanal

M. elevador del ano (puborrectal)

Cordón espermático

Uretra intermedia que ingresa en el bulbo

M. obturador externo

Músculos perineales superficiales

Tuberosidad isquiática

M. glúteo mayor

A. Corte transversal

Cuerpo cavernoso

Pilar del pene

Uretra

Ano

Fosa isquioanal

Hendidura interglútea

M. aductores del muslo

M. obturador externo

Ramo isquiopúbico

Nervio isquiático

Tuberosidad isquiática

M. glúteo mayor

B. RM transversal

Cuerpo cavernoso del pene

M. aductores del muslo

M. obturador externo

Ramo isquiopúbico

Tuberosidad isquiática

Fosa isquioanal

M. puborrectal

Vena dorsal del pene

Uretra

Pilar del pene

Bulbo del pene

M. obturador interno

Cuerpo perineal

Recto

M. glúteo mayor

C. Corte transversal

Recto abdominal

Sínfisis del pubis

Grasa retropúbica

Vejiga urinaria

Fondo de saco rectovesical

Sacro

Cuerpo cavernoso

Cuerpo esponjoso

Próstata

Bulbo del pene

Ano

Recto

Cóccix

D. Corte mediano, hombre

Recto abdominal

Sínfisis del pubis

Vejiga urinaria

Grasa retropúbica

Glándula seminal

Fondo de saco rectovesical

Sacro

Cuerpo esponjoso

Cuerpo cavernoso

Plexo venoso prostático

Bulbo del pene

Próstata

Ano

Recto

Cóccix

E. Resonancia magnética medial, próstata

F G H

ABC

Cortes medianos DE

Cortes en esta página
Cortes en la siguiente página

5-57 Imágenes de la pelvis y el periné masculinos

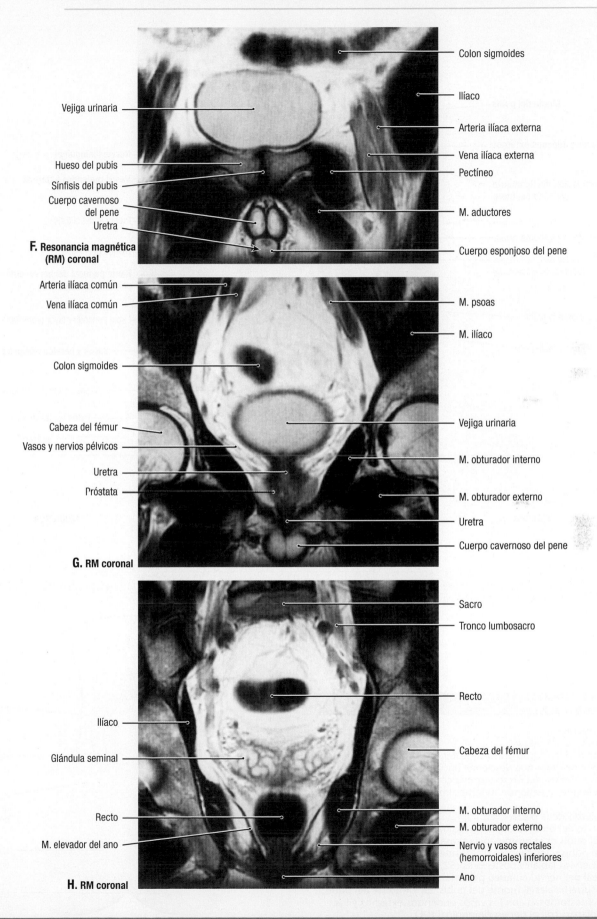

Colon sigmoides

Ilíaco

Arteria ilíaca externa

Vena ilíaca externa

Pectíneo

M. aductores

Cuerpo esponjoso del pene

Vejiga urinaria

Hueso del pubis

Sínfisis del pubis

Cuerpo cavernoso del pene

Uretra

F. Resonancia magnética (RM) coronal

Arteria ilíaca común

Vena ilíaca común

M. psoas

M. ilíaco

Colon sigmoides

Cabeza del fémur

Vasos y nervios pélvicos

Uretra

Próstata

Vejiga urinaria

M. obturador interno

M. obturador externo

Uretra

Cuerpo cavernoso del pene

G. RM coronal

Sacro

Tronco lumbosacro

Recto

Ilíaco

Glándula seminal

Cabeza del fémur

Recto

M. elevador del ano

M. obturador interno

M. obturador externo

Nervio y vasos rectales (hemorroidales) inferiores

Ano

H. RM coronal

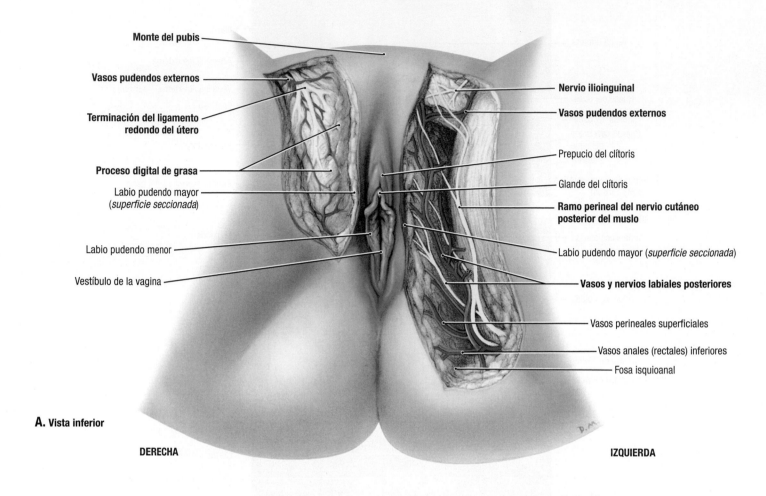

Monte del pubis

Vasos pudendos externos

Terminación del ligamento redondo del útero

Proceso digital de grasa

Labio pudendo mayor (*superficie seccionada*)

Labio pudendo menor

Vestíbulo de la vagina

Nervio ilioinguinal

Vasos pudendos externos

Prepucio del clítoris

Glande del clítoris

Ramo perineal del nervio cutáneo posterior del muslo

Labio pudendo mayor (*superficie seccionada*)

Vasos y nervios labiales posteriores

Vasos perineales superficiales

Vasos anales (rectales) inferiores

Fosa isquioanal

A. Vista inferior

DERECHA

IZQUIERDA

5-58   **Periné femenino I**

A. Disección superficial.
En el lado derecho de la pieza:
- En la profundidad del tejido graso subcutáneo se encuentra un largo proceso digital de grasa que desciende hacia el labio pudendo mayor.
- El ligamento redondo del útero termina como una banda ramificada de fascia que se extiende superficialmente respecto al proceso digital graso.

En el lado izquierdo de la pieza:
- La mayor parte del proceso digital graso ha sido retirada.
- El monte del pubis es la prominencia grasa redondeada superficial a la sínfisis del pubis y los cuerpos de los huesos del pubis.
- Los vasos y nervios labiales posteriores (S2, S3) están unidos por el ramo perineal del nervio cutáneo posterior del muslo (S1, S2, S3) y discurren superficiales al monte del pubis. En el monte del pubis, los vasos se anastomosan con los vasos pudendos externos y los nervios se solapan con el nervio ilioinguinal (L1).

B. Zonas de inervación cutánea.

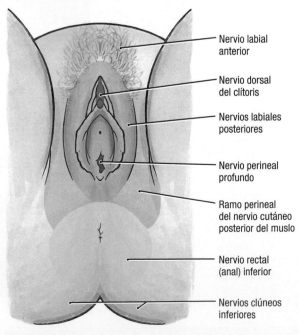

Nervio labial anterior

Nervio dorsal del clítoris

Nervios labiales posteriores

Nervio perineal profundo

Ramo perineal del nervio cutáneo posterior del muslo

Nervio rectal (anal) inferior

Nervios clúneos inferiores

B. Vista inferior

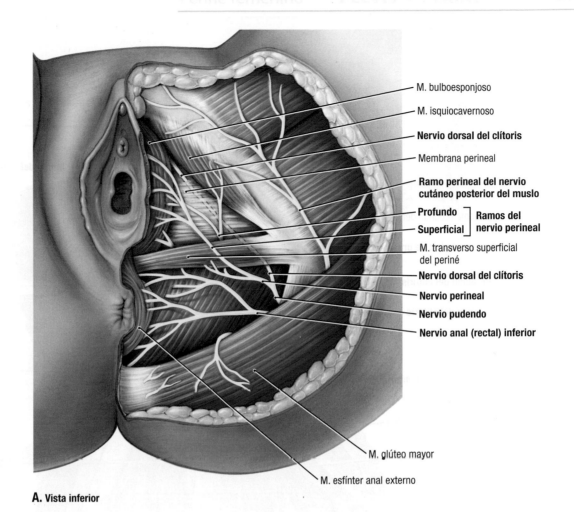

M. bulboesponjoso

M. isquiocavernoso

Nervio dorsal del clítoris

Membrana perineal

Ramo perineal del nervio cutáneo posterior del muslo

Profundo ⎤ **Ramos del**
Superficial ⎦ **nervio perineal**

M. transverso superficial del periné

Nervio dorsal del clítoris

Nervio perineal

Nervio pudendo

Nervio anal (rectal) inferior

M. glúteo mayor

M. esfínter anal externo

A. Vista inferior

Sitio para el bloqueo del nervio ilioinguinal

Ramo perineal del nervio cutáneo posterior del muslo

Espina isquiática (sitio para el bloqueo del nervio pudendo)

Ligamento sacroespinoso

Nervio pudendo

B. Vista inferior (posición de litotomía)

Inervación del periné femenino 5-59

A. Disección de los nervios perineales. La cara anterior del periné es inervada por los nervios labiales anteriores, derivados del nervio ilioinguinal y del ramo genital del nervio genitofemoral. El nervio pudendo es el nervio principal del periné. Los nervios labiales posteriores, derivados del nervio perineal superficial, inervan la mayor parte de los pudendos. El perineal profundo inerva el orificio de la vagina y los músculos perineales superficiales; el dorsal del clítoris inerva los músculos perineales profundos y recibe la sensibilidad del clítoris. El nervio anal inferior (rectal), también procedente del nervio pudendo, inerva el esfínter anal externo y la piel perianal. El periné lateral es inervado por el ramo perineal del nervio cutáneo posterior del muslo.
B. Anestesia mediante bloqueo del nervio pudendo. Para aliviar el dolor que se experimenta durante el parto, se puede realizar una **anestesia por bloqueo del nervio pudendo** inyectando un anestésico local en el tejido que rodea el nervio pudendo, cerca de la espina isquiática. El bloqueo del nervio pudendo no suprime la sensibilidad de las porciones anterior y lateral del periné. Por lo tanto, puede ser necesario realizar también un **bloqueo anestésico del ramo ilioinguinal o perineal del nervio cutáneo posterior del muslo** (o de ambos).

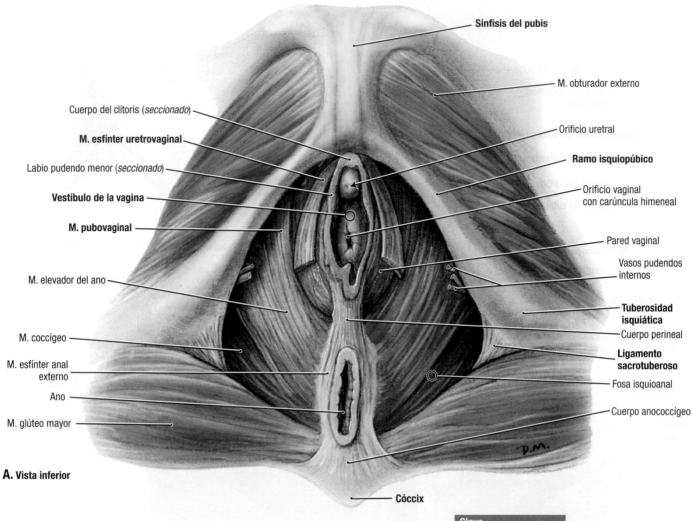

Síphisis del pubis

M. obturador externo

Cuerpo del clítoris (*seccionado*)

Orificio uretral

M. esfínter uretrovaginal

Ramo isquiopúbico

Labio pudendo menor (*seccionado*)

Orificio vaginal
con carúncula himeneal

Vestíbulo de la vagina

M. pubovaginal

Pared vaginal

Vasos pudendos
internos

M. elevador del ano

**Tuberosidad
isquiática**

M. coccígeo

Cuerpo perineal

M. esfínter anal
externo

**Ligamento
sacrotuberoso**

Ano

Fosa isquioanal

M. glúteo mayor

Cuerpo anococcígeo

A. Vista inferior

Cóccix

Clave	
	Triángulo urogenital
	Triángulo anal

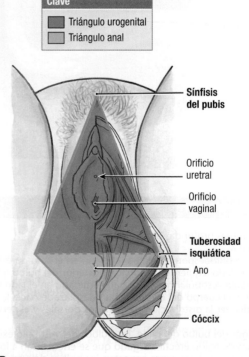

Síphisis
del pubis

Orificio
uretral

Orificio
vaginal

**Tuberosidad
isquiática**

Ano

Cóccix

B. Vista inferior

5-62   **Periné femenino IV**

A. Compartimento perineal profundo. Se han eliminado la membrana perineal y el músculo liso que, en términos de posición, corresponden al músculo perineal transverso profundo en el varón.
- La parte más anterior y medial del músculo elevador del ano, el pubovaginal, pasa por detrás del orificio vaginal.
- El esfínter uretrovaginal, parte del esfínter uretral externo de la mujer, se apoya en la uretra y se sitúa a caballo de la vagina.
- Los labios menores (seccionados aquí) delimitan el vestíbulo de la vagina.

B. Triángulos urogenitales y anales. Los límites osteoligamentosos del periné en forma de diamante son la sínfisis del pubis, las ramas isquiopúbicas, las tuberosidades isquiáticas, los ligamentos sacrotuberosos y el cóccix. Para efectos descriptivos, una línea transversal que une las tuberosidades isquiáticas subdivide el diamante en los triángulos urogenital y anal.

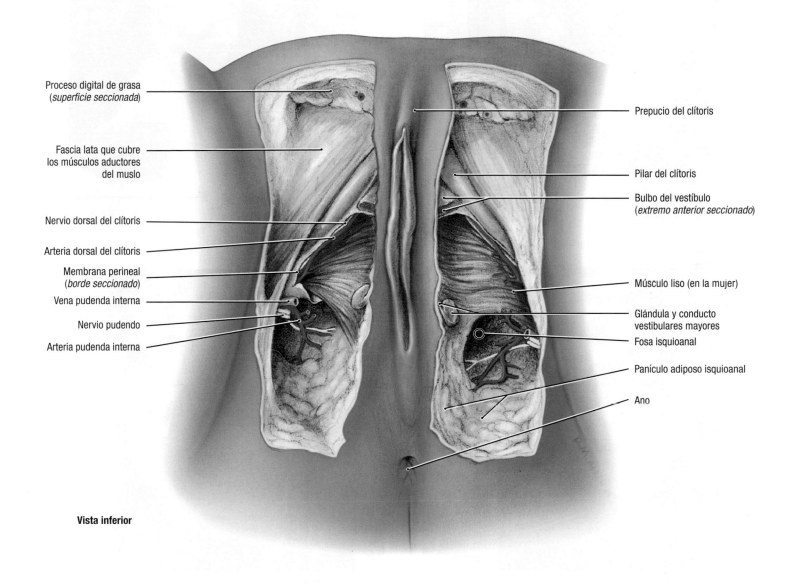

Proceso digital de grasa
(*superficie seccionada*)

Fascia lata que cubre
los músculos aductores
del muslo

Nervio dorsal del clítoris

Arteria dorsal del clítoris

Membrana perineal
(*borde seccionado*)

Vena pudenda interna

Nervio pudendo

Arteria pudenda interna

Prepucio del clítoris

Pilar del clítoris

Bulbo del vestíbulo
(*extremo anterior seccionado*)

Músculo liso (en la mujer)

Glándula y conducto
vestibulares mayores

Fosa isquioanal

Panículo adiposo isquioanal

Ano

Vista inferior

Periné femenino V

5-63

Esta es una disección diferente a la de la serie anterior, con la vulva sin disecar centralmente pero el periné disecado en profundidad a cada lado. Aunque la mayor parte de la membrana perineal y los bulbos del vestíbulo han sido retirados, se han dejado en su sitio las glándulas vestibulares mayores (estructuras del compartimento perineal superficial). El desarrollo y la extensión del plano de músculo liso (que corresponde en términos de posición a los músculos perineales profundos voluntarios del varón) son muy variables, siendo relativamente extensa en este caso, mezclándose centralmente con las fibras voluntarias del esfínter uretral externo y el cuerpo perineal.

Las glándulas vestibulares mayores no suelen ser palpables, pero lo son cuando están infectadas. La oclusión del conducto de la glándula vestibular puede predisponer a la paciente a la **infección de la glándula vestibular**. La glándula es el sitio o el origen de la mayoría de los **adenocarcinomas** (cánceres) **vulvares**. La **bartolinitis**, inflamación de las glándulas vestibulares mayores (de Bartolino), puede deberse a varios microorganismos patógenos. Las glándulas infectadas pueden agrandarse hasta alcanzar un diámetro de 4-5 cm e incidir sobre la pared del recto. La oclusión del conducto de la glándula vestibular, sin infección, puede dar lugar a la acumulación de mucina (**quiste de Bartolino**).

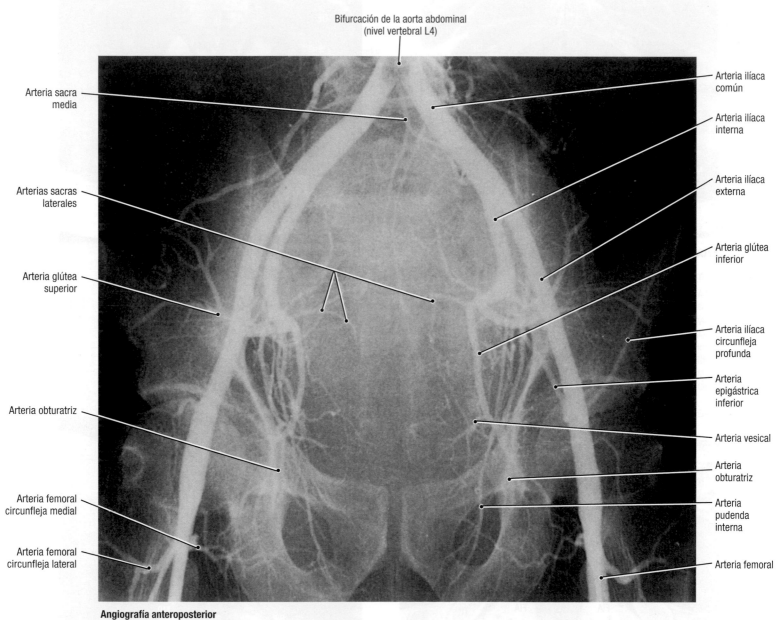

Bifurcación de la aorta abdominal
(nivel vertebral L4)

Arteria sacra media

Arterias sacras laterales

Arteria glútea superior

Arteria obturatriz

Arteria femoral circunfleja medial

Arteria femoral circunfleja lateral

Arteria ilíaca común

Arteria ilíaca interna

Arteria ilíaca externa

Arteria glútea inferior

Arteria ilíaca circunfleja profunda

Arteria epigástrica inferior

Arteria vesical

Arteria obturatriz

Arteria pudenda interna

Arteria femoral

Angiografía anteroposterior

5-65 Angiografía pélvica

El colorante radiopaco liberado en la aorta de este paciente varón entró en las ramas de las arterias ilíacas externas e internas en el momento en el que se realizó esta radiografía.

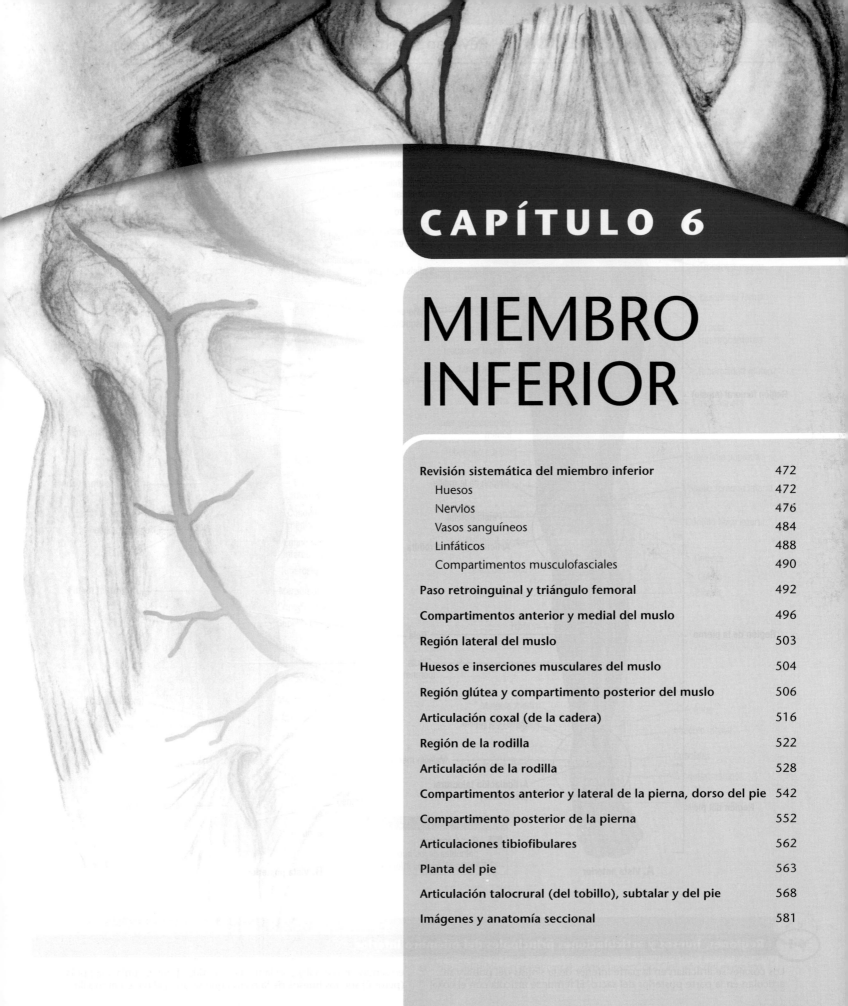

CAPÍTULO 6

MIEMBRO INFERIOR

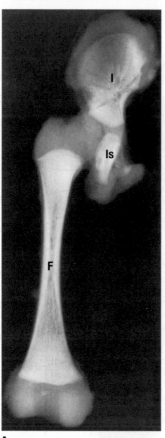

A. Radiografía anteroposterior

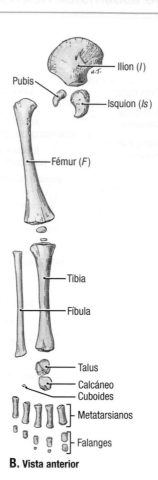

Ilion (*I*)

Pubis

Isquion (*Is*)

Fémur (*F*)

Tibia

Fíbula

Talus

Calcáneo

Cuboides

Metatarsianos

Falanges

B. Vista anterior

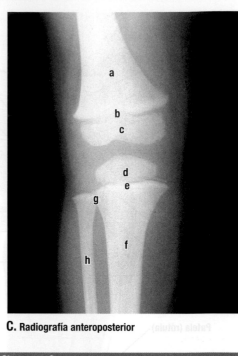

C. Radiografía anteroposterior

Clave para C

Fémur:	Tibia:	g Articulación
a Diáfisis	d Epífisis	tibiofibular
b Placa	e Placa	proximal
epifisaria	epifisaria	Fíbula:
c Epífisis	f Diáfisis	h Diáfisis

6-3 Desarrollo posnatal de los miembros inferiores

A y **C. Piezas normales *post mortem* de recién nacidos.** Componentes óseos (*blanco*) y cartilaginosos (*gris*). **B. Porciones osificadas de los huesos del miembro inferior al nacer.** El coxal puede dividirse en tres partes principales: ilion, isquion y pubis. Las diáfisis (cuerpos) de los huesos largos están bien osificadas. Algunas epífisis (placas de crecimiento) y huesos del tarso han comenzado a osificarse. **D. Pie en los niños de 4 años.**

Luxación de la epífisis de la cabeza del fémur. En los niños mayores y los adolescentes (de 10-17 años), la epífisis de la cabeza femoral puede desprenderse del cuello femoral debido a una debilidad de la placa epifisaria. Esta lesión puede ser causada por un traumatismo agudo o por microtraumatismos repetitivos que ejercen una mayor tensión de cizallamiento sobre la epífisis, en especial con la abducción y la rotación lateral.

Fracturas que afectan las placas epifisarias. El centro de osificación primario del extremo superior de la tibia aparece poco después del nacimiento y se une a la diáfisis de la tibia durante la adolescencia (normalmente entre los 16 y los 18 años). Las fracturas de tibia en los niños son más graves si afectan las placas epifisarias, ya que pueden poner en peligro el crecimiento normal del hueso. La alteración de la placa epifisaria en la tuberosidad tibial puede causar inflamación de la tuberosidad y dolor crónico recurrente durante la adolescencia (enfermedad de Osgood-Schlatter), en especial en los atletas jóvenes.

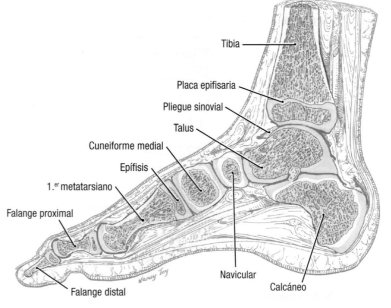

Tibia

Placa epifisaria

Pliegue sinovial

Talus

Cuneiforme medial

Epífisis

1.er metatarsiano

Falange proximal

Falange distal

Navicular

Calcáneo

D. Corte sagital

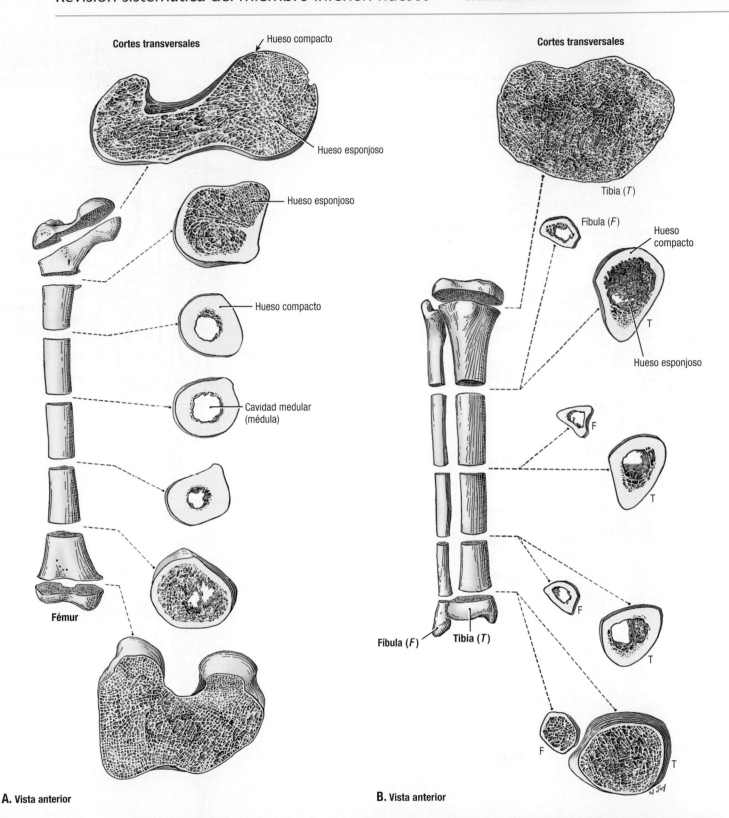

Cortes transversales

Hueso compacto

Hueso esponjoso

Hueso esponjoso

Hueso compacto

Cavidad medular (médula)

Fémur

A. Vista anterior

Cortes transversales

Tibia (*T*)

Fíbula (*F*)

Hueso compacto

T

Hueso esponjoso

F

T

Fíbula (*F*) Tibia (*T*)

F

T

F T

B. Vista anterior

Cortes transversales a través del fémur, la tibia y la fíbula (peroné)

6-4

A. Fémur. B. Tibia y fíbula (peroné). Obsérvese la diferencia de grosor entre el hueso compacto y el esponjoso y la anchura de la cavidad medular (médula). Los huesos compactos y esponjosos se diferencian por la cantidad relativa de materia sólida y por el número y tamaño de los espacios que contienen. Todos los huesos tienen una fina capa superficial de hueso compacto alrededor de una masa central de hueso esponjoso, excepto cuando esta última está sustituida por la cavidad medular. Dentro de la cavidad medular de los huesos adultos y entre las trabéculas (espículas) del hueso esponjoso, se encuentra la médula ósea amarilla (grasa) o roja (formadora de células sanguíneas y plaquetas). Esto es importante para las resonancias magnéticas, donde el hueso compacto se observa como una fina línea negra alrededor del hueso esponjoso más blanco con su abundante médula grasa.

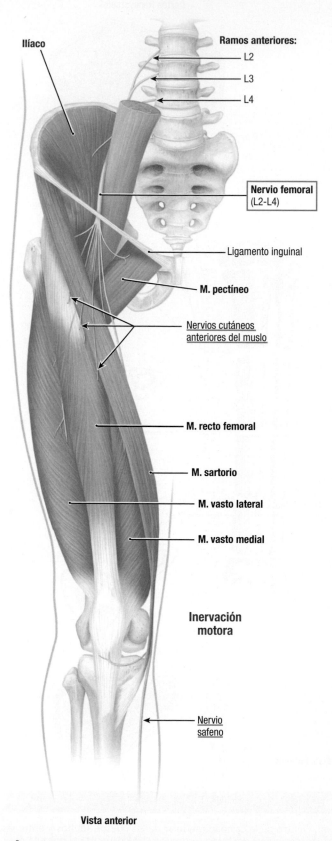

Ilíaco

Ramos anteriores:
L2
L3
L4

Nervio femoral
(L2-L4)

Ligamento inguinal

M. pectíneo

Nervios cutáneos
anteriores del muslo

M. recto femoral

M. sartorio

M. vasto lateral

M. vasto medial

Inervación
motora

Nervio
safeno

Vista anterior

A

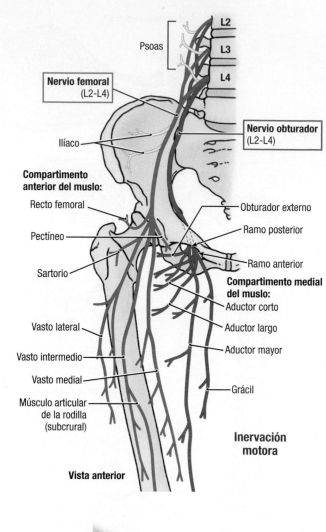

Psoas

L2
L3
L4

Nervio femoral
(L2-L4)

Ilíaco

Nervio obturador
(L2-L4)

Compartimento
anterior del muslo:

Recto femoral

Obturador externo

Pectíneo

Ramo posterior

Ramo anterior

Sartorio

Compartimento medial
del muslo:
Aductor corto

Vasto lateral

Aductor largo

Vasto intermedio

Aductor mayor

Vasto medial

Músculo articular
de la rodilla
(subcrural)

Grácil

Inervación
motora

Vista anterior

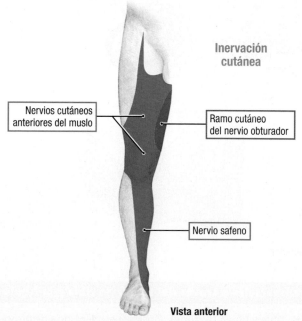

Inervación
cutánea

Nervios cutáneos
anteriores del muslo

Ramo cutáneo
del nervio obturador

Nervio safeno

Vista anterior

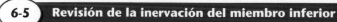

A. Nervio femoral.

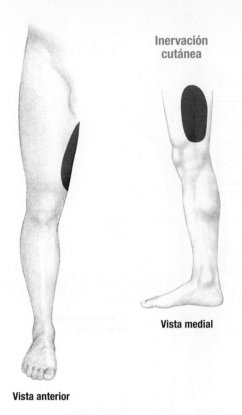

Inervación cutánea

Vista medial

Vista anterior

Inervación motora

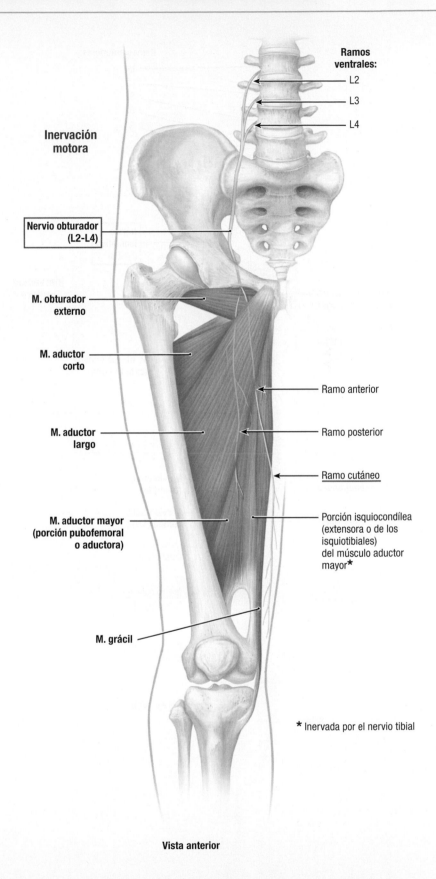

Ramos ventrales:
L2
L3
L4

Nervio obturador (L2-L4)

M. obturador externo

M. aductor corto

Ramo anterior

M. aductor largo

Ramo posterior

Ramo cutáneo

M. aductor mayor (porción pubofemoral o aductora)

Porción isquiocondílea (extensora o de los isquiotibiales) del músculo aductor mayor*

M. grácil

* Inervada por el nervio tibial

Vista anterior

Lesión del nervio femoral

Afección:
- Lesión debida a un traumatismo en el triángulo femoral; fractura de la pelvis.
- La flexión de la cadera está debilitada, se pierde la extensión de la rodilla, hay pérdida sensitiva sobre la cara anterior del muslo y medial de la pierna y pérdida del reflejo patelar.

Lesión del nervio obturador

Afección:
- Lesión (inusual) debida a la luxación anterior de la cadera; prostatectomía radical retropúbica.
- Pérdida de la aducción de la cadera, pérdida variable de la sensibilidad en la cara medial del muslo.

B

B. Nervio obturador.

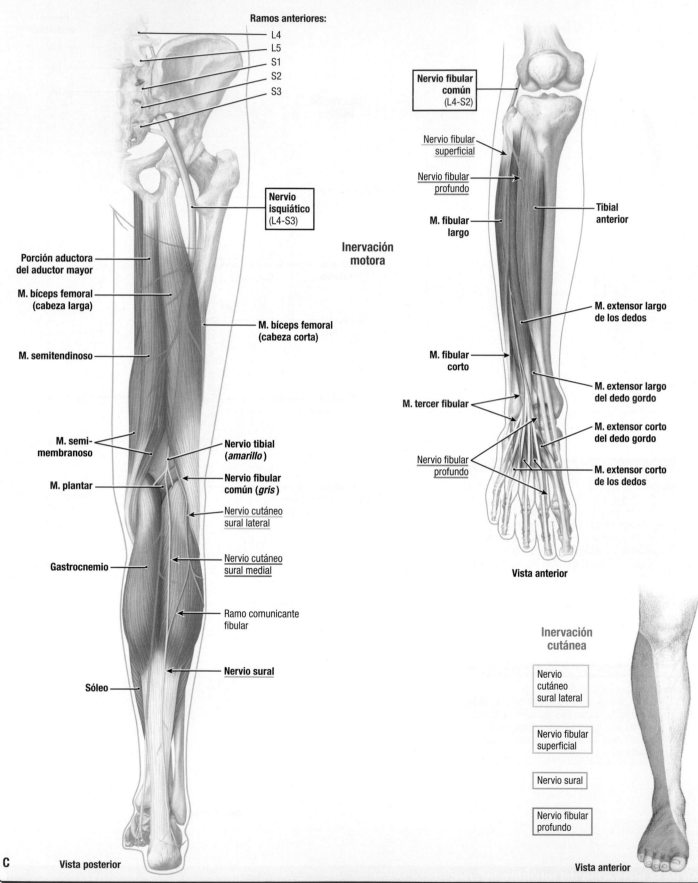

Ramos anteriores:
- L4
- L5
- S1
- S2
- S3

Nervio isquiático (L4-S3)

Porción aductora del aductor mayor

M. bíceps femoral (cabeza larga)

M. semitendinoso

M. semimembranoso

M. plantar

Gastrocnemio

Sóleo

M. bíceps femoral (cabeza corta)

Inervación motora

Nervio tibial (*amarillo*)

Nervio fibular común (*gris*)

Nervio cutáneo sural lateral

Nervio cutáneo sural medial

Ramo comunicante fibular

Nervio sural

C   **Vista posterior**

Nervio fibular común (L4-S2)

Nervio fibular superficial

Nervio fibular profundo

Tibial anterior

M. fibular largo

M. extensor largo de los dedos

M. fibular corto

M. extensor largo del dedo gordo

M. tercer fibular

M. extensor corto del dedo gordo

Nervio fibular profundo

M. extensor corto de los dedos

Vista anterior

Inervación cutánea

Nervio cutáneo sural lateral

Nervio fibular superficial

Nervio sural

Nervio fibular profundo

Vista anterior

6-5   **Revisión de la inervación del miembro inferior** (*continuación*)

C. Nervios isquiático y fibular común.

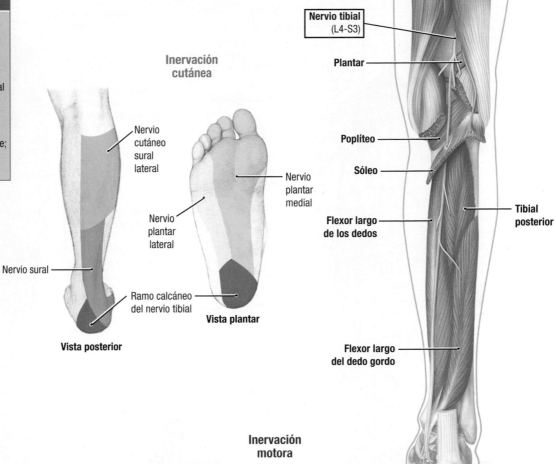

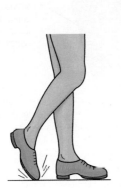

Lesión del nervio fibular común

Afectación:
- Lesión por golpe en la cara lateral de la pierna; fractura del cuello de la fíbula.
- Se pierde la eversión y la dorsiflexión del pie y la extensión de los dedos, pérdida sensitiva en la cara anterolateral de la pierna y el dorso del pie.

Manifestación:
El paciente acude a consulta por flexión plantar («caída del pie») e inversión del pie; no se puede parar sobre los talones («pie atáxico»).

Inervación
cutánea

Nervio tibial
(L4-S3)

Plantar

Nervio
cutáneo
sural
lateral

Nervio
plantar
medial

Poplíteo

Sóleo

Nervio
plantar
lateral

Flexor largo
de los dedos

Tibial
posterior

Nervio sural

Ramo calcáneo
del nervio tibial

Vista plantar

Flexor largo
del dedo gordo

Vista posterior

Inervación
motora

Vista posterior

Lesión del nervio tibial en la fosa poplítea

Afectación:
- Traumatismo en la fosa poplítea.
- La inversión del pie está debilitada, se pierde la flexión plantar, hay pérdida de la sensibilidad de la planta del pie.

Manifestación:
El paciente acude a consulta con el pie en dorsiflexión y evertido; no puede pararse de puntillas.

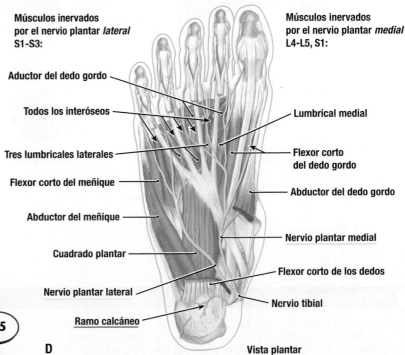

**Músculos inervados
por el nervio plantar *lateral*
S1-S3:**

**Músculos inervados
por el nervio plantar *medial*
L4-L5, S1:**

Aductor del dedo gordo

Todos los interóseos

Lumbrical medial

Tres lumbricales laterales

**Flexor corto
del dedo gordo**

Flexor corto del meñique

Abductor del dedo gordo

Abductor del meñique

Nervio plantar medial

Cuadrado plantar

Flexor corto de los dedos

Nervio plantar lateral

Nervio tibial

Ramo calcáneo

Vista plantar

D. Nervio tibial.

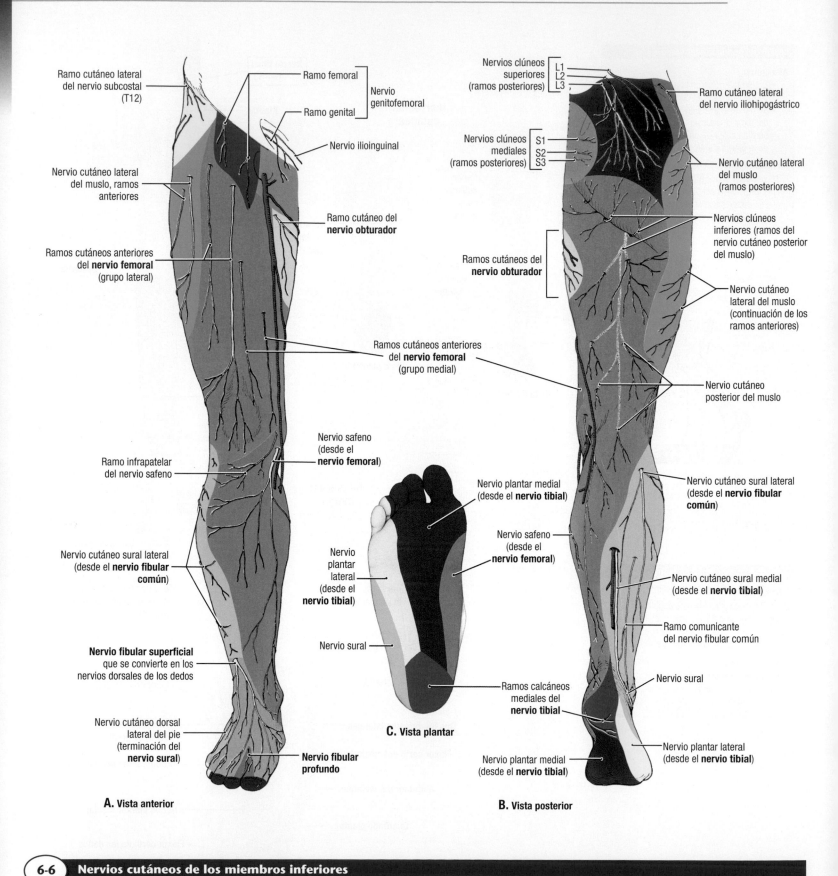

Ramo cutáneo lateral del nervio subcostal (T12)

Ramo femoral

Nervio genitofemoral

Ramo genital

Nervio ilioinguinal

Nervio cutáneo lateral del muslo, ramos anteriores

Ramo cutáneo del **nervio obturador**

Ramos cutáneos anteriores del **nervio femoral** (grupo lateral)

Ramos cutáneos anteriores del **nervio femoral** (grupo medial)

Nervio safeno (desde el **nervio femoral**)

Ramo infrapatelar del nervio safeno

Nervio cutáneo sural lateral (desde el **nervio fibular común**)

Nervio fibular superficial que se convierte en los nervios dorsales de los dedos

Nervio cutáneo dorsal lateral del pie (terminación del **nervio sural**)

Nervio fibular profundo

A. Vista anterior

Nervios clúneos superiores (ramos posteriores) L1 L2 L3

Nervios clúneos mediales (ramos posteriores) S1 S2 S3

Ramo cutáneo lateral del nervio iliohipogástrico

Nervio cutáneo lateral del muslo (ramos posteriores)

Nervios clúneos inferiores (ramos del nervio cutáneo posterior del muslo)

Ramos cutáneos del **nervio obturador**

Nervio cutáneo lateral del muslo (continuación de los ramos anteriores)

Nervio cutáneo posterior del muslo

Nervio cutáneo sural lateral (desde el **nervio fibular común**)

Nervio safeno (desde el **nervio femoral**)

Nervio cutáneo sural medial (desde el **nervio tibial**)

Ramo comunicante del nervio fibular común

Nervio sural

Nervio plantar lateral (desde el **nervio tibial**)

B. Vista posterior

Nervio plantar medial (desde el **nervio tibial**)

Nervio plantar lateral (desde el **nervio tibial**)

Nervio sural

Ramos calcáneos mediales del **nervio tibial**

Nervio plantar medial (desde el **nervio tibial**)

C. Vista plantar

6-6 **Nervios cutáneos de los miembros inferiores**

Los nervios cutáneos del tejido subcutáneo inervan la piel del miembro inferior. En la vista posterior, el nervio cutáneo sural medial (*sural* significa pantorrilla en latín) se une entre la fosa poplítea y la cara posterior del tobillo con un ramo comunicante del nervio cutáneo sural lateral para formar el nervio sural. El nivel de la unión es variable y es bajo en esta pieza.

TABLA 6-1	Nervios cutáneos del miembro inferior		
Nervio	**Origen (nervios espinales contribuyentes)**	**Curso**	**Distribución a la piel del miembro inferior**
Subcostal (ramo cutáneo lateral)	Ramo anterior de T12	Desciende sobre la cresta ilíaca	Región de la cadera inferior a la porción anterior de la cresta ilíaca y anterior al trocánter mayor
Iliohipogástrico	Plexo lumbar (L1; ocasionalmente T12)	Paralelo a la cresta ilíaca	El ramo cutáneo lateral inerva el cuadrante superolateral de la nalga
Ilioinguinal	Plexo lumbar (L1; ocasionalmente T12)	Pasa por el conducto inguinal	Pliegue inguinal; el ramo femoral inerva la piel sobre el triángulo femoral medial
Genitofemoral	Plexo lumbar (L1-L2)	Desciende por la cara anterior del psoas mayor	El ramo femoral inerva la piel de la parte lateral del triángulo femoral; el ramo genital inerva la cara anterior del escroto o los labios mayores
Nervio cutáneo lateral del muslo	Plexo lumbar (L2-L3)	Pasa en profundidad respecto al ligamento inguinal, ~1 cm en dirección medial respecto a la espina ilíaca anterosuperior	Piel de la cara anterior y lateral del muslo
Ramos cutáneos anteriores	Plexo lumbar a través del nervio femoral (L2-L4)	Nacen en el triángulo femoral; perfora la fascia lata a lo largo del recorrido del músculo sartorio	Piel de la cara anterior y medial del muslo
Ramo cutáneo del nervio obturador	Plexo lumbar a través del nervio obturador (L2-L4)	Tras su descenso entre los aductores largos y breves, el nervio obturador atraviesa la fascia lata para llegar a la piel del muslo	Zona variable de la piel de la porción media del muslo
Nervio cutáneo posterior del muslo	Plexo sacro (S1-S3)	Entra en la región glútea a través del foramen isquiático mayor en la profundidad del glúteo mayor, luego desciende en la profundidad de la fascia lata; los ramos terminales perforan la fascia lata	Piel del muslo posterior y de la fosa poplítea
Nervio safeno	Plexo lumbar a través del nervio femoral (L3-L4)	Atraviesa el conducto de los aductores pero no pasa por el hiato aductor	Piel de la cara medial de la pierna y del pie
Nervio fibular superficial	Nervio fibular común (L4-S1)	Después de inervar los músculos de la fíbula, perfora la fascia profunda de la pierna	Piel de la cara anterolateral de la pierna y dorso del pie
Nervio fibular profundo	Nervio fibular común (L5)	Tras inervar los músculos del dorso del pie, perfora la fascia profunda superior a las cabezas del 1.er y 2.do metatarsianos	Piel de la red entre los dedos gordo y segundo del pie
Nervio sural	Nervios tibial y fibular común (S1-S2)	El ramo cutáneo sural medial del nervio tibial y el ramo cutáneo sural lateral del nervio fibular común se fusionan a distintos niveles en la parte posterior de la pierna	Piel de la cara posterolateral de la pierna y margen lateral del pie
Nervio plantar medial	Nervio tibial (L4-L5)	Pasa entre el primer y segundo plano de los músculos plantares	Piel de la cara medial de la planta del pie y la cara plantar, los lados y los lechos ungueales de la cara medial de los 3½ dedos del pie
Nervio plantar lateral	Nervio tibial (S1-S2)	Pasa entre el primer y segundo plano de los músculos plantares	Piel de la cara plantar lateral, cara plantar, lados y lechos ungueales de los dedos laterales de 1½ pies
Nervios calcáneos	Nervios tibial y sural (S1-S2)	Ramo sobre la tuberosidad del calcáneo	Piel del talón
Nervios clúneos superiores	Ramos posteriores L1-L3	Curso lateral/inferior en el tejido subcutáneo	Piel que cubre las partes superior y central de la nalga
Nervios clúneos mediales	Ramos posteriores S1-S3	Desde los forámenes dorsales del sacro entran en el tejido subcutáneo subyacente	Piel del glúteo medio y surco interglúteo
Nervios clúneos inferiores	Nervio cutáneo posterior del muslo (S2-S3)	Nacen en la profundidad del glúteo mayor, emergen inferior al borde inferior del músculo	Piel de la parte inferior de la nalga (pliegue glúteo suprayacente)

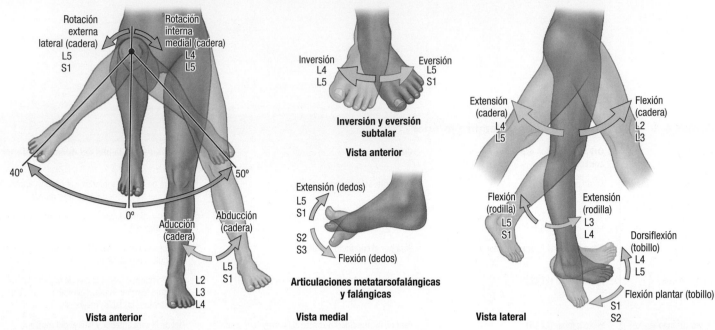

A. Nervios segmentarios que producen movimientos de las articulaciones del miembro inferior

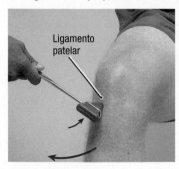

B. Reflejo del cuádriceps

Reflejo miotático (tendón profundo)	Segmentos de la médula espinal evaluados
Cuádriceps (reflejo patelar)	L3-L4
Calcáneo (aquiliano; reflejo calcáneo)	S1-S2

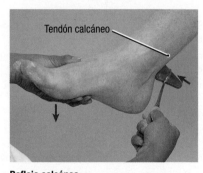

Reflejo calcáneo

6-7 | **Miotomas y reflejos tendinosos profundos**

A. Miotomas. Las fibras motoras somáticas (eferentes somáticas generales) transmiten impulsos a los músculos esqueléticos (voluntarios). La masa muscular unilateral que recibe la inervación de las fibras motoras somáticas transmitidas por un único nervio espinal es un miotoma. Cada músculo esquelético suele estar inervado por las fibras motoras somáticas de varios nervios espinales; por lo tanto, el miotoma muscular estará formado por varios segmentos. Los miotomas musculares se han agrupado por movimientos articulares para facilitar las pruebas clínicas. **B. Reflejos**

miotáticos (tendón profundo). Un reflejo miotático (de estiramiento) es una contracción involuntaria de un músculo en respuesta a un estiramiento. Los reflejos tendinosos profundos (p. ej., patelar) son reflejos de estiramiento monosinápticos provocados al golpear enérgicamente el tendón con un martillo de reflejos. Cada reflejo tendinoso está mediado por nervios espinales específicos. Los reflejos de estiramiento controlan el tono muscular (p. ej., en la antigravedad, los músculos que mantienen el cuerpo erguido contra la gravedad).

TABLA 6-2 | Lesiones de la raíz nerviosa (ramo anterior)

Raíz nerviosa comprimida	Dermatoma afectado	Músculos afectados	Movimiento debilitado/déficit	Nervios y reflejos involucrados
L4	L4: cara medial de la pierna; dedo gordo del pie	Cuádriceps	Extensión de la rodilla	Nervio femoral Reducción del reflejo patelar
L5	L5: cara lateral de la pierna; dorso del pie	Tibial anterior Extensor largo del dedo gordo Extensor largo de los dedos	Dorsiflexión del tobillo (el paciente no puede pararse sobre los talones) Extensión de los dedos de los pies	Nervio fibular común No hay pérdida de reflejos
S1	S1: cara posterior del miembro inferior; dedo pequeño del pie	Gastrocnemio Sóleo	Flexión plantar del tobillo (el paciente no puede ponerse de puntillas) Flexión de los dedos del pie	Nervio tibial Reducción del reflejo calcáneo (aquíleo)

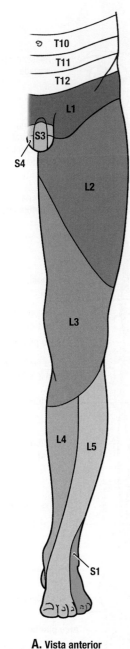

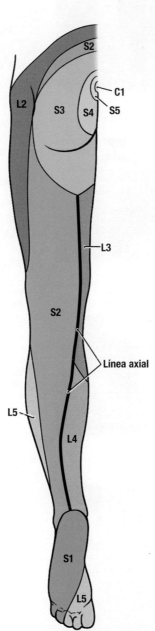

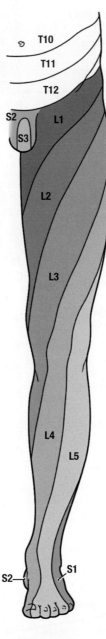

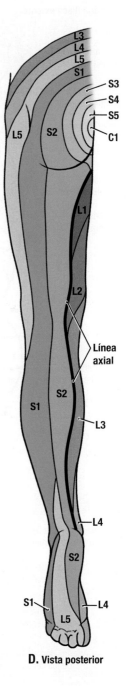

A. Vista anterior

B. Vista posterior

C. Vista anterior

D. Vista posterior

Dermatomas de los miembros inferiores

6-8

El patrón dermatómico o segmentario de distribución de las fibras nerviosas sensitivas persiste a pesar de la fusión de los nervios espinales en la formación del plexo durante el desarrollo. Se suelen utilizar dos mapas de dermatomas diferentes. **A-B. Patrón de los dermatomas de los miembros inferiores según Foerster** (1933). Muchos prefieren el esquema de Foerster por su correlación con los hallazgos clínicos. **C-D. Patrón del** dermatoma del miembro inferior según **Keegan y Garrett** (1948). Este mapa es el preferido por otros por su uniformidad estética y su evidente correlación con el desarrollo. Aunque se representan como zonas distintas, los dermatomas adyacentes se superponen considerablemente, excepto a lo largo de la línea axial.

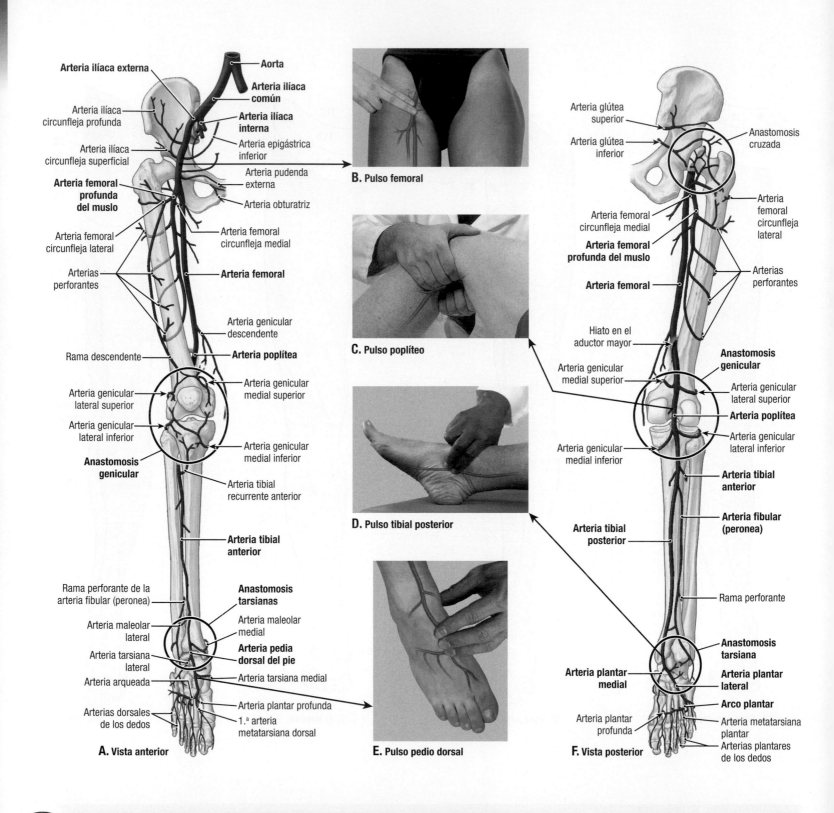

A. Vista anterior

Arteria ilíaca externa

Arteria ilíaca circunfleja profunda

Arteria ilíaca circunfleja superficial

Arteria femoral profunda del muslo

Arteria femoral circunfleja lateral

Arterias perforantes

Arteria genicular lateral superior

Arteria genicular lateral inferior

Anastomosis genicular

Arteria tibial anterior

Rama perforante de la arteria fibular (peronea)

Arteria maleolar lateral

Arteria tarsiana lateral

Arteria arqueada

Arterias dorsales de los dedos

Aorta

Arteria ilíaca común

Arteria ilíaca interna

Arteria epigástrica inferior

Arteria pudenda externa

Arteria obturatriz

Arteria femoral circunfleja medial

Arteria femoral

Arteria genicular descendente

Arteria poplítea

Rama descendente

Arteria genicular medial superior

Arteria genicular medial inferior

Arteria tibial recurrente anterior

Arteria tibial anterior

Anastomosis tarsianas

Arteria maleolar medial

Arteria pedia dorsal del pie

Arteria tarsiana medial

Arteria plantar profunda

1.ª arteria metatarsiana dorsal

B. Pulso femoral

C. Pulso poplíteo

D. Pulso tibial posterior

E. Pulso pedio dorsal

F. Vista posterior

Arteria glútea superior

Arteria glútea inferior

Anastomosis cruzada

Arteria femoral circunfleja medial

Arteria femoral profunda del muslo

Arteria femoral

Arteria femoral circunfleja lateral

Arterias perforantes

Hiato en el aductor mayor

Arteria genicular medial superior

Anastomosis genicular

Arteria genicular lateral superior

Arteria poplítea

Arteria genicular lateral inferior

Arteria genicular medial inferior

Arteria tibial anterior

Arteria fibular (peronea)

Arteria tibial posterior

Rama perforante

Anastomosis tarsiana

Arteria plantar medial

Arteria plantar lateral

Arco plantar

Arteria plantar profunda

Arteria metatarsiana plantar

Arterias plantares de los dedos

6-9   **Arterias, anastomosis arteriales y sitios de palpación de los pulsos del miembro inferior**

A y **F.** Revisión. **B-E.** Sitios de palpación de los pulsos del miembro superior.

Las arterias a menudo se anastomosan o se comunican para formar redes que garantizan la irrigación distal de la articulación durante toda la amplitud de movimiento (anastomosis cruciforme, geniculada y tarsal).

Si un canal principal se ocluye lentamente, los canales alternativos más pequeños suelen aumentar de tamaño, proporcionando una **circulación colateral** que asegura la irrigación de las estructuras distales a la obstrucción.

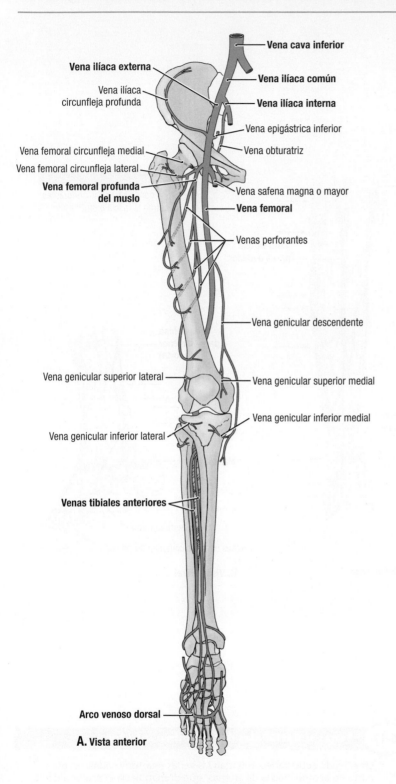

Vena cava inferior

Vena ilíaca externa

Vena ilíaca común

Vena ilíaca circunfleja profunda

Vena ilíaca interna

Vena epigástrica inferior

Vena femoral circunfleja medial

Vena obturatriz

Vena femoral circunfleja lateral

Vena femoral profunda del muslo

Vena safena magna o mayor

Vena femoral

Venas perforantes

Vena genicular descendente

Vena genicular superior lateral

Vena genicular superior medial

Vena genicular inferior medial

Vena genicular inferior lateral

Venas tibiales anteriores

Arco venoso dorsal

A. Vista anterior

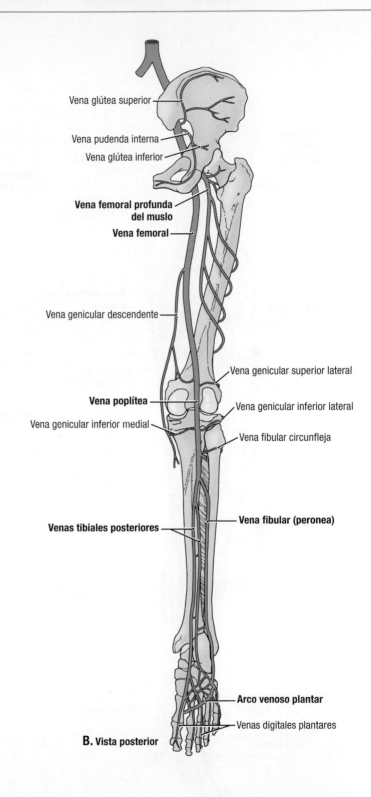

Vena glútea superior

Vena pudenda interna

Vena glútea inferior

Vena femoral profunda del muslo

Vena femoral

Vena genicular descendente

Vena genicular superior lateral

Vena poplítea

Vena genicular inferior lateral

Vena genicular inferior medial

Vena fibular circunfleja

Venas tibiales posteriores

Vena fibular (peronea)

Arco venoso plantar

Venas digitales plantares

B. Vista posterior

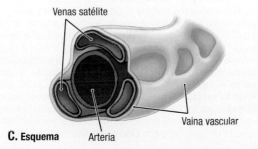

Venas satélite

C. Esquema   Arteria   Vaina vascular

Venas profundas de los miembros inferiores **6-10**

A. Cara anterior de los miembros inferiores. B. Cara posterior de los miembros inferiores. Las venas profundas son internas a la fascia profunda. Aunque en este esquema solo se representan las venas tibiales anteriores y posteriores como estructuras pares, en el miembro las venas profundas se presentan como múltiples venas satélite (*venae comitantes*), en general paralelas y continuamente interanastomosadas, que rodean y comparten el nombre de la arteria a la que acompañan. **C. Venas satélite.**

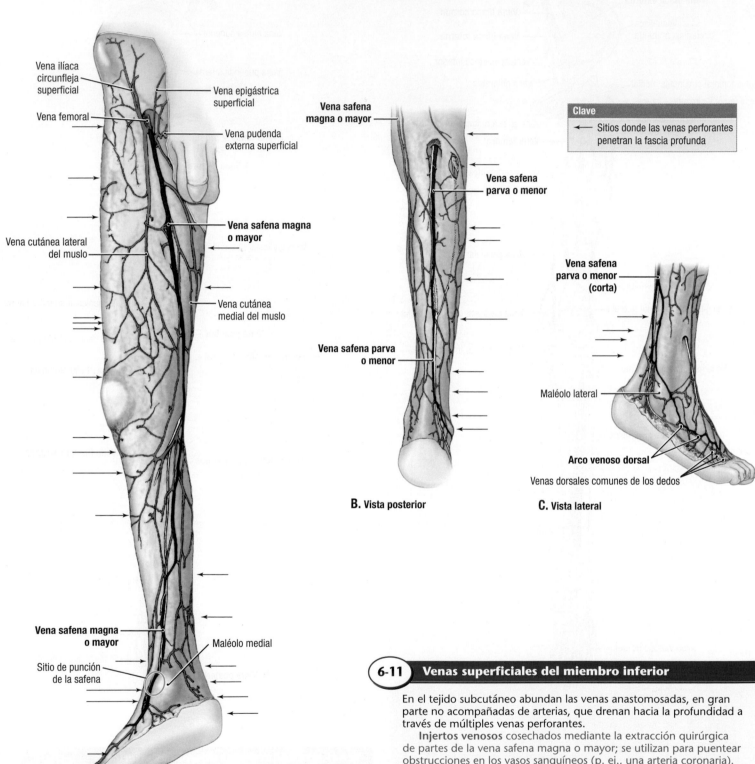

Vena ilíaca circunfleja superficial

Vena epigástrica superficial

Vena femoral

Vena pudenda externa superficial

Vena safena magna o mayor

Vena cutánea lateral del muslo

Vena cutánea medial del muslo

Vena safena magna o mayor

Vena safena magna o mayor

Maléolo medial

Sitio de punción de la safena

A. Vista anteromedial

Vena safena magna o mayor

Vena safena parva o menor

Vena safena parva o menor

B. Vista posterior

Clave

← Sitios donde las venas perforantes penetran la fascia profunda

Vena safena parva o menor (corta)

Maléolo lateral

Arco venoso dorsal

Venas dorsales comunes de los dedos

C. Vista lateral

6-11 **Venas superficiales del miembro inferior**

En el tejido subcutáneo abundan las venas anastomosadas, en gran parte no acompañadas de arterias, que drenan hacia la profundidad a través de múltiples venas perforantes.

Injertos venosos cosechados mediante la extracción quirúrgica de partes de la vena safena magna o mayor; se utilizan para puentear obstrucciones en los vasos sanguíneos (p. ej., una arteria coronaria). Cuando se utiliza como puente, la dirección de la vena se invierte para que las válvulas no obstruyan el flujo sanguíneo. Debido a la gran cantidad de venas de la pierna que se anastomosan, la extirpación de la vena safena magna o mayor rara vez afecta gravemente la circulación, siempre que las venas profundas estén intactas.

Sección de la safena. La vena safena magna o mayor puede localizarse realizando una incisión cutánea anterior al maléolo medial. Este procedimiento se utiliza para introducir un catéter para la administración prolongada de sangre, electrólitos, medicamentos, etcétera.

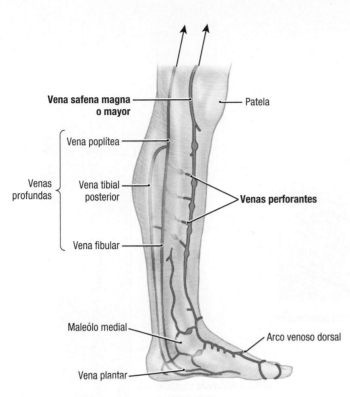

Vena safena magna o mayor

Patela

Vena poplítea

Venas profundas

Vena tibial posterior

Venas perforantes

Vena fibular

Maleólo medial

Arco venoso dorsal

Vena plantar

A. Vista medial

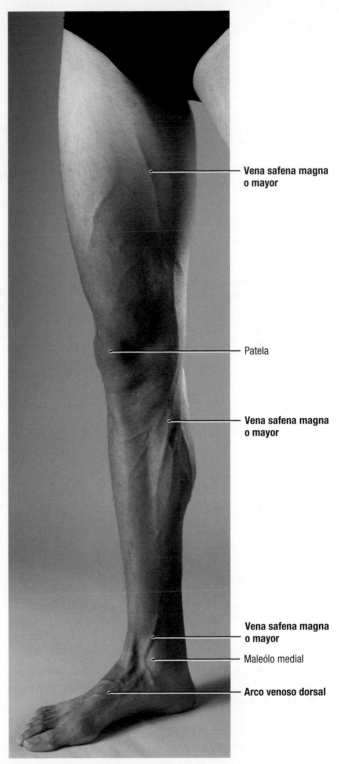

Vena safena magna o mayor

Patela

Vena safena magna o mayor

Vena safena magna o mayor

Maleólo medial

Arco venoso dorsal

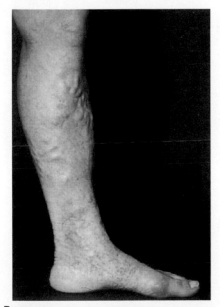

B. Vista medial de venas varicosas

C. Vista anteromedial de venas normales

Drenaje y anatomía de superficie de las venas superficiales del miembro inferior 6-12

A. Esquema del drenaje de las venas superficiales. La sangre se desvía de las venas superficiales (p. ej., la vena safena magna o mayor) a las venas profundas (p. ej., las venas ulnares y tibiales posteriores) a través de las venas serforantes que penetran en la fascia profunda. La compresión muscular de las venas profundas favorece el retorno de la sangre al corazón en contra de la gravedad. **B. Venas varicosas.** Las várices se forman cuando la fascia profunda o las válvulas de las venas perforantes son incompetentes. Esto permite que la compresión muscular, que normalmente impulsa la sangre hacia el corazón, empuje la sangre de las venas profundas a las superficiales. En consecuencia, las venas superficiales se agrandan y se vuelven tortuosas. **C. Venas normales distendidas tras el ejercicio.**

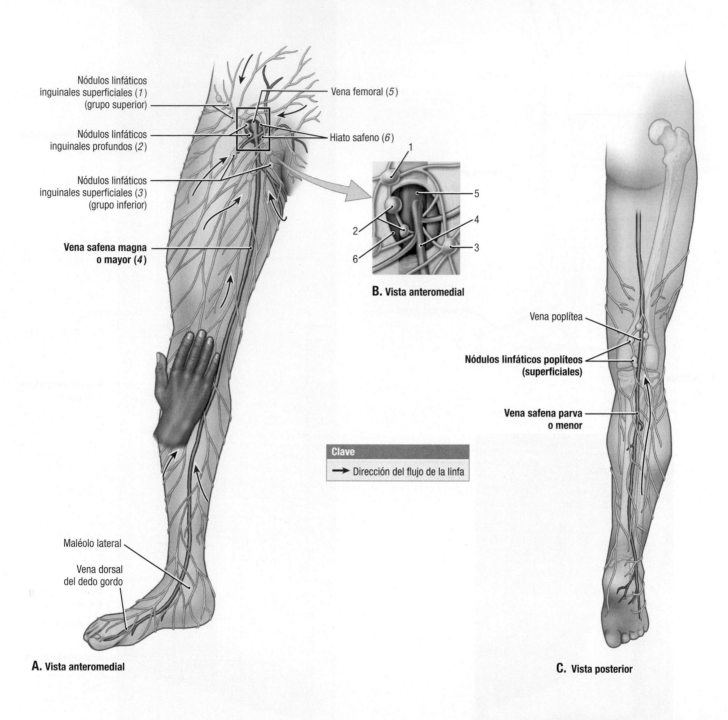

Nódulos linfáticos
inguinales superficiales (*1*)
(grupo superior)

Nódulos linfáticos
inguinales profundos (*2*)

Nódulos linfáticos
inguinales superficiales (*3*)
(grupo inferior)

**Vena safena magna
o mayor (*4*)**

Vena femoral (*5*)

Hiato safeno (*6*)

B. Vista anteromedial

Vena poplítea

**Nódulos linfáticos poplíteos
(superficiales)**

**Vena safena parva
o menor**

Maléolo lateral

Vena dorsal
del dedo gordo

A. Vista anteromedial

C. Vista posterior

Clave

→ Dirección del flujo de la linfa

6-13 **Drenaje linfático superficial del miembro inferior**

Los vasos linfáticos superficiales acompañan a las venas safenas y sus afluentes en la fascia superficial. Los vasos linfáticos junto a la vena safena magna o mayor drenan en los nódulos linfáticos inguinales superficiales; los que se encuentran junto a la vena safena parva o menor drenan en los nódulos linfáticos poplíteos. La linfa de los nódulos inguinales superficiales drena en los nódulos inguinales profundos e ilíacos externos. La linfa de los nódulos poplíteos asciende por los vasos linfáticos profundos satélite de los vasos sanguíneos profundos hasta los nódulos inguinales profundos. Obsérvese que la vena safena magna o mayor se encuentra anterior al maléolo medial y una través de mano posterior al borde medial de la patela. **Los nódulos linfáticos se agrandan** cuando están enfermos. Las abrasiones y las sepsis menores, causadas por microorganismos patógenos o sus toxinas, pueden producir un ligero agrandamiento de los nódulos inguinales superficiales (linfadenopatías) en personas por lo demás sanas. Las neoplasias (p. ej., de los genitales externos y del útero) y los abscesos perineales también provocan el aumento de tamaño de estos nódulos.

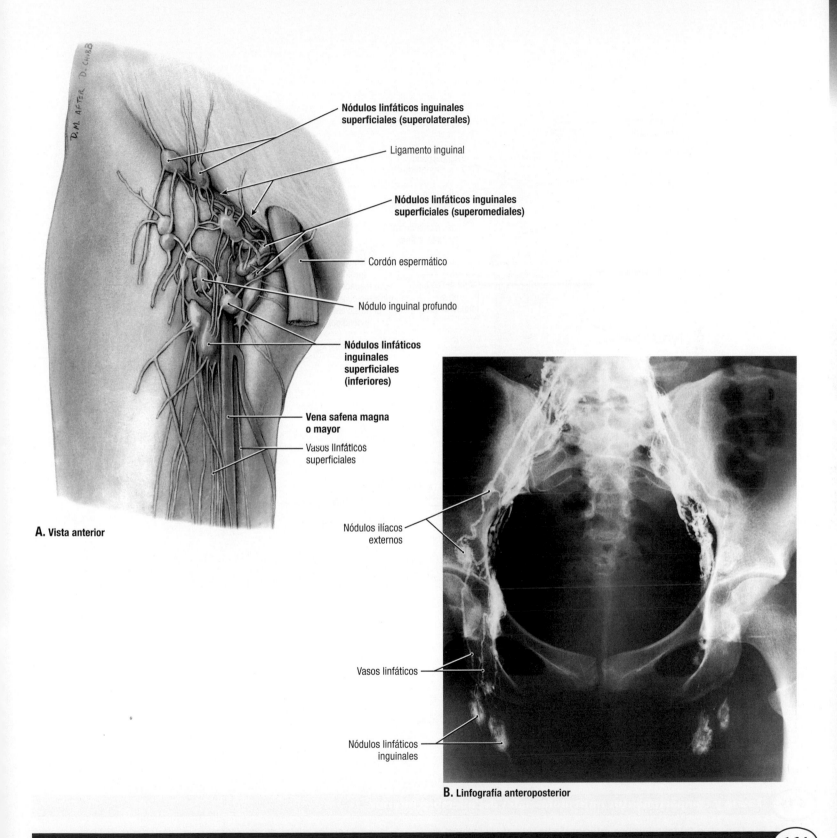

Nódulos linfáticos inguinales
superficiales (superolaterales)

Ligamento inguinal

Nódulos linfáticos inguinales
superficiales (superomediales)

Cordón espermático

Nódulo inguinal profundo

Nódulos linfáticos
inguinales
superficiales
(inferiores)

**Vena safena magna
o mayor**

Vasos linfáticos
superficiales

A. Vista anterior

Nódulos ilíacos
externos

Vasos linfáticos

Nódulos linfáticos
inguinales

B. Linfografía anteroposterior

Nódulos linfáticos inguinales

6-14

A. Disección. **B.** Linfangiografía.
- Obsérvese la disposición de los nódulos: una cadena proximal paralela al ligamento inguinal (nódulos inguinales superficiales superolaterales y superomediales) y una cadena distal a los lados de la vena safena magna o mayor (nódulos inguinales superficiales inferiores). Los

vasos eferentes salen de estos nódulos y pasan a la profundidad del ligamento inguinal para entrar en los nódulos inguinales profundos e ilíacos externos.
- Obsérvese la anastomosis entre los vasos linfáticos.

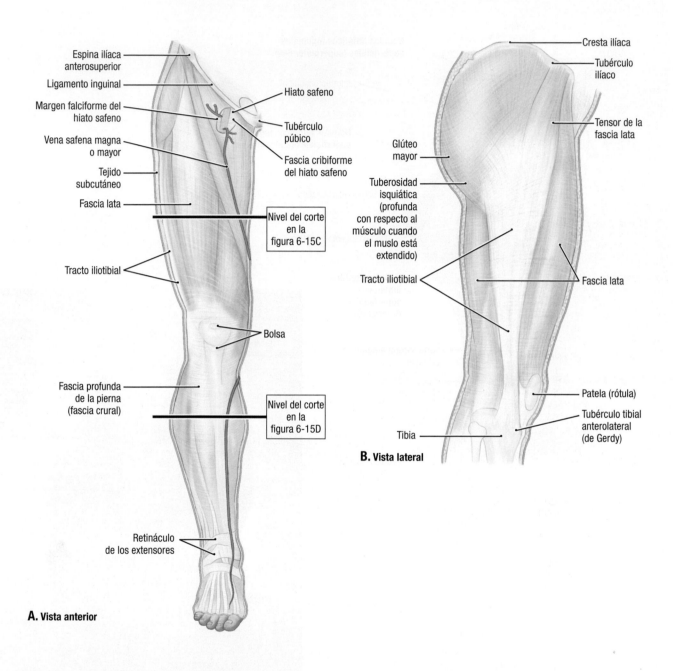

A. Vista anterior

- Espina ilíaca anterosuperior
- Ligamento inguinal
- Margen falciforme del hiato safeno
- Vena safena magna o mayor
- Tejido subcutáneo
- Fascia lata
- Hiato safeno
- Tubérculo púbico
- Fascia cribiforme del hiato safeno
- Nivel del corte en la figura 6-15C
- Tracto iliotibial
- Bolsa
- Fascia profunda de la pierna (fascia crural)
- Nivel del corte en la figura 6-15D
- Retináculo de los extensores

B. Vista lateral

- Cresta ilíaca
- Tubérculo ilíaco
- Tensor de la fascia lata
- Glúteo mayor
- Tuberosidad isquiática (profunda con respecto al músculo cuando el muslo está extendido)
- Tracto iliotibial
- Fascia lata
- Patela (rótula)
- Tubérculo tibial anterolateral (de Gerdy)
- Tibia

6-15   Fascia y compartimentos musculofasciales del miembro inferior

A. Fascia profunda del miembro inferior. Se ha retirado la piel y el tejido subcutáneo para mostrar la fascia profunda del muslo (fascia lata) y de la pierna (fascia crural). **B. Tracto iliotibial (IT).** La piel lateral y el tejido subcutáneo se han retirado para mostrar la fascia lata. La fascia lata es gruesa en dirección lateral y forma el tracto iliotibial. El tracto iliotibial sirve de aponeurosis común para los músculos glúteo mayor y tensor de la fascia lata. Una de las causas más frecuentes de dolor lateral de la rodilla en los atletas de resistencia (p. ej., corredores, ciclistas, excursionistas) es **el síndrome del tracto (banda) iliotibial (STIT).** La fricción del tracto IT contra el epicóndilo lateral del fémur con la flexión y la extensión de la rodilla (p. ej., durante la carrera) puede dar lugar a la inflamación del tracto IT sobre la cara lateral de la rodilla o su unión al tubérculo dorsolateral (de Gerdy). El STIT también puede aparecer en la región de la cadera, en especial en los individuos de edad avanzada.

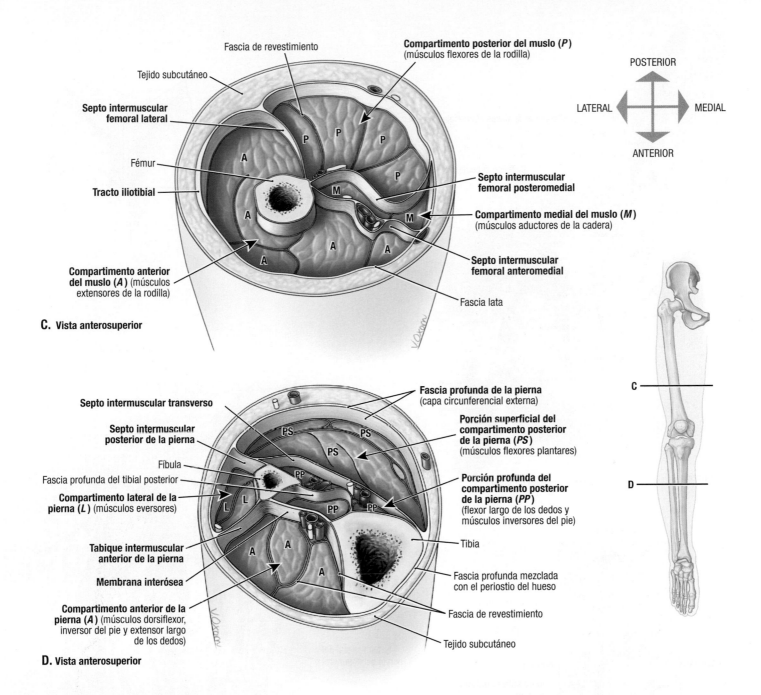

Fascia de revestimiento

Tejido subcutáneo

Septo intermuscular femoral lateral

Fémur

Tracto iliotibial

Compartimento anterior del muslo (A) (músculos extensores de la rodilla)

Compartimento posterior del muslo (P) (músculos flexores de la rodilla)

POSTERIOR

LATERAL — MEDIAL

ANTERIOR

Septo intermuscular femoral posteromedial

Compartimento medial del muslo (M) (músculos aductores de la cadera)

Septo intermuscular femoral anteromedial

Fascia lata

C. Vista anterosuperior

Septo intermuscular transverso

Septo intermuscular posterior de la pierna

Fíbula

Fascia profunda del tibial posterior

Compartimento lateral de la pierna (L) (músculos eversores)

Tabique intermuscular anterior de la pierna

Membrana interósea

Compartimento anterior de la pierna (A) (músculos dorsiflexor, inversor del pie y extensor largo de los dedos)

Fascia profunda de la pierna (capa circunferencial externa)

Porción superficial del compartimento posterior de la pierna (PS) (músculos flexores plantares)

Porción profunda del compartimento posterior de la pierna (PP) (flexor largo de los dedos y músculos inversores del pie)

Tibia

Fascia profunda mezclada con el periostio del hueso

Fascia de revestimiento

Tejido subcutáneo

C

D

D. Vista anterosuperior

C. Corte transversal de los compartimentos fasciales del muslo.
D. Corte transversal de los compartimentos fasciales de la pierna.
Los compartimentos fasciales contienen músculos que en general realizan funciones comunes, comparten una misma inervación y contienen la propagación de una infección. Aunque tanto el muslo como la pierna tienen compartimentos anteriores y posteriores, el muslo también incluye un compartimento medial y la pierna un compartimento lateral. El traumatismo de los músculos o los vasos de los compartimentos puede producir hemorragias, edema e inflamación de los músculos. Dado que

los septos, la fascia profunda y las inserciones óseas fijan firmemente los compartimentos, el aumento de volumen resultante de estos procesos eleva la presión intracompartimental. En los **síndromes compartimentales**, las estructuras dentro o distales a la zona comprimida se vuelven isquémicas y pueden sufrir lesiones permanentes (p. ej., la compresión de los lechos capilares provoca la denervación y la consiguiente parálisis de los músculos). Se puede realizar una **fasciotomía** (incisión de la fascia o del septo limitante) para aliviar la presión en el compartimento y restablecer la circulación.

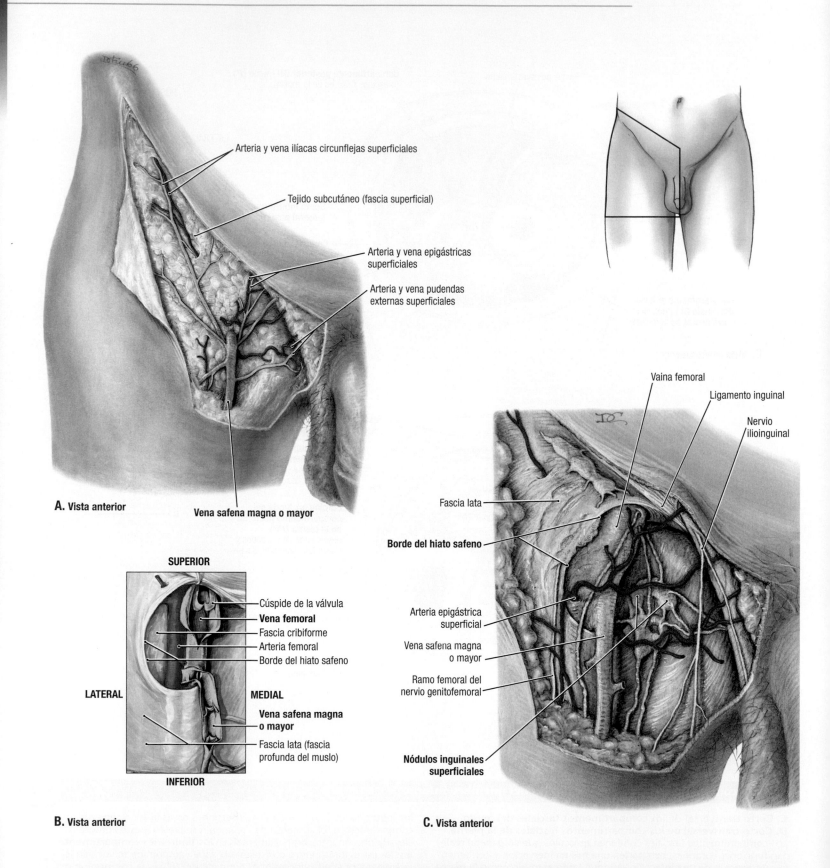

Arteria y vena ilíacas circunflejas superficiales

Tejido subcutáneo (fascia superficial)

Arteria y vena epigástricas superficiales

Arteria y vena pudendas externas superficiales

A. Vista anterior

Vena safena magna o mayor

SUPERIOR

Cúspide de la válvula

Vena femoral

Fascia cribiforme

Arteria femoral

Borde del hiato safeno

LATERAL

MEDIAL

Vena safena magna o mayor

Fascia lata (fascia profunda del muslo)

INFERIOR

B. Vista anterior

Vaina femoral

Ligamento inguinal

Nervio ilioinguinal

Fascia lata

Borde del hiato safeno

Arteria epigástrica superficial

Vena safena magna o mayor

Ramo femoral del nervio genitofemoral

Nódulos inguinales superficiales

C. Vista anterior

6-16 **Hiato safeno y vasos inguinales superficiales**

A. Vasos inguinales superficiales. Las arterias son ramas de la arteria femoral y las venas son afluentes de la vena safena magna o mayor.

B. Válvulas de la parte proximal de las venas femoral y safena interna o magna. C. Hiato safeno.

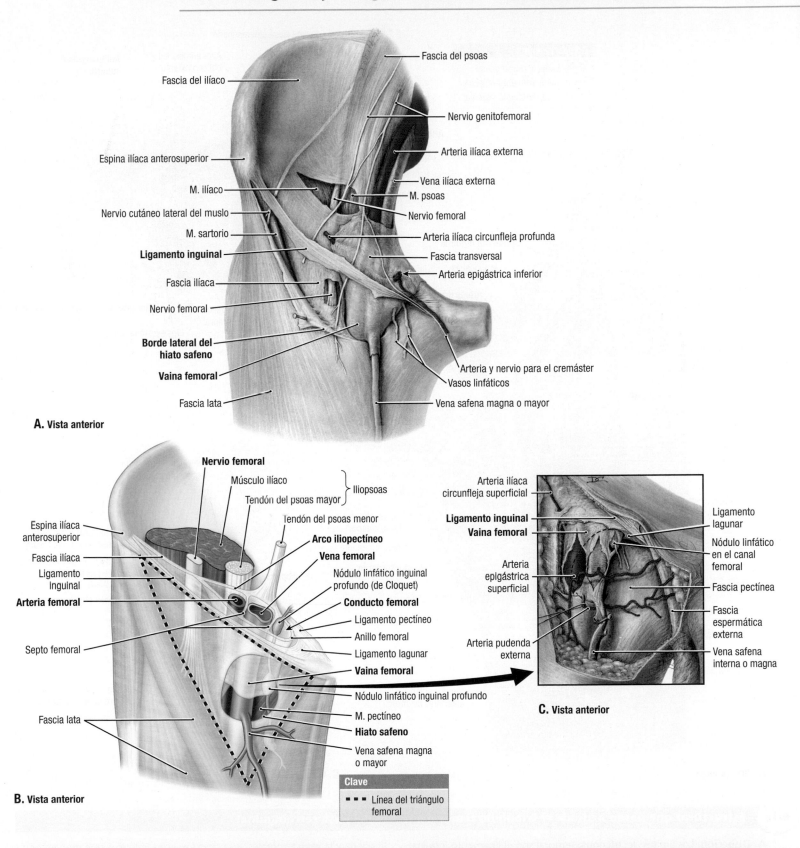

A. Vista anterior

Fascia del psoas
Fascia del ilíaco
Nervio genitofemoral
Arteria ilíaca externa
Espina ilíaca anterosuperior
Vena ilíaca externa
M. ilíaco
M. psoas
Nervio cutáneo lateral del muslo
Nervio femoral
M. sartorio
Arteria ilíaca circunfleja profunda
Ligamento inguinal
Fascia transversal
Fascia ilíaca
Arteria epigástrica inferior
Nervio femoral
Borde lateral del hiato safeno
Arteria y nervio para el cremáster
Vaina femoral
Vasos linfáticos
Fascia lata
Vena safena magna o mayor

B. Vista anterior

Nervio femoral
Músculo ilíaco
Tendón del psoas mayor } Iliopsoas
Tendón del psoas menor
Espina ilíaca anterosuperior
Arco iliopectíneo
Fascia ilíaca
Vena femoral
Ligamento Inguinal
Nódulo linfático inguinal profundo (de Cloquet)
Arteria femoral
Conducto femoral
Ligamento pectíneo
Anillo femoral
Septo femoral
Ligamento lagunar
Vaina femoral
Nódulo linfático inguinal profundo
Fascia lata
M. pectíneo
Hiato safeno
Vena safena magna o mayor

Clave
- - - Línea del triángulo femoral

C. Vista anterior

Arteria ilíaca circunfleja superficial
Ligamento inguinal
Vaina femoral
Ligamento lagunar
Nódulo linfático en el canal femoral
Arteria epigástrica superficial
Fascia pectínea
Fascia espermática externa
Arteria pudenda externa
Vena safena interna o magna

Vaina femoral y ligamento inguinal

6-17

A. Disección. B. Esquema. La vaina femoral contiene la arteria, la vena y los vasos linfáticos femorales, pero el nervio femoral, que se encuentra en la parte posterior de la fascia ilíaca, está fuera de la vaina femoral. **C. Vaina y anillo femoral.** Los tres compartimentos de la vaina femoral son para la arteria, la vena y el conducto femoral. El conducto femoral tiene una pequeña abertura proximal en su extremo abdominal, el anillo femoral, cerrada por tejido graso extraperitoneal.

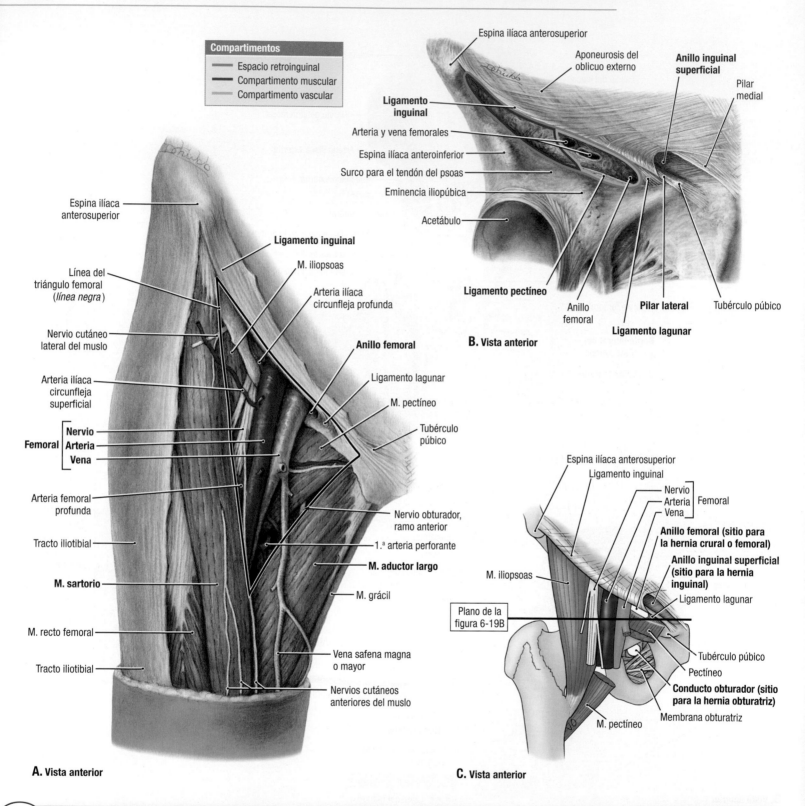

Compartimentos
- Espacio retroinguinal
- Compartimento muscular
- Compartimento vascular

Espina ilíaca anterosuperior

Aponeurosis del oblicuo externo

Anillo inguinal superficial

Pilar medial

Ligamento inguinal

Arteria y vena femorales

Espina ilíaca anteroinferior

Surco para el tendón del psoas

Eminencia iliopúbica

Acetábulo

Ligamento pectíneo

Anillo femoral

Pilar lateral

Ligamento lagunar

Tubérculo púbico

B. Vista anterior

Espina ilíaca anterosuperior

Ligamento inguinal — M. iliopsoas

Línea del triángulo femoral (*línea negra*)

Arteria ilíaca circunfleja profunda

Nervio cutáneo lateral del muslo

Anillo femoral

Arteria ilíaca circunfleja superficial

Ligamento lagunar

M. pectíneo

Nervio
Femoral **Arteria**
Vena

Tubérculo púbico

Arteria femoral profunda

Nervio obturador, ramo anterior

Tracto iliotibial

1.ª arteria perforante

M. aductor largo

M. sartorio

M. grácil

M. recto femoral

Vena safena magna o mayor

Tracto iliotibial

Nervios cutáneos anteriores del muslo

A. Vista anterior

Espina ilíaca anterosuperior
Ligamento inguinal

Nervio
Arteria } Femoral
Vena

Anillo femoral (sitio para la hernia crural o femoral)

Anillo inguinal superficial (sitio para la hernia inguinal)

M. iliopsoas

Ligamento lagunar

Plano de la figura 6-19B

Tubérculo púbico

Pectíneo

Conducto obturador (sitio para la hernia obturatriz)

Membrana obturatriz

M. pectíneo

C. Vista anterior

6-18 **Estructuras que pasan a/desde el triángulo femoral a través del paso retroinguinal**

A. Disección. Los límites del triángulo femoral son el ligamento inguinal (límite superior, base del triángulo), el borde medial del sartorio (límite lateral) y el borde lateral del aductor largo (límite medial). El punto en el que los sectores lateral y medial convergen en dirección inferior forma el ápice. El triángulo femoral está dividido por los vasos femorales. **B. Espacio retroinguinal y compartimentos musculares y vasculares profundos al ligamento inguinal. C. Estructuras que pasan en profundidad respecto al ligamento inguinal.** El músculo iliopsoas, el nervio,

la arteria y la vena femorales, así como los vasos linfáticos que drenan los nódulos inguinales, pasan en profundidad respecto al ligamento inguinal para entrar en la parte anterior del muslo o volver al tronco. Se indican tres sitios en los que se pueden **formar hernias**. Las **pulsaciones de la arteria femoral** pueden sentirse en dirección distal respecto al ligamento inguinal, a medio camino entre la espina ilíaca anterosuperior y la sínfisis del pubis (el punto medioinguinal).

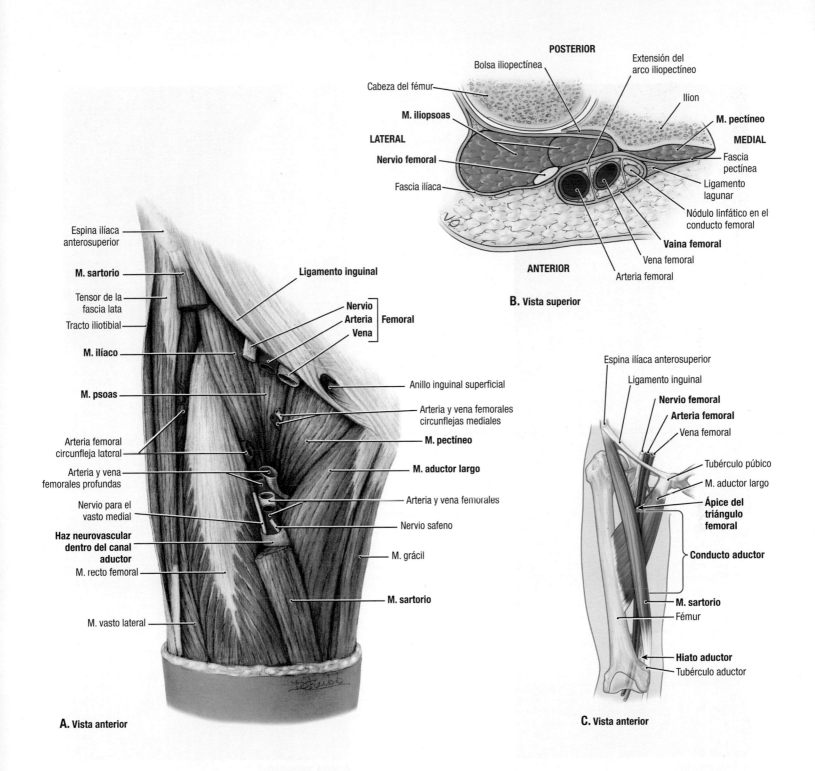

POSTERIOR

Bolsa iliopectínea

Extensión del arco iliopectíneo

Cabeza del fémur

Ilion

M. iliopsoas

M. pectíneo

LATERAL

MEDIAL

Nervio femoral

Fascia pectínea

Fascia ilíaca

Ligamento lagunar

Nódulo linfático en el conducto femoral

Vaina femoral

Vena femoral

ANTERIOR

Arteria femoral

B. Vista superior

Espina ilíaca anterosuperior

M. sartorio

Ligamento inguinal

Tensor de la fascia lata

Nervio

Tracto iliotibial

Arteria } Femoral

Vena

M. ilíaco

Anillo inguinal superficial

M. psoas

Arteria y vena femorales circunflejas mediales

Arteria femoral circunfleja lateral

M. pectíneo

Arteria y vena femorales profundas

M. aductor largo

Nervio para el vasto medial

Arteria y vena femorales

Haz neurovascular dentro del canal aductor

Nervio safeno

M. recto femoral

M. grácil

M. vasto lateral

M. sartorio

A. Vista anterior

Espina ilíaca anterosuperior

Ligamento inguinal

Nervio femoral

Arteria femoral

Vena femoral

Tubérculo púbico

M. aductor largo

Ápice del triángulo femoral

Conducto aductor

M. sartorio

Fémur

Hiato aductor

Tubérculo aductor

C. Vista anterior

Límites y piso del conducto femoral y del paso retroinguinal   6-19

A. Disección. Se han retirado porciones del músculo sartorio, los vasos femorales y el nervio femoral, dejando al descubierto el piso del triángulo femoral, formado por el iliopsoas en dirección lateral y el pectíneo en dirección medial. En el ápice del triángulo, los vasos femorales, el nervio safeno y el nervio del vasto medial pasan en profundidad respecto al sartorio dentro del conducto de los aductores (subsartorio). **B. Corte transversal del triángulo femoral a nivel de la cabeza del**

fémur. El iliopsoas y el nervio femoral atraviesan el paso retroinguinal y el triángulo femoral en una vaina aponeurótica separada de los vasos femorales, que están contenidos en la vaina femoral (*véase* fig. 6-18C para conocer el nivel de la sección). **C. Esquema del curso de los vasos femorales.** El conducto de los aductores se extiende desde el ápice del triángulo femoral hasta el hiato aductor por el que los vasos entran y salen de la fosa poplítea.

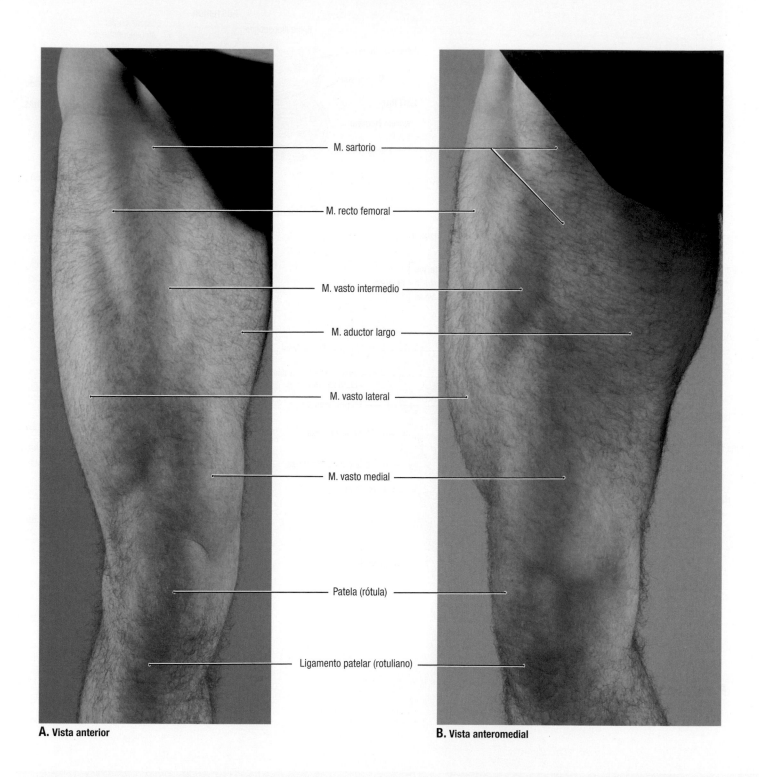

M. sartorio

M. recto femoral

M. vasto intermedio

M. aductor largo

M. vasto lateral

M. vasto medial

Patela (rótula)

Ligamento patelar (rotuliano)

A. Vista anterior

B. Vista anteromedial

6-20 **Anatomía de superficie de la cara anterior y medial del muslo**

La **tendinitis patelar o rotuliana** (rodilla del saltador) es causada por una sobrecarga continua del mecanismo extensor de la rodilla, que provoca microdesgarros en el tendón. El lugar más vulnerable es donde el ligamento patelar (tendón) se une a la patela. Esta lesión por uso excesivo puede provocar la degeneración y el desgarro del tendón.

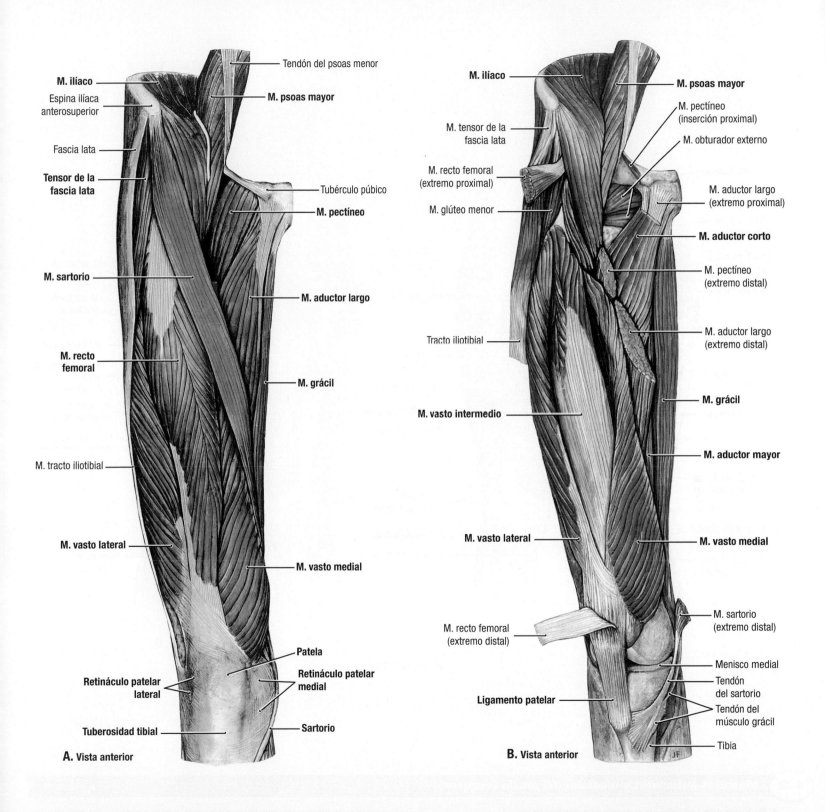

M. ilíaco

Espina ilíaca anterosuperior

Fascia lata

Tensor de la fascia lata

M. sartorio

M. recto femoral

M. tracto iliotibial

M. vasto lateral

Retináculo patelar lateral

Tuberosidad tibial

A. Vista anterior

Tendón del psoas menor

M. psoas mayor

Tubérculo púbico

M. pectíneo

M. aductor largo

M. grácil

M. vasto medial

Patela

Retináculo patelar medial

Sartorio

M. ilíaco

M. tensor de la fascia lata

M. recto femoral (extremo proximal)

M. glúteo menor

Tracto iliotibial

M. vasto intermedio

M. vasto lateral

M. recto femoral (extremo distal)

Ligamento patelar

B. Vista anterior

M. psoas mayor

M. pectíneo (inserción proximal)

M. obturador externo

M. aductor largo (extremo proximal)

M. aductor corto

M. pectíneo (extremo distal)

M. aductor largo (extremo distal)

M. grácil

M. aductor mayor

M. vasto medial

M. sartorio (extremo distal)

Menisco medial

Tendón del sartorio

Tendón del músculo grácil

Tibia

Músculos anteriores y mediales del muslo, disecciones superficiales y profundas   **6-21**

A. Disección superficial. B. Disección profunda. Se han retirado las porciones centrales de los vientres musculares de los músculos sartorio, recto femoral, pectíneo y aductor largo. **La debilidad del vasto medial o del** **vasto lateral**, resultante de una artritis o un traumatismo en la articulación de la rodilla, por ejemplo, puede dar lugar a una alteración en el movimiento patelar y la pérdida de la estabilidad de la articulación.

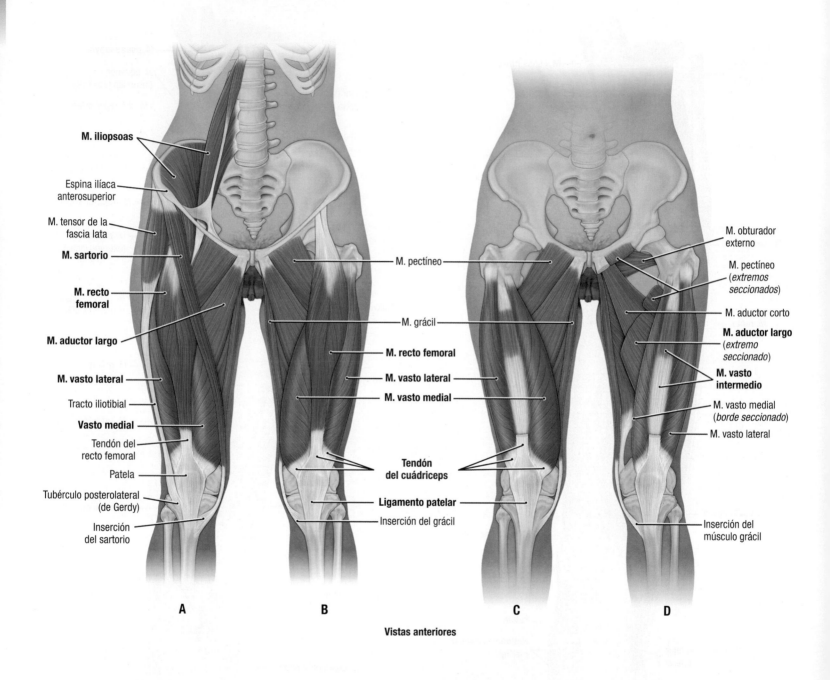

M. iliopsoas

Espina ilíaca anterosuperior

M. tensor de la fascia lata

M. sartorio

M. recto femoral

M. aductor largo

M. vasto lateral

Tracto iliotibial

Vasto medial

Tendón del recto femoral

Patela

Tubérculo posterolateral (de Gerdy)

Inserción del sartorio

M. pectíneo

M. grácil

M. recto femoral

M. vasto lateral

M. vasto medial

Tendón del cuádriceps

Ligamento patelar

Inserción del grácil

M. obturador externo

M. pectíneo (*extremos seccionados*)

M. aductor corto

M. aductor largo (*extremo seccionado*)

M. vasto intermedio

M. vasto medial (*borde seccionado*)

M. vasto lateral

Inserción del músculo grácil

A   B   C   D

Vistas anteriores

6-22 **Músculos anteriores y mediales del muslo (esquema)**

A-D. Vistas secuenciales de superficial a profundo.

El «puntero de cadera», es decir, una **contusión de la cresta ilíaca**, suele aparecer en su parte anterior (p. ej., donde el sartorio se une con la espina ilíaca anterosuperior). Se trata de una de las lesiones más frecuentes en la región de la cadera, que suele producirse en relación con los deportes de contacto. Las contusiones provocan hemorragias por rotura de capilares e infiltración de sangre en músculos, tendones y otros tejidos blandos. El concepto *puntero de cadera* también puede referirse a

la avulsión de las inserciones musculares óseas, por ejemplo, del sartorio o del recto femoral en las espinas ilíacas anteriores superiores o inferiores, o del iliopsoas en el trocánter menor del fémur. Sin embargo, estas lesiones deberían denominarse *fracturas por avulsión*.

Una persona con el **cuádriceps paralizado** no puede extender la pierna contra la resistencia y suele presionar el extremo distal del muslo durante la marcha para evitar la flexión involuntaria de la articulación de la rodilla.

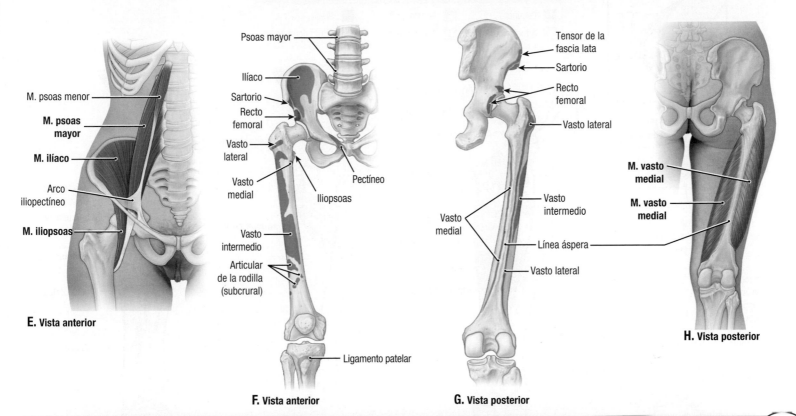

E. Vista anterior

F. Vista anterior

G. Vista posterior

H. Vista posterior

Músculos anteriores y mediales del muslo (esquema) *(continuación)* **6-22**

E. Iliopsoas. **F-G.** Inserciones de los músculos anteriores del muslo. **H.** Inserción posterior del vasto medial y lateral.

TABLA 6-3	Músculos de la cara anterior del muslo			
Músculo	**Inserción proximal**[a]	**Inserción distal**[a]	**Inervación**[b]	**Acciones principales**
Iliopsoas Psoas mayor	Caras laterales de las vértebras T12-L5 y discos intervertebrales; procesos (apófisis) transversos de todas las vértebras lumbares	Trocánter menor del fémur	Ramos anteriores de los nervios lumbares (**L1**, **L2** y L3)	Flexiona y estabiliza[c] la articulación coxal (de la cadera)
Ilíaco	Cresta ilíaca, fosa ilíaca, ala del sacro y ligamentos sacroilíacos anteriores	Tendón del psoas mayor, trocánter menor y porción distal del fémur	Nervio femoral (L2 y L3)	
Tensor fascia lata	Espina ilíaca anterosuperior y porción anterior de la cresta ilíaca	Tracto iliotibial que se une al cóndilo lateral de la tibia	Glúteo superior (L4 y L5)	Abduce, rota en dirección medial y flexiona la articulación coxal (de la cadera); ayuda a mantener la rodilla extendida; estabiliza el tronco en el muslo
Sartorio	Espina ilíaca anterosuperior y porción superior de la incisura inferior a ella	Porción superior de la cara medial de la tibia	Nervio femoral (L2 y L3)	Flexiona, abduce y rota lateralmente la articulación coxal (de la cadera); flexiona la articulación de la rodilla[d]
Cuádriceps femoral Recto femoral	Espina ilíaca anteroinferior e ilion superior al acetábulo	Base de la patela y por el ligamento patelar a la tuberosidad tibial; los vasos medial y lateral también se unen a la tibia y a la patela mediante las aponeurosis (retináculos patelares medial y lateral)	Nervio femoral (L2, **L3** y **L4**)	Extiende la articulación de la rodilla; el recto femoral también estabiliza la articulación coxal (de la cadera) y ayuda al iliopsoas a flexionarla
Vasto lateral	Trocánter mayor y labio lateral de la línea áspera del fémur			
Vasto medial	Línea intertrocantérea y labio medial de la línea áspera del fémur			
Vasto intermedio (crural)	Caras anterior y lateral del cuerpo del fémur			

[a] *Véase* también la figura 6-22 para conocer las inserciones musculares.
[b] Los números indican la inervación segmentaria de los nervios de la médula espinal (p. ej., L1, L2 y L3 indican que los nervios que inervan el psoas mayor proceden de los tres primeros segmentos lumbares de la médula espinal; las **negritas** [p. ej., **L1**, **L2**] indican la inervación segmentaria principal). El daño a uno o más de estos segmentos de la médula espinal o a las raíces nerviosas motoras que surgen de estos segmentos provoca la parálisis de los músculos afectados.
[c] El psoas mayor es también un músculo postural que ayuda a controlar la desviación del tronco y está activo durante la bipedestación.
[d] Las cuatro acciones del sartorio (L. *sartor*, sastre) producen la posición sentada con las piernas cruzadas que antes utilizaban los sastres, de ahí su nombre.

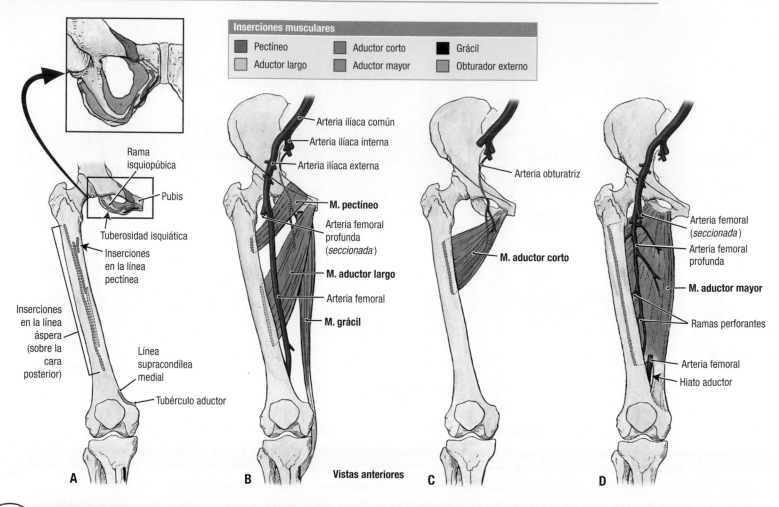

Inserciones musculares

- Pectíneo
- Aductor largo
- Aductor corto
- Aductor mayor
- Grácil
- Obturador externo

Rama isquiopúbica

Pubis

Tuberosidad isquiática

Inserciones en la línea pectínea

Inserciones en la línea áspera (sobre la cara posterior)

Línea supracondílea medial

Tubérculo aductor

A

Arteria ilíaca común

Arteria ilíaca interna

Arteria ilíaca externa

M. pectíneo

Arteria femoral profunda (*seccionada*)

M. aductor largo

Arteria femoral

M. grácil

B

Vistas anteriores

Arteria obturatriz

M. aductor corto

C

Arteria femoral (*seccionada*)

Arteria femoral profunda

M. aductor mayor

Ramas perforantes

Arteria femoral

Hiato aductor

D

6-23 **Inserciones de los músculos de la cara medial del muslo**

A. Revisión de las inserciones. **B.** Pectíneo, aductor largo y grácil. **C.** Aductores cortos. **D.** Aductor mayor.

TABLA 6-4	**Músculos de la porción media del muslo**			
Músculo	**Inserción proximal**	**Inserción distal**[a]	**Inervación**[b]	**Acciones principales**
Pectíneo	Rama superior del pubis	Línea pectínea del fémur, justo inferior al trocánter menor	El nervio femoral (**L2** y L3) puede recibir un ramo del nervio obturador	Aduce y flexiona la articulación coxal (de la cadera); ayuda a la rotación medial de la articulación coxal
Aductor largo	Cuerpo del pubis inferior a la cresta púbica	Tercio medio de la línea áspera del fémur	Nervio obturador (L2, **L3** y L4)	Aduce la articulación coxal (de la cadera)
Aductores cortos	Cuerpo del pubis y rama inferior del pubis	Línea pectínea y porción proximal de la línea áspera del fémur	Nervio obturador (L2, **L3** y L4)	Aduce la articulación del coxal (de la cadera) y, en cierta medida, la flexiona
Aductor mayor	Rama inferior del pubis, rama del isquion (porción aductora) y tuberosidad isquiática	Tuberosidad glútea, línea áspera, línea supracondílea media (porción aductora) y tubérculo aductor del fémur (porción isquiotibial)	*Porción aductora:* nervio obturador (L2, **L3** y **L4**) *Porción de los isquiotibiales:* porción tibial del nervio isquiático (**L4**)	Aduce la articulación coxal (de la cadera); su porción aductora también flexiona la articulación coxal, mientras su porción isquiotibial la extiende
Grácil	Cuerpo del pubis y rama inferior del pubis	Porción superior de la cara medial de la tibia	Nervio obturador (**L2** y L3)	Aduce la articulación coxal (de la cadera), flexiona la articulación de la rodilla y ayuda a rotarla en dirección medial
Obturador externo	Márgenes del foramen obturador y de la membrana obturatriz	Fosa trocantérea del fémur	Nervio obturador (L3 y **L4**)	Rota lateralmente la articulación coxal (de la cadera); fija la cabeza del fémur en el acetábulo

En conjunto, los cinco primeros músculos enumerados son los aductores del muslo, pero sus acciones son más complejas (p. ej., actúan como flexores de la articulación coxal [de la cadera] durante la flexión de la articulación de la rodilla y están activos durante la marcha).

[a]*Véase* la figura 6-22 para las inserciones musculares.

[b]*Véase* la tabla 6-2 para la explicación de la inervación segmentaria. Los números indican la inervación segmentaria de la médula espinal de los nervios (p. ej., L2, L3 y L4 indican que el nervio obturador que inerva el aductor largo se deriva de los segmentos lumbares de la médula espinal; la letra **negrita** [L3] indica la inervación segmentaria principal). El daño a uno o más de estos segmentos de la médula espinal o a las raíces nerviosas motoras que surgen de estos segmentos provoca la parálisis de los músculos afectados.

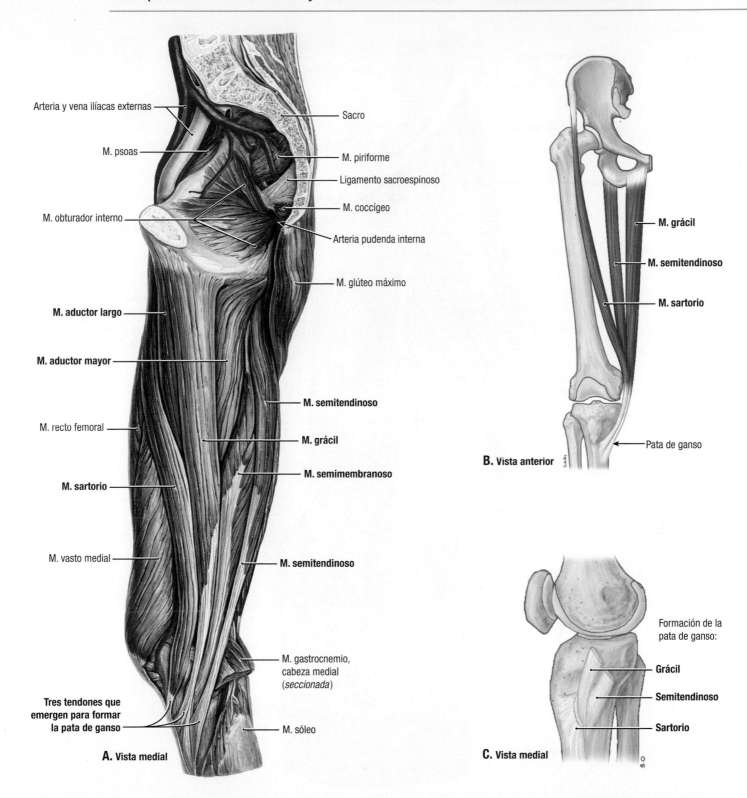

Arteria y vena ilíacas externas

Sacro

M. psoas

M. piriforme

Ligamento sacroespinoso

M. obturador interno

M. coccígeo

Arteria pudenda interna

M. glúteo máximo

M. aductor largo

M. aductor mayor

M. semitendinoso

M. recto femoral

M. grácil

M. semimembranoso

M. sartorio

M. vasto medial

M. semitendinoso

M. gastrocnemio, cabeza medial (*seccionada*)

Tres tendones que emergen para formar la pata de ganso

M. sóleo

A. Vista medial

M. grácil

M. semitendinoso

M. sartorio

Pata de ganso

B. Vista anterior

Formación de la pata de ganso:

Grácil

Semitendinoso

Sartorio

C. Vista medial

Músculos de la cara medial del muslo

6-24

A. Disección. B. Trípode muscular. Los músculos sartorio, grácil y semitendinoso forman un trípode invertido que surge de tres componentes diferentes del coxal. Estos músculos discurren por tres compartimentos distintos, desempeñan tres funciones diferentes y están inervados por tres nervios distintos, aunque comparten una inserción distal común.
C. Inserción distal de los músculos sartorio, grácil y semitendinoso. Los tres tendones se vuelven delgados y aponeuróticos y se conocen colectivamente como «pata de ganso» (*pes anserinus*).

El músculo grácil es un miembro relativamente débil del grupo de aductores y, por lo tanto, puede extirparse sin una pérdida notable de sus acciones sobre la pierna. Los cirujanos suelen **trasplantar el músculo grácil**, o parte de él, con su nervio y sus vasos sanguíneos, para sustituir un músculo dañado, por ejemplo en la mano.

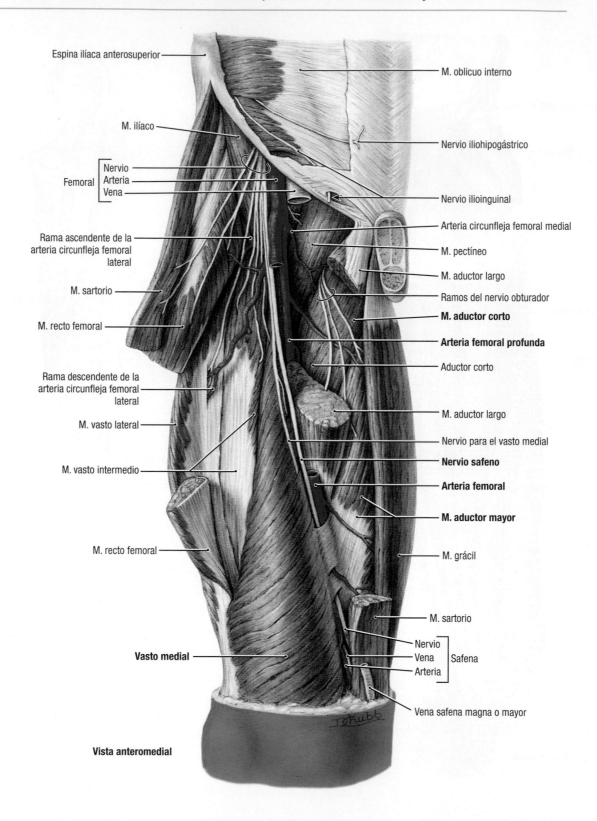

Espina ilíaca anterosuperior

M. oblicuo interno

M. ilíaco

Nervio iliohipogástrico

Femoral { Nervio / Arteria / Vena }

Nervio ilioinguinal

Arteria circunfleja femoral medial

Rama ascendente de la arteria circunfleja femoral lateral

M. pectíneo

M. aductor largo

Ramos del nervio obturador

M. sartorio

M. aductor corto

M. recto femoral

Arteria femoral profunda

Aductor corto

Rama descendente de la arteria circunfleja femoral lateral

M. aductor largo

M. vasto lateral

Nervio para el vasto medial

Nervio safeno

M. vasto intermedio

Arteria femoral

M. aductor mayor

M. recto femoral

M. grácil

M. sartorio

Nervio / Vena / Arteria } Safena

Vasto medial

Vena safena magna o mayor

Vista anteromedial

6-25 **Cara anteromedial del muslo**

- El miembro está rotado en dirección lateral.
- El nervio femoral se divide en múltiples nervios al entrar en el muslo.
- La arteria femoral se encuentra entre dos territorios motores: el del nervio obturador, que es medial, y el del nervio femoral, que es lateral.
- El nervio del músculo vasto medial y el nervio safeno acompañan a la arteria femoral en el conducto de los aductores.
- La arteria femoral profunda (arteria profunda del muslo) es la mayor rama de la arteria femoral y la principal arteria del muslo.

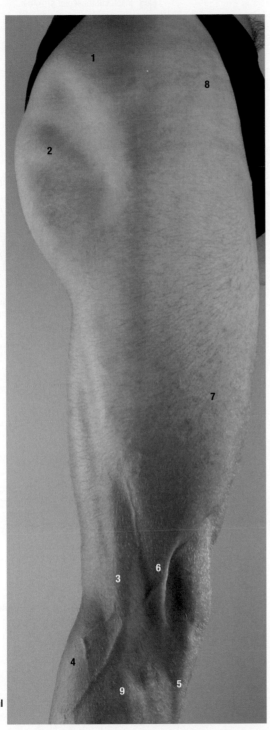

Fascia glútea
(que cubre el
glúteo medio) (*1*)

M. glúteo
mayor (*2*)

Tracto iliotibial

Cabeza larga

M. bíceps
femoral (*3*)

Cabeza corta

M. gastrocnemio
(cabeza lateral) (*4*)

B. Vista lateral

M. tensor de la
fascia lata (*8*)

M. recto
femoral

M. vasto
lateral (*7*)

Tracto iliotibial (*6*)

Ligamento patelar (*5*)

Cabeza de la fíbula (*9*)

k.yu

A. Vista lateral

Cara lateral del muslo

6-26

A. Anatomía de superficie. Los números se refieren a las estructuras rotuladas en la *imagen B*. **B. Disección.** El tracto iliotibial, un engrosamiento de la fascia lata, sirve de tendón de inserción para el glúteo mayor y el tensor de la fascia lata. Se une en dirección distal al tubérculo anterolateral (de Gerdy) del cóndilo lateral de la tibia.

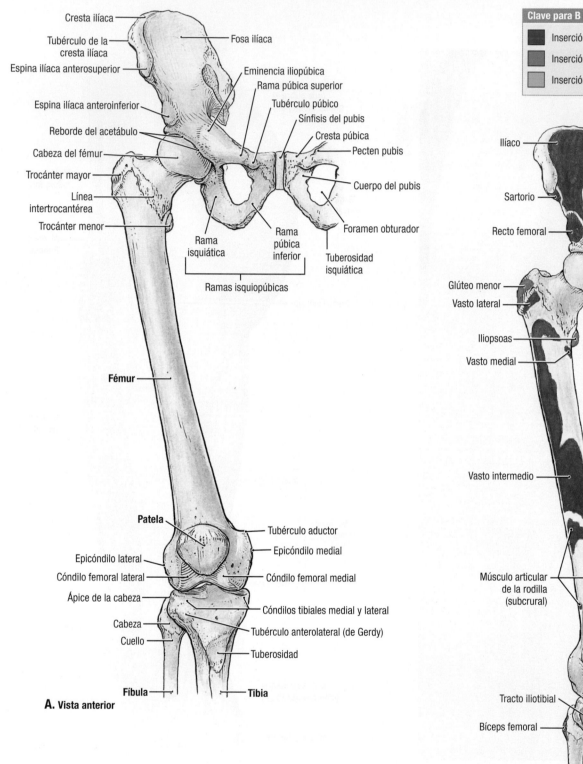

Cresta ilíaca

Tubérculo de la cresta ilíaca

Espina ilíaca anterosuperior

Espina ilíaca anteroinferior

Reborde del acetábulo

Cabeza del fémur

Trocánter mayor

Línea intertrocantérea

Trocánter menor

Fémur

Fosa ilíaca

Eminencia iliopúbica

Rama púbica superior

Tubérculo púbico

Sínfisis del pubis

Cresta púbica

Pecten pubis

Cuerpo del pubis

Foramen obturador

Rama isquiática

Rama púbica inferior

Tuberosidad isquiática

Ramas isquiopúbicas

Patela

Tubérculo aductor

Epicóndilo medial

Epicóndilo lateral

Cóndilo femoral lateral

Cóndilo femoral medial

Ápice de la cabeza

Cóndilos tibiales medial y lateral

Cabeza

Tubérculo anterolateral (de Gerdy)

Cuello

Tuberosidad

Fíbula

Tibia

A. Vista anterior

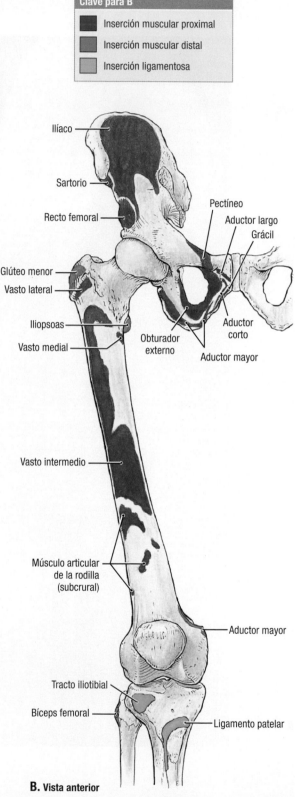

Clave para B

- Inserción muscular proximal
- Inserción muscular distal
- Inserción ligamentosa

Ilíaco

Sartorio

Recto femoral

Pectíneo

Aductor largo

Grácil

Glúteo menor

Vasto lateral

Iliopsoas

Obturador externo

Vasto medial

Aductor corto

Aductor mayor

Vasto intermedio

Músculo articular de la rodilla (subcrural)

Aductor mayor

Tracto iliotibial

Bíceps femoral

Ligamento patelar

B. Vista anterior

6-27   **Huesos del muslo y de la porción proximal de la pierna**

A. Características óseas. **B.** Sitios de inserción de los músculos.

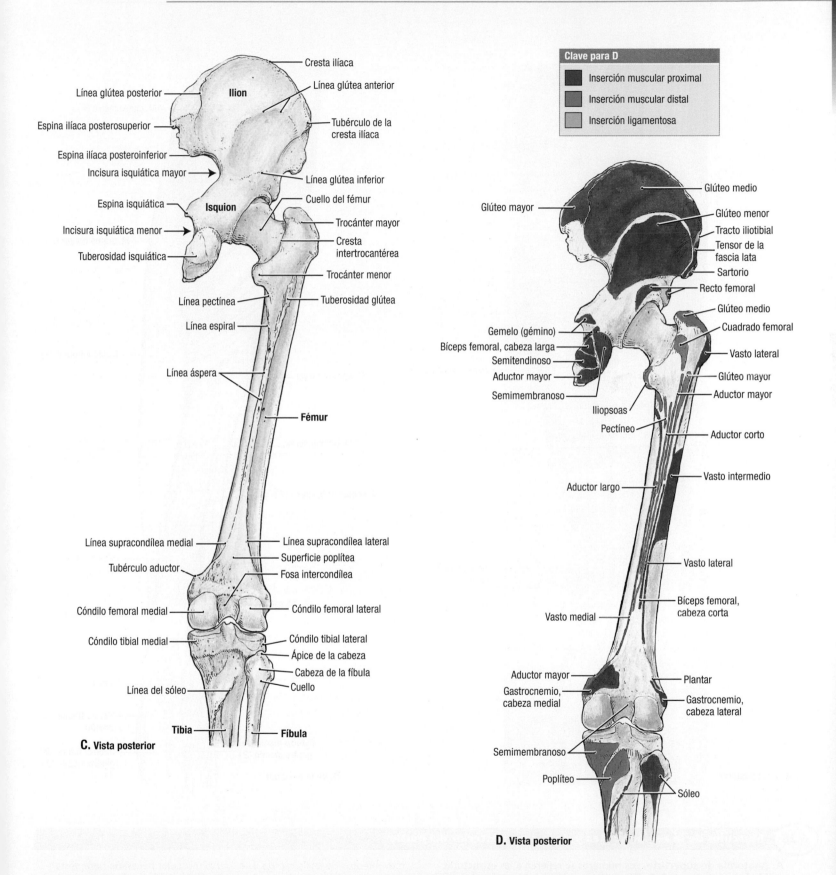

Clave para D
- Inserción muscular proximal
- Inserción muscular distal
- Inserción ligamentosa

Cresta ilíaca
Ilion
Línea glútea anterior
Línea glútea posterior
Tubérculo de la cresta ilíaca
Espina ilíaca posterosuperior
Espina ilíaca posteroinferior
Incisura isquiática mayor
Línea glútea inferior
Espina isquiática
Isquion
Cuello del fémur
Trocánter mayor
Incisura isquiática menor
Cresta intertrocantérea
Tuberosidad isquiática
Trocánter menor
Línea pectínea
Tuberosidad glútea
Línea espiral
Línea áspera
Fémur

Línea supracondílea medial
Línea supracondílea lateral
Superficie poplítea
Tubérculo aductor
Fosa intercondílea
Cóndilo femoral medial
Cóndilo femoral lateral
Cóndilo tibial medial
Cóndilo tibial lateral
Ápice de la cabeza
Cabeza de la fíbula
Cuello
Línea del sóleo
Tibia
Fíbula

C. Vista posterior

Glúteo medio
Glúteo mayor
Glúteo menor
Tracto iliotibial
Tensor de la fascia lata
Sartorio
Recto femoral
Glúteo medio
Gemelo (gémino)
Cuadrado femoral
Bíceps femoral, cabeza larga
Vasto lateral
Semitendinoso
Aductor mayor
Glúteo mayor
Semimembranoso
Aductor mayor
Iliopsoas
Pectíneo
Aductor corto
Aductor largo
Vasto intermedio
Vasto lateral
Bíceps femoral, cabeza corta
Vasto medial
Aductor mayor
Plantar
Gastrocnemio, cabeza medial
Gastrocnemio, cabeza lateral
Semimembranoso
Poplíteo
Sóleo

D. Vista posterior

C. Características óseas. **D.** Sitios de inserción de los músculos.

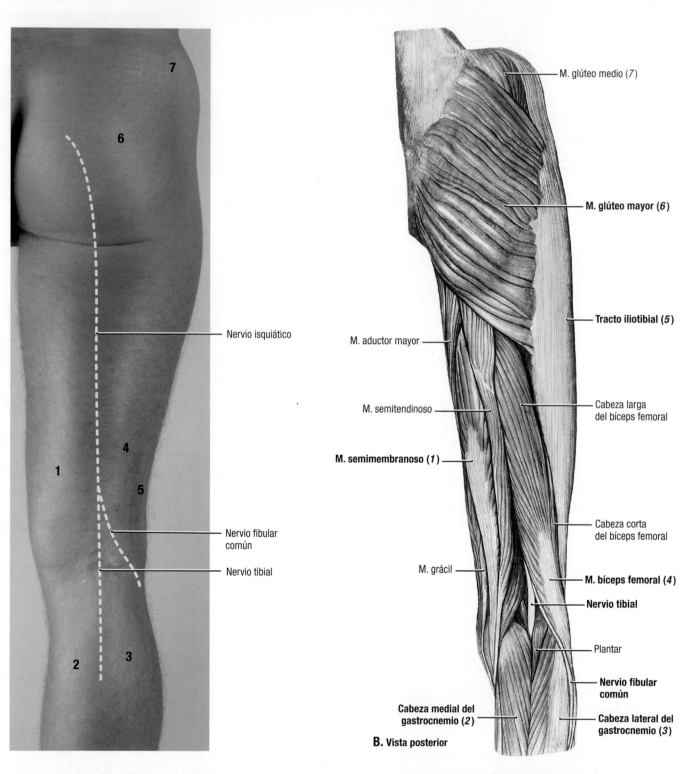

Nervio isquiático

Nervio fibular común

Nervio tibial

A. Vista posterior

M. glúteo medio (*7*)

M. glúteo mayor (*6*)

Tracto iliotibial (*5*)

M. aductor mayor

Cabeza larga del bíceps femoral

M. semitendinoso

M. semimembranoso (*1*)

Cabeza corta del bíceps femoral

M. grácil

M. bíceps femoral (*4*)

Nervio tibial

Plantar

Nervio fibular común

Cabeza medial del gastrocnemio (*2*)

Cabeza lateral del gastrocnemio (*3*)

B. Vista posterior

6-28 **Músculos de la región glútea y de la cara posterior del muslo**

A. Anatomía de superficie. Los números se refieren a las estructuras señaladas en la *imagen B*. **B. Disección superficial.** Músculos de la región glútea y de la cara posterior del muslo (los músculos isquiotibiales están formados por el semimembranoso, el semitendinoso y el bíceps femoral).

Las **distensiones de los isquiotibiales** (tirones o desgarros de los isquiotibiales) son frecuentes en las carreras, los saltos y los deportes con movimientos de inicio rápido. El esfuerzo muscular necesario para destacar en estos deportes puede desgarrar parte de las inserciones proximales de los isquiotibiales desde la tuberosidad isquiática.

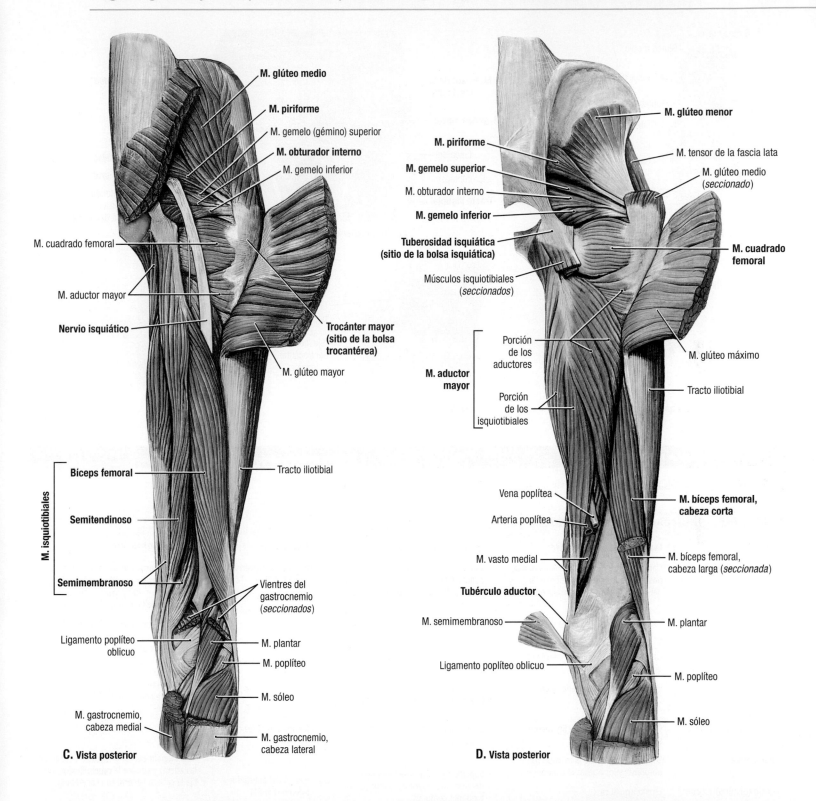

M. glúteo medio

M. piriforme

M. gemelo (gémino) superior

M. obturador interno

M. gemelo inferior

M. cuadrado femoral

M. aductor mayor

Nervio isquiático

M. isquiotibiales

Bíceps femoral

Semitendinoso

Semimembranoso

Ligamento poplíteo oblicuo

M. gastrocnemio, cabeza medial

C. Vista posterior

Trocánter mayor (sitio de la bolsa trocantérea)

M. glúteo mayor

Tracto iliotibial

Vientres del gastrocnemio (seccionados)

M. plantar

M. poplíteo

M. sóleo

M. gastrocnemio, cabeza lateral

M. glúteo menor

M. piriforme

M. gemelo superior

M. obturador interno

M. gemelo inferior

Tuberosidad isquiática (sitio de la bolsa isquiática)

Músculos isquiotibiales (seccionados)

M. aductor mayor

Porción de los aductores

Porción de los isquiotibiales

M. tensor de la fascia lata

M. glúteo medio (seccionado)

M. cuadrado femoral

M. glúteo máximo

Tracto iliotibial

Vena poplítea

Arteria poplítea

M. vasto medial

Tubérculo aductor

M. semimembranoso

Ligamento poplíteo oblicuo

M. bíceps femoral, cabeza corta

M. bíceps femoral, cabeza larga (seccionada)

M. plantar

M. poplíteo

M. sóleo

D. Vista posterior

Músculos de la región glútea y de la cara posterior del muslo (continuación) **6-28**

C. Músculos de la región glútea y de la cara posterior del muslo con el glúteo mayor reflejado. D. Músculo aductor mayor. El aductor mayor tiene dos porciones: una pertenece al grupo de los aductores, inervada por el nervio obturador, y la otra al grupo de los isquiotibiales, inervada por la porción tibial del nervio isquiático. La bolsa trocantérea separa las fibras superiores del glúteo mayor del trocánter mayor del fémur, y la bolsa isquiática separa la porción inferior del glúteo mayor de la tuberosidad isquiática.

El dolor profundo y difuso en la región lateral del muslo (p. ej., al subir escaleras) puede ser causado por una **bursitis trocantérea**. Se caracteriza por un dolor puntual sobre el trocánter mayor que irradia a lo largo del tracto iliotibial. La **bursitis isquiática** es el resultado de una fricción excesiva entre las bolsas isquiáticas y las tuberosidades isquiáticas (p. ej., al practicar ciclismo).

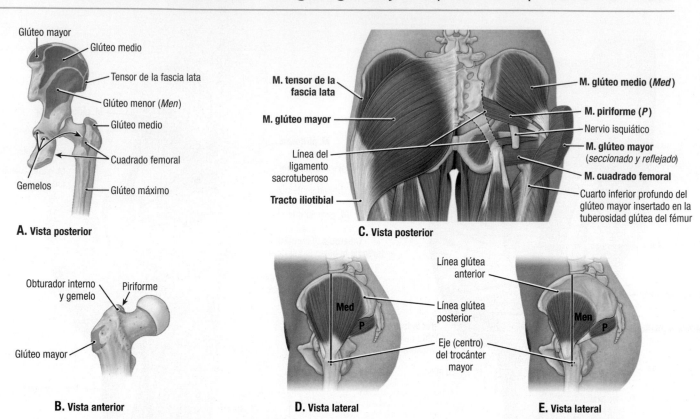

A. Vista posterior

B. Vista anterior

C. Vista posterior

D. Vista lateral

E. Vista lateral

6-29   **Músculos de la región glútea**

A-B. Inserciones. **C.** Glúteo mayor y tensor de la fascia lata. **D.** Glúteo medio. **E.** Glúteo menor.

TABLA 6-5   **Músculos de la región glútea**

Músculo	Inserción proximal[a] (rojo)	Inserción distal[a] (azul)	Inervación[b]	Acciones principales
Glúteo mayor	Cara posterior del ilion a la línea glútea posterior, superficie posterior del sacro y del cóccix, ligamento sacrotuberoso	Tracto iliotibial que se inserta en el cóndilo lateral de la tibia; fibras inferiores y profundas a la tuberosidad glútea	Nervio glúteo inferior (L5, **S1, S2**)	Extiende la articulación coxal (de la cadera) y ayuda a la rotación lateral; estabiliza el muslo y ayuda a elevar el tronco desde la posición flexionada
Glúteo medio	Cara externa del ilion entre las líneas glúteas anterior y posterior; fascia glútea	Cara lateral del trocánter mayor del fémur	Nervio glúteo superior (L5, S1)	Abduce y rota en dirección medial la articulación coxal (de la cadera); mantiene la pelvis nivelada cuando la pierna opuesta se levanta del suelo y avanza la pelvis durante la fase de balanceo de la marcha; el tensor de la fascia lata también contribuye con la estabilidad de la rodilla extendida
Glúteo menor	Cara externa del ilion entre las líneas glúteas anterior e inferior	Cara anterior del trocánter mayor del fémur		
Tensor de la fascia lata (TFL)	Espina ilíaca anterosuperior y cresta ilíaca	Tracto iliotibial que se une al cóndilo lateral (tubérculo de Gerdy) de la tibia		
Piriforme (piramidal de la pelvis)	Cara anterior del sacro y ligamento sacrotuberoso	Borde superior del trocánter mayor del fémur	Ramos anteriores de S1 y S2	
Obturador interno	Superficie pélvica de la membrana obturatriz y los huesos circundantes	Superficie medial (fosa trocantérea) del trocánter mayor del fémur por los tendones comunes	Nervio del obturador interno (L5, S1)	Rota lateralmente la articulación coxal (de la cadera) y abduce la cadera flexionada; fija la cabeza femoral en el acetábulo
Gemelo (gémino) superior	Espina isquiática			
Gemelo (gémino) inferior	Tuberosidad isquiática			
Cuadrado femoral	Borde lateral de la tuberosidad isquiática	Tubérculo cuadrado en la cresta intertrocantérea del fémur	Nervio del cuadrado femoral (L5, S1)	Rota lateralmente la articulación coxal (de la cadera)[d] y mantiene la cabeza del fémur en el acetábulo

[a] Véase la figura 6-22 para las inserciones musculares.

[b] Los números indican la inervación segmentaria de los nervios de la médula espinal (p. ej., L5, S1 y S2 indican que el nervio glúteo inferior que inerva el glúteo mayor procede de tres segmentos de la médula espinal; las negritas [S1, S2] indican la inervación segmentaria principal). El daño a uno o más de estos segmentos de la médula espinal o a las raíces nerviosas motoras que surgen de estos segmentos provoca la parálisis de los músculos afectados.

[c] Glúteos medio y menor: las fibras anteriores rotan en dirección medial la articulación coxal (de la cadera) y las fibras posteriores rotan en dirección lateral la articulación coxal.

[d] Hay seis rotadores laterales de la articulación coxal (de la cadera): el piriforme (piramidal de la pelvis), el obturador interno, los gemelos o géminos (superior e inferior), el cuadrado femoral y el obturador externo. Estos músculos también estabilizan la articulación coxal (de la cadera).

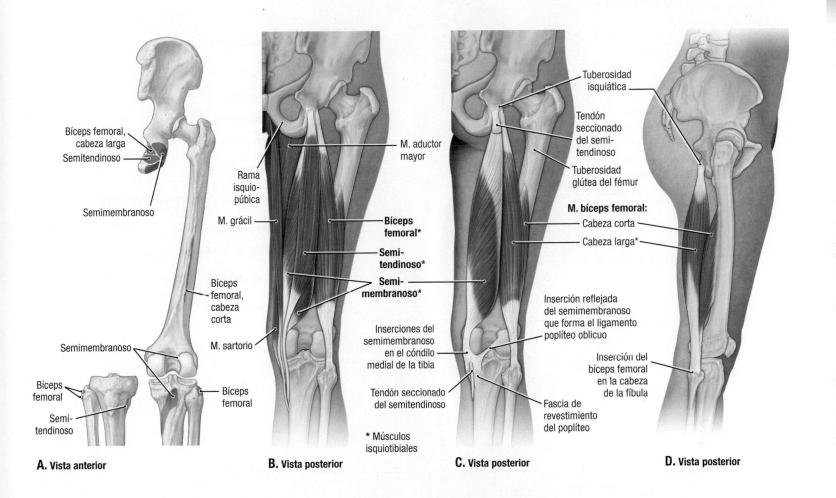

A. Vista anterior

Bíceps femoral, cabeza larga
Semitendinoso
Semimembranoso
Bíceps femoral, cabeza corta
Semimembranoso
Bíceps femoral
Semitendinoso
Bíceps femoral

B. Vista posterior

M. aductor mayor
Rama isquio-púbica
M. grácil
Bíceps femoral*
Semi-tendinoso*
Semi-membranoso*
M. sartorio
Inserciones del semimembranoso en el cóndilo medial de la tibia
Tendón seccionado del semitendinoso
* Músculos isquiotibiales

C. Vista posterior

Tuberosidad isquiática
Tendón seccionado del semi-tendinoso
Tuberosidad glútea del fémur
M. bíceps femoral:
Cabeza corta
Cabeza larga*
Inserción reflejada del semimembranoso que forma el ligamento poplíteo oblicuo
Fascia de revestimiento del poplíteo

D. Vista posterior

Tuberosidad isquiática
Inserción del bíceps femoral en la cabeza de la fíbula

Músculos de la cara posterior del muslo
6-30

A. Inserciones. **B.** Plano superficial. **C.** Plano intermedio. **D.** Plano profundo.

TABLA 6-6 Músculos de la cara posterior del muslo (isquiotibiales)

Músculos[a]	Inserción proximal[a] (*rojo*)	Inserción distal[a] (*azul*)	Inervación[b]	Acciones principales
Semitendinoso		Superficie medial de la porción superior de la tibia		Extiende la articulación coxal (de la cadera), flexiona la articulación de la rodilla y la rota en dirección medial; cuando las articulaciones de la cadera y la rodilla están flexionadas, puede extender el tronco
Semimembranoso	Tuberosidad isquiática	Cara posterior del cóndilo medial de la tibia; la inserción reflejada forma el ligamento poplíteo oblicuo al cóndilo femoral lateral	División tibial del nervio isquiático (L5, S1 y S2)	
Bíceps femoral	*Cabeza larga:* tuberosidad isquiática *Cabeza corta:* línea áspera y línea supracondílea lateral del fémur	Cara lateral de la cabeza de la fíbula; el tendón es dividido en este lugar por el ligamento fibular colateral de la rodilla	*Cabeza larga:* división tibial del nervio isquiático (L5, S1 y S2) *Cabeza corta:* división fibular común (peroneo) del nervio isquiático (L5, S1 y S2)	Flexiona la articulación de la rodilla y la rota lateralmente; extiende la articulación coxal (de la cadera) (p. ej., al iniciar la marcha)

[a]*Véase* la figura 6-22 para conocer las inserciones musculares.
[b]*Véase* la tabla 6-2 para la explicación de la inervación segmentaria.

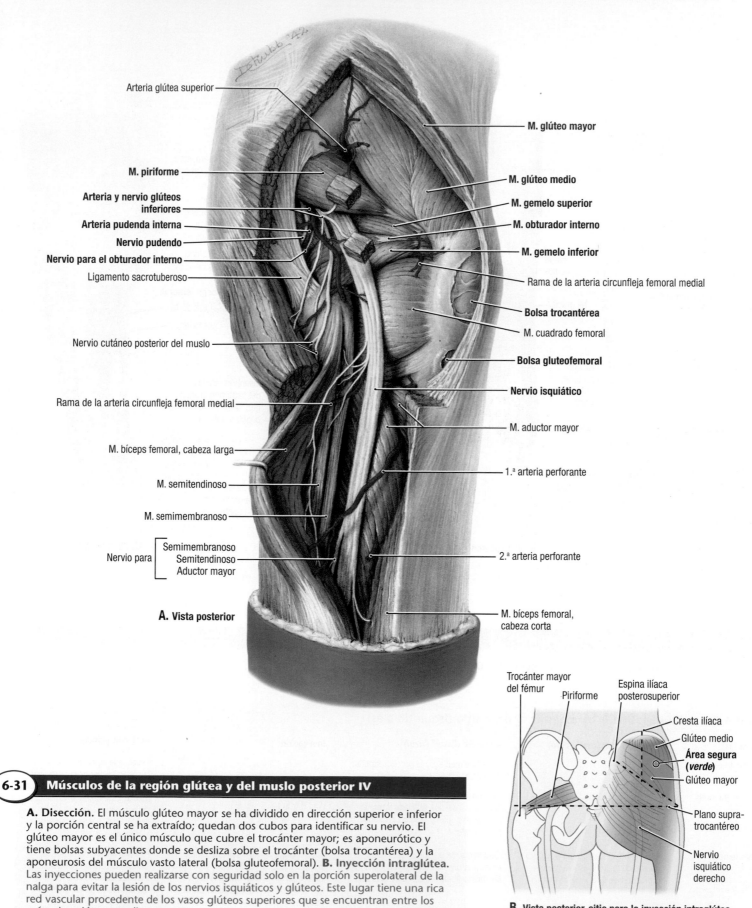

Arteria glútea superior

M. glúteo mayor

M. piriforme

M. glúteo medio

Arteria y nervio glúteos inferiores

M. gemelo superior

Arteria pudenda interna

M. obturador interno

Nervio pudendo

Nervio para el obturador interno

M. gemelo inferior

Ligamento sacrotuberoso

Rama de la arteria circunfleja femoral medial

Bolsa trocantérea

M. cuadrado femoral

Nervio cutáneo posterior del muslo

Bolsa gluteofemoral

Nervio isquiático

Rama de la arteria circunfleja femoral medial

M. aductor mayor

M. bíceps femoral, cabeza larga

1.ª arteria perforante

M. semitendinoso

M. semimembranoso

Semimembranoso
Nervio para   Semitendinoso
Aductor mayor

2.ª arteria perforante

A. Vista posterior

M. bíceps femoral, cabeza corta

Trocánter mayor del fémur

Piriforme

Espina ilíaca posterosuperior

Cresta ilíaca

Glúteo medio

Área segura (**verde**)

Glúteo mayor

Plano supra-trocantéreo

Nervio isquiático derecho

6-31 **Músculos de la región glútea y del muslo posterior IV**

A. Disección. El músculo glúteo mayor se ha dividido en dirección superior e inferior y la porción central se ha extraído; quedan dos cubos para identificar su nervio. El glúteo mayor es el único músculo que cubre el trocánter mayor; es aponeurótico y tiene bolsas subyacentes donde se desliza sobre el trocánter (bolsa trocantérea) y la aponeurosis del músculo vasto lateral (bolsa gluteofemoral). **B. Inyección intraglútea.** Las inyecciones pueden realizarse con seguridad solo en la porción superolateral de la nalga para evitar la lesión de los nervios isquiáticos y glúteos. Este lugar tiene una rica red vascular procedente de los vasos glúteos superiores que se encuentran entre los músculos glúteos medio y menor.

B. Vista posterior, sitio para la inyección intraglútea

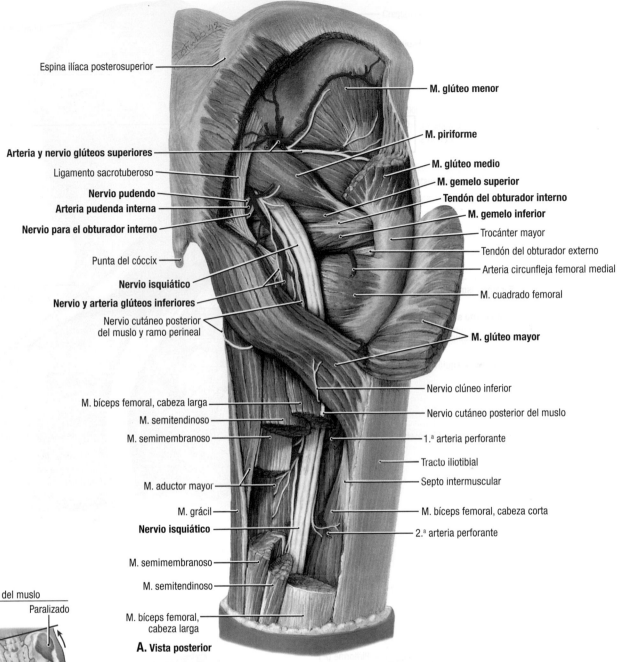

Espina ilíaca posterosuperior

M. glúteo menor

M. piriforme

Arteria y nervio glúteos superiores

Ligamento sacrotuberoso

M. glúteo medio

M. gemelo superior

Nervio pudendo

Tendón del obturador interno

Arteria pudenda interna

M. gemelo inferior

Nervio para el obturador interno

Trocánter mayor

Tendón del obturador externo

Punta del cóccix

Arteria circunfleja femoral medial

Nervio isquiático

M. cuadrado femoral

Nervio y arteria glúteos inferiores

Nervio cutáneo posterior
del muslo y ramo perineal

M. glúteo mayor

Nervio clúneo inferior

M. bíceps femoral, cabeza larga

Nervio cutáneo posterior del muslo

M. semitendinoso

M. semimembranoso

1.ª arteria perforante

Tracto iliotibial

Septo intermuscular

M. aductor mayor

M. grácil

M. bíceps femoral, cabeza corta

Nervio isquiático

2.ª arteria perforante

M. semimembranoso

M. semitendinoso

M. bíceps femoral,
cabeza larga

A. Vista posterior

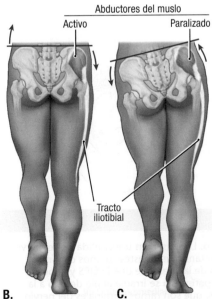

Abductores del muslo

Activo | Paralizado

Tracto
iliotibial

B. | **C.**

Vistas posteriores

Músculos de la región glútea y de la cara posterior del muslo V   6-32

A. Disección. Se han reflejado los tres cuartos proximales del músculo glúteo mayor y extirpado partes del glúteo medio y de los tres músculos isquiotibiales. Los vasos y nervios glúteos superiores salen superiores al músculo piriforme; todos los demás vasos y nervios salen inferiores a él. **B. Papel de los abductores de la cadera en la estabilización de la pelvis.** Cuando un solo miembro soporta el peso del cuerpo, los músculos del lado apoyado fijan la pelvis para que no caiga hacia el lado no apoyado, manteniendo la pelvis nivelada. **C. Inclinación de la pelvis por parálisis de los abductores de la cadera.** Cuando los **abductores derechos están paralizados**, debido a una lesión del nervio glúteo superior derecho, se pierde la fijación por parte de estos músculos y la pelvis se inclina hacia el lado izquierdo sin apoyo (signo de Trendelenburg positivo).

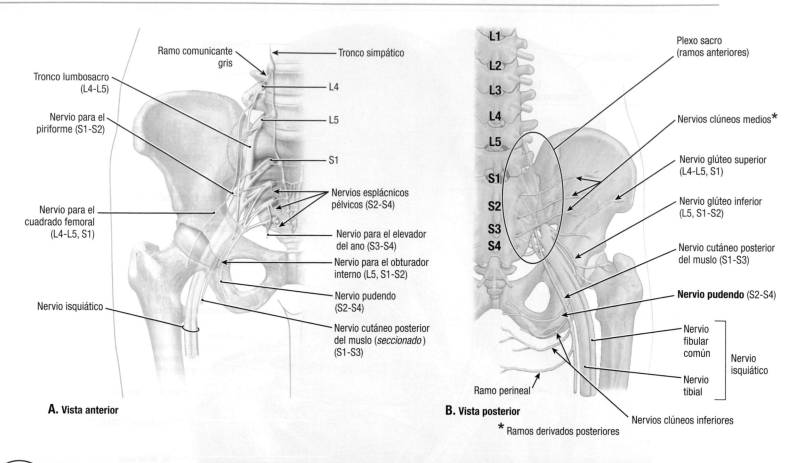

Ramo comunicante gris — Tronco simpático

Tronco lumbosacro (L4-L5)

Nervio para el piriforme (S1-S2)

L4

L5

S1

Nervio para el cuadrado femoral (L4-L5, S1)

Nervios esplácnicos pélvicos (S2-S4)

Nervio para el elevador del ano (S3-S4)

Nervio para el obturador interno (L5, S1-S2)

Nervio pudendo (S2-S4)

Nervio isquiático

Nervio cutáneo posterior del muslo (*seccionado*) (S1-S3)

A. Vista anterior

L1
L2
L3
L4
L5
S1
S2
S3
S4

Plexo sacro (ramos anteriores)

Nervios clúneos medios*

Nervio glúteo superior (L4-L5, S1)

Nervio glúteo inferior (L5, S1-S2)

Nervio cutáneo posterior del muslo (S1-S3)

Nervio pudendo (S2-S4)

Nervio fibular común

Nervio isquiático

Nervio tibial

Ramo perineal

Nervios clúneos inferiores

B. Vista posterior

* Ramos derivados posteriores

6-34 Nervios de la región glútea

Los músculos de la región glútea están inervados por el plexo sacro.

TABLA 6-7	Nervios de la región glútea		
Nervio	**Origen**	**Curso**	**Distribución en la región glútea**
Clúneos (superior, medio e inferior)	*Superior:* ramos posteriores de los nervios L1-L3 *Medio:* ramos posteriores de los nervios S1-S3 *Inferior:* nervio cutáneo posterior del muslo	Los *nervios superiores* cruzan la cresta ilíaca; *los nervios medios* salen por los forámenes sacros posteriores y entran en la región glútea; los *nervios inferiores* se curvan alrededor del borde inferior del glúteo mayor	Región glútea hasta el trocánter mayor
Isquiático	Plexo sacro (L4-S3)	Sale de la pelvis a través del foramen isquiático (ciático) mayor inferior al músculo piriforme para entrar en la región glútea	No hay músculos en la región glútea
Nervio cutáneo posterior del muslo	Plexo sacro (S1-S3)	Sale de la pelvis a través del foramen isquiático mayor, inferior al músculo piriforme, y emerge del borde inferior del glúteo mayor, recorriendo en profundidad la fascia lata	Piel de las nalgas a través de los ramos clúneos inferiores, piel de la cara posterior del muslo y de la fosa poplítea; piel de la cara lateral del periné y superior medial del muslo a través del ramo perineal
Glúteo superior	Ramos anteriores de los nervios L4-S1	Sale de la pelvis a través del foramen isquiático mayor, superior al piriforme, y se sitúa entre los glúteos medio y menor	Glúteo medio, glúteo menor y tensor de la fascia lata
Glúteo inferior	Ramos anteriores de los nervios L5-S2	Sale de la pelvis a través del foramen isquiático (ciático) mayor inferior al músculo piriforme, dividiéndose en múltiples ramos	Glúteo mayor
Nervio del cuadrado femoral	Ramos anteriores de los nervios L4-S1	Sale de la pelvis a través del foramen isquiático (ciático) mayor, en la profundidad del nervio isquiático	Cara posterior de la articulación coxal (de la cadera), gemelo inferior y cuadrado femoral
Pudendo	Ramos anteriores de los nervios S2-S4	Sale de la pelvis por el foramen isquiático (ciático) mayor inferior al músculo piriforme; desciende posterior al ligamento sacroespinoso; entra en el periné (conducto pudendo) por el foramen isquiático menor	No hay estructuras en la región glútea (inerva la mayor parte del periné)
Nervio del obturador interno	Ramos anteriores de los nervios L5-S2	Sale de la pelvis por el foramen isquiático (ciático) mayor inferior al músculo piriforme, desciende posterior a la espina isquiática, entra en el foramen isquiático menor y pasa al obturador interno	Gemelo superior y obturador interno

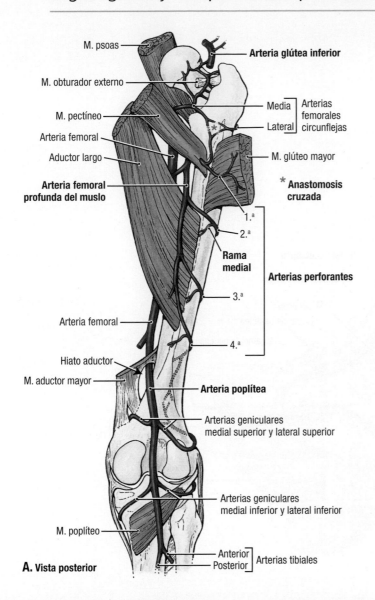

M. psoas

M. obturador externo

M. pectíneo

Arteria femoral

Aductor largo

Arteria femoral profunda del muslo

Arteria femoral

Hiato aductor

M. aductor mayor

M. poplíteo

A. Vista posterior

Arteria glútea inferior

Media] Arterias
Lateral] femorales circunflejas

M. glúteo mayor

* Anastomosis cruzada

1.ª
2.ª

Rama medial

Arterias perforantes

3.ª

4.ª

Arteria poplítea

Arterias geniculares medial superior y lateral superior

Arterias geniculares medial inferior y lateral inferior

Anterior] Arterias
Posterior] tibiales

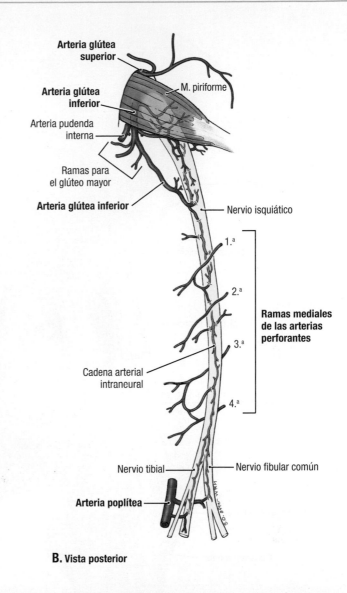

Arteria glútea superior

Arteria glútea inferior

Arteria pudenda interna

Ramas para el glúteo mayor

Arteria glútea inferior

Cadena arterial intraneural

Nervio tibial

Arteria poplítea

B. Vista posterior

M. piriforme

Nervio isquiático

1.ª
2.ª
3.ª

Ramas mediales de las arterias perforantes

4.ª

Nervio fibular común

Arterias de la región glútea y la cara posterior del muslo

6-35

TABLA 6-8	Arterias de la región glútea y la cara posterior del muslo		
Arteria	**Origen**	**Curso**	**Distribución**
Glútea superior		Entra en la región glútea a través del foramen isquiático mayor superior al músculo piriforme, y se divide en ramas superficiales y profundas; se anastomosa con las arterias glútea inferior y femoral circunfleja medial	*Rama superficial:* glúteo mayor superior *Rama profunda:* discurre entre el glúteo medio y el menor, irrigando a ambos y al tensor de la fascia lata
Glútea inferior	Ilíaca interna	Entra en la región glútea a través del foramen isquiático mayor inferior al piriforme, y desciende por el lado medial del nervio isquiático; se anastomosa con la arteria glútea superior y participa en la anastomosis cruzada del muslo	Glúteo mayor inferior, obturador interno, cuadrado femoral y porciones superiores de los músculos isquiotibiales
Pudenda interna		Entra en la región glútea a través del foramen isquiático mayor, y desciende posterior a la espina isquiática; sale de la región glútea por el foramen isquiático menor hacia el perineo	No hay estructuras en la región glútea (irriga los genitales externos y los músculos de la región perineal)
Arterias perforantes	Femoral profunda (puede surgir de la femoral)	Perforan la porción aponeurótica de la inserción del aductor mayor y el septo intermuscular medial para entrar y originan las ramas musculares para el compartimento posterior; luego perforan el septo intermuscular lateral para entrar en la cara posterolateral del compartimento anterior	Músculos isquiotibiales en el compartimento posterior; porción posterior del vasto lateral en el compartimento anterior; fémur (a través de las arterias nutriticias femorales); refuerza la irrigación del nervio isquiático
Femoral circunfleja lateral		Pasa lateralmente en la profundidad del sartorio y el recto femoral; entra en la región glútea	Cara anterior de la región glútea
Femoral circunfleja medial		Pasa en dirección medial y posterior entre el pectíneo y el iliopsoas; entra en la región glútea	Irriga la mayor parte de la cabeza y el cuello del fémur; región de la cadera

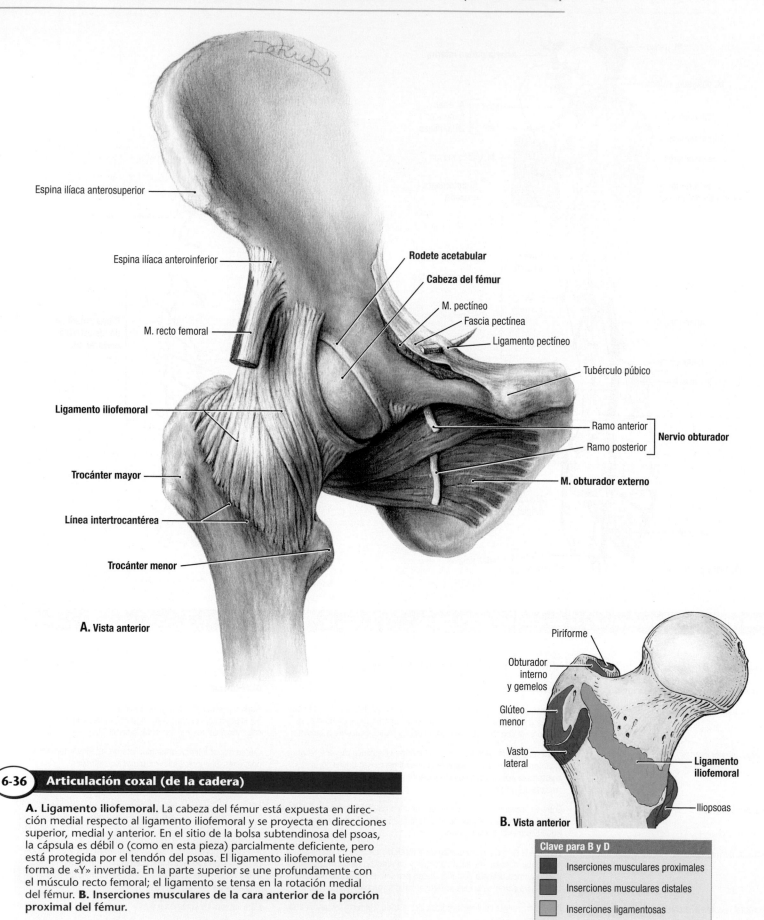

Espina ilíaca anterosuperior

Espina ilíaca anteroinferior

Rodete acetabular

Cabeza del fémur

M. pectíneo

Fascia pectínea

Ligamento pectíneo

M. recto femoral

Ligamento iliofemoral

Tubérculo púbico

Ramo anterior

Ramo posterior

Nervio obturador

Trocánter mayor

M. obturador externo

Línea intertrocantérea

Trocánter menor

A. Vista anterior

Piriforme

Obturador interno y gemelos

Glúteo menor

Vasto lateral

Ligamento iliofemoral

Iliopsoas

B. Vista anterior

6-36 **Articulación coxal (de la cadera)**

A. Ligamento iliofemoral. La cabeza del fémur está expuesta en dirección medial respecto al ligamento iliofemoral y se proyecta en direcciones superior, medial y anterior. En el sitio de la bolsa subtendinosa del psoas, la cápsula es débil o (como en esta pieza) parcialmente deficiente, pero está protegida por el tendón del psoas. El ligamento iliofemoral tiene forma de «Y» invertida. En la parte superior se une profundamente con el músculo recto femoral; el ligamento se tensa en la rotación medial del fémur. **B. Inserciones musculares de la cara anterior de la porción proximal del fémur.**

Clave para B y D

Inserciones musculares proximales

Inserciones musculares distales

Inserciones ligamentosas

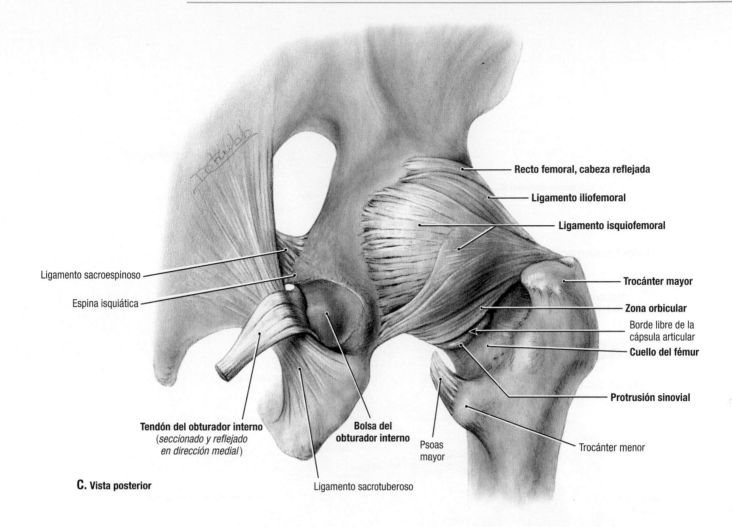

- Recto femoral, cabeza reflejada
- Ligamento iliofemoral
- Ligamento isquiofemoral
- Ligamento sacroespinoso
- Espina isquiática
- **Trocánter mayor**
- **Zona orbicular**
- Borde libre de la cápsula articular
- **Cuello del fémur**
- **Protrusión sinovial**
- **Tendón del obturador interno** (*seccionado y reflejado en dirección medial*)
- **Bolsa del obturador interno**
- Psoas mayor
- Trocánter menor
- Ligamento sacrotuberoso

C. Vista posterior

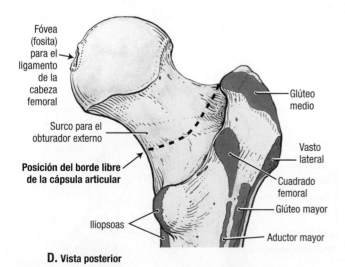

- Fóvea (fosita) para el ligamento de la cabeza femoral
- Glúteo medio
- Surco para el obturador externo
- **Posición del borde libre de la cápsula articular**
- Vasto lateral
- Cuadrado femoral
- Iliopsoas
- Glúteo mayor
- Aductor mayor

D. Vista posterior

Articulación coxal (de la cadera) *(continuación)*   **6-36**

C. Ligamento isquiofemoral. Las fibras de la cápsula en espiral se tensan durante la extensión y la rotación medial del fémur. La membrana sinovial sobresale inferior a la cápsula fibrosa y forma una bolsa para el tendón del músculo obturador externo. Obsérvese la gran bolsa subtendinosa del obturador interno en la incisura isquiática menor, donde el tendón gira 90° para unirse al trocánter mayor. **D. Inserciones musculares en la cara posterior de la porción proximal del fémur.**

La **artrosis de la articulación coxal**, caracterizada por el dolor, el edema, la limitación del movimiento y la erosión del cartílago articular, es una causa frecuente de discapacidad. En el **reemplazo de la cadera**, una prótesis metálica anclada al fémur de la persona mediante cemento óseo sustituye la cabeza y el cuello del fémur. Asimismo, una cavidad de plástico cementada al coxal sustituye al acetábulo.

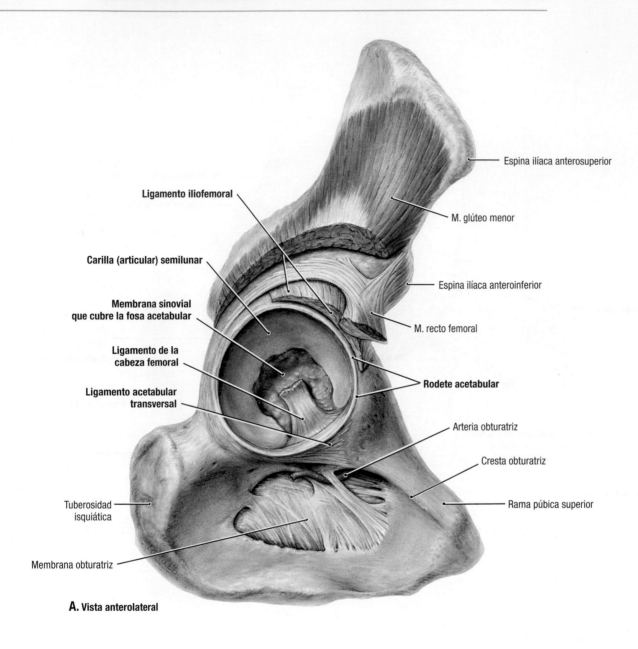

Espina ilíaca anterosuperior

Ligamento iliofemoral

M. glúteo menor

Carilla (articular) semilunar

Espina ilíaca anteroinferior

**Membrana sinovial
que cubre la fosa acetabular**

M. recto femoral

**Ligamento de la
cabeza femoral**

Rodete acetabular

**Ligamento acetabular
transversal**

Arteria obturatriz

Cresta obturatriz

Tuberosidad
isquiática

Rama púbica superior

Membrana obturatriz

A. Vista anterolateral

6-37   **Región acetabular**

A. Disección del acetábulo. **B.** Inserciones musculares de la región
acetabular.
En la *imagen A*:
- El ligamento acetabular transversal sirve de puente a la incisura
  acetabular.
- El rodete (*labrum*) acetabular está unido al borde acetabular y al ligamento acetabular transversal; forma un anillo completo alrededor
  de la cabeza del fémur.
- El ligamento de la cabeza femoral se encuentra entre la cabeza del
  fémur y el acetábulo. Estas fibras están unidas en dirección superior a la fosa (fóvea) de la cabeza del fémur, en dirección inferior al
  ligamento acetabular transversal y a los márgenes de la incisura acetabular. La arteria del ligamento de la cabeza del fémur pasa a través
  de la incisura acetabular y llega al ligamento de la cabeza del fémur.

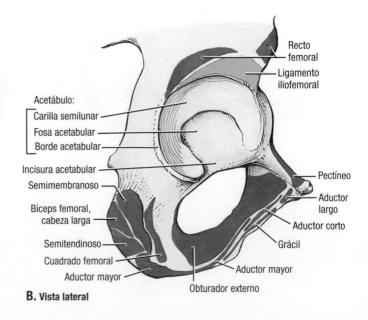

Recto
femoral

Ligamento
iliofemoral

Acetábulo:
Carilla semilunar
Fosa acetabular
Borde acetabular

Incisura acetabular

Pectíneo

Semimembranoso

Aductor
largo

Bíceps femoral,
cabeza larga

Aductor corto

Semitendinoso

Grácil

Cuadrado femoral

Aductor mayor

Aductor mayor

Obturador externo

B. Vista lateral

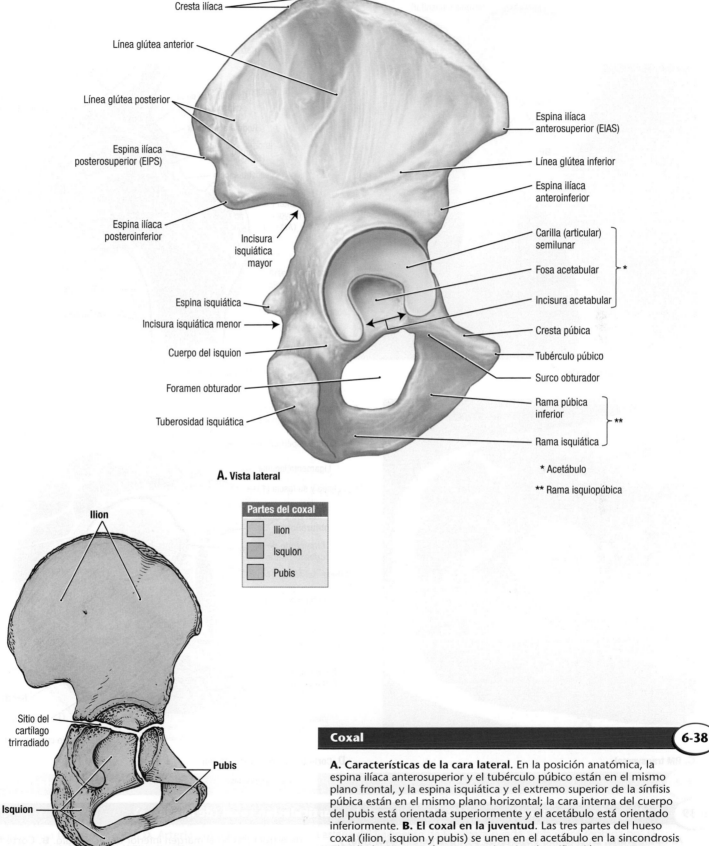

Cresta ilíaca

Línea glútea anterior

Línea glútea posterior

Espina ilíaca
posterosuperior (EIPS)

Espina ilíaca
posteroinferior

Incisura
isquiática
mayor

Espina isquiática

Incisura isquiática menor

Cuerpo del isquion

Foramen obturador

Tuberosidad isquiática

Espina ilíaca
anterosuperior (EIAS)

Línea glútea inferior

Espina ilíaca
anteroinferior

Carilla (articular)
semilunar

Fosa acetabular

Incisura acetabular

Cresta púbica

Tubérculo púbico

Surco obturador

Rama púbica
inferior

Rama isquiática

A. Vista lateral

* Acetábulo

** Rama isquiopúbica

Ilion

Partes del coxal

Ilion

Isqulon

Pubis

Sitio del
cartílago
trirradiado

Isquion

Pubis

B. Vista lateral

Coxal (6-38)

A. Características de la cara lateral. En la posición anatómica, la espina ilíaca anterosuperior y el tubérculo púbico están en el mismo plano frontal, y la espina isquiática y el extremo superior de la sínfisis púbica están en el mismo plano horizontal; la cara interna del cuerpo del pubis está orientada superiormente y el acetábulo está orientado inferiormente. **B. El coxal en la juventud.** Las tres partes del hueso coxal (ilion, isquion y pubis) se unen en el acetábulo en la sincondrosis trirradiada. Uno o más centros primarios de osificación aparecen en el cartílago trirradiado aproximadamente a los 12 años. Los centros secundarios de osificación aparecen a lo largo de la cresta ilíaca, en la espina ilíaca anteroinferior, en la tuberosidad isquiática y en la sínfisis del pubis hacia la pubertad; la fusión suele completarse a los 23 años.

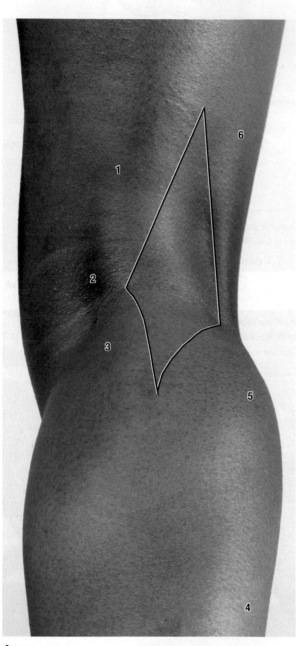

A. Vista posterior

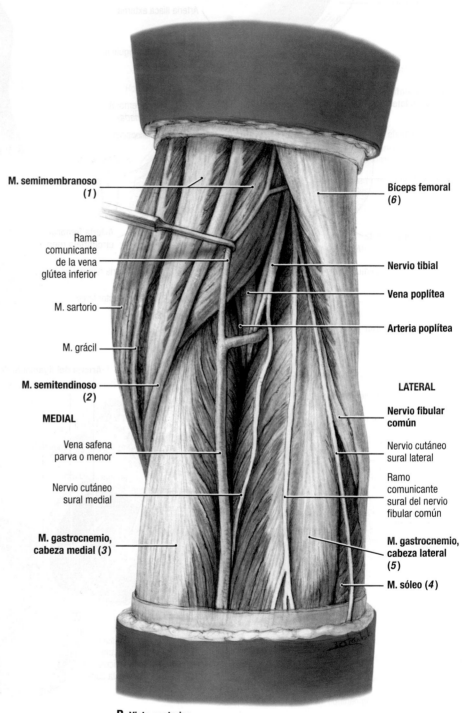

M. semimembranoso (*1*)

Rama comunicante de la vena glútea inferior

M. sartorio

M. grácil

M. semitendinoso (*2*)

MEDIAL

Vena safena parva o menor

Nervio cutáneo sural medial

M. gastrocnemio, cabeza medial (*3*)

Bíceps femoral (*6*)

Nervio tibial

Vena poplítea

Arteria poplítea

LATERAL

Nervio fibular común

Nervio cutáneo sural lateral

Ramo comunicante sural del nervio fibular común

M. gastrocnemio, cabeza lateral (*5*)

M. sóleo (*4*)

B. Vista posterior

6-41   Fosa poplítea

A. Anatomía de superficie. Los números se refieren a las estructuras señaladas en la *imagen B*. **B. Disección superficial.**

Dado que la arteria poplítea se encuentra en la profundidad de la fosa poplítea, puede ser difícil sentir el **pulso poplíteo**. La palpación de este pulso suele realizarse colocando a la persona en decúbito prono con la rodilla flexionada para relajar la fascia poplítea y los isquiotibiales. Las pulsaciones se sienten mejor en la parte inferior de la fosa. El debilitamiento o la pérdida del pulso poplíteo es un signo de obstrucción de la arteria femoral.

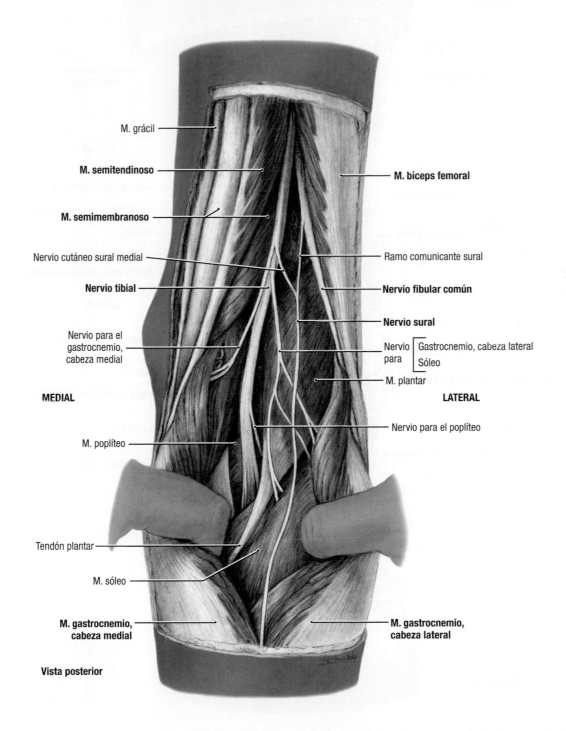

M. grácil

M. semitendinoso

M. semimembranoso

Nervio cutáneo sural medial

Nervio tibial

Nervio para el
gastrocnemio,
cabeza medial

MEDIAL

M. poplíteo

Tendón plantar

M. sóleo

**M. gastrocnemio,
cabeza medial**

Vista posterior

M. bíceps femoral

Ramo comunicante sural

Nervio fibular común

Nervio sural

Nervio { Gastrocnemio, cabeza lateral
para   { Sóleo

M. plantar

LATERAL

Nervio para el poplíteo

**M. gastrocnemio,
cabeza lateral**

Nervios de la fosa poplítea

6-42

Las dos cabezas del músculo gastrocnemio están separadas. Un ramo cutáneo del nervio tibial se une a un ramo comunicante del nervio fibular (peroneo) común para formar el nervio sural. En esta pieza, la unión está en una posición alta; por lo general se encuentra a unos 5-8 cm en dirección proximal al tobillo.

Todos los ramos motores de esta región surgen del nervio tibial, un ramo para la cara medial y los otros para la cara lateral; por lo tanto, es más seguro disecar en el lado medial.

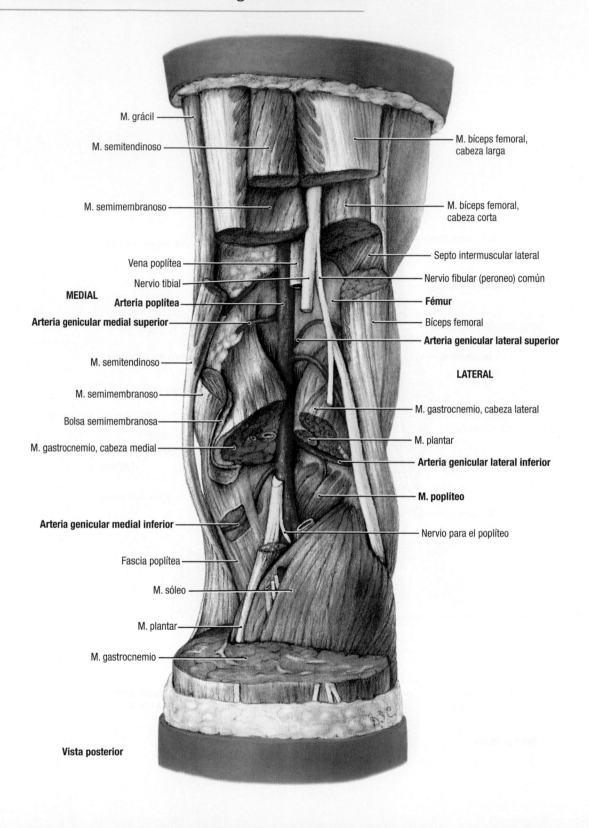

M. grácil

M. semitendinoso

M. semimembranoso

Vena poplítea

Nervio tibial

MEDIAL

Arteria poplítea

Arteria genicular medial superior

M. semitendinoso

M. semimembranoso

Bolsa semimembranosa

M. gastrocnemio, cabeza medial

Arteria genicular medial inferior

Fascia poplítea

M. sóleo

M. plantar

M. gastrocnemio

M. bíceps femoral, cabeza larga

M. bíceps femoral, cabeza corta

Septo intermuscular lateral

Nervio fibular (peroneo) común

Fémur

Bíceps femoral

Arteria genicular lateral superior

LATERAL

M. gastrocnemio, cabeza lateral

M. plantar

Arteria genicular lateral inferior

M. poplíteo

Nervio para el poplíteo

Vista posterior

6-43   Disección profunda de la fosa poplítea

El nervio fibular común sigue el borde posterior del músculo bíceps femoral, formado centralmente por la cápsula fibrosa de la articulación de la rodilla. La arteria poplítea se encuentra en el piso de la fosa poplítea. El piso está formado por el fémur, la cápsula de la articulación de la rodilla, el músculo poplíteo y su fascia. La arteria poplítea emite ramos geniculares que también se encuentran en el piso de la fosa.

Un **aneurisma poplíteo** (dilatación anómala de toda o parte de la arteria poplítea) suele causar edema (hinchazón) y dolor en la fosa poplítea. Si hay que ligar la arteria femoral, la sangre puede sortear la oclusión a través de la anastomosis genicular y llegar a la arteria poplítea distal a la ligadura.

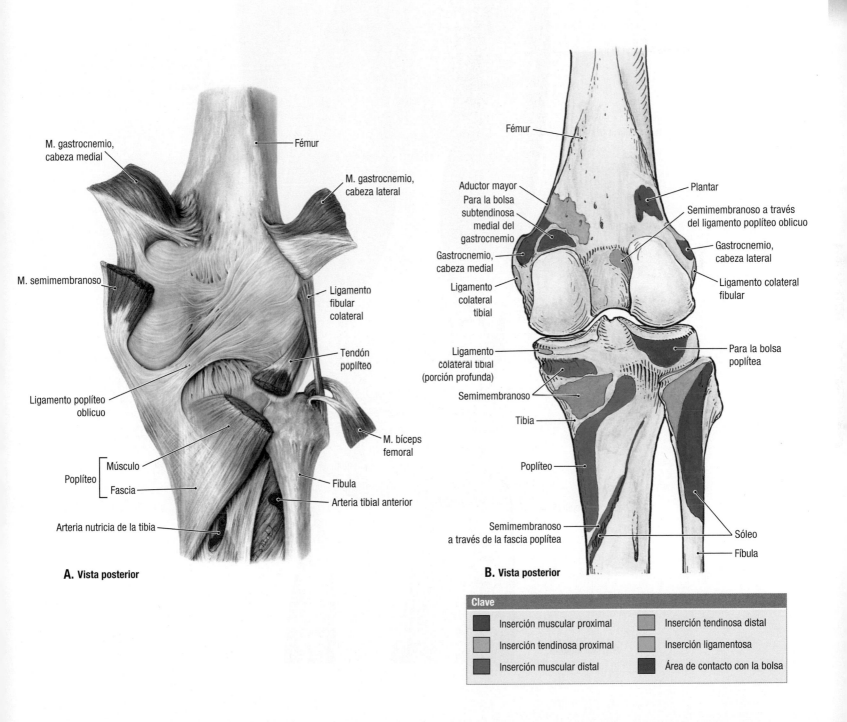

A. Vista posterior

M. gastrocnemio, cabeza medial

M. gastrocnemio, cabeza lateral

Fémur

M. semimembranoso

Ligamento fibular colateral

Tendón poplíteo

Ligamento poplíteo oblicuo

M. bíceps femoral

Poplíteo
- Músculo
- Fascia

Fíbula

Arteria tibial anterior

Arteria nutricia de la tibia

B. Vista posterior

Fémur

Aductor mayor
Para la bolsa subtendinosa medial del gastrocnemio

Plantar

Semimembranoso a través del ligamento poplíteo oblicuo

Gastrocnemio, cabeza medial

Gastrocnemio, cabeza lateral

Ligamento colateral tibial

Ligamento colateral fibular

Ligamento colateral tibial (porción profunda)

Para la bolsa poplítea

Semimembranoso

Tibia

Poplíteo

Semimembranoso a través de la fascia poplítea

Sóleo

Fíbula

Clave

■	Inserción muscular proximal	■	Inserción tendinosa distal
■	Inserción tendinosa proximal	■	Inserción ligamentosa
■	Inserción muscular distal	■	Área de contacto con la bolsa

Piso de la fosa poplítea   **6-44**

A. Cápsula articular de la rodilla y estructuras relacionadas. B. Inserción de los músculos de la región poplítea. Los tonos más claros son inserciones secundarias.

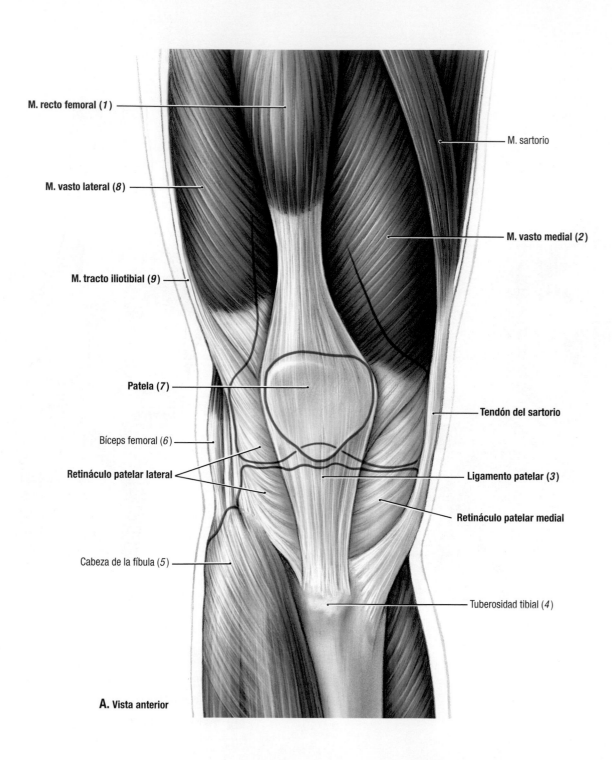

M. recto femoral (*1*)

M. vasto lateral (*8*)

M. tracto iliotibial (*9*)

Patela (*7*)

Bíceps femoral (*6*)

Retináculo patelar lateral

Cabeza de la fíbula (*5*)

M. sartorio

M. vasto medial (*2*)

Tendón del sartorio

Ligamento patelar (*3*)

Retináculo patelar medial

Tuberosidad tibial (*4*)

A. Vista anterior

6-45 **Cara anterior de la rodilla**

A. Regiones distales del muslo y rodilla. Observe que los tendones de las cuatro porciones del cuádriceps se unen para formar el tendón del cuádriceps, una banda ancha que se une a la patela. El ligamento patelar (rotuliano), una continuación del tendón del cuádriceps, une la patela a la tuberosidad tibial. Los retináculos rotulianos lateral y medial, formados en gran parte por la continuación del tracto iliotibial y la fascia envolvente de los músculos vastos, mantienen el alineamiento de la patela y el ligamento patelar. Los retináculos también forman las porciones anterolateral y anteromedial de la capa fibrosa de la cápsula articular de la rodilla.

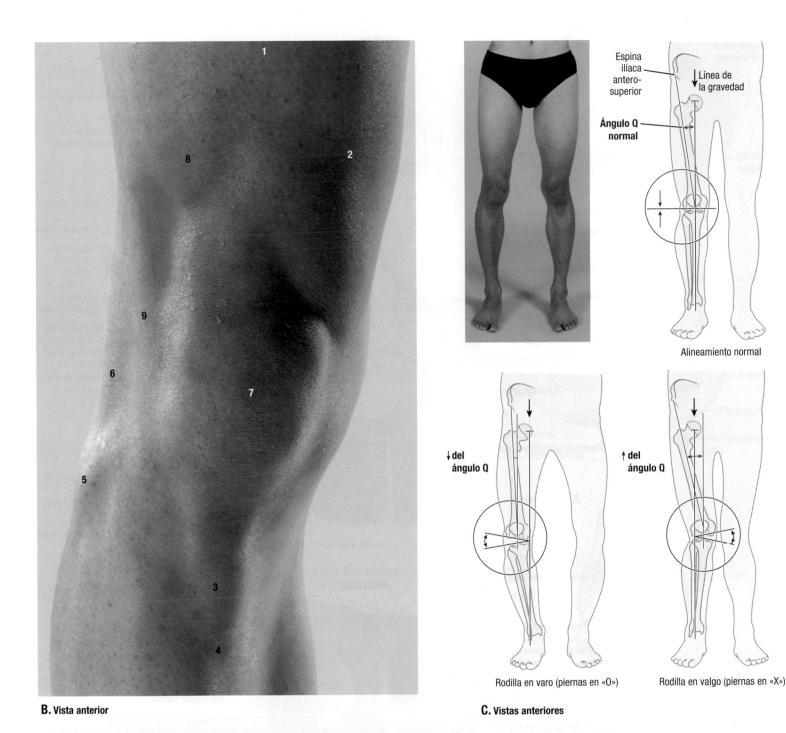

B. Vista anterior

C. Vistas anteriores

Espina
ilíaca
antero-
superior

↓ Línea de
la gravedad

**Ángulo Q
normal**

Alineamiento normal

↓ del
ángulo Q

↑ del
ángulo Q

Rodilla en varo (piernas en «O»)

Rodilla en valgo (piernas en «X»)

Cara anterior de la rodilla *(continuación)*

(6-45)

B. Anatomía de superficie. Los números se refieren a las estructuras señaladas en la *imagen A*. El fémur está colocado en diagonal dentro del muslo, mientras que la tibia está casi vertical dentro de la pierna, creando un ángulo en la rodilla entre los ejes largos de los huesos. El ángulo entre los dos huesos, denominado clínicamente **ángulo Q**, se evalúa trazando una línea desde la espina ilíaca anterosuperior hasta la mitad de la patela y extrapolando una segunda línea (vertical) que pasa por la mitad de la patela y la tuberosidad tibial. El ángulo Q suele ser mayor en las mujeres adultas debido a la mayor anchura de sus pelvis. **C. Rodilla en valgo** *(genu valgum)* **y rodilla en varo** *(genu varum)*. Una angulación de las

piernas en dirección medial en relación con el muslo, en la que el fémur es anormalmente vertical y el ángulo Q es pequeño, es una deformidad llamada **rodillas en varo** (piernas arqueadas en «O») que provoca una carga de peso desigual que da lugar a la artrosis (destrucción de los cartílagos de la rodilla) y a la sobrecarga en el ligamento fibular colateral. La angulación lateral de la pierna (gran ángulo Q, > 17 grados) en relación con el muslo se denomina **rodillas en valgo** (piernas en «X»). Esto provoca un exceso de tensión y la degeneración de las estructuras laterales de la articulación de la rodilla.

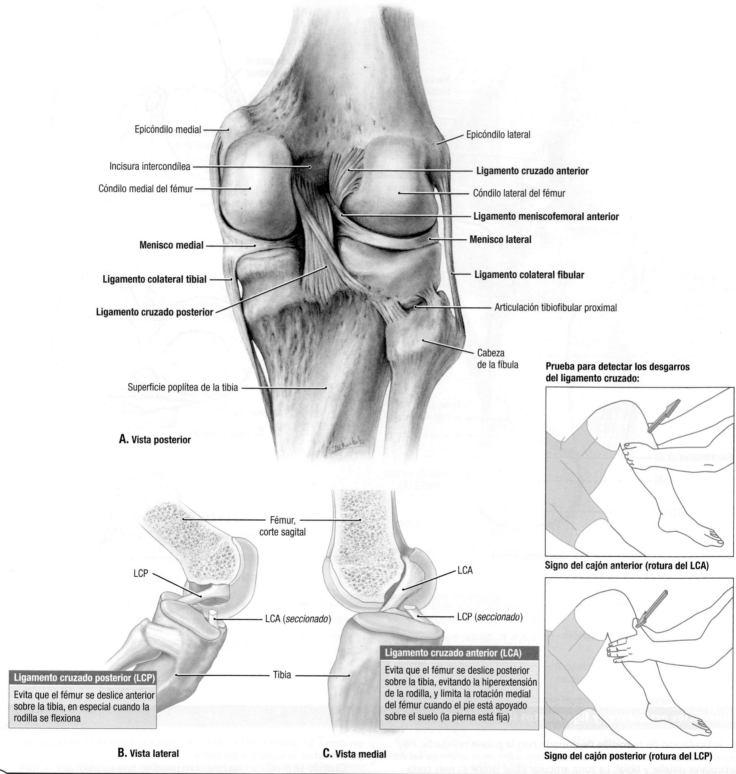

Epicóndilo medial

Incisura intercondílea

Cóndilo medial del fémur

Menisco medial

Ligamento colateral tibial

Ligamento cruzado posterior

Superficie poplítea de la tibia

Epicóndilo lateral

Ligamento cruzado anterior

Cóndilo lateral del fémur

Ligamento meniscofemoral anterior

Menisco lateral

Ligamento colateral fibular

Articulación tibiofibular proximal

Cabeza de la fíbula

A. Vista posterior

Fémur, corte sagital

LCP

LCA (*seccionado*)

Tibia

LCA

LCP (*seccionado*)

Ligamento cruzado posterior (LCP)

Evita que el fémur se deslice anterior sobre la tibia, en especial cuando la rodilla se flexiona

Ligamento cruzado anterior (LCA)

Evita que el fémur se deslice posterior sobre la tibia, evitando la hiperextensión de la rodilla, y limita la rotación medial del fémur cuando el pie está apoyado sobre el suelo (la pierna está fija)

B. Vista lateral

C. Vista medial

Prueba para detectar los desgarros del ligamento cruzado:

Signo del cajón anterior (rotura del LCA)

Signo del cajón posterior (rotura del LCP)

6-48 **Ligamentos de la articulación de la rodilla**

A. Cara posterior de la articulación. B. Ligamento cruzado anterior (LCA). C. Ligamento cruzado posterior (LCP). En cada ilustración se ha seccionado sagitalmente la mitad del fémur y extraído la porción proximal del ligamento cruzado correspondiente. La **lesión de la articulación de la rodilla** suele ser causada por un golpe en la cara lateral de la rodilla extendida o por una torsión lateral excesiva de la rodilla flexionada, que rompe el ligamento colateral tibial y concomitante-

mente desgarra o desprende el menisco medial de la cápsula articular. Esta lesión es frecuente cuando los atletas se tuercen las rodillas flexionadas mientras corren (p. ej., en el fútbol y en el fútbol americano). El LCA, que sirve de pivote para los movimientos de rotación de la rodilla, se tensa durante la flexión y también puede desgarrarse tras la rotura del ligamento tibial colateral.

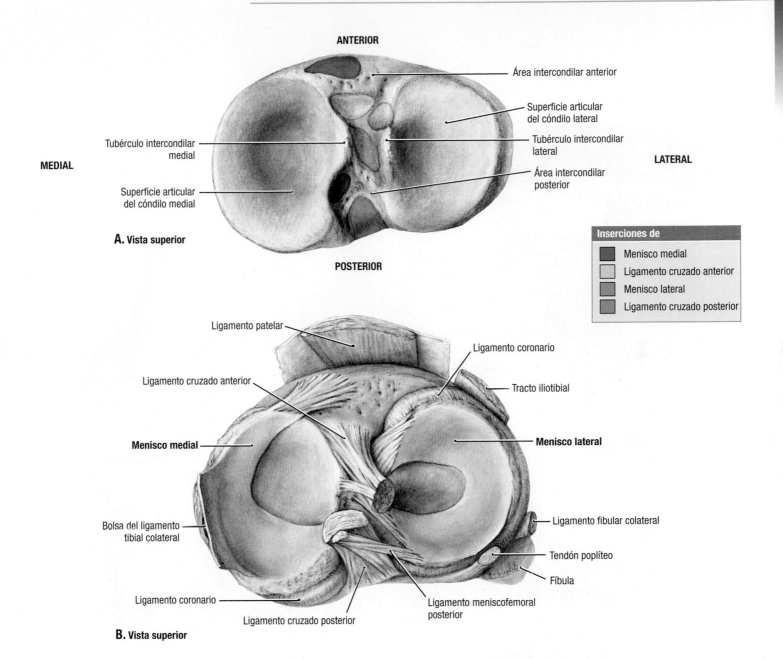

ANTERIOR

Área intercondilar anterior

Superficie articular
del cóndilo lateral

Tubérculo intercondilar
medial

Tubérculo intercondilar
lateral

MEDIAL

LATERAL

Área intercondilar
posterior

Superficie articular
del cóndilo medial

A. Vista superior

POSTERIOR

Inserciones de

■ Menisco medial
□ Ligamento cruzado anterior
■ Menisco lateral
■ Ligamento cruzado posterior

Ligamento patelar

Ligamento coronario

Ligamento cruzado anterior

Tracto iliotibial

Menisco medial

Menisco lateral

Bolsa del ligamento
tibial colateral

Ligamento fibular colateral

Tendón poplíteo

Fíbula

Ligamento coronario

Ligamento meniscofemoral
posterior

Ligamento cruzado posterior

B. Vista superior

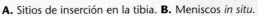

Ligamentos cruzados y meniscos **6-49**

A. Sitios de inserción en la tibia. **B.** Meniscos *in situ*.
- El cóndilo lateral de la tibia es más plano, más corto de anterior a posterior y más circular. El cóndilo medial es cóncavo, más largo de anterior a posterior y más ovalado.
- Los meniscos se ajustan a las formas de las superficies sobre las que se apoyan. Como los cuernos del menisco lateral están unidos entre sí y su ligamento coronario está flojo, este menisco puede deslizarse hacia anterior y hacia posterior sobre el cóndilo (plano); como los cuernos del menisco medial están unidos menos estrechamente, sus movimientos sobre el cóndilo (cóncavo) están restringidos.
C. Artroscopia de la articulación de la rodilla.
  Una ***artroscopia*** es un examen endoscópico que permite visualizar el interior de la cavidad articular de la rodilla con una mínima alteración del tejido. El artroscopio y una o más cánulas adicionales se introducen a través de pequeñas incisiones, conocidas como *trócares* o *puertos*. La segunda cánula es para la introducción de herramientas especializadas. Esta técnica permite extraer los meniscos desgarrados, cuerpos sueltos en la articulación, como astillas de hueso, y el desbridamiento (la resección del material cartilaginoso articular desvitalizado). La reparación o sustitución de ligamentos también puede realizarse con un artroscopio.

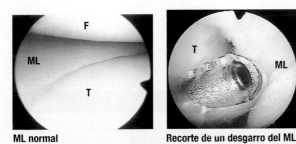

ML normal

Recorte de un desgarro del ML

C. Cóndilo femoral (*F*), meseta tibial (*T*) y menisco lateral (*ML*)

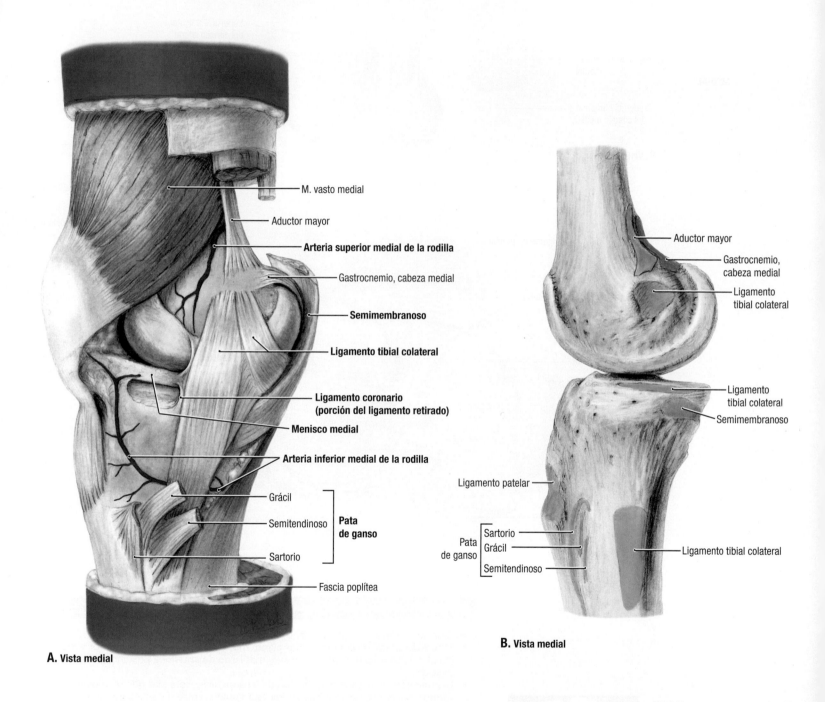

M. vasto medial

Aductor mayor

Arteria superior medial de la rodilla

Gastrocnemio, cabeza medial

Semimembranoso

Ligamento tibial colateral

**Ligamento coronario
(porción del ligamento retirado)**

Menisco medial

Arteria inferior medial de la rodilla

Grácil

Semitendinoso

**Pata
de ganso**

Sartorio

Fascia poplítea

A. Vista medial

Aductor mayor

Gastrocnemio,
cabeza medial

Ligamento
tibial colateral

Ligamento
tibial colateral

Semimembranoso

Ligamento patelar

Sartorio

Pata
de ganso

Grácil

Ligamento tibial colateral

Semitendinoso

B. Vista medial

6-50 **Cara medial de la rodilla**

A. Disección. La porción en forma de banda del ligamento tibial colateral se une al epicóndilo medial del fémur, hace de puente superficial a la inserción del músculo semimembranoso y cruza la arteria genicular inferior medial. En dirección distal, el ligamento es atravesado por los tres tendones que forman el pie anserino (sartorio, grácil y semitendinoso).
B. Sitios de inserción de músculos y ligamentos.

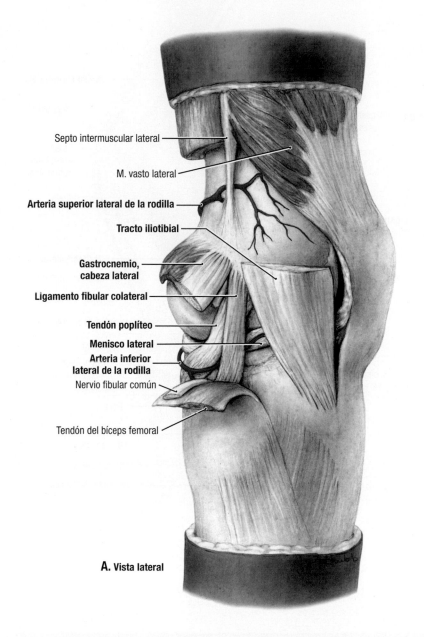

Septo intermuscular lateral

M. vasto lateral

Arteria superior lateral de la rodilla

Tracto iliotibial

**Gastrocnemio,
cabeza lateral**

Ligamento fibular colateral

Tendón poplíteo

Menisco lateral

**Arteria inferior
lateral de la rodilla**

Nervio fibular común

Tendón del bíceps femoral

A. Vista lateral

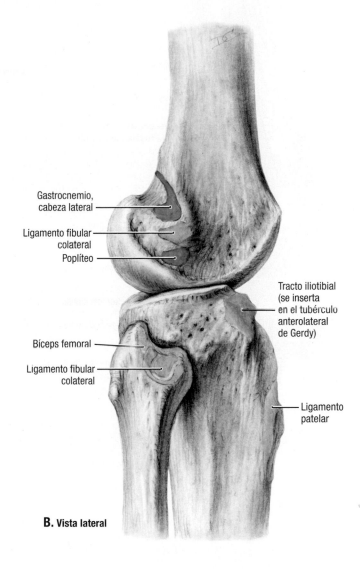

Gastrocnemio,
cabeza lateral

Ligamento fibular
colateral

Poplíteo

Tracto iliotibial
(se inserta
en el tubérculo
anterolateral
de Gerdy)

Bíceps femoral

Ligamento fibular
colateral

Ligamento
patelar

B. Vista lateral

A. Disección. Del epicóndilo lateral nacen tres estructuras que se descubren al reflejar el tendón del bíceps femoral: el músculo gastrocnemio es posterior y superior; el músculo poplíteo es anterior e inferior; y el ligamento colateral de la fíbula está en el medio, cruzando superficialmente el músculo poplíteo. La arteria genicular inferior lateral discurre a lo largo del menisco lateral. **B. Inserciones de músculos y ligamentos.**

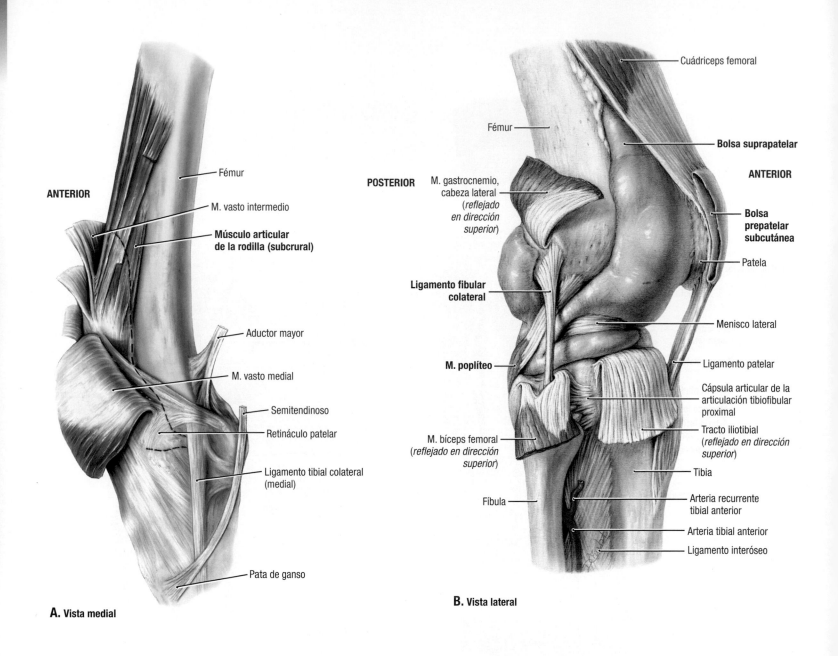

A. Vista medial

ANTERIOR

- Fémur
- M. vasto intermedio
- **Músculo articular de la rodilla (subcrural)**
- Aductor mayor
- M. vasto medial
- Semitendinoso
- Retináculo patelar
- Ligamento tibial colateral (medial)
- Pata de ganso

B. Vista lateral

POSTERIOR

- Cuádriceps femoral
- Fémur
- **Bolsa suprapatelar**
- ANTERIOR
- M. gastrocnemio, cabeza lateral (*reflejado en dirección superior*)
- **Bolsa prepatelar subcutánea**
- Patela
- **Ligamento fibular colateral**
- Menisco lateral
- **M. poplíteo**
- Ligamento patelar
- Cápsula articular de la articulación tibiofibular proximal
- Tracto iliotibial (*reflejado en dirección superior*)
- M. bíceps femoral (*reflejado en dirección superior*)
- Tibia
- Fíbula
- Arteria recurrente tibial anterior
- Arteria tibial anterior
- Ligamento interóseo

6-52 **Articular de la rodilla y bolsas de la región patelar**

A. Músculo articular de la rodilla (subcrural). Este músculo se encuentra en la profundidad del músculo vasto intermedio y está formado por fibras que nacen de la superficie anterior del fémur en su parte proximal y se unen a la membrana sinovial en su porción distal. El músculo articular de la rodilla (subcrural) tracciona la membrana sinovial de la bolsa suprapatelar (*línea de puntos*) superiormente durante la extensión para que no quede atrapada entre la patela y el fémur dentro de la articulación. **B. Cara lateral de la rodilla.** Se inyectó látex en la cavidad articular y se fijó con ácido acético. La membrana sinovial distendida quedó expuesta y limpia. El músculo gastrocnemio ha sido reflejado en dirección proximal; el bíceps femoral y el tracto iliotibial, en dirección distal. Extensión de la cápsula sinovial: en dirección superior, se eleva superior a la patela, donde se apoya en una capa de grasa que le permite deslizarse libremente con los movimientos de la articulación (esta porción

superior se denomina *bolsa suprapatelar*); en dirección posterior, se eleva hasta el origen del músculo gastrocnemio; en dirección lateral, se curva inferiormente al epicóndilo lateral del fémur, donde se unen el tendón del poplíteo y el ligamento colateral de la fíbula; finalmente, en dirección inferior, sobresale inferior al menisco lateral, superponiéndose con la tibia (el ligamento coronario se ha retirado para mostrarla). La **bursitis prepatelar** suele ser una bursitis de fricción causada por el roce entre la piel y la patela. La bolsa suprapatelar se comunica con la cavidad articular de la articulación de la rodilla; en consecuencia, las abrasiones o heridas penetrantes superiores a la patela pueden dar lugar a una **bursitis suprapatelar** causada por bacterias que ingresan en la bolsa desde la piel desgarrada. La infección puede extenderse a la articulación de la rodilla. **C. Cara posterior de la rodilla.**

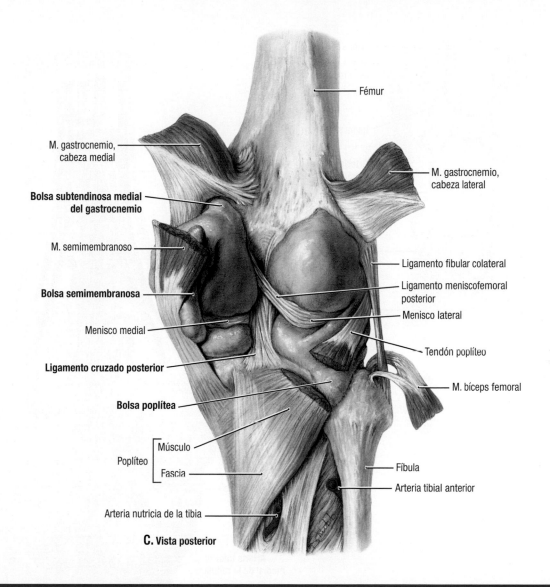

- Fémur
- M. gastrocnemio, cabeza medial
- M. gastrocnemio, cabeza lateral
- **Bolsa subtendinosa medial del gastrocnemio**
- M. semimembranoso
- Ligamento fibular colateral
- Ligamento meniscofemoral posterior
- **Bolsa semimembranosa**
- Menisco lateral
- Menisco medial
- Tendón poplíteo
- **Ligamento cruzado posterior**
- M. bíceps femoral
- **Bolsa poplítea**
- Poplíteo { Músculo / Fascia }
- Fíbula
- Arteria tibial anterior
- Arteria nutricia de la tibia

C. Vista posterior

Articular de la rodilla y bolsas de la región patelar (continuación)　6-52

TABLA 6-9	Bolsas alrededor de la rodilla

Bolsa	Ubicación	Características estructurales o funciones
Suprapatelar (suprarrotuliana)	Situada entre el fémur y el tendón del cuádriceps femoral	Mantenida en posición por el músculo articular de la rodilla; extensión superior de la cavidad sinovial de la articulación de la rodilla
Poplítea	Situada entre el tendón del poplíteo y el cóndilo lateral de la tibia	Se abre en la cavidad sinovial de la articulación de la rodilla, inferior al menisco lateral
Anserina (de la pata de ganso)	Separa los tendones del sartorio, grácil y semitendinoso de la tibia y del ligamento colateral tibial	La zona donde los tendones de estos músculos se unen a la tibia en la pata de ganso (pes anserinus: L. pes, pie; L. anser, ganso)
Bolsa subtendinosa medial del gastrocnemio	Se encuentra en la profundidad de la inserción proximal del tendón de la cabeza medial del gastrocnemio	Extensión de la cavidad sinovial de la articulación de la rodilla
Semimembranosa	Situada entre la cabeza medial del gastrocnemio y el tendón del semimembranoso	Relacionada con la inserción distal del semimembranoso
Subcutánea prepatelar	Se encuentra entre la piel y la superficie anterior de la patela	Permite el libre movimiento de la piel sobre la patela durante los movimientos de la pierna
Subcutánea infrapatelar	Situada entre la piel y la tuberosidad tibial	Ayuda a la rodilla a soportar la presión cuando uno se arrodilla[a]
Infrapatelar profunda	Se encuentra entre el ligamento patelar y la cara anterior de la tibia	Separada de la articulación de la rodilla por la grasa infrapatelar[a]

[a]Véase la figura 6-56.

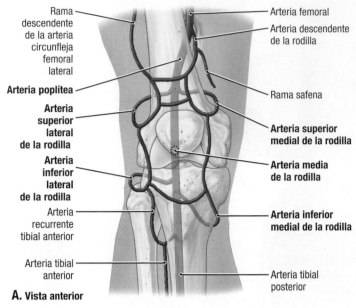

Rama descendente de la arteria circunfleja femoral lateral

Arteria poplítea

Arteria superior lateral de la rodilla

Arteria inferior lateral de la rodilla

Arteria recurrente tibial anterior

Arteria tibial anterior

A. Vista anterior

Arteria femoral

Arteria descendente de la rodilla

Rama safena

Arteria superior medial de la rodilla

Arteria media de la rodilla

Arteria inferior medial de la rodilla

Arteria tibial posterior

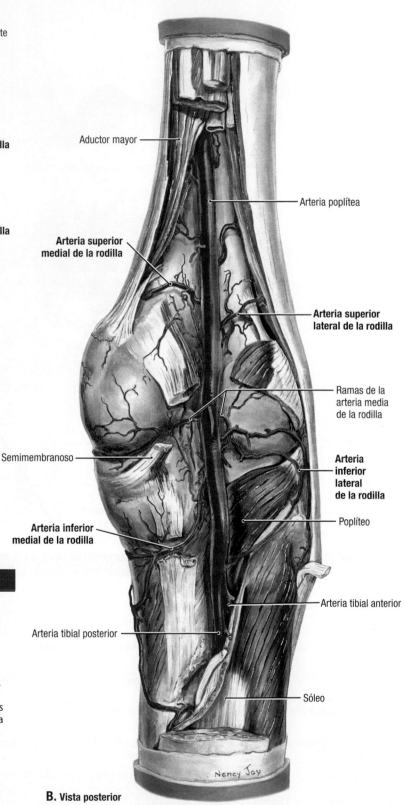

Aductor mayor

Arteria superior medial de la rodilla

Semimembranoso

Arteria inferior medial de la rodilla

Arteria tibial posterior

Arteria poplítea

Arteria superior lateral de la rodilla

Ramas de la arteria media de la rodilla

Arteria inferior lateral de la rodilla

Poplíteo

Arteria tibial anterior

Sóleo

B. Vista posterior

6-53 Anastomosis alrededor de la rodilla

A. Anastomosis genicular en la cara anterior de la rodilla. **B.** Arteria poplítea en la fosa poplítea.

- La arteria poplítea va desde el hiato aductor (en el músculo aductor mayor) en sentido proximal, hasta el borde inferior del músculo poplíteo en sentido distal, donde se bifurca en las arterias tibiales anterior y posterior.
- Las tres relaciones anteriores de la arteria poplítea incluyen el fémur, la cápsula articular de la rodilla y el músculo poplíteo.
- Las arterias de la rodilla participan en la formación de la anastomosis periarticular, una red de vasos que rodean la rodilla que proporciona una circulación colateral capaz de mantener el suministro de sangre a la pierna durante la flexión completa de la rodilla, que puede torcer la arteria poplítea.
- Cinco ramas de la rodilla de la arteria poplítea irrigan la cápsula y los ligamentos de la articulación de la rodilla. Las arterias de la rodilla son la arteria superior lateral, superior medial, media, inferior lateral e inferior medial.
- Otras contribuyentes son la arteria descendente de la rodilla, una rama de la arteria femoral, en dirección superomedial; la rama descendente de la arteria circunfleja femoral lateral, en dirección superolateral; y la arteria tibial recurrente anterior, una rama de la arteria tibial anterior, en dirección inferolateral.

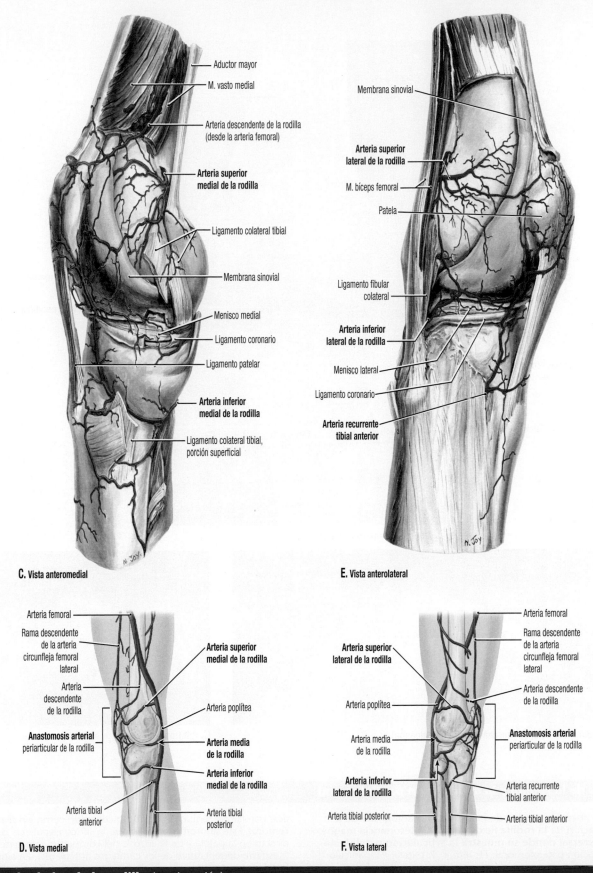

Aductor mayor

M. vasto medial

Arteria descendente de la rodilla
(desde la arteria femoral)

**Arteria superior
medial de la rodilla**

Ligamento colateral tibial

Membrana sinovial

Menisco medial

Ligamento coronario

Ligamento patelar

**Arteria inferior
medial de la rodilla**

Ligamento colateral tibial,
porción superficial

C. Vista anteromedial

Membrana sinovial

**Arteria superior
lateral de la rodilla**

M. bíceps femoral

Patela

Ligamento fibular
colateral

**Arteria inferior
lateral de la rodilla**

Menisco lateral

Ligamento coronario

**Arteria recurrente
tibial anterior**

E. Vista anterolateral

Arteria femoral

Rama descendente
de la arteria
circunfleja femoral
lateral

Arteria
descendente
de la rodilla

Anastomosis arterial
periarticular de la rodilla

Arteria tibial
anterior

**Arteria superior
medial de la rodilla**

Arteria poplítea

**Arteria media
de la rodilla**

**Arteria inferior
medial de la rodilla**

Arteria tibial
posterior

D. Vista medial

**Arteria superior
lateral de la rodilla**

Arteria poplítea

Arteria media
de la rodilla

**Arteria inferior
lateral de la rodilla**

Arteria tibial posterior

Arteria femoral

Rama descendente
de la arteria
circunfleja femoral
lateral

Arteria descendente
de la rodilla

Anastomosis arterial
periarticular de la rodilla

Arteria recurrente
tibial anterior

Arteria tibial anterior

F. Vista lateral

Anastomosis alrededor de la rodilla (continuación)   **6-53**

C-D. Cara medial de la rodilla que muestra las arterias de la rodilla superiores e inferiores. **E-F.** Cara lateral de la rodilla que muestra las arterias de la rodilla superiores e inferiores laterales.

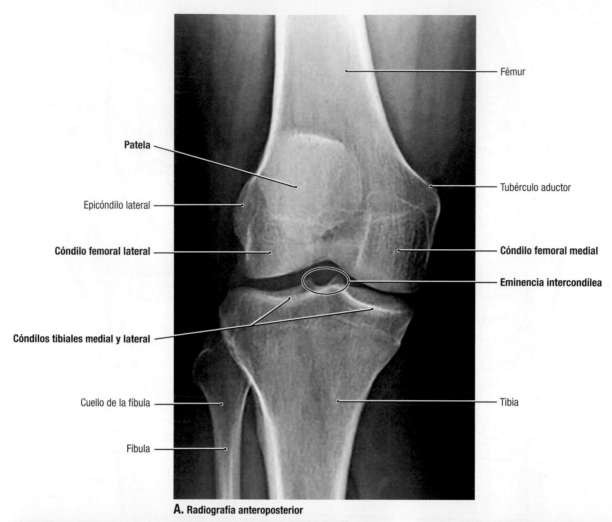

Fémur

Patela

Tubérculo aductor

Epicóndilo lateral

Cóndilo femoral lateral

Cóndilo femoral medial

Eminencia intercondílea

Cóndilos tibiales medial y lateral

Cuello de la fíbula

Tibia

Fíbula

A. Radiografía anteroposterior

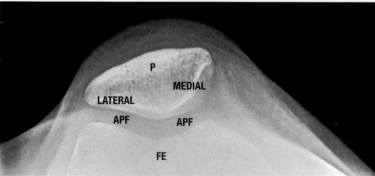

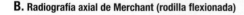

P

MEDIAL

LATERAL

APF

APF

FE

B. Radiografía axial de Merchant (rodilla flexionada)

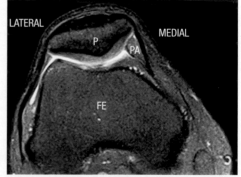

LATERAL

MEDIAL

P

PA

FE

C. RM transversal

6-54 **Imágenes de la rodilla y la articulación patelofemoral**

A. Radiografía anteroposterior de la rodilla. B. Radiografía de la patela (articulación de la rodilla flexionada). C. Resonancia magnética (RM) transversal donde se muestra la articulación patelofemoral. *APF*: articulación patelofemoral; *FE*: fémur; *P*: patela; *PA*: panículo adiposo.

El dolor profundo en la patela suele ser consecuencia del exceso en la carrera, de ahí que este tipo de dolor se denomine a menudo «rodilla del corredor». El dolor es el resultado de microtraumatismos repetitivos causados por la alineación anómala de la patela en relación con la super-

ficie patelar del fémur, un trastorno conocido como *síndrome patelofemoral*. Este síndrome también puede ser consecuencia de un golpe directo en la patela y de la artrosis del compartimento patelofemoral (desgaste degenerativo de los cartílagos articulares). En algunos casos, el fortalecimiento del vasto medial corrige la disfunción patelofemoral. Este músculo tiende a prevenir la luxación lateral de la patela resultante del ángulo Q, porque el vasto medial se inserta y tracciona del borde medial de la patela. Por lo tanto, la debilidad del vasto medial predispone al individuo a la disfunción patelofemoral y a la luxación patelar.

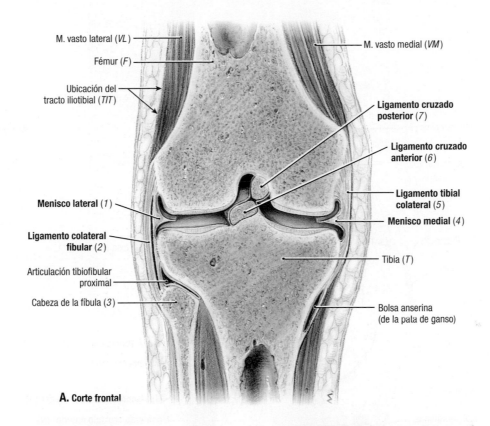

M. vasto lateral (*VL*)

Fémur (*F*)

Ubicación del
tracto iliotibial (*TIT*)

Menisco lateral (*1*)

**Ligamento colateral
fibular** (*2*)

Articulación tibiofibular
proximal

Cabeza de la fíbula (*3*)

M. vasto medial (*VM*)

**Ligamento cruzado
posterior** (*7*)

**Ligamento cruzado
anterior** (*6*)

**Ligamento tibial
colateral** (*5*)

Menisco medial (*4*)

Tibia (*T*)

Bolsa anserina
(de la pata de ganso)

A. Corte frontal

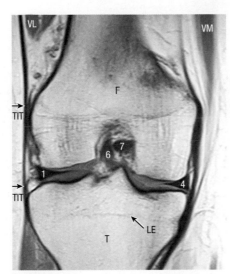

B. RM frontal

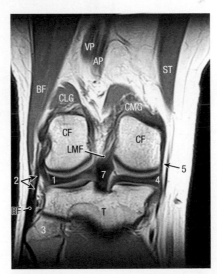

C. RM frontal

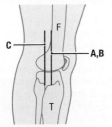

Vista lateral

Corte frontal y resonancia magnética de la rodilla **6-55**

A. Corte a través de la incisura intercondílar del fémur, la tibia y la fíbula. **B.** Resonancia magnética (RM) a través de la incisura intercondílar del fémur y la tibia. **C.** RM a través de los cóndilos femorales, la tibia y la fíbula. Los números de la RM se refieren a las estructuras de la *imagen A. AP*: arteria poplítea; *BF*: bíceps femoral; *CF*: cóndilo femoral; *CLG*: cabeza lateral del gastrocnemio; *CMG*: cabeza medial del gastrocnemio; *F*: fémur; *TIT*: tracto iliotibial; *LE*: línea epifisaria; *LMF*: ligamento meniscofemoral; *ST*: semitendinoso; *T*: tibia; *VL*: vasto lateral; *VM*: vasto medial; *VP*: vena poplítea.

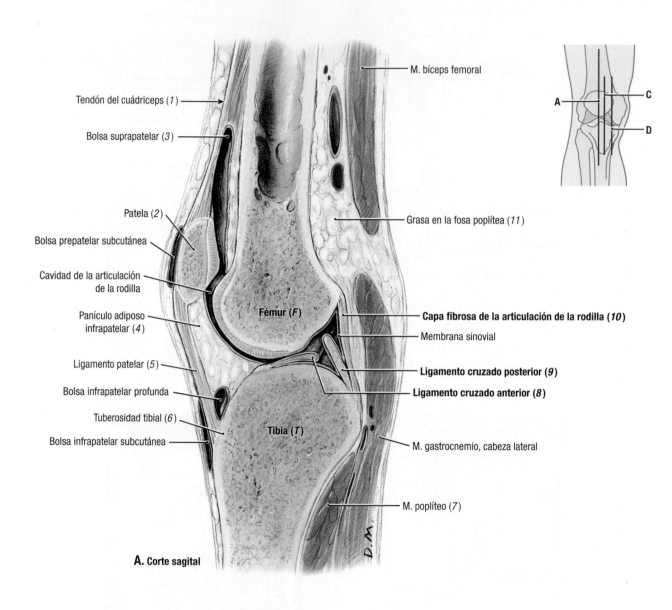

Tendón del cuádriceps (*1*)

Bolsa suprapatelar (*3*)

Patela (*2*)

Bolsa prepatelar subcutánea

Cavidad de la articulación de la rodilla

Panículo adiposo infrapatelar (*4*)

Ligamento patelar (*5*)

Bolsa infrapatelar profunda

Tuberosidad tibial (*6*)

Bolsa infrapatelar subcutánea

M. bíceps femoral

Grasa en la fosa poplítea (*11*)

Fémur (*F*)

Capa fibrosa de la articulación de la rodilla (*10*)

Membrana sinovial

Ligamento cruzado posterior (*9*)

Ligamento cruzado anterior (*8*)

Tibia (*T*)

M. gastrocnemio, cabeza lateral

M. poplíteo (*7*)

A. Corte sagital

6-56 **Corte sagital e imágenes de la rodilla**

A. Ilustración del corte a través de la cara lateral de la incisura intercondilar del fémur.

Las fracturas del extremo distal del fémur o las laceraciones de la cara anterior del muslo pueden afectar la bolsa suprapatelar y provocar una infección de la articulación de la rodilla. Cuando la rodilla está infectada e inflamada, la cantidad de líquido sinovial puede aumentar. Los **derrames articulares**, es decir, la salida de líquido de los vasos sanguíneos o linfáticos, provocan un aumento de la cantidad de líquido en la cavidad articular. Dado que la bolsa suprapatelar es una continuación superior de la cavidad sinovial de la articulación de la rodilla, una tumoración en

el muslo en la región de la bolsa podría indicar un aumento del líquido sinovial. Esta bolsa puede ser aspirada para extraer el líquido para su examen. La **aspiración** directa de la **articulación de la rodilla** suele realizarse con el paciente sentado en una mesa con la rodilla flexionada. La articulación se aborda lateralmente, utilizando tres puntos óseos como referencias para la introducción de la aguja: el tubérculo tibial anterolateral (de Gerdy), el epicóndilo lateral del fémur y el ápice de la patela. Además, esta zona triangular también se emplea para la inyección de fármacos para tratar afecciones de la rodilla.

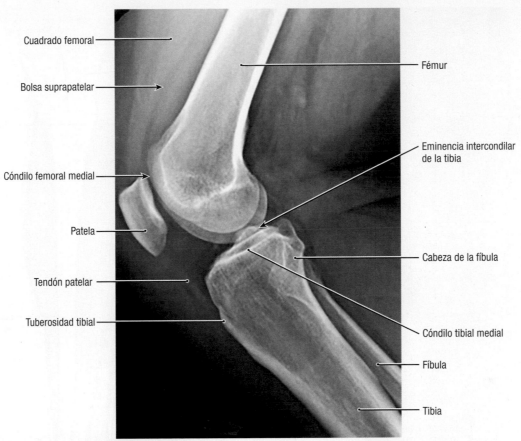

Cuadrado femoral

Bolsa suprapatelar

Cóndilo femoral medial

Patela

Tendón patelar

Tuberosidad tibial

Fémur

Eminencia intercondilar de la tibia

Cabeza de la fíbula

Cóndilo tibial medial

Fíbula

Tibia

B. Radiografía lateral

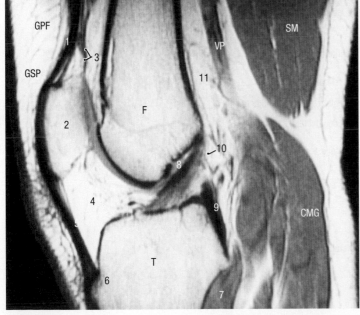

C. RM sagital

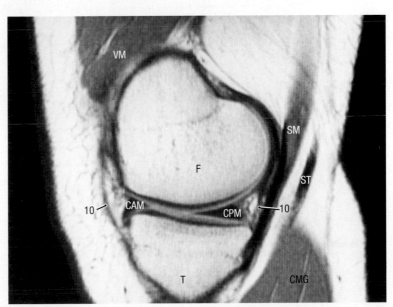

D. RM sagital

Corte sagital e imagen de la rodilla (*continuación*) **6-56**

B. Radiografía lateral de la rodilla flexionada. La fabela es un hueso sesamoideo inconstante en la cabeza lateral del músculo gastrocnemio. **C. Resonancia magnética (RM) a través de la cara medial de la incisura intercondílea del fémur en la que se muestran los ligamentos cruzados. D. RM a través de los cóndilos femoral y tibial medial.** Los números de la RM se refieren a las estructuras señaladas en la *imagen A*. *CAM*: cuerno anterior del menisco medial; *CMG*: cabeza medial del gastrocnemio; *CPM*: cuerno posterior del menisco medial; *F*: fémur; *GPF*: grasa prefemoral; *GSP*: grasa suprapatelar; *SM*: semimembranoso; *ST*: semitendinoso; *T*: tibia; *VM*: vasto medial; *VP*: vasos poplíteos.

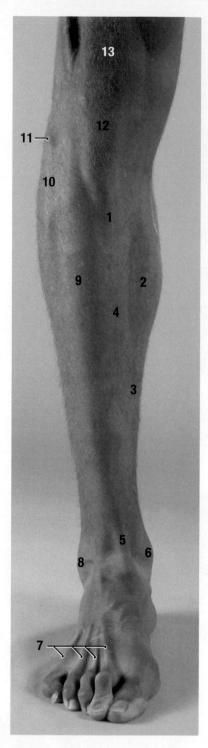

A. Vista anterior

Tracto iliotibial
Patela (*13*)
Ligamento patelar (*12*)
Cabeza de la fíbula (*11*)
Tuberosidad tibial (*1*)
M. fibular largo (*10*)
M. gastrocnemio, cabeza medial (*2*)
M. tibial anterior (*9*)
M. sóleo (*3*)
Superficie medial (subcutánea) de la tibia (*4*)
M. extensor largo de los dedos
M. fibular corto
M. extensor largo de los dedos
M. extensor largo del dedo gordo
Tendón del tibial anterior (*5*)
Retináculo superior de los extensores
Maléolo lateral (*8*)
Maléolo medial (*6*)
Músculo y tendón del tercer fibular
Retináculo inferior de los extensores
Tendón del fibular corto
M. extensor corto del dedo gordo
Tendones del extensor largo de los dedos (*7*)
M. extensor corto de los dedos
Tendón del extensor largo del dedo gordo

B. Vista anterior

6-57 **Cara anterior de la pierna: músculos superficiales**

A. Anatomía de superficie. Los números se refieren a las estructuras señaladas en la *imagen B*. **B. Disección.** Los músculos del compartimento anterior son dorsiflexores del tobillo/extensores de los dedos. Son activos en la marcha, ya que se contraen concéntricamente para elevar el antepié para levantarse del suelo durante la fase de balanceo del ciclo de la marcha y se contraen excéntricamente para bajar el antepié al suelo después del golpe de talón de la fase de apoyo.

El **estrés tibial medial (periostitis)**, el edema y el dolor en la zona del tercio distal de la tibia, son el resultado de microtraumatismos repetitivos de los músculos del compartimento anterior, en especial el tibial anterior. Esto causa una forma leve de **síndrome compartimental anterior**. El dolor suele producirse durante una lesión traumática o un sobreesfuerzo de los músculos al practicar algún deporte. El edema y la inflamación musculotendinosa provocan una hinchazón que reduce el flujo sanguíneo a los músculos. Los músculos isquémicos inflamados son dolorosos de forma espontánea y a la compresión.

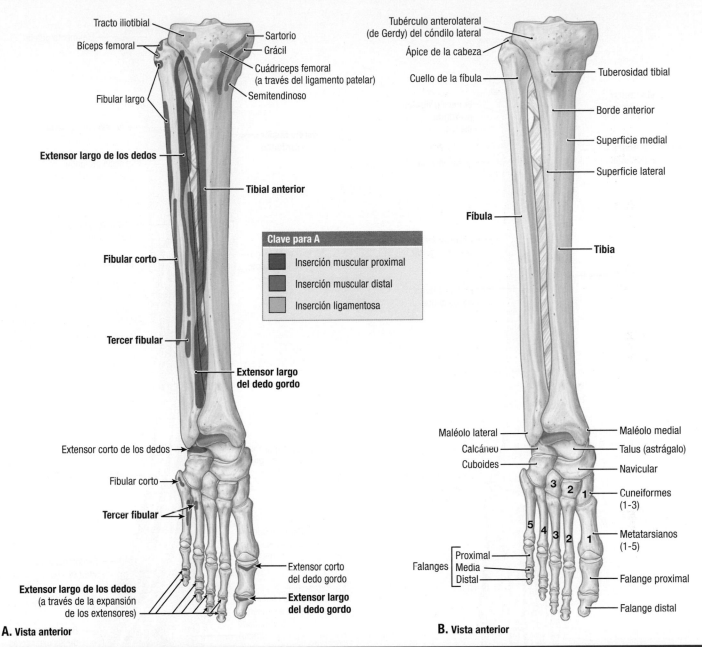

Clave para A

- Inserción muscular proximal
- Inserción muscular distal
- Inserción ligamentosa

A. Vista anterior

B. Vista anterior

Cara anterior de la pierna y dorso del pie: características de los huesos y de las inserciones musculares **6-58**

A. Inserciones. **B.** Características de los huesos.

TABLA 6-10	Músculos del compartimento anterior de la pierna			
Músculo	**Inserción proximal**	**Inserción distal**	**Inervación**[a]	**Acciones principales**
Tibial anterior	Cóndilo lateral y mitad superior de la superficie lateral de la tibia	Superficies medial e inferior del cuneiforme medial y base del 1.er metatarsiano	Nervio fibular profundo (L4-L5)	Dorsiflexiona la articulación talocrural (del tobillo) e invierte el pie
Extensor largo del dedo gordo	Porción media de la superficie anterior de la fíbula y la membrana interósea	Cara dorsal de la base de la falange distal del dedo gordo del pie (*hallux*)		Extiende el dedo gordo y dorsiflexiona la articulación talocrural
Extensor largo de los dedos	Cóndilo lateral de la tibia y tres cuartos superiores de la superficie anterior de la membrana interósea	Falanges medias y distales de los cuatro dedos laterales	Nervio fibular profundo (L5-S1)	Extiende los cuatro dedos laterales y dorsiflexiona la articulación talocrural
Tercer tibular (peroneo)	Tercio inferior de la cara anterior de la fíbula y la membrana interósea	Dorsal de la base del 5.º metatarsiano		Dorsiflexiona la articulación talocrural y ayuda a la eversión del pie

[a]*Véase* la tabla 6-3 para la explicación de la inervación segmentaria.

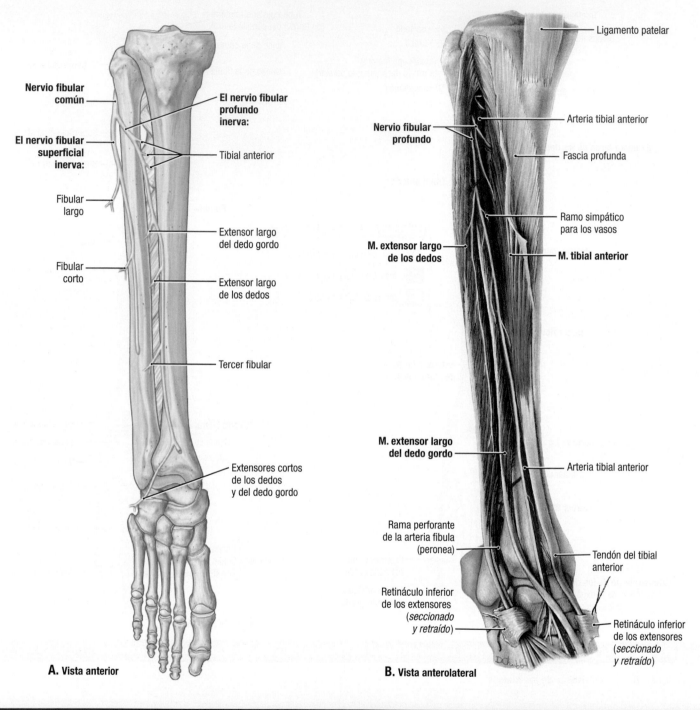

Nervio fibular común

El nervio fibular profundo inerva:

Tibial anterior

El nervio fibular superficial inerva:

Fibular largo

Fibular corto

Extensor largo del dedo gordo

Extensor largo de los dedos

Tercer fibular

Extensores cortos de los dedos y del dedo gordo

A. Vista anterior

Ligamento patelar

Nervio fibular profundo

Arteria tibial anterior

Fascia profunda

Ramo simpático para los vasos

M. extensor largo de los dedos

M. tibial anterior

M. extensor largo del dedo gordo

Arteria tibial anterior

Rama perforante de la arteria fibula (peronea)

Tendón del tibial anterior

Retináculo inferior de los extensores (*seccionado y retraído*)

Retináculo inferior de los extensores (*seccionado y retraído*)

B. Vista anterolateral

6-59 Cara anterior de la pierna: músculos, nervios y vasos

TABLA 6-11	Nervios fibulares comunes, superficiales y profundos		
Nervio	**Origen**	**Curso**	**Distribución/estructuras inervadas**
Fibular común	Nervio isquiático	Se forma cuando el nervio isquiático se bifurca en el ápice de la fosa poplítea y sigue el borde medial del bíceps femoral; rodea el cuello de la fíbula, dividiéndose en nervios fibulares superficiales y profundos	Piel de la porción lateral de la cara posterior de la pierna a través del nervio cutáneo sural lateral; cara lateral de la articulación de la rodilla a través de su ramo articular
Fibular superficial	Nervio fibular común	Nace en la profundidad de la fíbula y desciende en el compartimento lateral de la pierna; atraviesa la fascia crural en el tercio distal de la pierna para convertirse en cutánea	Fibulares largo y corto, piel del tercio distal de la superficie anterolateral de la pierna y del dorso del pie
Fibular profundo	Nervio fibular común	Nace en la profundidad del fibular largo, pasa por el extensor del dedo gordo, desciende por la membrana interósea y continúa por el dorso del pie	Músculos anteriores de la pierna, dorso del pie y piel de la primera incisura interdigital; cara dorsal de las articulaciones atravesada por ramos articulares

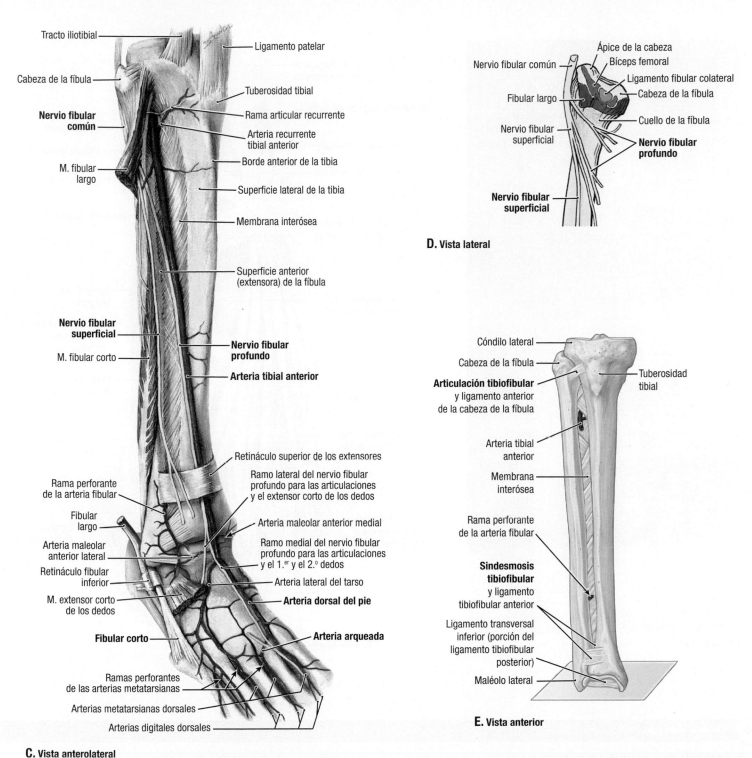

C. Vista anterolateral

D. Vista lateral

E. Vista anterior

A. Revisión de la inervación motora. B. Disección profunda del compartimento anterior de la pierna. Los músculos se han separado para mostrar la arteria tibial anterior y el nervio fibular profundo. **C. Estruc-** turas neurovasculares del compartimento lateral y del dorso del pie. **D. Relaciones del nervio fibular común y sus ramos con la porción proximal de la fíbula. E. Membrana interósea.**

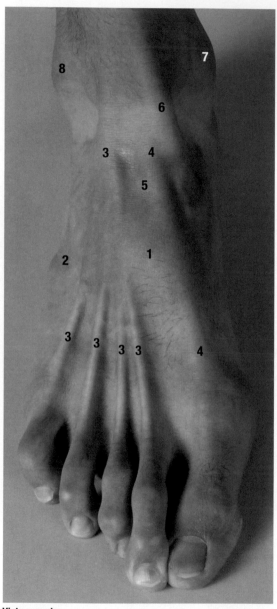

A. Vista superior

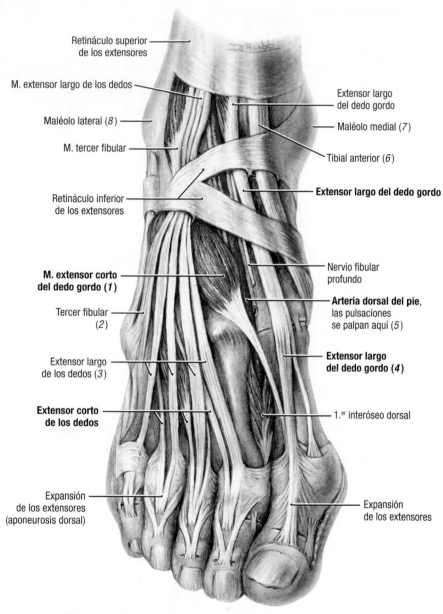

Retináculo superior de los extensores

M. extensor largo de los dedos

Maléolo lateral (*8*)

M. tercer fibular

Retináculo inferior de los extensores

M. extensor corto del dedo gordo (*1*)

Tercer fibular (*2*)

Extensor largo de los dedos (*3*)

Extensor corto de los dedos

Expansión de los extensores (aponeurosis dorsal)

Extensor largo del dedo gordo

Maléolo medial (*7*)

Tibial anterior (*6*)

Extensor largo del dedo gordo

Nervio fibular profundo

Arteria dorsal del pie, las pulsaciones se palpan aquí (*5*)

Extensor largo del dedo gordo (*4*)

1.er interóseo dorsal

Expansión de los extensores

B. Vista superior

6-60 **Dorso del pie**

A. Anatomía de superficie. Los números se refieren a las estructuras señaladas en la *imagen B*. **B. Disección.** Se han seccionado la vena dorsal del pie y el nervio fibular profundo.

En el tobillo, la arteria dorsal del pie y el nervio fibular profundo se encuentran a medio camino entre los maléolos. En el dorso del pie, la arteria dorsal del pie es atravesada por el músculo extensor del dedo gordo y desaparece entre las dos cabezas del primer músculo interóseo dorsal.

Desde el punto de vista clínico, conocer la ubicación del vientre del extensor de los dedos es importante para distinguir este músculo de un edema anormal. La contusión y el desgarro de las fibras musculares y los vasos sanguíneos asociados dan lugar a un **hematoma en el exten-**

sor corto de los dedos (pedio), produciendo un edema en dirección anteromedial respecto al maléolo lateral. La mayoría de las personas que no han visto este músculo inflamado asumen que tienen un esguince de tobillo grave.

El **pulso pedio dorsal** puede palparse con el pie ligeramente dorsiflexionado. El pulso suele ser fácil de palpar porque las arterias dorsales del pie son subcutáneas y pasan a lo largo de una línea desde el retináculo extensor hasta un punto justo por fuera del tendón del extensor largo del pie. La reducción o la ausencia del pulso dorsal suelen sugerir una insuficiencia vascular derivada de una enfermedad arterial.

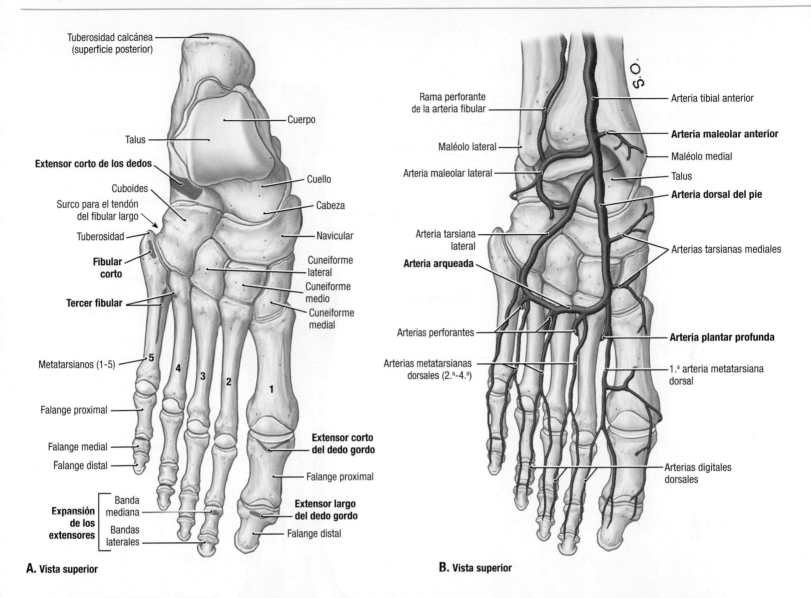

A. Vista superior

B. Vista superior

Inserciones musculares y arterias del dorso del pie **6-61**

A. Inserciones. **B.** Irrigación.

TABLA 6-12	Irrigación del dorso del pie		
Arteria	**Origen**	**Curso**	**Distribución**
Arteria dorsal del pie (pedia dorsal)	Continuación de la arteria tibial anterior distal a la articulación talocrural (del tobillo)	Desciende anteromedialmente hasta el 1.er espacio interóseo y se divide en arterias plantares profundas y arqueadas	Superficie dorsal posterior del pie
Arteria tarsiana lateral		Sigue un curso arqueado lateralmente inferior al extensor de los dedos para anastomosarse con las ramas de la arteria arqueada	
Arteria arqueada	De la arteria dorsal del pie (arteria pedia dorsal)	Se extiende lateralmente desde el 1.er espacio interóseo a través de las bases de los cuatro metatarsianos laterales, profundamente hacia los tendones extensores	
Arteria plantar profunda		Pasa a la planta del pie y se une al arco plantar	Planta del pie
Arterias metatarsianas: 1.ª	De la arteria plantar profunda	Corren entre los metatarsos hasta las incisuras de los dedos del pie, donde cada vaso se divide en dos arterias digitales dorsales	Superficie dorsal del antepié
2.ª a 4.ª	De la arteria arqueada	Las arterias perforantes se conectan con las arterias del arco plantar y las metatarsianas	
Arterias digitales dorsales	De las arterias metatarsianas	Pasan a los lados de los dedos contiguos	Dorsales proximales de los dedos

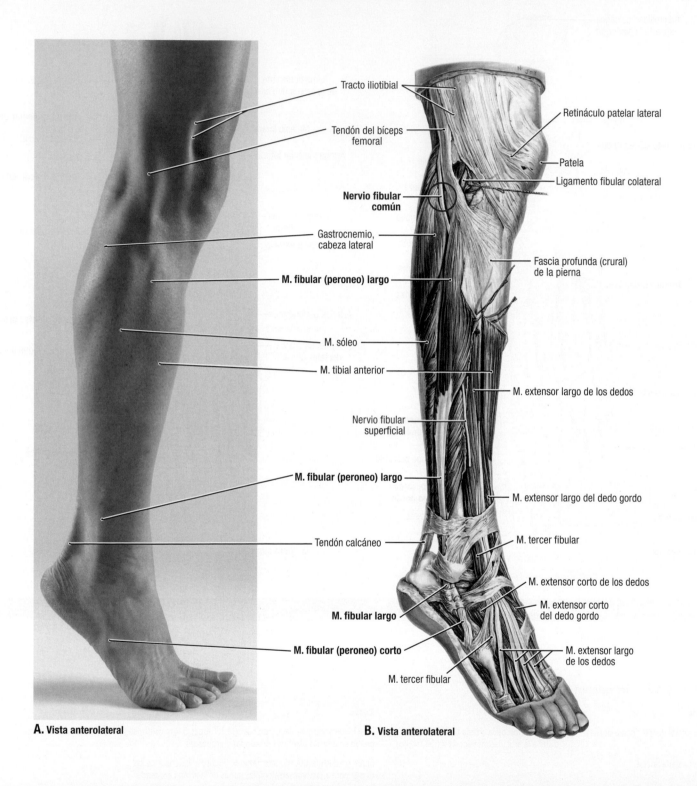

Tracto iliotibial

Retináculo patelar lateral

Tendón del bíceps femoral

Patela

Ligamento fibular colateral

Nervio fibular común

Gastrocnemio, cabeza lateral

Fascia profunda (crural) de la pierna

M. fibular (peroneo) largo

M. sóleo

M. tibial anterior

M. extensor largo de los dedos

Nervio fibular superficial

M. fibular (peroneo) largo

M. extensor largo del dedo gordo

Tendón calcáneo

M. tercer fibular

M. extensor corto de los dedos

M. extensor corto del dedo gordo

M. fibular largo

M. extensor largo de los dedos

M. fibular (peroneo) corto

M. tercer fibular

A. Vista anterolateral

B. Vista anterolateral

6-62   **Cara lateral de la pierna y del pie: músculos**

- **A.** Anatomía de superficie. **B.** Disección.
- Los dos músculos de la fíbula se insertan en dos tercios de la fíbula: el músculo fibular largo en los dos tercios proximales y el músculo fibular corto en los dos tercios distales. Donde se superponen se encuentra el músculo fibular corto en la parte anterior.
- El músculo fibular largo entra en el pie enganchándose alrededor del cuboides y viajando en dirección medial hacia la base del 1.er metatarsiano y el cuneiforme medial.

- **Lesión del nervio fibular común.** El nervio está en contacto con el cuello de la fíbula en la profundidad del músculo fibular largo, donde es vulnerable a las lesiones (*círculo rojo*). Esta lesión puede tener graves consecuencias, porque el nervio inerva los grupos musculares extensores y evertidores. La pérdida de función da lugar a la **caída del pie** (incapacidad de dorsiflexión del tobillo) y a la dificultad para evertir el pie.

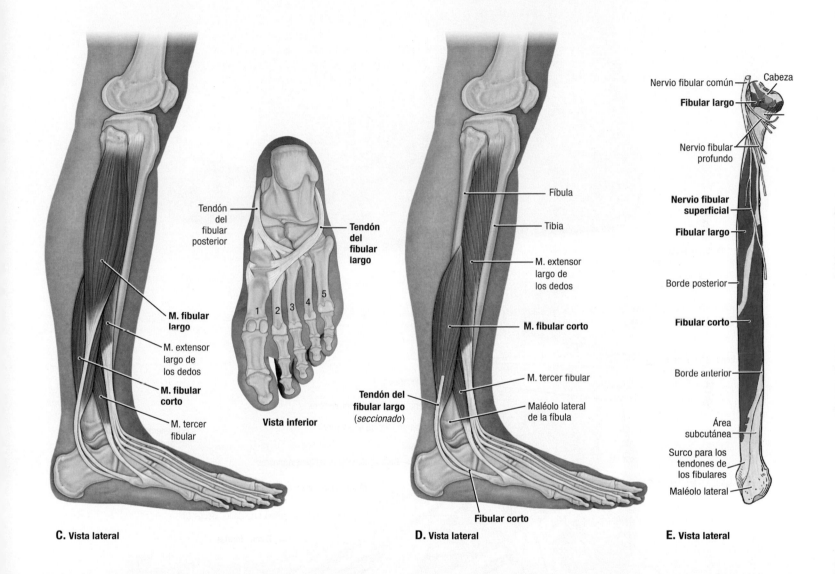

Nervio fibular común — Cabeza

Fibular largo

Nervio fibular profundo

Nervio fibular superficial

Fibular largo

Borde posterior

Fibular corto

Borde anterior

Área subcutánea

Surco para los tendones de los fibulares

Maléolo lateral

Tendón del fibular posterior

Tendón del fibular largo

1 2 3 4 5

Vista inferior

M. fibular largo

M. extensor largo de los dedos

M. fibular corto

M. tercer fibular

C. Vista lateral

Fíbula

Tibia

M. extensor largo de los dedos

M. fibular corto

M. tercer fibular

Maléolo lateral de la fíbula

Tendón del fibular largo (*seccionado*)

Fibular corto

D. Vista lateral

E. Vista lateral

Cara lateral de la pierna y del pie: músculos *(continuación)*   **6-62**

C. Fibular largo. **D.** Fibular corto. **E.** Sitios de inserción en la fíbula.

TABLA 6-13	**Músculos del compartimento lateral de la pierna**			
Músculo	**Inserción proximal**	**Inserción distal**	**Inervación**[a]	**Acciones principales**
Fibular largo	Cabeza y dos tercios superiores de la superficie lateral de la fíbula	Base del 1.er metatarsiano y cuneiforme medial	Nervio fibular superficial (L5, S1 y S2)	El pie en eversión y la articulación talocrural en débil flexión plantar resisten por reflejo la inversión involuntaria del pie
Fibular corto	Dos tercios inferiores de la cara lateral de la fíbula	Superficie dorsal de la tuberosidad en la cara lateral de la base del 5.º metatarsiano		

[a]*Véase* la tabla 6-2 para conocer la inervación segmentaria.

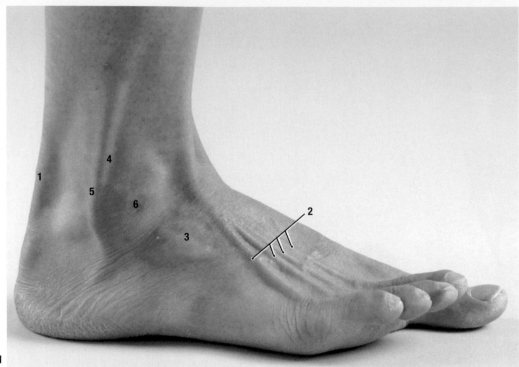

A. Vista lateral

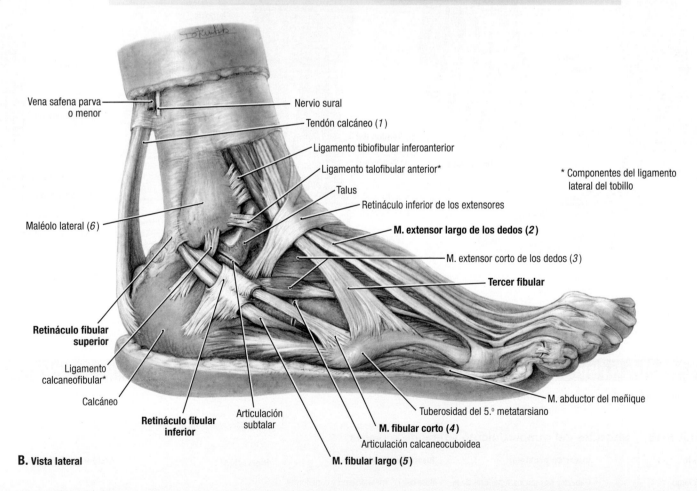

Vena safena parva o menor

Nervio sural

Tendón calcáneo (*1*)

Ligamento tibiofibular inferoanterior

Ligamento talofibular anterior*

* Componentes del ligamento lateral del tobillo

Talus

Retináculo inferior de los extensores

Maléolo lateral (*6*)

M. extensor largo de los dedos (*2*)

M. extensor corto de los dedos (*3*)

Tercer fibular

Retináculo fibular superior

Ligamento calcaneofibular*

M. abductor del meñique

Calcáneo

Tuberosidad del 5.º metatarsiano

Retináculo fibular inferior

Articulación subtalar

M. fibular corto (*4*)

Articulación calcaneocuboidea

M. fibular largo (*5*)

B. Vista lateral

6-63   **Vainas sinoviales y tendones del tobillo**

A. Anatomía de superficie. Los números se refieren a las estructuras señaladas en la *imagen B*. **B. Tendones en la cara lateral del tobillo.**

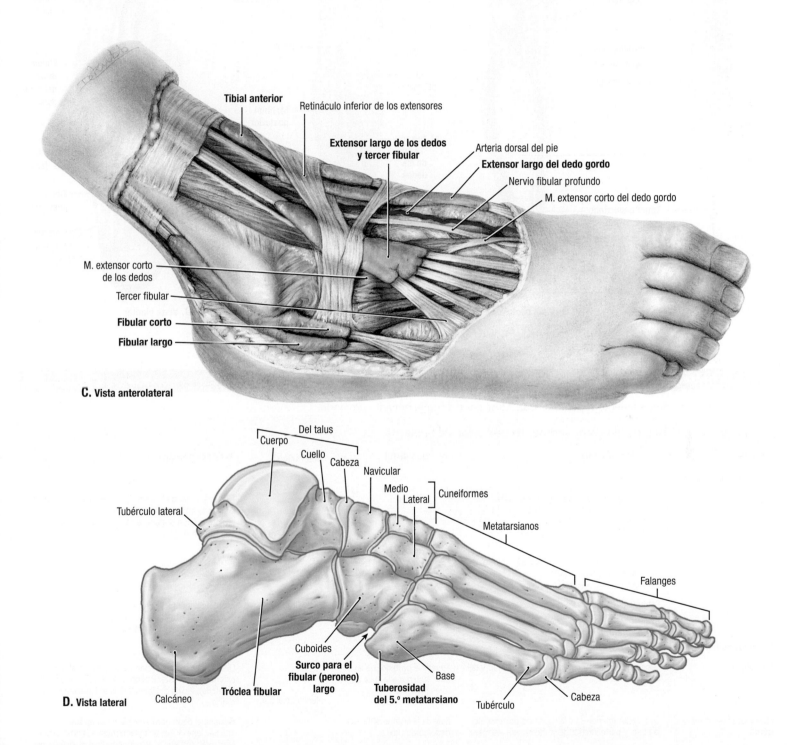

C. Vista anterolateral

D. Vista lateral

Vainas sinoviales y tendones del tobillo (*continuación*) **6-63**

C. Vainas sinoviales de los tendones en la cara anterolateral del tobi-
llo. Los tendones de los músculos fibular largo y corto están encerrados
en una vaina sinovial común posterior al maléolo lateral. Esta vaina se

divide en dos, una para cada tendón, posterior a la tróclea de la fíbula.
D. Cara lateral de los huesos del pie.

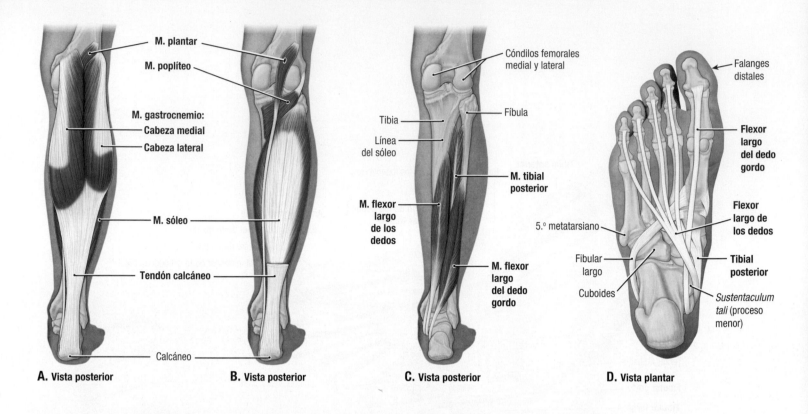

A. Vista posterior · B. Vista posterior · C. Vista posterior · D. Vista plantar

Labels for A: M. plantar, M. poplíteo, M. gastrocnemio: Cabeza medial, Cabeza lateral, M. sóleo, Tendón calcáneo, Calcáneo

Labels for C: Cóndilos femorales medial y lateral, Tibia, Línea del sóleo, Fíbula, M. tibial posterior, M. flexor largo de los dedos, M. flexor largo del dedo gordo

Labels for D: Falanges distales, Flexor largo del dedo gordo, Flexor largo de los dedos, Tibial posterior, Sustentaculum tali (proceso menor), Cuboides, Fibular largo, 5.º metatarsiano

6-64 **Cara posterior de la pierna: músculos**

A-B. Músculos del compartimento superficial. **C-D.** Músculos del compartimento profundo.

TABLA 6-14 Músculos del compartimento posterior de la pierna

Músculo	Inserción proximal	Inserción distal	Inervación[a]	Acciones principales
Músculos superficiales				
Gastrocnemio	*Cabeza lateral:* cara lateral del cóndilo lateral del fémur *Cabeza medial:* superficie poplítea del fémur, superior al cóndilo medial	Superficie posterior del calcáneo a través del tendón del calcáneo (tendocalcáneo)	Nervio tibial (S1 y S2)	Flexión plantar de la articulación talocrural (del tobillo) cuando la articulación de la rodilla está extendida; levanta el talón durante la marcha y flexiona la articulación de la rodilla
Sóleo	Cara posterior de la cabeza de la fíbula, cuarto superior de la superficie posterior de la fíbula, línea del sóleo y borde medial de la tibia			Flexiona la articulación talocrural (independientemente de la posición de la rodilla) y estabiliza la pierna en el pie
Plantar	Extremo inferior de la línea supracondilar lateral del fémur y ligamento poplíteo oblicuo			Asiste débilmente al gastrocnemio en la flexión plantar de la articulación talocrural (del tobillo) y en la flexión de la articulación de la rodilla
Músculos profundos				
Poplíteo	Superficie lateral del cóndilo lateral del fémur y del menisco lateral	Superficie posterior de la tibia, superior a la línea del sóleo (oblicua)	Nervio tibial (**L4**, L5 y S1)	Desbloquea la articulación de la rodilla totalmente extendida (gira lateralmente el fémur 5° sobre la tibia plantada); flexiona débilmente la articulación de la rodilla
Flexor largo del dedo gordo	Dos tercios inferiores de la superficie posterior de la fíbula y parte inferior de la membrana interósea	Base de la falange distal del dedo gordo (*hallux*)		Flexiona el dedo gordo del pie en todas sus articulaciones y flexiona plantarmente la articulación talocrural; sostiene el arco longitudinal medial del pie
Flexor largo de los dedos	Cara medial de la superficie posterior de la porción inferior de la tibia a la línea del sóleo y por un tendón ancho para la fíbula	Bases de las falanges distales de los cuatro dedos laterales	Nervio tibial (**S2** y S3)	Flexiona los cuatro dedos laterales y flexiona la articulación talocrural; sostiene los arcos longitudinales del pie
Tibial posterior	Membrana interósea, superficie posterior de la tibia inferior a la línea del sóleo y superficie posterior de la fíbula	Tuberosidad del navicular, cuneiforme y cuboides y bases de los metatarsianos 2-4	Nervio tibial (**L4** y L5)	Flexiona la articulación talocrural e invierte el pie

[a]Los números indican la inervación segmentaria de los nervios de la médula espinal (p. ej., S2 y S3 indican que la porción del nervio tibial que inerva el flexor largo de los dedos se deriva de dos segmentos de la médula espinal; la letra negrita [**S2**] indica la inervación segmentaria principal). El daño a uno o más de estos segmentos de la médula espinal o a las raíces nerviosas motoras que surgen de estos segmentos provoca la parálisis de los músculos afectados.

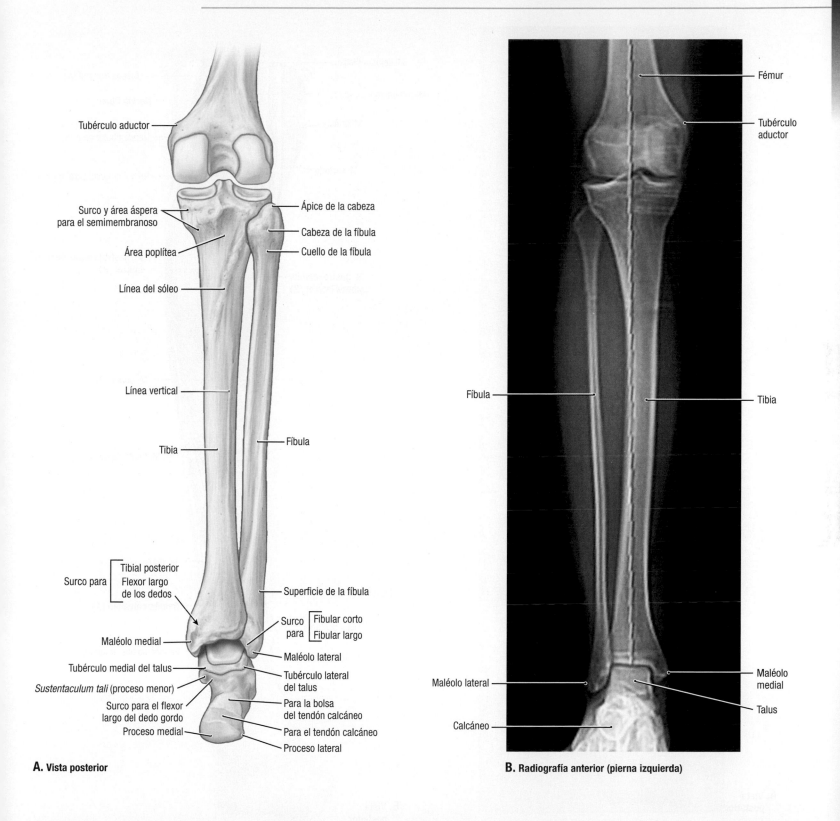

A. Vista posterior

- Tubérculo aductor
- Surco y área áspera para el semimembranoso
- Área poplítea
- Línea del sóleo
- Línea vertical
- Tibia
- Surco para [Tibial posterior / Flexor largo de los dedos
- Maléolo medial
- Tubérculo medial del talus
- *Sustentaculum tali* (proceso menor)
- Surco para el flexor largo del dedo gordo
- Proceso medial

- Ápice de la cabeza
- Cabeza de la fíbula
- Cuello de la fíbula
- Fíbula
- Superficie de la fíbula
- Surco para [Fibular corto / Fibular largo]
- Maléolo lateral
- Tubérculo lateral del talus
- Para la bolsa del tendón calcáneo
- Para el tendón calcáneo
- Proceso lateral

B. Radiografía anterior (pierna izquierda)

- Fémur
- Tubérculo aductor
- Fíbula
- Tibia
- Maléolo medial
- Talus
- Maléolo lateral
- Calcáneo

Cara posterior de la pierna: huesos

6-65

A. Características de los huesos. **B.** Radiografía.

    Fracturas de la tibia. La diáfisis tibial es más estrecha en la unión de sus tercios medio e inferior, que es el sitio más frecuente de fractura. Por desgracia, esta zona del hueso también es la que tiene una irrigación más deficiente.

    Fracturas de fíbula. Suelen producirse en los 2-6 cm proximales al extremo distal del maléolo lateral y a menudo se asocian con fracturas/

luxaciones de la articulación talocrural (del tobillo), que se combinan con fracturas de la tibia. Cuando una persona resbala y el pie se ve forzado a adoptar una posición excesivamente invertida, los ligamentos del tobillo se desgarran, inclinando a la fuerza el talus contra el maléolo lateral y cizallándolo.

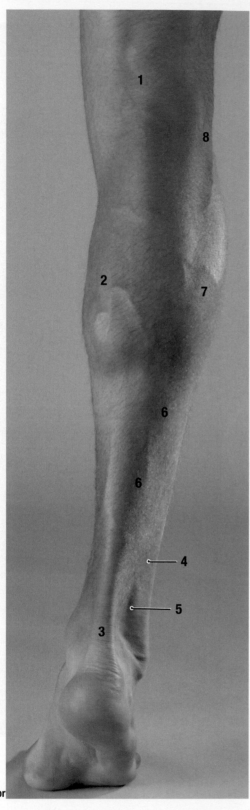

A. Vista posterior

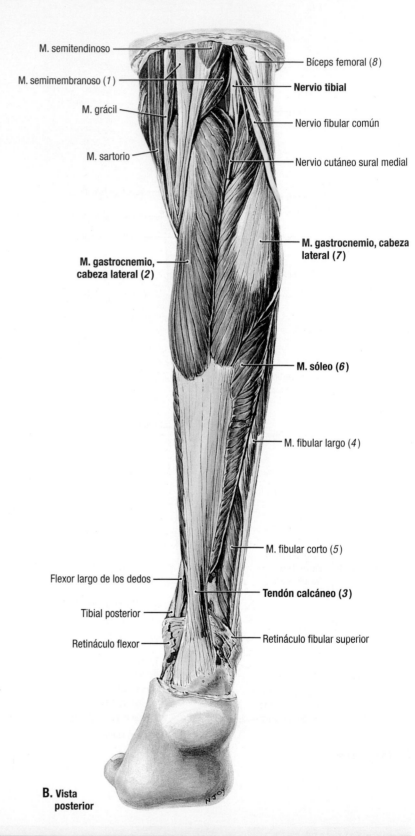

M. semitendinoso

M. semimembranoso (*1*)

M. grácil

M. sartorio

M. gastrocnemio, cabeza lateral (*2*)

Bíceps femoral (*8*)

Nervio tibial

Nervio fibular común

Nervio cutáneo sural medial

M. gastrocnemio, cabeza lateral (*7*)

M. sóleo (*6*)

M. fibular largo (*4*)

M. fibular corto (*5*)

Flexor largo de los dedos

Tibial posterior

Retináculo flexor

Tendón calcáneo (*3*)

Retináculo fibular superior

B. Vista posterior

6-66   **Cara posterior de la pierna: músculos superficiales del compartimento posterior**

A. Anatomía de superficie. Los números se refieren a las estructuras señaladas en la *imagen B*. **B. Disección.**

La **distensión del gastrocnemio** (pierna de tenista) es una lesión dolorosa de la pantorrilla que resulta de un desgarro parcial del vientre medial del músculo en su unión musculotendinosa o cerca de ella. Se produce por un sobreestiramiento del músculo durante la extensión completa simultánea de la articulación de la rodilla y la dorsiflexión de la articulación talocrural.

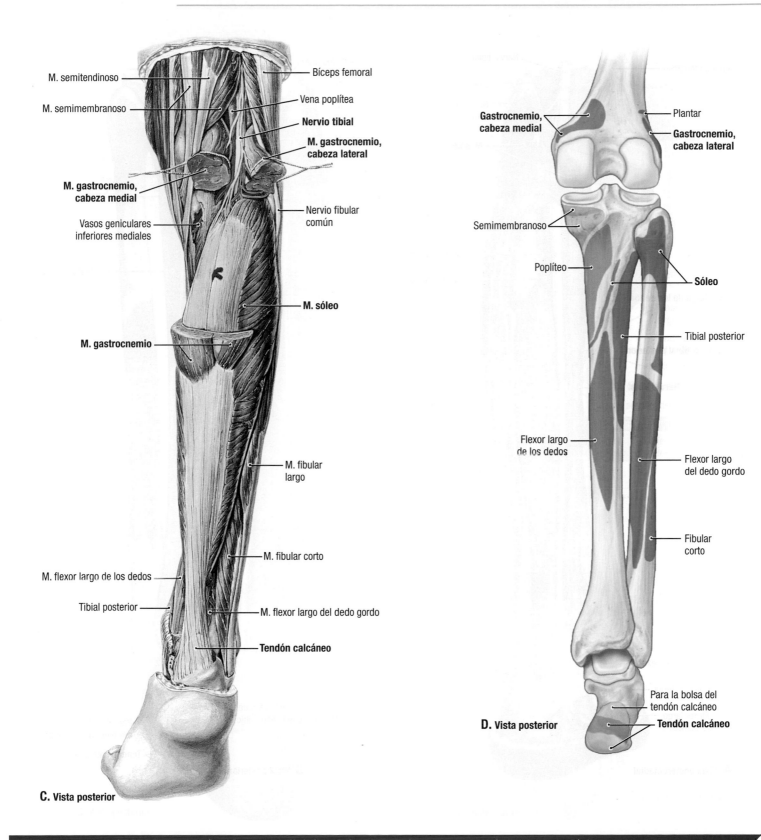

M. semitendinoso

M. semimembranoso

M. gastrocnemio, cabeza medial

Vasos geniculares inferiores mediales

M. sóleo

M. gastrocnemio

M. fibular largo

M. fibular corto

M. flexor largo de los dedos

Tibial posterior

Bíceps femoral

Vena poplítea

Nervio tibial

M. gastrocnemio, cabeza lateral

Nervio fibular común

M. flexor largo del dedo gordo

Tendón calcáneo

C. Vista posterior

Gastrocnemio, cabeza medial

Semimembranoso

Poplíteo

Flexor largo de los dedos

Plantar

Gastrocnemio, cabeza lateral

Sóleo

Tibial posterior

Flexor largo del dedo gordo

Fibular corto

Para la bolsa del tendón calcáneo

Tendón calcáneo

D. Vista posterior

Cara posterior de la pierna: músculos superficiales del compartimento posterior (continuación)

6-66

C. Disección que muestra el sóleo. **D.** Huesos de la pierna que muestran las inserciones musculares.

La inflamación del tendón del calcáneo debida a desgarros microscópicos de las fibras de colágeno del tendón, especialmente justo superior a la inserción en el calcáneo, da lugar a la **tendinitis del calcáneo**, que provoca dolor al caminar. La **rotura del tendón calcáneo** probablemente sea el problema muscular agudo más grave de la pierna. Tras la rotura completa del tendón, la dorsiflexión pasiva es excesiva y la persona no puede flexionar la planta contra resistencia.

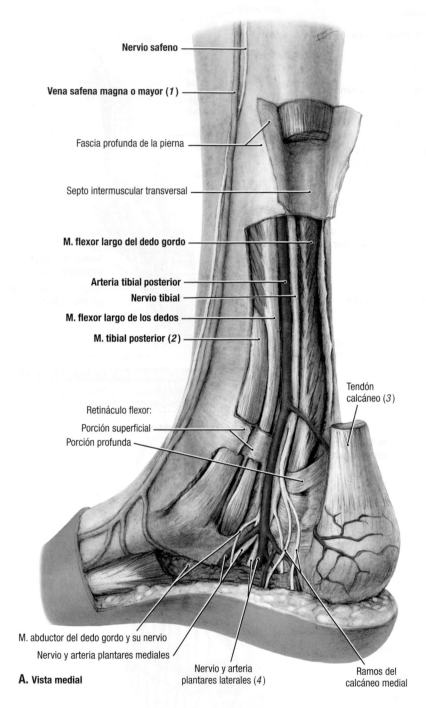

Nervio safeno

Vena safena magna o mayor (*1*)

Fascia profunda de la pierna

Septo intermuscular transversal

M. flexor largo del dedo gordo

Arteria tibial posterior

Nervio tibial

M. flexor largo de los dedos

M. tibial posterior (*2*)

Tendón calcáneo (*3*)

Retináculo flexor:

Porción superficial

Porción profunda

M. abductor del dedo gordo y su nervio

Nervio y arteria plantares mediales

Nervio y arteria plantares laterales (*4*)

Ramos del calcáneo medial

A. Vista medial

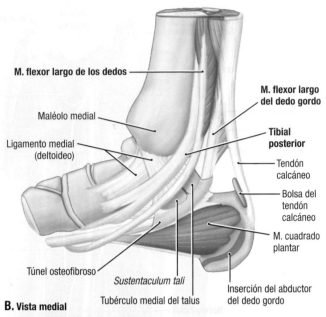

M. flexor largo de los dedos

Maléolo medial

Ligamento medial (deltoideo)

M. flexor largo del dedo gordo

Tibial posterior

Tendón calcáneo

Bolsa del tendón calcáneo

M. cuadrado plantar

Túnel osteofibroso

Sustentaculum tali

Tubérculo medial del talus

Inserción del abductor del dedo gordo

B. Vista medial

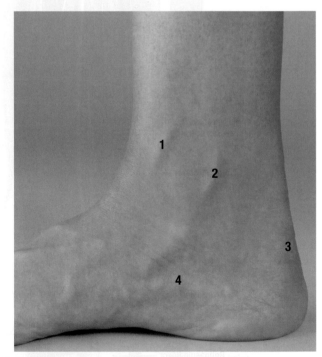

1

2

3

4

C. Vista medial

6-68   **Región medial del tobillo**

A. Disección. Se extrajeron el tendón del calcáneo y la porción posterior del abductor del dedo gordo. **B. Esquema de los tendones que pasan posterior al maléolo medial. C. Anatomía de superficie.** Los números se refieren a las estructuras señaladas en la *imagen A*.

• La arteria tibial posterior y el nervio tibial se encuentran entre los músculos flexor largo de los dedos y flexor largo del dedo gordo; se dividen en ramos plantares medial y lateral.

• Los tendones del tibial posterior y del flexor largo de los dedos ocupan túneles osteofibrosos separados posteriores al maléolo medial.

• El **pulso tibial posterior** suele palparse entre la superficie posterior del maléolo medial y el borde medial del tendón del calcáneo.

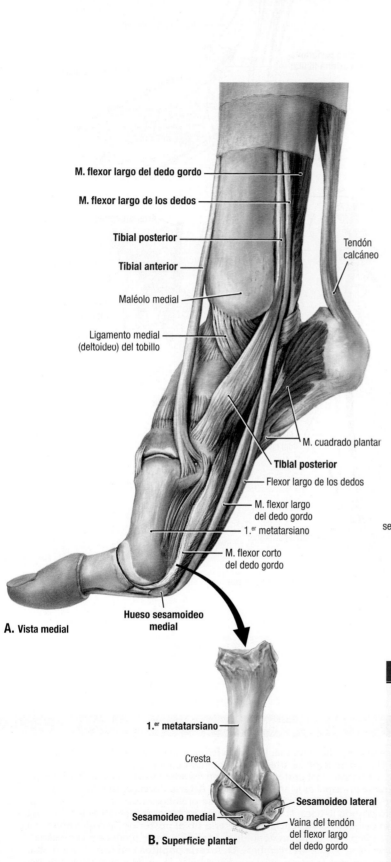

M. flexor largo del dedo gordo

M. flexor largo de los dedos

Tibial posterior

Tibial anterior

Maléolo medial

Ligamento medial (deltoideo) del tobillo

Tendón calcáneo

M. cuadrado plantar

Tibial posterior

Flexor largo de los dedos

M. flexor largo del dedo gordo

1.er metatarsiano

M. flexor corto del dedo gordo

Hueso sesamoideo medial

A. Vista medial

1.er metatarsiano

Cresta

Sesamoideo lateral

Sesamoideo medial

Vaina del tendón del flexor largo del dedo gordo

B. Superficie plantar

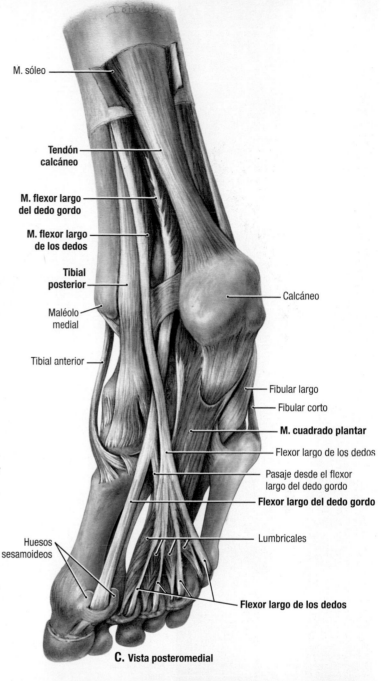

M. sóleo

Tendón calcáneo

M. flexor largo del dedo gordo

M. flexor largo de los dedos

Tibial posterior

Maléolo medial

Tibial anterior

Calcáneo

Fibular largo

Fibular corto

M. cuadrado plantar

Flexor largo de los dedos

Pasaje desde el flexor largo del dedo gordo

Flexor largo del dedo gordo

Lumbricales

Huesos sesamoideos

Flexor largo de los dedos

C. Vista posteromedial

Tobillo y pie medial 6-69

A. Pie levantado como al caminar. B. Huesos sesamoideos del dedo gordo del pie. Los huesos sesamoideos se encuentran a cada lado de una cresta ósea en el primer metatarsiano. **C. Tendones del compartimento profundo de la pierna seguidos hasta sus inserciones distales en la planta del pie.**

• Los huesos sesamoideos forman un «taburete» para el 1.er metatarsiano, dándole una mayor altura.

• Al insertarse en el músculo flexor largo de los dedos, el músculo cuadrado plantar modifica la tracción oblicua de los tendones flexores.

• El músculo flexor largo del dedo gordo utiliza tres poleas: surcos en la cara posterior del extremo distal de la tibia, en la cara posterior del talus y en la parte inferior del sustentáculo del talus (*sustentaculum tali*, proceso menor).

• El músculo flexor largo de los dedos cruza superficialmente el tibial posterior, en dirección superior y posterior al maléolo medial.

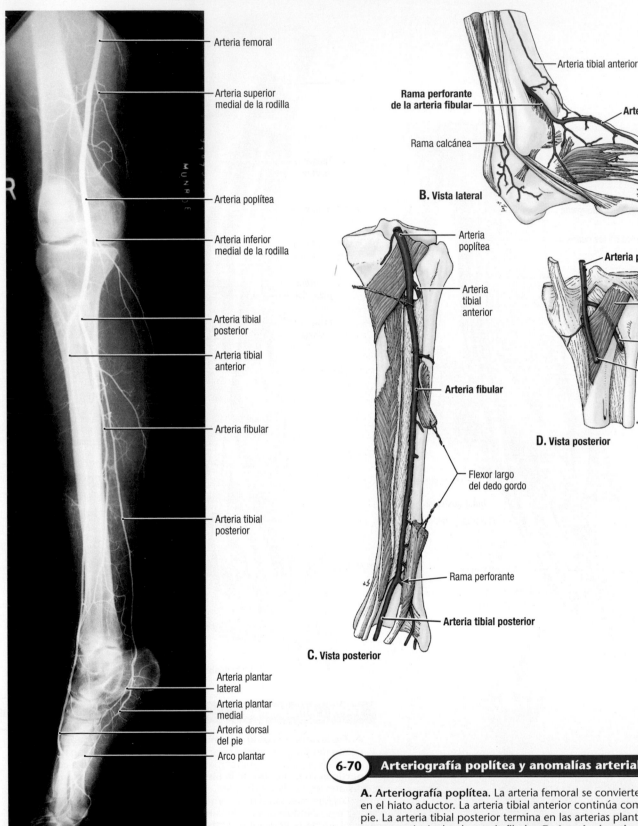

Arteria femoral

Arteria superior medial de la rodilla

Arteria poplítea

Arteria inferior medial de la rodilla

Arteria tibial posterior

Arteria tibial anterior

Arteria fibular

Arteria tibial posterior

Arteria plantar lateral

Arteria plantar medial

Arteria dorsal del pie

Arco plantar

A. Arteriografía medial

Arteria tibial anterior

Rama perforante de la arteria fibular

Rama calcánea

Arteria dorsal del pie

B. Vista lateral

Arteria poplítea

Arteria tibial anterior

Arteria fibular

Flexor largo del dedo gordo

Rama perforante

Arteria tibial posterior

C. Vista posterior

Arteria poplítea

M. poplíteo

Arteria tibial anterior

Arteria tibial posterior

D. Vista posterior

6-70   **Arteriografía poplítea y anomalías arteriales**

A. Arteriografía poplítea. La arteria femoral se convierte en la arteria poplítea en el hiato aductor. La arteria tibial anterior continúa como pedia dorsal del pie. La arteria tibial posterior termina en las arterias plantares medial y lateral; su rama principal es la arteria fibular. **B. Arteria dorsal anómala.** La rama perforante de la arteria fibular rara vez se prolonga como arteria dorsal del pie, pero cuando lo hace, la arteria tibial anterior termina superior al tobillo o es un vaso delgado. **C. Ausencia de la arteria tibial posterior.** Se comprobó que el agrandamiento compensatorio de la arteria fibular se produce en aproximadamente el 5% de los miembros. **D. Arteria poplítea con una división alta.** Obsérvese que la arteria tibial anterior desciende anterior al músculo poplíteo. Se ha comprobado que esta anomalía aparece en aproximadamente el 2% de los miembros.

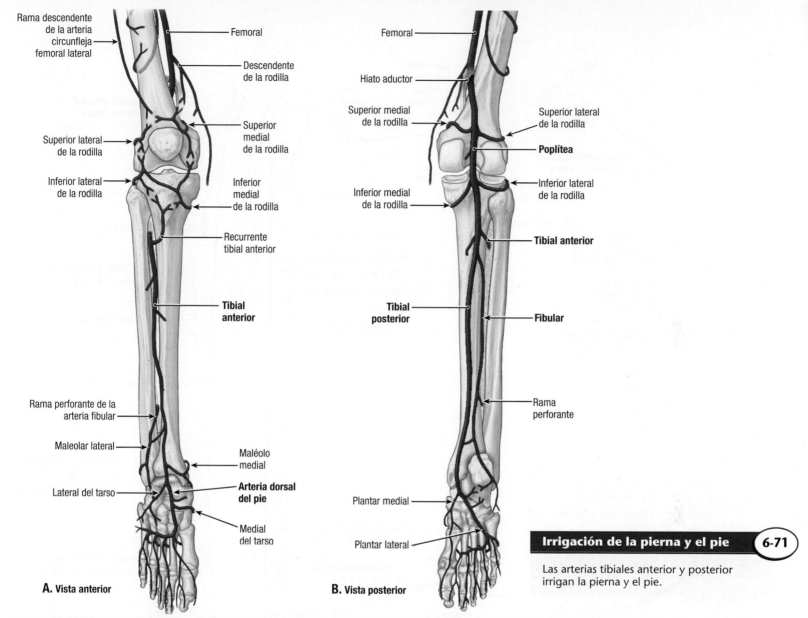

Rama descendente de la arteria circunfleja femoral lateral

Femoral

Descendente de la rodilla

Superior lateral de la rodilla

Inferior lateral de la rodilla

Superior medial de la rodilla

Inferior medial de la rodilla

Recurrente tibial anterior

Tibial anterior

Rama perforante de la arteria fibular

Maleolar lateral

Maléolo medial

Lateral del tarso

Arteria dorsal del pie

Medial del tarso

A. Vista anterior

Femoral

Hiato aductor

Superior medial de la rodilla

Superior lateral de la rodilla

Poplítea

Inferior medial de la rodilla

Inferior lateral de la rodilla

Tibial anterior

Tibial posterior

Fibular

Rama perforante

Plantar medial

Plantar lateral

B. Vista posterior

Irrigación de la pierna y el pie   6-71

Las arterias tibiales anterior y posterior irrigan la pierna y el pie.

TABLA 6-15	Irrigación de la pierna y el pie		
Arteria	**Origen**	**Curso**	**Distribución en la pierna**
Poplítea	Continuación de la arteria femoral en el hiato aductor	Pasa por la fosa poplítea hasta la pierna; se divide en arterias tibiales anteriores y posteriores en el borde inferior del poplíteo	Todas las caras de la rodilla a través de las arterias geniculares
Tibial anterior	Desde el poplíteo	Pasa entre la tibia y la fíbula al compartimento anterior a través de la brecha superior a la membrana interósea; desciende entre los músculos tibial anterior y extensor largo de los dedos	Compartimento anterior de la pierna
Pedia dorsal (arteria dorsal del pie)	Continuación de la arteria tibial anterior distal a la articulación talocrural (del tobillo)	Desciende al primer espacio interóseo, perfora el primer músculo interóseo dorsal como arteria plantar profunda, se une al arco plantar profundo	Músculos del dorso del pie
Tibial posterior	Desde la poplítea	Pasa por el compartimento posterior, se divide en arterias plantares medial y lateral posterior al maléolo medial	Compartimentos posterior y lateral de la pierna, la arteria nutricia para la tibia
Fibular		Desciende en el compartimento posterior adyacente al septo intermuscular posterior	Compartimento posterior: las ramas perforantes irrigan el compartimento lateral
Plantar medial	De la tibia posterior	En el pie, entre los músculos abductor del dedo gordo y flexor corto de los dedos	Irriga principalmente los músculos del dedo gordo y la piel de la cara medial de la planta del pie
Plantar lateral		Discurre anterolateralmente en profundidad hacia el abductor del dedo gordo y el flexor corto de los dedos; luego se arquea en dirección medial para formar el arco plantar profundo	Irriga la cara lateral de la planta del pie

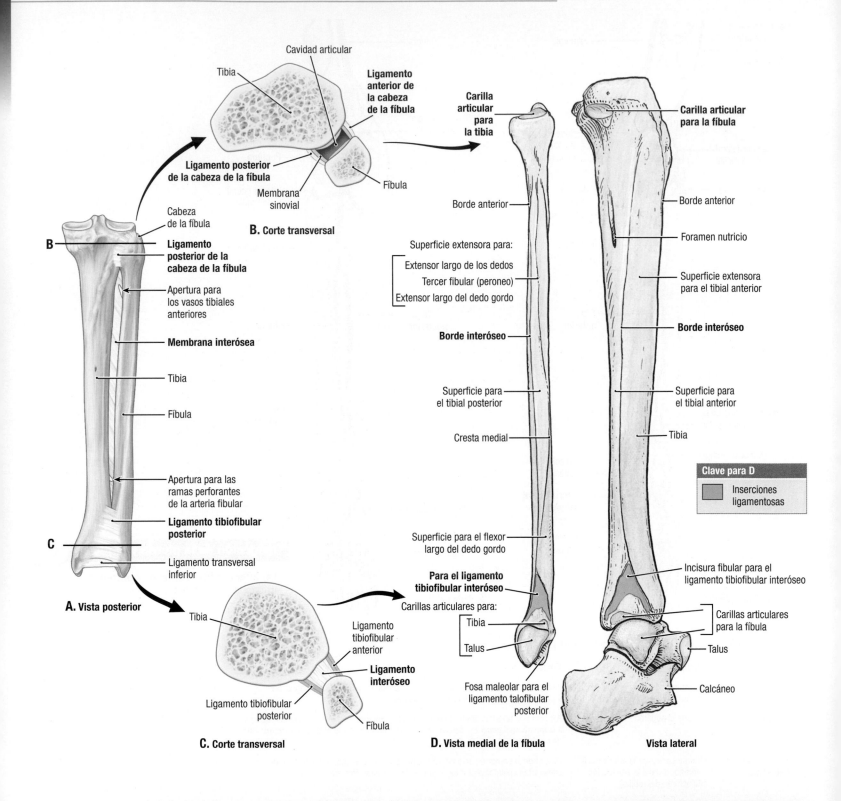

Cavidad articular

Tibia

Ligamento anterior de la cabeza de la fíbula

Ligamento posterior de la cabeza de la fíbula

Fíbula

Membrana sinovial

B. Corte transversal

Cabeza de la fíbula

Ligamento posterior de la cabeza de la fíbula

Apertura para los vasos tibiales anteriores

Membrana interósea

Tibia

Fíbula

Apertura para las ramas perforantes de la arteria fibular

Ligamento tibiofibular posterior

Ligamento transversal inferior

A. Vista posterior

Tibia

Ligamento tibiofibular anterior

Ligamento interóseo

Ligamento tibiofibular posterior

Fíbula

C. Corte transversal

Carilla articular para la tibia

Carilla articular para la fíbula

Borde anterior

Borde anterior

Foramen nutricio

Superficie extensora para:

Extensor largo de los dedos

Tercer fibular (peroneo)

Extensor largo del dedo gordo

Superficie extensora para el tibial anterior

Borde interóseo

Borde interóseo

Superficie para el tibial posterior

Superficie para el tibial anterior

Cresta medial

Tibia

Clave para D

Inserciones ligamentosas

Superficie para el flexor largo del dedo gordo

Para el ligamento tibiofibular interóseo

Carillas articulares para:

Tibia

Talus

Fosa maleolar para el ligamento talofibular posterior

D. Vista medial de la fíbula

Incisura fibular para el ligamento tibiofibular interóseo

Carillas articulares para la fíbula

Talus

Calcáneo

Vista lateral

6-72 | **Articulación tibiofibular y sindesmosis tibiofibular**

A. Revisión. **B.** Articulación tibiofibular. **C.** Sindesmosis tibiofibular. **D.** Tibia y fíbula, desarticuladas.

• La articulación tibiofibular proximal es un tipo de articulación sinovial plana entre la carilla plana de la cabeza de la fíbula y una carilla similar situada en posición posterolateral en el cóndilo lateral de la tibia. La cápsula articular tensa rodea la articulación y se inserta en los márgenes de las superficies articulares de la fíbula y la tibia.

• La sindesmosis tibiofibular es una articulación fibrosa. Esta articulación es esencial para la estabilidad de la articulación talocrural (del tobillo) porque mantiene el maléolo lateral firmemente contra la superficie lateral del talus. El fuerte ligamento tibiofibular interóseo se continúa en dirección superior con la membrana interósea y forma la principal conexión entre los extremos distales de la tibia y la fíbula.

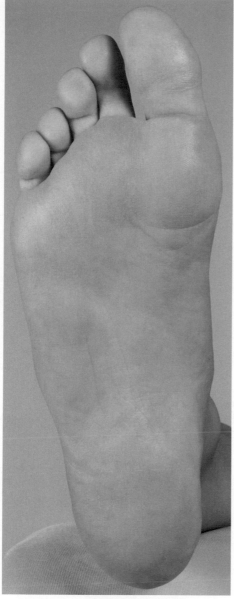

A. Vista plantar

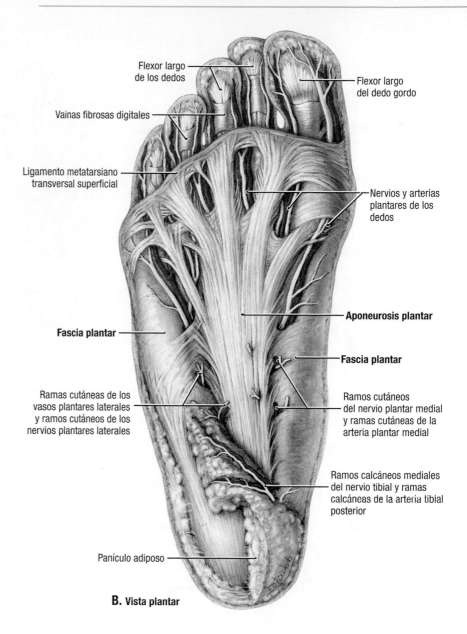

Flexor largo de los dedos

Flexor largo del dedo gordo

Vainas fibrosas digitales

Ligamento metatarsiano transversal superficial

Nervios y arterias plantares de los dedos

Aponeurosis plantar

Fascia plantar

Fascia plantar

Ramas cutáneas de los vasos plantares laterales y ramos cutáneos de los nervios plantares laterales

Ramos cutáneos del nervio plantar medial y ramas cutáneas de la arteria plantar medial

Ramos calcáneos mediales del nervio tibial y ramas calcáneas de la arteria tibial posterior

Pancículo adiposo

B. Vista plantar

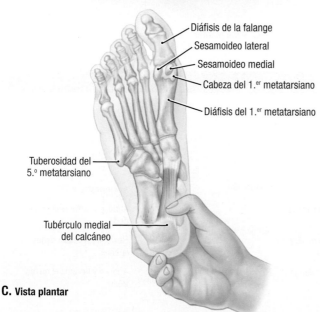

Diáfisis de la falange

Sesamoideo lateral

Sesamoideo medial

Cabeza del 1.er metatarsiano

Diáfisis del 1.er metatarsiano

Tuberosidad del 5.º metatarsiano

Tubérculo medial del calcáneo

C. Vista plantar

Planta del pie, superficial **6-73**

A. Anatomía de superficie. B. Disección. Aponeurosis y fascia plantar con estructuras neurovasculares. **C. Palpación del tubérculo medial del calcáneo.**

La **fascitis plantar**, es decir, la distensión e inflamación de la aponeurosis plantar, puede ser consecuencia de la práctica de la carrera y de los ejercicios aeróbicos de alto impacto, en especial cuando se utiliza un calzado inadecuado. Provoca dolor en la superficie plantar del talón y en la cara medial del pie. El punto doloroso se localiza en la inserción proximal de la aponeurosis plantar con el tubérculo medial del calcáneo y en la superficie medial de este hueso. El dolor aumenta con la extensión pasiva del dedo gordo del pie y puede exacerbarse aún más con la dorsiflexión del tobillo, la carga de peso o ambas cosas.

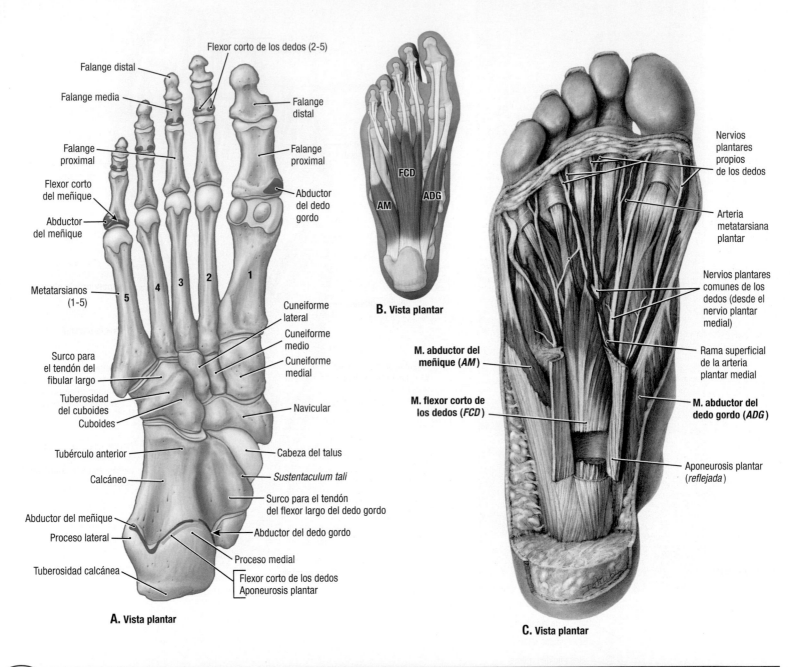

Flexor corto de los dedos (2-5)

Falange distal

Falange media

Falange proximal

Flexor corto del meñique

Abductor del meñique

Metatarsianos (1-5)

5   4   3   2   1

Falange distal

Falange proximal

Abductor del dedo gordo

Cuneiforme lateral

Cuneiforme medio

Cuneiforme medial

Surco para el tendón del fibular largo

Tuberosidad del cuboides

Cuboides

Navicular

Tubérculo anterior

Calcáneo

Cabeza del talus

Sustentaculum tali

Surco para el tendón del flexor largo del dedo gordo

Abductor del meñique

Proceso lateral

Tuberosidad calcánea

Abductor del dedo gordo

Proceso medial

Flexor corto de los dedos
Aponeurosis plantar

A. Vista plantar

FCD

AM   ADG

B. Vista plantar

Nervios plantares propios de los dedos

Arteria metatarsiana plantar

Nervios plantares comunes de los dedos (desde el nervio plantar medial)

Rama superficial de la arteria plantar medial

M. abductor del meñique (*AM*)

M. flexor corto de los dedos (*FCD*)

M. abductor del dedo gordo (*ADG*)

Aponeurosis plantar (*reflejada*)

C. Vista plantar

6-74   Primer plano de los músculos de la planta del pie

A. Huesos. **B.** Revisión. **C.** Disección. Músculos y estructuras neurovasculares.

TABLA 6-16	Músculos de la planta del pie: primer plano			
Músculo	**Inserción proximal**	**Inserción distal**	**Inervación**	**Acciones[a]**
Abductor del dedo gordo	Proceso medial de la tuberosidad del calcáneo, retináculo flexor y aponeurosis plantar	Cara medial de la base de la falange proximal del primer dedo	Nervio plantar medial (L5, S1)	Abduce y flexiona el primer dedo
Flexor corto de los dedos	Proceso medial de la tuberosidad del calcáneo, aponeurosis plantar y septos intermusculares	Ambos lados de las falanges medias de los cuatro dedos laterales		Flexiona los cuatro dedos laterales
Abductor del meñique	Procesos medial y lateral de la tuberosidad del calcáneo, aponeurosis plantar y septos intermusculares	Cara lateral de la base de la falange proximal del quinto dedo	Nervio plantar lateral (S1-S3)	Abduce y flexiona el quinto dedo

[a]Aunque se describen acciones individuales, la función principal de los músculos intrínsecos del pie es actuar colectivamente para resistir las fuerzas que tensionan (intentan aplanar) los arcos del pie.

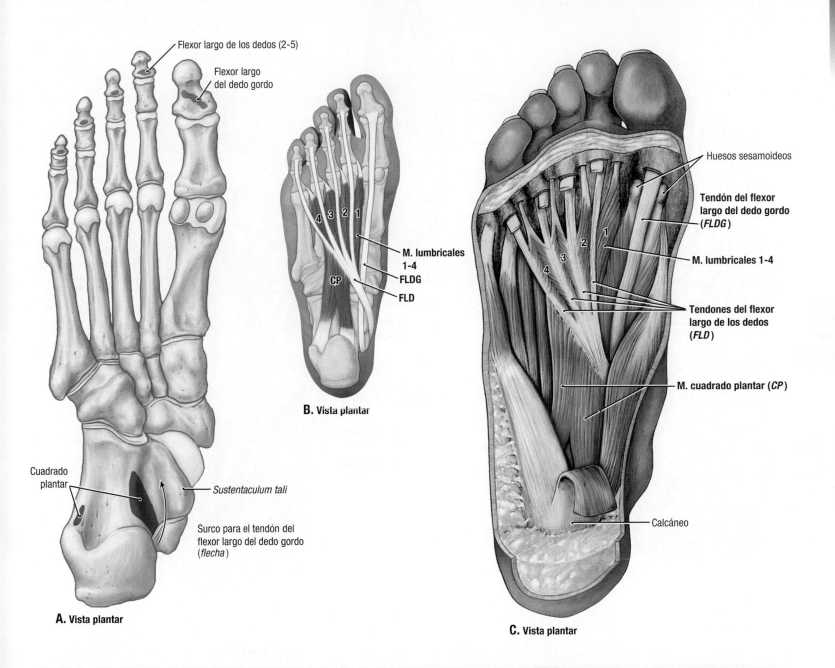

Flexor largo de los dedos (2-5)

Flexor largo del dedo gordo

Cuadrado plantar

Sustentaculum tali

Surco para el tendón del flexor largo del dedo gordo (*flecha*)

A. Vista plantar

M. lumbricales 1-4

FLDG

FLD

CP

4 3 2 1

B. Vista plantar

Huesos sesamoideos

Tendón del flexor largo del dedo gordo (*FLDG*)

M. lumbricales 1-4

Tendones del flexor largo de los dedos (*FLD*)

M. cuadrado plantar (*CP*)

Calcáneo

1 2 3 4

C. Vista plantar

Segundo plano de los músculos de la planta del pie

6-75

A. Inserciones óseas. B. Revisión. C. Disección. Músculos *in situ*.

TABLA 6-17	Músculos de la planta del pie: segundo plano			
Músculo	**Inserción proximal**	**Inserción distal**	**Inervación**	**Acciones**[a]
Cuadrado plantar	Cara medial y margen lateral de la superficie plantar del calcáneo	Margen posterolateral del tendón del flexor largo de los dedos	Nervio plantar lateral (S1-S3)	Asiste al flexor largo de los dedos en la flexión de los cuatro dedos laterales
Lumbricales	Tendones del flexor largo de los dedos	Cara medial de la expansión del extensor sobre los cuatro dedos laterales	*Medial:* nervio plantar medial (L5, S1) *Tres laterales:* nervio plantar lateral (S1-S3)	Flexionar las falanges proximales; extender las falanges medias y distales de los cuatro dedos laterales

[a]Aunque se describen acciones individuales, la función principal de los músculos intrínsecos del pie es actuar colectivamente para resistir las fuerzas que tensionan (intentan aplanar) los arcos del pie.

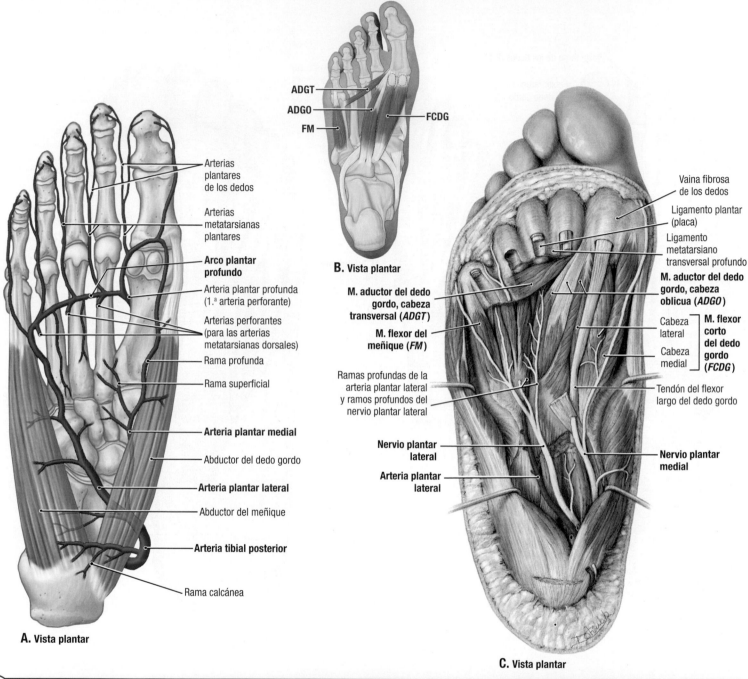

ADGT
ADGO
FM
FCDG

B. Vista plantar

Arterias
plantares
de los dedos

Arterias
metatarsianas
plantares

**Arco plantar
profundo**

Arteria plantar profunda
(1.ª arteria perforante)

Arterias perforantes
(para las arterias
metatarsianas dorsales)

Rama profunda

Rama superficial

Arteria plantar medial

Abductor del dedo gordo

Arteria plantar lateral

Abductor del meñique

Arteria tibial posterior

Rama calcánea

A. Vista plantar

Vaina fibrosa
de los dedos

Ligamento plantar
(placa)

Ligamento
metatarsiano
transversal profundo

**M. aductor del dedo
gordo, cabeza
oblicua (ADGO)**

Cabeza
lateral

**M. flexor
corto
del dedo
gordo
(FCDG)**

Cabeza
medial

Tendón del flexor
largo del dedo gordo

**Nervio plantar
medial**

**M. aductor del dedo
gordo, cabeza
transversal (ADGT)**

**M. flexor del
meñique (FM)**

Ramas profundas de la
arteria plantar lateral
y ramos profundos del
nervio plantar lateral

**Nervio plantar
lateral**

**Arteria plantar
lateral**

C. Vista plantar

6-76 **Tercer plano de músculos e irrigación de la planta del pie**

A. Irrigación. **B.** Revisión. **C.** Disección. Músculos y estructuras neurovasculares.

TABLA 6-18	Músculos de la planta del pie: tercer plano			
Músculo	**Inserción proximal**	**Inserción distal**	**Inervación**	**Acciones[a]**
Flexor corto del dedo gordo	Superficies plantares de cuboides y cuneiformes laterales	Ambos lados de la base de la falange proximal del primer dedo	Nervio plantar medial (L5, S1)	Flexiona la falange proximal del primer dedo
Aductor del dedo gordo	*Cabeza oblicua:* bases de los metatarsianos 2-4 *Cabeza transversal:* ligamentos plantares de las articulaciones metatarsofalángicas	Los tendones de ambas cabezas se unen a la cara lateral de la base de la falange proximal del primer dedo	Ramo profundo del nervio plantar lateral (S1-S3)	Aduce el primer dedo, ayuda a mantener el arco transverso del pie
Flexor del meñique	Base del 5.º metatarsiano	Base de la falange proximal del quinto dedo	Ramo superficial del nervio plantar lateral (S1-S3)	Flexiona la falange proximal del quinto dedo, ayudando así a su flexión

[a]Aunque se describen acciones individuales, la función principal de los músculos intrínsecos del pie es actuar colectivamente para resistir las fuerzas que tensionan (intentan aplanar) los arcos del pie.

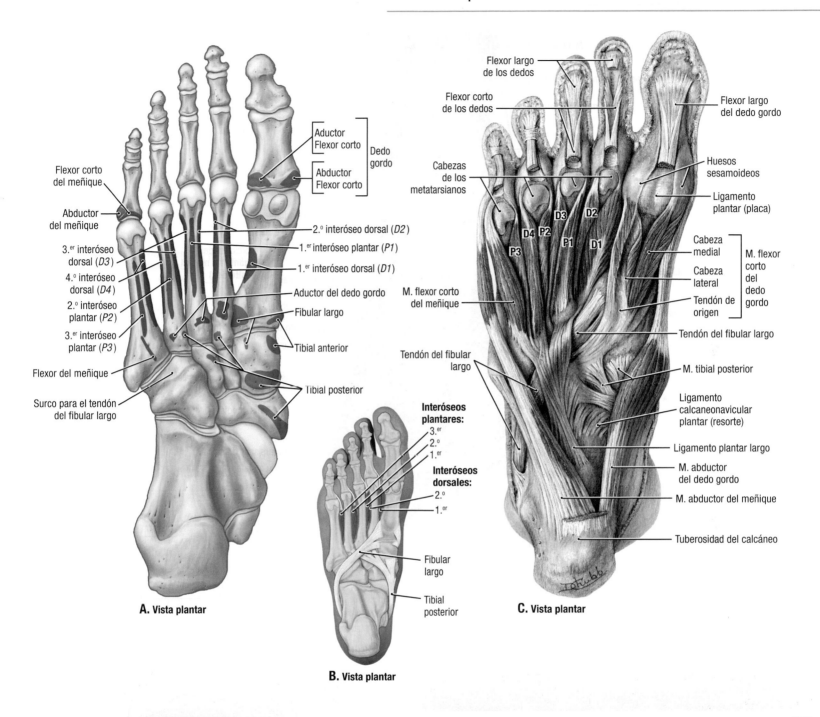

A. Vista plantar

Flexor corto del meñique

Abductor del meñique

3.er interóseo dorsal (D3)

4.º interóseo dorsal (D4)

2.º interóseo plantar (P2)

3.er interóseo plantar (P3)

Flexor del meñique

Surco para el tendón del fibular largo

Aductor / Flexor corto } Dedo gordo
Abductor / Flexor corto

2.º interóseo dorsal (D2)
1.er interóseo plantar (P1)
1.er interóseo dorsal (D1)
Aductor del dedo gordo
Fibular largo
Tibial anterior
Tibial posterior

Interóseos plantares:
3.er
2.º
1.er
Interóseos dorsales:
2.º
1.or

Fibular largo

Tibial posterior

B. Vista plantar

Flexor largo de los dedos
Flexor corto de los dedos
Cabezas de los metatarsianos
M. flexor corto del meñique
Tendón del fibular largo

D3   D2
D4 P2   P1   D1
P3

Flexor largo del dedo gordo
Huesos sesamoideos
Ligamento plantar (placa)
Cabeza medial
Cabeza lateral } M. flexor corto del dedo gordo
Tendón de origen
Tendón del fibular largo
M. tibial posterior
Ligamento calcaneonavicular plantar (resorte)
Ligamento plantar largo
M. abductor del dedo gordo
M. abductor del meñique
Tuberosidad del calcáneo

C. Vista plantar

Cuarto plano de músculos de la planta del pie 6-77

A. Inserciones óseas de los músculos de los planos tercero y cuarto. **B.** Revisión. **C.** Disección. Músculos y ligamentos.

TABLA 6-19	Músculos de la planta del pie: cuarto plano			
Músculo	**Inserción proximal**	**Inserción distal**	**Inervación**	**Acciones[a]**
Interóseos plantares (tres músculos; P1-P3)	Cara plantar de los sectores mediales de los ejes de los metatarsianos 3-5	Sectores mediales de las bases de las falanges proximales de los dedos tercero a quinto	Nervio plantar lateral (S1-S3)	Aducción de los dedos 3-5 y flexión de las articulaciones metatarsofalángicas
Interóseos dorsales (cuatro músculos; D1-D4)	Sectores adyacentes de los ejes de los metatarsianos 1-5	Primero: sector medial de la falange proximal del segundo dedo. Segundo a cuarto: sectores laterales de los dedos segundo a cuarto		Abducción de los dedos 2-4 y flexión de las articulaciones metatarsofalángicas

[a]Aunque se describen acciones individuales, la función principal de los músculos intrínsecos del pie es actuar colectivamente para resistir las fuerzas que tensionan (intentan aplanar) los arcos del pie.

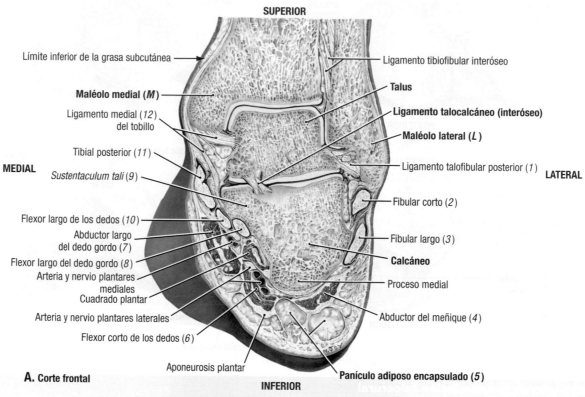

SUPERIOR

Límite inferior de la grasa subcutánea → ← Ligamento tibiofibular interóseo

Maléolo medial (M) — **Talus**

Ligamento medial (12) del tobillo — **Ligamento talocalcáneo (interóseo)**

Tibial posterior (11) — **Maléolo lateral (L)**

MEDIAL   Sustentaculum tali (9) — Ligamento talofibular posterior (1)   LATERAL

Flexor largo de los dedos (10) — Fibular corto (2)

Abductor largo del dedo gordo (7) — Fibular largo (3)

Flexor largo del dedo gordo (8) — **Calcáneo**

Arteria y nervio plantares mediales — Proceso medial

Cuadrado plantar

Arteria y nervio plantares laterales — Abductor del meñique (4)

Flexor corto de los dedos (6)

Aponeurosis plantar

A. Corte frontal   **Panículo adiposo encapsulado (5)**

INFERIOR

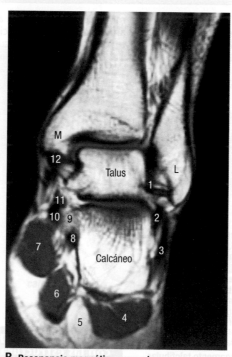

B. Resonancia magnética coronal

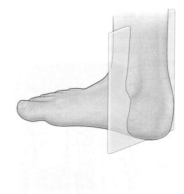

6-85   **Corte frontal y resonancia magnética a través del tobillo**

A. Corte frontal. B. Resonancia magnética (RM) frontal. Los números en la *imagen B* se refieren a las estructuras señaladas en la *imagen A*.
- La tibia se apoya en el talus, y el talus en el calcáneo; entre el calcáneo y la piel hay varios cojines de grasa encapsulados.
- El maléolo lateral desciende más inferiormente que el maléolo medial.

- El ligamento talocalcáneo (interóseo) entre el talus y el calcáneo separa la articulación subtalar o talocalcánea posterior de la articulación talocalcaneonavicular.

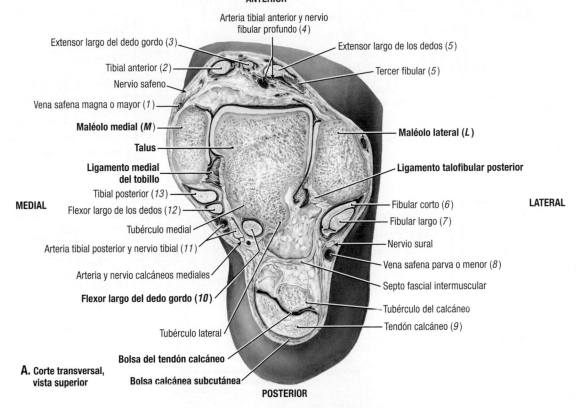

ANTERIOR

Arteria tibial anterior y nervio fibular profundo (4)

Extensor largo del dedo gordo (3)

Tibial anterior (2)

Nervio safeno

Vena safena magna o mayor (1)

Maléolo medial (M)

Talus

Ligamento medial del tobillo

Tibial posterior (13)

MEDIAL

Flexor largo de los dedos (12)

Tubérculo medial

Arteria tibial posterior y nervio tibial (11)

Arteria y nervio calcáneos mediales

Flexor largo del dedo gordo (10)

Tubérculo lateral

Bolsa del tendón calcáneo

A. Corte transversal, vista superior

Bolsa calcánea subcutánea

POSTERIOR

Extensor largo de los dedos (5)

Tercer fibular (5)

Maléolo lateral (L)

Ligamento talofibular posterior

Fibular corto (6)

Fibular largo (7)

LATERAL

Nervio sural

Vena safena parva o menor (8)

Septo fascial intermuscular

Tubérculo del calcáneo

Tendón calcáneo (9)

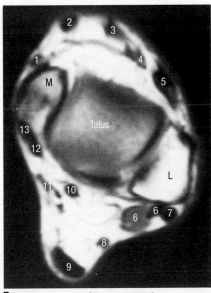

B. Resonancia magnética transversal

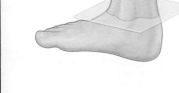

A. Corte transversal. **B.** Resonancia magnética (RM) coronal. Los números en la *imagen B* se refieren a las estructuras señaladas en la *imagen A*.

- El cuerpo del talus tiene forma de cuña y está situado entre los maléolos, que están unidos a él por los ligamentos talofibulares medial (deltoideo) y posterior.

- El músculo flexor largo del dedo gordo se encuentra dentro de su vaina osteofibrosa entre los tubérculos medial y lateral del talus.
- Existe una pequeña bolsa subcutánea inconstante superficial al tendón del calcáneo y una gran bolsa constante del tendón del calcáneo profunda a este.

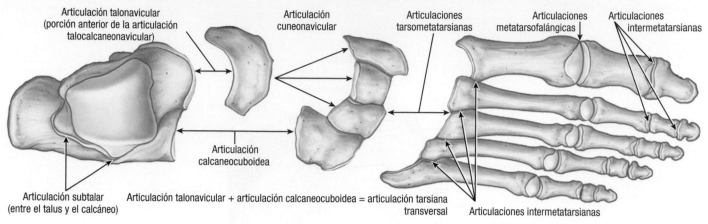

Articulación talonavicular (porción anterior de la articulación talocalcaneonavicular)

Articulación cuneonavicular

Articulaciones tarsometatarsianas

Articulaciones metatarsofalángicas

Articulaciones intermetatarsianas

Articulación calcaneocuboidea

Articulación subtalar (entre el talus y el calcáneo)

Articulación talonavicular + articulación calcaneocuboidea = articulación tarsiana transversal

Articulaciones intermetatarsianas

A. Vista superior

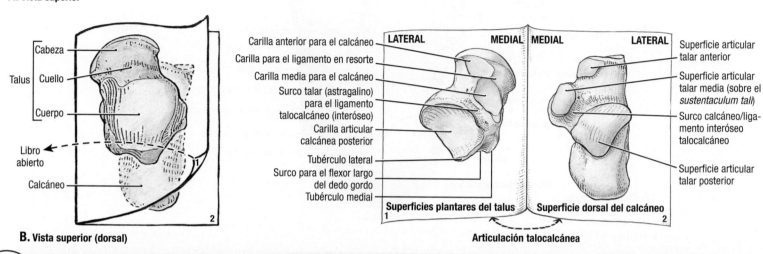

Cabeza
Talus — Cuello
Cuerpo
Libro abierto
Calcáneo

B. Vista superior (dorsal)

Carilla anterior para el calcáneo
Carilla para el ligamento en resorte
Carilla media para el calcáneo
Surco talar (astragalino) para el ligamento talocalcáneo (interóseo)
Carilla articular calcánea posterior
Tubérculo lateral
Surco para el flexor largo del dedo gordo
Tubérculo medial

LATERAL **MEDIAL** **MEDIAL** **LATERAL**

Superficie articular talar anterior
Superficie articular talar media (sobre el *sustentaculum tali*)
Surco calcáneo/ligamento interóseo talocalcáneo
Superficie articular talar posterior

Superficies plantares del talus — 1
Superficie dorsal del calcáneo — 2

Articulación talocalcánea

6-87 **Articulaciones del pie**

A. Revisión. **B.** Articulación talocalcánea (subtalar).

TABLA 6-20	Articulaciones del pie				
Articulación	**Tipo**	**Superficie articular**	**Cápsula articular**	**Ligamentos**	**Movimientos**
Subtalar	Articulación sinovial (plana)	La superficie inferior del cuerpo del talus se articula con la superficie superior del calcáneo	Se inserta en los márgenes de las superficies articulares	Los ligamentos talocalcáneo medial, lateral y posterior sostienen la cápsula; el ligamento talocalcáneo (interóseo) une los huesos	Inversión y eversión del pie
Talocalcaneonavicular	Articulación sinovial; la porción talonavicular es una articulación en pivote	La cabeza del talus se articula con los huesos calcáneo y navicular	Encierra de forma incompleta la articulación	El ligamento calcaneonavicular («resorte») plantar sostiene la cabeza del talus	Movimientos de deslizamiento y rotación
Calcaneocuboidea	Articulación sinovial (plana)	El extremo anterior del calcáneo se articula con la superficie posterior del cuboides	Encierra la articulación	El ligamento calcaneocuboideo dorsal, el ligamento calcaneocuboideo plantar y el ligamento plantar largo sostienen la cápsula articular	Inversión y eversión del pie
Cuneonavicular	Articulación sinovial (plana)	El navicular anterior se articula con la superficie posterior de los cuneiformes	Cápsula articular común	Ligamentos dorsales y plantares	Movimiento de deslizamiento limitado
Tarsometatarsiana	Articulación sinovial (plana)	Los huesos tarsianos anteriores se articulan con las bases de los huesos metatarsianos	Encierra la articulación	Ligamentos dorsales, plantares e interóseos	Deslizamiento o resbalamiento
Intermetatarsianas	Articulación sinovial (plana)	Las bases de los huesos metatarsianos se articulan entre sí	Encierran cada articulación	Los ligamentos dorsales, plantares e interóseos unen los huesos	Poco movimiento individual
Metatarsofalángica	Articulación sinovial (elipsoidea)	Las cabezas de los huesos metatarsianos se articulan con las bases de las falanges proximales	Encierra cada articulación	Los ligamentos colaterales sostienen la cápsula a cada lado; el ligamento plantar sostiene la parte plantar de la cápsula	Flexión, extensión y algo de abducción, aducción y circunducción
Interfalángicas	Articulación sinovial (bisagra)	La cabeza de la falange proximal o media se articula con la base de la falange distal a ella	Encierran cada articulación	Los ligamentos colaterales y plantares sostienen las articulaciones	Flexión y extensión

C Articulación transversa del tarso

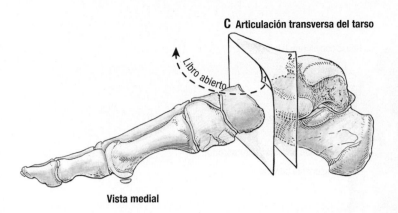

Libro abierto

Vista medial

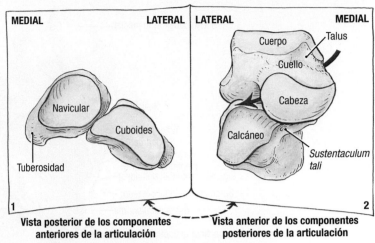

MEDIAL   LATERAL   LATERAL   MEDIAL

Cuerpo
Talus
Cuello

Navicular
Cabeza

Cuboides

Calcáneo

Tuberosidad

Sustentaculum tali

1   2

Vista posterior de los componentes anteriores de la articulación   **Vista anterior de los componentes posteriores de la articulación**

C. Articulación transversa del tarso

Clave para D
Huesos cuneiformes:
Me   Medial
Mi   Medio
L   Lateral

D Articulaciones cuneonavicular y cubonavicular
E Articulación tarsometatarsiana

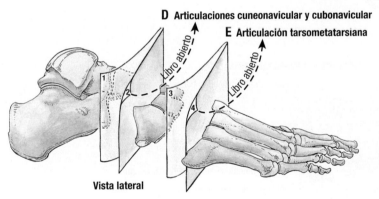

Libro abierto

Vista lateral

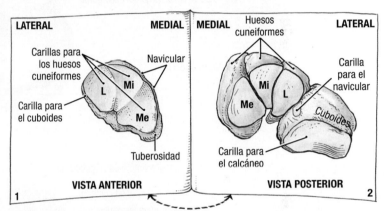

LATERAL   MEDIAL   MEDIAL   LATERAL

Huesos cuneiformes

Carillas para los huesos cuneiformes

Navicular

Carilla para el navicular

Mi
L
Me

Carilla para el cuboides

Mi
Me
L

Cuboides

Tuberosidad

Carilla para el calcáneo

VISTA ANTERIOR   **VISTA POSTERIOR**

1   2

D. Articulaciones cuneonavicular y cubonavicular

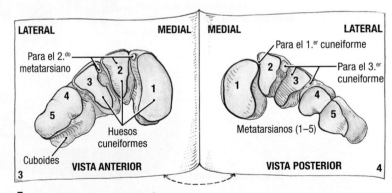

LATERAL   MEDIAL   MEDIAL   LATERAL

Para el 2.º metatarsiano

Para el 1.er cuneiforme

2

Para el 3.er cuneiforme

3

1

4

5

Huesos cuneiformes

2
3
1
4
5

Metatarsianos (1–5)

Cuboides

VISTA ANTERIOR   **VISTA POSTERIOR**

3   4

E. Articulaciones tarsometatarsianas

Articulaciones del pie *(continuación)*   **6-87**

C. Articulación transversa del tarso. La *flecha negra* atraviesa el seno del tarso, en el que se encuentra el ligamento talocalcáneo (interóseo).
D. Cuneonavicular (cuneoescafoidea) y cubonavicular (cuboescafoidea). E. Articulaciones tarsometatarsianas.
- Las articulaciones de inversión y eversión son la articulación subtalar (talocalcánea posterior), la talocalcaneonavicular (astragalocalcáneo-escafoidea) y la transversa del tarso (articulaciones calcaneocuboidea y talonavicular [astrágalo-escafoidea] combinadas).

- El talus participa en la articulación talocrural (del tobillo), de las articulaciones talocalcáneas posterior y anterior, y de la articulación talonavicular.
Las **fracturas de metatarso (fractura del bailarín)** suelen producirse cuando el bailarín pierde el equilibrio, haciendo recaer todo el peso del cuerpo sobre el metatarso. Las **fracturas por fatiga de los metatarsianos**, en general transversales, pueden ser el resultado de una marcha prolongada con una tensión repetida sobre los metatarsianos.

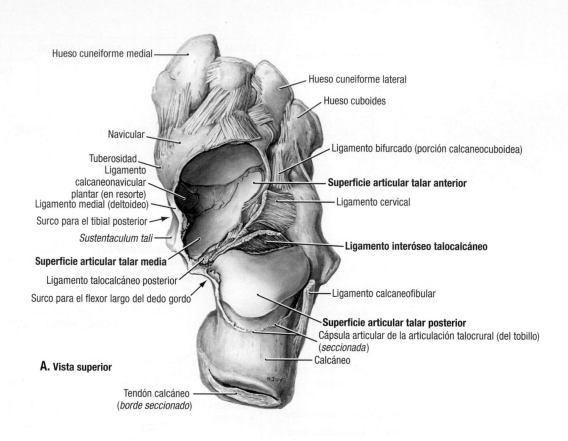

Hueso cuneiforme medial

Hueso cuneiforme lateral

Hueso cuboides

Navicular

Ligamento bifurcado (porción calcaneocuboidea)

Tuberosidad

Ligamento calcaneonavicular plantar (en resorte)

Superficie articular talar anterior

Ligamento medial (deltoideo)

Ligamento cervical

Surco para el tibial posterior

Sustentaculum tali

Ligamento interóseo talocalcáneo

Superficie articular talar media

Ligamento talocalcáneo posterior

Surco para el flexor largo del dedo gordo

Ligamento calcaneofibular

Superficie articular talar posterior

Cápsula articular de la articulación talocrural (del tobillo) (*seccionada*)

Calcáneo

A. Vista superior

Tendón calcáneo (*borde seccionado*)

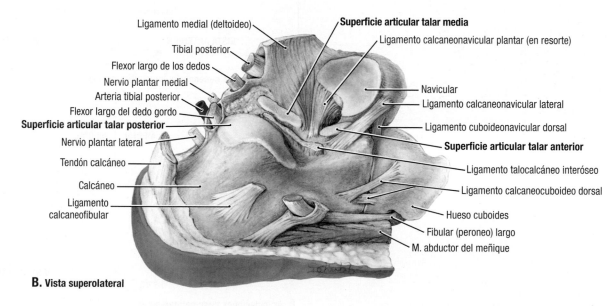

Ligamento medial (deltoideo)

Superficie articular talar media

Tibial posterior

Ligamento calcaneonavicular plantar (en resorte)

Flexor largo de los dedos

Nervio plantar medial

Arteria tibial posterior

Navicular

Flexor largo del dedo gordo

Ligamento calcaneonavicular lateral

Superficie articular talar posterior

Ligamento cuboideonavicular dorsal

Nervio plantar lateral

Superficie articular talar anterior

Tendón calcáneo

Ligamento talocalcáneo interóseo

Calcáneo

Ligamento calcaneocuboideo dorsal

Ligamento calcaneofibular

Hueso cuboides

Fibular (peroneo) largo

M. abductor del meñique

B. Vista superolateral

6-88 **Articulaciones de inversión y eversión**

Las articulaciones de inversión y eversión son las articulaciones subastragalina (astragalocalcánea posterior), talocalcaneonavicular y tarsiana transversa (calcaneocuboidea y talonavicular combinadas). **A. Porciones posterior y media del pie con el talus extraído. B. Parte posterior del pie con el talus extraído.** La carilla posterior convexa del talus está separada de las carillas media y anterior cóncavas por el ligamento talocalcáneo (interóseo) dentro del seno del tarso. Las articulaciones talocalcáneas posterior y anterior están separadas entre sí por el surco astragalino y el surco calcáneo que, cuando el talus y el calcáneo están articulados, se convierten en el seno del tarso.

Fracturas del calcáneo. Una caída fuerte sobre el talón (p. ej., desde una escalera) puede fracturar el calcáneo en varios fragmentos, dando lugar a una fractura conminuta. La fractura de calcáneo suele ser discapacitante, ya que altera la articulación subtalar (talocalcánea).

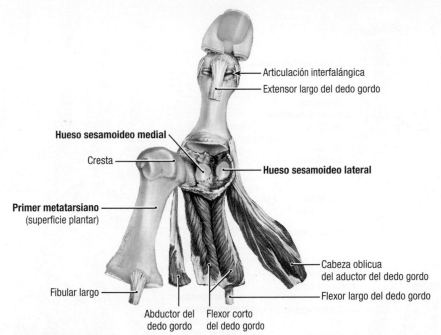

Articulación interfalángica

Extensor largo del dedo gordo

Hueso sesamoideo medial

Cresta

Hueso sesamoideo lateral

Primer metatarsiano
(superficie plantar)

Cabeza oblicua
del aductor del dedo gordo

Fibular largo

Flexor largo del dedo gordo

Abductor del
dedo gordo

Flexor corto
del dedo gordo

A. Vista superior de las falanges y las uñas, dedo gordo derecho; vista lateral del primer metatarsiano; vista superior de los huesos sesamoideos

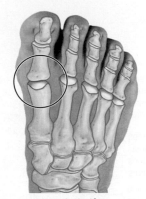

1.ª articulación
metatarsofalángica (*en el círculo*)

B. *Hallux valgus* (bunio o juanete)

Articulación metatarsofalángica del dedo gordo del pie (6-89)

A. Primer metatarsiano y huesos sesamoideos del dedo gordo del pie derecho. El 1.ᵉʳ metatarsiano ha sido traccionado en dirección medial. **B.** *Hallux valgus* **(bunio o juanete).** Se trata de una deformación en valgo del dedo gordo causada por la presión del calzado y una enfermedad articular degenerativa. Se caracteriza por la desviación lateral de la base del 1.ᵉʳ metatarsiano y de la base de la falange proximal del dedo gordo (*hallux*). En algunas personas, la desviación es tan grande que el primer dedo del pie se superpone al segundo. Estos individuos son incapaces de alejar el primer dedo del segundo porque los huesos sesamoideos bajo la cabeza del primer metatarsiano están desplazados y se encuentran en el espacio entre las cabezas del primer y segundo metatarsiano. Además, puede formarse una bolsa subcutánea debido a la presión y la fricción contra el zapato. Cuando está sensible e inflamada, la bolsa se denomina **bunio** o **juanete**.

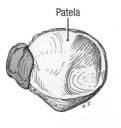

Patela

A. Vista posterior

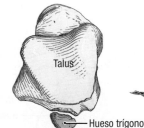

Talus

Hueso trígono

B. Vista superior

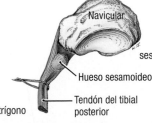

Navicular

Hueso sesamoideo

Tendón del tibial
posterior

C. Vista posterior

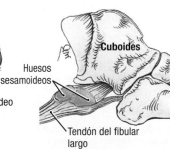

Cuboides

Huesos
sesamoideos

Tendón del fibular
largo

D. Vista lateral

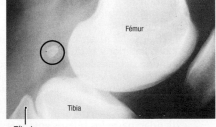

Fémur

Tibia

Fíbula

E. Vista lateral (hueso sesamoideo en el círculo)

Anomalías óseas (6-90)

A. Patela bipartita. En ocasiones, el ángulo superolateral de la patela se osifica de forma independiente y permanece separado. **B. Hueso trígono.** El tubérculo lateral (posterior) del talus tiene un centro de osificación separado que aparece entre los 7 y los 13 años; cuando no se fusiona con el cuerpo del talus, como en el hueso izquierdo de este par, se llama *hueso trígono*. En el laboratorio del Dr. Grant se encontró en el 7.7% de 558 pies adultos; 22 estaban en ambos pies y 21 no. **C. Hueso** sesamoideo en el tendón del tibial posterior. Se encontró un hueso sesamoideo en el 23% de 348 adultos. **D. Hueso sesamoideo en el tendón del fibular largo.** Se encontró un hueso sesamoideo en el 26% de las 92 piezas. En esta pieza es bipartito y el músculo fibular largo tiene una inserción adicional al 5.° metatarsiano. **E. Fabela.** Un hueso sesamoideo en la cabeza lateral del músculo gastrocnemio estaba presente en el 21.6% de los 116 miembros.

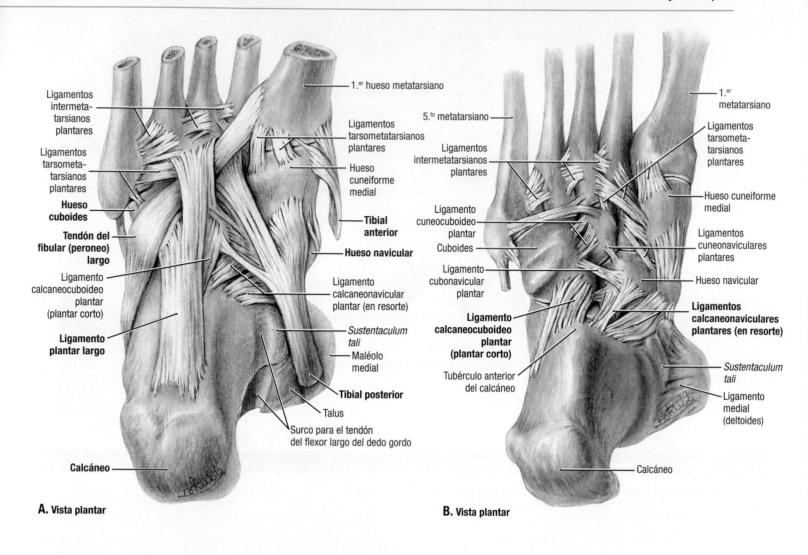

Ligamentos intermeta-tarsianos plantares

Ligamentos tarsometa-tarsianos plantares

Hueso cuboides

Tendón del fibular (peroneo) largo

Ligamento calcaneocuboideo plantar (plantar corto)

Ligamento plantar largo

Calcáneo

1.er hueso metatarsiano

Ligamentos tarsometatarsianos plantares

Hueso cuneiforme medial

Tibial anterior

Hueso navicular

Ligamento calcaneonavicular plantar (en resorte)

Sustentaculum tali

Maléolo medial

Tibial posterior

Talus

Surco para el tendón del flexor largo del dedo gordo

A. Vista plantar

5.to metatarsiano

Ligamentos intermetatarsianos plantares

Ligamento cuneocuboideo plantar

Cuboides

Ligamento cubonavicular plantar

Ligamento calcaneocuboideo plantar (plantar corto)

Tubérculo anterior del calcáneo

1.er metatarsiano

Ligamentos tarsometa-tarsianos plantares

Hueso cuneiforme medial

Ligamentos cuneonaviculares plantares

Hueso navicular

Ligamentos calcaneonaviculares plantares (en resorte)

Sustentaculum tali

Ligamento medial (deltoides)

Calcáneo

B. Vista plantar

6-91 **Ligamentos de la planta del pie**

A. Disección de los ligamentos superficiales. B. Disección de los ligamentos profundos. C. Huesos que yacen en la profundidad de los ligamentos. La cabeza del talus está expuesta entre el talus (*sustentaculum tali*) del calcáneo y el navicular.

En la *imagen A*:
• Obsérvense las inserciones de tres tendones largos: el fibular largo, el tibial anterior y el tibial posterior.
• El tendón del músculo fibular largo cruza la planta del pie en el surco anterior a la tuberosidad del cuboides; está puenteado por algunas fibras del ligamento plantar largo y se inserta en la base del 1.er metatarsiano.
• Obsérvense los deslizamientos del tendón del tibial posterior que se extienden hasta los huesos anteriores a la articulación transversa del tarso.

En la *imagen B*:
• Los ligamentos calcaneocuboideos plantares (plantares cortos) y calcaneonaviculares plantares (en resorte) son los principales ligamentos plantares de la articulación transversa del tarso.
• Los ligamentos de la porción anterior del pie divergen en dirección lateral y posterior a cada lado del eje largo del 3.er metatarsiano y del 3.er cuneiforme; por lo tanto, un empuje posterior recibido por el 1.er metatarsiano, como al levantarse sobre el dedo gordo durante la marcha, es transmitido directamente al navicular y al talus por el primer cuneiforme e indirectamente por el 2.° metatarsiano, el 2.° cuneiforme, el 3.er metatarsiano y el 3.er cuneiforme.
• Un empuje posterior recibido por el 4.° y 5.° metatarsianos se transmite directamente al cuboides y al calcáneo.

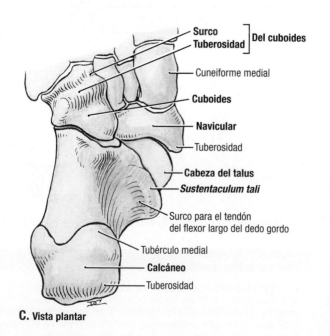

Surco — Del cuboides
Tuberosidad

Cuneiforme medial

Cuboides

Navicular

Tuberosidad

Cabeza del talus

Sustentaculum tali

Surco para el tendón del flexor largo del dedo gordo

Tubérculo medial

Calcáneo

Tuberosidad

C. Vista plantar

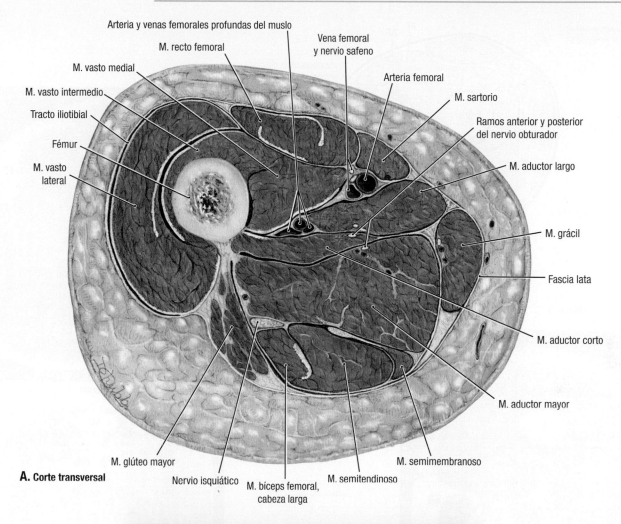

Arteria y venas femorales profundas del muslo

M. recto femoral

M. vasto medial

M. vasto intermedio

Tracto iliotibial

Fémur

M. vasto lateral

Vena femoral y nervio safeno

Arteria femoral

M. sartorio

Ramos anterior y posterior del nervio obturador

M. aductor largo

M. grácil

Fascia lata

M. aductor corto

M. aductor mayor

M. semimembranoso

M. semitendinoso

M. bíceps femoral, cabeza larga

M. biceps femoral, cabeza larga

M. glúteo mayor

Nervio isquiático

A. Corte transversal

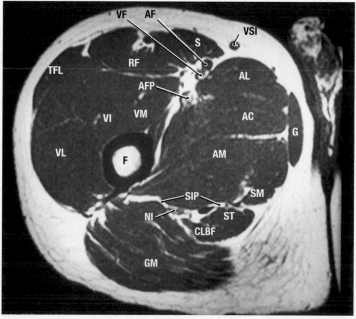

B. RM transversal

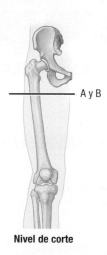

A y B

Nivel de corte

Cortes transversales y resonancia magnética del muslo 6-92

A. Corte anatómico de la porción proximal del muslo. **B.** Resonancia magnética (RM) transversal de la porción proximal del muslo.

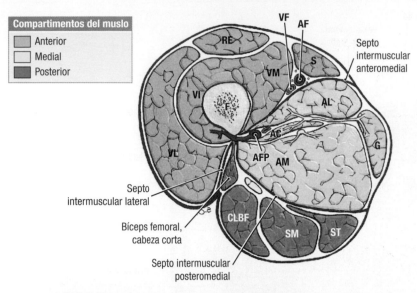

Compartimentos del muslo
- Anterior
- Medial
- Posterior

C. Corte transversal

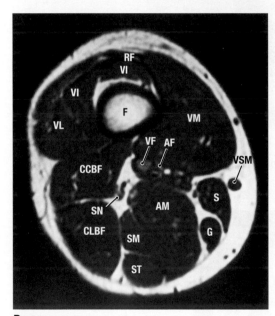

D. RM transversal

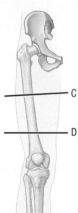

Nivel de los cortes

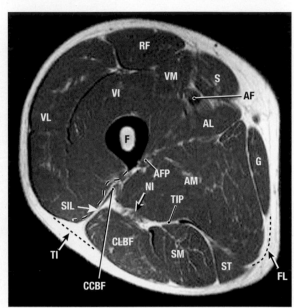

Resonancia magnética (RM) transversal

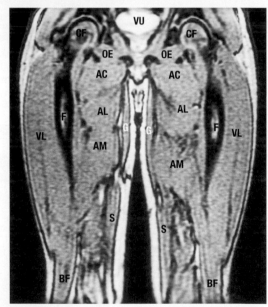

E. RM coronal

Clave

AC	Aductor corto
AF	Arteria femoral
AFP	Arteria femoral profunda
AL	Aductor largo
AM	Aductor mayor
BF	Bíceps femoral
CCBF	Cabeza corta del bíceps femoral
CF	Cabeza del fémur
CLBF	Cabeza larga del bíceps femoral
F	Fémur
FL	Fascia lata
G	Grácil
GM	Glúteo mayor
NI	Nervio isquiático
OE	Obturador externo

RF	Recto femoral
S	Sartorio
SM	Semimembranoso
ST	Semitendinoso
TFL	Tensión de la fascia lata
TI	Tracto iliotibial
SIL	Septo intermuscular lateral
SIP	Septo intermuscular posteromedial
VF	Vena femoral
VI	Vasto intermedio
VL	Vasto lateral
VM	Vasto medial
VSM	Vena safena magna o mayor
VU	Vejiga urinaria

6-92   **Cortes transversales y RM del muslo** *(continuación)*

C. Diagrama de un corte anatómico y resonancia magnética (RM) transversal (axial) de la mitad del muslo. **D.** RM transversal de la porción distal del muslo. **E.** RM coronal.

El muslo tiene tres compartimentos, cada uno de ellos con su propia inervación y su función principal: el grupo anterior extiende la rodilla y es inervado por el nervio femoral; el grupo medial aduce la cadera y es inervado por el nervio obturador; el grupo posterior flexiona la rodilla y es inervado por el nervio isquiático.

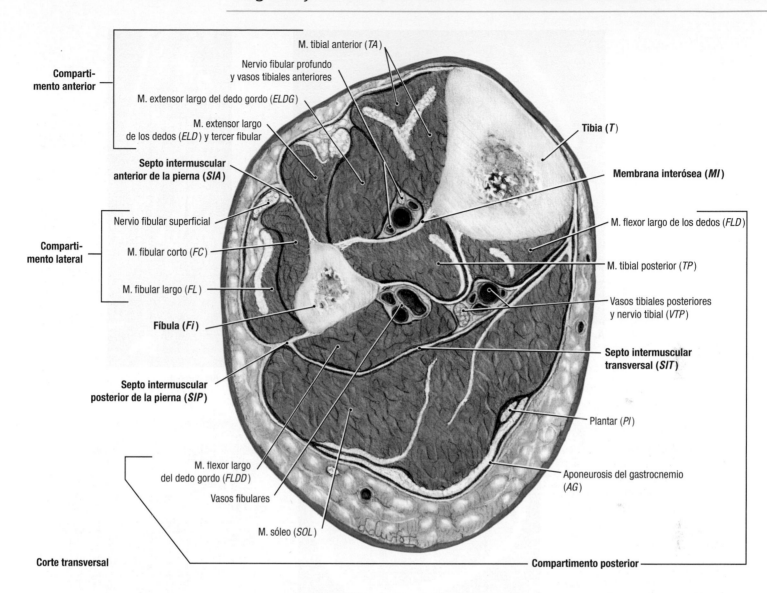

Compartimento anterior

M. tibial anterior (*TA*)

Nervio fibular profundo y vasos tibiales anteriores

M. extensor largo del dedo gordo (*ELDG*)

M. extensor largo de los dedos (*ELD*) y tercer fibular

Septo intermuscular anterior de la pierna (*SIA*)

Compartimento lateral

Nervio fibular superficial

M. fibular corto (*FC*)

M. fibular largo (*FL*)

Fíbula (*Fi*)

Septo intermuscular posterior de la pierna (*SIP*)

M. flexor largo del dedo gordo (*FLDD*)

Vasos fibulares

M. sóleo (*SOL*)

Corte transversal

Tibia (*T*)

Membrana interósea (*MI*)

M. flexor largo de los dedos (*FLD*)

M. tibial posterior (*TP*)

Vasos tibiales posteriores y nervio tibial (*VTP*)

Septo intermuscular transversal (*SIT*)

Plantar (*Pl*)

Aponeurosis del gastrocnemio (*AG*)

Compartimento posterior

Corte transversal de la pierna   6-93

Límites de los compartimentos anterior, lateral y posterior de la pierna. Compartimento anterior: tibia, membrana interósea, fíbula, septo intermuscular anterior y fascia crural. Compartimento lateral: fíbula, septos intermusculares anterior y posterior y fascia crural. Compartimento posterior: tibia, membrana interósea, fíbula, septo intermuscular posterior y fascia crural. El compartimento posterior está subdividido por el septo intermuscular transversal en los subcompartimentos superficial y profundo.

Infecciones compartimentales en la pierna. Como los septos y la fascia profunda que forman los límites de los compartimentos de la pierna son fuertes, el aumento de volumen consecuente a la infección con supuración (formación de pus) incrementa la presión intracompartimental. La inflamación en los compartimentos anterior y posterior se extiende principalmente en dirección distal; sin embargo, una infección purulenta en el compartimento lateral puede ascender en dirección proximal hasta la fosa poplítea, presumiblemente a lo largo del curso del nervio fibular. La **fasciotomía** puede ser necesaria para aliviar la presión compartimental y desbridar (eliminar por raspado) los focos de infección.

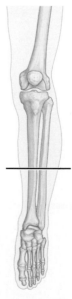

Nivel del corte

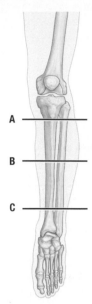

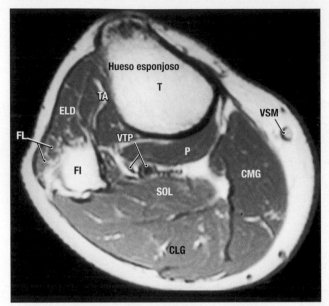

A. Resonancia magnética (RM) transversal

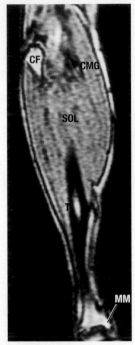

D. RM coronal

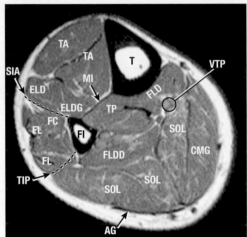

B. Corte transversal y RM

Clave

AG	Aponeurosis del gastrocnemio
CF	Cabeza de la fíbula
CLG	Cabeza lateral del gastrocnemio
CMG	Cabeza medial del gastrocnemio
ELD	Extensor largo de los dedos
ELDG	Extensor largo del dedo gordo
FC	Fibular corto
FHL	Flexor *hallucis longus*
FI	Fíbula
FL	Fibular largo
FLD	Flexor largo de los dedos
FLDD	Flexor largo del dedo gordo
MI	Membrana interósea
MM	Maléolo medial
P	Poplíteo
SIA	Septo intermuscular anterior
SIP	Septo intermuscular posterior
SOL	Sóleo
T	Tibia
TA	Tibial anterior
TC	Tendón calcáneo
TP	Tibial posterior
VSM	Vena safena magna o mayor
VSP	Vena safena parva o menor
VTA	Vasos tibiales anteriores y nervio fibular profundo
VTP	Nervio tibial y vasos tibiales posteriores

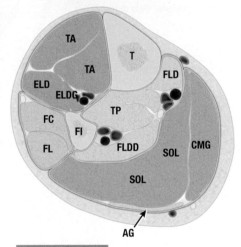

Clave para B

▉	Compartimento anterior
▨	Compartimento lateral
◩	Compartimento posterior

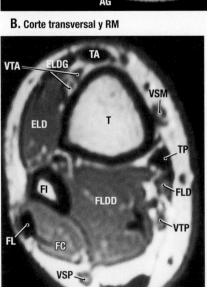

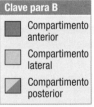

C. RM transversal

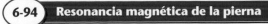
6-94 **Resonancia magnética de la pierna**

A-C. RM transversal (axial). **D.** RM coronal.

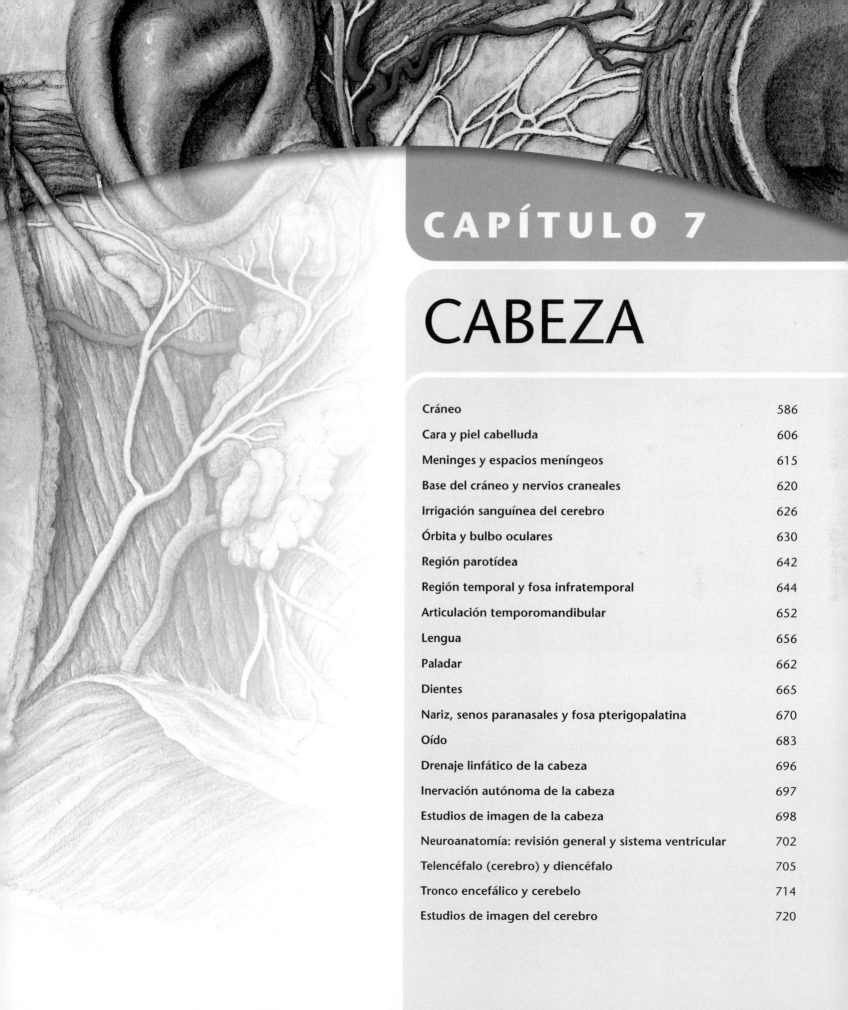

CAPÍTULO 7

CABEZA

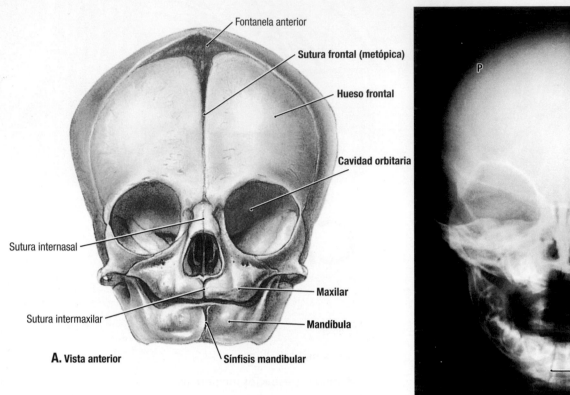

Fontanela anterior

Sutura frontal (metópica)

Hueso frontal

Cavidad orbitaria

Sutura internasal

Maxilar

Sutura intermaxilar

Mandíbula

A. Vista anterior

Sínfisis mandibular

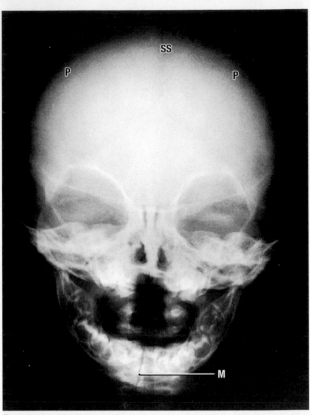

B. Radiografía anteroposterior

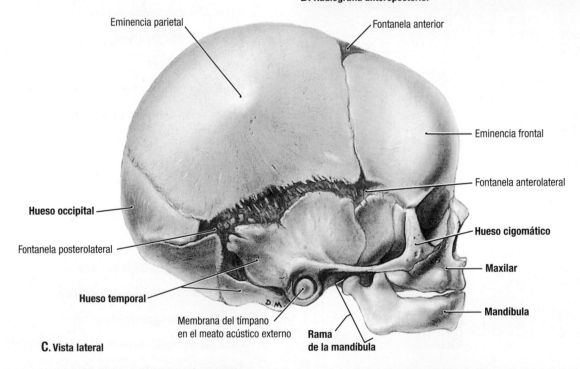

Eminencia parietal

Fontanela anterior

Eminencia frontal

Fontanela anterolateral

Hueso occipital

Hueso cigomático

Fontanela posterolateral

Maxilar

Hueso temporal

Mandíbula

Membrana del tímpano
en el meato acústico externo

Rama
de la mandíbula

C. Vista lateral

7-1   **Cráneo al nacer y en la primera infancia**

A. Cráneo al nacer, cara anterior. **B.** Radiografía de un niño de 6½ meses de edad. **C.** Cráneo al nacer, cara lateral.

En comparación con el cráneo adulto (*véanse* figs. 7-2, 7-3 y 7-4):
- El maxilar y la mandíbula son proporcionalmente pequeños.
- La sínfisis mandibular, que se cierra durante el segundo año, y la sutura frontal, que se cierra durante el sexto año, siguen abiertas (sin fusionarse).

- Las cavidades orbitarias son proporcionalmente grandes, pero la cara es pequeña; el esqueleto facial conforma solo una octava parte de todo el cráneo, mientras que en el adulto equivale a un tercio.

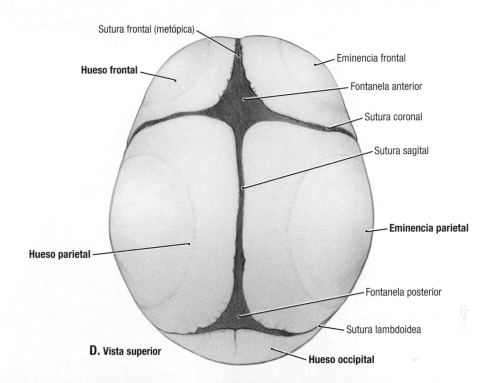

Sutura frontal (metópica)

Hueso frontal

Eminencia frontal

Fontanela anterior

Sutura coronal

Sutura sagital

Eminencia parietal

Hueso parietal

Fontanela posterior

Sutura lambdoidea

D. Vista superior

Hueso occipital

Clave para B, E y F

A	Ángulo de la mandíbula
C	Cuerpo de la mandíbula
E	Esfenoides
H	Hueso frontal
L	Sutura lambdoidea
M	Sínfisis mandibular
O	Hueso occipital
P	Eminencia parietal
SC	Sutura coronal
SS	Sutura sagital
T	Hueso temporal
X	Maxilar
Y	Proceso mastoideo
Z	Hueso cigomático

Cabezas de flecha: = contorno membranoso del hueso parietal

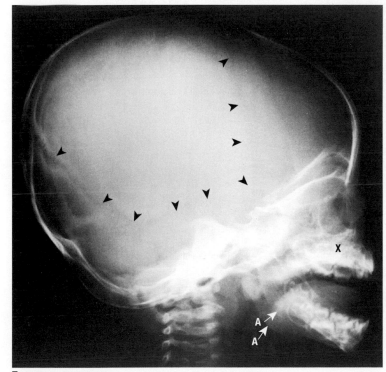

E. Radiografía lateral

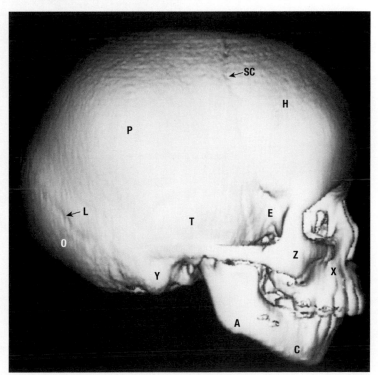

F. Tomografía lateral reconstruida

Cráneo al nacer y en la primera infancia *(continuación)*

7-1

D. Cráneo al nacer, cara superior. **E.** Radiografía de un niño de 6½ meses de edad. **F.** Imagen tridimensional, generada mediante un sistema informático, del cráneo de un niño de 3 años de edad.

• La eminencia parietal es un cono poco profundo y redondeado. La osificación, que se inicia en las eminencias, no ha alcanzado aún los

últimos cuatro ángulos del hueso parietal; por consiguiente, estas regiones son membranosas y la membrana se mezcla, con el pericráneo externamente y con la duramadre internamente, para formar las fontanelas. Las fontanelas suelen quedar cerradas al segundo año. No hay procesos mastoideos hasta el segundo año de edad.

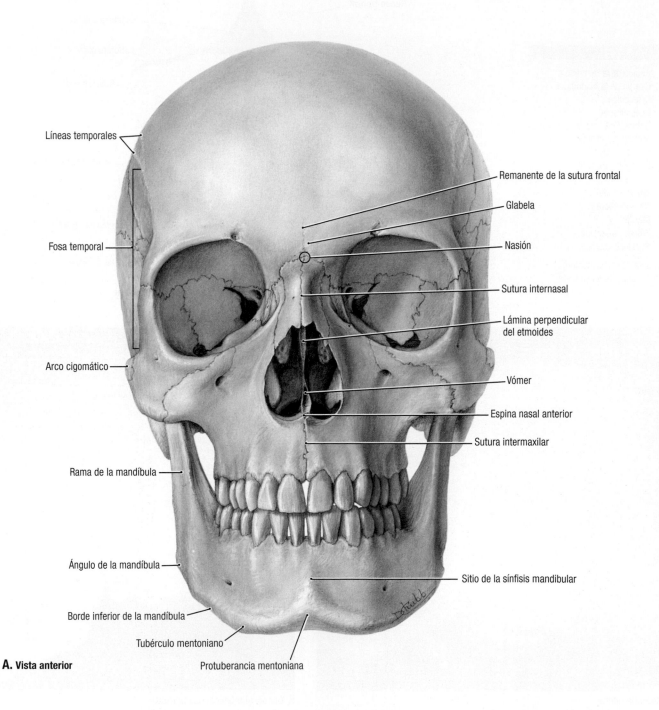

Líneas temporales

Fosa temporal

Arco cigomático

Rama de la mandíbula

Ángulo de la mandíbula

Borde inferior de la mandíbula

Tubérculo mentoniano

A. Vista anterior

Remanente de la sutura frontal

Glabela

Nasión

Sutura internasal

Lámina perpendicular del etmoides

Vómer

Espina nasal anterior

Sutura intermaxilar

Sitio de la sínfisis mandibular

Protuberancia mentoniana

7-2 **Cráneo, superficie facial (frontal)**

A. Formaciones del cráneo óseo. B. Huesos del cráneo y sus características. Los huesos individuales que forman el cráneo están codificados por colores (para la cavidad orbitaria, *véase* fig. 7-36A).

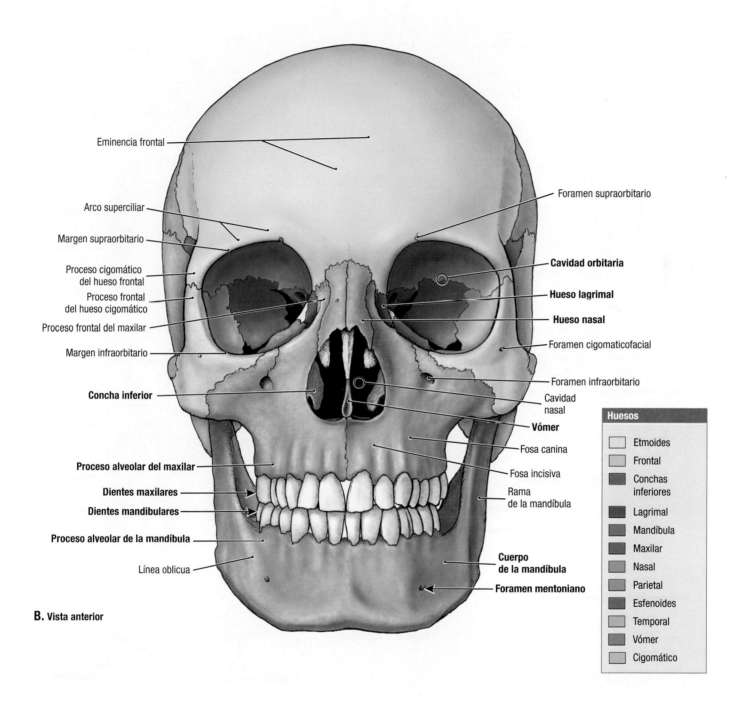

Eminencia frontal

Foramen supraorbitario

Arco superciliar

Margen supraorbitario

Cavidad orbitaria

Proceso cigomático
del hueso frontal

Hueso lagrimal

Proceso frontal
del hueso cigomático

Hueso nasal

Proceso frontal del maxilar

Foramen cigomaticofacial

Margen infraorbitario

Foramen infraorbitario

Concha inferior

Cavidad
nasal

Vómer

Fosa canina

Proceso alveolar del maxilar

Fosa incisiva

Dientes maxilares

Rama
de la mandíbula

Dientes mandibulares

Proceso alveolar de la mandíbula

**Cuerpo
de la mandíbula**

Línea oblicua

Foramen mentoniano

B. Vista anterior

Huesos	
	Etmoides
	Frontal
	Conchas inferiores
	Lagrimal
	Mandíbula
	Maxilar
	Nasal
	Parietal
	Esfenoides
	Temporal
	Vómer
	Cigomático

Cráneo, superficie facial (frontal) *(continuación)*

7-2

La **extracción de dientes** provoca la resorción del hueso alveolar en la región o regiones afectadas. Tras la pérdida completa o la extracción de los dientes, los alvéolos comienzan a llenarse de hueso y los procesos alveolares empiezan a resorberse. El foramen mentoniano puede llegar a situarse cerca del borde superior del cuerpo de la mandíbula. En algunos casos, la resorción de los forámenes mentonianos puede extenderse a los nervios mentonianos, exponiéndolos a lesiones.

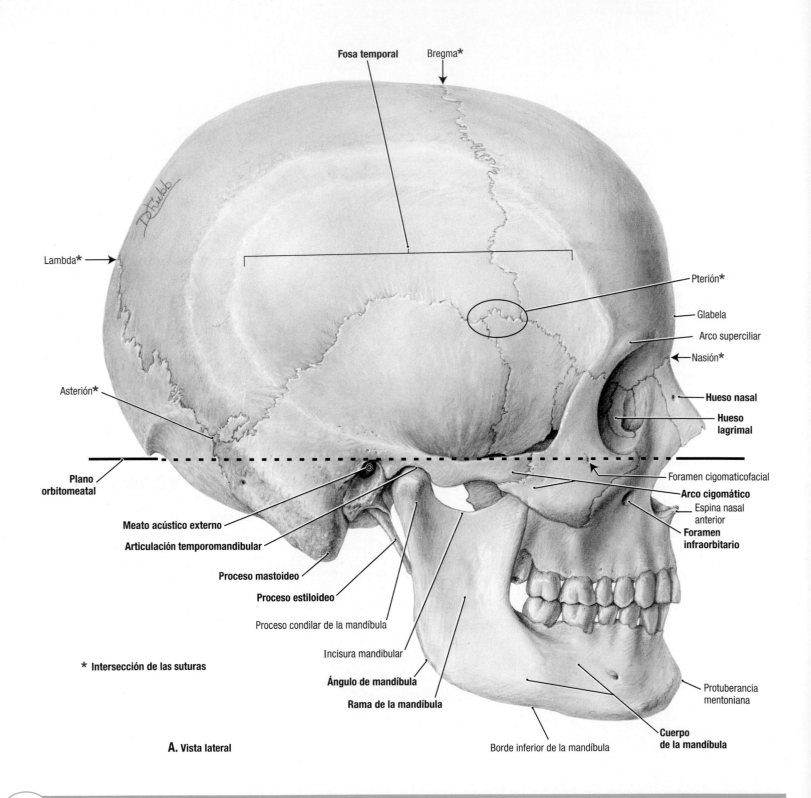

Fosa temporal

Bregma*

Lambda*

Pterión*

Glabela

Arco superciliar

Nasión*

Asterión*

Hueso nasal

Hueso lagrimal

Plano orbitomeatal

Foramen cigomaticofacial

Arco cigomático

Espina nasal anterior

Foramen infraorbitario

Meato acústico externo

Articulación temporomandibular

Proceso mastoideo

Proceso estiloideo

Proceso condilar de la mandíbula

Incisura mandibular

* Intersección de las suturas

Ángulo de mandíbula

Rama de la mandíbula

Protuberancia mentoniana

A. Vista lateral

Borde inferior de la mandíbula

Cuerpo de la mandíbula

7-3 **Cráneo, cara lateral**

A. Cráneo óseo. B. Cráneo con huesos codificados por color. El cráneo está en posición anatómica cuando el plano orbitomeatal es horizontal. **C. Refuerzos del cráneo.** Los refuerzos son porciones más gruesas de los huesos del cráneo que transfieren las fuerzas alrededor de las regiones más débiles de las órbitas y la cavidad nasal.

La convexidad del neurocráneo (caja del cerebro) distribuye y, por lo tanto, limita los efectos de un golpe en él. Sin embargo, los golpes fuertes en la cabeza en zonas finas del cráneo (p. ej., en la fosa temporal)

son susceptibles de producir **fracturas con hundimiento**, en las que un fragmento de hueso se hunde comprimiendo o lesionando al cerebro. En las **fracturas conminutas**, el hueso se rompe en varios trozos. Las **fracturas lineales**, el tipo más frecuente, suelen producirse en el punto de impacto, pero las líneas de fractura suelen irradiarse fuera de él en dos o más direcciones.

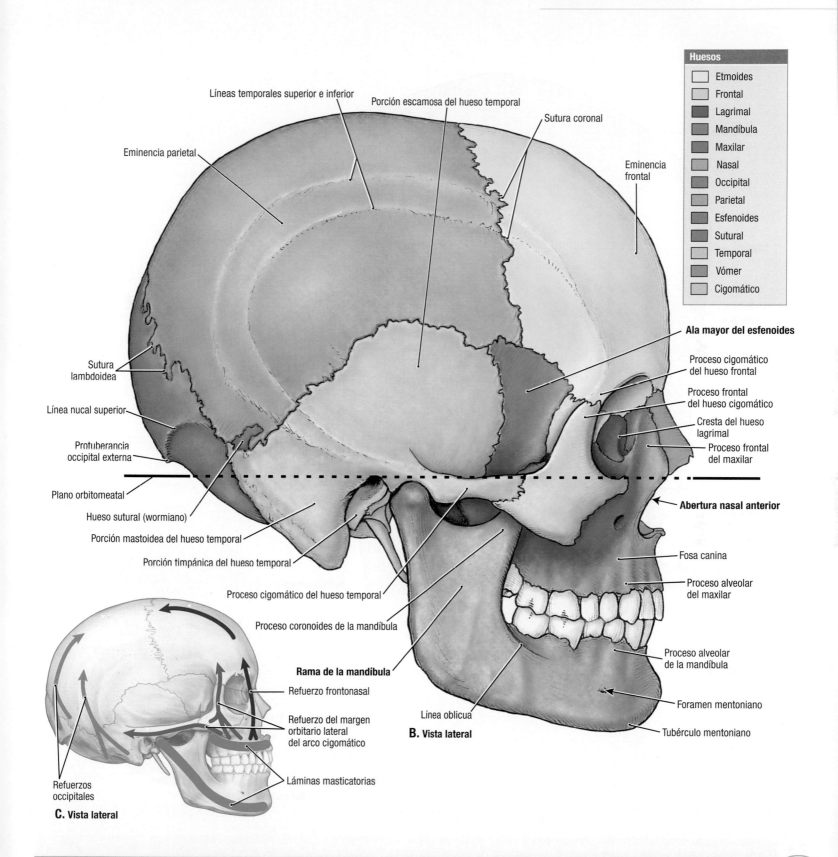

Líneas temporales superior e inferior

Porción escamosa del hueso temporal

Sutura coronal

Eminencia parietal

Eminencia frontal

Huesos
- Etmoides
- Frontal
- Lagrimal
- Mandíbula
- Maxilar
- Nasal
- Occipital
- Parietal
- Esfenoides
- Sutural
- Temporal
- Vómer
- Cigomático

Ala mayor del esfenoides

Proceso cigomático del hueso frontal

Proceso frontal del hueso cigomático

Cresta del hueso lagrimal

Proceso frontal del maxilar

Sutura lambdoidea

Línea nucal superior

Protuberancia occipital externa

Plano orbitomeatal

Hueso sutural (wormiano)

Porción mastoidea del hueso temporal

Porción timpánica del hueso temporal

Proceso cigomático del hueso temporal

Proceso coronoides de la mandíbula

Rama de la mandíbula

Refuerzo frontonasal

Refuerzo del margen orbitario lateral del arco cigomático

Láminas masticatorias

Abertura nasal anterior

Fosa canina

Proceso alveolar del maxilar

Proceso alveolar de la mandíbula

Foramen mentoniano

Tubérculo mentoniano

Línea oblicua

B. Vista lateral

Refuerzos occipitales

C. Vista lateral

Cráneo, cara lateral (continuación)

7-3

Si la zona del neurocráneo es gruesa en el lugar del impacto, el hueso suele doblarse hacia dentro sin fracturarse; sin embargo, puede producirse una fractura a cierta distancia del lugar del traumatismo directo donde la bóveda craneal es más fina. En una **fractura por contragolpe**, la fractura se produce en el lado opuesto del cráneo y no en el sitio del impacto. Uno o varios huesos wormianos (accesorios) pueden estar situados a lo largo de la sutura lambdoidea o cerca del proceso mastoideo.

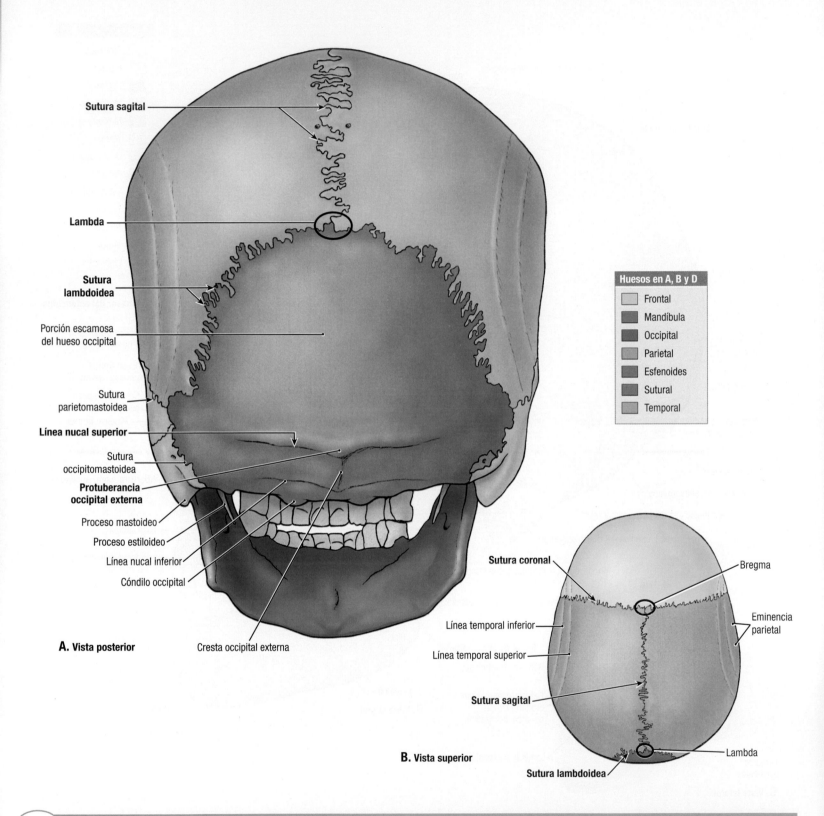

Sutura sagital

Lambda

Sutura lambdoidea

Porción escamosa del hueso occipital

Sutura parietomastoidea

Línea nucal superior

Sutura occipitomastoidea

Protuberancia occipital externa

Proceso mastoideo

Proceso estiloideo

Línea nucal inferior

Cóndilo occipital

A. Vista posterior

Cresta occipital externa

Huesos en A, B y D

	Frontal
	Mandíbula
	Occipital
	Parietal
	Esfenoides
	Sutural
	Temporal

Sutura coronal

Bregma

Línea temporal inferior

Eminencia parietal

Línea temporal superior

Sutura sagital

Lambda

B. Vista superior

Sutura lambdoidea

7-4 **Cráneo, superficie occipital, bóveda craneal y porción anterior de la fosa craneal posterior**

A. Cráneo, cara posterior. La lambda, cerca del centro de esta superficie convexa, se encuentra en la unión de las suturas sagital y lambdoidea.
B. Cráneo, cara superior. La pared superior del neurocráneo, o bóveda craneal, está formada principalmente por el par de huesos parietales, el hueso frontal y el hueso occipital.

El **cierre prematuro de la sutura coronal** da lugar a un cráneo alto y en forma de torre, llamado *oxicefalia* o *turricefalia*. El cierre prematuro de las suturas no suele afectar el desarrollo del cerebro. Cuando el cierre prematuro se produce en un solo lado, el cráneo es asimétrico, una afección conocida como *plagiocefalia*.

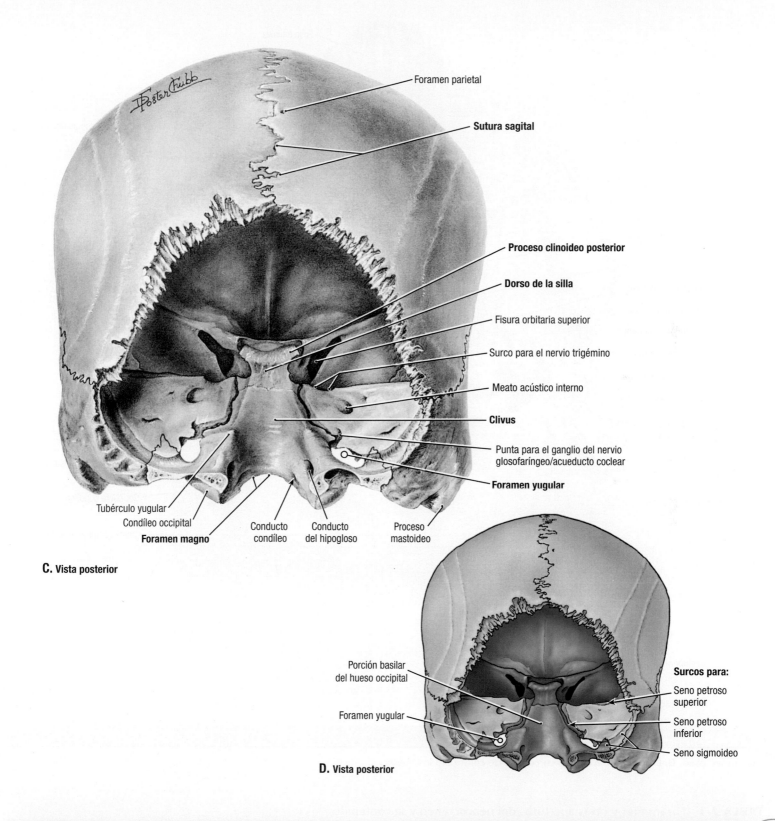

Foramen parietal

Sutura sagital

Proceso clinoideo posterior

Dorso de la silla

Fisura orbitaria superior

Surco para el nervio trigémino

Meato acústico interno

Clivus

Punta para el ganglio del nervio glosofaríngeo/acueducto coclear

Foramen yugular

Tubérculo yugular

Condíleo occipital

Foramen magno

Conducto condíleo

Conducto del hipogloso

Proceso mastoideo

C. Vista posterior

Porción basilar del hueso occipital

Foramen yugular

Surcos para:

Seno petroso superior

Seno petroso inferior

Seno sigmoideo

D. Vista posterior

C-D. Cráneo tras eliminar la parte escamosa del hueso occipital.
- El dorso de la silla se proyecta desde el cuerpo del esfenoides; los procesos clinoideos posteriores forman sus ángulos superolaterales.
- El clivus es la pendiente que desciende desde el dorso de la silla hasta el foramen magno.

- Los surcos para el seno sigmoideo y el seno petroso inferior se dirigen inferiormente al foramen yugular.
  El **cierre prematuro de la sutura sagital**, en el que la fontanela anterior es pequeña o está ausente, da lugar a un cráneo largo, estrecho y en forma de cuña, una alteración llamada *escafocefalia*.

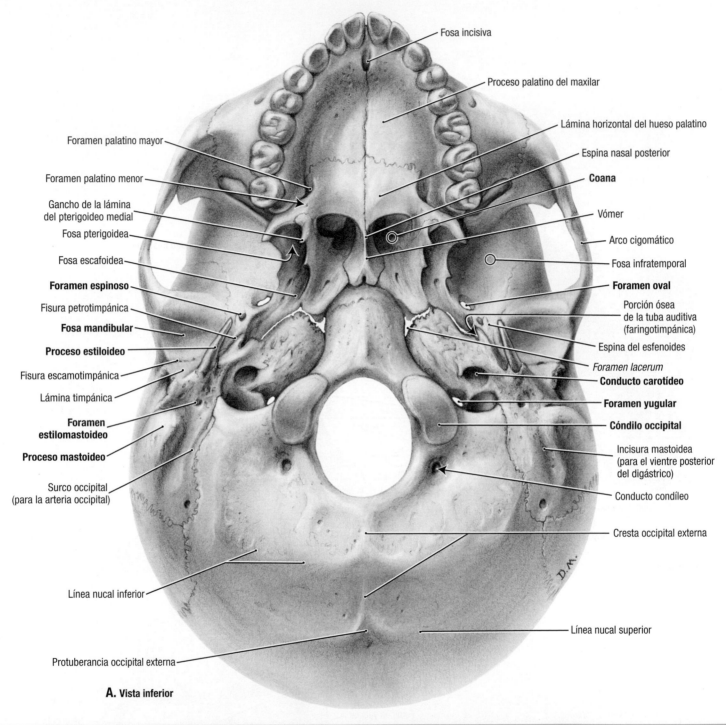

Fosa incisiva

Proceso palatino del maxilar

Lámina horizontal del hueso palatino

Espina nasal posterior

Coana

Vómer

Arco cigomático

Fosa infratemporal

Foramen oval

Porción ósea
de la tuba auditiva
(faringotimpánica)

Espina del esfenoides

Foramen lacerum

Conducto carotídeo

Foramen yugular

Cóndilo occipital

Incisura mastoidea
(para el vientre posterior
del digástrico)

Conducto condíleo

Cresta occipital externa

Línea nucal superior

Foramen palatino mayor

Foramen palatino menor

Gancho de la lámina
del pterigoideo medial

Fosa pterigoidea

Fosa escafoidea

Foramen espinoso

Fisura petrotimpánica

Fosa mandibular

Proceso estiloideo

Fisura escamotimpánica

Lámina timpánica

**Foramen
estilomastoideo**

Proceso mastoideo

Surco occipital
(para la arteria occipital)

Línea nucal inferior

Protuberancia occipital externa

A. Vista inferior

7-5   **Cráneo, cara inferior**

A. Cráneo óseo. **B.** Diagrama del cráneo con claves de color para los huesos.

TABLA 7-1   Forámenes y otras aperturas del neurocráneo y su contenido

Foramen ciego: vena emisaria nasal (1% de la población)

Lámina cribosa: nervios olfatorios (NC I)

Forámenes etmoidales anteriores y posteriores: vasos y nervios con los mismos nombres

Foramen oval: nervio mandibular (NC V₃) y arteria meníngea accesoria

Conductos ópticos: nervio óptico (NC II) y arterias oftálmicas

Fisura orbitaria superior: venas oftálmicas; nervio oftálmico (NC V₁); NC III, IV y VI, así como fibras simpáticas

Foramen redondo: nervio maxilar (NC V₂)

Foramen yugular: NC IX, X y XI; bulbo superior de la vena yugular interna; senos petrosos inferiores y sigmoideos; ramas meníngeas de las arterias faríngea ascendente y occipital

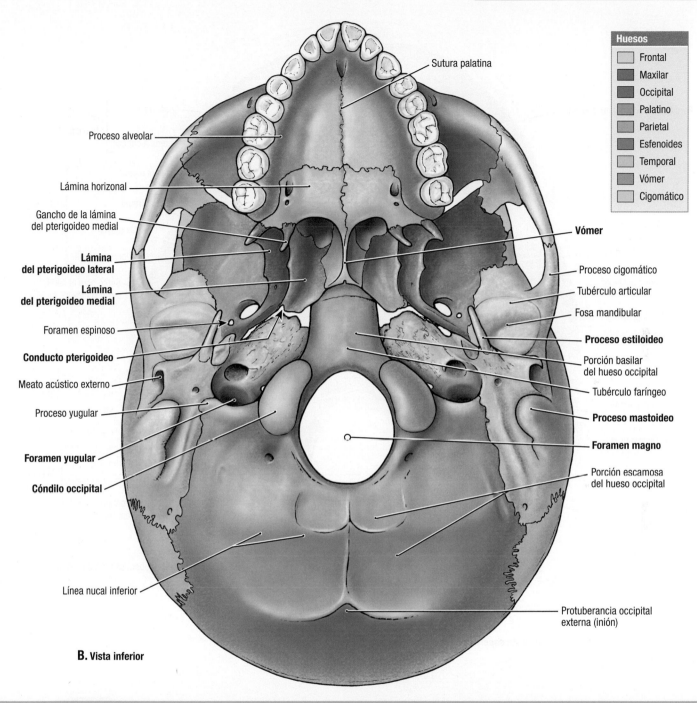

Huesos
- Frontal
- Maxilar
- Occipital
- Palatino
- Parietal
- Esfenoides
- Temporal
- Vómer
- Cigomático

Sutura palatina

Proceso alveolar

Lámina horizonal

Gancho de la lámina del pterigoideo medial

Lámina del pterigoideo lateral

Lámina del pterigoideo medial

Foramen espinoso

Conducto pterigoideo

Meato acústico externo

Proceso yugular

Foramen yugular

Cóndilo occipital

Línea nucal inferior

Vómer

Proceso cigomático

Tubérculo articular

Fosa mandibular

Proceso estiloideo

Porción basilar del hueso occipital

Tubérculo faríngeo

Proceso mastoideo

Foramen magno

Porción escamosa del hueso occipital

Protuberancia occipital externa (inión)

B. Vista inferior

TABLA 7-1 **Forámenes y otras aperturas del neurocráneo y su contenido** *(continuación)*

Foramen espinoso: arteria/vena meníngea media y ramo meníngeo del NC V₃

Foramen lacerum[a]: nervio petroso profundo, algunas ramas arteriales meníngeas y pequeñas venas

Surco del nervio petroso mayor: nervio petroso mayor y rama petrosa de la arteria meníngea media

Conducto carotídeo: arteria carótida interna y plexos simpáticos y venosos que la acompañan

Poro acústico interno: nervio facial/nervio intermedio (NC VII); nervio vestibulococlear (NC VIII); arteria laberíntica

Conducto del hipogloso: nervio hipogloso (NC XII)

Foramen magno: médula espinal; nervio accesorio (NC XI); arterias vertebrales; plexo venoso vertebral interno

Conducto condilar: vena emisaria condiloidea (pasa del seno sigmoideo a las venas vertebrales en el cuello)

Foramen estilomastoideo: nervio facial (NC VII)

Forámenes mastoideos: vena emisaria mastoidea del seno sigmoideo y rama meníngea de la arteria occipital

[a]La arteria carótida interna y los plexos simpático y venoso que la acompañan pasan en realidad horizontalmente (en lugar de verticalmente) por la zona del *foramen lacerum*, un artefacto del cráneo seco, que en vida está cerrado por un cartílago.
Véanse las figuras 7-2, 7-3, 7-4, 7-5 y 7-6

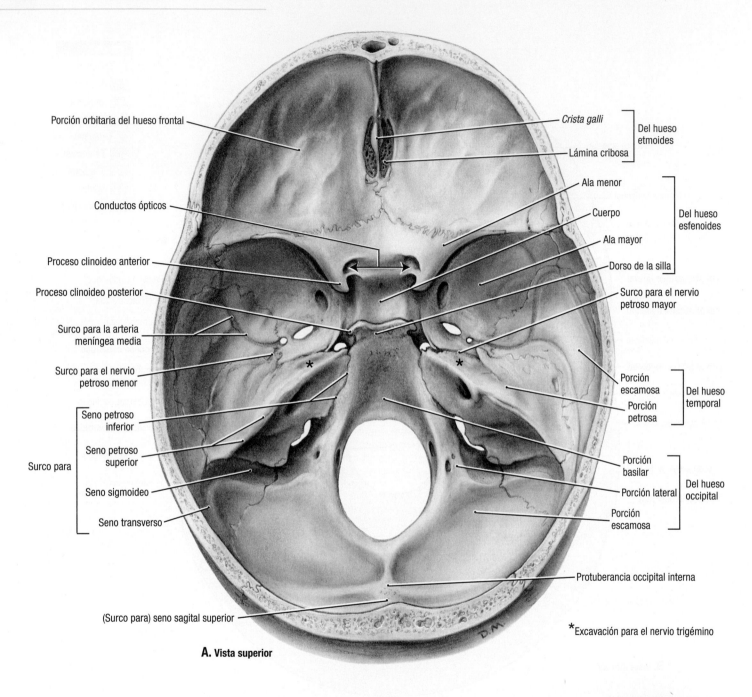

Porción orbitaria del hueso frontal

Crista galli

Lámina cribosa

Del hueso etmoides

Conductos ópticos

Ala menor

Cuerpo

Ala mayor

Dorso de la silla

Del hueso esfenoides

Proceso clinoideo anterior

Surco para el nervio petroso mayor

Proceso clinoideo posterior

Surco para la arteria meníngea media

Surco para el nervio petroso menor

Porción escamosa

Porción petrosa

Del hueso temporal

Surco para

Seno petroso inferior

Seno petroso superior

Seno sigmoideo

Seno transverso

Porción basilar

Porción lateral

Del hueso occipital

Porción escamosa

Protuberancia occipital interna

(Surco para) seno sagital superior

*Excavación para el nervio trigémino

A. Vista superior

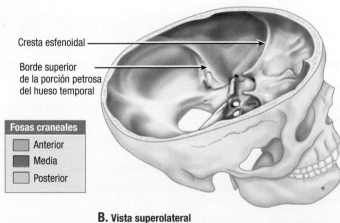

Cresta esfenoidal

Borde superior de la porción petrosa del hueso temporal

Fosas craneales

Anterior
Media
Posterior

B. Vista superolateral

7-6 **Interior de la base del cráneo**

A. Base craneal ósea. **B.** Fosas craneales anterior, media y posterior.
C. Diagrama de la base del cráneo con los huesos codificados por color.
• Las **fracturas en el piso de la fosa craneal anterior** pueden afectar la lámina cribosa del etmoides, lo que provoca la salida de líquido cerebroespinal (LCE) a través de la nariz (rinorrea de LCE). La **rinorrea de LCE** puede ser una indicación primaria de una fractura de la base del cráneo que aumenta el riesgo de meningitis, porque una infección podría extenderse a las meninges desde el oído o la nariz.

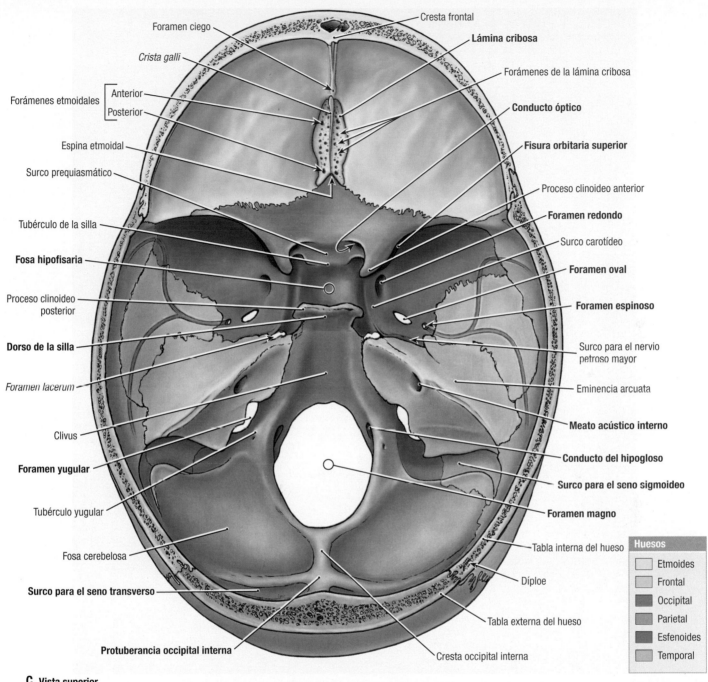

Foramen ciego

Cresta frontal

Crista galli

Lámina cribosa

Forámenes de la lámina cribosa

Forámenes etmoidales
- Anterior
- Posterior

Conducto óptico

Espina etmoidal

Fisura orbitaria superior

Surco prequiasmático

Proceso clinoideo anterior

Tubérculo de la silla

Foramen redondo

Fosa hipofisaria

Surco carotídeo

Proceso clinoideo posterior

Foramen oval

Foramen espinoso

Dorso de la silla

Surco para el nervio petroso mayor

Foramen lacerum

Eminencia arcuata

Clivus

Meato acústico interno

Foramen yugular

Conducto del hipogloso

Tubérculo yugular

Surco para el seno sigmoideo

Foramen magno

Fosa cerebelosa

Tabla interna del hueso

Surco para el seno transverso

Díploe

Protuberancia occipital interna

Tabla externa del hueso

Cresta occipital interna

Huesos
- Etmoides
- Frontal
- Occipital
- Parietal
- Esfenoides
- Temporal

C. Vista superior

Interior de la base del cráneo *(continuación)*

7-6

En la *imagen B*, observe las siguientes características de la línea media:
- En la fosa craneal anterior, la cresta frontal y la *crista galli*, para la fijación anterior de la falce (hoz) cerebral, tienen entre ellas el foramen ciego que, durante el desarrollo, emite una vena que conecta el seno sagital superior con las venas del seno frontal y la raíz de la nariz.
- En la fosa craneal media, el tubérculo de la silla, la fosa hipofisaria, el dorso de la silla y los procesos clinoideos posteriores constituyen la silla turca.

- En la fosa craneal posterior, obsérvese el clivus, el foramen magno, la cresta occipital interna para la fijación de la falce del cerebelo y la protuberancia occipital interna, de la que parten lateralmente los surcos para los senos transversos.

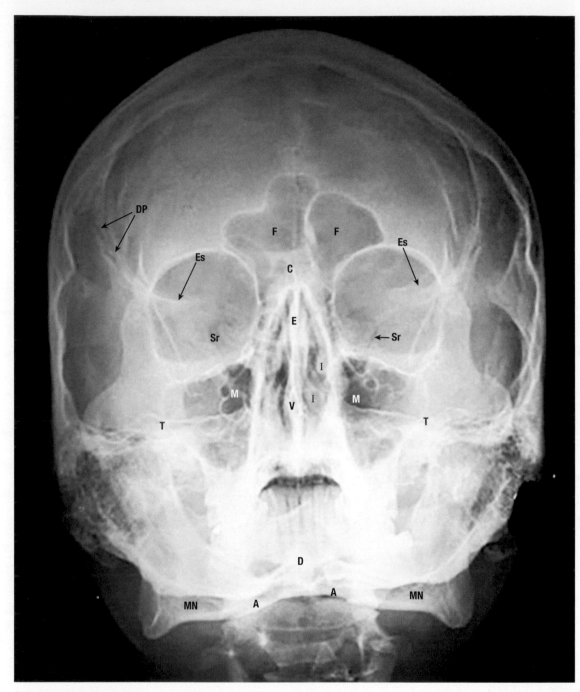

A. Radiografía posteroanterior

7-7 Radiografías del cráneo

A. Posteroanterior (Caldwell). Esta vista sitúa las órbitas en el centro de la cabeza y se utiliza para examinar las órbitas y los senos paranasales.

Observe en la *imagen A*:

- Las características señaladas incluyen la fisura orbitaria superior (*Sr*), el ala menor del esfenoides (*Es*), la superficie superior de la porción petrosa del hueso temporal (*T*), la *crista galli* (*C*), el seno frontal (*F*), la mandíbula (*MN*), el seno maxilar (*M*) y las venas diploicas (*DP*).
- El septo nasal está formado por la lámina perpendicular del etmoides (*E*) y el vómer (*V*); obsérvense las conchas inferior y media (*I*) de la pared lateral de la nariz.
- Superpuestos en el esqueleto facial se encuentran los dientes (*D*) y las masas laterales del atlas (*A*).

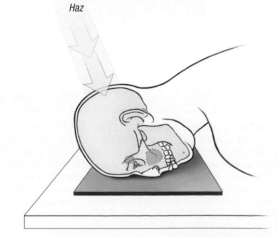

Haz

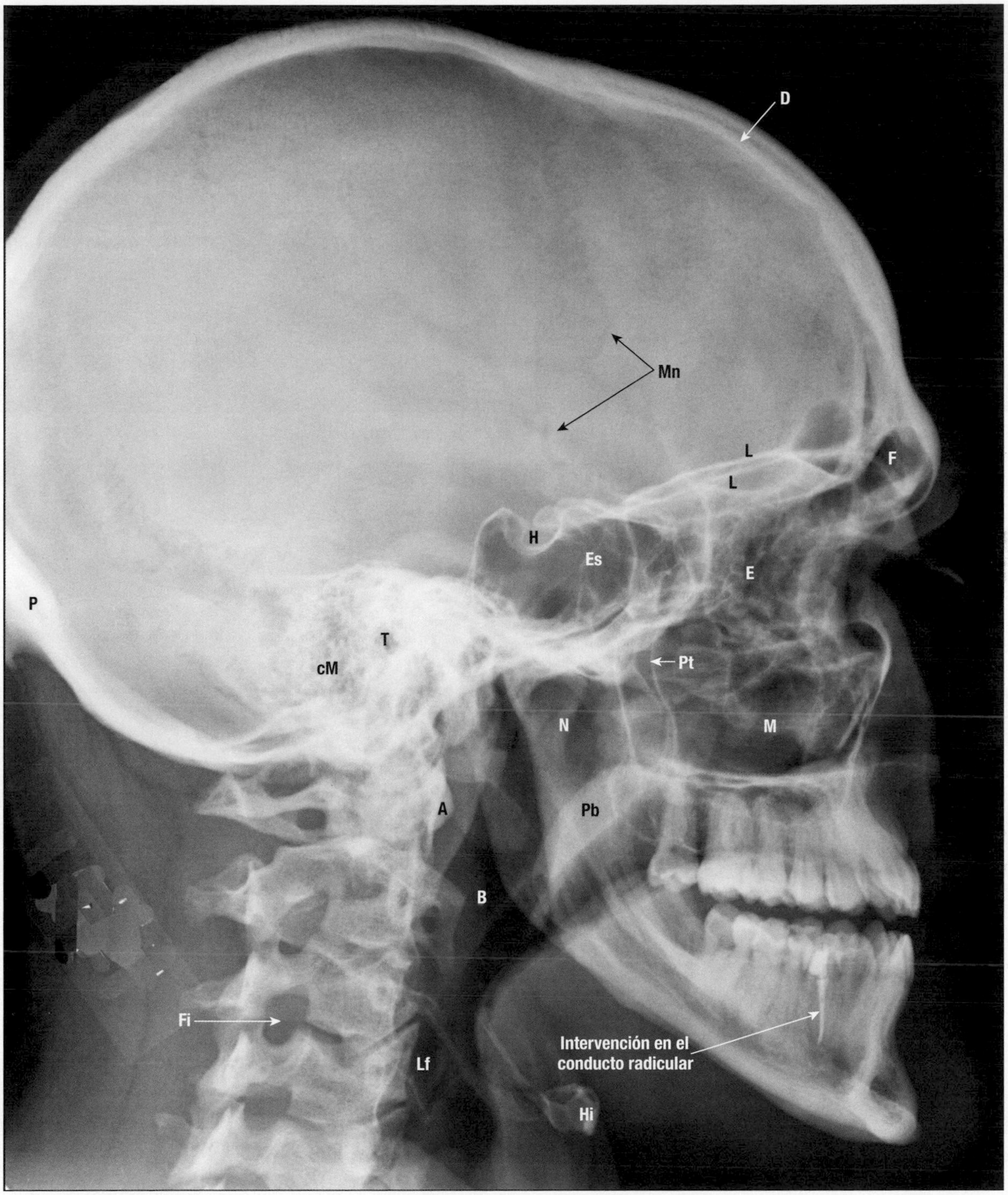

B. Radiografía lateral

Radiografías del cráneo (*continuación*)

7-7

B. Radiografía lateral del cráneo. La mayor parte del hueso relativamente fino del esqueleto facial (viscerocráneo) es radiotransparente (aparece en *negro*).

- Las partes señaladas incluyen el tubérculo anterior del atlas (*A*), las celdillas etmoidales (*E*), los senos frontales (*F*), esfenoidales (*Es*) y maxilares (*M*), la fosa hipofisaria (*H*) para la hipófisis, la parte petrosa del hueso temporal (*T*), las celdillas mastoideas (*cM*), los surcos para las ramas de los vasos meníngeos medios (*Mn*), la protuberancia occipital

interna (*P*), el díploe (*D*), la fosa pterigopalatina (*Pt*), el paladar blando (*Pb*), el foramen intervertebral (*Fi*), el hioides (*Hi*), la nasofaringe (*N*), la bucofaringe (*B*) y la laringofaringe (*Lf*).

- Las láminas orbitarias derecha e izquierda del hueso frontal no están superpuestas; por lo tanto, el piso de la fosa craneal anterior aparece como dos líneas (*L*).

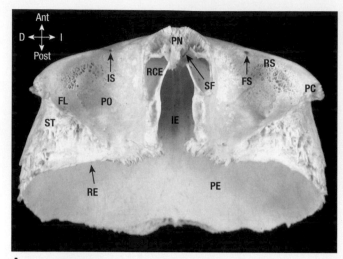

A. Vista inferior

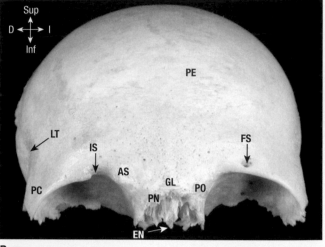

B. Vista anterior

Clave para A y B: hueso frontal

AS	Arco superciliar	GL	Glabela
EN	Espina nasal	IE	Incisura etmoidal
FL	Fosa para la glándula lagrimal	IS	Incisura supraorbitaria
FS	Foramen supraorbitario	LT	Línea del hueso temporal
		PC	Proceso cigomático
		RCE	Raíz de las celdillas etmoidales
		RE	Reborde esfenoidal

PE	Porción escamosa
PN	Porción nasal
PO	Porción orbitaria

RS	Reborde supraorbitario
SF	Abertura de los senos frontales
ST	Superficie del hueso temporal

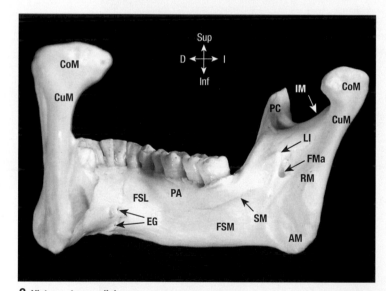

C. Vista posteromedial

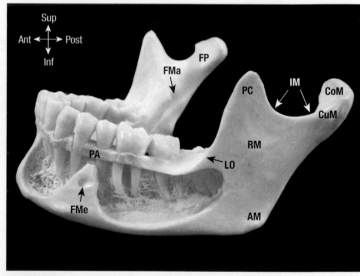

D. Vista lateral

Clave para C y D: mandíbula

AM	Ángulo mandibular (gonial)	FP	Fóvea pterigoidea
CoM	Cóndilo mandibular	FSL	Fosa sublingual
CuM	Cuello de la mandíbula	FSM	Fosa submandibular
EG	Espina geni (mentoniana)	IM	Incisura mandibular
FMa	Foramen mandibular	LI	Língula
FMe	Foramen mentoniano		

LO	Línea oblicua
PA	Porción alveolar
PC	Proceso coronoideo
RM	Rama de la mandíbula
SM	Surco milohioideo

A-B. Hueso frontal. **C-D.** Mandíbula.

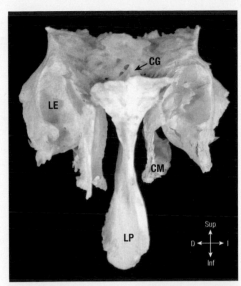

E. Vista anterior

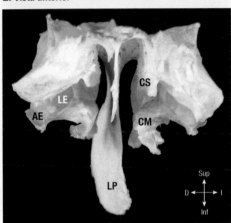

F. Vista posterior

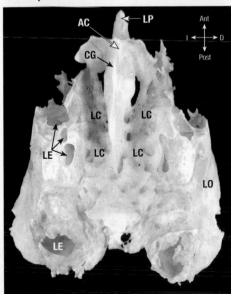

G. Vista superior

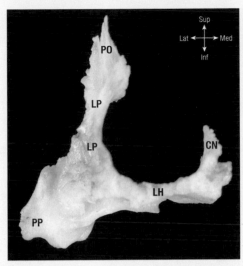

H. Vista anterior

Clave para H: hueso palatino		
CN	Cresta nasal	PO	Proceso orbitario
LH	Lámina horizontal	PP	Proceso piramidal
LP	Lámina perpendicular		

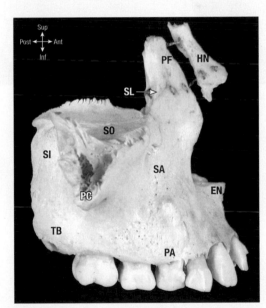

I. Vista lateral

Clave para I: huesos maxilares y nasales		
EN	Espina nasal anterior	SA	Superficie anterior
HN	Hueso nasal	SI	Superficie infratemporal
PA	Porción alveolar	SL	Surco lagrimal
PC	Proceso cigomático	SO	Superficie orbitaria
PF	Proceso frontal	TB	Tuberosidad

Clave para E-G: hueso etmoides			
AC	Ala de la *crista galli*	CM	Concha nasal media	LE	Laberinto etmoidal (celdillas)
AE	Ampolla etmoidal	CS	Concha nasal superior	LO	Lámina orbitaria
CG	*Crista galli*	LC	Lámina cribosa	LP	Lámina perpendicular

Mandíbula, maxilar, frontal, etmoides y huesos lagrimales *(continuación)*

7-8

E-G. Hueso etmoides. **H.** Hueso lagrimal. **I.** Maxilar.

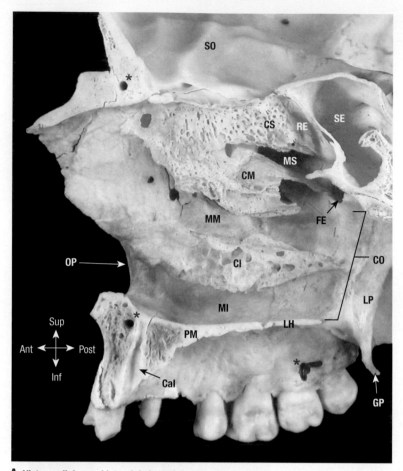

A. Vista medial, pared lateral de la nariz

Clave para A: pared lateral de la nariz	
Cal	Canal incisivo
CI	Concha nasal inferior
CM	Concha nasal media
CO	Coana (abertura nasal posterior)
CS	Concha nasal superior
FE	Foramen esfenopalatino
GP	Gancho del proceso pterigoideo
LH	Lámina horizontal del hueso palatino
LP	Lámina pterigoidea medial
MI	Meato nasal inferior
MM	Meato nasal medial
MS	Meato nasal superior
OP	Orificio piriforme
PM	Proceso palatino del maxilar superior
RE	Receso esfenoetmoidal
SE	Seno esfenoidal
SO	Superficie orbitaria del hueso frontal
*	Artefacto (orificios taladrados y alambre)

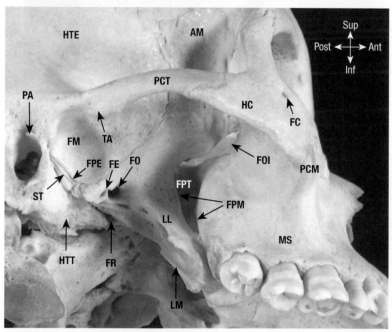

B. Vista inferolateral, región infratemporal

Clave para B: región infratemporal	
AM	Ala mayor del esfenoides
FC	Foramen cigomaticofacial
FE	Foramen espinoso
FM	Fosa mandibular
FO	Foramen oval
FOI	Fisura orbitaria inferior
FPE	Fisura petroescamosa
FPM	Fisura pterigomaxilar
FPT	Fosa pterigopalatina
FR	Foramen rasgado
HC	Hueso cigomático
HTE	Hueso temporal (porción escamosa)
HTT	Hueso temporal (porción timpánica))
LL	Lámina pterigoidea lateral
LM	Lámina pterigoidea medial
MS	Maxilar superior
PA	Poro acústico externo
PCM	Proceso cigomático del maxilar superior
PCT	Proceso cigomático del hueso temporal
ST	Pared superior del tímpano
TA	Tubérculo articular

7-9 **Pared lateral de la nariz y región infratemporal**

A. Pared lateral de la nariz. **B.** Región infratemporal.

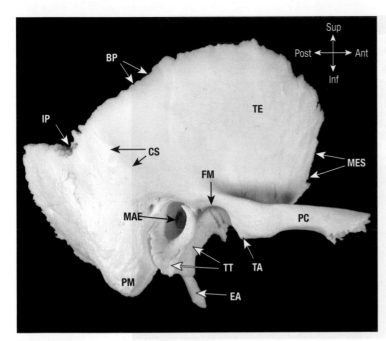

A. Vista lateral

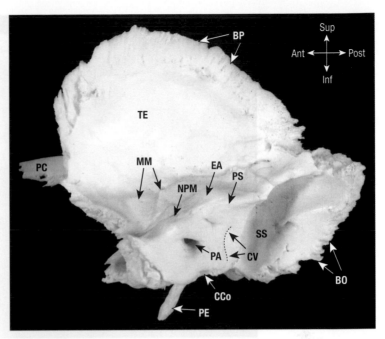

B. Vista medial

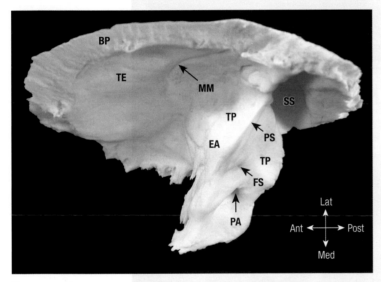

C. Vista superior

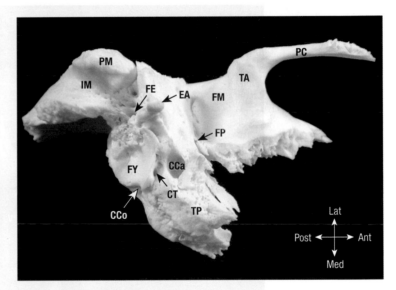

D. Vista inferior

Clave para A-D: hueso temporal

BO	Borde del occipital	FP	Fisura petrotimpánica	PC	Proceso cigomático
BP	Borde del parietal	FS	Fosa subarcuata	PE	Proceso estiloideo
CCa	Conducto carotídeo	FY	Fosa yugular	PM	Proceso mastoideo
CCo	Conductillos cocleares	IM	Incisura mastoidea	PS	Surco para el seno petroso superior
CS	Cresta supramastoidea	IP	Incisura parietal	SS	Surco para el seno sigmoideo
CT	Conductillos timpánicos	MAE	Meato acústico externo	TA	Tubérculo articular
CV	Conductillos vestibulares	MES	Margen del esfenoides	TE	Hueso temporal (porción escamosa)
EA	Eminencia arcuata	MM	Surco para la arteria meníngea media	TP	Hueso temporal (porción petrosa)
FE	Foramen estilomastoideo	NPM	Hiato para el nervio petroso mayor	TT	Hueso temporal (porción timpánica)
FM	Fosa mandibular	PA	Poro acústico interno		

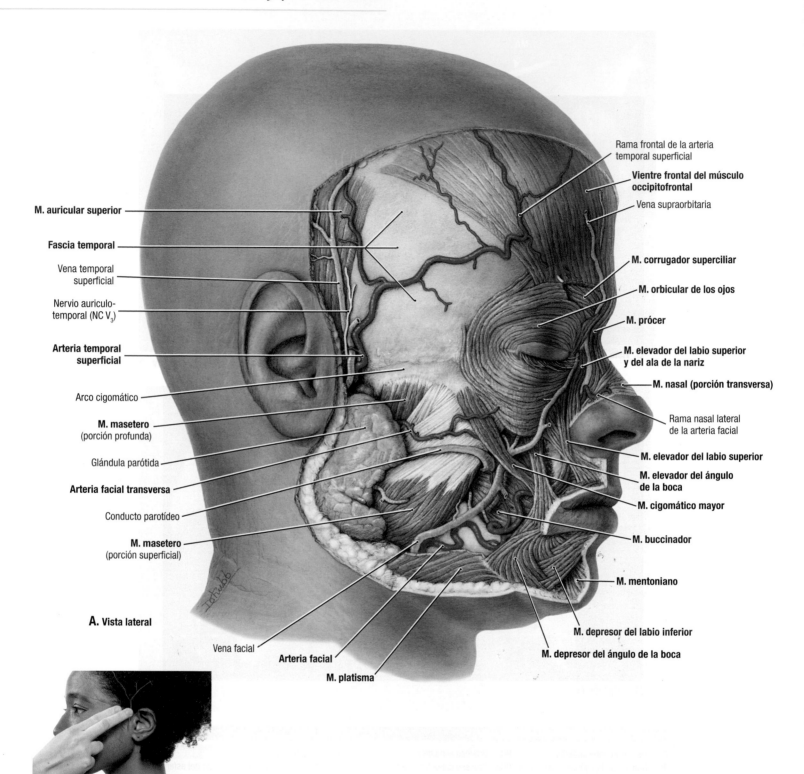

Rama frontal de la arteria temporal superficial

Vientre frontal del músculo occipitofrontal

Vena supraorbitaria

M. auricular superior

Fascia temporal

Vena temporal superficial

Nervio auriculo-temporal (NC V₃)

Arteria temporal superficial

Arco cigomático

M. masetero (porción profunda)

Glándula parótida

Arteria facial transversa

Conducto parotídeo

M. masetero (porción superficial)

A. Vista lateral

Vena facial

Arteria facial

M. platisma

M. corrugador superciliar

M. orbicular de los ojos

M. prócer

M. elevador del labio superior y del ala de la nariz

M. nasal (porción transversa)

Rama nasal lateral de la arteria facial

M. elevador del labio superior

M. elevador del ángulo de la boca

M. cigomático mayor

M. buccinador

M. mentoniano

M. depresor del labio inferior

M. depresor del ángulo de la boca

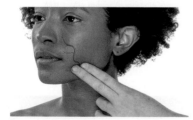

B. Vista lateral

C. Vista anterolateral

7-12 **Músculos de la expresión facial y arterias de la cara**

A. Músculos de la expresión facial. Los músculos de la expresión facial son los esfínteres superficiales y los dilatadores de las aperturas de la cabeza; todos ellos son inervados por el nervio facial (NC VII). El masetero y el temporal (este último cubierto aquí por la fascia temporal) son músculos de la masticación que están inervados por el nervio trigémino (NC V). **B. Pulso temporal superficial.** El pulso se palpa por delante de la oreja conforme la arteria cruza el arco cigomático. **C. Pulso facial.** El pulso se palpa donde la arteria facial cruza el borde inferior de la mandíbula inmediatamente anterior al masetero.

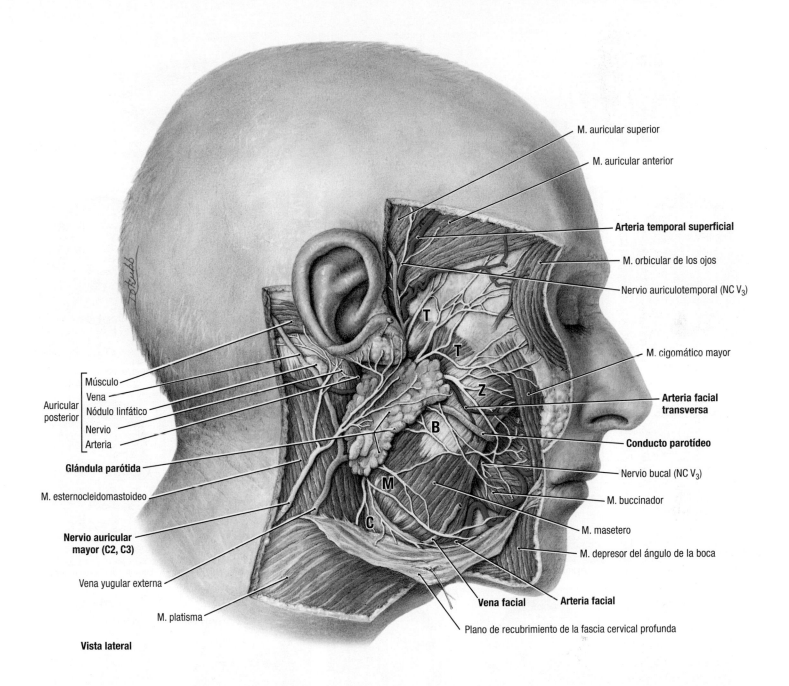

M. auricular superior

M. auricular anterior

Arteria temporal superficial

M. orbicular de los ojos

Nervio auriculotemporal (NC V$_3$)

T

T

M. cigomático mayor

Z

Arteria facial transversa

B

Conducto parotídeo

Nervio bucal (NC V$_3$)

M

M. buccinador

M. masetero

C

M. depresor del ángulo de la boca

Músculo
Vena
Nódulo linfático
Nervio
Arteria

Auricular posterior

Glándula parótida

M. esternocleidomastoideo

Nervio auricular mayor (C2, C3)

Vena yugular externa

M. platisma

Vista lateral

Vena facial **Arteria facial**

Plano de recubrimiento de la fascia cervical profunda

Relaciones de los ramos del nervio facial y los vasos con la glándula y el conducto parotídeos

7-13

- El conducto parotídeo se extiende a través del músculo masetero justo inferior al arco cigomático; el conducto gira medialmente para perforar el buccinador y se abre en el vestíbulo oral.
- El nervio facial (NC VII) inerva los músculos de la expresión facial. Después de salir del foramen (agujero) estilomastoideo, el tronco principal del nervio facial tiene ramos auriculares posteriores, digástricos y estilohioideos; el plexo parotídeo da lugar a los ramos temporal (*T*), cigomático (*Z*), bucal (*B*), mandibular marginal (*M*), cervical (*C*) y auricular posterior. Estos ramos forman un plexo dentro de la glándula parótida, cuyos ramos irradian sobre la cara, anastomosándose entre sí y con los ramos del nervio trigémino.

- Durante la **parotidectomía** (escisión quirúrgica de la glándula parótida), la identificación, disección y preservación de los ramos del nervio facial son fundamentales.
- La glándula parótida puede infectarse por microorganismos infecciosos que pasan por el torrente sanguíneo, como ocurre en las paperas, una enfermedad vírica contagiosa aguda. La infección de la glándula causa inflamación, parotiditis e hinchazón de la glándula. El dolor intenso se produce porque la vaina parotídea, inervada por el nervio auricular mayor, está distendida por la inflamación.

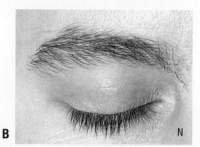
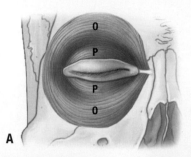
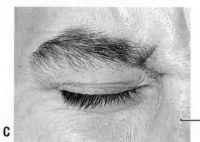

A

B   N

C   — Nariz **(N)**

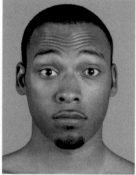
Occipitofrontal

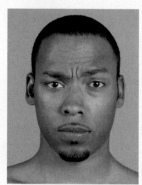
Corrugador superciliar

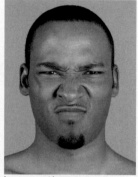
Prócer + porción transversal de la nariz

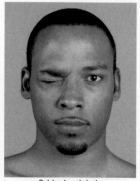
Orbicular del ojo

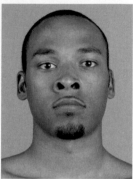
Elevador del labio superior
y del ala de la nariz

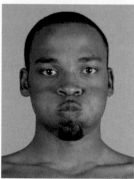
Buccinador + orbicular de la boca

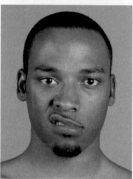
Cigomático mayor + menor

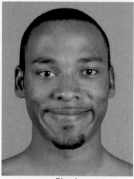
Risorio

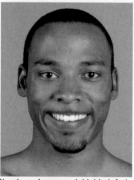
Risorio + depresor del labio inferior

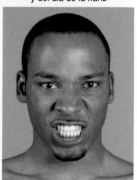
Elevador del labio superior
+ depresor de los labios

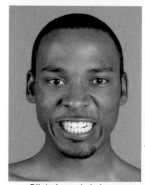
Dilatadores de la boca:
risorio + elevador del labio superior
+ depresor del labio inferior

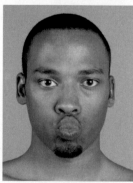
Orbicular de la boca

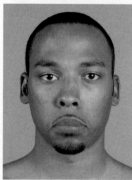
Depresor del ángulo de la boca

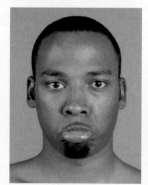
Mentoniano

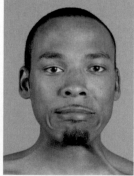
Platisma

D

Vistas anteriores

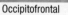

7-14   **Músculos de la expresión facial**

A. Orbicular de los ojos: porciones palpebral (*P*) y orbitaria (*O*). Los párpados se cierran de lateral a medial distribuyendo el líquido lagrimal en toda la córnea. **B. Cierre suave del párpado** (porción palpebral).

C. Cierre apretado del párpado (porción orbitaria). **D. Acciones de músculos seleccionados de la expresión facial.**

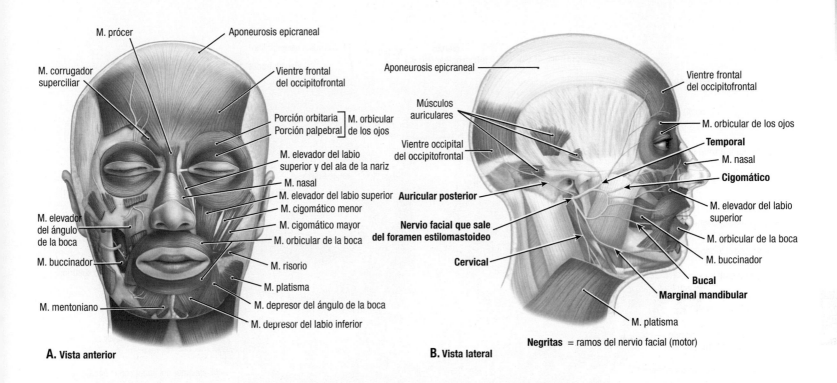

M. prócer
Aponeurosis epicraneal

M. corrugador superciliar

Vientre frontal del occipitofrontal

Porción orbitaria
Porción palpebral] M. orbicular de los ojos

M. elevador del labio superior y del ala de la nariz

M. nasal
M. elevador del labio superior
M. cigomático menor
M. cigomático mayor
M. orbicular de la boca

M. elevador del ángulo de la boca

M. buccinador

M. risorio

M. platisma

M. mentoniano

M. depresor del ángulo de la boca
M. depresor del labio inferior

A. Vista anterior

Aponeurosis epicraneal

Vientre frontal del occipitofrontal

Músculos auriculares

M. orbicular de los ojos

Temporal
M. nasal

Vientre occipital del occipitofrontal

Cigomático

Auricular posterior

M. elevador del labio superior

Nervio facial que sale del foramen estilomastoideo

M. orbicular de la boca

M. buccinador

Cervical

Bucal
Marginal mandibular

M. platisma

B. Vista lateral

Negritas = ramos del nervio facial (motor)

Ramos del nervio facial y músculos de la expresión facial   **7-15**

A. Músculos. **B.** Ramos del nervio facial.

TABLA 7-2 Músculos principales de la expresión facial

Músculos[a,b]	Origen	Inserción	Acción
Occipitofrontal, vientre frontal	Aponeurosis epicraneal	Piel y tejido subcutáneo de las cejas y la frente	Eleva las cejas y arruga la piel de la frente; tira de la piel cabelluda (indicando sorpresa o curiosidad)
Occipitofrontal, vientre occipital	Dos tercios laterales de la línea nucal superior	Aponeurosis epicraneal	Retrae la piel cabelluda, aumentando la eficacia del vientre frontal
Orbicular de los ojos	Margen orbitario medio, ligamento palpebral medio; hueso lagrimal	Piel alrededor del margen de la órbita; placas tarsales superior e inferior	Cierra los párpados; la parte palpebral lo hace suavemente, la parte orbitaria con fuerza (nictitante)
Orbicular de la boca	Maxilar medial y mandíbula; superficie profunda de la piel peribucal; ángulo de la boca (modiolo)	Membrana mucosa de los labios	El tono cierra la fisura oral; la contracción fásica comprime y protruye los labios (al besar) o resiste la distensión (al soplar)
Elevador del labio superior	Margen infraorbitario (maxilar superior)	Piel del labio superior	Porción de los dilatadores de la boca; retrae (eleva) o evierte el labio superior; profundiza el surco nasolabial (mostrar tristeza)
Cigomático menor	Cara anterior, hueso cigomático		
Buccinador	Mandíbula, procesos alveolares del maxilar y la mandíbula; rafe pterigomandibular	Ángulo de la boca (modiolo); orbicular de la boca	Presiona la mejilla contra los molares; trabaja con la lengua para mantener los alimentos entre las superficies oclusales y fuera del vestíbulo oral; resiste la distensión (al soplar)
Cigomático mayor	Cara lateral del hueso cigomático	Ángulo de la boca (modiolo)	Porción de los dilatadores de la boca; eleva la comisura labial bilateralmente para sonreír (felicidad); unilateralmente para hacer muecas (desprecio)
Risorio	Fascia parotídea y piel bucal (muy variable)		Porción de los dilatadores de la boca; ensancha la fisura oral
Platisma	Tejido subcutáneo de las regiones infraclavicular y supraclavicular	Cuerpo de la mandíbula; piel de la mejilla y del labio inferior; ángulo de la boca (modiolo); orbicular de la boca	Deprime la mandíbula (contra la resistencia); tensa la piel de la parte inferior de la cara y el cuello (transmite tensión y estrés)

[a]Todos estos músculos son inervados por el nervio facial (NC VII).
[b]Músculos de la nariz (prócer, nasal, elevador del labio superior y del ala de la nariz) no incluidos.

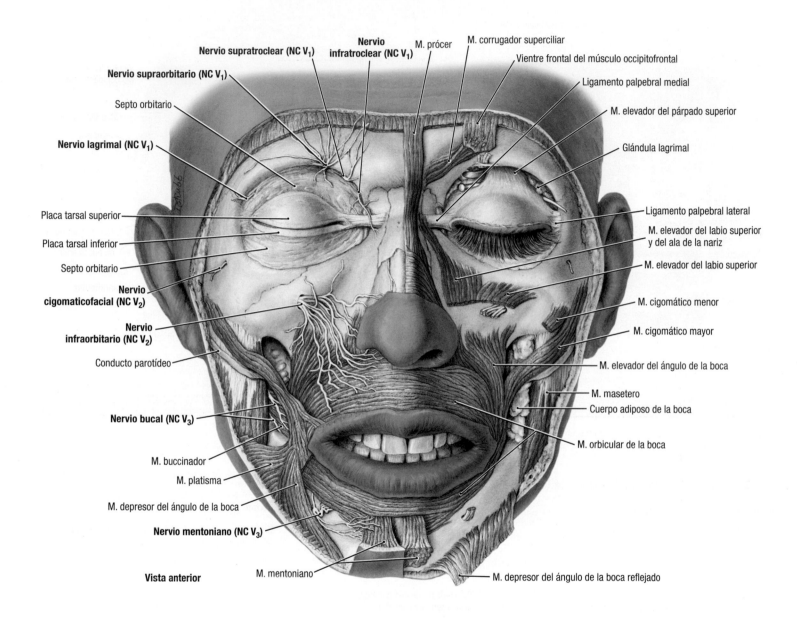

Nervio supratroclear (NC V₁)

Nervio infratroclear (NC V₁)

M. prócer

M. corrugador superciliar

Vientre frontal del músculo occipitofrontal

Nervio supraorbitario (NC V₁)

Ligamento palpebral medial

Septo orbitario

M. elevador del párpado superior

Nervio lagrimal (NC V₁)

Glándula lagrimal

Placa tarsal superior

Ligamento palpebral lateral

Placa tarsal inferior

M. elevador del labio superior y del ala de la nariz

Septo orbitario

M. elevador del labio superior

Nervio cigomaticofacial (NC V₂)

M. cigomático menor

Nervio infraorbitario (NC V₂)

M. cigomático mayor

Conducto parotídeo

M. elevador del ángulo de la boca

M. masetero

Cuerpo adiposo de la boca

Nervio bucal (NC V₃)

M. orbicular de la boca

M. buccinador

M. platisma

M. depresor del ángulo de la boca

Nervio mentoniano (NC V₃)

Vista anterior

M. mentoniano

M. depresor del ángulo de la boca reflejado

7-16 **Ramos cutáneos del nervio trigémino, músculos de la expresión facial y párpado**

La lesión del nervio facial (NC VII), o de sus ramos, produce la parálisis de algunos o de todos los músculos faciales del lado afectado (parálisis facial de Bell). La zona afectada se hunde y la expresión facial se distorsiona. La pérdida de tono hace que el párpado inferior se evierta (se aleje de la superficie del bulbo ocular). Como resultado, el líquido lagrimal no se extiende sobre la córnea, impidiendo una adecuada lubricación, hidratación y lavado de la córnea. Esto hace que la córnea sea vulnerable a la ulceración. Si la lesión debilita o paraliza al buccinador y al orbicular de la boca, la comida se acumulará en el vestíbulo oral durante la masticación, lo que suele requerir una extracción continua con el dedo. Cuando los esfínteres o dilatadores de pla boca están afectados, se produce un desplazamiento de la boca (caída de la comisura) por la gravedad y la contracción de los músculos faciales contralaterales

sin oposición, lo que da lugar a un goteo de alimentos y saliva por un lado de la boca. El debilitamiento de los músculos de los labios afecta el habla. Los individuos afectados no pueden silbar ni soplar un instrumento de viento con eficacia. Con frecuencia, se secan los ojos y la boca con un pañuelo para limpiar el líquido (lágrimas y saliva) que sale del párpado caído y de la boca.

Debido a que la cara no tiene una capa definida de fascia profunda y a que el tejido subcutáneo está suelto entre las uniones de los músculos faciales, las **laceraciones faciales** tienden a abrirse (separarse ampliamente). En consecuencia, la piel debe suturarse con cuidado para evitar la formación de cicatrices. La flacidez del tejido subcutáneo también permite que el líquido y la sangre se acumulen en el tejido conjuntivo suelto, lo que provoca **hematomas en la cara**.

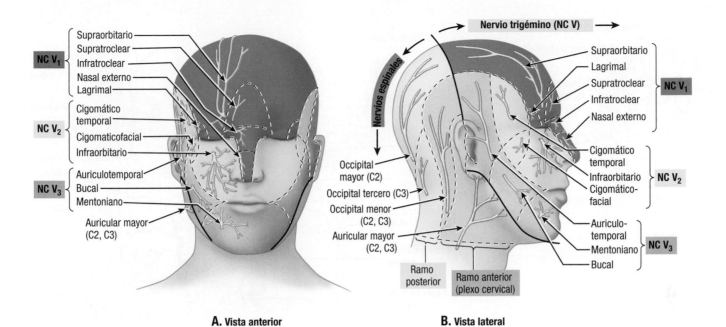

A. Vista anterior

B. Vista lateral

Nervios cutáneos de la cara y la piel cabelluda

7-17

La inervación cutánea (sensitiva) de la cara y de la parte anterosuperior de la piel cabelluda procede principalmente del nervio trigémino (NC V).

TABLA 7-3	**Nervios cutáneos de la cara y la piel cabelluda**		
Nervio	**Origen**	**Curso**	**Distribución**
Frontal	Nervio oftálmico (NC V$_1$)	Atraviesa la órbita por la cara superior del elevador del párpado superior; se divide en los ramos supraorbitario y supratroclear	Piel de la frente, piel cabelluda, párpado superior; conjuntiva del párpado superior y mucosa del seno frontal
Supraorbitario	Continuación del nervio frontal (NC V$_1$)	Surge a través de la incisura supraorbitaria, o foramen, y se divide en pequeños ramos	Membrana mucosa del seno frontal y conjuntiva (revestimiento) del párpado superior; piel de la frente hasta el ápice
Supratroclear	Nervio frontal (NC V$_1$)	Continúa anteromedialmente a lo largo de la pared superior de la órbita, pasando lateral a la tróclea	Piel en la mitad de la frente hasta la línea del cabello
Infratroclear	Nervio nasociliar (NC V$_1$)	Sigue la pared medial de la órbita pasando inferior a la tróclea hasta el párpado superior	Piel y conjuntiva (revestimiento) del párpado superior y de la nariz
Lagrimal	Nervio oftálmico (NC V$_1$)	Pasa a través de la fascia palpebral del párpado superior cerca del ángulo lateral (canto) del ojo	Glándula lagrimal y pequeña zona de piel y conjuntiva de la parte lateral del párpado superior
Nasal externo	Nervio etmoidal anterior (NC V$_1$)	Discurre en la cavidad nasal y emerge en la cara entre el hueso nasal y el cartílago nasal lateral	Piel del dorso de la nariz, incluida la punta de la nariz
Cigomático	Nervio maxilar (NC V$_2$)	Nace en el piso de la órbita y se divide en los nervios cigomaticofacial y cigomaticotemporal, que atraviesan los orificios del mismo nombre	Piel sobre el arco cigomático y la región temporal anterior
Infraorbitario	Ramo terminal del nervio maxilar (NC V$_2$)	Discurre en la pared inferior de la órbita y emerge en el foramen infraorbitario	Piel de la mejilla, del párpado inferior, de la cara lateral de la nariz y del septo inferior y del labio superior, incisivos premolares superiores y caninos; mucosa del seno maxilar y del labio superior
Auriculotemporal	Nervio mandibular (NC V$_3$)	De la división posterior del NC V$_3$ pasa entre el cuello de la mandíbula y el meato acústico externo para acompañar a la arteria temporal superficial	Piel anterior a la oreja y región temporal posterior, trago y parte del hélix del pabellón auricular, pared superior del meato acústico externo y de la membrana timpánica superior
Bucal	Nervio mandibular (NC V$_3$)	Desde la división anterior del NC V$_3$ en la fosa infratemporal, pasa anteriormente para llegar a la mejilla	Piel y mucosa de la mejilla, encía adyacente a los 2.° y 3.ᵉʳ molares
Mentoniano	Ramo terminal del nervio alveolar inferior (NC V$_3$)	Pasa por el canal mandibular en el foramen mentoniano	Piel del mentón, del labio inferior y de la mucosa del labio inferior

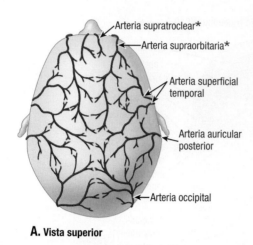

Arteria supratroclear*
Arteria supraorbitaria*
Arteria superficial temporal
Arteria auricular posterior
Arteria occipital

A. Vista superior

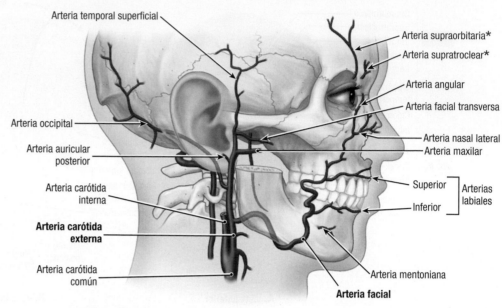

Arteria temporal superficial
Arteria supraorbitaria*
Arteria supratroclear*
Arteria angular
Arteria facial transversa
Arteria occipital
Arteria auricular posterior
Arteria nasal lateral
Arteria maxilar
Arteria carótida interna
Superior
Inferior
Arterias labiales
Arteria carótida externa
Arteria carótida común
Arteria mentoniana
Arteria facial

B. Vista lateral

* Fuente = arteria carótida interna (arteria oftálmica);
todas las otras arterias marcadas provienen de la carótida externa

7-18 Arterias de la cara y la piel cabelluda

La mayoría de las arterias superficiales de la cara son ramas o derivados de la arteria carótida externa. La arteria facial, una rama de la arteria carótida externa, proporciona la irrigación arterial principal a la cara. La arteria facial gira hasta el borde inferior de la mandíbula, justo antes del masetero, y luego recorre la cara hasta el ángulo medial (canto) del ojo, donde se unen los párpados superior e inferior.

TABLA 7-4 Arterias superficiales de la cara y la piel cabelluda

Arteria	Origen	Curso	Distribución
Facial	Arteria carótida externa	Asciende profundamente hasta la glándula submandibular, gira alrededor del borde inferior de la mandíbula y entra en la cara	La mayoría de los músculos de la expresión facial y las superficies centrolaterales de la cara
Labial inferior	Arteria facial cerca del ángulo de la boca	Discurre medialmente en el labio inferior	Labio inferior y mentón
Labial superior		Discurre medialmente en el labio superior	Labio superior, ala (lateral) y septo de la nariz
Nasal lateral	Arteria facial al ascender por el costado de la nariz	Pasa al ala de la nariz	Piel del ala y del dorso de la nariz
Angular	Rama terminal de la arteria facial	Pasa al ángulo medial (canto) del ojo	Parte superior de la mejilla y del párpado inferior
Occipital	Arteria carótida externa	Discurre medial al vientre posterior del digástrico y al proceso mastoideo; acompaña al nervio occipital en la región occipital	Piel cabelluda de la parte posterior de la cabeza, hasta el ápice
Auricular posterior		Pasa posteriormente, en profundidad a la parótida, a lo largo del proceso estiloideo entre mastoides y oreja	Piel cabelluda posterior al pabellón auricular y pabellón auricular
Temporal superficial	Rama terminal más pequeña de la arteria carótida externa	Asciende por delante de la oreja hasta la región temporal y termina en la piel cabelluda	Músculos faciales y piel de las regiones frontal y temporal
Facial transversa	Arteria temporal superficial dentro de la glándula parótida	Atraviesa la cara superficialmente al masetero e inferiormente al arco cigomático	Glándula y conducto parotídeos, músculos y piel de la cara
Mentoniana	Rama terminal de la arteria alveolar inferior	Sale del formen mentoniano y pasa al mentón	Músculos faciales y piel del mentón
*Supraorbitaria	Rama terminal de la arteria oftálmica, una rama de la carótida interna	Pasa superiormente desde el foramen supraorbitario	Músculos y piel de la frente y la piel cabelluda
*Supratroclear		Pasa superiormente desde la incisura supratroclear	Músculos y piel cabelluda

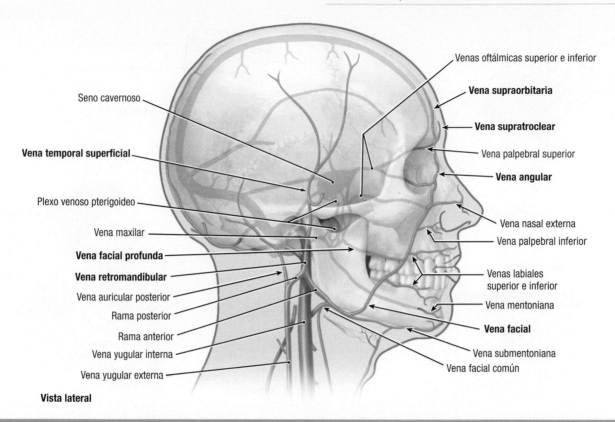

Seno cavernoso

Vena temporal superficial

Plexo venoso pterigoideo

Vena maxilar

Vena facial profunda

Vena retromandibular

Vena auricular posterior

Rama posterior

Rama anterior

Vena yugular interna

Vena yugular externa

Vista lateral

Venas oftálmicas superior e inferior

Vena supraorbitaria

Vena supratroclear

Vena palpebral superior

Vena angular

Vena nasal externa

Vena palpebral inferior

Venas labiales superior e inferior

Vena mentoniana

Vena facial

Vena submentoniana

Vena facial común

Venas de la cara

7-19

TABLA 7-5	Venas de la cara			
Vena	**Origen**	**Curso**	**Terminación**	**Área drenada**
Supratroclear	Nace de un plexo venoso en la frente y la piel cabelluda, a través del cual se comunica con la rama frontal de la vena temporal superficial, su compañera contralateral, y la vena supraorbitaria	Desciende cerca de la línea media de la frente hasta la raíz de la nariz, donde se une a la vena supraorbitaria	Vena angular en la raíz de la nariz	Parte anterior de la piel cabelluda y la frente
Supraorbitaria	Nace en la frente por anastomosis con un afluente frontal de la vena temporal superficial	Discurre medialmente superior a la órbita y se une a la vena supratroclear; una rama pasa por la incisura supraorbitaria y se une a la vena oftálmica superior		
Angular	Comienza en la raíz de la nariz por la unión de las venas supratroclear y supraorbitaria	Desciende oblicuamente a lo largo de la raíz y el costado de la nariz hasta el margen inferior de la órbita	Se convierte en la vena facial en el margen inferior de la órbita	Además de lo anterior, drena los párpados superiores e inferiores, así como la conjuntiva; puede recibir el drenaje del seno cavernoso
Facial	Es una continuación de la vena angular más allá del margen inferior de la órbita	Desciende a lo largo del borde lateral de la nariz, recibiendo las venas nasales externas y palpebrales inferiores, luego oblicuamente a través de la cara hasta la mandíbula; recibe la división anterior de la vena retromandibular, por lo que a veces se le denomina *vena facial común*	Vena yugular interna a nivel (o inferior) del hueso hioides	Piel cabelluda anterior y frente, párpados, nariz externa y mejilla anterior, labios, mentón y glándula submandibular
Facial profunda	Plexo venoso pterigoideo	Discurre anteriormente en el maxilar superficial al buccinador y profundamente en el masetero, emergiendo medial al borde anterior del masetero en la cara	Entra en la cara posterior de la vena facial	Fosa infratemporal (la mayoría de las zonas abastecidas por la arteria maxilar)
Temporal superficial	Nace de un plexo venoso generalizado en un lado de la piel cabelluda y a lo largo del arco cigomático	Sus afluentes frontales y parietales se unen anteriormente al pabellón auricular; atraviesa la raíz temporal del arco cigomático para pasar de la región temporal y entrar en la sustancia de la glándula parótida	Se une a la vena maxilar posterior al cuello de la mandíbula para formar la vena retromandibular	Lado de la piel cabelluda, cara superficial del músculo temporal y el oído externo
Retromandibular	Formada anterior a la oreja por la unión de las venas superficiales temporales y maxilares	Discurre posterior y profundamente a la rama de la mandíbula a través de la sustancia de la glándula parótida; se comunica en su extremo inferior con la vena facial	*La rama anterior se une* a la vena facial para formar la vena facial común; *la rama posterior se une* a la vena auricular posterior para formar la vena yugular externa	Glándula parótida y músculo masetero

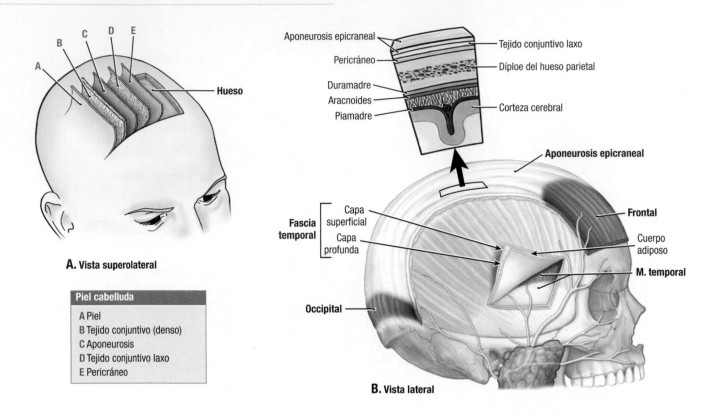

A. Vista superolateral

Piel cabelluda

A Piel
B Tejido conjuntivo (denso)
C Aponeurosis
D Tejido conjuntivo laxo
E Pericráneo

B. Vista lateral

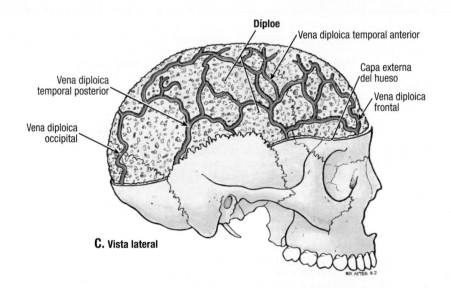

C. Vista lateral

7-20   **Piel cabelluda**

A. Capas de la piel cabelluda. B. Aponeurosis epicraneal. C. Venas diploicas. La capa exterior del hueso compacto del cráneo se ha eliminado, dejando al descubierto los canales de las venas diploicas en el hueso esponjoso que compone el díploe.

   Lesiones e infecciones en la piel cabelluda. La capa de tejido areolar suelto es la zona de peligro de la piel cabelluda porque el pus o la sangre se propagan fácilmente en ella. La infección en esta capa puede pasar a la cavidad craneal a través de las venas emisarias, que atraviesan los forámenes parietales de la bóveda craneal y llegan a estructuras intracraneales como las meninges. Las infecciones no pueden pasar al cuello porque el vientre occipital del occipitofrontal se une al hueso occipital y

a las regiones mastoideas de los huesos temporales. Las infecciones de la piel cabelluda tampoco pueden extenderse lateralmente más allá de los arcos cigomáticos porque la aponeurosis epicraneal es continua con la fascia temporal que se une a estos arcos. Una infección o un líquido (p. ej., pus o sangre) pueden entrar en los párpados y en la raíz de la nariz porque el vientre frontal del occipitofrontal se inserta en la piel y en el tejido subcutáneo denso y no se une al hueso. Las **equimosis**, o manchas moradas, se desarrollan como resultado de la extravasación de sangre en el tejido subcutáneo, la piel de los párpados y las regiones circundantes.

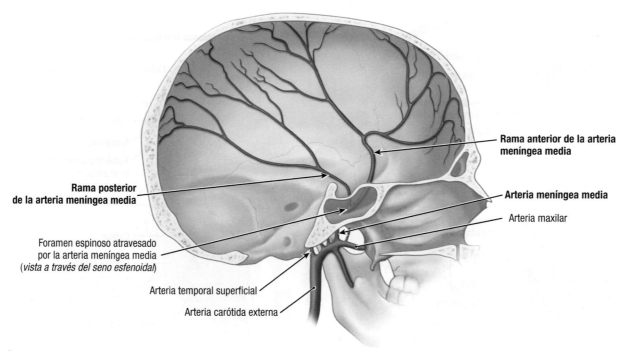

Rama anterior de la arteria meníngea media

Rama posterior de la arteria meníngea media

Arteria meníngea media

Arteria maxilar

Foramen espinoso atravesado por la arteria meníngea media (*vista a través del seno esfenoidal*)

Arteria temporal superficial

Arteria carótida externa

A. Vista medial de la hemisección izquierda del cráneo

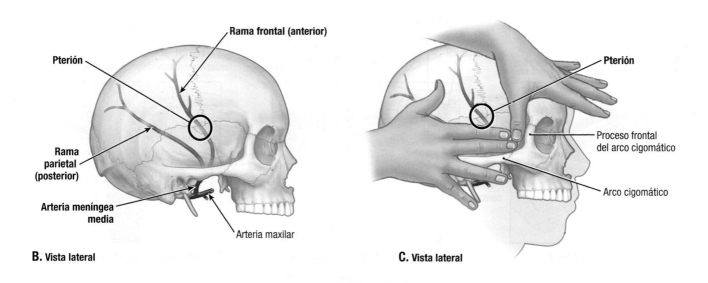

Rama frontal (anterior)

Pterión

Rama parietal (posterior)

Arteria meníngea media

Arteria maxilar

B. Vista lateral

Pterión

Proceso frontal del arco cigomático

Arco cigomático

C. Vista lateral

Arteria meníngea media y pterión   **7-21**

A. Curso de la arteria meníngea media en el cráneo. B. Proyecciones superficiales de la arteria meníngea media. C. Localización del pterión. El pterión está situado dos dedos superior al arco cigomático y un pulgar posterior al proceso frontal del hueso cigomático (casi 4 cm superior al punto medio del arco cigomático); la rama anterior de la arteria meníngea media cruza el pterión.

Un golpe fuerte en la parte lateral de la cabeza puede fracturar los huesos delgados que conforman el pterión, rompiendo la rama anterior de la arteria meníngea media que cruza el pterión. El **hematoma extradural (epidural)** resultante ejerce presión sobre la corteza cerebral subyacente. Una hemorragia de la arteria meníngea media no tratada puede causar la muerte en pocas horas.

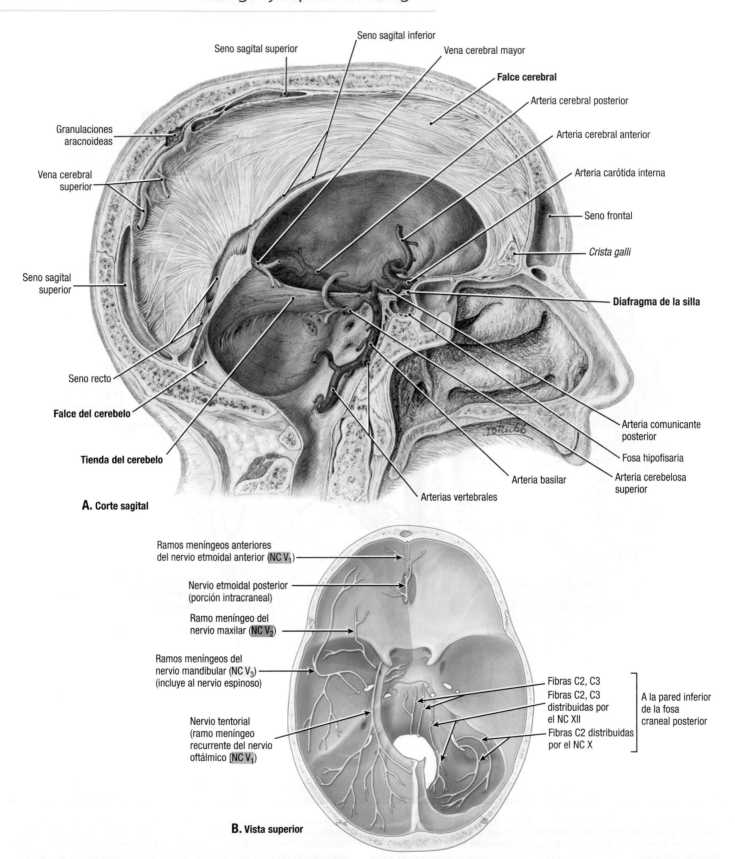

Seno sagital superior

Seno sagital inferior

Vena cerebral mayor

Falce cerebral

Arteria cerebral posterior

Arteria cerebral anterior

Arteria carótida interna

Seno frontal

Crista galli

Diafragma de la silla

Granulaciones aracnoideas

Vena cerebral superior

Seno sagital superior

Seno recto

Falce del cerebelo

Tienda del cerebelo

Arterias vertebrales

Arteria basilar

Arteria comunicante posterior

Fosa hipofisaria

Arteria cerebelosa superior

A. Corte sagital

Ramos meníngeos anteriores del nervio etmoidal anterior (NC V$_1$)

Nervio etmoidal posterior (porción intracraneal)

Ramo meníngeo del nervio maxilar (NC V$_2$)

Ramos meníngeos del nervio mandibular (NC V$_3$) (incluye al nervio espinoso)

Nervio tentorial (ramo meníngeo recurrente del nervio oftálmico [NC V$_1$])

Fibras C2, C3

Fibras C2, C3 distribuidas por el NC XII

Fibras C2 distribuidas por el NC X

A la pared inferior de la fosa craneal posterior

B. Vista superior

7-24 | **Duramadre**

A. Pliegues de la duramadre. B. Inervación de la duramadre de la base del cráneo. La duramadre de la base del cráneo está inervada por ramos del nervio trigémino y por fibras sensitivas de los nervios espinales cervicales (C2, C3) que pasan directamente de esos nervios o a través de ramos meníngeos de los nervios vago (NC X) e hipogloso (NC XII).

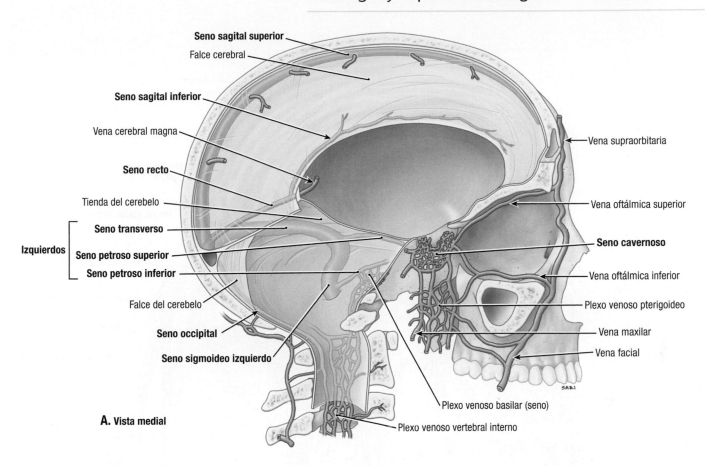

Seno sagital superior

Falce cerebral

Seno sagital inferior

Vena cerebral magna

Seno recto

Tienda del cerebelo

Izquierdos {
Seno transverso

Seno petroso superior

Seno petroso inferior
}

Falce del cerebelo

Seno occipital

Seno sigmoideo izquierdo

Vena supraorbitaria

Vena oftálmica superior

Seno cavernoso

Vena oftálmica inferior

Plexo venoso pterigoideo

Vena maxilar

Vena facial

Plexo venoso basilar (seno)

Plexo venoso vertebral interno

A. Vista medial

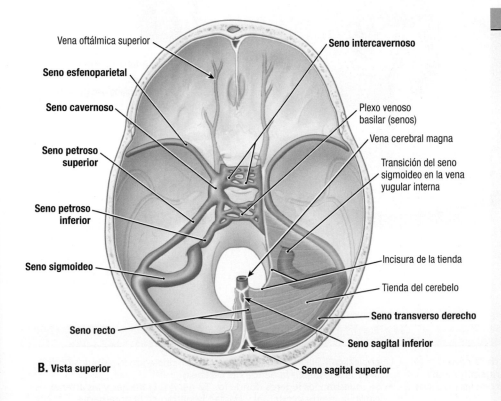

Vena oftálmica superior

Seno esfenoparietal

Seno cavernoso

Seno petroso superior

Seno petroso inferior

Seno sigmoideo

Seno recto

B. Vista superior

Seno intercavernoso

Plexo venoso basilar (senos)

Vena cerebral magna

Transición del seno sigmoideo en la vena yugular interna

Incisura de la tienda

Tienda del cerebelo

Seno transverso derecho

Seno sagital inferior

Seno sagital superior

Senos venosos de la duramadre   7-25

A. Esquema de la mitad izquierda de la cavidad craneal y del esqueleto facial derecho. **B.** Senos venosos de la base del cráneo.

- El seno sagital superior está en el borde superior de la falce (hoz) cerebral y el seno sagital inferior está en su borde libre. La vena cerebral magna se une al seno sagital inferior para formar el seno recto.
- El seno sagital superior suele convertirse en el seno transverso derecho, que drena en el seno sigmoideo derecho y, a continuación, en la vena yugular interna derecha; el seno recto drena de forma similar a través del seno transverso izquierdo, el seno sigmoideo izquierdo y la vena yugular interna izquierda.
- El seno cavernoso se comunica con las venas de la cara a través de las venas oftálmicas y el plexo venoso pterigoideo; también con el seno sigmoideo a través de los senos petrosos superior e inferior.
- **Metástasis de células tumorales en los senos durales.** Los senos basilares y occipitales se comunican a través del foramen magno (occipital) con los plexos venosos vertebrales internos. Dado que estos canales venosos no tienen válvulas, el aumento de la presión intraabdominopélvica o intratorácica, como ocurre durante la tos y el esfuerzo intensos, puede forzar la sangre venosa de estas regiones al sistema venoso vertebral interno y de este a los senos venosos durales. Como resultado, el pus de los abscesos y las células tumorales de estas regiones pueden extenderse a las vértebras y al cerebro.

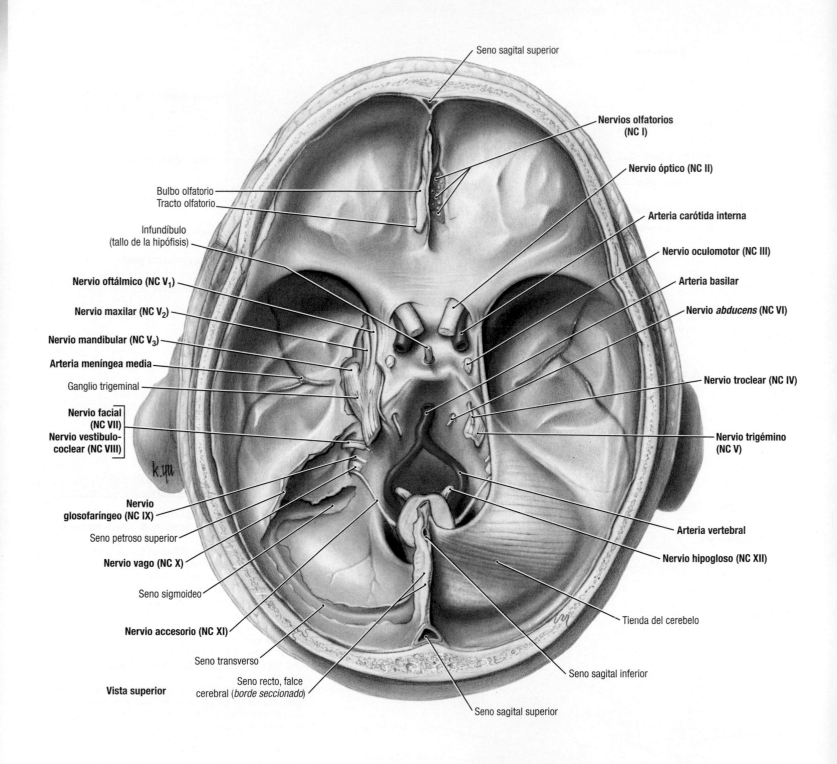

Seno sagital superior

Nervios olfatorios
(NC I)

Nervio óptico (NC II)

Arteria carótida interna

Nervio oculomotor (NC III)

Arteria basilar

Nervio *abducens* (NC VI)

Nervio troclear (NC IV)

Nervio trigémino
(NC V)

Arteria vertebral

Nervio hipogloso (NC XII)

Tienda del cerebelo

Seno sagital inferior

Seno sagital superior

Bulbo olfatorio

Tracto olfatorio

Infundíbulo
(tallo de la hipófisis)

Nervio oftálmico (NC V₁)

Nervio maxilar (NC V₂)

Nervio mandibular (NC V₃)

Arteria meníngea media

Ganglio trigeminal

**Nervio facial
(NC VII)**

**Nervio vestibulo-
coclear (NC VIII)**

**Nervio
glosofaríngeo (NC IX)**

Seno petroso superior

Nervio vago (NC X)

Seno sigmoideo

Nervio accesorio (NC XI)

Seno transverso

Vista superior

Seno recto, falce
cerebral (*borde seccionado*)

Seno sagital superior

7-26 **Nervios y vasos al interior de la base del cráneo**

- A la izquierda, la duramadre forma la pared superior de la *cavum* trigeminal que se corta para exponer el ganglio del trigémino y sus tres ramos. La tienda del cerebelo se ha retirado para revelar los senos petrosos transversos y superiores.
- Los lóbulos frontales del cerebro están situados en la fosa craneal anterior, los lóbulos temporales en la fosa craneal media, y el tronco encefálico y el cerebelo en la fosa craneal posterior; los lóbulos occipitales se apoyan en la tienda del cerebelo.
- Se muestran los lugares donde los 12 nervios craneales y las arterias carótida interna, vertebral y basilar, penetran en la duramadre.

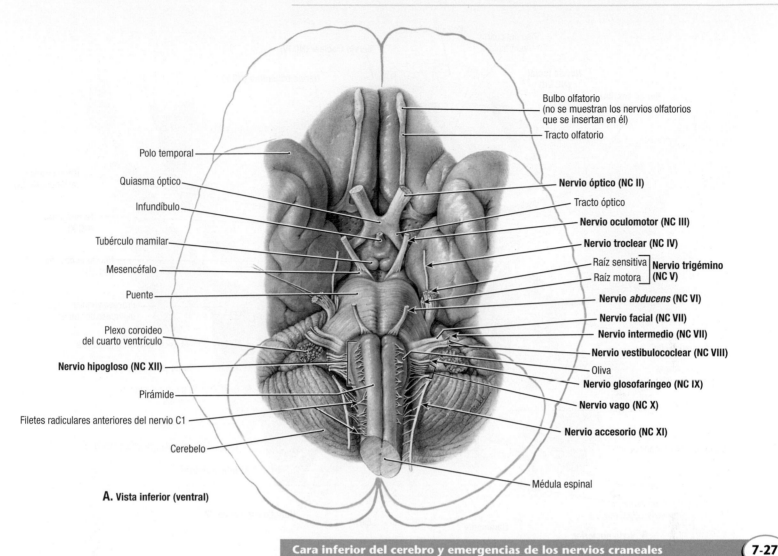

Bulbo olfatorio
(no se muestran los nervios olfatorios
que se insertan en él)

Tracto olfatorio

Polo temporal

Quiasma óptico

Infundíbulo

Tubérculo mamilar

Mesencéfalo

Puente

Plexo coroideo
del cuarto ventrículo

Nervio hipogloso (NC XII)

Pirámide

Filetes radiculares anteriores del nervio C1

Cerebelo

A. Vista inferior (ventral)

Nervio óptico (NC II)

Tracto óptico

Nervio oculomotor (NC III)

Nervio troclear (NC IV)

Raíz sensitiva ⎤ **Nervio trigémino**
Raíz motora ⎦ **(NC V)**

Nervio *abducens* (NC VI)

Nervio facial (NC VII)

Nervio intermedio (NC VII)

Nervio vestibulococlear (NC VIII)

Oliva

Nervio glosofaríngeo (NC IX)

Nervio vago (NC X)

Nervio accesorio (NC XI)

Médula espinal

Cara inferior del cerebro y emergencias de los nervios craneales 7-27

A. Nervios craneales en relación con la cara inferior del cerebro. B. Fosas craneales. A continuación se enumeran los orificios del cráneo y los nervios craneales relacionados con ellos.

Fosas craneales

Anterior
Media
Posterior

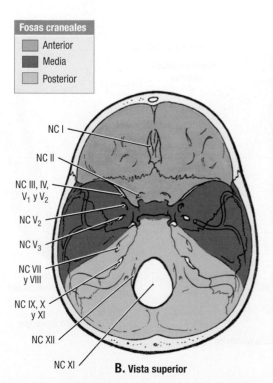

NC I

NC II

NC III, IV,
V₁ y V₂

NC V₂

NC V₃

NC VII
y VIII

NC IX, X
y XI

NC XII

NC XI

B. Vista superior

TABLA 7-6 Orificios por los que los nervios craneales atraviesan la base del cráneo

Forámenes/aperturas	Nervio(s) craneal(es)
Fosa craneal anterior	
Forámenes cribiformes en la lámina cribosa	Los axones de las células olfatorias del epitelio olfatorio forman los nervios olfatorios (NC I)
Fosa craneal media	
Conducto óptico	Nervio óptico (NC II)
Fisura orbitaria superior	Nervio oftálmico (NC V₁) y sus ramos, nervio oculomotor (NC III), nervio troclear (NC IV) y nervio *abducens* (NC VI)
Foramen redondo	Nervio maxilar (NC V₂)
Foramen oval	Nervio mandibular (NC V₃)
Fosa craneal posterior	
Poro acústico interno	Nervio facial (NC VII), nervio vestibulococlear (NC VIII)
Foramen magno (occipital)	Nervio accesorio (NC XI)
Foramen yugular	Nervio glosofaríngeo (NC IX), nervio vago (NC X) y nervio accesorio (NC XI)
Conducto del nervio hipogloso	Nervio hipogloso (NC XII)

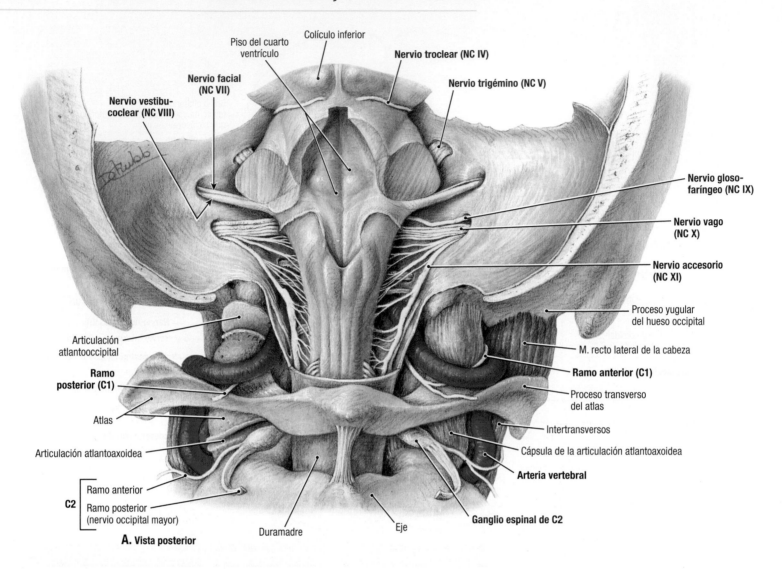

Colículo inferior

Piso del cuarto ventrículo

Nervio troclear (NC IV)

Nervio trigémino (NC V)

Nervio facial (NC VII)

Nervio vestibu- coclear (NC VIII)

Nervio gloso- faríngeo (NC IX)

Nervio vago (NC X)

Nervio accesorio (NC XI)

Proceso yugular del hueso occipital

M. recto lateral de la cabeza

Ramo anterior (C1)

Proceso transverso del atlas

Intertransversos

Cápsula de la articulación atlantoaxoidea

Arteria vertebral

Ganglio espinal de C2

Articulación atlantooccipital

Ramo posterior (C1)

Atlas

Articulación atlantoaxoidea

C2 { Ramo anterior — Ramo posterior (nervio occipital mayor)

Duramadre

Eje

A. Vista posterior

7-28 **Presentaciones posteriores de los nervios craneales**

A-B. La parte escamosa del hueso occipital se ha re- tirado posterior al foramen magno para revelar la cavidad dural de la fosa craneal posterior. **A. Tronco encefálico** *in situ.* **B. Tronco encefálico extirpado** (*lado derecho*). Los nervios trocleares (NC IV) nacen de la cara posterior del mesencéfalo, justo inferior a los colículos inferiores.

- Las raíces sensitivas y motoras de los nervios trigéminos (NC V) discurren anterolateralmente para entrar en la boca de la *cavum trigeminal.*
- Los nervios facial (NC VII) y vestibulococlear (NC VIII) discurren lateralmente para entrar en el meato acústico interno.
- El nervio glosofaríngeo (NC IX) perfora la duramadre por separado, pero pasa con los nervios vago (NC X) y accesorio (NC XI) a través del foramen yugular.
- El **neurinoma del acústico** (neurofibroma) es un tumor benigno de crecimiento lento de las células del neu- rilema (de Schwann). El tumor comienza en el nervio vestibulococlear (NC VIII) mientras se encuentra en el meato acústico interno. El primer síntoma de un neu- rinoma del acústico suele ser la pérdida de audición. También pueden producirse desequilibrio y acúfenos.

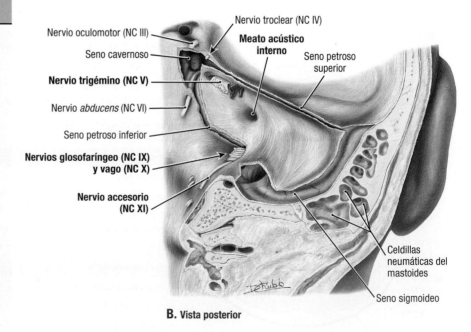

Nervio oculomotor (NC III)

Nervio troclear (NC IV)

Seno cavernoso

Meato acústico interno

Seno petroso superior

Nervio trigémino (NC V)

Nervio *abducens* (NC VI)

Seno petroso inferior

Nervios glosofaríngeo (NC IX) y vago (NC X)

Nervio accesorio (NC XI)

Celdillas neumáticas del mastoides

Seno sigmoideo

B. Vista posterior

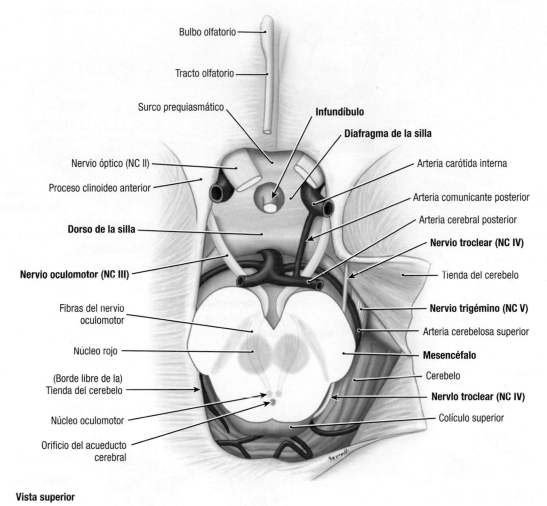

Bulbo olfatorio

Tracto olfatorio

Surco prequiasmático

Infundíbulo

Diafragma de la silla

Nervio óptico (NC II)

Proceso clinoideo anterior

Arteria carótida interna

Arteria comunicante posterior

Arteria cerebral posterior

Dorso de la silla

Nervio troclear (NC IV)

Nervio oculomotor (NC III)

Tienda del cerebelo

Nervio trigémino (NC V)

Fibras del nervio oculomotor

Arteria cerebelosa superior

Núcleo rojo

Mesencéfalo

(Borde libre de la) Tienda del cerebelo

Cerebelo

Nervio troclear (NC IV)

Núcleo oculomotor

Colículo superior

Orificio del acueducto cerebral

Vista superior

- Se ha extirpado el cerebro cortando a través del mesencéfalo, revelando la incisura de la tienda a través de la cual el tronco encefálico se extiende desde la parte posterior a la fosa craneal media.
- En el lado derecho de esta pieza, la tienda del cerebelo está dividida y reflejada. El nervio troclear (NC IV) discurre alrededor del mesencéfalo inferior al borde libre de la tienda del cerebelo; las raíces del nervio trigémino (NC V) entran en la boca de la *cavum* trigeminal.
- En el diafragma de la silla hay una apertura circular para el infundíbulo, el tallo de la hipófisis.
- El nervio oculomotor (NC III) se introduce entre las arterias cerebrales posterior y la superior del cerebelo, luego lateralmente alrededor del proceso clinoideo posterior.

- La incisura de la tienda es la apertura en la tienda del cerebelo para el tronco encefálico, que es ligeramente más grande de lo necesario para contener al mesencéfalo. Por lo tanto, las lesiones que ocupan espacio, como los tumores en el compartimento supratentorial, producen un aumento de la presión intracraneal que puede hacer que parte del lóbulo temporal adyacente del cerebro se hernie a través de la incisura de la tienda. Durante una **hernia del tentorio**, el lóbulo temporal puede ser lacerado por una tienda del cerebelo rígida y el nervio oculomotor (NC III) puede ser estirado, comprimido, o ambas cosas. Las lesiones oculomotoras pueden producir parálisis de los músculos oculares extrínsecos inervados por el NC III.

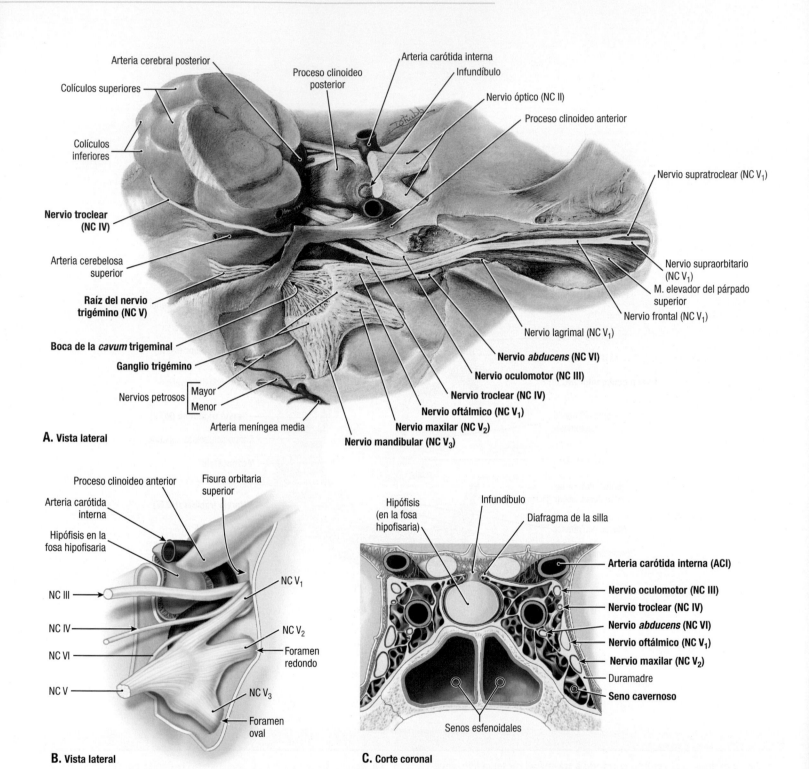

Arteria cerebral posterior
Colículos superiores
Colículos inferiores
Nervio troclear (NC IV)
Arteria cerebelosa superior
Raíz del nervio trigémino (NC V)
Boca de la *cavum* trigeminal
Ganglio trigémino
Nervios petrosos [Mayor Menor]

Proceso clinoideo posterior
Arteria carótida interna
Infundíbulo
Nervio óptico (NC II)
Proceso clinoideo anterior
Nervio supratroclear (NC V$_1$)
Nervio supraorbitario (NC V$_1$)
M. elevador del párpado superior
Nervio frontal (NC V$_1$)
Nervio lagrimal (NC V$_1$)
Nervio *abducens* (NC VI)
Nervio oculomotor (NC III)
Nervio troclear (NC IV)
Nervio oftálmico (NC V$_1$)
Nervio maxilar (NC V$_2$)
Nervio mandibular (NC V$_3$)
Arteria meníngea media

A. Vista lateral

Proceso clinoideo anterior
Fisura orbitaria superior
Arteria carótida interna
Hipófisis en la fosa hipofisaria
NC III
NC IV
NC VI
NC V
NC V$_1$
NC V$_2$
Foramen redondo
NC V$_3$
Foramen oval

B. Vista lateral

Hipófisis (en la fosa hipofisaria)
Infundíbulo
Diafragma de la silla
Arteria carótida interna (ACI)
Nervio oculomotor (NC III)
Nervio troclear (NC IV)
Nervio *abducens* (NC VI)
Nervio oftálmico (NC V$_1$)
Nervio maxilar (NC V$_2$)
Duramadre
Seno cavernoso
Senos esfenoidales

C. Corte coronal

7-30 **Nervios y vasos de la fosa craneal media I**

A. Disección superficial. La tienda del cerebelo fue eliminada. Se retiró gran parte de la duramadre de la fosa craneal media. La pared superior de la órbita fue parcialmente eliminada. **B. Relación de los nervios oculomotor, troclear, trigémino y abductor con la arteria carótida interna. C. Corte coronal a través del seno cavernoso.**

En las fracturas de la base del cráneo, la arteria carótida interna puede desgarrarse, produciendo una fístula arteriovenosa dentro del seno cavernoso. La sangre arterial se precipita hacia el seno, agran-

dándolo y forzando el flujo sanguíneo retrógrado hacia sus afluentes venosos, especialmente las venas oftálmicas. Como resultado, el bulbo ocular sobresale (exoftalmos) y la conjuntiva se congestiona (quemosis). Dado que los NC III, IV, VI, V$_1$ y V$_2$ se encuentran sobre la pared lateral del seno cavernoso (o cerca de ella), estos nervios también pueden verse afectados.

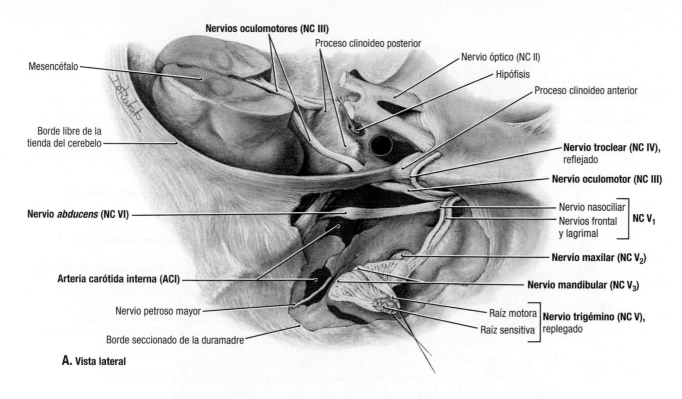

Nervios oculomotores (NC III)

Proceso clinoideo posterior

Nervio óptico (NC II)

Hipófisis

Proceso clinoideo anterior

Mesencéfalo

Borde libre de la tienda del cerebelo

Nervio troclear (NC IV), reflejado

Nervio oculomotor (NC III)

Nervio nasociliar

Nervios frontal y lagrimal

NC V₁

Nervio abducens (NC VI)

Nervio maxilar (NC V₂)

Nervio mandibular (NC V₃)

Arteria carótida interna (ACI)

Nervio petroso mayor

Raíz motora

Raíz sensitiva

Nervio trigémino (NC V), replegado

Borde seccionado de la duramadre

A. Vista lateral

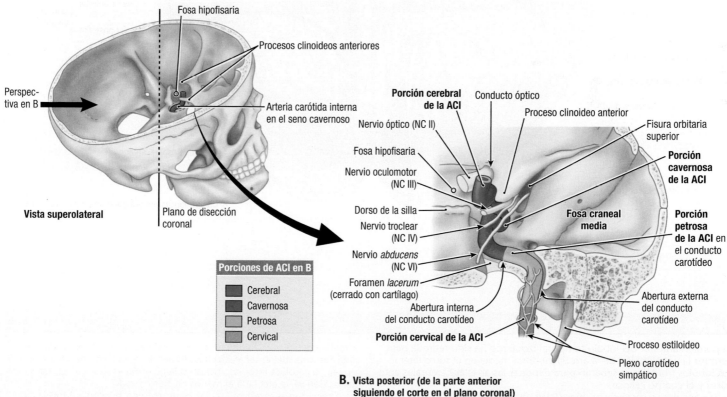

Fosa hipofisaria

Procesos clinoideos anteriores

Porción cerebral de la ACI

Conducto óptico

Perspectiva en B

Arteria carótida interna en el seno cavernoso

Nervio óptico (NC II)

Proceso clinoideo anterior

Fisura orbitaria superior

Fosa hipofisaria

Porción cavernosa de la ACI

Nervio oculomotor (NC III)

Dorso de la silla

Fosa craneal media

Porción petrosa de la ACI en el conducto carotídeo

Vista superolateral

Plano de disección coronal

Nervio troclear (NC IV)

Nervio abducens (NC VI)

Porciones de ACI en B	
	Cerebral
	Cavernosa
	Petrosa
	Cervical

Foramen lacerum (cerrado con cartílago)

Abertura interna del conducto carotídeo

Abertura externa del conducto carotídeo

Proceso estiloideo

Porción cervical de la ACI

Plexo carotídeo simpático

B. Vista posterior (de la parte anterior siguiendo el corte en el plano coronal)

A. Disección profunda. Las raíces del nervio trigémino se dividen, pasan por la boca de la *cavum* trigeminal y giran en sentido anterior. El nervio troclear se refleja anteriormente. **B. Curso de la arteria carótida interna.**

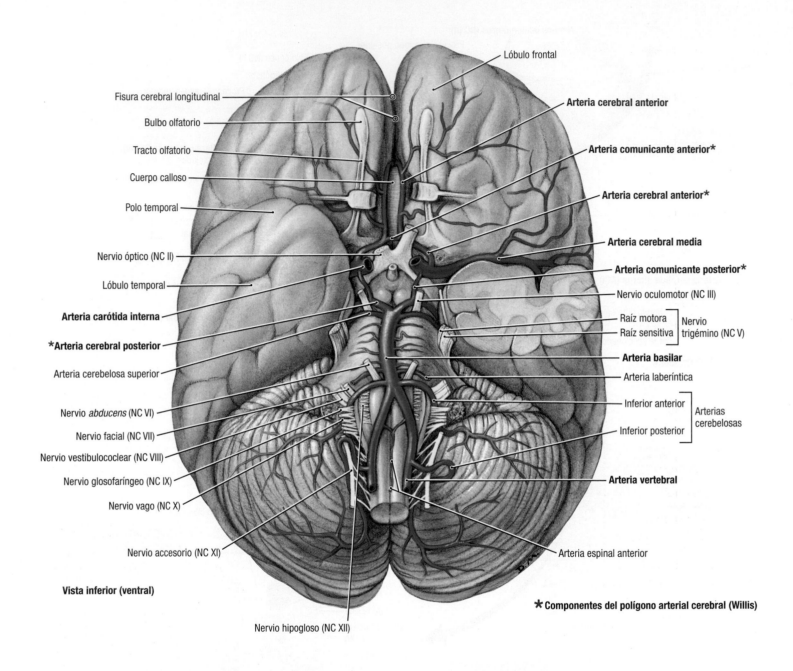

Lóbulo frontal

Fisura cerebral longitudinal

Bulbo olfatorio

Tracto olfatorio

Cuerpo calloso

Polo temporal

Nervio óptico (NC II)

Lóbulo temporal

Arteria carótida interna

*Arteria cerebral posterior

Arteria cerebelosa superior

Nervio *abducens* (NC VI)

Nervio facial (NC VII)

Nervio vestibulococlear (NC VIII)

Nervio glosofaríngeo (NC IX)

Nervio vago (NC X)

Nervio accesorio (NC XI)

Vista inferior (ventral)

Nervio hipogloso (NC XII)

Arteria cerebral anterior

Arteria comunicante anterior*

Arteria cerebral anterior*

Arteria cerebral media

Arteria comunicante posterior*

Nervio oculomotor (NC III)

Raíz motora | Nervio
Raíz sensitiva | trigémino (NC V)

Arteria basilar

Arteria laberíntica

Inferior anterior | Arterias
           | cerebelosas
Inferior posterior |

Arteria vertebral

Arteria espinal anterior

*Componentes del polígono arterial cerebral (Willis)

7-32   **Cara inferior del cerebro y polígono arterial cerebral**

La porción anterior del lóbulo temporal izquierdo ha sido retirada para permitir la visualización de la arteria cerebral media en el surco lateral. Los lóbulos frontales se separan para exponer las arterias cerebrales anteriores y el cuerpo calloso.

     Un **accidente cerebrovascular (ictus) isquémico** denota el desarrollo repentino de déficits neurológicos que son consecuencia de la alteración del flujo sanguíneo cerebral. Las causas más frecuentes de los accidentes cerebrovasculares son eventos espontáneos como la embolia cerebral, la trombosis o la hemorragia, así como la hemorragia subaracnoidea (Louis, 2016). El polígono arterial cerebral es un medio importante de circulación colateral en caso de obstrucción gradual de una de las arterias principales que conforman dicho polígono. La oclusión repentina, aunque sea parcial,

provoca déficits neurológicos. En las personas de edad avanzada, las anastomosis suelen ser inadecuadas cuando se ocluye una arteria grande (p. ej., la carótida interna), incluso si la oclusión es gradual. En tales casos, la función se ve afectada al menos en cierto grado.

     El **accidente cerebrovascular hemorrágico** se produce tras la rotura de una arteria o de un aneurisma sacular, que es una dilatación en forma de saco en una parte débil de la pared arterial. El tipo más frecuente de aneurisma sacular es el aneurisma en baya, que se produce en los vasos del polígono arterial cerebral o cercanos a él. Con el tiempo, especialmente en las personas con hipertensión (presión arterial alta), la parte débil de la pared arterial se expande y puede romperse, permitiendo que la sangre entre en el espacio subaracnoideo.

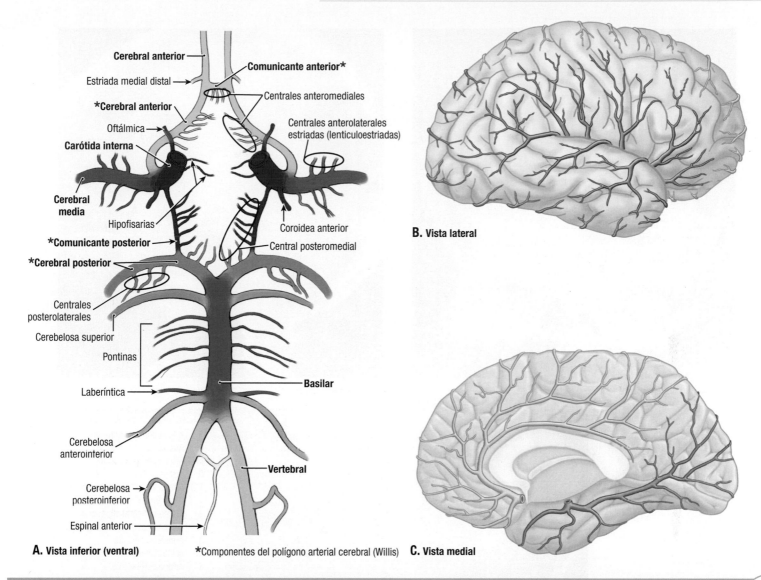

Cerebral anterior

Estriada medial distal

Comunicante anterior*

*Cerebral anterior

Centrales anteromediales

Oftálmica

Centrales anterolaterales estriadas (lenticuloestriadas)

Carótida interna

Cerebral media

Hipofisarias

*Comunicante posterior

Coroidea anterior

Central posteromedial

*Cerebral posterior

Centrales posterolaterales

Cerebelosa superior

Pontinas

Laberíntica

Basilar

Cerebelosa anteroinferior

Vertebral

Cerebelosa posteroinferior

Espinal anterior

A. Vista inferior (ventral)

*Componentes del polígono arterial cerebral (Willis)

B. Vista lateral

C. Vista medial

Arterias del cerebro 7-33

A. Esquema general. **B-C.** Distribución de las arterias cerebrales anterior, media y posterior.

TABLA 7-7 Irrigación sanguínea del cerebro

Arteria	Origen	Distribución
Vertebral	Arteria subclavia	Meninges craneales y cerebelo
Cerebelosa posterior inferior	Arteria vertebral	Cara posteroinferior del cerebelo
Basilar	Formada por anastomosis de las arterias vertebrales	Tronco encefálico, cerebelo y cerebro
Pontina		Numerosas ramas hacia el tronco encefálico
Cerebelosa anterior inferior	Arteria basilar	Cara inferior del cerebelo
Cerebelosa superior		Cara superior del cerebelo
Carótida interna	Arteria carótida común en el borde superior del cartílago tiroides	Se ramifica en el seno cavernoso e irriga el cerebro
Cerebral anterior	Arteria carótida interna	Hemisferios cerebrales, excepto los lóbulos occipitales
Cerebral media	Continuación de la arteria carótida interna inferior a la arteria cerebral anterior	La mayor parte de la superficie lateral de los hemisferios cerebrales
Cerebral posterior	Rama terminal de la arteria basilar	Cara inferior del hemisferio cerebral y lóbulo occipital
Comunicante anterior	Arteria cerebral anterior	Polígono arterial cerebral
Comunicante posterior	Arteria carótida interna	

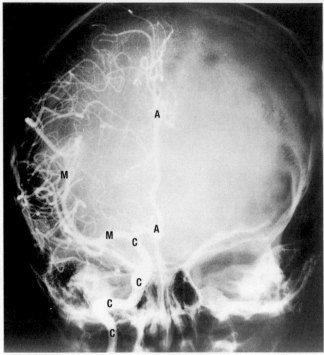

A. Angiograma posteroanterior

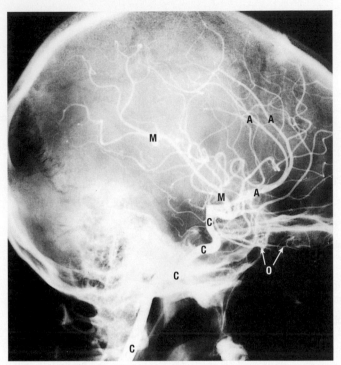

B. Angiograma lateral

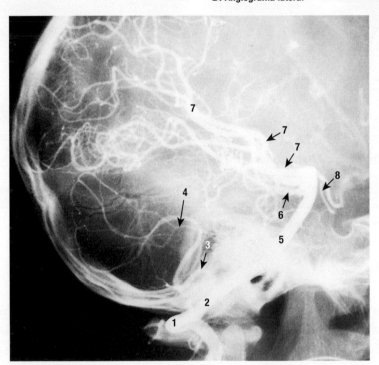

C. Angiograma lateral

Clave para A-C	
A	Arteria cerebral anterior
C	Arteria carótida interna
M	Arteria cerebral media
O	Arteria oftálmica
1	Arteria vertebral en el arco posterior del atlas
2	Arteria vertebral ingresando al cráneo por el foramen magno
3	Arteria cerebelosa posteroinferior
4	Arteria cerebelosa anteroinferior
5	Arteria basilar
6	Arteria cerebelosa superior
7	Arteria cerebral posterior
8	Arteria comunicante posterior

7-34 **Arteriogramas cerebrales**

A-B. Arteriograma carotídeo. Las cuatro «C» indican las partes de la arteria carótida interna: cervical, antes de entrar en el cráneo; petrosa, dentro del hueso temporal; cavernosa, dentro del seno; y cerebral, dentro del espacio subaracnoideo craneal. **C. Arteriograma vertebral.**

Los **ataques isquémicos transitorios (AIT)** se refieren a los síntomas neurológicos resultantes de la isquemia (irrigación sanguínea deficiente) del cerebro. Los síntomas de un AIT pueden ser ambiguos: tambaleo,

mareo, aturdimiento, desmayos y parestesias (p. ej., hormigueo en una extremidad). La mayoría de los AIT duran pocos minutos; sin enmbargo, algunos duran más tiempo. Los individuos con AIT tienen un mayor riesgo de infarto de miocardio y de *accidente cerebrovascular isquémico* (Marshall, 2016).

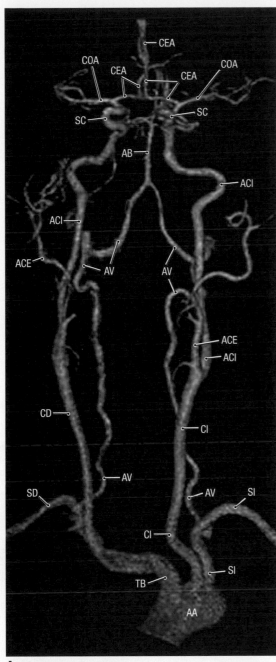

A. Angiotomografía anterior

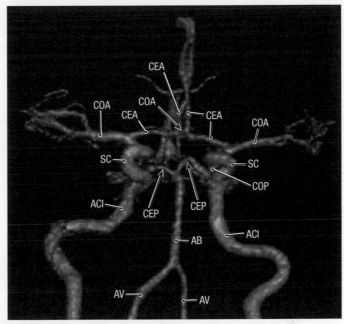

B. Angiotomografía anterior

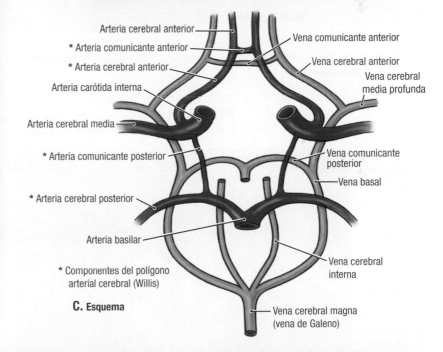

Arteria cerebral anterior

* Arteria comunicante anterior

* Arteria cerebral anterior

Arteria carótida interna

Arteria cerebral media

* Arteria comunicante posterior

* Arteria cerebral posterior

Arteria basilar

* Componentes del polígono arterial cerebral (Willis)

Vena comunicante anterior

Vena cerebral anterior

Vena cerebral media profunda

Vena comunicante posterior

Vena basal

Vena cerebral interna

Vena cerebral magna (vena de Galeno)

C. Esquema

Clave para A y B							
AA	Arco de la aorta	ACM	Arteria cerebral media	CEP	Arteria cerebral posterior	SC	Sifón carotídeo
AB	Arteria basilar	AV	Arteria vertebral	CI	Arteria carótida común izquierda	SD	Arteria subclavia derecha
ACE	Arteria carótida externa	CD	Arteria carótida común derecha	COA	Arteria comunicante anterior	SI	Arteria subclavia izquierda
ACI	Arteria carótida interna	CEA	Arteria cerebral anterior	COP	Arteria comunicante posterior	TB	Tronco braquiocefálico

A. Angiotomografía de las arterias de la cabeza y el cuello. **B.** Angiotomografía del polígono arterial cerebral (de Willis). **C.** Esquema del polígono arterial cerebral y de las venas de la cara inferior del cerebro.

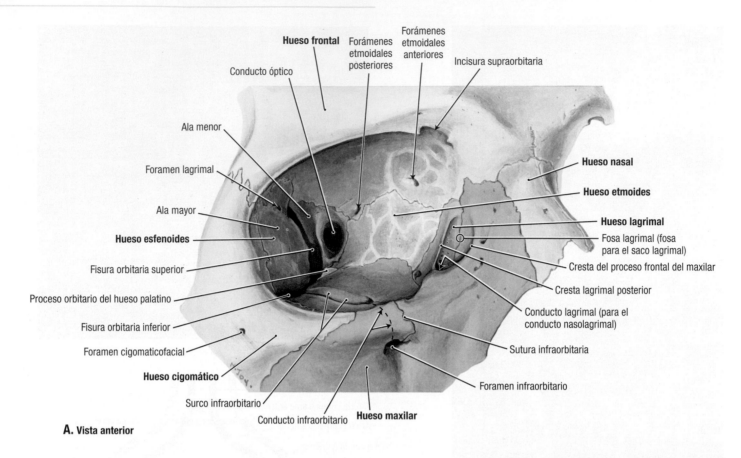

A. Vista anterior

Hueso frontal
Conducto óptico
Forámenes etmoidales posteriores
Forámenes etmoidales anteriores
Incisura supraorbitaria
Ala menor
Foramen lagrimal
Ala mayor
Hueso esfenoides
Fisura orbitaria superior
Proceso orbitario del hueso palatino
Fisura orbitaria inferior
Foramen cigomaticofacial
Hueso cigomático
Surco infraorbitario
Conducto infraorbitario
Hueso maxilar
Hueso nasal
Hueso etmoides
Hueso lagrimal
Fosa lagrimal (fosa para el saco lagrimal)
Cresta del proceso frontal del maxilar
Cresta lagrimal posterior
Conducto lagrimal (para el conducto nasolagrimal)
Sutura infraorbitaria
Foramen infraorbitario

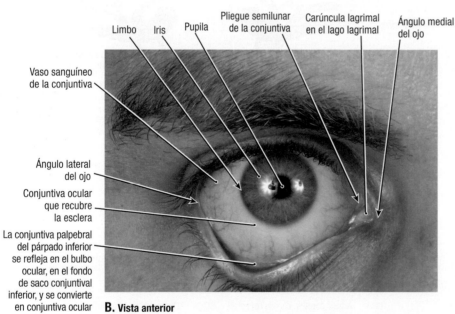

B. Vista anterior

Limbo
Iris
Pupila
Pliegue semilunar de la conjuntiva
Carúncula lagrimal en el lago lagrimal
Ángulo medial del ojo
Vaso sanguíneo de la conjuntiva
Ángulo lateral del ojo
Conjuntiva ocular que recubre la esclera
La conjuntiva palpebral del párpado inferior se refleja en el bulbo ocular, en el fondo de saco conjuntival inferior, y se convierte en conjuntiva ocular

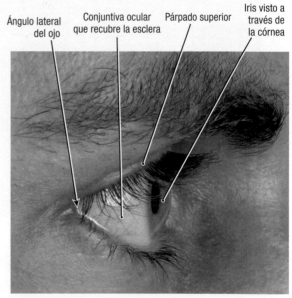

C. Vista lateral

Ángulo lateral del ojo
Conjuntiva ocular que recubre la esclera
Párpado superior
Iris visto a través de la córnea

7-36 **Cavidad orbitaria y anatomía de la superficie del ojo**

A. Huesos y características de la cavidad orbitaria. B-C. Anatomía superficial del ojo. El párpado inferior se evierte para mostrar la conjuntiva palpebral (*imagen B*). Cuando ocurren golpes fuertes directamente en el borde óseo de la órbita, las fracturas orbitarias resultantes suelen producirse en las suturas entre los huesos que forman el margen orbitario. Las fracturas de la pared inferior pueden afectar el seno maxilar, mientras que las de la pared medial son menos frecuentes y pueden afectar los senos etmoidales y esfenoidales. Aunque la pared superior es más fuerte, es lo suficientemente fina como para ser translúcida y puede ser penetrada con facilidad. Así, un objeto afilado puede atravesarla hasta el lóbulo frontal del cerebro. Las fracturas orbitarias suelen provocar una hemorragia intraorbitaria que ejerce presión sobre el bulbo ocular, causando **exoftalmos** (protrusión del bulbo ocular).

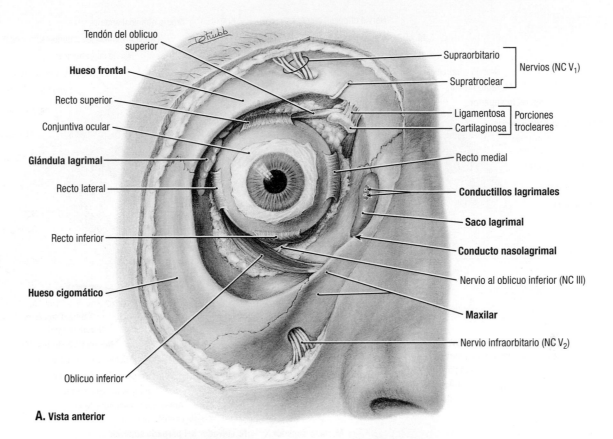

Tendón del oblicuo superior

Hueso frontal

Recto superior

Conjuntiva ocular

Glándula lagrimal

Recto lateral

Recto inferior

Hueso cigomático

Oblicuo inferior

Supraorbitario

Supratroclear

Nervios (NC V₁)

Ligamentosa

Cartilaginosa

Porciones trocleares

Recto medial

Conductillos lagrimales

Saco lagrimal

Conducto nasolagrimal

Nervio al oblicuo inferior (NC III)

Maxilar

Nervio infraorbitario (NC V₂)

A. Vista anterior

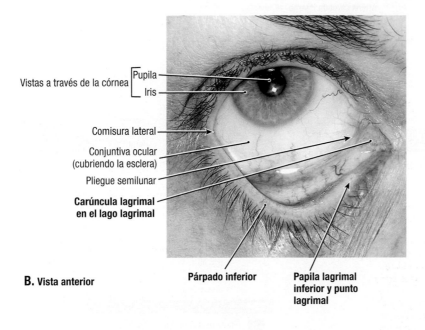

Vistas a través de la córnea

Pupila

Iris

Comisura lateral

Conjuntiva ocular (cubriendo la esclera)

Pliegue semilunar

Carúncula lagrimal en el lago lagrimal

B. Vista anterior

Párpado inferior

Papila lagrimal inferior y punto lagrimal

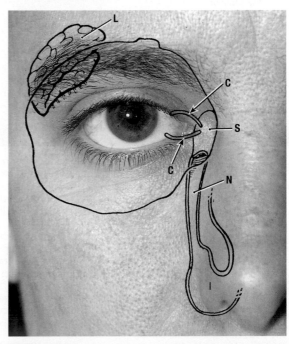

C. Vista anterior

A. Disección anterior de la cavidad orbitaria. Se eliminaron los párpados, el septo orbitario, el elevador del párpado superior y también algo de grasa. **B. Características de la superficie con el párpado inferior evertido. C. Proyección, en la superficie, del aparato lagrimal.** Las lágrimas, secretadas por la glándula lagrimal (*L*) en el ángulo superolateral de la órbita ósea, atraviesan el bulbo ocular y entran en el *lacus lacrimalis* (lago lagrimal) en el ángulo medial del ojo; desde aquí drenan a través de los puntos lagrimales y los conductillos lagrimales (*C*) hasta el saco lagrimal (*S*). El saco lagrimal drena en el conducto nasolagrimal (*N*), que desemboca en el meato inferior (*I*) de la cavidad nasal.

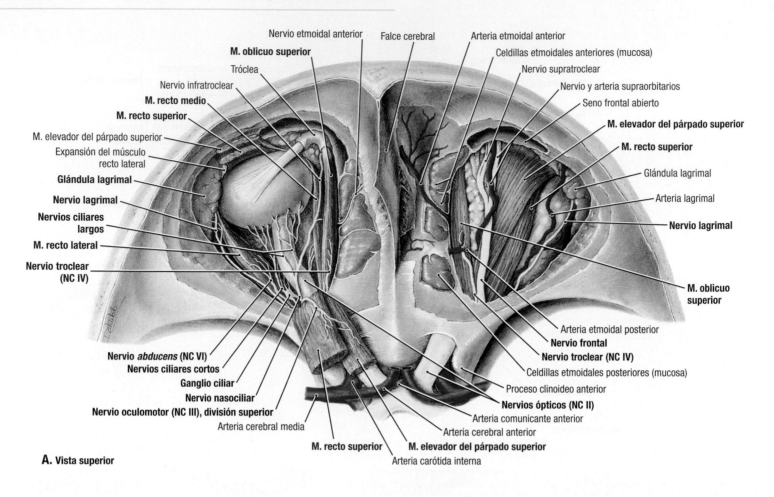

Nervio etmoidal anterior — Falce cerebral — Arteria etmoidal anterior

M. oblicuo superior — Celdillas etmoidales anteriores (mucosa)

Tróclea — Nervio supratroclear

Nervio infratroclear — Nervio y arteria supraorbitarios

M. recto medio — Seno frontal abierto

M. recto superior — **M. elevador del párpado superior**

M. elevador del párpado superior — **M. recto superior**

Expansión del músculo recto lateral — Glándula lagrimal

Glándula lagrimal — Arteria lagrimal

Nervio lagrimal — **Nervio lagrimal**

Nervios ciliares largos

M. recto lateral

Nervio troclear (NC IV) — **M. oblicuo superior**

Arteria etmoidal posterior

Nervio frontal

Nervio abducens (NC VI) — **Nervio troclear (NC IV)**

Nervios ciliares cortos — Celdillas etmoidales posteriores (mucosa)

Ganglio ciliar — Proceso clinoideo anterior

Nervio nasociliar — **Nervios ópticos (NC II)**

Nervio oculomotor (NC III), división superior — Arteria comunicante anterior

Arteria cerebral media — Arteria cerebral anterior

M. recto superior — **M. elevador del párpado superior**

Arteria carótida interna

A. Vista superior

7-38 **Cavidad orbitaria, vista superior**

A. Disección superficial. En el lado derecho se retiró la porción orbitaria del hueso frontal. En el lado izquierdo se reflejan los músculos elevador del párpado y recto superior.

- El nervio troclear (NC IV) se encuentra en la cara medial del músculo oblicuo superior, y el nervio abductor (NC VI) en la cara medial del músculo recto lateral.
- El nervio lagrimal discurre superior al músculo recto lateral y suministra fibras sensitivas a la conjuntiva y a la piel del párpado superior; recibe un ramo comunicante del nervio cigomaticotemporal que transporta fibras motoras secretoras desde el ganglio pterigopalatino antes de entrar en la glándula lagrimal o dentro de ella.
- El ganglio ciliar parasimpático, situado entre el músculo recto lateral y el nervio óptico (NC II), da lugar a muchos nervios ciliares cortos; el nervio nasociliar da lugar a dos nervios ciliares largos que se anastomosan entre sí y a los nervios ciliares cortos.

B. Distribución de las fibras nerviosas al ganglio ciliar y al bulbo ocular.

El **síndrome de Horner** ocurre por la interrupción de un tronco simpático cervical y se manifiesta por la ausencia de funciones estimuladas simpáticamente en el lado ipsilateral de la cabeza. El síndrome incluye los siguientes signos: constricción de la pupila (**miosis**), caída del párpado superior (**ptosis**), enrojecimiento y aumento de la temperatura de la piel (**vasodilatación**) y ausencia de sudoración (**anhidrosis**).

- El ganglio ciliar recibe fibras sensitivas de los ramos nasociliares del NC VI, fibras simpáticas postsinápticas de la continuación del plexo carotídeo interno que se extiende a lo largo de la arteria oftálmica, así como fibras parasimpáticas presinápticas del ramo inferior del nervio oculomotor; solo estas últimas hacen sinapsis en el ganglio.

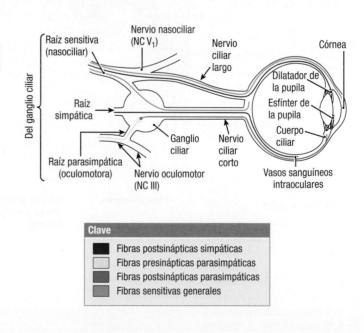

Raíz sensitiva (nasociliar) — Nervio nasociliar (NC V₁) — Nervio ciliar largo — Córnea

Del ganglio ciliar

Raíz simpática — Dilatador de la pupila — Esfínter de la pupila — Cuerpo ciliar

Raíz parasimpática (oculomotora) — Ganglio ciliar — Nervio ciliar corto

Nervio oculomotor (NC III) — Vasos sanguíneos intraoculares

Clave
- Fibras postsinápticas simpáticas
- Fibras presinápticas parasimpáticas
- Fibras postsinápticas parasimpáticas
- Fibras sensitivas generales

B. Esquema de la distribución de las fibras nerviosas al ganglio ciliar y al bulbo ocular

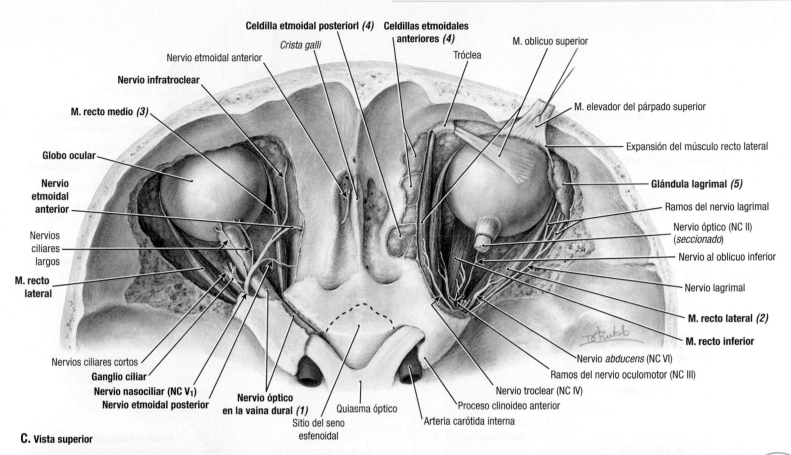

Celdilla etmoidal posteriorl *(4)*   Celdillas etmoidales anteriores *(4)*

Crista galli

Nervio etmoidal anterior

Nervio infratroclear

M. recto medio *(3)*

Globo ocular

Nervio etmoidal anterior

Nervios ciliares largos

M. recto lateral

Nervios ciliares cortos

Ganglio ciliar

Nervio nasociliar (NC V₁)

Nervio etmoidal posterior

Nervio óptico en la vaina dural *(1)*

Sitio del seno esfenoidal

Quiasma óptico

Nervio óptico en la vaina dural *(1)*

M. oblicuo superior

Tróclea

M. elevador del párpado superior

Expansión del músculo recto lateral

Glándula lagrimal *(5)*

Ramos del nervio lagrimal

Nervio óptico (NC II) *(seccionado)*

Nervio al oblicuo inferior

Nervio lagrimal

M. recto lateral *(2)*

M. recto inferior

Nervio *abducens* (NC VI)

Ramos del nervio oculomotor (NC III)

Nervio troclear (NC IV)

Proceso clinoideo anterior

Arteria carótida interna

C. Vista superior

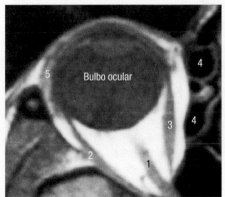

D. Resonancia magnética axial de la órbita izquierda

Cavidad orbitaria, vista superior *(continuación)*   **7-38**

C. Disección profunda. En el lado izquierdo de la pieza, el nervio óptico (NC II) está intacto; en el lado derecho, el nervio se ha sido seccionado. **D. Resonancia magnética transversal (axial) de la cavidad orbitaria.** Los números se refieren a los de las estructuras numeradas en la *imagen C*.

Observe en el lado derecho de la *imagen C*:
- El bulbo ocular ocupa la mitad anterior de la cavidad orbitaria.

Observe a la izquierda de la *imagen C*:
- El ganglio ciliar parasimpático se encuentra posteriormente entre el músculo recto lateral y la vaina del nervio óptico.
- El nervio nasociliar (NC V₁) dirige un ramo al ganglio ciliar y cruza el nervio óptico (NC II), donde da lugar a dos nervios ciliares largos (sensitivos para el bulbo ocular y la córnea) y al nervio etmoidal posterior (para el seno esfenoidal y las celdillas etmoidales posteriores). El nervio nasociliar se divide en los nervios etmoidal anterior e infratroclear.

TABLA 7-8   Músculos de la órbita

Músculo	Origen	Inserción	Inervación	Acción(es) principal(es)[a]
Elevador del párpado superior	Ala menor del hueso esfenoides, superior y anterior al conducto óptico	Tarso superior y piel del párpado superior	Nervio oculomotor; capa profunda (músculo tarsal superior) inervado por fibras simpáticas	Eleva el párpado superior
Oblicuo superior (OS)	Cuerpo del hueso esfenoides	El tendón pasa a través de la tróclea para insertarse en la esclera, profundamente en el RS	Nervio troclear (NC IV)	Abduce, baja y rota medialmente el bulbo ocular (rotación interna)
Oblicuo inferior (OI)	Porción anterior de la pared inferior de la órbita	Esclera profunda al músculo recto lateral		Abduce, eleva y rota lateralmente el bulbo ocular (rotación externa)
Recto superior (RS)				Eleva, aduce y rota medialmente el bulbo ocular (rotación interna)
Recto inferior (RI)	Anillo tendinoso común	En la esclera, posterior a la unión corneoescleral	Nervio oculomotor (NC III)	Baja, aduce y rota lateralmente el bulbo ocular (rotación externa)
Recto medial (RM)				Aduce el bulbo ocular
Recto lateral (RL)			Nervio *abducens* (NC VI)	Abduce el bulbo ocular

[a]Es necesario observar que todos los músculos están continuamente implicados en los movimientos del bulbo ocular; por lo tanto, las acciones individuales no se suelen evaluar clínicamente.

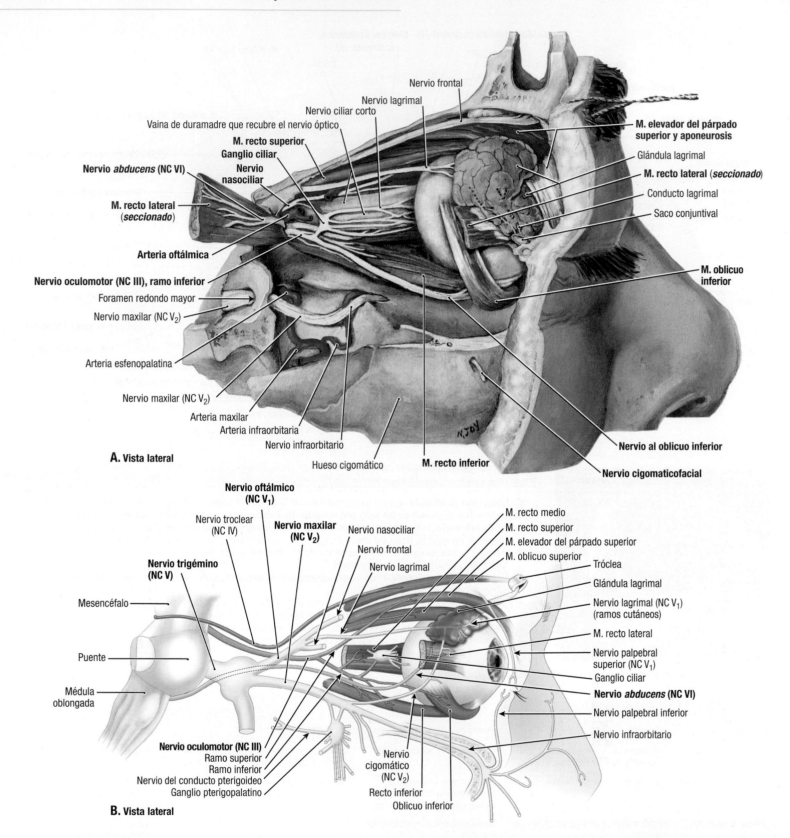

A. Vista lateral

Nervio frontal
Nervio lagrimal
Nervio ciliar corto
Vaina de duramadre que recubre el nervio óptico
M. recto superior
Ganglio ciliar
Nervio abducens (NC VI)
Nervio nasociliar
M. recto lateral (seccionado)
Arteria oftálmica
Nervio oculomotor (NC III), ramo inferior
Foramen redondo mayor
Nervio maxilar (NC V₂)
Arteria esfenopalatina
Nervio maxilar (NC V₂)
Arteria maxilar
Arteria infraorbitaria
Nervio infraorbitario
Hueso cigomático
M. elevador del párpado superior y aponeurosis
Glándula lagrimal
M. recto lateral (seccionado)
Conducto lagrimal
Saco conjuntival
M. oblicuo inferior
Nervio al oblicuo inferior
Nervio cigomaticofacial
M. recto inferior

B. Vista lateral

Nervio oftálmico (NC V₁)
Nervio troclear (NC IV)
Nervio maxilar (NC V₂)
Nervio nasociliar
Nervio frontal
Nervio lagrimal
Nervio trigémino (NC V)
Mesencéfalo
Puente
Médula oblongada
Nervio oculomotor (NC III)
Ramo superior
Ramo inferior
Nervio del conducto pterigoideo
Ganglio pterigopalatino
Nervio cigomático (NC V₂)
Recto inferior
Oblicuo inferior
M. recto medio
M. recto superior
M. elevador del párpado superior
M. oblicuo superior
Tróclea
Glándula lagrimal
Nervio lagrimal (NC V₁) (ramos cutáneos)
M. recto lateral
Nervio palpebral superior (NC V₁)
Ganglio ciliar
Nervio abducens (NC VI)
Nervio palpebral inferior
Nervio infraorbitario

7-39 | **Superficie lateral de la órbita y estructura del párpado**

A. Disección. B. Nervios. C. Cortes sagital y transversal a través del nervio óptico. El espacio subaracnoideo alrededor del nervio óptico es continuo con el espacio subaracnoideo alrededor del cerebro.

D. Resonancia magnética sagital. Los números hacen referencia a las estructuras de la *imagen C. Área con círculo:* foramen óptico; *M:* seno maxilar; *S:* vena oftálmica superior. **E. Estructura del párpado.**

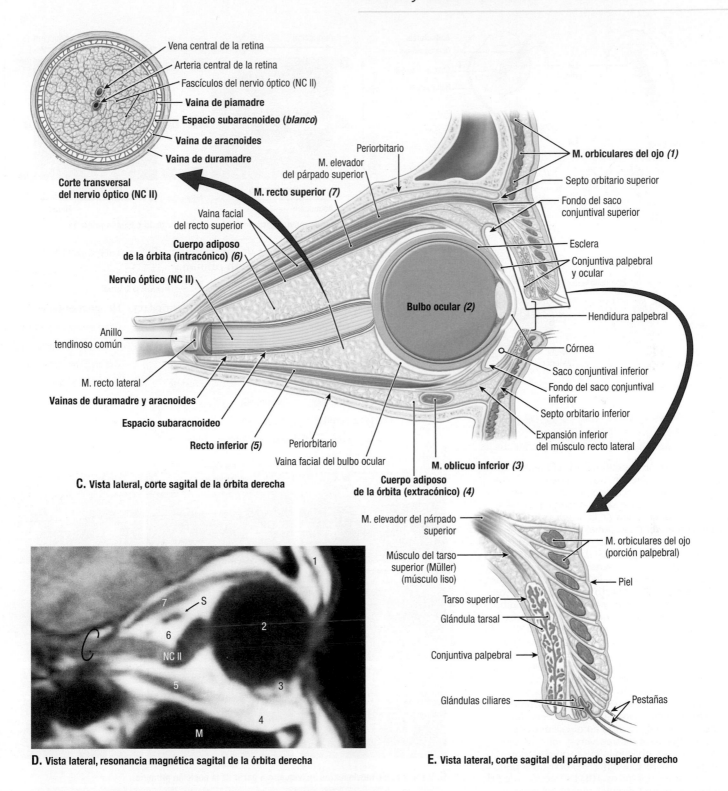

Vena central de la retina
Arteria central de la retina
Fascículos del nervio óptico (NC II)
Vaina de piamadre
Espacio subaracnoideo (*blanco*)
Vaina de aracnoides
Vaina de duramadre

Corte transversal
del nervio óptico (NC II)

Periorbitario
M. elevador
del párpado superior
M. recto superior (7)

Vaina facial
del recto superior

**Cuerpo adiposo
de la órbita (intracónico) (6)**

Nervio óptico (NC II)

Anillo
tendinoso común

M. recto lateral
Vainas de duramadre y aracnoides

Espacio subaracnoideo

Recto inferior (5)   Periorbitario

Vaina facial del bulbo ocular

C. Vista lateral, corte sagital de la órbita derecha

Bulbo ocular (2)

M. orbiculares del ojo (1)
Septo orbitario superior
Fondo del saco
conjuntival superior
Esclera
Conjuntiva palpebral
y ocular

Hendidura palpebral

Córnea
Saco conjuntival inferior
Fondo del saco conjuntival
inferior
Septo orbitario inferior
Expansión inferior
del músculo recto lateral

M. oblicuo inferior (3)

**Cuerpo adiposo
de la órbita (extracónico) (4)**

M. elevador del párpado
superior
Músculo del tarso
superior (Müller)
(músculo liso)

Tarso superior
Glándula tarsal

Conjuntiva palpebral

Glándulas ciliares

M. orbiculares del ojo
(porción palpebral)

Piel

Pestañas

D. Vista lateral, resonancia magnética sagital de la órbita derecha

E. Vista lateral, corte sagital del párpado superior derecho

- Los cuerpos extraños, como la arena o las limaduras de metal, producen **abrasiones en la córnea** que provocan un dolor ocular repentino y punzante, así como lágrimas. Abrir y cerrar los párpados también es doloroso. Las **laceraciones de la córnea** son causadas por objetos afilados como las uñas o el filo de la página de un libro.
- Cualquiera de las glándulas del párpado puede inflamarse a causa de una infección u obstrucción de sus conductos. Si los conductos de las

glándulas ciliares están obstruidos, se produce una dolorosa hinchazón roja supurativa (que produce pus), un orzuelo (*hordeolum*) en el párpado. La **obstrucción de una glándula tarsal** causa inflamación, una **chalación tarsal**, que sobresale hacia el bulbo ocular y lo roza al parpadear.

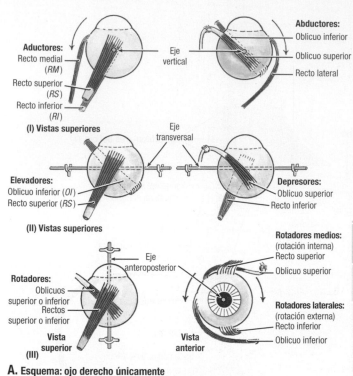

Aductores:
Recto medial (*RM*)
Recto superior (*RS*)
Recto inferior (*RI*)

Eje vertical

Abductores:
Oblicuo inferior
Oblicuo superior
Recto lateral

(I) Vistas superiores

Eje transversal

Elevadores:
Oblicuo inferior (*OI*)
Recto superior (*RS*)

Depresores:
Oblicuo superior
Recto inferior

(II) Vistas superiores

Eje anteroposterior

Rotadores:
Oblicuos superior o inferior
Rectos superior o inferior

Vista superior

Rotadores medios:
(rotación interna)
Recto superior
Oblicuo superior

Rotadores laterales:
(rotación externa)
Recto inferior
Oblicuo inferior

Vista anterior

(III)

A. Esquema: ojo derecho únicamente

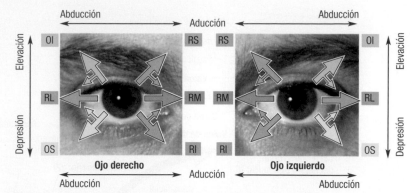

B. Vista anterior, movimientos individuales a partir de la posición primaria

TABLA 7-9 — Acciones de los músculos de la órbita a partir de la posición primaria[a]

Músculo	Acción principal		
	Eje horizontal (I)	Eje vertical (II)	Eje anteroposterior (III)
Recto superior (RS)	Eleva	Aduce	Gira medialmente (rotación interna)
Recto inferior (RI)	Baja	Aduce	Gira lateralmente (rotación externa)
Oblicuo superior (OS)	Baja	Abduce	Gira medialmente (rotación interna)
Oblicuo inferior (OI)	Eleva	Abduce	Gira lateralmente (rotación externa)
Recto medial (RM)	No procede	Aduce	No procede
Recto lateral (RL)	No procede	Abduce	No procede

[a]Posición primaria: mirada dirigida hacia delante.

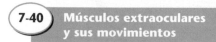

7-40 Músculos extraoculares y sus movimientos

A. Ejes, dirección muscular y movimientos del ojo derecho. La línea de tracción de los músculos, en relación con el bulbo ocular, y los ejes alrededor de los cuales se producen los movimientos. La orientación de la órbita es importante para comprender las acciones de los músculos extraoculares. El anillo tendinoso común (origen de los rectos), el origen del oblicuo inferior, y la tróclea del oblicuo superior se sitúan medialmente al bulbo ocular y a los ejes anteroposterior (A-P) y vertical. **(I)** Los rectos medio y lateral son los principales aductores y abductores del bulbo ocular. Sin embargo, cuando los movimientos se inician desde la posición primaria (mirada dirigida anteriormente a lo largo del eje A-P): 1) la línea de tracción de los músculos rectos superiores e inferiores discurre medial y anterior al eje vertical, dando lugar a acciones secundarias de aducción y 2) la línea de tracción de los músculos oblicuos superiores e inferiores pasa medial y posterior al eje vertical, dando lugar a acciones secundarias de abducción. **(II)** Tirando en direcciones opuestas con respecto al eje transversal, los músculos recto superior y oblicuo inferior son elevadores sinérgicos, y el recto inferior y el oblicuo superior son depresores sinérgicos. **(III)** La tracción medial producida por los músculos que se adhieren al bulbo ocular superior (recto superior y oblicuo) ejerce acciones secundarias de rotación medial (rotación interna), y la causada por los músculos que se adhieren al bulbo ocular inferior (recto inferior y oblicuo) da lugar a la rotación lateral (rotación externa). **B. Movimientos producidos por una contracción de cuatro músculos rectos y dos oblicuos, partiendo de la posición primaria.** Las *flechas grandes* indican los movimientos principales de los seis movimientos cardinales. Los movimientos en direcciones entre

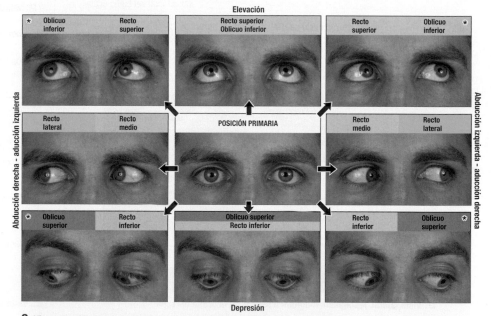

C. Vista anterior, movimientos individuales a partir de la posición primaria

Clave para C

Nervio oculomotor (NC III)   Nervio troclear (NC IV)   Nervio *abducens* (NC VI)

flechas grandes (p. ej., elevación o depresión vertical) requieren acciones sinérgicas de los músculos adyacentes. Los músculos emparejados de forma contralateral que trabajan sinérgicamente para dirigir la mirada binocular paralela se denominan *músculos cigomáticos*. Por ejemplo, el recto lateral derecho y el recto medio izquierdo actúan como músculos cigomáticos al dirigir la mirada hacia la derecha. **C. Movimientos anatómicos de los músculos extraoculares** (movimientos individuales directamente desde la posición primaria).

El ángulo de la mirada coincide con el ángulo del músculo
SOLO ELEVACIÓN

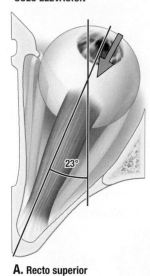

23°

A. Recto superior

El ángulo de la mirada coincide con el ángulo del músculo
SOLO DEPRESIÓN

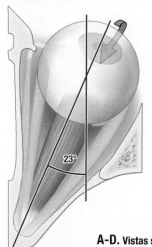

23°

A-D. Vistas superiores del ojo derecho

B. Recto inferior

El ángulo de la mirada coincide con el ángulo del músculo
SOLO DEPRESIÓN

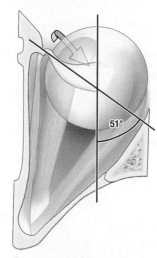

51°

C. Oblicuo superior

El ángulo de la mirada coincide con el ángulo del músculo
SOLO ELEVACIÓN

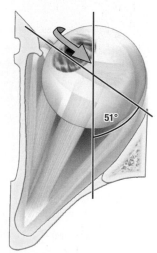

51°

D. Oblicuo inferior

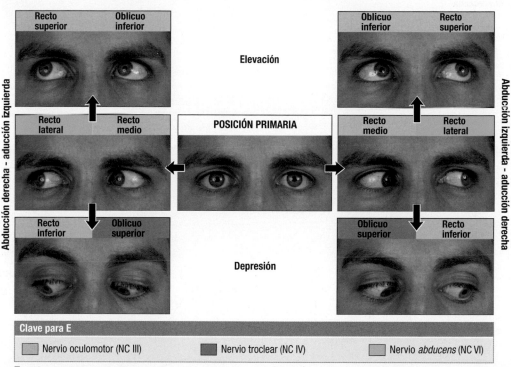

E. Vista anterior, pruebas clínicas para los movimientos secuenciales de los músculos extraoculares y los nervios craneales

---

Pruebas clínicas para los músculos extraoculares y los nervios motores (NC III, IV y VI)   **7-41**

A-B. Cuando el ojo es abducido inicialmente por el recto lateral (RL), solo los músculos rectos pueden producir elevación y depresión. **C-D.** Cuando un ojo es aducido por el recto medio (RM), solo los músculos oblicuos pueden producir estos movimientos. **E. Pruebas clínicas para los músculos extraoculares mediante secuencias de dos movimientos** (elevación o depresión después de la mirada a la izquierda o la derecha). Siguiendo los movimientos del dedo del examinador, la pupila se mueve en un patrón de «H» extendida para aislar y probar los músculos extraoculares individuales y la integridad de sus nervios.

• La **parálisis completa del nervio oculomotor** afecta a cuatro de los seis músculos oculares, al elevador del párpado superior y al esfínter de la pupila. El párpado superior cae (**ptosis**) y no puede levantarse

voluntariamente debido a la actividad sin oposición del orbicular (inervado por el nervio facial). La pupila también está totalmente dilatada y no reacciona debido a los dilatadores de pupilas que actúan sin oposición. La pupila está totalmente abducida y deprimida («abajo y afuera») debido a la actividad sin oposición del recto lateral y del oblicuo superior, respectivamente.

• Una **lesión del nervio abducens** provoca la pérdida de la mirada lateral hacia el lado ipsilateral debido a la parálisis del músculo recto lateral. Al mirar en sentido anterior, el ojo se desvía medialmente debido a la ausencia de un tono de reposo normal en el recto lateral, lo que provoca diplopía (visión doble).

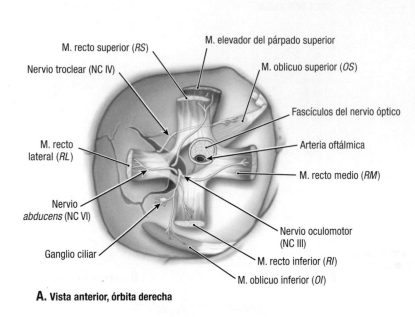

A. Vista anterior, órbita derecha

M. recto superior (*RS*)
Nervio troclear (NC IV)
M. recto lateral (*RL*)
Nervio *abducens* (NC VI)
Ganglio ciliar
M. elevador del párpado superior
M. oblicuo superior (*OS*)
Fascículos del nervio óptico
Arteria oftálmica
M. recto medio (*RM*)
Nervio oculomotor (NC III)
M. recto inferior (*RI*)
M. oblicuo inferior (*OI*)

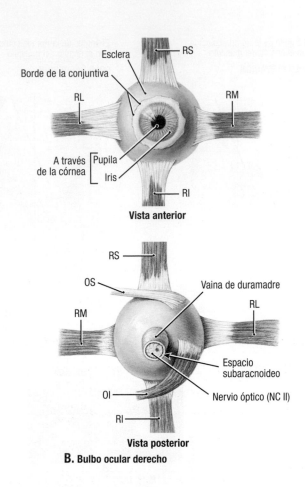

Esclera
Borde de la conjuntiva
RS
RL
RM
A través de la córnea [Pupila, Iris]
RI

Vista anterior

RS
OS
RM
Vaina de duramadre
RL
Espacio subaracnoideo
Nervio óptico (NC II)
OI
RI

Vista posterior

B. Bulbo ocular derecho

7-42 **Nervios y músculos de la órbita**

A. Músculos y nervios tras la enucleación del bulbo ocular. **B.** Músculos del bulbo ocular.

7-43 **Relación entre nervios y músculos en el ápice de la órbita**

Tumores orbitarios. Debido a la proximidad del nervio óptico a los senos esfenoidales y etmoidales posteriores, un tumor maligno en estos senos puede erosionar las finas paredes óseas de la órbita y comprimir el nervio óptico y el contenido orbitario. Los tumores en la órbita producen **exoftalmos** (protrusión del bulbo ocular). Los tumores de la fosa craneal media entran en la cavidad orbitaria a través de la fisura orbitaria superior. Los tumores de la fosa temporal o infratemporal entran en la órbita a través de la fisura orbitaria inferior.

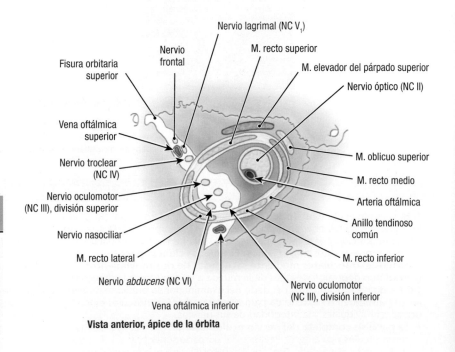

Nervio lagrimal (NC V₁)
Nervio frontal
M. recto superior
Fisura orbitaria superior
M. elevador del párpado superior
Nervio óptico (NC II)
Vena oftálmica superior
Nervio troclear (NC IV)
Nervio oculomotor (NC III), división superior
Nervio nasociliar
M. recto lateral
Nervio *abducens* (NC VI)
Vena oftálmica inferior
M. oblicuo superior
M. recto medio
Arteria oftálmica
Anillo tendinoso común
M. recto inferior
Nervio oculomotor (NC III), división inferior

Vista anterior, ápice de la órbita

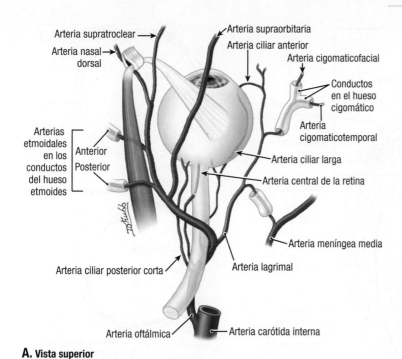

Arteria supratroclear

Arteria nasal dorsal

Arteria supraorbitaria

Arteria ciliar anterior

Arteria cigomaticofacial

Conductos en el hueso cigomático

Arteria cigomaticotemporal

Arterias etmoidales en los conductos del hueso etmoides
- Anterior
- Posterior

Arteria ciliar larga

Arteria central de la retina

Arteria meníngea media

Arteria ciliar posterior corta

Arteria lagrimal

Arteria oftálmica

Arteria carótida interna

A. Vista superior

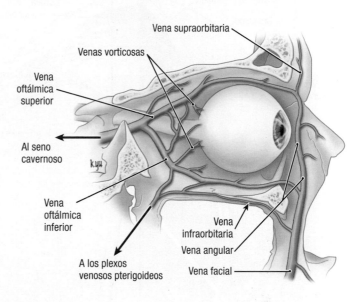

Vena supraorbitaria

Venas vorticosas

Vena oftálmica superior

Al seno cavernoso

Vena oftálmica inferior

A los plexos venosos pterigoideos

Vena infraorbitaria

Vena angular

Vena facial

B. Vista lateral

Arterias y venas de la órbita

7-44

A. Arterias. Obstrucción de la arteria central de la retina. Las ramas terminales de la arteria central de la retina son arterias terminales. La obstrucción de la arteria por un émbolo provoca una ceguera instantánea y total. La obstrucción de la arteria suele ser unilateral y se produce en personas mayores. **B. Venas.** Las venas oftálmicas superior e inferior reciben a las venas vorticosas del bulbo ocular y drenan en el seno cavernoso posteriormente y en el plexo pterigoideo inferiormente. Se comunican con las venas faciales y supraorbitarias en sentido anterior.

- Las venas faciales hacen conexiones clínicamente importantes con el seno cavernoso a través de las venas oftálmicas superiores. La **trombosis del seno cavernoso** suele ser el resultado de infecciones en la órbita, los senos nasales y la parte superior de la cara (el triángulo de peligro). En las personas con tromboflebitis de la vena facial, los trozos de un trombo infectado pueden extenderse al seno cavernoso produciendo una **tromboflebitis del seno cavernoso.** La infección suele afectar inicialmente a un solo seno, pero puede extenderse al lado opuesto a través de los senos intercavernosos.

- **Bloqueo de la vena central de la retina.** La vena central de la retina entra en el seno cavernoso. La tromboflebitis de este seno puede provocar el paso de un trombo a la vena central de la retina y producir una obstrucción en una de las pequeñas venas retinianas. La oclusión de una rama de la vena central de la retina suele provocar una pérdida de visión lenta e indolora.

TABLA 7-10	Arterias de la órbita	
Arteria	**Origen**	**Curso y distribución**
Oftálmica	Arteria carótida interna	Atraviesa el foramen óptico para llegar a la cavidad orbitaria
Central de la retina		Discurre en la vaina de duramadre del nervio óptico, entrando en el nervio cerca del bulbo ocular; aparece en el centro del disco óptico; irriga la retina óptica (excepto conos y bastones)
Supraorbitaria		Pasa superior y posteriormente desde el foramen supraorbitario para irrigar la frente y la piel cabelluda
Supratroclear		Pasa del margen supraorbitario a la frente y a la piel cabelluda
Lagrimal		Pasa por el borde superior del músculo recto lateral para irrigar la glándula lagrimal, la conjuntiva y los párpados
Nasal dorsal	Arteria oftálmica	Recorre la cara dorsal de la nariz e irriga su superficie
Ciliar posterior corta		Atraviesa la esclera en la periferia del nervio óptico para irrigar la coroides, que a su vez irriga los conos y bastones de la retina óptica
Ciliar posterior larga		Atraviesa la esclera para irrigar el cuerpo ciliar y el iris
Etmoidal posterior		Pasa a través del foramen etmoidal posterior a las celdillas etmoidales posteriores
Etmoidal anterior		Discurre a través del foramen etmoidal anterior a la fosa craneal anterior; irriga las celdillas etmoidales anteriores y medias, el seno frontal, la cavidad nasal y la piel del dorso de la nariz
Ciliar anterior	Ramas musculares de las arterias oftálmica e infraorbitaria	Perfora la esclera en las uniones de los músculos rectos y forma una red en el iris y el cuerpo ciliar
Infraorbitaria	Tercera porción de la arteria maxilar	Pasa por el surco infraorbitario y sale por el foramen infraorbitario hacia la cara

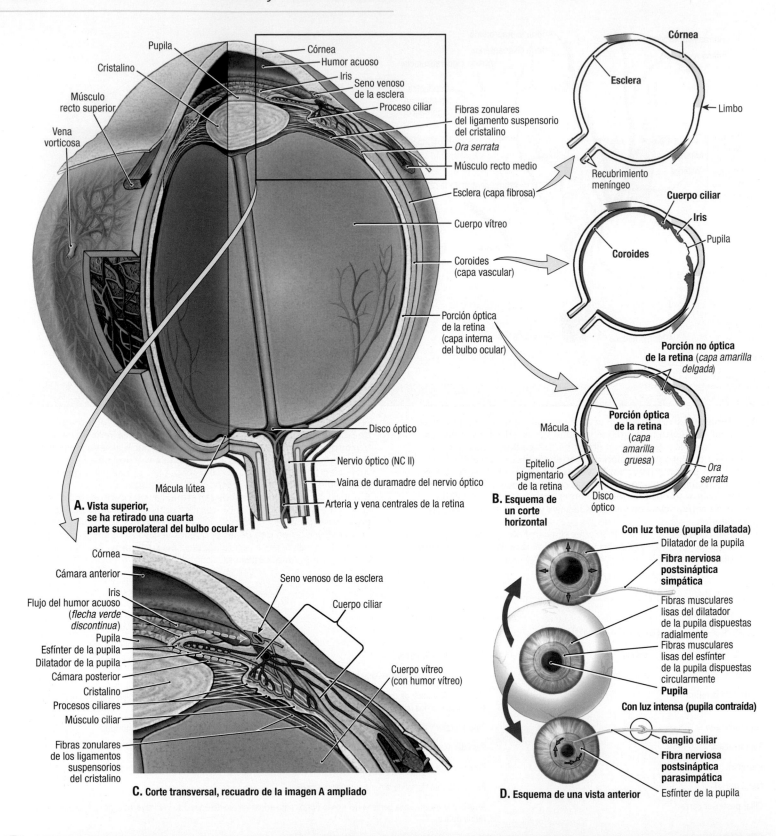

Pupila
Cristalino
Músculo recto superior
Vena vorticosa

Córnea
Humor acuoso
Iris
Seno venoso de la esclera
Proceso ciliar

Fibras zonulares del ligamento suspensorio del cristalino
Ora serrata
Músculo recto medio
Esclera (capa fibrosa)
Cuerpo vítreo
Coroides (capa vascular)
Porción óptica de la retina (capa interna del bulbo ocular)

Disco óptico
Nervio óptico (NC II)
Vaina de duramadre del nervio óptico
Arteria y vena centrales de la retina

Mácula lútea

A. Vista superior, se ha retirado una cuarta parte superolateral del bulbo ocular

Córnea
Esclera
Limbo
Recubrimiento meníngeo

Cuerpo ciliar
Iris
Pupila
Coroides

Porción no óptica de la retina (*capa amarilla delgada*)
Mácula
Porción óptica de la retina (*capa amarilla gruesa*)
Epitelio pigmentario de la retina
Disco óptico
Ora serrata

B. Esquema de un corte horizontal

Córnea
Cámara anterior
Iris
Flujo del humor acuoso (*flecha verde discontinua*)
Pupila
Esfínter de la pupila
Dilatador de la pupila
Cámara posterior
Cristalino
Procesos ciliares
Músculo ciliar
Fibras zonulares de los ligamentos suspensorios del cristalino

Seno venoso de la esclera
Cuerpo ciliar
Cuerpo vítreo (con humor vítreo)

C. Corte transversal, recuadro de la imagen A ampliado

Con luz tenue (pupila dilatada)
Dilatador de la pupila
Fibra nerviosa postsináptica simpática
Fibras musculares lisas del dilatador de la pupila dispuestas radialmente
Fibras musculares lisas del esfínter de la pupila dispuestas circularmente
Pupila
Con luz intensa (pupila contraída)
Ganglio ciliar
Fibra nerviosa postsináptica parasimpática
Esfínter de la pupila

D. Esquema de una vista anterior

7-45 **Ilustración de un bulbo ocular disecado**

A. Partes del bulbo ocular. B. Capas (recubrimientos) del bulbo ocular. C. Segmento anterior. D. Estructura y función del iris. El humor acuoso es producido por los procesos ciliares y proporciona nutrientes a la córnea avascular y al cristalino; el humor acuoso drena en el seno venoso escleral (también llamado *seno venoso escleral* o *conducto de Schlemm*). **Glaucoma.** Si el drenaje del humor acuoso se reduce significativamente, la presión se acumula en las cámaras del ojo (glaucoma). Puede producir ceguera por la compresión de la capa interna de la retina y de las arterias retinianas, si no se reduce la producción de humor acuoso para mantener una presión intraocular normal.

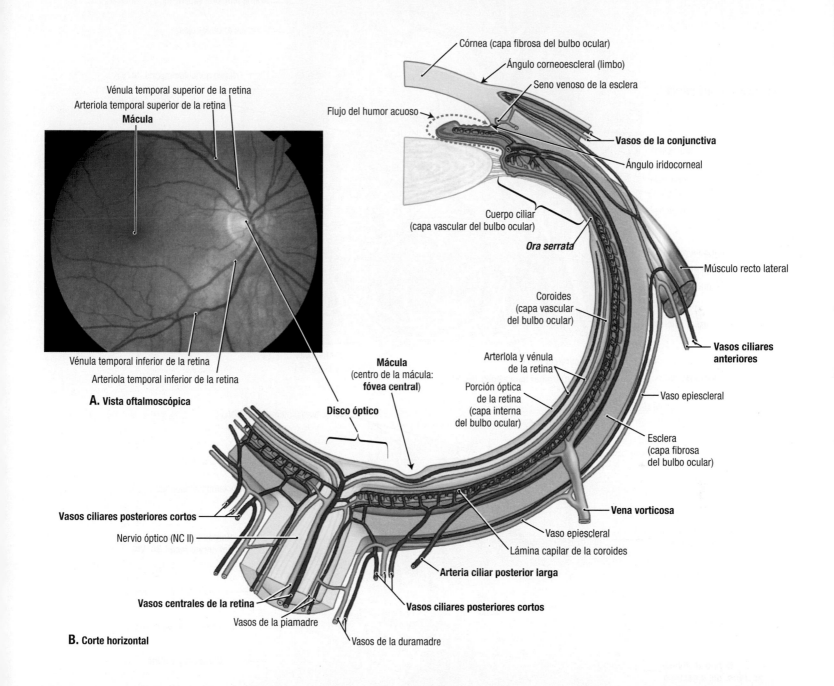

A. Vista oftalmoscópica

Vénula temporal superior de la retina
Arteriola temporal superior de la retina
Mácula

Vénula temporal inferior de la retina
Arteriola temporal inferior de la retina

Córnea (capa fibrosa del bulbo ocular)
Ángulo corneoescleral (limbo)
Seno venoso de la esclera
Flujo del humor acuoso
Vasos de la conjunctiva
Ángulo iridocorneal
Cuerpo ciliar
(capa vascular del bulbo ocular)
Ora serrata
Músculo recto lateral
Coroides
(capa vascular
del bulbo ocular)
Arteriola y vénula
de la retina
**Vasos ciliares
anteriores**
Porción óptica
de la retina
(capa interna
del bulbo ocular)
Vaso epiescleral
Esclera
(capa fibrosa
del bulbo ocular)

Mácula
(centro de la mácula:
fóvea central)
Disco óptico

Vasos ciliares posteriores cortos
Nervio óptico (NC II)
Vena vorticosa
Vaso epiescleral
Lámina capilar de la coroides
Arteria ciliar posterior larga
Vasos centrales de la retina
Vasos de la piamadre
Vasos ciliares posteriores cortos

B. Corte horizontal
Vasos de la duramadre

A. Fondo de ojo derecho, vista oftalmoscópica. Las vénulas de la retina (más anchas) y las arteriolas de la retina (más estrechas) irradian desde el centro del disco óptico ovalado, formado en relación con la entrada del nervio óptico en el bulbo ocular. La zona redonda y oscura lateral al disco es la mácula; las ramas de los vasos se extienden hasta esta zona pero no llegan a su centro, la fóvea central, un punto deprimido que es la zona de visión más aguda. Es avascular pero, como el resto de la capa más externa (conos y bastones) de la retina, se nutre de la lamina capilar de la coroides adyacente. El aumento de la presión intracraneal se transmite a través del líquido cerebroespinal en el espacio subaracnoideo que rodea al nervio óptico, provocando la protrusión del disco óptico. La protuberancia, denominada *edema de papila*, es evidente durante la oftalmoscopia. **B. Irrigación sanguínea al bulbo ocu-** lar. El bulbo ocular tiene tres capas: 1) la capa externa, fibrosa, son la esclera y la córnea; 2) la capa media, vascular, son la coroides, el cuerpo ciliar y el iris, y 3) la capa interna, nerviosa o retina, consiste en una capa de células pigmentarias y una capa nerviosa. La arteria central de la retina, rama de la arteria oftálmica, es una arteria terminal. De las ocho arterias ciliares posteriores, seis son arterias ciliares posteriores cortas y abastecen a la coroides, que a su vez nutre la capa externa avascular de la retina. Dos largas arterias ciliares posteriores, una a cada lado del bulbo ocular, discurren entre la esclera y la coroides para anastomosarse con las arterias ciliares anteriores, que derivan de ramas musculares. La coroides es drenada por las venas ciliares posteriores y por cuatro o cinco venas vorticosas que drenan en las venas oftálmicas.

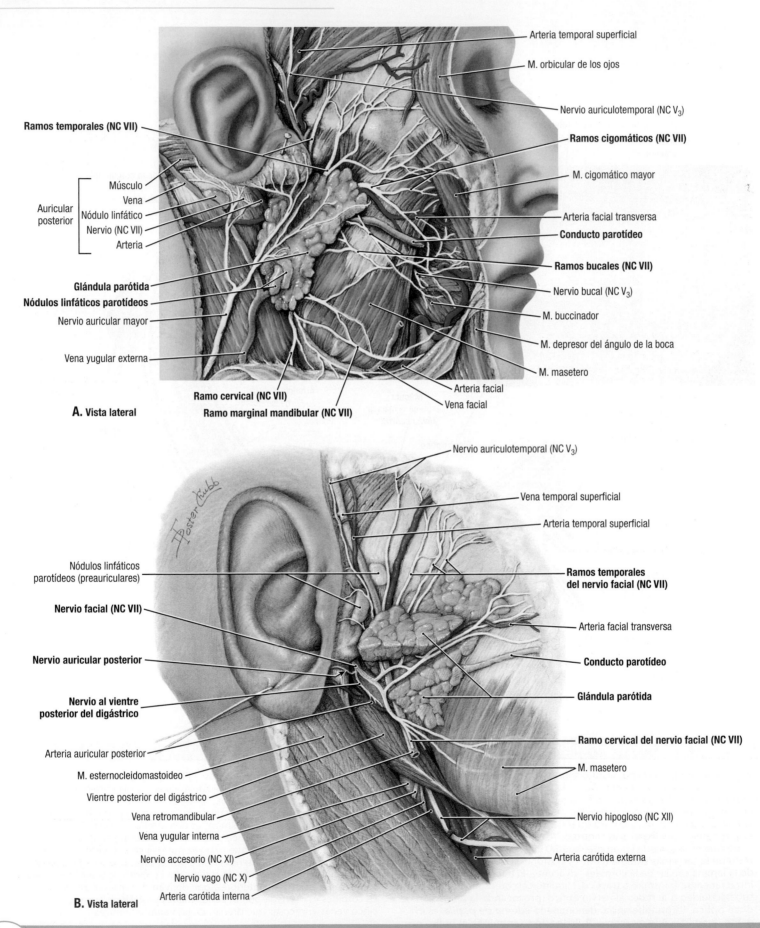

Arteria temporal superficial

M. orbicular de los ojos

Nervio auriculotemporal (NC V₃)

Ramos temporales (NC VII)

Ramos cigomáticos (NC VII)

M. cigomático mayor

Auricular posterior
- Músculo
- Vena
- Nódulo linfático
- Nervio (NC VII)
- Arteria

Arteria facial transversa

Conducto parotídeo

Ramos bucales (NC VII)

Glándula parótida

Nódulos linfáticos parotídeos

Nervio auricular mayor

Nervio bucal (NC V₃)

M. buccinador

M. depresor del ángulo de la boca

Vena yugular externa

M. masetero

Arteria facial

Vena facial

Ramo cervical (NC VII)

Ramo marginal mandibular (NC VII)

A. Vista lateral

Nervio auriculotemporal (NC V₃)

Vena temporal superficial

Arteria temporal superficial

Nódulos linfáticos parotídeos (preauriculares)

Ramos temporales del nervio facial (NC VII)

Nervio facial (NC VII)

Arteria facial transversa

Nervio auricular posterior

Conducto parotídeo

Nervio al vientre posterior del digástrico

Glándula parótida

Arteria auricular posterior

M. esternocleidomastoideo

Ramo cervical del nervio facial (NC VII)

Vientre posterior del digástrico

M. masetero

Vena retromandibular

Vena yugular interna

Nervio hipogloso (NC XII)

Nervio accesorio (NC XI)

Nervio vago (NC X)

Arteria carótida externa

Arteria carótida interna

B. Vista lateral

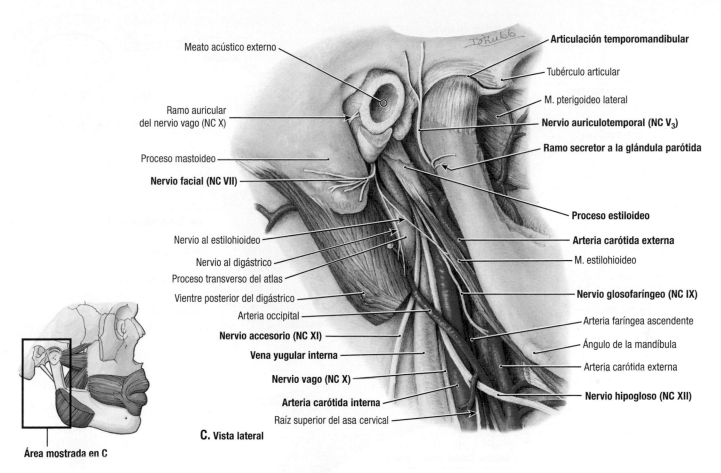

Meato acústico externo

Ramo auricular del nervio vago (NC X)

Proceso mastoideo

Nervio facial (NC VII)

Nervio al estilohioideo

Nervio al digástrico

Proceso transverso del atlas

Vientre posterior del digástrico

Arteria occipital

Nervio accesorio (NC XI)

Vena yugular interna

Nervio vago (NC X)

Arteria carótida interna

Raíz superior del asa cervical

Articulación temporomandibular

Tubérculo articular

M. pterigoideo lateral

Nervio auriculotemporal (NC V₃)

Ramo secretor a la glándula parótida

Proceso estiloideo

Arteria carótida externa

M. estilohioideo

Nervio glosofaríngeo (NC IX)

Arteria faríngea ascendente

Ángulo de la mandíbula

Arteria carótida externa

Nervio hipogloso (NC XII)

C. Vista lateral

Área mostrada en C

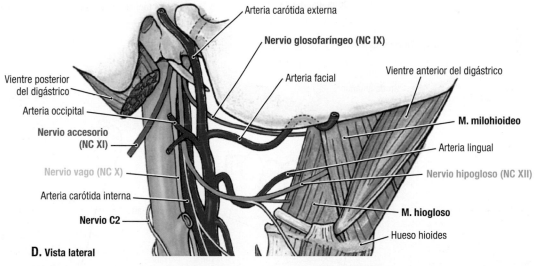

Arteria carótida externa

Nervio glosofaríngeo (NC IX)

Arteria facial

Vientre anterior del digástrico

Vientre posterior del digástrico

Arteria occipital

Nervio accesorio (NC XI)

Nervio vago (NC X)

Arteria carótida interna

Nervio C2

M. milohioideo

Arteria lingual

Nervio hipogloso (NC XII)

M. hiogloso

Hueso hioides

D. Vista lateral

Región parotídea (continuación)   **7-47**

A. Disección superficial. B. Disección profunda con extracción de parte de la glándula. Durante la **parotidectomía** (escisión quirúrgica de la glándula parótida), la identificación, disección y preservación del nervio facial son fundamentales. La glándula parótida tiene partes superficiales y partes profundas. En la parotidectomía se extirpa la parte superficial y luego se puede retraer el plexo para eliminar la parte profunda. **C. Disección profunda tras la extirpación de la glándula parótida y el pabellón auricular.** El nervio facial, el vientre posterior del músculo digástrico y su nervio se retraen; la arteria carótida externa,

el músculo y el nervio del estilohioideo permanecen *in situ*. La vena yugular interna, la arteria carótida interna y los nervios glosofaríngeo (NC IX), vago (NC X), accesorio (NC XI) e hipogloso (NC XII) se cruzan por delante del proceso transverso del atlas y profundo en el proceso estiloideo. **D. Relación entre nervios y vasos.**

Parálisis del nervio hipogloso. Un traumatismo, como una fractura de mandíbula, puede lesionar el nervio hipogloso (NC XII), lo que provoca una parálisis y una eventual atrofia de un lado de la lengua. La lengua se desvía hacia el lado paralizado durante la protrusión.

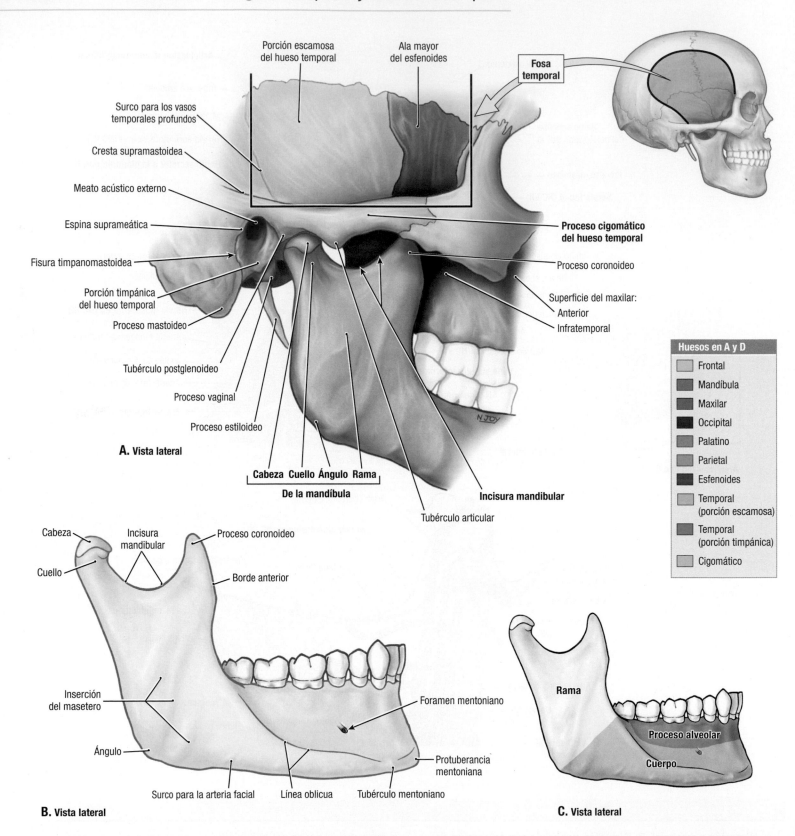

Porción escamosa del hueso temporal

Ala mayor del esfenoides

Fosa temporal

Surco para los vasos temporales profundos

Cresta supramastoidea

Meato acústico externo

Espina suprameática

Fisura timpanomastoidea

Porción timpánica del hueso temporal

Proceso mastoideo

Tubérculo postglenoideo

Proceso vaginal

Proceso estiloideo

A. Vista lateral

Proceso cigomático del hueso temporal

Proceso coronoideo

Superficie del maxilar:
Anterior
Infratemporal

Cabeza Cuello Ángulo Rama
De la mandíbula

Incisura mandibular

Tubérculo articular

Huesos en A y D

- Frontal
- Mandíbula
- Maxilar
- Occipital
- Palatino
- Parietal
- Esfenoides
- Temporal (porción escamosa)
- Temporal (porción timpánica)
- Cigomático

Cabeza

Incisura mandíbular

Cuello

Proceso coronoideo

Borde anterior

Inserción del masetero

Ángulo

Foramen mentoniano

Protuberancia mentoniana

Surco para la arteria facial

Línea oblicua

Tubérculo mentoniano

B. Vista lateral

Rama

Proceso alveolar

Cuerpo

C. Vista lateral

A. Huesos y características óseas. Obsérvese que, superficialmente, el proceso cigomático del hueso temporal es el límite superior entre la fosa temporal y el límite inferior de la fosa infratemporal. **B. Superficie externa de la mandíbula. C. Partes de la mandíbula.**

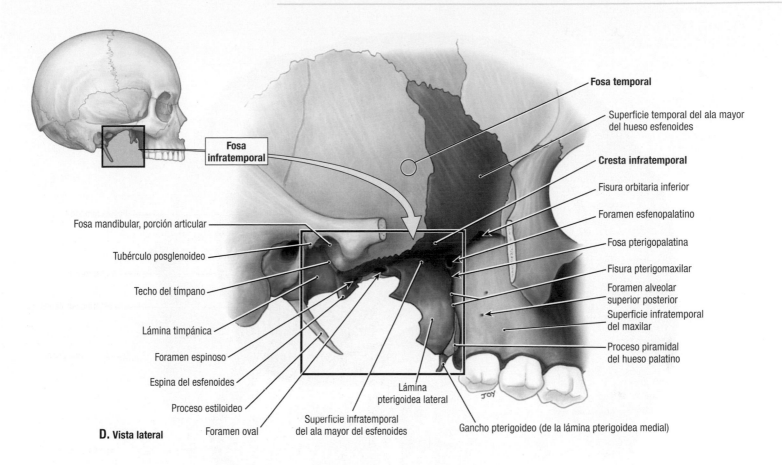

Fosa temporal

Superficie temporal del ala mayor del hueso esfenoides

Cresta infratemporal

Fisura orbitaria inferior

Foramen esfenopalatino

Fosa pterigopalatina

Fisura pterigomaxilar

Foramen alveolar superior posterior

Superficie infratemporal del maxilar

Proceso piramidal del hueso palatino

Fosa mandibular, porción articular

Tubérculo posglenoideo

Techo del tímpano

Lámina timpánica

Foramen espinoso

Espina del esfenoides

Proceso estiloideo

Foramen oval

Superficie infratemporal del ala mayor del esfenoides

Lámina pterigoidea lateral

Gancho pterigoideo (de la lámina pterigoidea medial)

Fosa infratemporal

D. Vista lateral

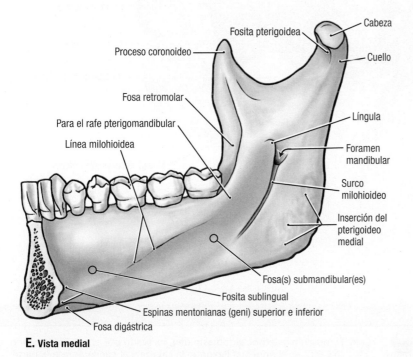

Fosita pterigoidea

Cabeza

Proceso coronoideo

Cuello

Fosa retromolar

Para el rafe pterigomandibular

Línea milohioidea

Língula

Foramen mandibular

Surco milohioideo

Inserción del pterigoideo medial

Fosa(s) submandibular(es)

Fosita sublingual

Espinas mentonianas (geni) superior e inferior

Fosa digástrica

E. Vista medial

Fosas temporal e infratemporal, mandíbula (*continuación*)

7-48

D. Huesos y características óseas de la fosa infratemporal. La mandíbula y parte del arco cigomático han sido retirados. En profundidad, la cresta infratemporal separa las fosas temporal e infratemporal. **E. Superficie interior de la mandíbula.**

• La región temporal es la región de la cabeza que incluye la zona lateral de la piel cabelluda y los tejidos blandos más profundos que recubren la fosa temporal del cráneo, superior al arco cigomático. La fosa temporal, ocupada principalmente por la porción superior del músculo temporal, está delimitada por las líneas temporales inferiores (*véase* fig. 7-3B).

• La fosa infratemporal es un espacio de forma irregular profundo e inferior al arco cigomático, profundo en la rama de la mandíbula y posterior al maxilar. Se comunica con la fosa temporal a través del intervalo entre el arco cigomático y los huesos craneales.

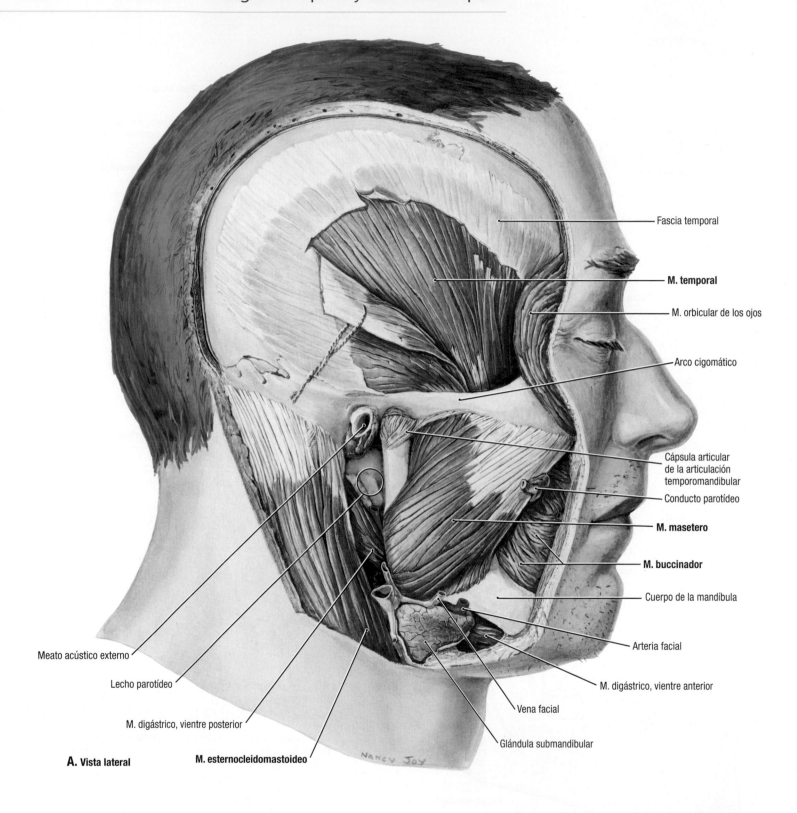

Fascia temporal

M. temporal

M. orbicular de los ojos

Arco cigomático

Cápsula articular
de la articulación
temporomandibular

Conducto parotídeo

M. masetero

M. buccinador

Cuerpo de la mandíbula

Arteria facial

M. digástrico, vientre anterior

Vena facial

Glándula submandibular

Meato acústico externo

Lecho parotídeo

M. digástrico, vientre posterior

A. Vista lateral   **M. esternocleidomastoideo**

NANCY JOY

7-49   **Temporal y masetero**

A. Disección superficial.

- Los músculos temporal y masetero son inervados por el nervio mandibular (NC V₃) y ambos elevan la mandíbula. El músculo buccinador, inervado por el nervio facial (NC VII), funciona durante la masticación para mantener los alimentos entre los dientes, pero no actúa sobre la mandíbula.

- El músculo esternocleidomastoideo, inervado por el nervio accesorio (NC XI), es el principal flexor de la cabeza y el cuello; forma la parte lateral del límite posterior de la región parotídea/lecho parotídeo.

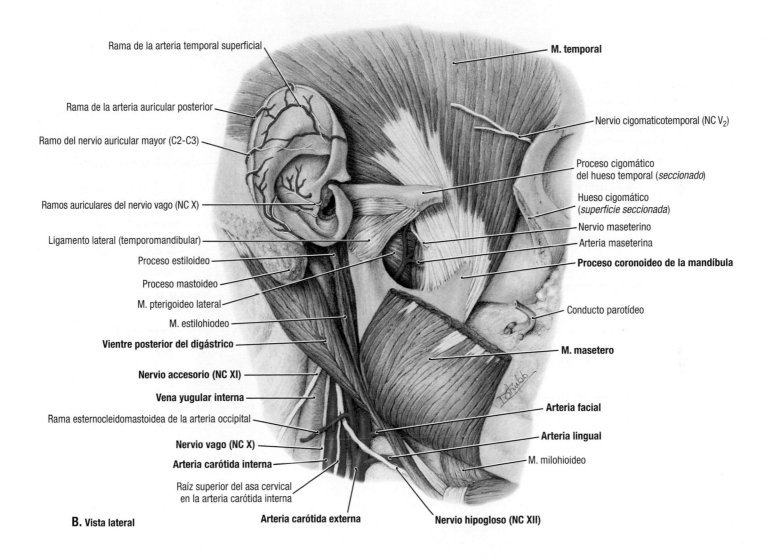

Rama de la arteria temporal superficial

M. temporal

Rama de la arteria auricular posterior

Nervio cigomaticotemporal (NC V$_2$)

Ramo del nervio auricular mayor (C2-C3)

Proceso cigomático
del hueso temporal (*seccionado*)

Hueso cigomático
(*superficie seccionada*)

Ramos auriculares del nervio vago (NC X)

Nervio maseterino

Arteria maseterina

Ligamento lateral (temporomandibular)

Proceso coronoideo de la mandíbula

Proceso estiloideo

Proceso mastoideo

M. pterigoideo lateral

Conducto parotídeo

M. estilohioideo

Vientre posterior del digástrico

M. masetero

Nervio accesorio (NC XI)

Vena yugular interna

Arteria facial

Rama esternocleidomastoidea de la arteria occipital

Arteria lingual

Nervio vago (NC X)

M. milohioideo

Arteria carótida interna

Raíz superior del asa cervical
en la arteria carótida interna

B. Vista lateral

Arteria carótida externa

Nervio hipogloso (NC XII)

B. Disección profunda.
- Se han eliminado partes del arco cigomático y del músculo masetero para exponer la unión del músculo temporal al proceso coronoideo de la mandíbula.
- Se ha retirado la vaina carotídea que rodea la vena yugular interna, la

arteria carótida interna y el nervio vago (NC X). La arteria carótida externa y sus ramas linguales, faciales y occipitales, así como los nervios accesorio (NC XI) e hipogloso (NC XII), cruzan medialmente al vientre posterior del músculo digástrico.

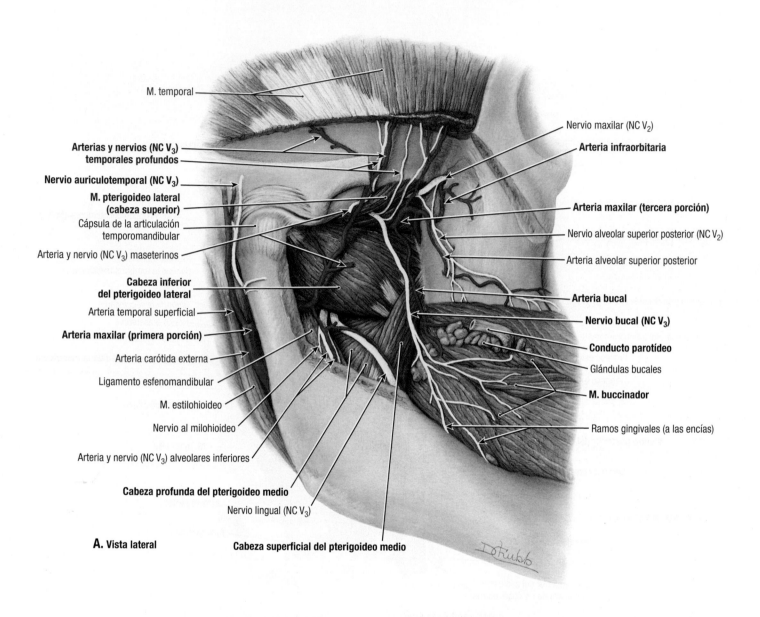

M. temporal

Arterias y nervios (NC V₃) temporales profundos

Nervio auriculotemporal (NC V₃)

M. pterigoideo lateral (cabeza superior)

Cápsula de la articulación temporomandibular

Arteria y nervio (NC V₃) maseterinos

Cabeza inferior del pterigoideo lateral

Arteria temporal superficial

Arteria maxilar (primera porción)

Arteria carótida externa

Ligamento esfenomandibular

M. estilohioideo

Nervio al milohioideo

Arteria y nervio (NC V₃) alveolares inferiores

Cabeza profunda del pterigoideo medio

Nervio lingual (NC V₃)

A. Vista lateral

Cabeza superficial del pterigoideo medio

Nervio maxilar (NC V₂)

Arteria infraorbitaria

Arteria maxilar (tercera porción)

Nervio alveolar superior posterior (NC V₂)

Arteria alveolar superior posterior

Arteria bucal

Nervio bucal (NC V₃)

Conducto parotídeo

Glándulas bucales

M. buccinador

Ramos gingivales (a las encías)

7-50   **Región infratemporal**

A. Disección superficial.
- La arteria maxilar, la mayor de las dos ramas terminales de la carótida externa, se divide en tres partes en relación con el músculo pterigoideo lateral.
- El buccinador es atravesado por el conducto parotídeo, los conductos de las glándulas bucales y las ramas sensitivas del nervio bucal.
- El músculo pterigoideo lateral surge de dos cabezas, una cabeza de la pared superior y la otra cabeza de la superficie lateral de la lámina pterigoidea lateral; ambas cabezas se insertan en relación con la articulación temporomandibular: la cabeza superior se adhiere principalmente al disco articular de la articulación y la cabeza inferior

principalmente a la cara anterior del cuello de la mandíbula (fosita pterigoidea).
- Debido a la estrecha relación de los nervios facial y auriculotemporal con la articulación temporomandibular (ATM), durante las **intervenciones quirúrgicas en la articulación temporomandibular** hay que tener cuidado de preservar tanto los ramos del nervio facial que la recubren, así como los ramos articulares del nervio auriculotemporal que entran en la parte posterior de la articulación. La lesión de los ramos articulares del nervio auriculotemporal que inervan la ATM (asociada con la dislocación traumática y la rotura de la cápsula articular y del ligamento lateral) provoca laxitud e inestabilidad de la ATM.

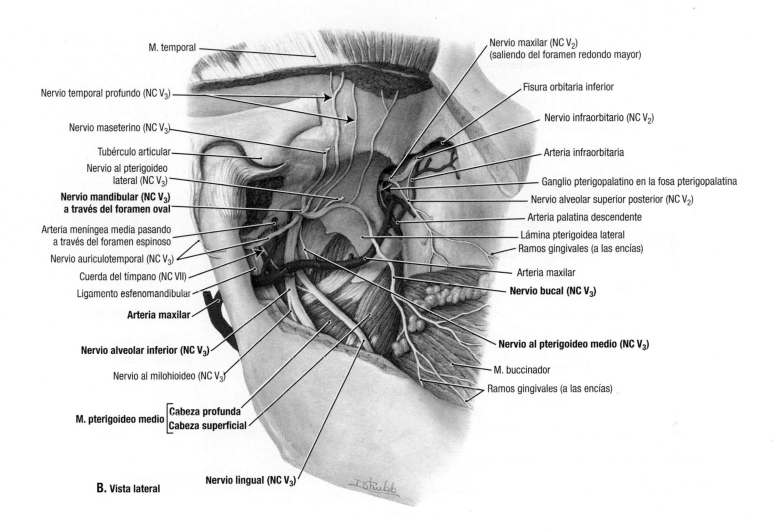

M. temporal

Nervio temporal profundo (NC V₃)

Nervio maseterino (NC V₃)

Tubérculo articular

Nervio al pterigoideo lateral (NC V₃)

Nervio mandibular (NC V₃) a través del foramen oval

Arteria meníngea media pasando a través del foramen espinoso

Nervio auriculotemporal (NC V₃)

Cuerda del tímpano (NC VII)

Ligamento esfenomandibular

Arteria maxilar

Nervio alveolar inferior (NC V₃)

Nervio al milohioideo (NC V₃)

M. pterigoideo medio ⎡ **Cabeza profunda**
⎣ **Cabeza superficial**

B. Vista lateral

Nervio maxilar (NC V₂) (saliendo del foramen redondo mayor)

Fisura orbitaria inferior

Nervio infraorbitario (NC V₂)

Arteria infraorbitaria

Ganglio pterigopalatino en la fosa pterigopalatina

Nervio alveolar superior posterior (NC V₂)

Arteria palatina descendente

Lámina pterigoidea lateral

Ramos gingivales (a las encías)

Arteria maxilar

Nervio bucal (NC V₃)

Nervio al pterigoideo medio (NC V₃)

M. buccinador

Ramos gingivales (a las encías)

Nervio lingual (NC V₃)

Región infratemporal *(continuación)* **7-50**

B. Disección más profunda.
- El músculo pterigoideo lateral y la mayoría de las ramas de la arteria maxilar se han eliminado para exponer el nervio mandibular (NC V₃) que entra en la fosa infratemporal a través del foramen oval y la arteria meníngea media que pasa por el foramen espinoso.
- La cabeza profunda del músculo pterigoideo medial surge de la superficie medial de la lámina pterigoidea lateral y del proceso piramidal del hueso palatino. Tiene una cabeza pequeña y superficial que surge de la tuberosidad del maxilar.
- Los nervios alveolar inferior y lingual descienden sobre el músculo pterigoideo medial. El nervio alveolar inferior emite el nervio al milohioideo

y el nervio al vientre anterior del músculo digástrico, y el nervio lingual recibe la cuerda del tímpano, que lleva fibras parasimpáticas secretoras y fibras del gusto.
- Los nervios motores que surgen del NC V₃ irrigan los cuatro músculos de la masticación: el masetero, el temporal y los pterigoideos lateral y medial. El nervio bucal del nervio mandibular es sensitivo; el ramo bucal del nervio facial es la inervación motora del músculo buccinador.
- Para realizar un **bloqueo del nervio mandibular**, se inyecta un anestésico cerca del nervio mandibular, donde entra en la fosa infratemporal. Este bloqueo suele anestesiar los ramos auriculotemporal, alveolar inferior, lingual y bucal del nervio mandibular.

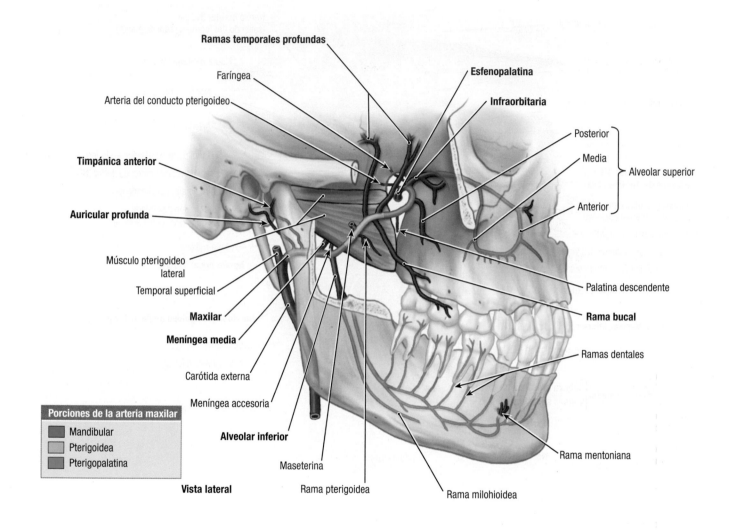

Ramas temporales profundas

Faríngea

Arteria del conducto pterigoideo

Esfenopalatina

Infraorbitaria

Posterior

Media

Alveolar superior

Anterior

Timpánica anterior

Auricular profunda

Músculo pterigoideo lateral

Temporal superficial

Maxilar

Meníngea media

Carótida externa

Meníngea accesoria

Palatina descendente

Rama bucal

Ramas dentales

Rama mentoniana

Porciones de la arteria maxilar

■ Mandibular
□ Pterigoidea
■ Pterigopalatina

Alveolar inferior

Maseterina

Vista lateral

Rama pterigoidea

Rama milohioidea

7-51 **Ramas de la arteria maxilar**

- La arteria maxilar nace en el cuello de la mandíbula y está dividida en tres porciones (mandibular, pterigoidea y pterigopalatina) por el músculo pterigoideo lateral; puede pasar medial o lateral al pterigoideo lateral.
- Las ramas de la *primera porción (mandibular)* pasan a través de forámenes o canales: el auricular profundo al meato acústico externo, el timpánico anterior a la cavidad timpánica, el meníngeo medio y el accesorio a la cavidad craneal, y el alveolar inferior a la mandíbula y los dientes.

- Las ramas de la *segunda porción (pterigoidea)*, directamente relacionadas con el músculo pterigoideo lateral, irrigan los músculos a través de las ramas maseterina, temporal profunda, pterigoidea y bucal.
- Las ramas de la *tercera porción (pterigopalatina)* (arterias alveolar posterior superior, infraorbitaria, palatina descendente y esfenopalatina) nacen inmediatamente proximales a la fosa pterigopalatina y dentro de ella.

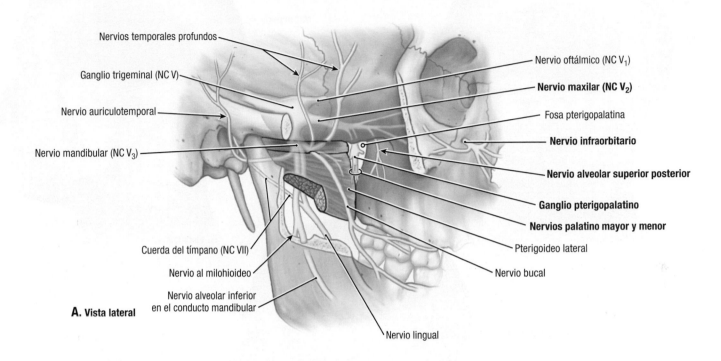

Nervios temporales profundos

Ganglio trigeminal (NC V)

Nervio auriculotemporal

Nervio mandibular (NC V₃)

Cuerda del tímpano (NC VII)

Nervio al milohioideo

Nervio alveolar inferior
en el conducto mandibular

A. Vista lateral

Nervio oftálmico (NC V₁)

Nervio maxilar (NC V₂)

Fosa pterigopalatina

Nervio infraorbitario

Nervio alveolar superior posterior

Ganglio pterigopalatino

Nervios palatino mayor y menor

Pterigoideo lateral

Nervio bucal

Nervio lingual

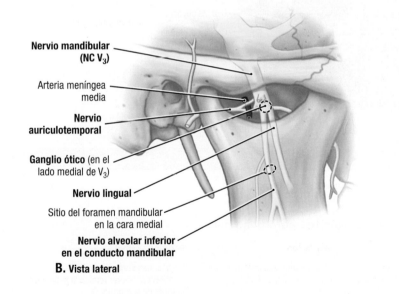

**Nervio mandibular
(NC V₃)**

Arteria meníngea
media

**Nervio
auriculotemporal**

Ganglio ótico (en el
lado medial de V₃)

Nervio lingual

Sitio del foramen mandibular
en la cara medial

**Nervio alveolar inferior
en el conducto mandibular**

B. Vista lateral

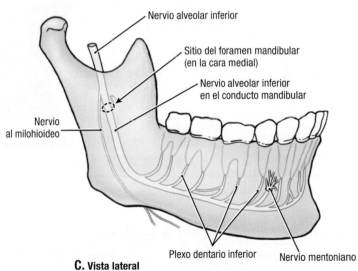

Nervio alveolar inferior

Sitio del foramen mandibular
(en la cara medial)

Nervio alveolar inferior
en el conducto mandibular

Nervio
al milohioideo

Plexo dentario inferior

Nervio mentoniano

C. Vista lateral

Ramos de los nervios maxilar y mandibular

7-52

A. Región infratemporal y fosa pterigopalatina. Los ramos de los nervios maxilar (NC V₂) y mandibular (NC V₃) acompañan a las ramas de las tres porciones de la arteria maxilar. **B. Nervios de la fosa infratemporal y del ganglio ótico. C. Mandíbula y nervio alveolar inferior.**

El **bloqueo del nervio alveolar** (utilizado habitualmente por los dentistas para reparar los dientes de la mandíbula) anestesia el nervio alveolar inferior, un ramo del NC V₃. El anestésico se inyecta alrededor del foramen mandibular, la apertura del conducto mandibular en la cara medial de la rama de la mandíbula. Este conducto da paso al nervio, la arteria y la vena alveolares inferiores. Cuando este bloqueo nervioso tiene éxito, todos los dientes de la mandíbula se anestesian hasta el plano medio. También se anestesian la piel y la mucosa del labio inferior, la mucosa alveolar labial y la encía, así como la piel del mentón, ya que están inervados por el ramo mentoniano de este nervio.

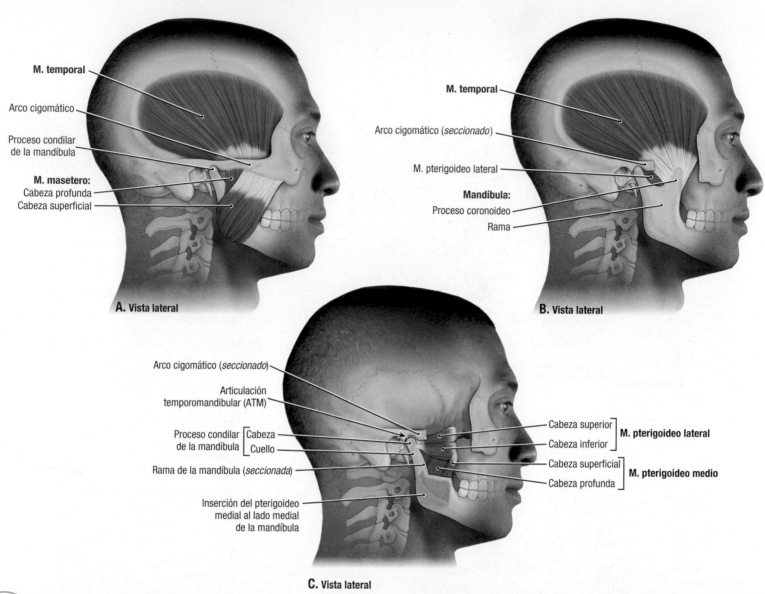

A. Vista lateral

M. temporal

Arco cigomático

Proceso condilar de la mandíbula

M. masetero:
Cabeza profunda
Cabeza superficial

B. Vista lateral

M. temporal

Arco cigomático (*seccionado*)

M. pterigoideo lateral

Mandíbula:
Proceso coronoideo
Rama

C. Vista lateral

Arco cigomático (*seccionado*)

Articulación temporomandibular (ATM)

Proceso condilar de la mandíbula [Cabeza / Cuello]

Rama de la mandíbula (*seccionada*)

Inserción del pterigoideo medial al lado medial de la mandíbula

Cabeza superior] **M. pterigoideo lateral**
Cabeza inferior]

Cabeza superficial] **M. pterigoideo medio**
Cabeza profunda]

7-53 **Músculos de la masticación**

A. Temporal y masetero. **B.** Temporal. Se ha eliminado el arco cigomático. **C.** Pterigoideo medial y lateral.

TABLA 7-11	Músculos de la masticación (que actúan sobre la articulación temporomandibular)			
Músculo	**Inserción superior**	**Inserción inferior**	**Inervación**	**Acción principal**
Temporal	Pared inferior de la fosa temporal y superficie profunda de la fascia temporal	Punta y superficie medial del proceso coronoideo y borde anterior de la rama de la mandíbula	Ramos temporales profundos del nervio mandibular (NC V_3)	Eleva la mandíbula cerrando los maxilares; las fibras posteriores retraen la mandíbula después de la protrusión
Masetero	Borde inferior y superficie medial del arco cigomático	Superficie lateral de la rama de la mandíbula y del proceso coronoideo	Nervio mandibular (NC V_3) a través del nervio maseterino que entra en la superficie profunda del músculo	Eleva y sobresale la mandíbula, cerrando así los maxilares; las fibras profundas la retraen
Pterigoideo lateral	*Cabeza superior:* superficie infratemporal y cresta infratemporal del ala mayor del hueso esfenoides *Cabeza inferior:* superficie lateral de la lámina pterigoidea lateral	Cuello de la mandíbula, disco articular y cápsula de la articulación temporomandibular	Nervio mandibular (NC V_3) a través del nervio pterigoideo lateral que entra en su superficie profunda	*Actuando bilateralmente,* protruyen la mandíbula y deprimen el mentón; *actuando unilateralmente* de forma alterna, producen movimientos de lado a lado de la mandíbula
Pterigoideo medial	*Cabeza profunda:* superficie medial de la lámina pterigoidea lateral y el proceso piramidal del hueso palatino *Cabeza superficial:* tuberosidad del maxilar	Superficie medial de la rama de la mandíbula, inferior al foramen mandibular	Nervio mandibular (NC V_3) a través del nervio pterigoideo medial	Ayudan a elevar la mandíbula, cerrando los maxilares; *actuando bilateralmente,* sobresalen la mandíbula; *actuando unilateralmente,* sobresalen los lados de la mandíbula; actuando alternativamente, producen un movimiento de molienda

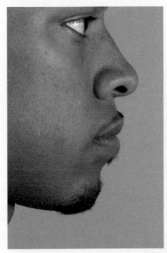

A. Elevación de la mandíbula

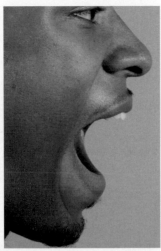

B. Depresión de la mandíbula

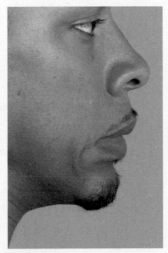

C. Retracción

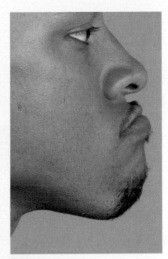

D. Protrusión

Vistas laterales

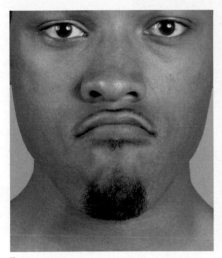

E. Protrusión

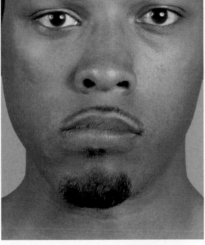

F. Movimiento lateral al lado derecho

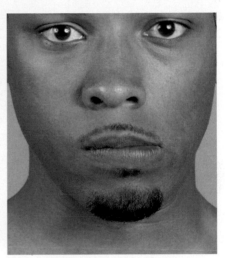

G. Movimiento lateral al lado izquierdo

Vistas anteriores

Movimientos de la articulación temporomandibular

7-54

Los movimientos de la articulación temporomandibular son producidos principalmente por los músculos de la masticación. Estos cuatro múscu-los (temporal, masetero y pterigoideos medial y lateral) se desarrollan a partir del mesodermo del primer arco faríngeo; en consecuencia, están inervados por el nervio de dicho arco, la raíz motora del nervio mandibu-lar (NC V_3).

TABLA 7-12   Movimientos de la articulación temporomandibular

Movimientos	Músculos
Elevación (cerrar la boca) (*imagen A*)	Temporal, masetero y pterigoideo medial
Depresión (abrir la boca) (*imagen B*)	Pterigoideo lateral; músculos suprahioideo e infrahioideo; gravedad
Retracción (retraer la barbilla) (*imagen C*)	Temporal (fibras oblicuas posteriores y horizontales cercanas) y masetero
Protrusión (sacar la barbilla) (*imágenes D y E*)	Pterigoideo lateral, masetero y pterigoideo medial
Movimientos laterales (rechinar los dientes y masticar) (*imágenes F y G*)	Temporal del mismo lado, pterigoideo del lado opuesto y masetero

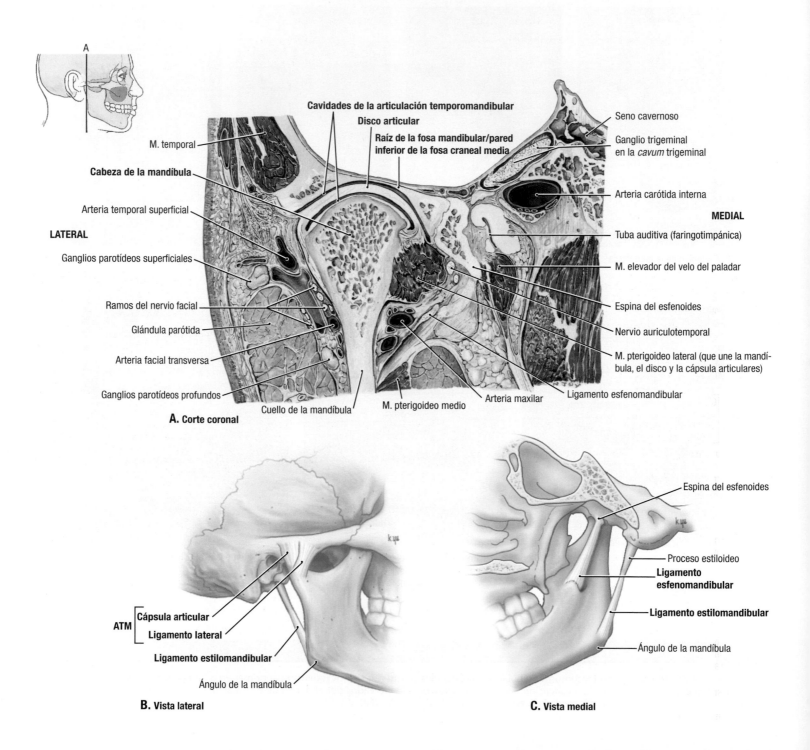

A. Corte coronal

M. temporal

Cabeza de la mandíbula

Arteria temporal superficial

LATERAL

Ganglios parotídeos superficiales

Ramos del nervio facial

Glándula parótida

Arteria facial transversa

Ganglios parotídeos profundos

Cuello de la mandíbula

Cavidades de la articulación temporomandibular
Disco articular
Raíz de la fosa mandibular/pared inferior de la fosa craneal media

M. pterigoideo medio

Arteria maxilar

Seno cavernoso

Ganglio trigeminal en la *cavum* trigeminal

Arteria carótida interna

MEDIAL

Tuba auditiva (faringotimpánica)

M. elevador del velo del paladar

Espina del esfenoides

Nervio auriculotemporal

M. pterigoideo lateral (que une la mandíbula, el disco y la cápsula articulares)

Ligamento esfenomandibular

B. Vista lateral

ATM
Cápsula articular
Ligamento lateral
Ligamento estilomandibular
Ángulo de la mandíbula

C. Vista medial

Espina del esfenoides
Proceso estiloideo
Ligamento esfenomandibular
Ligamento estilomandibular
Ángulo de la mandíbula

7-55 **Articulación temporomandibular**

A. Corte coronal. B. Articulación temporomandibular (ATM) y ligamento estilomandibular. La cápsula articular de la articulación temporomandibular se adhiere a los márgenes de la fosa mandibular y al tubérculo articular del hueso temporal, así como alrededor del cuello de la mandíbula; el ligamento lateral (temporomandibular) refuerza la cara lateral de la articulación. **C. Ligamentos estilomandibular y esfenomandibular.** El fuerte ligamento esfenomandibular desciende desde cerca de la espina del esfenoides hasta la língula de la mandíbula y es la «bisagra oscilante» de la que cuelga la mandíbula; el ligamento estilomandibular, más ancho, es una parte engrosada de la vaina de la parótida que une al proceso estiloideo con el ángulo de la mandíbula.

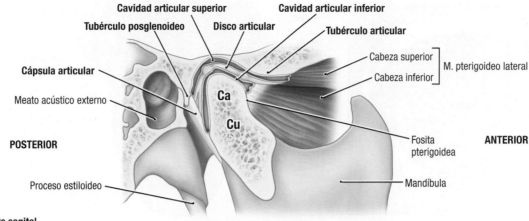

Cavidad articular superior
Tubérculo posglenoideo **Disco articular**
Cavidad articular inferior
Tubérculo articular

Cabeza superior ⎤
                         ⎬ M. pterigoideo lateral
Cabeza inferior ⎦

Cápsula articular

Meato acústico externo

Ca

Cu

Fosita pterigoidea

POSTERIOR **ANTERIOR**

Proceso estiloideo

Mandíbula

A. Corte sagital

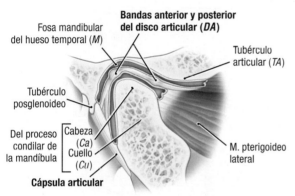

Fosa mandibular del hueso temporal (*M*)

Bandas anterior y posterior del disco articular (*DA*)

Tubérculo articular (*TA*)

Tubérculo posglenoideo

Del proceso condilar de la mandíbula ⎡ Cabeza (*Ca*)
                                                            ⎣ Cuello (*Cu*)

M. pterigoideo lateral

Cápsula articular

B. Boca cerrada, corte sagital

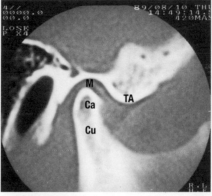

Tomografía sagital

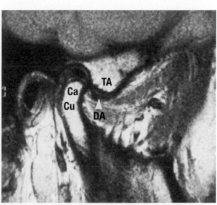

Resonancia magnética sagital

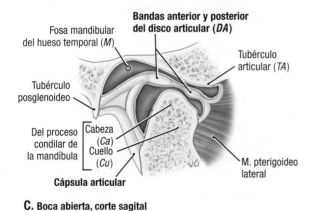

Fosa mandibular del hueso temporal (*M*)

Bandas anterior y posterior del disco articular (*DA*)

Tubérculo articular (*TA*)

Tubérculo posglenoideo

Del proceso condilar de la mandíbula ⎡ Cabeza (*Ca*)
                                                            ⎣ Cuello (*Cu*)

M. pterigoideo lateral

Cápsula articular

C. Boca abierta, corte sagital

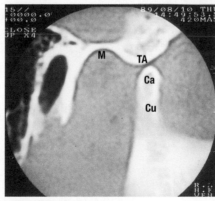

Tomografía sagital

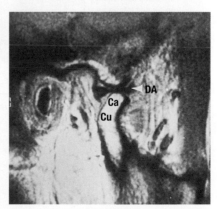

Resonancia magnética sagital

Anatomía seccional de la articulación temporomandibular

7-56

A. Articulación temporomandibular y estructuras relacionadas, sección sagital. B. Figura de orientación sagital, tomografía y resonancia magnética (boca cerrada). **C. Figura de orientación sagital, tomografía y resonancia magnética** (boca muy abierta). El disco articular divide la cavidad articular en los compartimentos superior e inferior, cada uno de ellos revestido por una membrana sinovial distinta.

Dislocación de la mandíbula. Durante el bostezo o la toma de grandes bocados, la contracción excesiva de los pterigoideos laterales puede hacer que la cabeza de la mandíbula se disloque (pase anterior al tubérculo articular). En esta posición, la boca permanece muy abierta y la persona no podrá cerrarla sin ayuda manual.

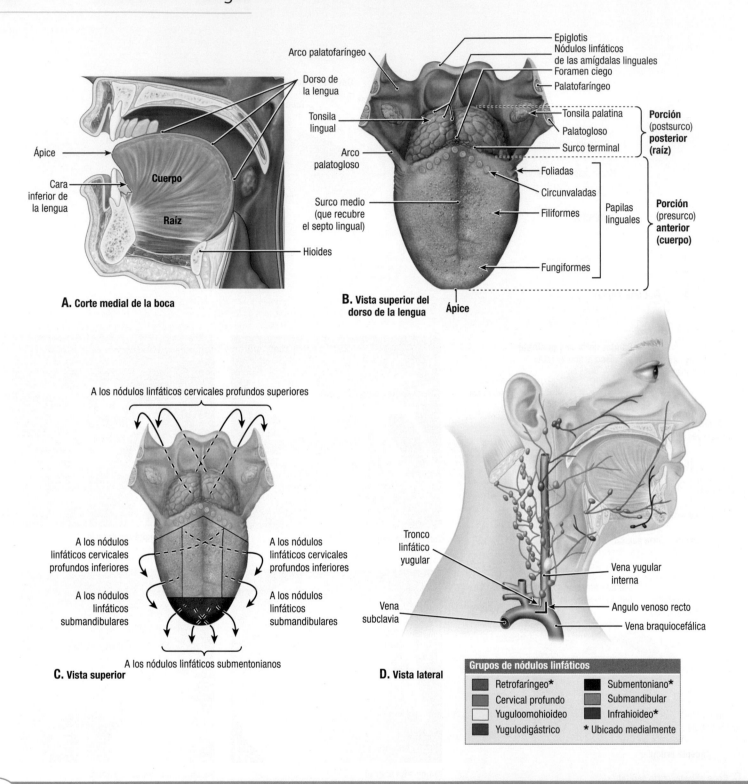

A. Corte medial de la boca

B. Vista superior del dorso de la lengua

C. Vista superior

D. Vista lateral

Grupos de nódulos linfáticos	
Retrofaríngeo*	Submentoniano*
Cervical profundo	Submandibular
Yuguloomohioideo	Infrahioideo*
Yugulodigástrico	* Ubicado medialmente

7-57   **Partes y drenaje linfático de la lengua**

A. Partes de la lengua. B. Características del dorso de la lengua. El foramen ciego es el extremo superior del conducto tirogloso primitivo; los brazos del surco terminal en forma de «V» divergen del foramen, demarcando el tercio posterior de la lengua de los dos tercios anteriores. **C. Drenaje linfático del dorso de la lengua. D. Drenaje linfático de la lengua, la boca, la cavidad nasal y la nariz.**

    Carcinoma de lengua. Los tumores malignos de la parte posterior de la lengua hacen metástasis en los nódulos linfáticos cervicales profundos superiores de ambos lados. Por el contrario, los tumores del ápice y de las partes anterolaterales no suelen hacer metástasis en los ganglios cervica-

les profundos inferiores hasta una fase avanzada de la enfermedad. Dado que los ganglios profundos están estrechamente relacionados con la vena yugular interna (VYI), las metástasis del carcinoma pueden extenderse a las regiones submentoniana y submandibular, así como a lo largo de la VYI hasta el cuello.

    Reflejo nauseoso. Se puede tocar la parte anterior de la lengua sin sentir molestias; sin embargo, cuando se toca la parte posterior, se suelen producir arcadas. Los NC IX y X son responsables de la contracción muscular de cada lado de la faringe. Los ramos glosofaríngeos (NC IX) proporcionan el circuito aferente del reflejo nauseoso.

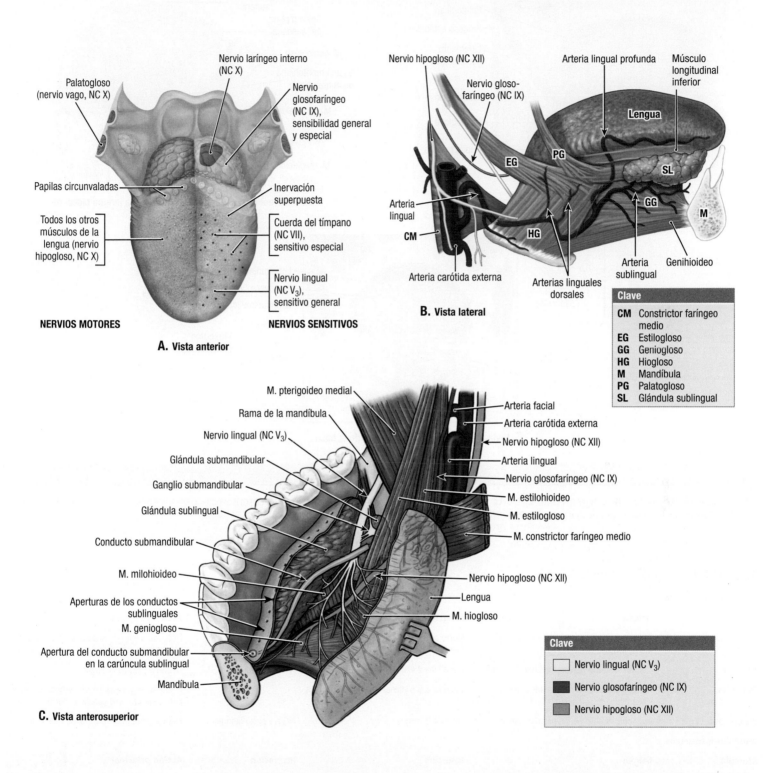

A. Vista anterior

Palatogloso (nervio vago, NC X)

Nervio laríngeo interno (NC X)

Nervio glosofaríngeo (NC IX), sensibilidad general y especial

Papilas circunvaladas

Inervación superpuesta

Todos los otros músculos de la lengua (nervio hipogloso, NC X)

Cuerda del tímpano (NC VII), sensitivo especial

Nervio lingual (NC V₃), sensitivo general

NERVIOS MOTORES

NERVIOS SENSITIVOS

B. Vista lateral

Nervio hipogloso (NC XII)

Arteria lingual profunda

Músculo longitudinal inferior

Nervio gloso-faríngeo (NC IX)

Lengua

Arteria lingual

CM

EG

PG

SL

GG

M

HG

Arteria carótida externa

Arterias linguales dorsales

Arteria sublingual

Genihioideo

Clave

CM	Constrictor faríngeo medio
EG	Estilogloso
GG	Geniogloso
HG	Hiogloso
M	Mandíbula
PG	Palatogloso
SL	Glándula sublingual

C. Vista anterosuperior

M. pterigoideo medial

Rama de la mandíbula

Nervio lingual (NC V₃)

Glándula submandibular

Ganglio submandibular

Glándula sublingual

Conducto submandibular

M. milohioideo

Aperturas de los conductos sublinguales

M. geniogloso

Apertura del conducto submandibular en la carúncula sublingual

Mandíbula

Arteria facial

Arteria carótida externa

Nervio hipogloso (NC XII)

Arteria lingual

Nervio glosofaríngeo (NC IX)

M. estilohioideo

M. estilogloso

M. constrictor faríngeo medio

Nervio hipogloso (NC XII)

Lengua

M. hiogloso

Clave

☐	Nervio lingual (NC V₃)
■	Nervio glosofaríngeo (NC IX)
▨	Nervio hipogloso (NC XII)

A. Inervaciones sensitiva general, sensitiva especial (gusto) y motora de la lengua. **B.** Curso y distribución de la arteria lingual. **C.** Disección del lado derecho del piso de la boca.

Sialografía. Las glándulas salivales parótidas y submandibulares pueden examinarse radiográficamente tras la inyección de un medio de contraste en sus conductos. Este tipo especial de radiografía (sialograma) examina los conductos salivales y algunas unidades secretoras. Debido al pequeño tamaño y al número de conductos sublinguales de las glándulas sublinguales, por lo general no se puede inyectar medio de contraste en ellas.

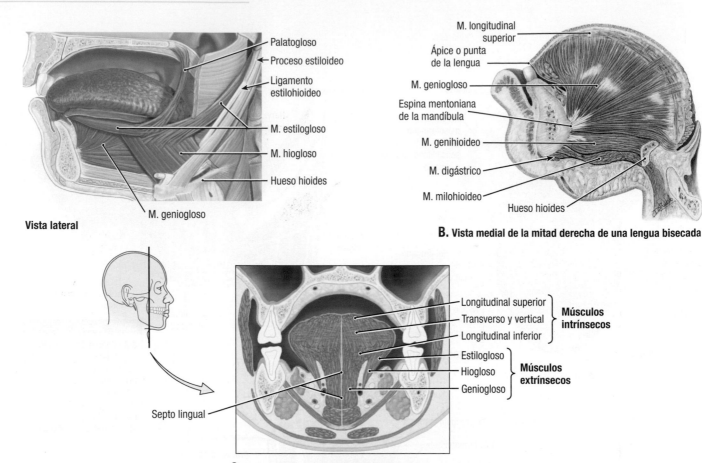

Vista lateral

- Palatogloso
- Proceso estiloideo
- Ligamento estilohioideo
- M. estilogloso
- M. hiogloso
- Hueso hioides
- M. geniogloso

B. Vista medial de la mitad derecha de una lengua bisecada

- M. longitudinal superior
- Ápice o punta de la lengua
- M. geniogloso
- Espina mentoniana de la mandíbula
- M. genihioideo
- M. digástrico
- M. milohioideo
- Hueso hioides

- Longitudinal superior ⎫
- Transverso y vertical ⎬ **Músculos intrínsecos**
- Longitudinal inferior ⎭
- Estilogloso ⎫
- Hiogloso ⎬ **Músculos extrínsecos**
- Geniogloso ⎭
- Septo lingual

C. Vista anterior de un corte coronal de la boca

7-59 **Músculos de la lengua**

A. Músculos extrínsecos. B. Corte medial. C. Corte coronal. Los músculos extrínsecos de la lengua se originan en el exterior de la lengua y se unen a ella, mientras que los intrínsecos tienen sus anclajes totalmente dentro de la lengua y no están unidos al hueso.

TABLA 7-13 Músculos de la lengua

Músculos extrínsecos

Músculo	Origen	Inserción	Inervación	Acción principal
Geniogloso	Parte superior de la espina mentoniana de la mandíbula	Dorso de la lengua y cuerpo del hueso hioides		Deprime la lengua; su parte posterior tira de la lengua en sentido anterior para que salga[a]
Hiogloso	Cuerpo y cuerno mayores del hueso hioides	Caras lateral e inferior de la lengua	Nervio hipogloso (NC XII)	Deprime y retrae la lengua
Estilogloso	Proceso estiloideo del hueso temporal y ligamento estilohioideo	Caras lateral e inferior de la lengua		Retrae la lengua y la lleva en sentido superior para crear un canal para la deglución
Palatogloso	Aponeurosis palatina del paladar blando	Lado de la lengua	NC X y plexo faríngeo	Eleva la parte posterolateral de la lengua

Músculos intrínsecos

Músculo	Origen	Inserción	Inervación	Acción principal
Longitudinal superior	Capa fibrosa submucosa y septo lingual	Márgenes y mucosa de la lengua		Curva el ápice y los bordes de la lengua superiormente y la acorta
Longitudinal inferior	Raíz de la lengua y cuerpo del hueso hioides	Ápice de la lengua		Curva el ápice de la lengua inferiormente y la acorta
Transverso	Septo lingual	Tejido fibroso en los márgenes de la lengua	Nervio hipogloso (NC XII)	Estrecha y alarga la lengua[a]
Vertical	Superficie superior de los bordes de la lengua	Superficie inferior de los bordes de la lengua		Aplana y ensancha la lengua[a]

[a]Actúa simultáneamente para sacar la lengua.

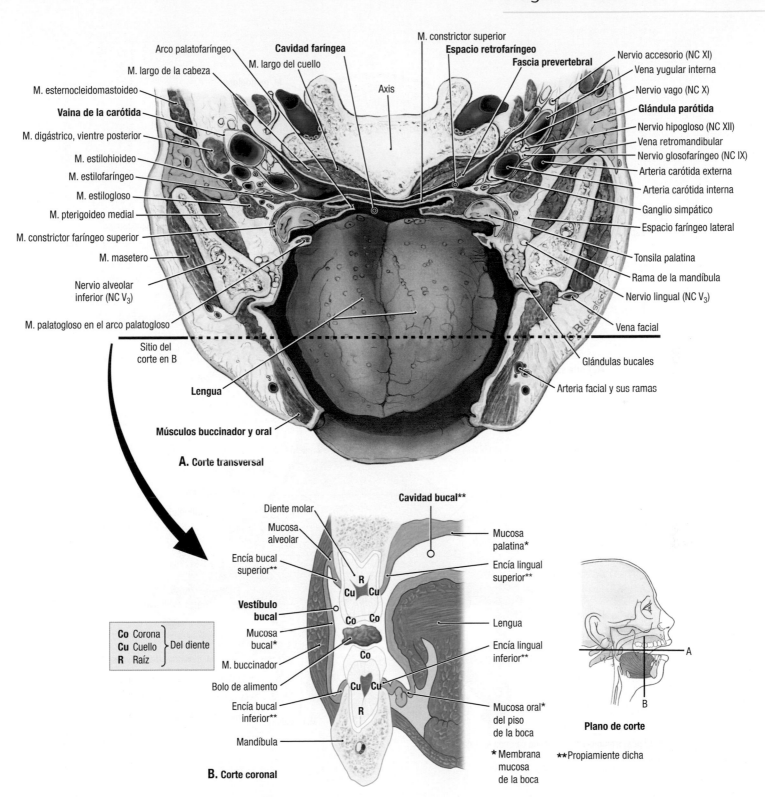

A. Corte transversal

Arco palatofaríngeo
Cavidad faríngea
M. largo del cuello
M. largo de la cabeza
M. esternocleidomastoideo
Vaina de la carótida
M. digástrico, vientre posterior
M. estilohioideo
M. estilofaríngeo
M. estilogloso
M. pterigoideo medial
M. constrictor faríngeo superior
M. masetero
Nervio alveolar inferior (NC V₃)
M. palatogloso en el arco palatogloso

M. constrictor superior
Espacio retrofaríngeo
Fascia prevertebral
Axis
Nervio accesorio (NC XI)
Vena yugular interna
Nervio vago (NC X)
Glándula parótida
Nervio hipogloso (NC XII)
Vena retromandibular
Nervio glosofaríngeo (NC IX)
Arteria carótida externa
Arteria carótida interna
Ganglio simpático
Espacio faríngeo lateral
Tonsila palatina
Rama de la mandíbula
Nervio lingual (NC V₃)
Vena facial
Glándulas bucales
Arteria facial y sus ramas

Sitio del corte en B
Lengua
Músculos buccinador y oral

B. Corte coronal

Diente molar
Mucosa alveolar
Encía bucal superior**
Vestíbulo bucal
Mucosa bucal*
M. buccinador
Bolo de alimento
Encía bucal inferior**
Mandíbula

Cavidad bucal**
Mucosa palatina*
Encía lingual superior**
Lengua
Encía lingual inferior**
Mucosa oral* del piso de la boca

Co	Corona	
Cu	Cuello	Del diente
R	Raíz	

Plano de corte

* Membrana mucosa de la boca

**Propiamente dicha

A. Corte coronal del viscerocráneo a nivel de la vértebra C2. El plano de corte pasa por la fisura bucal en sentido anterior. El espacio retrofaríngeo (abierto en este ejemplo) permite a la faringe contraerse y relajarse durante la deglución; el espacio retrofaríngeo está cerrado lateralmente en la vaina de la carótida y limitado posteriormente por la fascia prevertebral. También se muestran los lechos de las glándulas parótidas. **B. Buccinador.** Esquema de un corte coronal que muestra cómo la lengua y el buccinador (o, anteriormente, el orbicular de la boca) trabajan juntos para retener los alimentos entre los dientes al masticar. El buccinador y la parte superior del orbicular de la boca son inervados por el ramo bucal del nervio facial (NC VII).

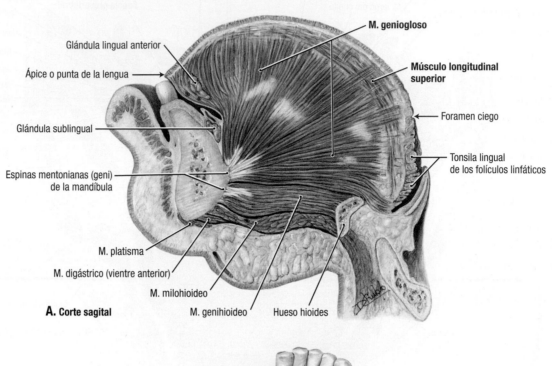

Glándula lingual anterior

Ápice o punta de la lengua

Glándula sublingual

Espinas mentonianas (geni)
de la mandíbula

M. platisma

M. digástrico (vientre anterior)

M. milohioideo

M. genihioideo

Hueso hioides

A. Corte sagital

M. geniogloso

**Músculo longitudinal
superior**

Foramen ciego

Tonsila lingual
de los folículos linfáticos

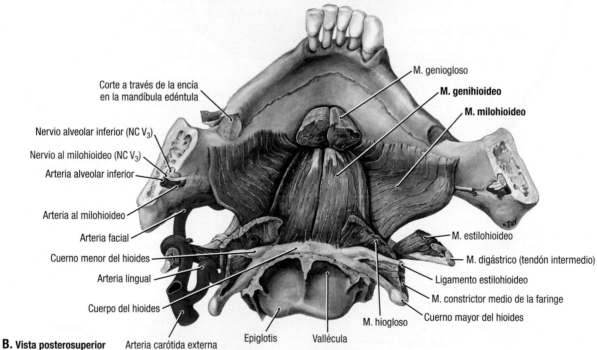

Corte a través de la encía
en la mandíbula edéntula

Nervio alveolar inferior (NC V₃)

Nervio al milohioideo (NC V₃)

Arteria alveolar inferior

Arteria al milohioideo

Arteria facial

Cuerno menor del hioides

Arteria lingual

Cuerpo del hioides

B. Vista posterosuperior Arteria carótida externa

Epiglotis Vallécula

M. geniogloso

M. genihioideo

M. milohioideo

M. estilohioideo

M. digástrico (tendón intermedio)

Ligamento estilohioideo

M. constrictor medio de la faringe

Cuerno mayor del hioides

M. hiogloso

7-61 **Lengua y piso de la boca**

A. Corte medial a través de la lengua y la mandíbula inferior. La
lengua está compuesta principalmente por músculos; los músculos extrínsecos modifican la posición de la lengua y los intrínsecos su forma. El
geniogloso es el músculo extrínseco en este plano y el músculo longitudinal superior es el músculo intrínseco. **B. Músculos del piso de la boca
vistos de manera posterosuperior.** El músculo milohioideo se extiende
entre las dos líneas milohioideas de la mandíbula. Tiene un borde posterior grueso y libre, y se vuelve más delgado anteriormente.

Parálisis del geniogloso. Cuando el geniogloso se paraliza, la masa
lingual tiene tendencia a desplazarse en sentido posterior, obstruyendo
las vías respiratorias y ocasionando riesgo de asfixia. Durante la anestesia
general se produce la relajación total de los músculos geniogloso; por lo
tanto, hay que evitar que la lengua de un paciente anestesiado colapse
mediante la inserción de una vía aérea.

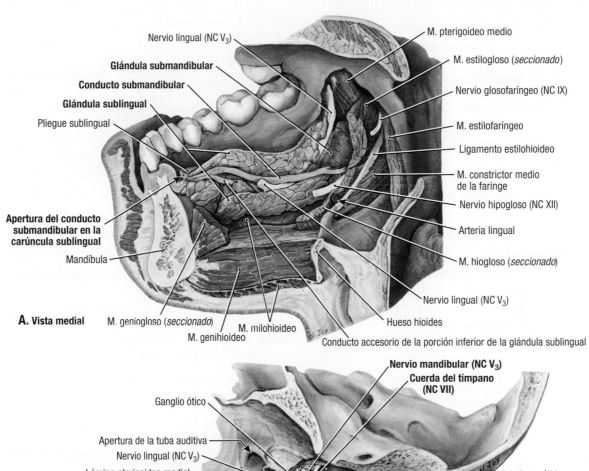

Nervio lingual (NC V₃)

Glándula submandibular

Conducto submandibular

Glándula sublingual

Pliegue sublingual

Apertura del conducto submandibular en la carúncula sublingual

Mandíbula

A. Vista medial   M. genigloso (*seccionado*)   M. genihioideo   M. milohioideo

M. pterigoideo medio

M. estilogloso (*seccionado*)

Nervio glosofaríngeo (NC IX)

M. estilofaríngeo

Ligamento estilohioideo

M. constrictor medio de la faringe

Nervio hipogloso (NC XII)

Arteria lingual

M. hiogloso (*seccionado*)

Nervio lingual (NC V₃)

Hueso hioides

Conducto accesorio de la porción inferior de la glándula sublingual

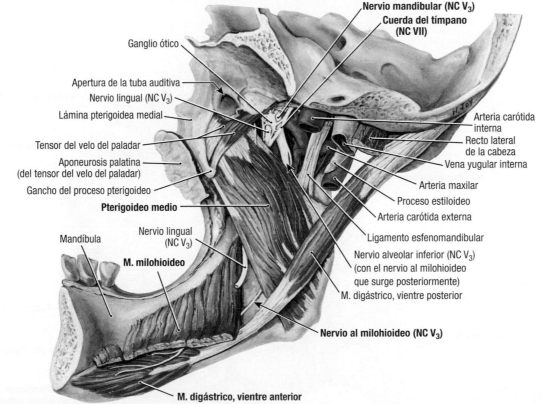

Ganglio ótico

Apertura de la tuba auditiva

Nervio lingual (NC V₃)

Lámina pterigoidea medial

Tensor del velo del paladar

Aponeurosis palatina (del tensor del velo del paladar)

Gancho del proceso pterigoideo

Pterigoideo medio

Mandíbula

Nervio lingual (NC V₃)

M. milohioideo

Nervio mandibular (NC V₃)

Cuerda del tímpano (NC VII)

Arteria carótida interna

Recto lateral de la cabeza

Vena yugular interna

Arteria maxilar

Proceso estiloideo

Arteria carótida externa

Ligamento esfenomandibular

Nervio alveolar inferior (NC V₃) (con el nervio al milohioideo que surge posteriormente)

M. digástrico, vientre posterior

Nervio al milohioideo (NC V₃)

M. digástrico, vientre anterior

B. Vista medial

A. Glándulas sublinguales y submandibulares. La lengua ha sido retirada. **B. Estructuras relacionadas con la superficie medial de la mandíbula.** El ganglio ótico se encuentra medial al nervio mandibular (NC V₃) y entre el foramen oval (superiormente) y el músculo pterigoideo medial (inferiormente).

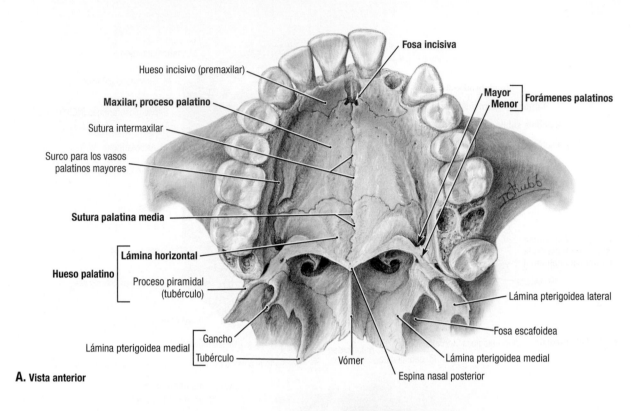

Fosa incisiva

Hueso incisivo (premaxilar)

Maxilar, proceso palatino

Sutura intermaxilar

Surco para los vasos palatinos mayores

Sutura palatina media

Lámina horizontal

Hueso palatino

Proceso piramidal (tubérculo)

Lámina pterigoidea medial

Gancho

Tubérculo

A. Vista anterior

Mayor / Menor **Forámenes palatinos**

Lámina pterigoidea lateral

Fosa escafoidea

Lámina pterigoidea medial

Vómer

Espina nasal posterior

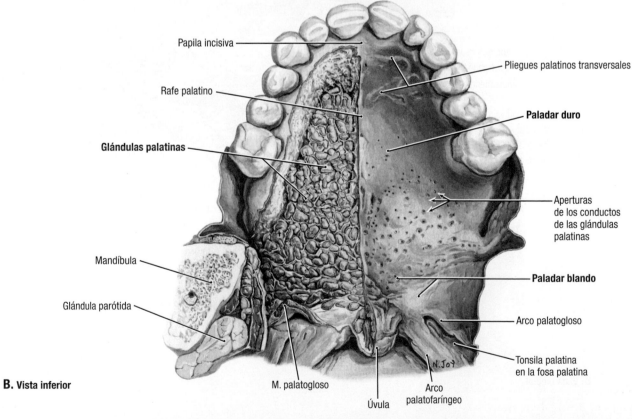

Papila incisiva

Rafe palatino

Glándulas palatinas

Mandíbula

Glándula parótida

B. Vista inferior

Pliegues palatinos transversales

Paladar duro

Aperturas de los conductos de las glándulas palatinas

Paladar blando

Arco palatogloso

Tonsila palatina en la fosa palatina

M. palatogloso

Úvula

Arco palatofaríngeo

7-63 **Paladar**

A. Huesos del paladar duro y de la nasofaringe. La aponeurosis palatina, que conforma el «esqueleto» fibroso del paladar blando, se extiende entre los ganchos de las láminas pterigoideas mediales. **B. Membrana mucosa y glándulas del paladar.**

Concha (cornete) nasal media
Concha nasal inferior
Concha nasal superior

Ganglio pterigopalatino

Lámina pterigoidea medial

Nervios palatinos mayor y menor

Fascia faringobasilar

M. elevador del velo del paladar

Aponeurosis palatina

Músculos palatinos

Músculo de la úvula

Glándulas palatinas

C. Vista lateral

Membrana mucosa, separada del paladar por disección roma

Arterias y nervios palatinos menores

Arterias y nervios palatinos mayores

Nervio nasopalatino

Fosa incisiva

Terminación de la rama septal posterior de la arteria esfenopalatina

Rafe palatino

Paladar duro

Arteria palatina mayor

Nervios palatinos mayores

Arteria palatina menor

Aponeurosis palatina (porción aponeurótica del paladar blando)

Arteria palatina ascendente

Venas palatinas mayores

Paladar blando (porción muscular)

Úvula

Nervios palatinos mayores

Nervios palatinos menores

Ganchos pterigoideos (de la lámina pterigoidea medial)

M. tensor del velo del paladar

D. Vista inferior

Paladar *(continuación)* **7-63**

C. Nervios y vasos del conducto palatino. Se muestra la pared lateral de la cavidad nasal. Los extremos posteriores de las conchas (cornetes) nasales media e inferior se eliminaron junto con el mucoperiostio; la lámina delgada y perpendicular del hueso palatino se retiró para exponer los nervios y las arterias palatinas. **D. Disección de un paladar edéntulo.** El nervio palatino mayor abastece las encías y el paladar duro; los nervios nasopalatinos, la región incisiva; y los nervios palatinos menores, el paladar blando. **Anestesia de los nervios palatinos.** Los nervios nasopala-

tinos pueden anestesiarse mediante la inyección de un anestésico en la boca de la fosa incisiva en el paladar duro. Los tejidos anestesiados son la mucosa palatina, las encías linguales, los seis dientes maxilares anteriores y el hueso alveolar asociado. El nervio palatino mayor puede anestesiarse inyectando anestésico en el foramen palatino mayor. El nervio emerge entre el segundo y el tercer molar maxilar. Este bloqueo nervioso anestesia la mucosa palatina y las encías linguales posteriores a los dientes caninos maxilares, así como al hueso subyacente del paladar.

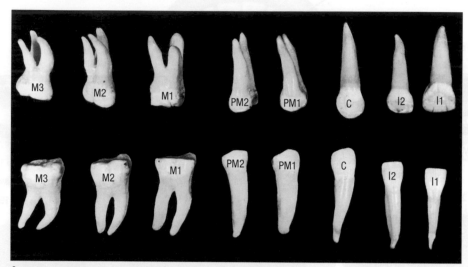

Dientes maxilares

Dientes mandibulares

A. Vista vestibular

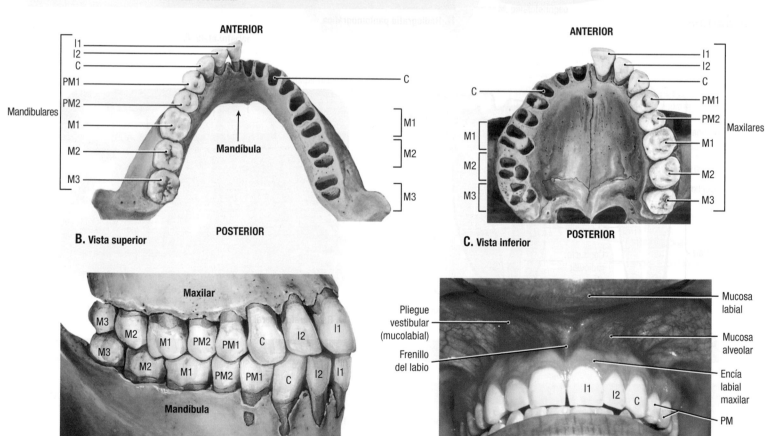

ANTERIOR

I1
I2
C
PM1
PM2
Mandibulares
M1
M2
M3

C

Mandíbula

POSTERIOR

B. Vista superior

ANTERIOR

I1
I2
C
C
PM1
PM2
Maxilares
M1
M1
M2
M2
M3
M3

POSTERIOR

C. Vista inferior

Maxilar

M3
M2
M1 PM2 PM1
C
I2
I1
M3
M2 M1 PM2 PM1 C I2 I1

Mandíbula

D. Vista anterolateral

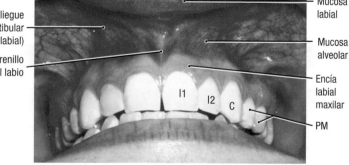

Pliegue
vestibular
(mucolabial)

Frenillo
del labio

Mucosa
labial

Mucosa
alveolar

Encía
labial
maxilar

I1 I2 C

PM

E. Vista anterior

7-66 **Dientes permanentes II**

A. Dientes extraídos para mostrar sus raíces. Hay 32 dientes permanentes; 8 están en cada lado de cada arco dental en la parte superior (dientes maxilares) y en la parte inferior (dientes mandibulares): dos incisivos (*I1, I2*), un canino (*C*), dos premolares (*PM1, PM2*) y tres molares (*M1* a *M3*).

B. Dientes mandibulares permanentes y sus alvéolos dentales. **C.** Dientes maxilares permanentes y sus alvéolos dentales. **D.** Dientes en la oclusión. **E.** Vestíbulo y encías del maxilar.

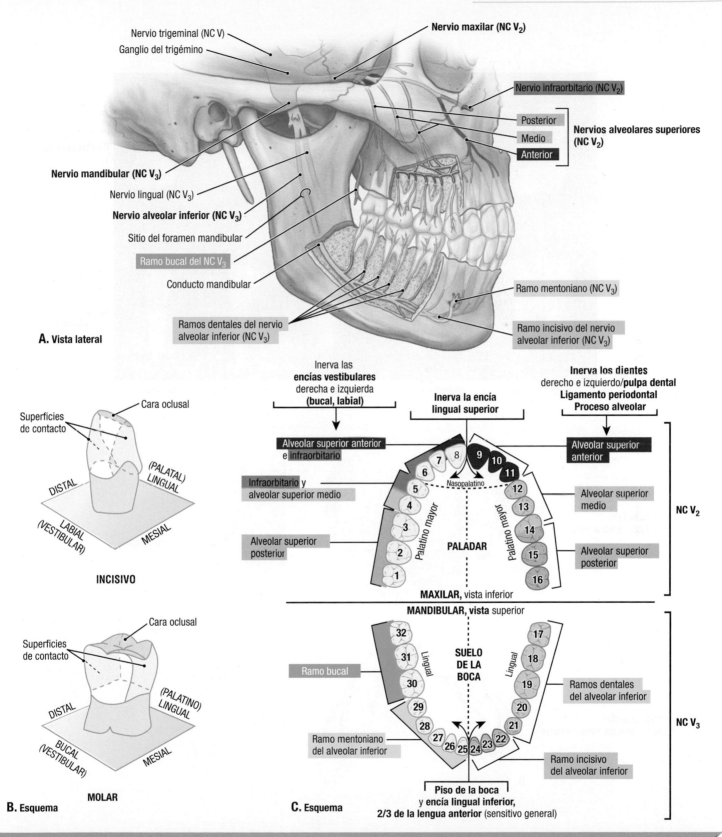

A. Vista lateral

Nervio trigeminal (NC V)
Ganglio del trigémino
Nervio maxilar (NC V$_2$)
Nervio infraorbitario (NC V$_2$)
Posterior
Medio
Anterior
Nervios alveolares superiores (NC V$_2$)
Nervio mandibular (NC V$_3$)
Nervio lingual (NC V$_3$)
Nervio alveolar inferior (NC V$_3$)
Sitio del foramen mandibular
Ramo bucal del NC V$_3$
Conducto mandibular
Ramos dentales del nervio alveolar inferior (NC V$_3$)
Ramo mentoniano (NC V$_3$)
Ramo incisivo del nervio alveolar inferior (NC V$_3$)

Cara oclusal
Superficies de contacto
(PALATAL) LINGUAL
DISTAL
LABIAL (VESTIBULAR)
MESIAL
INCISIVO

Cara oclusal
Superficies de contacto
(PALATINO) LINGUAL
DISTAL
BUCAL (VESTIBULAR)
MESIAL
MOLAR
B. Esquema

Inerva las **encías vestibulares** derecha e izquierda **(bucal, labial)**

Inerva la encía lingual superior

Inerva los dientes derecho e izquierdo/**pulpa dental Ligamento periodontal Proceso alveolar**

Alveolar superior anterior e infraorbitario
Infraorbitario y alveolar superior medio
Alveolar superior posterior
Alveolar superior anterior
Alveolar superior medio
Alveolar superior posterior

Nasopalatino
Palatino mayor
PALADAR
Palatino mayor

8 9
7 10
6 11
5 12
4 13
3 14
2 15
1 16

MAXILAR, vista inferior
NC V$_2$

MANDIBULAR, vista superior

32 17
31 18
30 19
29 20
28 21
27 22
26 25 24 23

SUELO DE LA BOCA
Lingual
Lingual

Ramo bucal
Ramos dentales del alveolar inferior
Ramo mentoniano del alveolar inferior
Ramo incisivo del alveolar inferior

NC V$_3$

Piso de la boca y encía lingual inferior, 2/3 de la lengua anterior (sensitivo general)

C. Esquema

A. Nervios alveolares superior e inferior. **B.** Superficies de un diente incisivo y uno molar. **C.** Inervación de la boca y los dientes.

Una higiene bucal inadecuada da lugar a depósitos de alimentos en los espacios entre los dientes y las encías, lo que puede provocar inflamación de las encías (gingivitis). Si no se trata, la enfermedad se expande a otras estructuras de soporte (incluyendo el hueso alveolar) produciendo **periodontitis**. La periodontitis provoca la inflamación de las encías y puede provocar la absorción del hueso alveolar y la retracción gingival. La retracción gingival deja al descubierto el cemento sensible de los dientes.

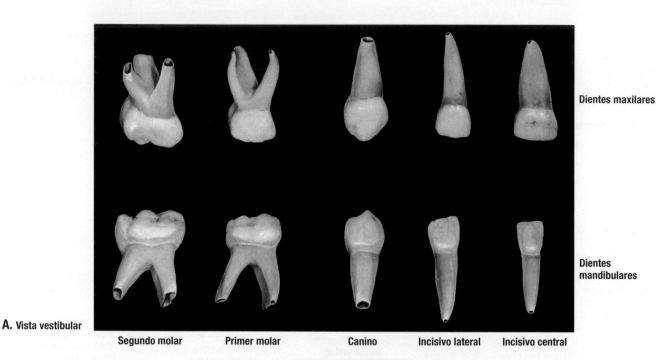

A. Vista vestibular

Dientes maxilares

Dientes mandibulares

Segundo molar   Primer molar   Canino   Incisivo lateral   Incisivo central

Vista inferior
de los dientes maxilares

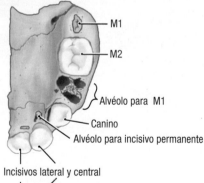

Paladar duro

M1

M2

Alvéolo para M1

Canino

Alvéolo para incisivo permanente

Incisivos lateral y central

Canino

M1

M2

M1

M2

Vista superior
de los dientes mandibulares

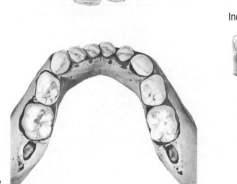

B.

7-68 **Dientes primarios**

A. Dientes extraídos. Hay 20 dientes primarios (deciduos), 5 en cada mitad de la mandíbula y 5 en cada maxilar. Se denominan *incisivo central, incisivo lateral, canino, primer molar* (*M1*) y *segundo molar* (*M2*). Los dientes primarios se diferencian de los permanentes en que los primarios son más pequeños y más blancos; los molares también tienen coronas más bulbosas y raíces más divergentes. **B. Dientes *in situ*, menores de 2 años de edad.** Los dientes permanentes están en color naranja; las coronas de los primeros y segundos molares permanentes son parcialmente visibles.

TABLA 7-15   Dentición primaria y secundaria

Dientes deciduos	Incisivo central	Incisivo lateral	Canino	Primer molar	Segundo molar
Dentición (meses)[a]	6-8	8-10	16-20	12-16	20-24
Desprendimiento (años)	6-7	7-8	10-12	9-11	10-12

[a]En algunos lactantes normales, los primeros dientes (incisivos mediales) pueden no salir hasta los 12 o 13 meses de edad.

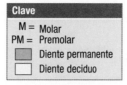

Clave

M = Molar
PM = Premolar
◻ Diente permanente
◻ Diente deciduo

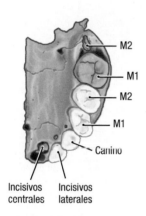

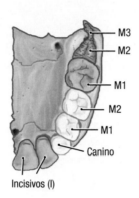

Vistas inferiores

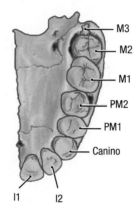

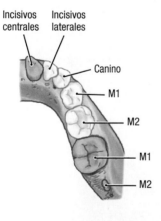

A. Edad: 6-7 años

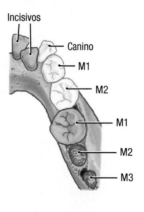

B. Edad: 8 años

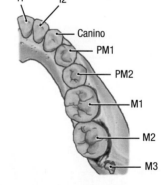

C. Edad: 12 años

Vistas superiores

Dientes deciduos y permanentes

TABLA 7-15   Dentición primaria y secundaria *(continuación)*

Dientes permanentes	Incisivo central	Incisivo lateral	Canino	Primer premolar	Segundo premolar	Primer molar	Segundo molar	Tercer molar
Dentición (años)	7-8	8-9	10-12	10-11	11-12	6-7	12	13-25

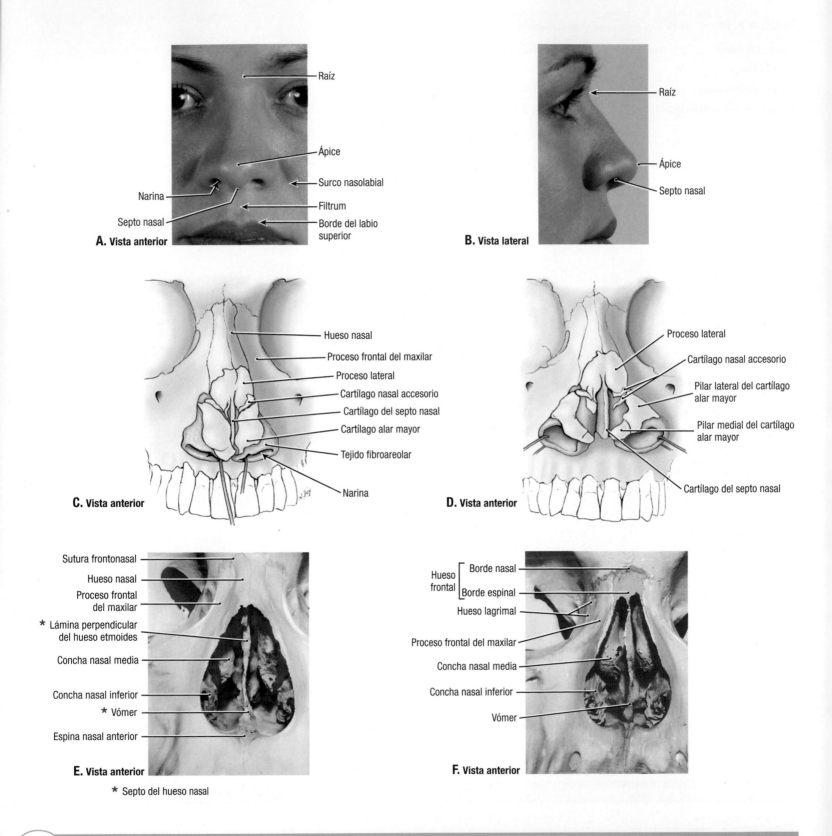

A. Vista anterior
- Raíz
- Ápice
- Surco nasolabial
- Narina
- Filtrum
- Septo nasal
- Borde del labio superior

B. Vista lateral
- Raíz
- Ápice
- Septo nasal

C. Vista anterior
- Hueso nasal
- Proceso frontal del maxilar
- Proceso lateral
- Cartílago nasal accesorio
- Cartílago del septo nasal
- Cartílago alar mayor
- Tejido fibroareolar
- Narina

D. Vista anterior
- Proceso lateral
- Cartílago nasal accesorio
- Pilar lateral del cartílago alar mayor
- Pilar medial del cartílago alar mayor
- Cartílago del septo nasal

E. Vista anterior
- Sutura frontonasal
- Hueso nasal
- Proceso frontal del maxilar
- * Lámina perpendicular del hueso etmoides
- Concha nasal media
- Concha nasal inferior
- * Vómer
- Espina nasal anterior

* Septo del hueso nasal

F. Vista anterior
- Hueso frontal [Borde nasal / Borde espinal]
- Hueso lagrimal
- Proceso frontal del maxilar
- Concha nasal media
- Concha nasal inferior
- Vómer

7-70 **Anatomía de superficie, cartílagos y huesos de la nariz**

A. Rasgos superficiales de la cara anterior de la nariz. B. Rasgos superficiales de la cara lateral de la nariz. C. Cartílagos nasales, con el septo desplazado inferiormente. D. Cartílagos nasales, separados y retraídos lateralmente. E. Las conchas nasales inferiores y el septo óseo se ven a través de la apertura piriforme. El margen del orificio piriforme es agudo y está formado por los huesos maxilares y nasales. **F. Huesos nasales eliminados.** Se pueden ver las zonas de los procesos frontales de los maxilares (*amarillo*) y del hueso frontal (*azul*) que se articulan con los huesos nasales.

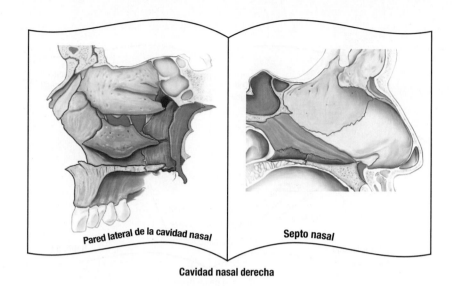

Pared lateral de la cavidad nasal

Septo nasal

Cavidad nasal derecha

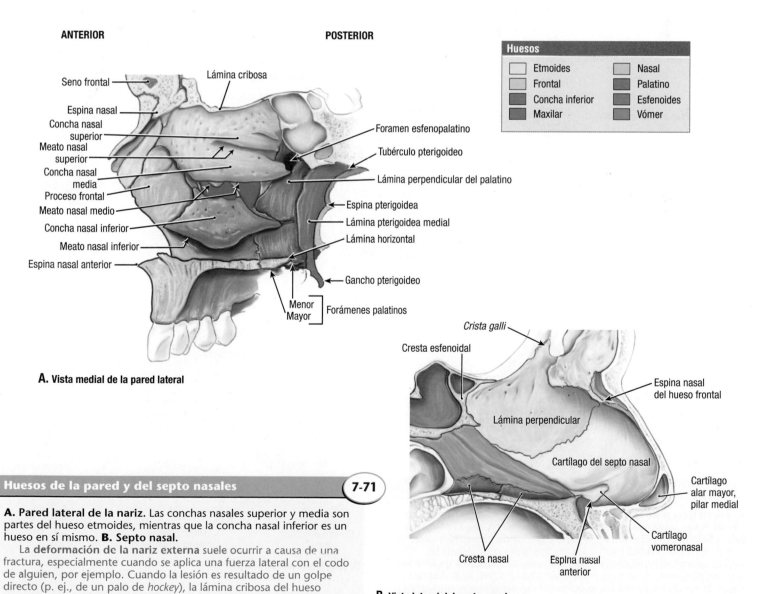

ANTERIOR

POSTERIOR

Seno frontal

Lámina cribosa

Espina nasal

Concha nasal superior

Meato nasal superior

Concha nasal media

Proceso frontal

Meato nasal medio

Concha nasal inferior

Meato nasal inferior

Espina nasal anterior

Foramen esfenopalatino

Tubérculo pterigoideo

Lámina perpendicular del palatino

Espina pterigoidea

Lámina pterigoidea medial

Lámina horizontal

Gancho pterigoideo

Menor
Mayor } Forámenes palatinos

Huesos		
Etmoides		Nasal
Frontal		Palatino
Concha inferior		Esfenoides
Maxilar		Vómer

A. Vista medial de la pared lateral

Huesos de la pared y del septo nasales   **7-71**

A. Pared lateral de la nariz. Las conchas nasales superior y media son partes del hueso etmoides, mientras que la concha nasal inferior es un hueso en sí mismo. **B. Septo nasal.**

La **deformación de la nariz externa** suele ocurrir a causa de una fractura, especialmente cuando se aplica una fuerza lateral con el codo de alguien, por ejemplo. Cuando la lesión es resultado de un golpe directo (p. ej., de un palo de *hockey*), la lámina cribosa del hueso etmoides puede fracturarse, dando lugar a una rinorrea de líquido cerebroespinal.

Crista galli

Cresta esfenoidal

Espina nasal del hueso frontal

Lámina perpendicular

Cartílago del septo nasal

Cartílago alar mayor, pilar medial

Cresta nasal

Espina nasal anterior

Cartílago vomeronasal

B. Vista lateral del septo nasal

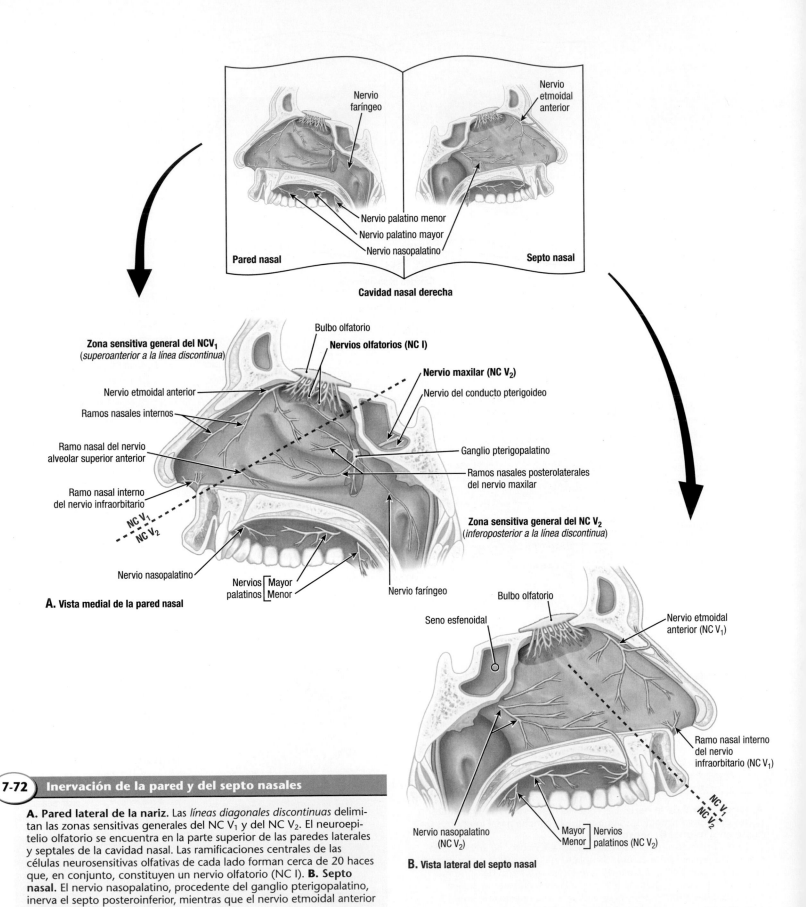

Nervio faríngeo

Nervio etmoidal anterior

Nervio palatino menor
Nervio palatino mayor
Nervio nasopalatino

Pared nasal

Septo nasal

Cavidad nasal derecha

Bulbo olfatorio
Nervios olfatorios (NC I)

Zona sensitiva general del NCV₁
(*superoanterior a la línea discontinua*)

Nervio maxilar (NC V₂)

Nervio etmoidal anterior

Nervio del conducto pterigoideo

Ramos nasales internos

Ramo nasal del nervio
alveolar superior anterior

Ganglio pterigopalatino

Ramos nasales posterolaterales
del nervio maxilar

Ramo nasal interno
del nervio infraorbitario

NC V₁
NC V₂

Zona sensitiva general del NC V₂
(*inferoposterior a la línea discontinua*)

Nervio nasopalatino

Nervios [Mayor
palatinos [Menor

Nervio faríngeo

A. Vista medial de la pared nasal

Bulbo olfatorio

Seno esfenoidal

Nervio etmoidal
anterior (NC V₁)

Ramo nasal interno
del nervio
infraorbitario (NC V₁)

NC V₁
NC V₂

Nervio nasopalatino
(NC V₂)

Mayor] Nervios
Menor] palatinos (NC V₂)

B. Vista lateral del septo nasal

7-72 **Inervación de la pared y del septo nasales**

A. Pared lateral de la nariz. Las *líneas diagonales discontinuas* delimitan las zonas sensitivas generales del NC V₁ y del NC V₂. El neuroepi-
telio olfatorio se encuentra en la parte superior de las paredes laterales
y septales de la cavidad nasal. Las ramificaciones centrales de las
células neurosensitivas olfativas de cada lado forman cerca de 20 haces
que, en conjunto, constituyen un nervio olfatorio (NC I). **B. Septo
nasal.** El nervio nasopalatino, procedente del ganglio pterigopalatino,
inerva el septo posteroinferior, mientras que el nervio etmoidal anterior
(ramo de V₁) inerva el septo anterosuperior.

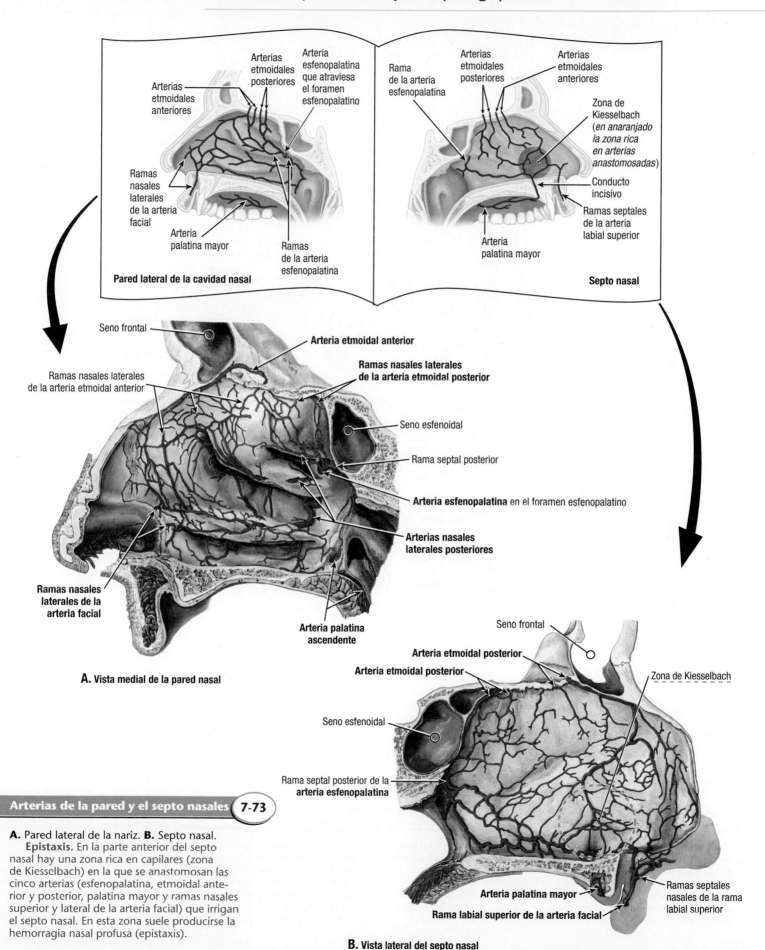

Arterias etmoidales anteriores

Arterias etmoidales posteriores

Arteria esfenopalatina que atraviesa el foramen esfenopalatino

Arterias etmoidales anteriores

Arterias etmoidales posteriores

Rama de la arteria esfenopalatina

Zona de Kiesselbach (*en anaranjado la zona rica en arterias anastomosadas*)

Conducto incisivo

Ramas septales de la arteria labial superior

Arteria palatina mayor

Ramas nasales laterales de la arteria facial

Arteria palatina mayor

Ramas de la arteria esfenopalatina

Pared lateral de la cavidad nasal

Septo nasal

Seno frontal

Arteria etmoidal anterior

Ramas nasales laterales de la arteria etmoidal anterior

Ramas nasales laterales de la arteria etmoidal posterior

Seno esfenoidal

Rama septal posterior

Arteria esfenopalatina en el foramen esfenopalatino

Arterias nasales laterales posteriores

Ramas nasales laterales de la arteria facial

Arteria palatina ascendente

A. Vista medial de la pared nasal

Seno frontal

Arteria etmoidal posterior

Arteria etmoidal posterior

Zona de Kiesselbach

Seno esfenoidal

Rama septal posterior de la **arteria esfenopalatina**

Arteria palatina mayor

Rama labial superior de la arteria facial

Ramas septales nasales de la rama labial superior

B. Vista lateral del septo nasal

Arterias de la pared y el septo nasales (7-73)

A. Pared lateral de la nariz. **B.** Septo nasal. **Epistaxis.** En la parte anterior del septo nasal hay una zona rica en capilares (zona de Kiesselbach) en la que se anastomosan las cinco arterias (esfenopalatina, etmoidal anterior y posterior, palatina mayor y ramas nasales superior y lateral de la arteria facial) que irrigan el septo nasal. En esta zona suele producirse la hemorragia nasal profusa (epistaxis).

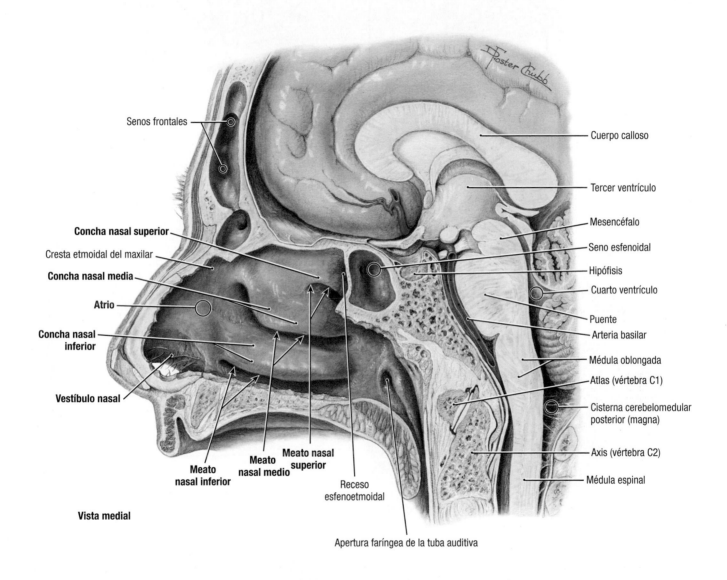

Senos frontales

Cuerpo calloso

Tercer ventrículo

Mesencéfalo

Seno esfenoidal

Hipófisis

Cuarto ventrículo

Puente

Arteria basilar

Médula oblongada

Atlas (vértebra C1)

Cisterna cerebelomedular posterior (magna)

Axis (vértebra C2)

Médula espinal

Concha nasal superior

Cresta etmoidal del maxilar

Concha nasal media

Atrio

Concha nasal inferior

Vestíbulo nasal

Meato nasal inferior

Meato nasal medio

Meato nasal superior

Receso esfenoetmoidal

Apertura faríngea de la tuba auditiva

Vista medial

7-74 **Mitad derecha de la cabeza (hemiseccionada) que muestra las vías respiratorias superiores**

- El vestíbulo es superior al orificio nasal y anterior al meato nasal inferior, y en su superficie revestida de piel crece pelo. El atrio es superior al vestíbulo y anterior al meato nasal medio.
- Las conchas nasales inferior y media se curvan inferior y medialmente desde la pared lateral, dividiéndola en tres partes casi iguales y cubriendo los meatos nasales inferior y medio, respectivamente. La concha nasal media termina inferior al seno esfenoidal, mientras la

concha nasal inferior termina inferior a la concha nasal media, justo anterior al orificio de la tuba auditiva (faringotimpánica). La concha nasal superior es pequeña y anterior al seno esfenoidal.
- La pared superior comprende una parte anterior inclinada que corresponde al puente de la nariz, una parte horizontal intermedia, una parte perpendicular anterior al seno esfenoidal y una parte curva, inferior al seno, que es continua con la pared superior de la nasofaringe.

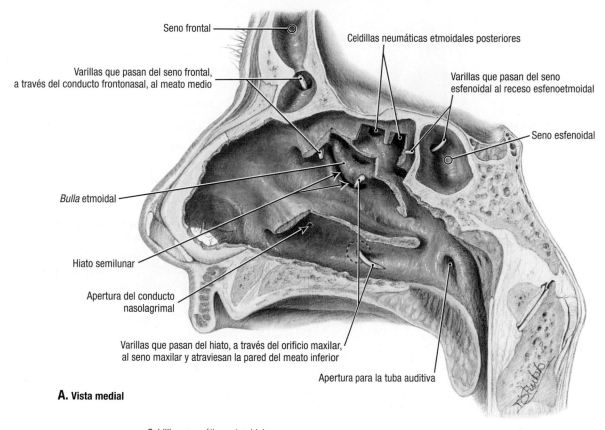

Seno frontal

Celdillas neumáticas etmoidales posteriores

Varillas que pasan del seno frontal, a través del conducto frontonasal, al meato medio

Varillas que pasan del seno esfenoidal al receso esfenoetmoidal

Seno esfenoidal

Bulla etmoidal

Hiato semilunar

Apertura del conducto nasolagrimal

Varillas que pasan del hiato, a través del orificio maxilar, al seno maxilar y atraviesan la pared del meato inferior

Apertura para la tuba auditiva

A. Vista medial

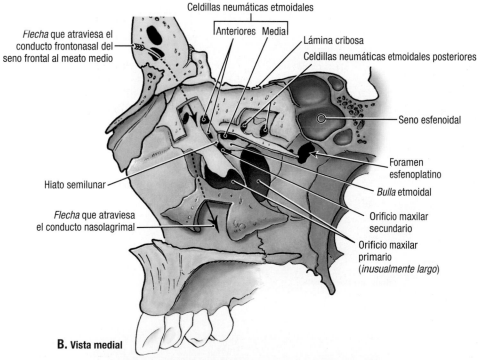

Celdillas neumáticas etmoidales

Flecha que atraviesa el conducto frontonasal del seno frontal al meato medio

Anteriores Media

Lámina cribosa

Celdillas neumáticas etmoidales posteriores

Seno esfenoidal

Foramen esfenoplatino

Hiato semilunar

Bulla etmoidal

Flecha que atraviesa el conducto nasolagrimal

Orificio maxilar secundario

Orificio maxilar primario (*inusualmente largo*)

B. Vista medial

Huesos en B		Aperturas	
☐ Etmoides	☐ Maxilar	☐ Aperturas de los espacios adyacentes en la pared nasal	
☐ Frontal	☐ Nasal		
☐ Concha inferior	☐ Palatino		
☐ Lagrimal	☐ Esfenoides		

Comunicaciones a través de la pared nasal 7-75

A. Disección. Se cortaron partes de las conchas superior, media e inferior para revelar las aperturas de los senos paranasales. **B. Diagrama de los huesos y aperturas de la pared lateral de la cavidad nasal tras la disección.** Obsérvese una *flecha* que pasa del seno frontal a través del conducto frontonasal al meato nasal medio y otra *flecha* que viene de la órbita anteromedial a través del conducto nasolagrimal.

Rinitis. La mucosa nasal se hincha e inflama (rinitis) durante las infecciones de las vías respiratorias altas y las reacciones alérgicas (p. ej., la fiebre del heno). La inflamación de esta mucosa se produce fácilmente debido a su vascularidad y a la abundancia de glándulas mucosas. Las infecciones de las fosas nasales pueden extenderse a la fosa craneal anterior a través de la lámina cribosa, la nasofaringe y los tejidos blandos retrofaríngeos, el oído medio a través de la tuba auditiva, los senos paranasales, el aparato lagrimal y la conjuntiva.

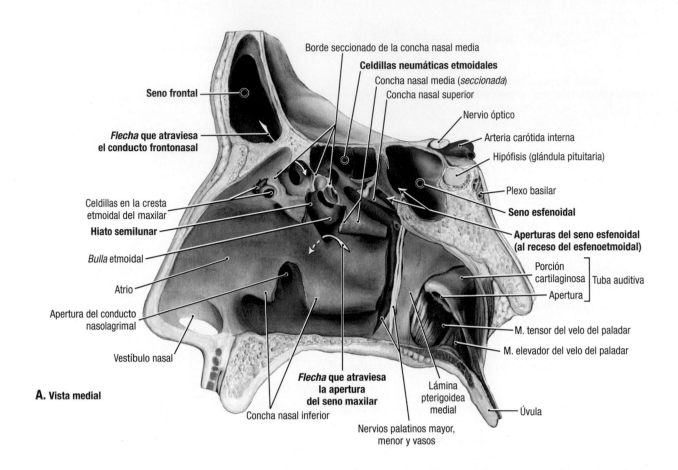

Seno frontal

Flecha que atraviesa el conducto frontonasal

Celdillas en la cresta etmoidal del maxilar

Hiato semilunar

Bulla etmoidal

Atrio

Apertura del conducto nasolagrimal

Vestíbulo nasal

A. Vista medial

Concha nasal inferior

Flecha que atraviesa la apertura del seno maxilar

Borde seccionado de la concha nasal media

Celdillas neumáticas etmoidales

Concha nasal media (*seccionada*)

Concha nasal superior

Nervio óptico

Arteria carótida interna

Hipófisis (glándula pituitaria)

Plexo basilar

Seno esfenoidal

Aperturas del seno esfenoidal (al receso del esfenoetmoidal)

Porción cartilaginosa ⎤ Tuba auditiva
Apertura ⎦

M. tensor del velo del paladar

M. elevador del velo del paladar

Lámina pterigoidea medial

Úvula

Nervios palatinos mayor, menor y vasos

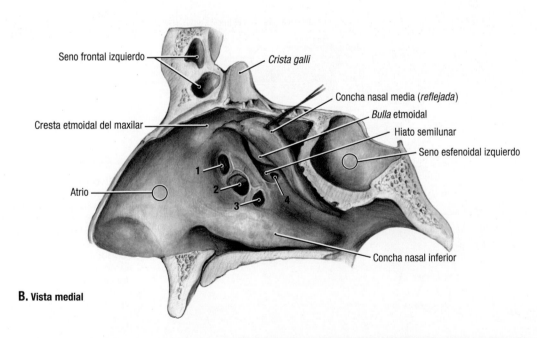

Seno frontal izquierdo

Crista galli

Cresta etmoidal del maxilar

Concha nasal media (*reflejada*)

Bulla etmoidal

Hiato semilunar

Seno esfenoidal izquierdo

Atrio

1
2
3
4

Concha nasal inferior

B. Vista medial

7-76 **Senos paranasales, aperturas y músculos palatinos en la pared nasal**

A. Disección. Se cortaron partes de las conchas nasales media e inferior, así como de la pared lateral de la cavidad nasal, para exponer los nervios y vasos del conducto palatino y los músculos palatinos extrínsecos.

B. Orificios maxilares accesorios. Además del orificio primario, o normal (no mostrado), hay cuatro orificios secundarios, o adquiridos (numerados del *1* al *4*).

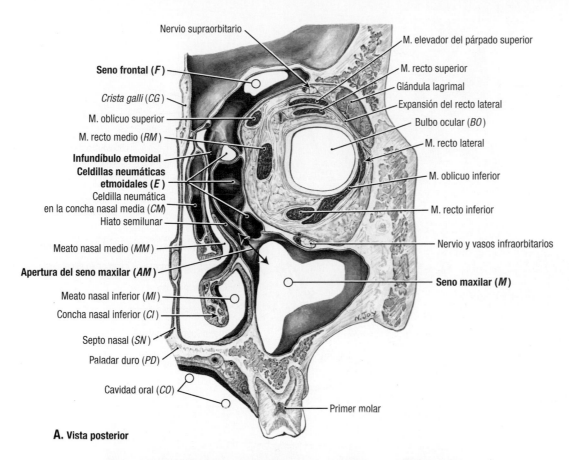

Nervio supraorbitario

M. elevador del párpado superior

Seno frontal (F)

M. recto superior

Crista galli (CG)

Glándula lagrimal

M. oblicuo superior

Expansión del recto lateral

M. recto medio (RM)

Bulbo ocular (BO)

Infundíbulo etmoidal

M. recto lateral

Celdillas neumáticas etmoidales (E)

Celdilla neumática en la concha nasal media (CM)

M. oblicuo inferior

Hiato semilunar

M. recto inferior

Meato nasal medio (MM)

Apertura del seno maxilar (AM)

Nervio y vasos infraorbitarios

Meato nasal inferior (MI)

Seno maxilar (M)

Concha nasal inferior (CI)

Septo nasal (SN)

Paladar duro (PD)

Cavidad oral (CO)

Primer molar

A. Vista posterior

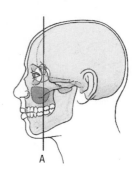

A

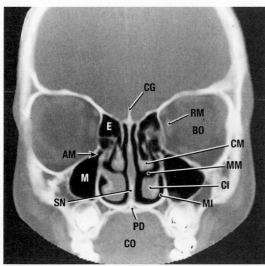

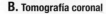

B. Tomografía coronal

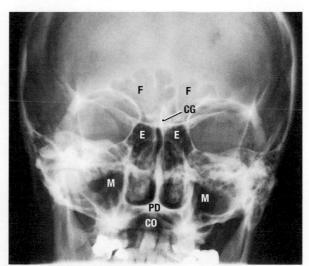

C. Radiografía anteroposterior

Senos paranasales y cavidad nasal

7-77

A. Corte coronal del lado derecho de la cabeza. B. Tomografía computarizada. C. Radiografía del cráneo. Las letras en las *imágenes B* y *C* se refieren a las estructuras señaladas en la *imagen A*.

Si se bloquea el drenaje nasal, las **infecciones de las celdillas etmoidales** de los senos etmoidales pueden atravesar la frágil pared medial de la órbita. Las infecciones graves de este origen pueden causar ceguera, pero también podrían afectar la vaina dural del nervio óptico, provocando **neuritis óptica**.

Durante la extracción de un molar maxilar puede producirse una **fractura de la raíz del diente**. Si no se utilizan los métodos de extracción adecuados, un trozo de la raíz puede ser conducido hacia la parte superior del seno maxilar.

Las radiografías o tomografías de los senos frontales pueden utilizarse para la **identificación forense de individuos desconocidos**. Los senos frontales son únicos para cada persona, como las huellas dactilares.

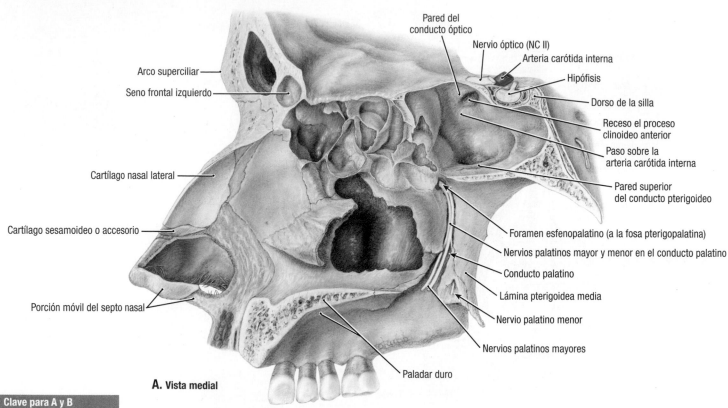

Pared del conducto óptico

Nervio óptico (NC II)

Arteria carótida interna

Hipófisis

Dorso de la silla

Receso el proceso clinoideo anterior

Paso sobre la arteria carótida interna

Pared superior del conducto pterigoideo

Foramen esfenopalatino (a la fosa pterigopalatina)

Nervios palatinos mayor y menor en el conducto palatino

Conducto palatino

Lámina pterigoidea media

Nervio palatino menor

Nervios palatinos mayores

Paladar duro

Arco superciliar

Seno frontal izquierdo

Cartílago nasal lateral

Cartílago sesamoideo o accesorio

Porción móvil del septo nasal

A. Vista medial

Clave para A y B

Senos:

Celdillas neumáticas etmoidales (*E*)

Seno frontal (*F*)

Seno maxilar (*M*)

Seno esfenoidal (*S*)

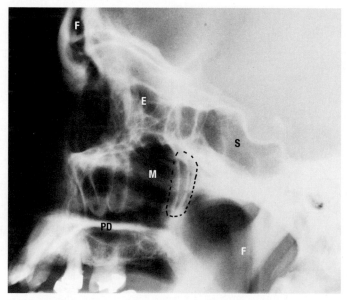

B. Radiografía lateral

7-78 **Senos paranasales**

A. Senos paranasales abiertos. Los senos están codificados por colores. **B. Radiografía del cráneo.** *Líneas discontinuas*: fosa pterigopalatina; *F*: faringe; *PD*: paladar duro. Los senos maxilares son los que se infectan con mayor frecuencia debido a que sus orificios son pequeños y están situados en la parte alta de sus paredes superomediales, una mala ubicación para el drenaje natural del seno. Cuando la membrana mucosa del seno está congestionada, los orificios maxilares (*ostia*) suelen estar obstruidos. La **sinusitis maxilar** se trata con antibióticos; también se puede canular y drenar el seno. En el caso de la sinusitis maxilar crónica, se utiliza **sinuplastia** o **antrostomía maxilar** para mejorar el drenaje del seno maxilar ampliando la apertura de los orificios de uno o más senos.

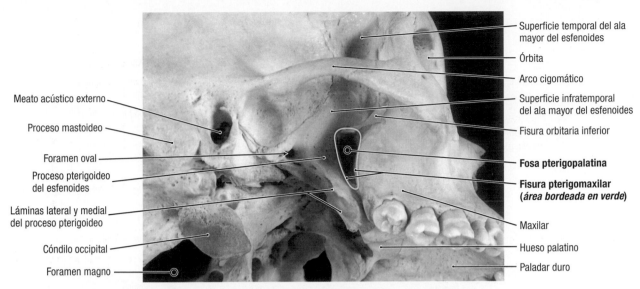

A. Vista inferolateral y ligeramente posterior, mirando hacia las fosas infratemporal y pterigopalatina

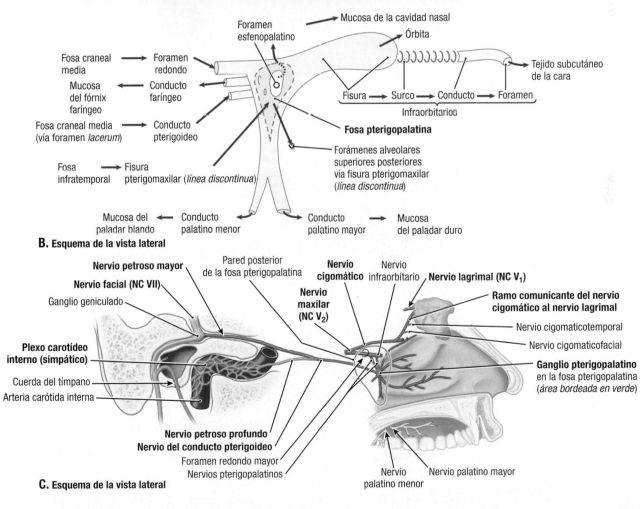

B. Esquema de la vista lateral

C. Esquema de la vista lateral

Fosa pterigopalatina

A. Relaciones óseas. La fosa pterigopalatina es un pequeño espacio piramidal inferior al ápice de la órbita. Se encuentra entre el proceso pterigoideo del esfenoides y la cara posterior del maxilar anterior. **B. Esquema**

(Paff GH. *Anatomy of the Head and Neck*. Philadelphia, PA: W.B. Saunders Company; 1973). **C. Ganglio pterigopalatino y nervios relacionados.**

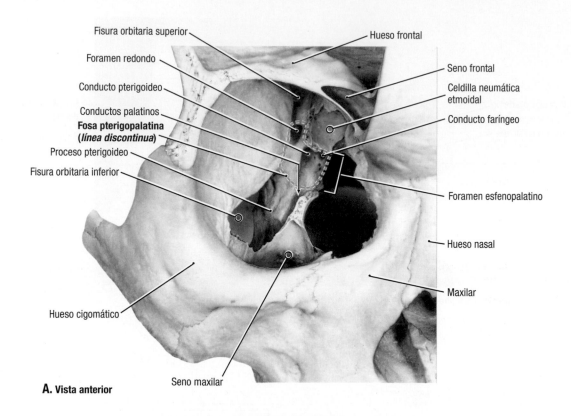

Fisura orbitaria superior

Foramen redondo

Conducto pterigoideo

Conductos palatinos

Fosa pterigopalatina (línea discontinua)

Proceso pterigoideo

Fisura orbitaria inferior

Hueso cigomático

Seno maxilar

Hueso frontal

Seno frontal

Celdilla neumática etmoidal

Conducto faríngeo

Foramen esfenopalatino

Hueso nasal

Maxilar

A. Vista anterior

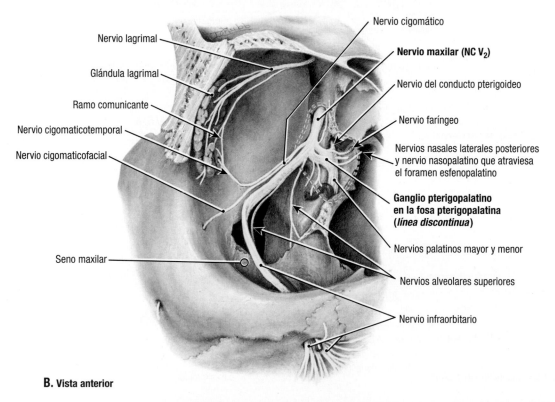

Nervio lagrimal

Glándula lagrimal

Ramo comunicante

Nervio cigomaticotemporal

Nervio cigomaticofacial

Seno maxilar

Nervio cigomático

Nervio maxilar (NC V$_2$)

Nervio del conducto pterigoideo

Nervio faríngeo

Nervios nasales laterales posteriores y nervio nasopalatino que atraviesa el foramen esfenopalatino

Ganglio pterigopalatino en la fosa pterigopalatina (línea discontinua)

Nervios palatinos mayor y menor

Nervios alveolares superiores

Nervio infraorbitario

B. Vista anterior

7-80 Nervios de la fosa pterigopalatina

A. Huesos y forámenes, perspectiva orbitaria. B. Vasos y nervios, perspectiva orbitaria. En la *imagen A* y en la *imagen B*, la fosa pterigopalatina ha sido expuesta a través del seno maxilar después de eliminar la pared inferior de la órbita.

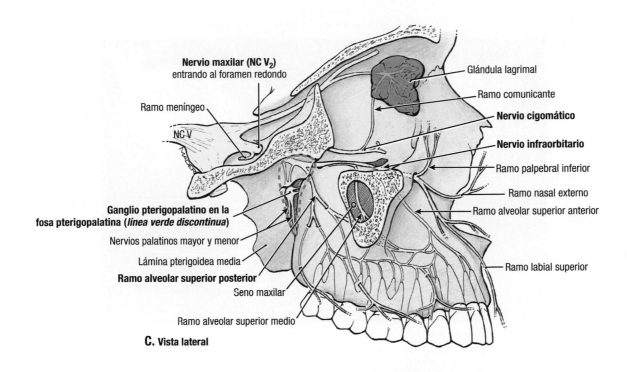

Nervio maxilar (NC V₂)
entrando al foramen redondo

Ramo meníngeo

NC V

**Ganglio pterigopalatino en la
fosa pterigopalatina (*línea verde discontinua*)**

Nervios palatinos mayor y menor

Lámina pterigoidea media

Ramo alveolar superior posterior

Seno maxilar

Ramo alveolar superior medio

Glándula lagrimal

Ramo comunicante

Nervio cigomático

Nervio infraorbitario

Ramo palpebral inferior

Ramo nasal externo

Ramo alveolar superior anterior

Ramo labial superior

C. Vista lateral

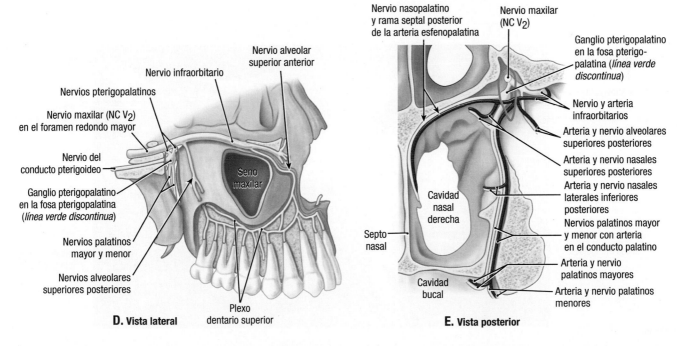

Nervios pterigopalatinos

Nervio maxilar (NC V₂)
en el foramen redondo mayor

Nervio del
conducto pterigoideo

Ganglio pterigopalatino
en la fosa pterigopalatina
(*línea verde discontinua*)

Nervios palatinos
mayor y menor

Nervios alveolares
superiores posteriores

Nervio infraorbitario

Nervio alveolar
superior anterior

Seno
maxilar

Plexo
dentario superior

D. Vista lateral

Nervio nasopalatino
y rama septal posterior
de la arteria esfenopalatina

Nervio maxilar
(NC V₂)

Ganglio pterigopalatino
en la fosa pterigo-
palatina (*línea verde
discontinua*)

Nervio y arteria
infraorbitarios

Arteria y nervio alveolares
superiores posteriores

Arteria y nervio nasales
superiores posteriores

Arteria y nervio nasales
laterales inferiores
posteriores

Nervios palatinos mayor
y menor con arteria
en el conducto palatino

Arteria y nervio
palatinos mayores

Arteria y nervio palatinos
menores

Cavidad
nasal
derecha

Septo
nasal

Cavidad
bucal

E. Vista posterior

**C. Nervio maxilar (NC V₂) y sus ramos. D. Fosa pterigopalatina,
vista lateralmente.** Se ha eliminado parte de la pared del seno maxilar.

E. Nervios nasopalatinos y palatinos mayores y menores.

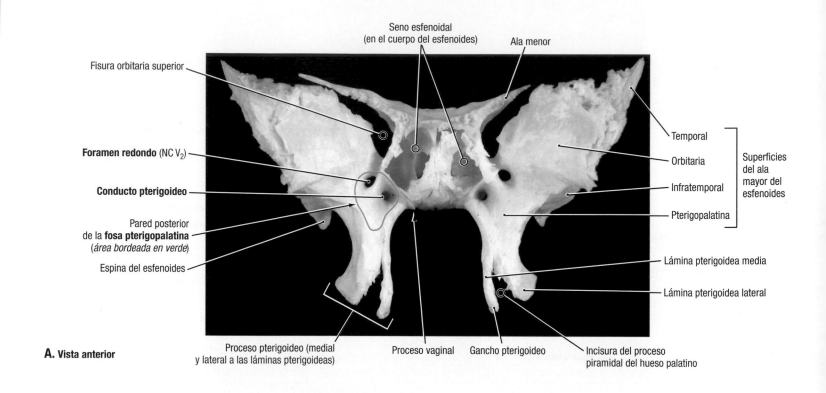

Seno esfenoidal
(en el cuerpo del esfenoides)

Ala menor

Fisura orbitaria superior

Foramen redondo (NC V$_2$)

Conducto pterigoideo

Pared posterior
de la **fosa pterigopalatina**
(*área bordeada en verde*)

Espina del esfenoides

Temporal

Orbitaria

Infratemporal

Pterigopalatina

} Superficies
del ala
mayor del
esfenoides

Lámina pterigoidea media

Lámina pterigoidea lateral

Proceso pterigoideo (medial
y lateral a las láminas pterigoideas)

Proceso vaginal

Gancho pterigoideo

Incisura del proceso
piramidal del hueso palatino

A. Vista anterior

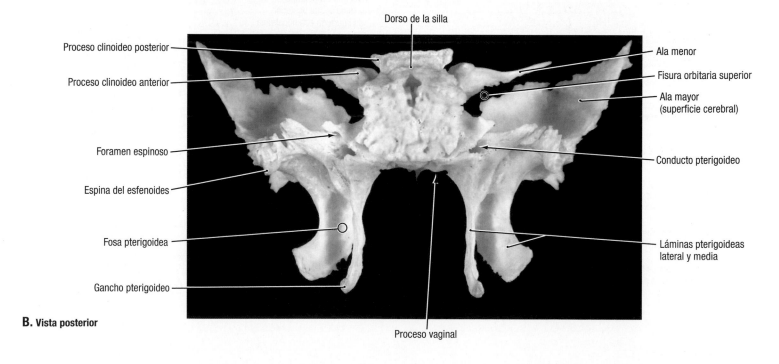

Dorso de la silla

Proceso clinoideo posterior

Proceso clinoideo anterior

Foramen espinoso

Espina del esfenoides

Fosa pterigoidea

Gancho pterigoideo

Ala menor

Fisura orbitaria superior

Ala mayor
(superficie cerebral)

Conducto pterigoideo

Láminas pterigoideas
lateral y media

Proceso vaginal

B. Vista posterior

7-81   Hueso esfenoides: características y relación con la fosa pterigopalatina

A-B. Características óseas. La fosa pterigopalatina se comunica de manera posterosuperior con la fosa craneal media a través del foramen redondo y el conducto pterigoideo.

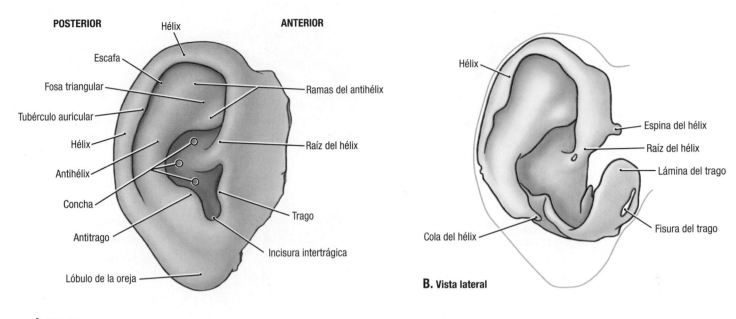

POSTERIOR

Hélix

Escafa

Fosa triangular

Tubérculo auricular

Hélix

Antihélix

Concha

Antitrago

Lóbulo de la oreja

ANTERIOR

Ramas del antihélix

Raíz del hélix

Trago

Incisura intertrágica

A. Vista lateral

Hélix

Espina del hélix

Raíz del hélix

Lámina del trago

Cola del hélix

Fisura del trago

B. Vista lateral

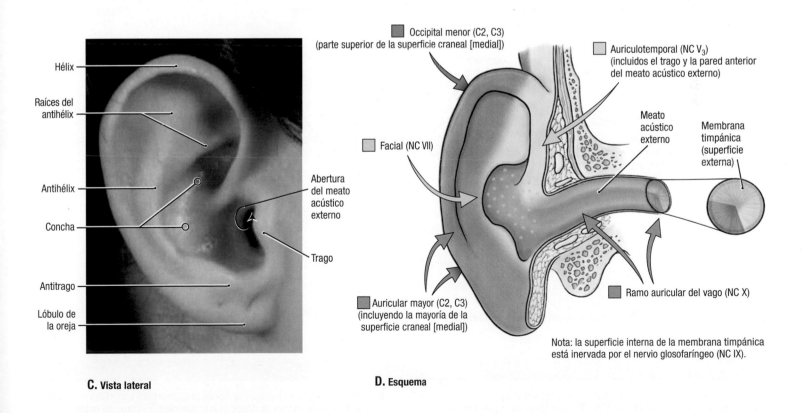

Hélix

Raíces del antihélix

Antihélix

Concha

Antitrago

Lóbulo de la oreja

Abertura del meato acústico externo

Trago

C. Vista lateral

Occipital menor (C2, C3)
(parte superior de la superficie craneal [medial])

Auriculotemporal (NC V$_3$)
(incluidos el trago y la pared anterior
del meato acústico externo)

Facial (NC VII)

Meato acústico externo

Membrana timpánica (superficie externa)

Ramo auricular del vago (NC X)

Auricular mayor (C2, C3)
(incluyendo la mayoría de la
superficie craneal [medial])

Nota: la superficie interna de la membrana timpánica
está inervada por el nervio glosofaríngeo (NC IX).

D. Esquema

A. Partes de la oreja. **B.** Cartílago de la oreja. **C.** Anatomía de superficie de la oreja. **D.** Inervación sensitiva.

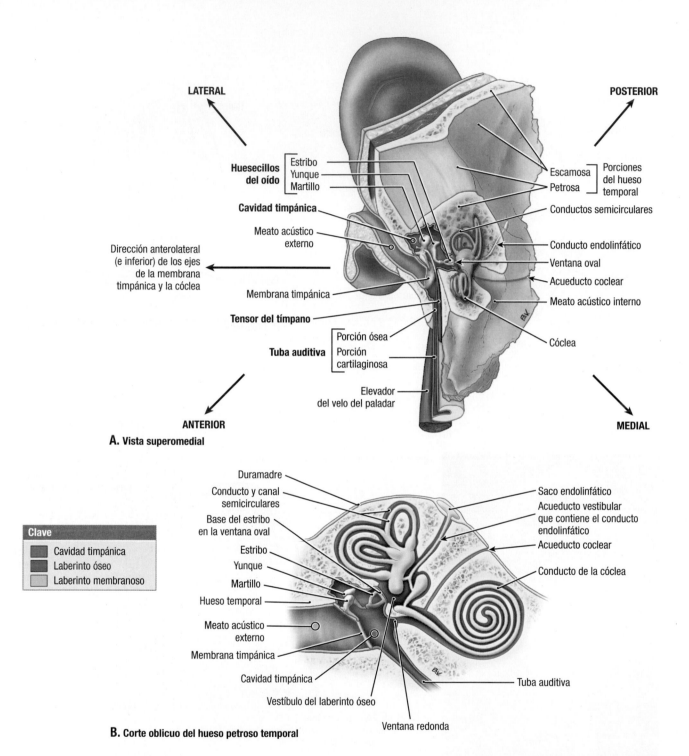

LATERAL

POSTERIOR

Huesecillos
del oído
{ Estribo
Yunque
Martillo }

Cavidad timpánica

Meato acústico
externo

Dirección anterolateral
(e inferior) de los ejes
de la membrana
timpánica y la cóclea

Membrana timpánica

Tensor del tímpano

Tuba auditiva
{ Porción ósea
Porción
cartilaginosa }

Elevador
del velo del paladar

Escamosa
Petrosa
} Porciones
del hueso
temporal

Conductos semicirculares

Conducto endolinfático

Ventana oval

Acueducto coclear

Meato acústico interno

Cóclea

ANTERIOR

MEDIAL

A. Vista superomedial

Duramadre

Conducto y canal
semicirculares

Base del estribo
en la ventana oval

Estribo

Yunque

Martillo

Hueso temporal

Meato acústico
externo

Membrana timpánica

Cavidad timpánica

Vestíbulo del laberinto óseo

Ventana redonda

Saco endolinfático

Acueducto vestibular
que contiene el conducto
endolinfático

Acueducto coclear

Conducto de la cóclea

Tuba auditiva

Clave

	Cavidad timpánica
	Laberinto óseo
	Laberinto membranoso

B. Corte oblicuo del hueso petroso temporal

7-83 **Oído externo, medio e interno I: panorama general**

A. Hueso temporal derecho y oreja seccionados en los planos del meato acústico externo y de la tuba auditiva. **B.** Esquema del corte del hueso temporal petroso.

- El oído externo incluye a la oreja y al meato acústico externo.
- El oído medio (tímpano) se encuentra entre la membrana timpánica y el oído interno. Tres huesecillos se extienden desde la pared lateral a la medial del tímpano. De ellos, el martillo está unido a la membrana timpánica. El estribo está unido por el ligamento anular a la ventana

oval mientras que el yunque se conecta al martillo y al estribo. La tuba auditiva, que se extiende desde la nasofaringe, se abre en la pared anterior de la cavidad timpánica.

- El laberinto membranoso comprende un sistema cerrado de tubos y bulbos membranosos llenos de líquido, la endolinfa, y bañados por el líquido circundante, llamado perilinfa; tanto el laberinto membranoso como la perilinfa están contenidos dentro del laberinto óseo.

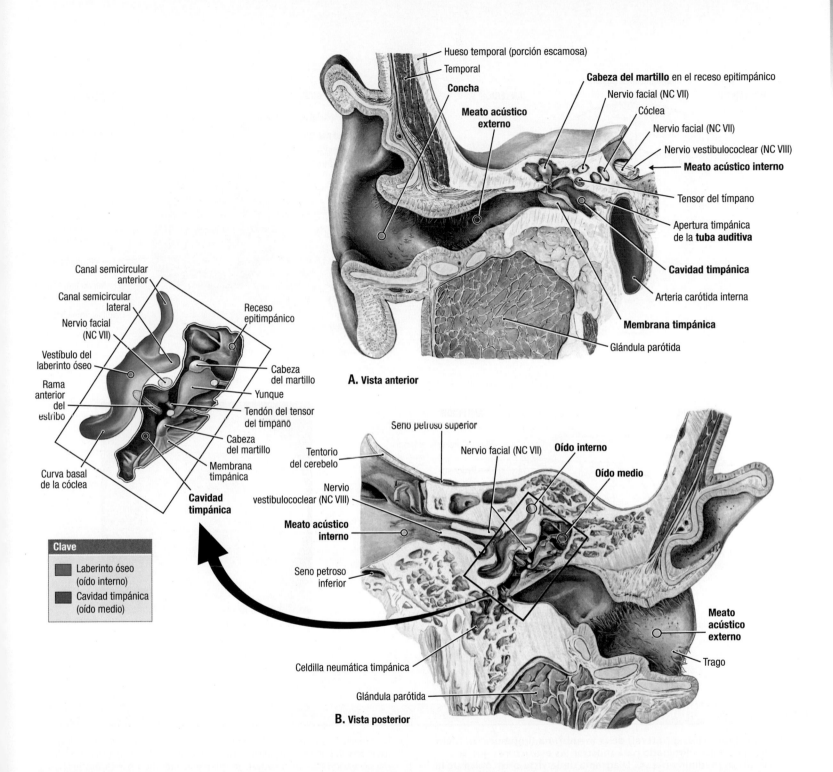

Hueso temporal (porción escamosa)
Temporal
Concha
Meato acústico externo
Cabeza del martillo en el receso epitimpánico
Nervio facial (NC VII)
Cóclea
Nervio facial (NC VII)
Nervio vestibulococlear (NC VIII)
Meato acústico interno
Tensor del tímpano
Apertura timpánica de la **tuba auditiva**
Cavidad timpánica
Arteria carótida interna
Membrana timpánica
Glándula parótida

A. Vista anterior

Canal semicircular anterior
Canal semicircular lateral
Nervio facial (NC VII)
Vestíbulo del laberinto óseo
Rama anterior del estribo
Curva basal de la cóclea
Receso epitimpánico
Cabeza del martillo
Yunque
Tendón del tensor del tímpano
Cabeza del martillo
Membrana timpánica
Cavidad timpánica

Clave
■ Laberinto óseo (oído interno)
■ Cavidad timpánica (oído medio)

Seno petroso superior
Tentorio del cerebelo
Nervio vestibulococlear (NC VIII)
Meato acústico interno
Seno petroso inferior
Nervio facial (NC VII)
Oído interno
Oído medio
Meato acústico externo
Trago
Celdilla neumática timpánica
Glándula parótida

B. Vista posterior

A. Parte anterior. B. Parte posterior. El recuadro contiene una amplia-ción de las estructuras del oído medio e interno tal y como aparecen en la *imagen B*.

- El meato acústico externo tiene unos 3 cm de longitud; una mitad es cartilaginosa y la otra mitad ósea. Es más estrecha en el istmo, cerca de la unión de las partes cartilaginosa y ósea.
- El meato acústico externo está inervado por el ramo auriculotemporal

del nervio mandibular (NC V₃) y los ramos auriculares del nervio vago (NC X); el oído medio está inervado por el nervio glosofaríngeo (NC IX).

- La porción cartilaginosa del meato acústico externo está revestida de piel gruesa; la parte ósea está revestida de piel delgada que se adhiere al periostio y forma la capa más externa de la membrana timpánica.

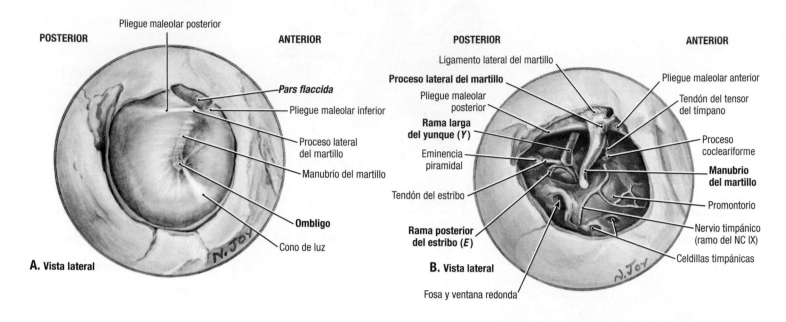

POSTERIOR

Pliegue maleolar posterior

ANTERIOR

Pars flaccida

Pliegue maleolar inferior

Proceso lateral del martillo

Manubrio del martillo

Ombligo

Cono de luz

A. Vista lateral

POSTERIOR

ANTERIOR

Ligamento lateral del martillo

Proceso lateral del martillo

Pliegue maleolar posterior

Rama larga del yunque (*Y*)

Eminencia piramidal

Tendón del estribo

Rama posterior del estribo (*E*)

Pliegue maleolar anterior

Tendón del tensor del tímpano

Proceso cocleariforme

Manubrio del martillo

Promontorio

Nervio timpánico (ramo del NC IX)

Celdillas timpánicas

B. Vista lateral

Fosa y ventana redonda

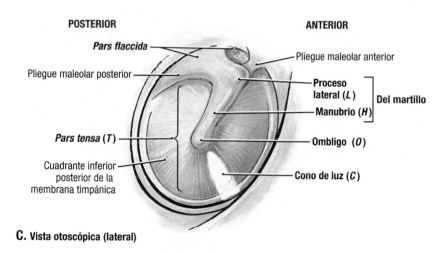

POSTERIOR

ANTERIOR

Pars flaccida

Pliegue maleolar posterior

Pliegue maleolar anterior

Proceso lateral (*L*) Del martillo

Manubrio (*H*)

Pars tensa (T)

Cuadrante inferior posterior de la membrana timpánica

Ombligo (*O*)

Cono de luz (*C*)

C. Vista otoscópica (lateral)

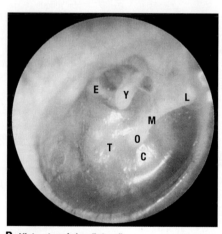

D. Vista otoscópica (lateral)

7-85 **Membrana timpánica**

A. Superficie externa (lateral) de la membrana timpánica. B. Membrana timpánica eliminada para mostrar las estructuras que se encuentran medialmente. C. Diagrama de la vista otoscópica de la membrana timpánica. D. Vista otoscópica de la membrana timpánica. Las letras se identifican con las de las *imágenes B y C.*

- La membrana timpánica oval es un cono poco profundo en el ápice central, el ombligo de la membrana timpánica, donde la membrana se une a la punta del manubrio. El manubrio está unido a la membrana en toda su longitud, ya que se extiende anterosuperiormente hacia la periferia de la membrana.
- Por encima del proceso lateral del martillo, la membrana es delgada (*pars flaccida*); esta parte carece de las fibras radiales y circulares presentes en el resto de la membrana (*pars tensa*). La unión entre ambas partes está marcada por los pliegues maleolares anterior y posterior.

- La superficie lateral de la membrana timpánica es inervada por el ramo auricular del nervio auriculotemporal (NC V₃) y el ramo auricular del nervio vago (NC X); la superficie medial es inervada por ramas timpánicas del NC IX.

La **exploración del meato acústico externo y de la membrana timpánica** comienza por enderezar dicho conducto. En los adultos, el hélix se toma y se tira posterosuperiormente (hacia arriba, hacia fuera y hacia atrás). Estos movimientos reducen la curvatura del meato acústico externo, facilitando la inserción del otoscopio. El meato acústico externo es relativamente corto en los lactantes, por lo que hay que tener especial cuidado para evitar que se dañe la membrana timpánica.

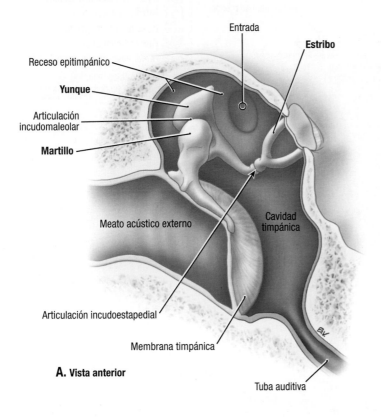

Entrada

Estribo

Receso epitimpánico

Yunque

Articulación incudomaleolar

Martillo

Meato acústico externo

Cavidad timpánica

Articulación incudoestapedial

Membrana timpánica

A. Vista anterior

Tuba auditiva

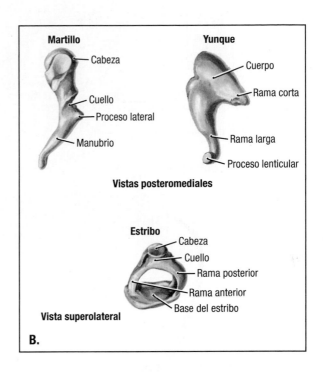

Martillo — Cabeza — Cuello — Proceso lateral — Manubrio

Yunque — Cuerpo — Rama corta — Rama larga — Proceso lenticular

Vistas posteromediales

Estribo — Cabeza — Cuello — Rama posterior — Rama anterior — Base del estribo

Vista superolateral

B.

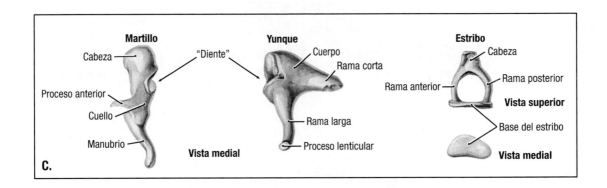

Martillo — Cabeza — Proceso anterior — Cuello — Manubrio — **Vista medial**

"Diente"

Yunque — Cuerpo — Rama corta — Rama larga — Proceso lenticular

Estribo — Cabeza — Rama posterior — Rama anterior — **Vista superior** — Base del estribo — **Vista medial**

C.

Huesecillos del oído medio

7-86

A. Huesecillos *in situ* tal y como los revela un corte coronal del hueso temporal. **B-C.** Huesecillos aislados.
- La cabeza del martillo, el cuerpo y el proceso corto del yunque se encuentran en el receso epitimpánico, mientras que el manubrio está incrustado en la membrana timpánica.
- La superficie articular, en forma de silla de montar, de la cabeza del martillo y la superficie articular (con forma recíproca) del cuerpo del yunque forman la articulación sinovial incudomaleolar.
- Una articulación convexa en el extremo del proceso largo del yunque se articula con la cabeza del estribo para componer la articulación sinovial incudoestapedial.

- Un dolor de oídos (otalgia) y una membrana timpánica roja y abultada pueden indicar la presencia de pus o líquido en el oído medio, un signo de **otitis media**. La infección del oído medio suele ser secundaria a las infecciones de las vías respiratorias superiores. La inflamación y la hinchazón de la membrana mucosa que recubre la cavidad timpánica pueden causar la obstrucción parcial o total de la tuba auditiva. La membrana timpánica se enrojece y se abomba, y la persona puede quejarse de «tener los oídos tapados». Si no se trata, la otitis media puede producir un deterioro de la audición como resultado de la cicatrización de los huesecillos auditivos, lo que limita la capacidad de estos huesos para moverse en respuesta al sonido.

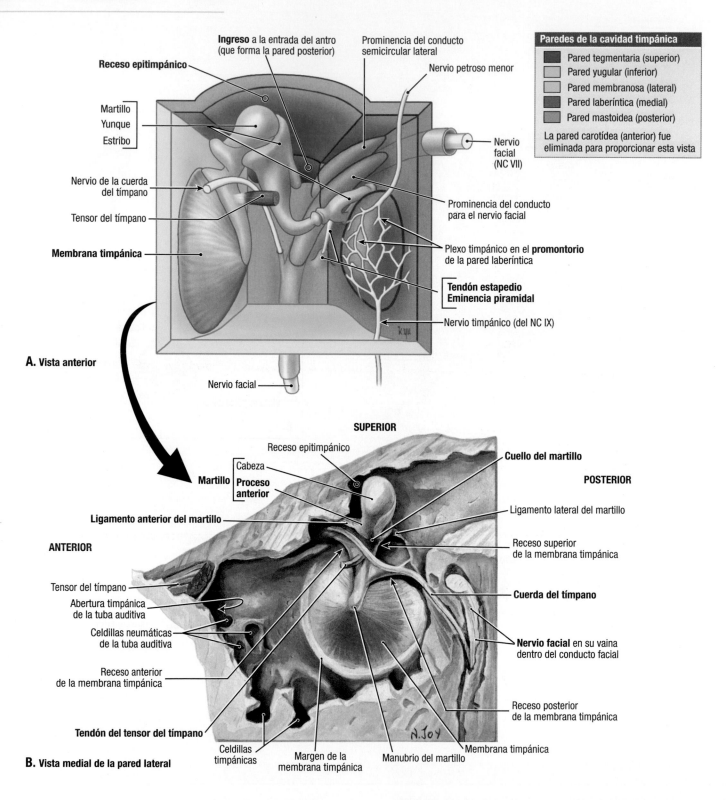

Ingreso a la entrada del antro
(que forma la pared posterior)

Prominencia del conducto
semicircular lateral

Nervio petroso menor

Receso epitimpánico

Martillo
Yunque
Estribo

Nervio de la cuerda
del tímpano

Tensor del tímpano

Membrana timpánica

Nervio
facial
(NC VII)

Prominencia del conducto
para el nervio facial

Plexo timpánico en el **promontorio**
de la pared laberíntica

**Tendón estapedio
Eminencia piramidal**

Nervio timpánico (del NC IX)

Paredes de la cavidad timpánica
Pared tegmentaria (superior)
Pared yugular (inferior)
Pared membranosa (lateral)
Pared laberíntica (medial)
Pared mastoidea (posterior)

La pared carotídea (anterior) fue
eliminada para proporcionar esta vista

A. Vista anterior

Nervio facial

SUPERIOR

Receso epitimpánico

Cabeza
Proceso
anterior

Martillo

Ligamento anterior del martillo

ANTERIOR

Tensor del tímpano

Abertura timpánica
de la tuba auditiva

Celdillas neumáticas
de la tuba auditiva

Receso anterior
de la membrana timpánica

Tendón del tensor del tímpano

B. Vista medial de la pared lateral

Cuello del martillo

POSTERIOR

Ligamento lateral del martillo

Receso superior
de la membrana timpánica

Cuerda del tímpano

Nervio facial en su vaina
dentro del conducto facial

Receso posterior
de la membrana timpánica

Membrana timpánica

Manubrio del martillo

Celdillas
timpánicas

Margen de la
membrana timpánica

7-87 **Estructuras de la cavidad timpánica**

**A. Esquema de la cavidad timpánica con la pared anterior elimi-
nada. B. Pared lateral de la cavidad timpánica.** El nervio facial se
encuentra dentro del conducto facial rodeado por un tubo perióstico
resistente; la cuerda del tímpano sale del nervio facial y se encuentra
dentro de dos pliegues semilunares de la membrana mucosa, cruzando
el cuello del martillo superior al tendón del tensor del tímpano.

La **perforación de la membrana timpánica** (rotura del tímpano)
puede ser consecuencia de una otitis media. La perforación puede
también deberse a cuerpos extraños en el meato acústico externo, a un
traumatismo o a una presión excesiva. Dado que la mitad superior de la
membrana timpánica es mucho más vascular que la mitad inferior, las
incisiones se realizan de forma posteroinferior a través de la membrana.
Esta incisión también evita la lesión del nervio de la cuerda del tímpano
y de los huesecillos auditivos.

ANTERIOR

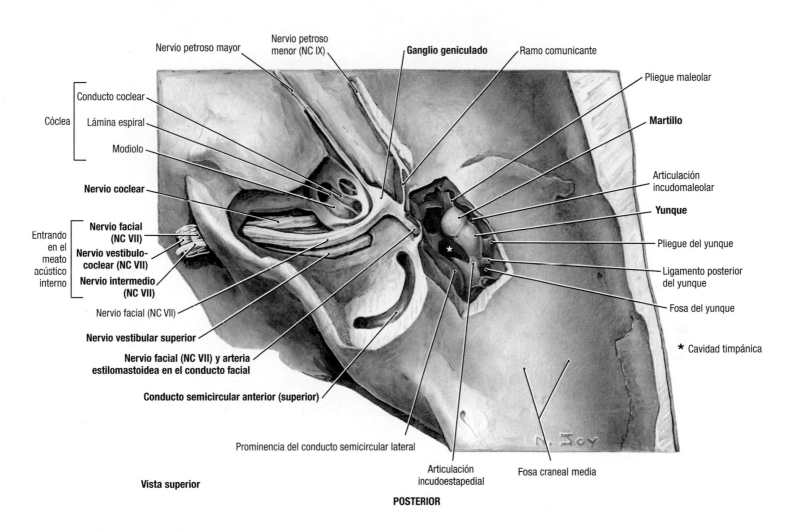

Nervio petroso mayor

Nervio petroso menor (NC IX)

Ganglio geniculado

Ramo comunicante

Pliegue maleolar

Cóclea
- Conducto coclear
- Lámina espiral
- Modiolo

Nervio coclear

Entrando en el meato acústico interno
- **Nervio facial (NC VII)**
- **Nervio vestibulococlear (NC VII)**
- **Nervio intermedio (NC VII)**

Nervio facial (NC VII)

Nervio vestibular superior

Nervio facial (NC VII) y arteria estilomastoidea en el conducto facial

Conducto semicircular anterior (superior)

Prominencia del conducto semicircular lateral

Articulación incudoestapedial

Fosa craneal media

Martillo

Articulación incudomaleolar

Yunque

Pliegue del yunque

Ligamento posterior del yunque

Fosa del yunque

* Cavidad timpánica

Vista superior

POSTERIOR

Oído medio e interno *in situ*

7-88

El techo del tímpano ha sido retirado para exponer el oído medio. Además se ha eliminado la eminencia arcuata para revelar el conducto semicircular anterior y el trayecto de los nervios facial y vestibulococlear a través del meato acústico interno y el oído interno. En el ganglio geniculado, el nervio facial ejecuta una curva pronunciada, llamada *rodilla*, que luego se curva posteroinferiormente dentro del conducto facial óseo; la delgada pared lateral del canal facial separa el nervio facial de la cavidad timpánica del oído medio.

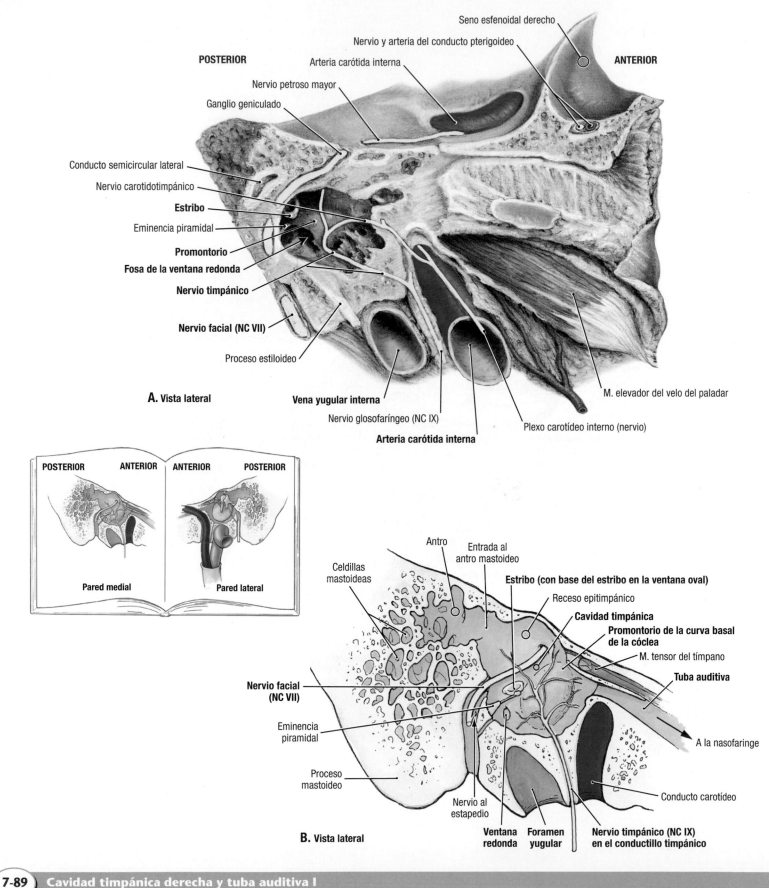

Seno esfenoidal derecho

Nervio y arteria del conducto pterigoideo

Arteria carótida interna

POSTERIOR

Nervio petroso mayor

Ganglio geniculado

ANTERIOR

Conducto semicircular lateral

Nervio carotidotimpánico

Estribo

Eminencia piramidal

Promontorio

Fosa de la ventana redonda

Nervio timpánico

Nervio facial (NC VII)

Proceso estiloideo

A. Vista lateral

Vena yugular interna

Nervio glosofaríngeo (NC IX)

Arteria carótida interna

M. elevador del velo del paladar

Plexo carotídeo interno (nervio)

POSTERIOR **ANTERIOR** **ANTERIOR** **POSTERIOR**

Pared medial **Pared lateral**

Antro

Entrada al antro mastoideo

Celdillas mastoideas

Estribo (con base del estribo en la ventana oval)

Receso epitimpánico

Cavidad timpánica

Promontorio de la curva basal de la cóclea

M. tensor del tímpano

Tuba auditiva

Nervio facial (NC VII)

Eminencia piramidal

A la nasofaringe

Proceso mastoideo

Nervio al estapedio

Conducto carotídeo

B. Vista lateral

Ventana redonda **Foramen yugular** **Nervio timpánico (NC IX) en el conductillo timpánico**

7-89 **Cavidad timpánica derecha y tuba auditiva I**

A. Disección de la pared medial. B. Esquema de la pared medial. Las superficies de corte de esta pieza seccionada longitudinalmente se muestran como páginas de un libro.

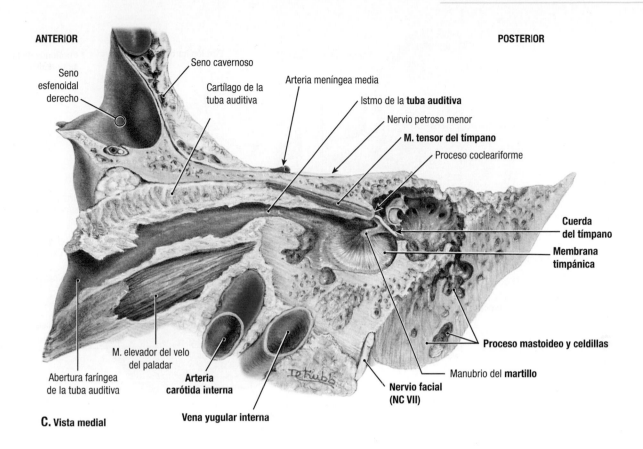

ANTERIOR   POSTERIOR

Seno cavernoso

Seno esfenoidal derecho

Arteria meníngea media

Cartílago de la tuba auditiva

Istmo de la **tuba auditiva**

Nervio petroso menor

M. tensor del tímpano

Proceso cocleariforme

Cuerda del tímpano

Membrana timpánica

Proceso mastoideo y celdillas

M. elevador del velo del paladar

Manubrio del **martillo**

Abertura faríngea de la tuba auditiva

Arteria carótida interna

Nervio facial (NC VII)

C. Vista medial

Vena yugular interna

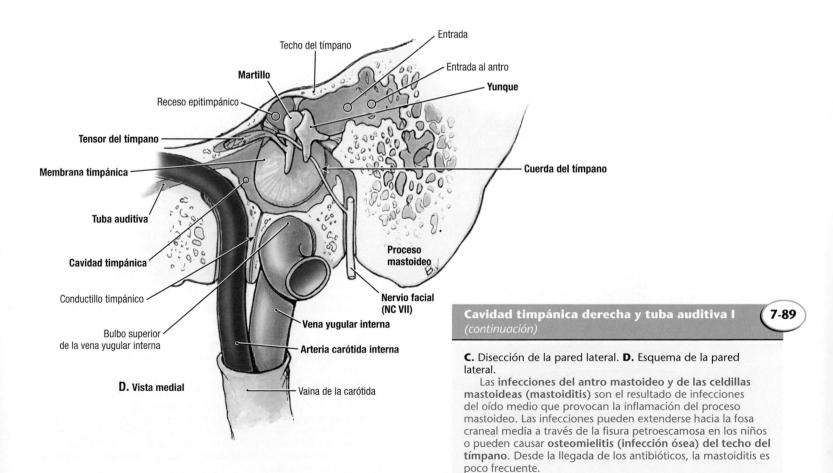

Techo del tímpano

Entrada

Entrada al antro

Martillo

Yunque

Receso epitimpánico

Tensor del tímpano

Membrana timpánica

Cuerda del tímpano

Tuba auditiva

Cavidad timpánica

Proceso mastoideo

Conductillo timpánico

Nervio facial (NC VII)

Bulbo superior de la vena yugular interna

Vena yugular interna

Arteria carótida interna

D. Vista medial

Vaina de la carótida

Cavidad timpánica derecha y tuba auditiva I (continuación)   **7-89**

C. Disección de la pared lateral. **D.** Esquema de la pared lateral.

   Las **infecciones del antro mastoideo y de las celdillas mastoideas (mastoiditis)** son el resultado de infecciones del oído medio que provocan la inflamación del proceso mastoideo. Las infecciones pueden extenderse hacia la fosa craneal media a través de la fisura petroescamosa en los niños o pueden causar **osteomielitis (infección ósea) del techo del tímpano**. Desde la llegada de los antibióticos, la mastoiditis es poco frecuente.

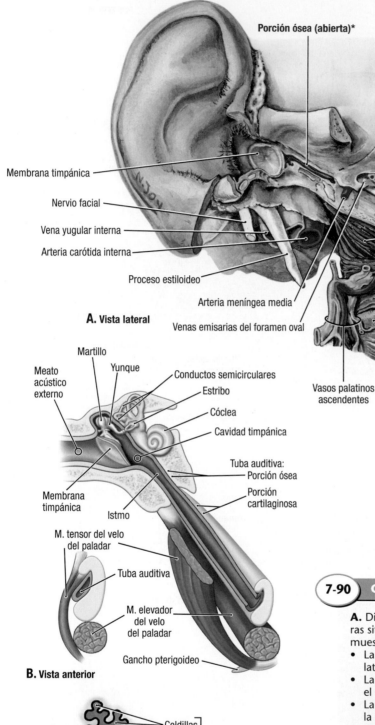

Porción ósea (abierta)*

Porción cartilaginosa*

* Porciones de la
tuba auditiva

Membrana timpánica

Nervio facial

Vena yugular interna

Arteria carótida interna

Proceso estiloideo

Arteria meníngea media

A. Vista lateral

Venas emisarias del foramen oval

Arteria alveolar
superior posterior

M. elevador del velo
del paladar

Lámina pterigoidea lateral

M. buccinador

Tonsila palatina

M. constrictor faríngeo
superior

Vasos palatinos
ascendentes

Martillo

Yunque

Meato
acústico
externo

Conductos semicirculares

Estribo

Cóclea

Cavidad timpánica

Tuba auditiva:
Porción ósea

Porción
cartilaginosa

Membrana
timpánica

Istmo

M. tensor del velo
del paladar

Tuba auditiva

M. elevador
del velo
del paladar

Gancho pterigoideo

B. Vista anterior

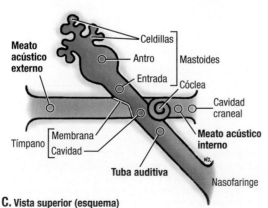

Meato
acústico
externo

Celdillas

Antro

Mastoides

Entrada

Cóclea

Cavidad
craneal

Tímpano

Membrana

Cavidad

**Meato acústico
interno**

Tuba auditiva

Nasofaringe

C. Vista superior (esquema)

7-90   **Cavidad timpánica derecha y tuba auditiva II**

A. Disección que muestra la cara lateral de la tuba auditiva y estructuras situadas medialmente. **B.** Tuba auditiva derecha. **C.** Esquema que muestra la relación entre los meatos acústicos interno y externo.

- La dirección general de la tuba auditiva es superior, posterior y lateral desde la nasofaringe hasta la cavidad timpánica.
- La porción cartilaginosa de la tuba se apoya en toda su longitud en el músculo elevador del velo del paladar.
- La línea de los conductos y la línea de las vías respiratorias, desde la nasofaringe hasta las celdillas mastoideas, se intersectan en la cavidad timpánica.
- El techo del tímpano forma la pared superior de la cavidad timpánica y la entrada al antro.

La función de la tuba auditiva es **igualar la presión en el oído medio** con la presión atmosférica permitiendo, así, el libre movimiento de la membrana timpánica. Al permitir que el aire entre y salga de la cavidad timpánica, esta tuba equilibra la presión a ambos lados de la membrana. Como las paredes de la parte cartilaginosa de la tuba normalmente están en aposición, la tuba debe abrirse de forma activa. La tuba se abre por la expansión del vientre del elevador del velo del paladar al contraerse longitudinalmente, empujando contra una pared, mientras el tensor del velo del paladar tira de la otra. Dado que se trata de músculos del paladar blando, la igualación de la presión (taponamiento de los oídos) por lo regular se asocia con acciones como el bostezo y la deglución.

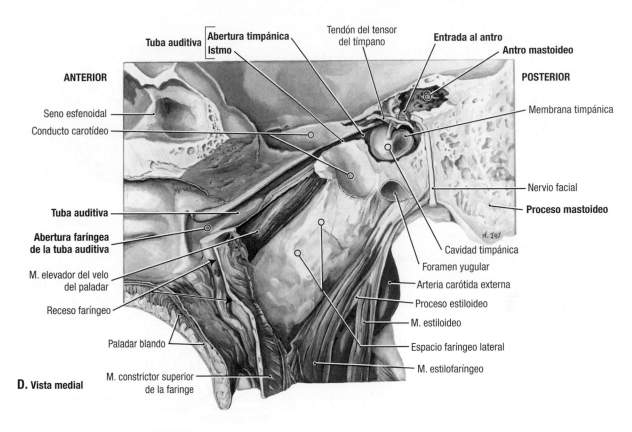

Tuba auditiva
Abertura timpánica
Istmo

Tendón del tensor
del tímpano

Entrada al antro

Antro mastoideo

ANTERIOR

POSTERIOR

Seno esfenoidal

Conducto carotídeo

Membrana timpánica

Tuba auditiva

**Abertura faríngea
de la tuba auditiva**

M. elevador del velo
del paladar

Receso faríngeo

Paladar blando

Nervio facial

Proceso mastoideo

Cavidad timpánica

Foramen yugular

Arteria carótida externa

Proceso estiloideo

M. estiloideo

Espacio faríngeo lateral

M. estilofaríngeo

D. Vista medial

M. constrictor superior
de la faringe

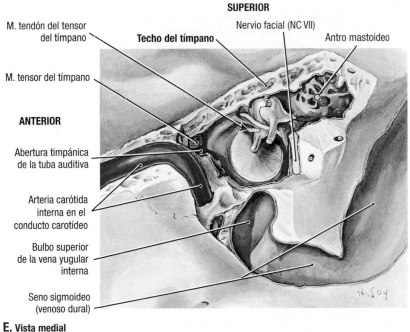

SUPERIOR

M. tendón del tensor
del tímpano

Techo del tímpano

Nervio facial (NC VII)

Antro mastoideo

M. tensor del tímpano

ANTERIOR

Abertura timpánica
de la tuba auditiva

Arteria carótida
interna en el
conducto carotídeo

Bulbo superior
de la vena yugular
interna

Seno sigmoideo
(venoso dural)

E. Vista medial

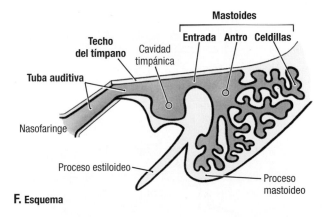

Mastoides

**Techo
del tímpano**

Cavidad
timpánica

Entrada **Antro** **Celdillas**

Tuba auditiva

Nasofaringe

Proceso estiloideo

Proceso
mastoideo

F. Esquema

D. Espacios de hueso timpánico. **E.** Relación de la cavidad timpánica
con la arteria carótida interna, el seno sigmoideo y la fosa craneal media.
F. Diagrama del techo del tímpano.

• La arteria carótida interna es la conexión principal de la pared anterior,
la vena yugular interna es la conexión principal de la pared inferior y el
nervio facial es la conexión principal de la pared posterior.

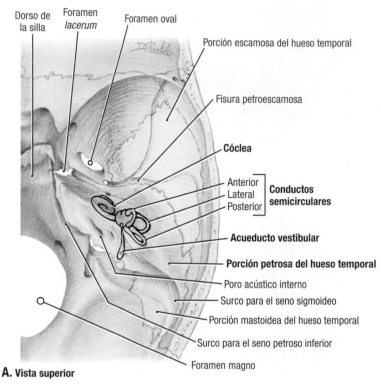

A. **Vista superior**

- Dorso de la silla
- Foramen *lacerum*
- Foramen oval
- Porción escamosa del hueso temporal
- Fisura petroescamosa
- **Cóclea**
- Anterior · Lateral · Posterior } **Conductos semicirculares**
- **Acueducto vestibular**
- **Porción petrosa del hueso temporal**
- Poro acústico interno
- Surco para el seno sigmoideo
- Porción mastoidea del hueso temporal
- Surco para el seno petroso inferior
- Foramen magno

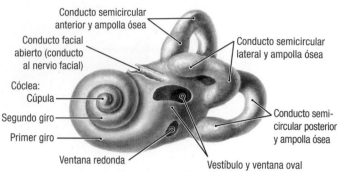

C. **Vista anterolateral de la cápsula ótica izquierda**

- Conducto semicircular anterior y ampolla ósea
- Conducto facial abierto (conducto al nervio facial)
- Cóclea:
  - Cúpula
  - Segundo giro
  - Primer giro
- Ventana redonda
- Conducto semicircular lateral y ampolla ósea
- Conducto semicircular posterior y ampolla ósea
- Vestíbulo y ventana oval

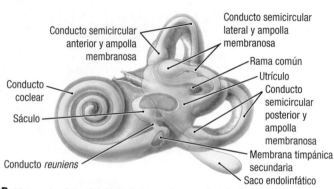

D. **Vista anterolateral del laberinto membranoso izquierdo (a través de una cápsula ótica transparente)**

- Conducto semicircular anterior y ampolla membranosa
- Conducto semicircular lateral y ampolla membranosa
- Rama común
- Utrículo
- Conducto semicircular posterior y ampolla membranosa
- Conducto coclear
- Sáculo
- Conducto *reuniens*
- Membrana timpánica secundaria
- Saco endolinfático

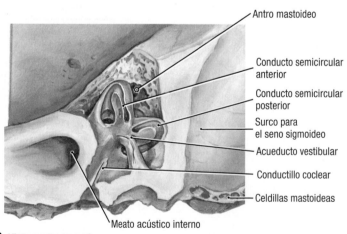

B. **Vista posterosuperior**

- Antro mastoideo
- Conducto semicircular anterior
- Conducto semicircular posterior
- Surco para el seno sigmoideo
- Acueducto vestibular
- Conductillo coclear
- Celdillas mastoideas
- Meato acústico interno

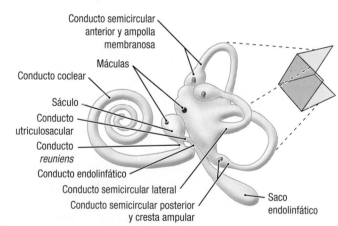

E. **Vista anterolateral del laberinto membranoso izquierdo**

- Conducto semicircular anterior y ampolla membranosa
- Máculas
- Conducto coclear
- Sáculo
- Conducto utriculosacular
- Conducto *reuniens*
- Conducto endolinfático
- Conducto semicircular lateral
- Conducto semicircular posterior y cresta ampular
- Saco endolinfático

7-91 | **Laberintos óseos y membranosos**

A. Localización y orientación del laberinto óseo dentro del hueso temporal petroso. **B.** Conductos semicirculares y acueductos *in situ*. Se ha eliminado el techo del tímpano y se ha perforado el hueso más blando que rodea al hueso (más duro) de la cápsula ótica.

C. Paredes del laberinto óseo izquierdo (cápsula ótica). El laberinto óseo es el espacio lleno de líquido que contiene a esta formación.
D. Laberinto membranoso dentro del laberinto óseo circundante.
E. Laberinto membranoso izquierdo aislado.

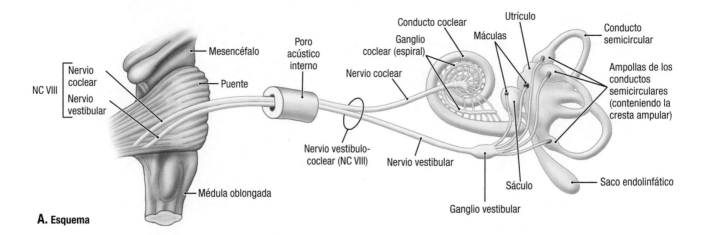

A. Esquema

Mesencéfalo · Puente · Médula oblongada · NC VIII · Nervio coclear · Nervio vestibular · Poro acústico interno · Nervio vestibulo-coclear (NC VIII) · Nervio coclear · Nervio vestibular · Conducto coclear · Ganglio coclear (espiral) · Máculas · Utrículo · Conducto semicircular · Ampollas de los conductos semicirculares (conteniendo la cresta ampular) · Sáculo · Saco endolinfático · Ganglio vestibular

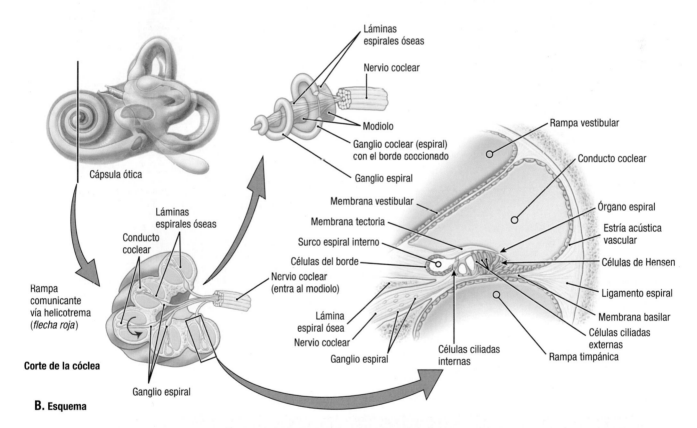

Cápsula ótica

Rampa comunicante vía helicotrema (*flecha roja*)

Conducto coclear · Láminas espirales óseas · Ganglio espiral

Corte de la cóclea

B. Esquema

Láminas espirales óseas · Nervio coclear · Modiolo · Ganglio coclear (espiral) con el borde coccionado · Ganglio espiral · Nervio coclear (entra al modiolo)

Membrana vestibular · Membrana tectoria · Surco espiral interno · Células del borde · Nervio coclear · Lámina espiral ósea · Nervio coclear · Ganglio espiral · Células ciliadas internas · Rampa vestibular · Conducto coclear · Órgano espiral · Estría acústica vascular · Células de Hensen · Ligamento espiral · Membrana basilar · Células ciliadas externas · Rampa timpánica

Nervio vestibulococlear (NC VIII) y estructura de la cóclea **7-92**

A. Distribución del nervio vestibulococlear (esquema). B. Estructura de la cóclea. La cóclea se ha seccionado a lo largo de su núcleo óseo (modiolo), el eje sobre el que gira la cóclea. Se muestra un modiolo aislado después de retirar las ramas de la cóclea, dejando solo la lámina espiral que la rodea. El dibujo grande muestra los detalles de un corte transversal del conducto coclear del laberinto membranoso.

• Las máculas del laberinto membranoso son principalmente órganos estáticos, que tienen pequeñas partículas densas (otolitos) incrustadas entre las células ciliadas. Bajo la influencia de la gravedad, los otolitos provocan la flexión de las células ciliadas, que estimulan el nervio

vestibular y proporcionan la consciencia de la posición de la cabeza en el espacio; los cilios también responden a los movimientos rápidos de inclinación y a la aceleración y desaceleración lineales. La **cinetosis** se debe principalmente a la discordancia entre los estímulos vestibulares y visuales.

• La exposición persistente a un sonido excesivamente alto provoca cambios degenerativos en el órgano espiral, lo que da lugar a una **sordera a las frecuencias altas**. Este tipo de pérdida de audición suele producirse en los trabajadores expuestos a ruidos fuertes y que no utilizan protectores auditivos.

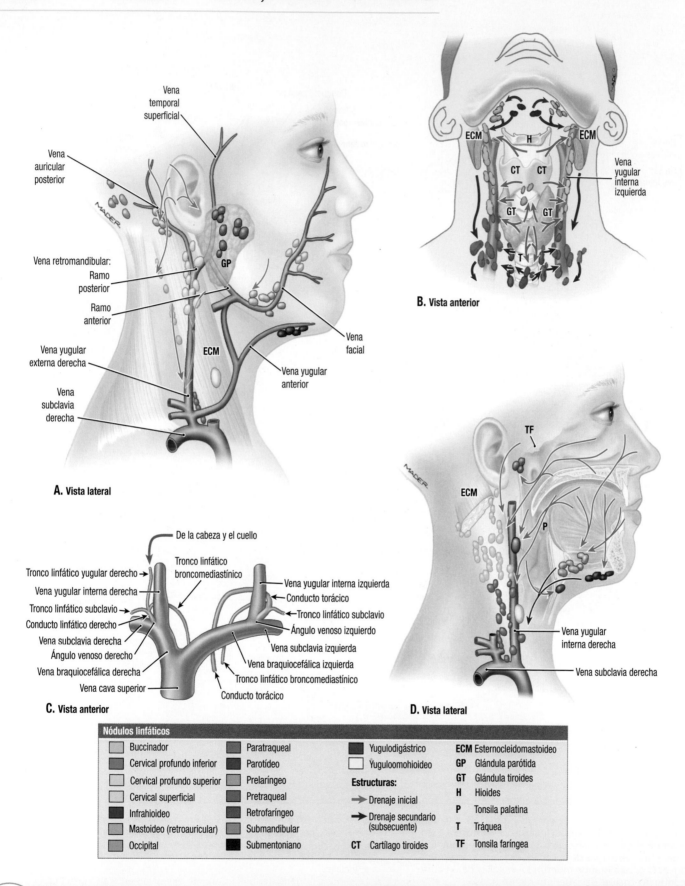

A. Vista lateral

B. Vista anterior

C. Vista anterior

D. Vista lateral

Nódulos linfáticos

Buccinador	Paratraqueal	Yugulodigástrico	**ECM** Esternocleidomastoideo
Cervical profundo inferior	Parotídeo	Yuguloomohioideo	**GP** Glándula parótida
Cervical profundo superior	Prelaríngeo	**Estructuras:**	**GT** Glándula tiroides
Cervical superficial	Pretraqueal	Drenaje inicial	**H** Hioides
Infrahioideo	Retrofaríngeo	Drenaje secundario (subsecuente)	**P** Tonsila palatina
Mastoideo (retroauricular)	Submandibular		**T** Tráquea
Occipital	Submentoniano	**CT** Cartílago tiroides	**TF** Tonsila faríngea

7-93 Drenaje linfático y venoso de cabeza y cuello

A. Drenaje superficial. **B.** Drenajes de la tráquea, la glándula tiroides, la laringe y el piso de la boca. **C.** Terminación de los troncos linfáticos yugulares derecho e izquierdo. **D.** Drenaje profundo.

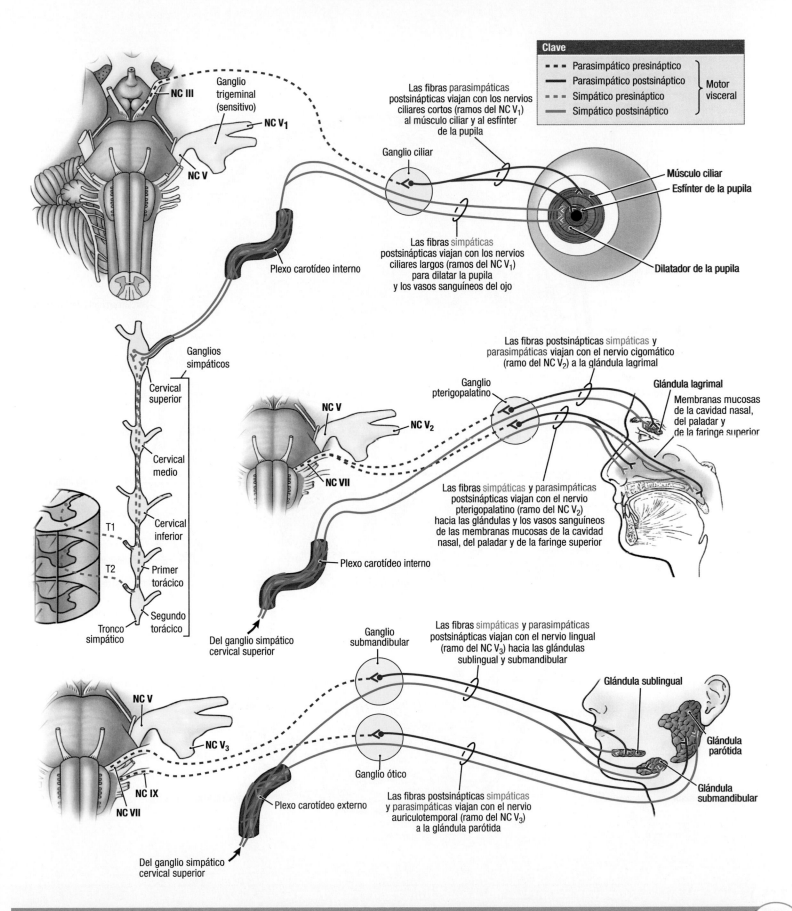

Clave

- **·······** Parasimpático presináptico
- **———** Parasimpático postsináptico
- **- - - -** Simpático presináptico
- **———** Simpático postsináptico

} Motor visceral

NC III

Ganglio trigeminal (sensitivo)

NC V₁

NC V

Las fibras parasimpáticas postsinápticas viajan con los nervios ciliares cortos (ramos del NC V₁) al músculo ciliar y al esfínter de la pupila

Ganglio ciliar

Músculo ciliar

Esfínter de la pupila

Plexo carotídeo interno

Las fibras simpáticas postsinápticas viajan con los nervios ciliares largos (ramos del NC V₁) para dilatar la pupila y los vasos sanguíneos del ojo

Dilatador de la pupila

Ganglios simpáticos

Cervical superior

Cervical medio

Cervical inferior

T1

T2

Primer torácico

Segundo torácico

Tronco simpático

Las fibras postsinápticas simpáticas y parasimpáticas viajan con el nervio cigomático (ramo del NC V₂) a la glándula lagrimal

Ganglio pterigopalatino

NC V

NC V₂

NC VII

Glándula lagrimal

Membranas mucosas de la cavidad nasal, del paladar y de la faringe superior

Las fibras simpáticas y parasimpáticas postsinápticas viajan con el nervio pterigopalatino (ramo del NC V₂) hacia las glándulas y los vasos sanguíneos de las membranas mucosas de la cavidad nasal, del paladar y de la faringe superior

Plexo carotídeo interno

Del ganglio simpático cervical superior

Las fibras simpáticas y parasimpáticas postsinápticas viajan con el nervio lingual (ramo del NC V₃) hacia las glándulas sublingual y submandibular

Ganglio submandibular

NC V

NC V₃

Ganglio ótico

NC IX

NC VII

Plexo carotídeo externo

Del ganglio simpático cervical superior

Las fibras postsinápticas simpáticas y parasimpáticas viajan con el nervio auriculotemporal (ramo del NC V₃) a la glándula parótida

Glándula sublingual

Glándula parótida

Glándula submandibular

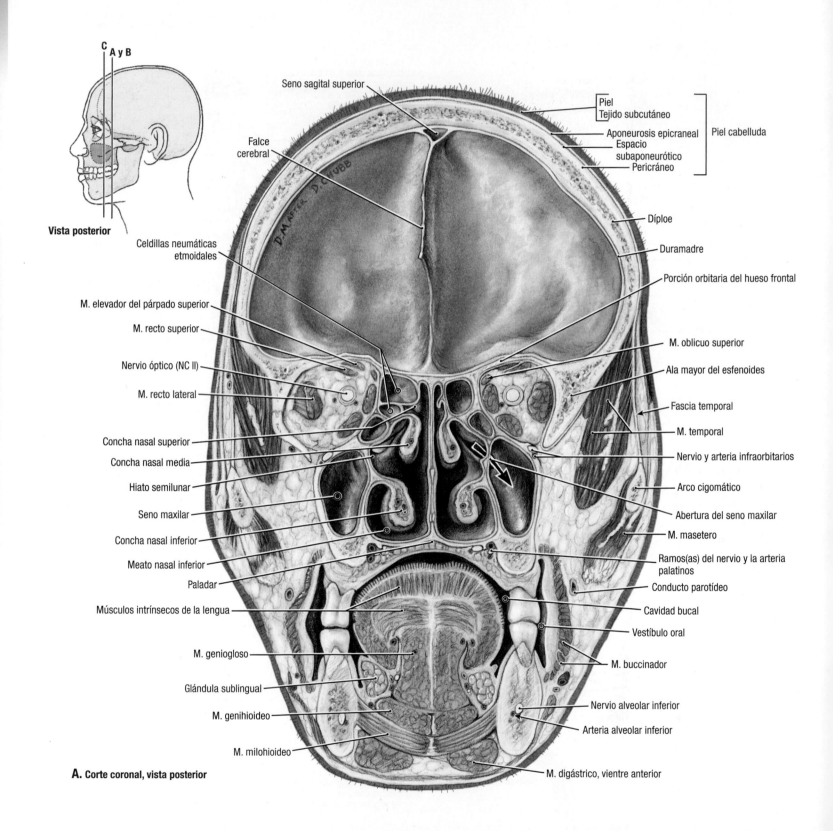

C A y B

Vista posterior

Seno sagital superior

Falce cerebral

Celdillas neumáticas etmoidales

M. elevador del párpado superior

M. recto superior

Nervio óptico (NC II)

M. recto lateral

Concha nasal superior

Concha nasal media

Hiato semilunar

Seno maxilar

Concha nasal inferior

Meato nasal inferior

Paladar

Músculos intrínsecos de la lengua

M. geniogloso

Glándula sublingual

M. genihioideo

M. milohioideo

A. Corte coronal, vista posterior

Piel
Tejido subcutáneo
Aponeurosis epicraneal
Espacio subaponeurótico
Pericráneo
Piel cabelluda

Díploe

Duramadre

Porción orbitaria del hueso frontal

M. oblicuo superior

Ala mayor del esfenoides

Fascia temporal

M. temporal

Nervio y arteria infraorbitarios

Arco cigomático

Abertura del seno maxilar

M. masetero

Ramos(as) del nervio y la arteria palatinos

Conducto parotídeo

Cavidad bucal

Vestíbulo oral

M. buccinador

Nervio alveolar inferior

Arteria alveolar inferior

M. digástrico, vientre anterior

7-95   **Corte coronal y resonancia magnética de la nasofaringe y la cavidad bucal**

A. Corte coronal.

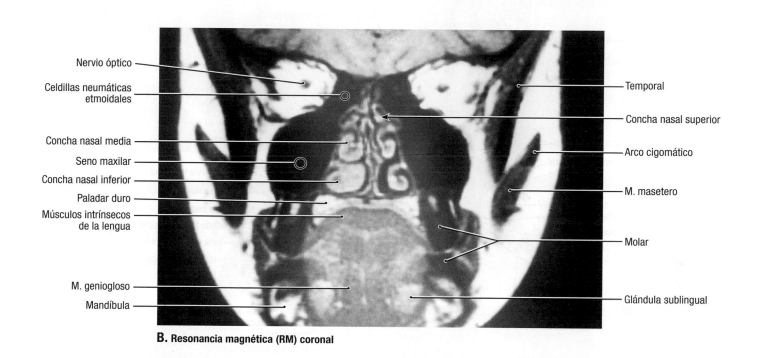

Nervio óptico

Celdillas neumáticas etmoidales

Concha nasal media

Seno maxilar

Concha nasal inferior

Paladar duro

Músculos intrínsecos de la lengua

M. geniogloso

Mandíbula

Temporal

Concha nasal superior

Arco cigomático

M. masetero

Molar

Glándula sublingual

B. Resonancia magnética (RM) coronal

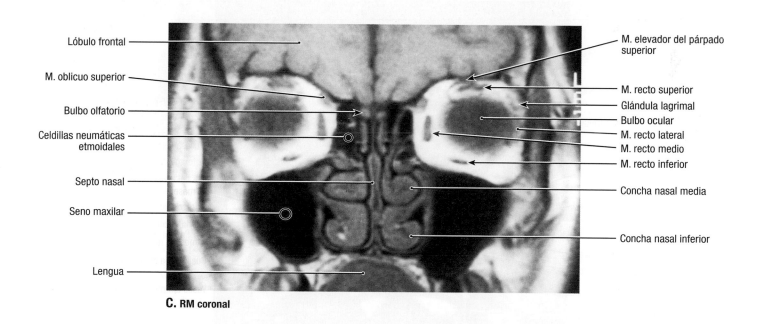

Lóbulo frontal

M. oblicuo superior

Bulbo olfatorio

Celdillas neumáticas etmoidales

Septo nasal

Seno maxilar

Lengua

M. elevador del párpado superior

M. recto superior

Glándula lagrimal

Bulbo ocular

M. recto lateral

M. recto medio

M. recto inferior

Concha nasal media

Concha nasal inferior

C. RM coronal

B-C. Resonancia magnética (RM) coronal.

Desviación del septo nasal. El septo nasal suele estar desviado hacia un lado u otro. Puede ser el resultado de una lesión de nacimiento, pero lo más frecuente es que la desviación se produzca durante la adolescencia y la edad adulta a causa de un traumatismo. A veces la desviación es tan grave que el septo nasal está en contacto con la pared lateral de la cavidad nasal y suele obstruir la respiración o exacerbar los ronquidos. La desviación puede corregirse quirúrgicamente.

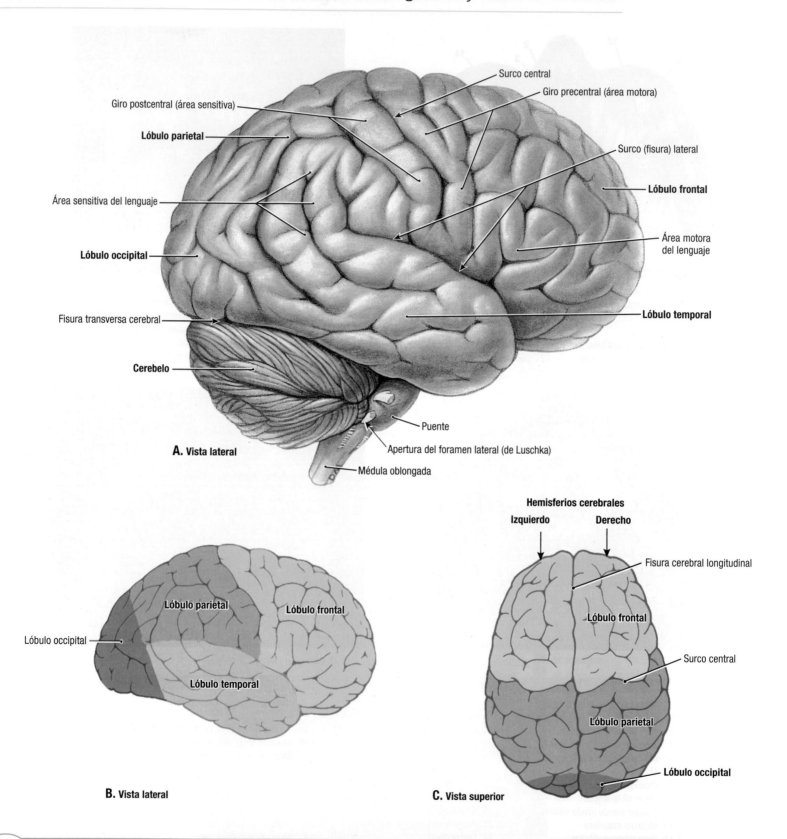

Surco central

Giro precentral (área motora)

Giro postcentral (área sensitiva)

Lóbulo parietal

Surco (fisura) lateral

Lóbulo frontal

Área sensitiva del lenguaje

Área motora
del lenguaje

Lóbulo occipital

Fisura transversa cerebral

Lóbulo temporal

Cerebelo

Lóbulo temporal

Puente

A. Vista lateral

Apertura del foramen lateral (de Luschka)

Médula oblongada

Hemisferios cerebrales

Izquierdo   **Derecho**

Fisura cerebral longitudinal

Lóbulo parietal   **Lóbulo frontal**

Lóbulo frontal

Lóbulo occipital

Surco central

Lóbulo temporal

Lóbulo parietal

Lóbulo occipital

B. Vista lateral

C. Vista superior

7-98   **Cerebro**

A. Cerebro, cerebelo y tronco encefálico, cara lateral. **B.** Lóbulos de los hemisferios cerebrales, cara lateral. **C.** Lóbulos de los hemisferios cerebrales, vista superior.

La **contusión cerebral** (hematoma) es el resultado de un traumatismo cerebral en el que la piamadre se desprende de la superficie lesionada del cerebro y puede desgarrarse, permitiendo que la sangre entre en el espacio subaracnoideo. Los hematomas son el resultado del impacto repentino del cerebro en movimiento contra el cráneo inmóvil o del cráneo en movimiento repentino contra el cerebro inmóvil. Una contusión cerebral puede provocar pérdida prolongada de la consciencia.

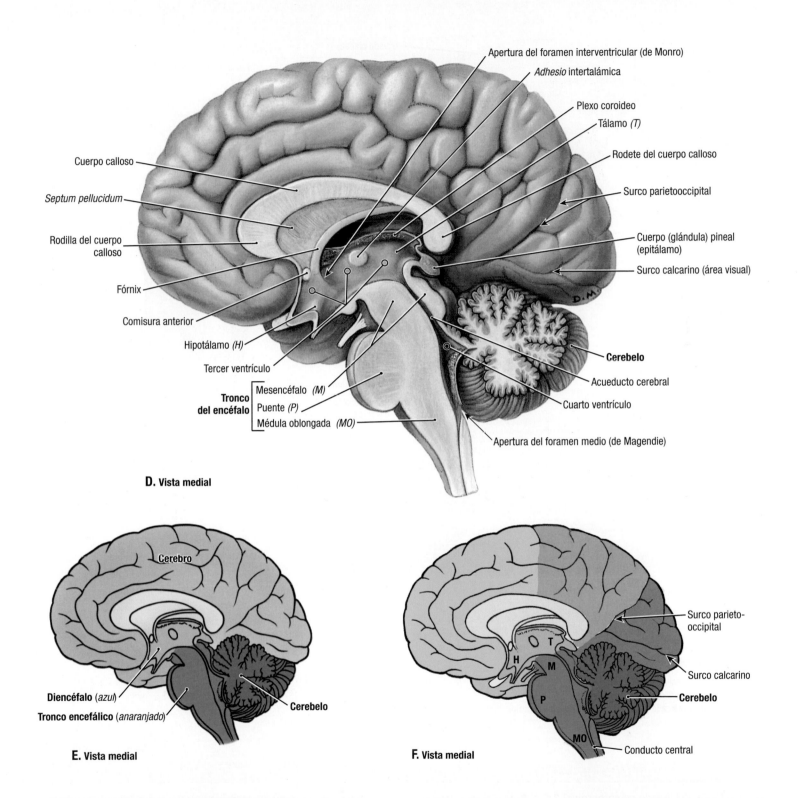

Apertura del foramen interventricular (de Monro)

Adhesio intertalámica

Plexo coroideo

Tálamo *(T)*

Rodete del cuerpo calloso

Surco parietooccipital

Cuerpo (glándula) pineal (epitálamo)

Surco calcarino (área visual)

Cuerpo calloso

Septum pellucidum

Rodilla del cuerpo calloso

Fórnix

Comisura anterior

Hipotálamo *(H)*

Tercer ventrículo

Tronco del encéfalo { Mesencéfalo *(M)* / Puente *(P)* / Médula oblongada *(MO)* }

Cerebelo

Acueducto cerebral

Cuarto ventrículo

Apertura del foramen medio (de Magendie)

D. Vista medial

Cerebro

Diencéfalo *(azul)*

Tronco encefálico *(anaranjado)*

Cerebelo

E. Vista medial

Surco parieto-occipital

Surco calcarino

Cerebelo

Conducto central

F. Vista medial

Cerebro *(continuación)* **7-98**

D. Cerebro, cerebelo y tronco encefálico, hemisección. E. Partes del cerebro, hemisección. F. Lóbulos del hemisferio cerebral, hemisección. *Véase* la *imagen D* para las abreviaturas.

La **compresión cerebral** puede ser producida por acumulaciones intracraneales de sangre, obstrucción de la circulación o absorción del líquido cerebroespinal, tumores o abscesos intracraneales, hinchazón cerebral causada por un edema cerebral, o aumento del volumen cerebral por incremento del contenido de agua y sodio.

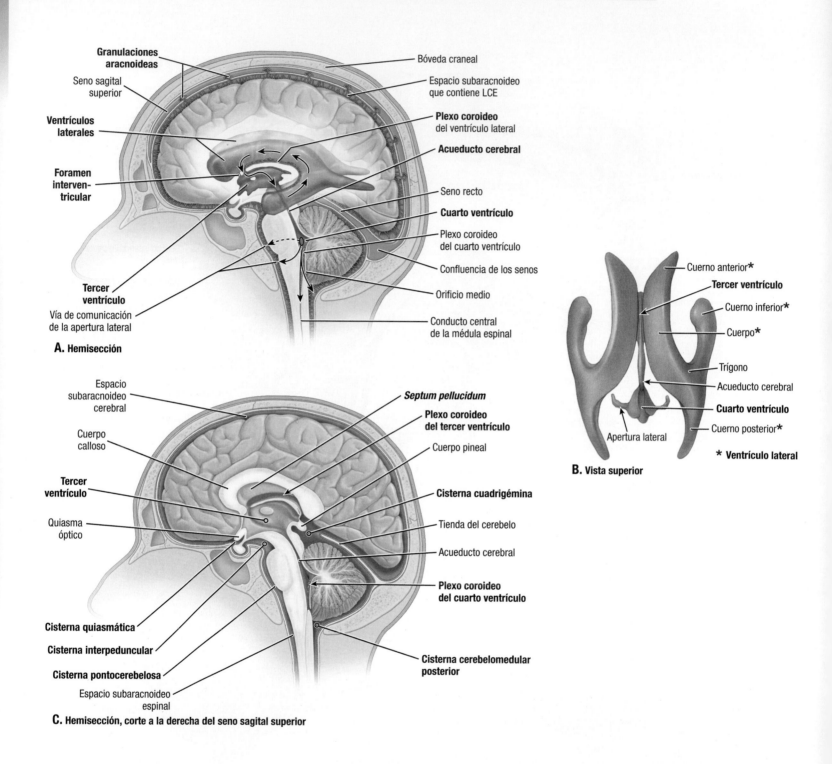

A. Hemisección

B. Vista superior

C. Hemisección, corte a la derecha del seno sagital superior

7-99 | **Sistema ventricular**

A. Circulación del líquido cerebroespinal (LCE). **B.** Ventrículos: lateral, tercero y cuarto. **C.** Cisternas subaracnoideas.

- El sistema ventricular consta de dos ventrículos laterales situados en los hemisferios cerebrales, un tercer ventrículo ubicado entre las mitades derecha e izquierda del diencéfalo y un cuarto ventrículo localizado en las partes posteriores del puente y la médula oblongada.
- El LCE secretado por el plexo coroideo en los ventrículos drena a través del foramen interventricular, desde el ventrículo lateral al tercero, por medio del acueducto cerebral desde el tercer al cuarto ventrículo, y

a través de las aperturas mediana y lateral al espacio subaracnoideo. El LCE es absorbido por las granulaciones aracnoideas hacia los senos venosos (especialmente el seno sagital superior).

- **Hidrocefalia.** La sobreproducción de LCE, la obstrucción de su flujo o la interferencia con su absorción da lugar a un exceso de LCE en los ventrículos y al agrandamiento de la cabeza, una alteración conocida como *hidrocefalia*. El exceso de LCE dilata los ventrículos, adelgaza el cerebro y, en los lactantes, separa los huesos de la bóveda craneal porque las suturas y las fontanelas están todavía abiertas.

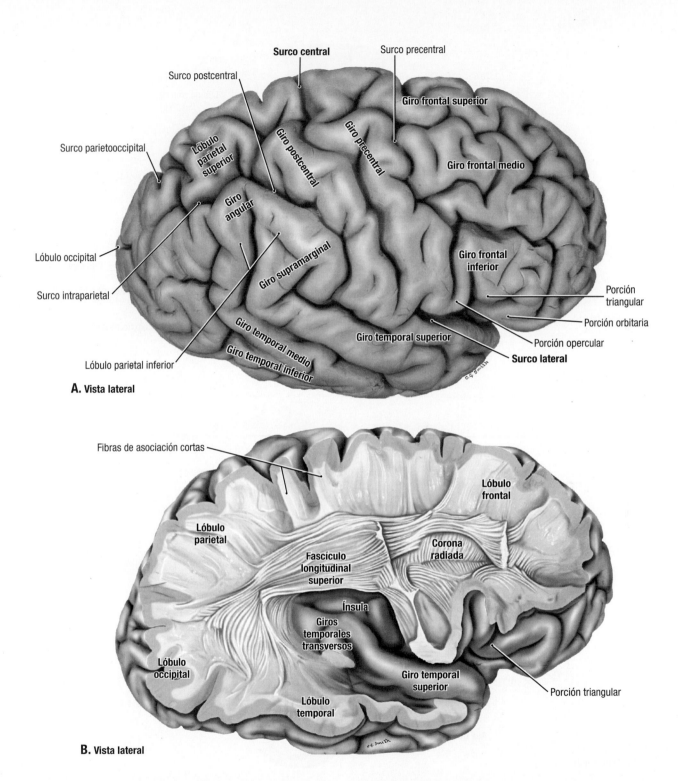

A. Vista lateral

B. Vista lateral

Disecciones seriadas de la cara lateral de un hemisferio cerebral 7-100

Las disecciones comienzan desde la superficie lateral del hemisferio cerebral (*imagen A*) y proceden en secuencia en sentido medial (*imágenes B-F*).

A. Surcos (fisuras) y giros (circunvoluciones) de la superficie lateral del hemisferio cerebral derecho. Cada giro es un pliegue de la corteza cerebral con un núcleo de sustancia blanca. Los surcos se llaman también *sulci*. El patrón de surcos y giros, formado poco antes del nacimiento, es reconocible en algunos cerebros adultos, como se muestra en este caso. Por lo general, la corteza en expansión adquiere pliegues secundarios que dificultan la identificación de este patrón básico. **B. Fascículo longitudinal superior, giro temporal transverso e ínsula.** Se ha eliminado la corteza y los haces de fibras de asociación cortos alrededor de la fisura lateral.

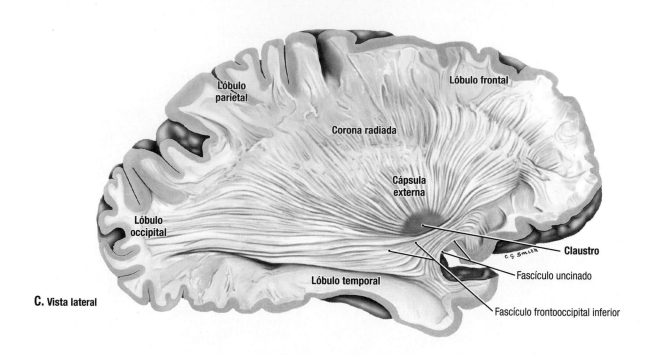

Lóbulo parietal

Lóbulo frontal

Corona radiada

Cápsula externa

Lóbulo occipital

Claustro

Fascículo uncinado

Lóbulo temporal

Fascículo frontooccipital inferior

C. Vista lateral

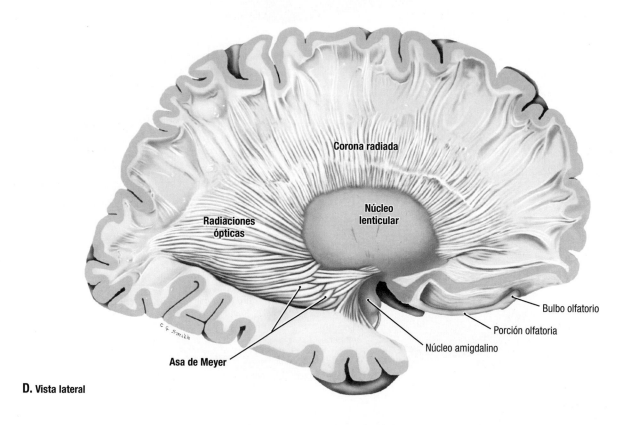

Corona radiada

Núcleo lenticular

Radiaciones ópticas

Bulbo olfatorio

Porción olfatoria

Núcleo amigdalino

Asa de Meyer

D. Vista lateral

7-100   **Disecciones seriadas de la cara lateral de un hemisferio cerebral** *(continuación)*

C. Fascículos uncinado y frontooccipital inferior, así como cápsula externa. La cápsula externa está formada por fibras de proyección que pasan entre el claustro lateralmente y el núcleo lenticular medialmente.
D. Núcleo lenticular y corona radiada. Se han eliminado los fascículos longitudinal inferior y uncinado, el claustro y la cápsula externa. Las

fibras de estas radiaciones ópticas del hemisferio derecho transmiten impulsos desde la mitad derecha de la retina de cada ojo; las fibras que se extienden más cerca del polo temporal (asa de Meyer) llevan impulsos desde la porción inferior de cada retina.

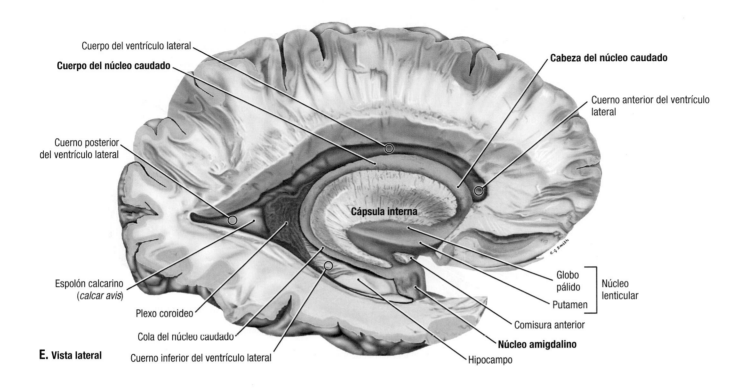

Cuerpo del ventrículo lateral

Cuerpo del núcleo caudado

Cuerno posterior
del ventrículo lateral

Cabeza del núcleo caudado

Cuerno anterior del ventrículo
lateral

Cápsula interna

Espolón calcarino
(*calcar avis*)

Plexo coroideo

Cola del núcleo caudado

Cuerno inferior del ventrículo lateral

Globo
pálido | Núcleo
lenticular

Putamen

Comisura anterior

Núcleo amigdalino

Hipocampo

E. Vista lateral

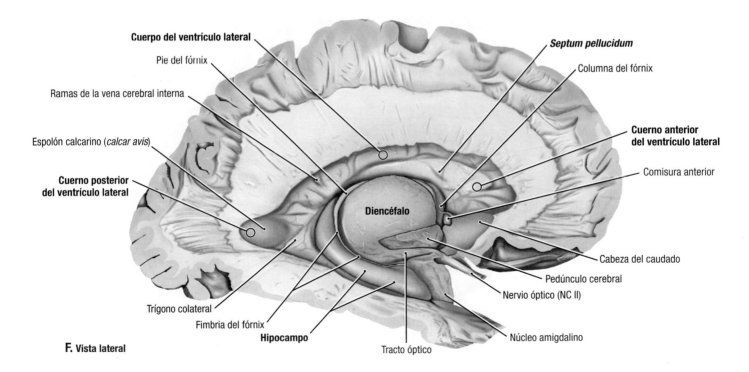

Cuerpo del ventrículo lateral

Pie del fórnix

Ramas de la vena cerebral interna

Espolón calcarino (*calcar avis*)

**Cuerno posterior
del ventrículo lateral**

Septum pellucidum

Columna del fórnix

**Cuerno anterior
del ventrículo lateral**

Comisura anterior

Diencéfalo

Cabeza del caudado

Pedúnculo cerebral

Nervio óptico (NC II)

Trígono colateral

Fimbria del fórnix

Hipocampo

Tracto óptico

Núcleo amigdalino

F. Vista lateral

E. Núcleos caudado y amigdalino, cápsula interna. Se ha eliminado la pared lateral del ventrículo lateral, la parte marginal de la cápsula interna, la comisura anterior y la parte superior del núcleo lenticular. **F. Ventrículo** **lateral, hipocampo y diencéfalo.** Se han eliminado las partes inferiores del núcleo lenticular, la cápsula interna y el núcleo caudado.

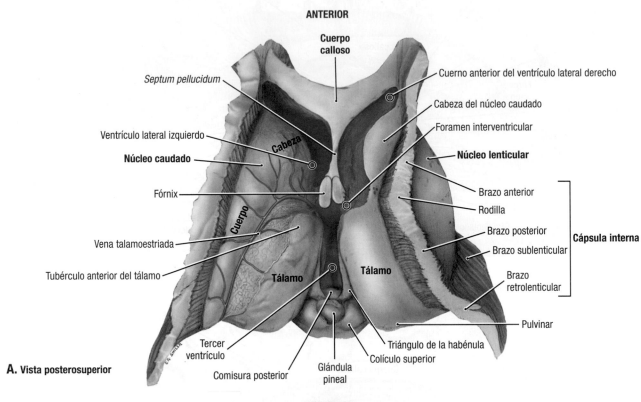

ANTERIOR

Cuerpo calloso

Septum pellucidum

Cuerno anterior del ventrículo lateral derecho

Cabeza del núcleo caudado

Foramen interventricular

Ventrículo lateral izquierdo

Cabeza

Núcleo lenticular

Núcleo caudado

Fórnix

Brazo anterior

Rodilla

Cuerpo

Brazo posterior

Cápsula interna

Vena talamoestriada

Brazo sublenticular

Tubérculo anterior del tálamo

Tálamo

Tálamo

Brazo retrolenticular

Pulvinar

Triángulo de la habénula

Tercer ventrículo

Colículo superior

Comisura posterior

Glándula pineal

A. Vista posterosuperior

POSTERIOR

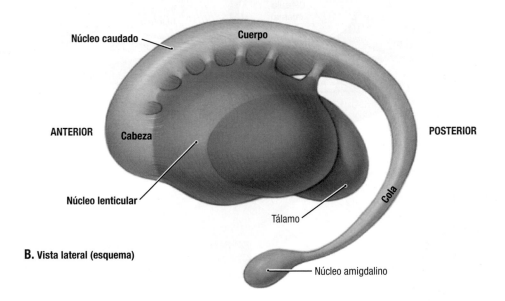

Núcleo caudado

Cuerpo

ANTERIOR

POSTERIOR

Cabeza

Cola

Núcleo lenticular

Tálamo

B. Vista lateral (esquema)

Núcleo amigdalino

A. Relación con los ventrículos laterales y la cápsula interna. La cara dorsal del diencéfalo ha sido expuesta mediante la disección de los dos hemisferios cerebrales, excepto la parte anterior del cuerpo calloso, la parte inferior del *septum pellucidum*, la cápsula interna y los núcleos caudado y lenticular. En el lado derecho del ejemplo, el tálamo, el caudado

y los núcleos lenticulares han sido cortados horizontalmente a nivel del foramen interventricular. Las partes de la cápsula interna incluyen los miembros anterior, posterior, retrolenticular y sublenticular, así como la rodilla. **B. Esquema de los núcleos.**

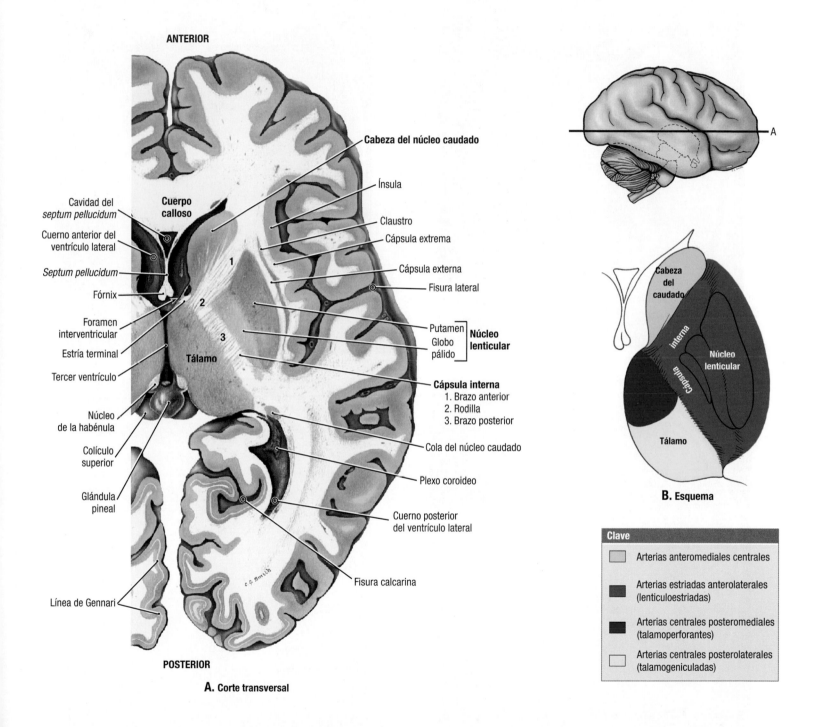

ANTERIOR

Cabeza del núcleo caudado

Cavidad del *septum pellucidum*

Cuerpo calloso

Ínsula

Claustro

Cuerno anterior del ventrículo lateral

Cápsula extrema

Septum pellucidum

Cápsula externa

Fórnix

Fisura lateral

Foramen interventricular

Putamen
Globo pálido

Núcleo lenticular

Estría terminal

Tálamo

Cápsula interna
1. Brazo anterior
2. Rodilla
3. Brazo posterior

Tercer ventrículo

Núcleo de la habénula

Cola del núcleo caudado

Colículo superior

Plexo coroideo

Glándula pineal

Cuerno posterior del ventrículo lateral

Fisura calcarina

Línea de Gennari

POSTERIOR

A. Corte transversal

A

Cabeza del caudado

Cápsula interna

Núcleo lenticular

Tálamo

B. Esquema

Clave	
	Arterias anteromediales centrales
	Arterias estriadas anterolaterales (lenticuloestriadas)
	Arterias centrales posteromediales (talamoperforantes)
	Arterias centrales posterolaterales (talamogeniculadas)

A. Relaciones de la cápsula interna. **B.** Irrigación sanguínea de la región.

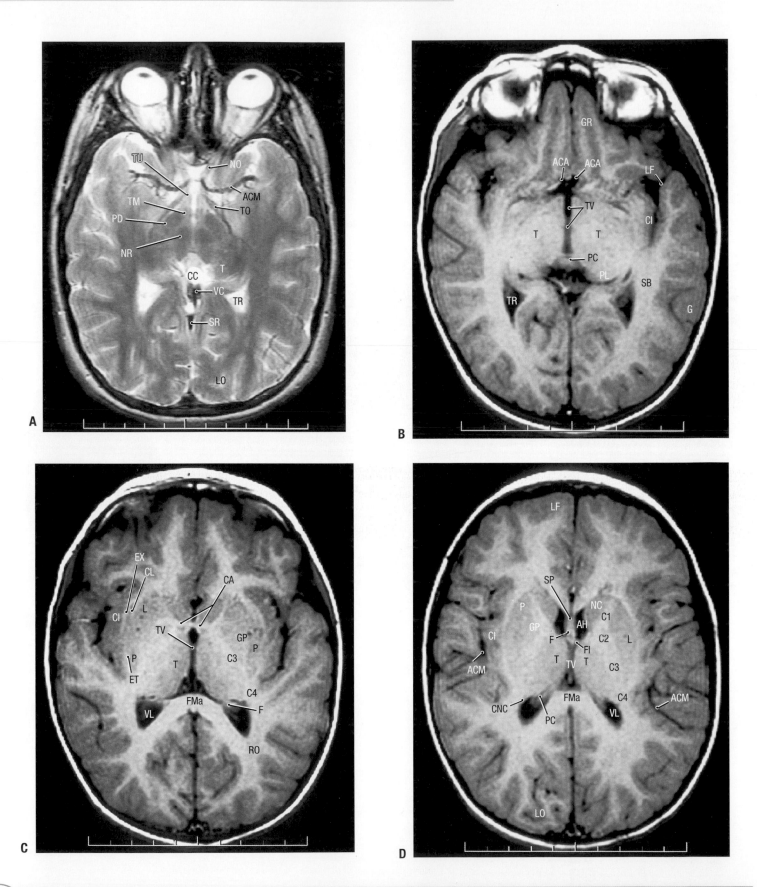

A

B

C

D

7-104 Resonancia magnética transversal de los hemisferios cerebrales

Véase el plano de orientación para los lugares de las resonancias **A-F**. La *imagen A* está ponderada en T2 y las *imágenes B* a *F* están ponderadas en T1.

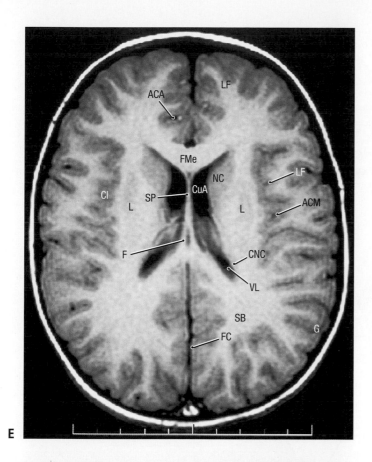

E

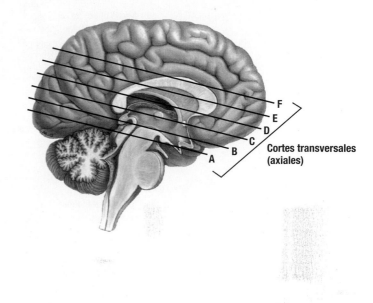

Cortes transversales (axiales)

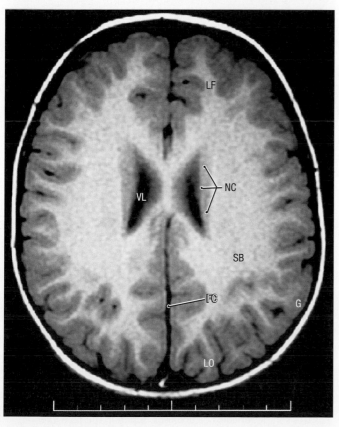

F

Clave

ACA	Arteria cerebral anterior	G	Sustancia gris
ACM	Arteria cerebral media	GP	Globo pálido
C1	Brazo anterior de la cápsula interna	GR	Giro recto
		L	Núcleo lenticular
C2	Rodilla de la cápsula interna	LF	Lóbulo frontal
C3	Brazo posterior de la cápsula interna	LO	Lóbulo occipital
		NC	Núcleo caudado
C4	Brazo retrolenticular de la cápsula interna	NO	Nervio óptico
		NR	Núcleo rojo
CA	Comisura anterior	P	Putamen
CC	Cisterna colicular	PC	Plexo coroideo
CH	Comisura habenular	PD	Pedúnculo cerebral
CI	Corteza insular	PL	Pulvinar
CL	Claustro	RO	Radiaciones ópticas
CN	Cabeza del núcleo caudado	SB	Sustancia blanca
CNC	Cola del núcleo caudado	SP	*Septum pellucidum*
CuA	Cuerno anterior del ventrículo lateral	SR	Seno recto
		T	Tálamo
ET	Cápsula externa	TM	Tubérculo mamilar
EX	Cápsula extrema	TO	Tracto óptico
F	Fórnix	TR	Triángulo del ventrículo lateral
FC	Falce cerebral		
FI	Foramen interventricular	TU	*Tuber cinereum*
FL	Fisura lateral	TV	Tercer ventrículo
FMa	Fórceps mayor	VC	Vena cerebral mayor
FMe	Fórceps menor	VL	Ventrículo lateral

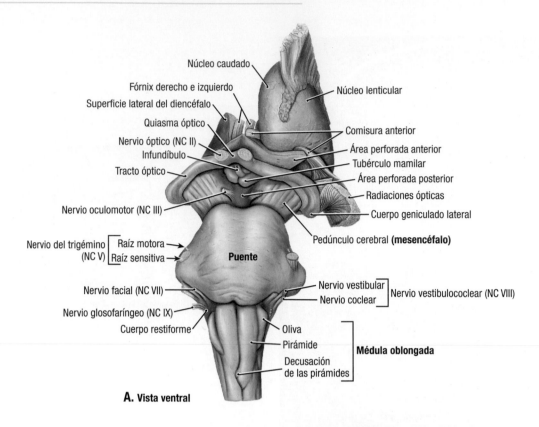

Núcleo caudado

Fórnix derecho e izquierdo

Superficie lateral del diencéfalo

Quiasma óptico

Nervio óptico (NC II)

Infundíbulo

Tracto óptico

Nervio oculomotor (NC III)

Nervio del trigémino Raíz motora
(NC V) Raíz sensitiva

Puente

Nervio facial (NC VII)

Nervio glosofaríngeo (NC IX)

Cuerpo restiforme

Núcleo lenticular

Comisura anterior

Área perforada anterior

Tubérculo mamilar

Área perforada posterior

Radiaciones ópticas

Cuerpo geniculado lateral

Pedúnculo cerebral **(mesencéfalo)**

Nervio vestibular   Nervio vestibulococlear (NC VIII)
Nervio coclear

Oliva
Pirámide   **Médula oblongada**
Decusación
de las pirámides

A. Vista ventral

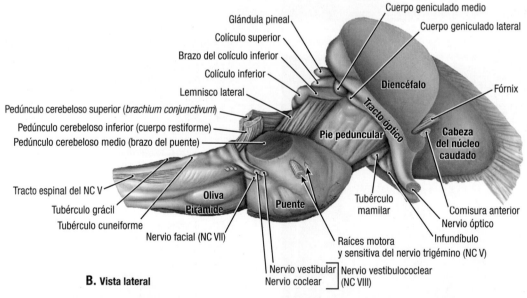

Glándula pineal

Colículo superior

Brazo del colículo inferior

Colículo inferior

Lemnisco lateral

Pedúnculo cerebeloso superior (*brachium conjunctivum*)

Pedúnculo cerebeloso inferior (cuerpo restiforme)

Pedúnculo cerebeloso medio (brazo del puente)

Tracto espinal del NC V

Tubérculo grácil

Tubérculo cuneiforme

Nervio facial (NC VII)

Cuerpo geniculado medio

Cuerpo geniculado lateral

Diencéfalo

Fórnix

Tracto óptico

Pie peduncular

**Cabeza
del núcleo
caudado**

**Oliva
Pirámide**   **Puente**

Tubérculo
mamilar

Comisura anterior

Nervio óptico

Infundíbulo

Raíces motora
y sensitiva del nervio trigémino (NC V)

Nervio vestibular Nervio vestibulococlear
Nervio coclear   (NC VIII)

B. Vista lateral

7-105   Tronco encefálico

Se ha expuesto el tronco encefálico eliminando el cerebelo, todo el hemisferio cerebral derecho y la mayor parte del hemisferio izquierdo.

A. Cara ventral.

- El tronco encefálico está formado por la médula oblongada (bulbo raquídeo), el puente (protuberancia) y el mesencéfalo.
- La pirámide está en la superficie ventral de la médula; la decusación de las pirámides está formada por el tracto corticoespinal lateral decusante (cruzado).
- El nervio trigémino (NC V) emerge como raíces sensitivas y motoras.

- El pedúnculo cerebral forma parte del mesencéfalo.
- El nervio oculomotor emerge de la fosa interpeduncular.

B. Cara lateral.

- El nervio vestibulococlear (NC VIII) está formado por dos nervios: el vestibular y el coclear.
- El tracto espinal del nervio trigémino está expuesto en el punto en que sale a la superficie de la médula oblongada para formar el *tuber cinereum*.
- Los tres son pedúnculos cerebelosos: superior, medio e inferior.
- Los lemniscos medial y lateral en la cara lateral del mesencéfalo.

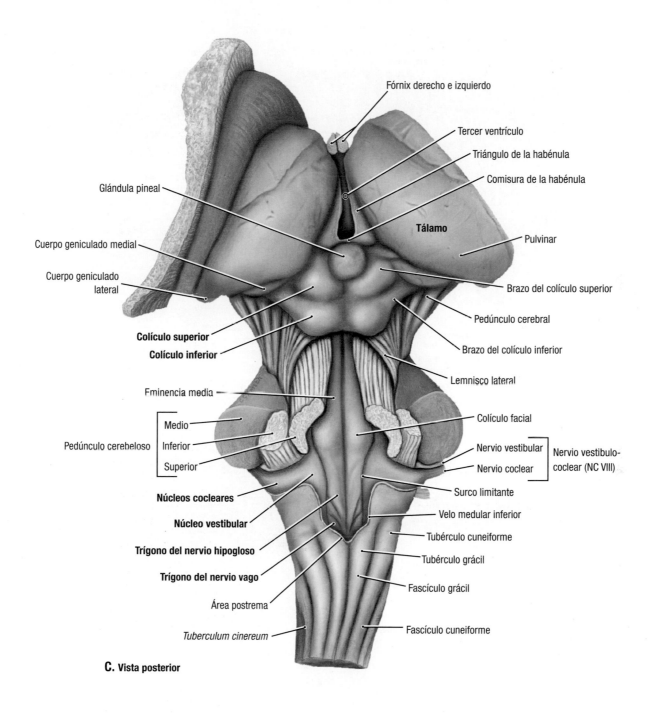

Fórnix derecho e izquierdo

Tercer ventrículo

Triángulo de la habénula

Comisura de la habénula

Glándula pineal

Tálamo

Cuerpo geniculado medial

Pulvinar

Cuerpo geniculado lateral

Brazo del colículo superior

Pedúnculo cerebral

Colículo superior

Colículo inferior

Brazo del colículo inferior

Lemnisco lateral

Eminencia media

Colículo facial

Medio

Inferior   Pedúnculo cerebeloso

Superior

Nervio vestibular   Nervio vestibulococlear (NC VIII)
Nervio coclear

Núcleos cocleares

Surco limitante

Núcleo vestibular

Velo medular inferior

Trígono del nervio hipogloso

Tubérculo cuneiforme

Tubérculo grácil

Trígono del nervio vago

Fascículo grácil

Área postrema

Tuberculum cinereum

Fascículo cuneiforme

C. Vista posterior

C. Cara dorsal.
- Las crestas están formadas por los fascículos grácil y cuneiforme.
- Los tubérculos grácil y cuneiforme son los lugares donde se encuentran los núcleos grácil y cuneiforme.
- Piso en forma de diamante del cuarto ventrículo; lateral al surco limi-

tante están los núcleos vestibular y coclear y medialmente están los trígonos hipogloso y vagal, así como el colículo facial.
- Los colículos superior e inferior forman la superficie dorsal del mesencéfalo.

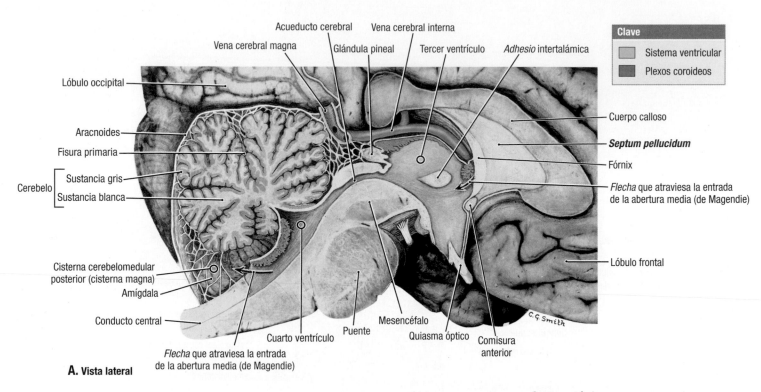

Clave

	Sistema ventricular
	Plexos coroideos

Lóbulo occipital

Aracnoides

Fisura primaria

Cerebelo { Sustancia gris / Sustancia blanca

Cisterna cerebelomedular posterior (cisterna magna)

Amígdala

Conducto central

Acueducto cerebral

Vena cerebral magna

Vena cerebral interna

Glándula pineal

Tercer ventrículo

Adhesio intertalámica

Cuerpo calloso

Septum pellucidum

Fórnix

Flecha que atraviesa la entrada de la abertura media (de Magendie)

Lóbulo frontal

Flecha que atraviesa la entrada de la abertura media (de Magendie)

Cuarto ventrículo

Puente

Mesencéfalo

Quiasma óptico

Comisura anterior

A. Vista lateral

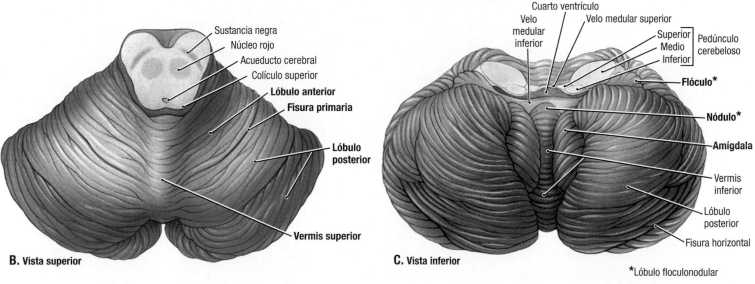

Sustancia negra

Núcleo rojo

Acueducto cerebral

Colículo superior

Lóbulo anterior

Fisura primaria

Lóbulo posterior

Vermis superior

B. Vista superior

Cuarto ventrículo

Velo medular inferior

Velo medular superior

Superior / Medio / Inferior } Pedúnculo cerebeloso

Flóculo*

Nódulo*

Amígdala

Vermis inferior

Lóbulo posterior

Fisura horizontal

C. Vista inferior

*Lóbulo floculonodular

7-106   Cerebelo

A. Corte medial. Se eliminó la aracnoides, excepto donde cubría al cerebelo y al lóbulo occipital. **Punción de la cisterna.** El líquido cerebroespinal (LCE) puede obtenerse, con fines de diagnóstico, de la cisterna cerebelomedular posterior, mediante un procedimiento conocido como *punción de la cisterna.* También se puede entrar en el espacio subaracnoideo o en el sistema ventricular para medir o controlar la presión del LCE, inyectar antibióticos o administrar medios de contraste para radiografía.
B. Vista superior del cerebelo. Los hemisferios cerebelosos derecho e izquierdo están unidos por el vermis superior; los lóbulos anterior y posterior están separados por la fisura primaria. **C. Vista inferior del cerebelo.** El lóbulo floculonodular, la parte más antigua del cerebelo, está formado por el flóculo y el nódulo; las amígdalas cerebelosas normalmente se extienden hasta el foramen magno.

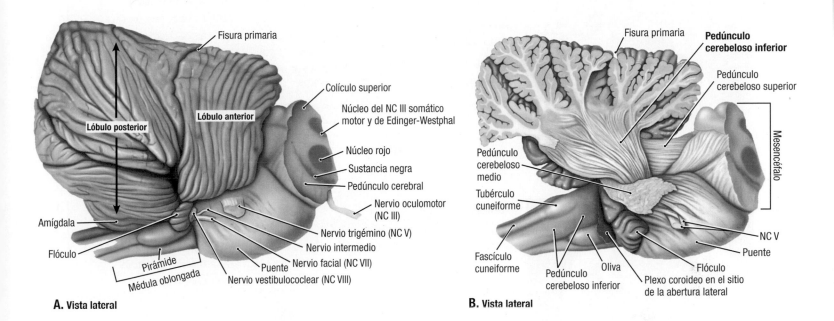

A. Vista lateral

- Fisura primaria
- Colículo superior
- Núcleo del NC III somático motor y de Edinger-Westphal
- Lóbulo anterior
- Lóbulo posterior
- Núcleo rojo
- Sustancia negra
- Pedúnculo cerebral
- Nervio oculomotor (NC III)
- Nervio trigémino (NC V)
- Nervio intermedio
- Amígdala
- Flóculo
- Nervio facial (NC VII)
- Pirámide
- Puente
- Nervio vestibulococlear (NC VIII)
- Médula oblongada

B. Vista lateral

- Fisura primaria
- Pedúnculo cerebeloso inferior
- Pedúnculo cerebeloso superior
- Pedúnculo cerebeloso medio
- Mesencéfalo
- Tubérculo cuneiforme
- NC V
- Puente
- Fascículo cuneiforme
- Pedúnculo cerebeloso inferior
- Oliva
- Flóculo
- Plexo coroideo en el sitio de la abertura lateral

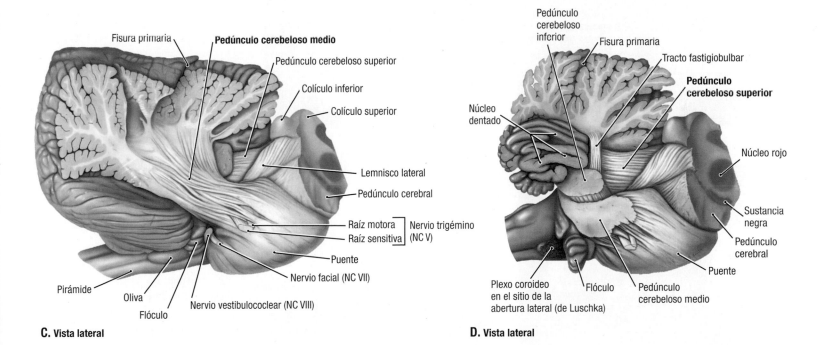

C. Vista lateral

- Fisura primaria
- Pedúnculo cerebeloso medio
- Pedúnculo cerebeloso superior
- Colículo inferior
- Colículo superior
- Lemnisco lateral
- Pedúnculo cerebral
- Raíz motora — Nervio trigémino (NC V)
- Raíz sensitiva
- Puente
- Nervio facial (NC VII)
- Pirámide
- Oliva
- Flóculo
- Nervio vestibulococlear (NC VIII)

D. Vista lateral

- Pedúnculo cerebeloso inferior
- Fisura primaria
- Tracto fastigiobulbar
- Pedúnculo cerebeloso superior
- Núcleo dentado
- Núcleo rojo
- Sustancia negra
- Pedúnculo cerebral
- Puente
- Plexo coroideo en el sitio de la abertura lateral (de Luschka)
- Flóculo
- Pedúnculo cerebeloso medio

Disecciones seriadas del cerebelo (7-107)

La serie comienza con la superficie lateral de los hemisferios cerebelosos (*imagen A*) y continúa medialmente en secuencia (*imágenes B-D*).

A. Cerebelo y tronco encefálico. B. Pedúnculo cerebeloso inferior. Las fibras del pedúnculo cerebeloso medio se cortaron dorsalmente al nervio trigémino y se pelaron para exponer las fibras del pedúnculo cerebeloso inferior. **C. Pedúnculo cerebeloso medio.** Las fibras del pedúnculo cerebeloso medio se expusieron pelando la parte lateral de los lóbulos del hemisferio cerebeloso. **D. Pedúnculo cerebeloso superior y núcleo dentado.** Las fibras del pedúnculo cerebeloso inferior se cortaron justo dorsalmente al pedúnculo cerebeloso medio previamente seccionado y se pelaron hasta que se pudo ver la sustancia gris del núcleo dentado.

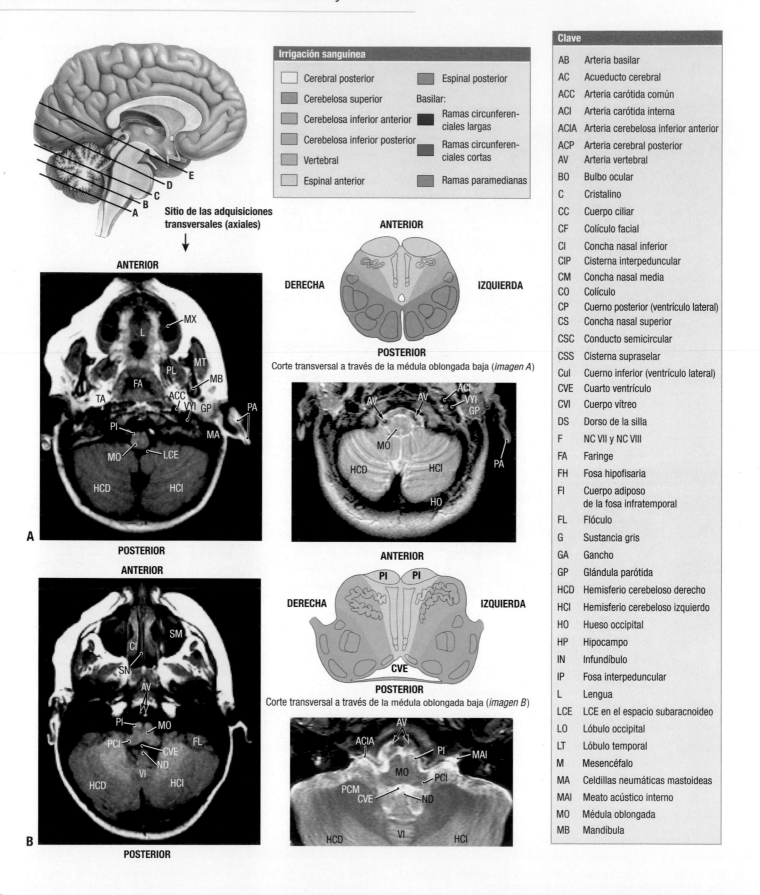

Irrigación sanguínea

- ☐ Cerebral posterior
- ☐ Cerebelosa superior
- ☐ Cerebelosa inferior anterior
- ☐ Cerebelosa inferior posterior
- ☐ Vertebral
- ☐ Espinal anterior
- ☐ Espinal posterior

Basilar:
- ☐ Ramas circunferenciales largas
- ☐ Ramas circunferenciales cortas
- ☐ Ramas paramedianas

Sitio de las adquisiciones transversales (axiales)

Corte transversal a través de la médula oblongada baja (*imagen A*)

Corte transversal a través de la médula oblongada baja (*imagen B*)

Clave

AB	Arteria basilar
AC	Acueducto cerebral
ACC	Arteria carótida común
ACI	Arteria carótida interna
ACIA	Arteria cerebelosa inferior anterior
ACP	Arteria cerebral posterior
AV	Arteria vertebral
BO	Bulbo ocular
C	Cristalino
CC	Cuerpo ciliar
CF	Colículo facial
CI	Concha nasal inferior
CIP	Cisterna interpeduncular
CM	Concha nasal media
CO	Colículo
CP	Cuerno posterior (ventrículo lateral)
CS	Concha nasal superior
CSC	Conducto semicircular
CSS	Cisterna supraselar
CuI	Cuerno inferior (ventrículo lateral)
CVE	Cuarto ventrículo
CVI	Cuerpo vítreo
DS	Dorso de la silla
F	NC VII y NC VIII
FA	Faringe
FH	Fosa hipofisaria
FI	Cuerpo adiposo de la fosa infratemporal
FL	Flóculo
G	Sustancia gris
GA	Gancho
GP	Glándula parótida
HCD	Hemisferio cerebeloso derecho
HCI	Hemisferio cerebeloso izquierdo
HO	Hueso occipital
HP	Hipocampo
IN	Infundíbulo
IP	Fosa interpeduncular
L	Lengua
LCE	LCE en el espacio subaracnoideo
LO	Lóbulo occipital
LT	Lóbulo temporal
M	Mesencéfalo
MA	Celdillas neumáticas mastoideas
MAI	Meato acústico interno
MO	Médula oblongada
MB	Mandíbula

7-108 Imágenes de resonancia magnética axial a través del tronco encefálico, vistas inferiores

Las imágenes de la izquierda están ponderadas en T1 y las de la derecha en T2.

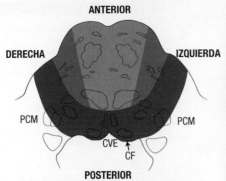

ANTERIOR

DERECHA — IZQUIERDA

PCM — PCM

CVE
CF

POSTERIOR

Corte transversal a través del puente (*imágenes C y D*)

Clave (*continuación*)

MT	Masetero
MX	Maxilar
ND	Nódulo del cerebelo
NO	Nervio óptico (NC II)
NR	Núcleo rojo
P	Puente
PA	Pabellón auricular
PC	Perilinfa coclear
PCI	Pedúnculo cerebeloso inferior
PCM	Pedúnculo cerebeloso medio
PCS	Pedúnculo cerebeloso superior
PEC	Pedúnculo cerebral
PI	Pirámide
PL	Pterigoideo lateral
PV	Perilinfa vestibular
QO	Quiasma óptico
SB	Sustancia blanca
SM	Seno maxilar
SN	Septo nasal
SR	Seno recto
SS	Seno sagital superior
SU	Sustancia negra
T	Temporal
TA	Tejido adiposo faríngeo
VI	Vermis inferior
VS	Vermis superior
VYI	Vena yugular interna

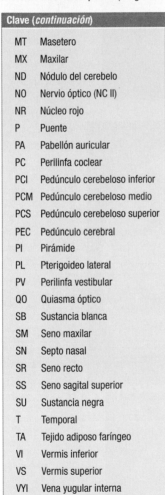

ANTERIOR

SU — NR — NR — SU

DERECHA — AC — IZQUIERDA

POSTERIOR

Corte transversal a través del mesencéfalo (*imagen E*)

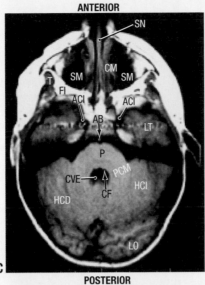

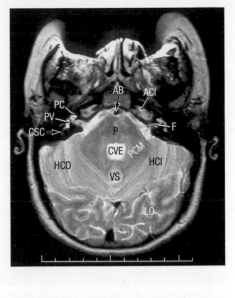

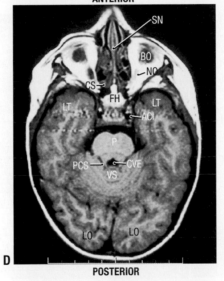

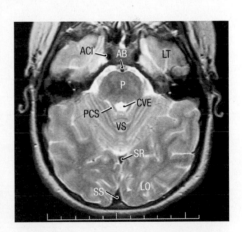

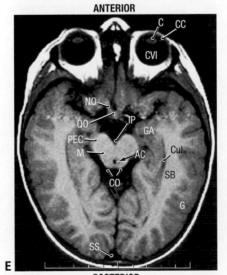

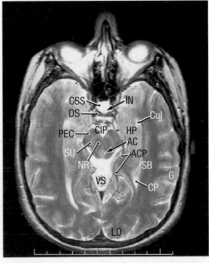

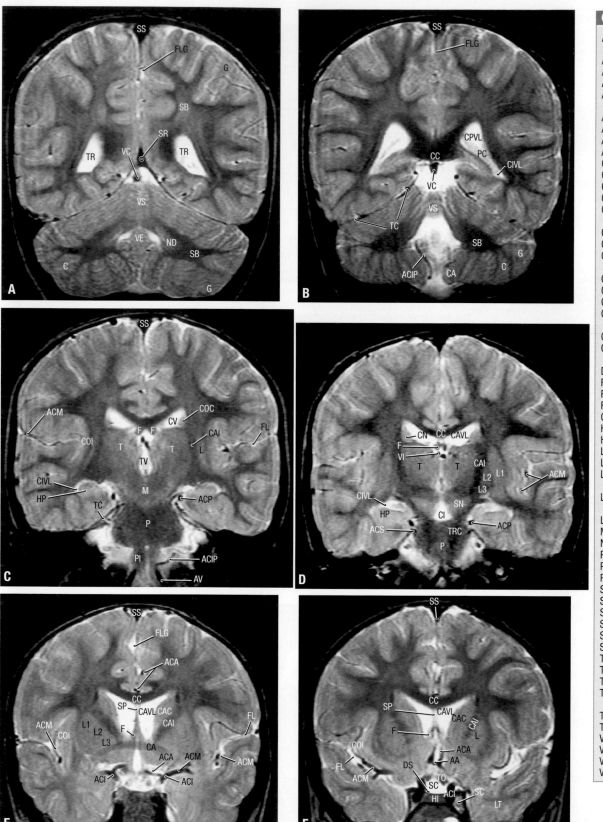

7-109 **Imágenes coronales de resonancia magnética (ponderadas en T2) y cortes del cerebro**

A-F. Resonancia magnética (RM) coronal.

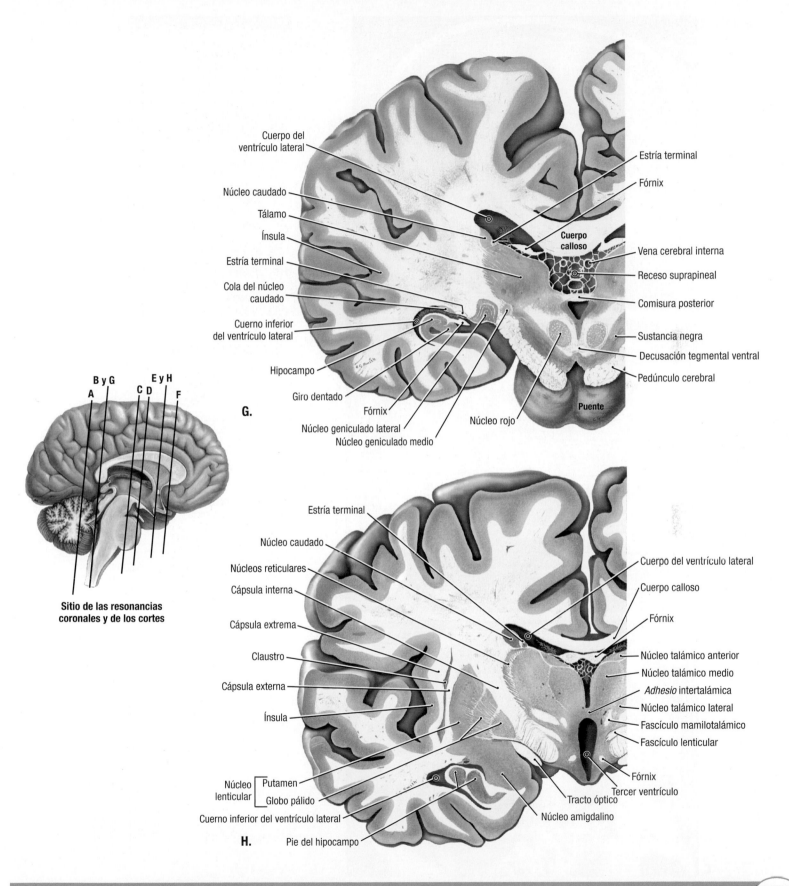

Cuerpo del ventrículo lateral

Núcleo caudado

Tálamo

Ínsula

Estría terminal

Cola del núcleo caudado

Cuerno inferior del ventrículo lateral

Hipocampo

Giro dentado

Fórnix

Núcleo geniculado lateral

Núcleo geniculado medio

Estría terminal

Fórnix

Cuerpo calloso

Vena cerebral interna

Receso suprapineal

Comisura posterior

Sustancia negra

Decusación tegmental ventral

Pedúnculo cerebral

Puente

Núcleo rojo

G.

B y G   **E y H**

A   **C D**   **F**

Sitio de las resonancias coronales y de los cortes

Estría terminal

Núcleo caudado

Núcleos reticulares

Cápsula interna

Cápsula extrema

Claustro

Cápsula externa

Ínsula

Núcleo lenticular {
Putamen

Globo pálido
}

Cuerno inferior del ventrículo lateral

H.   Pie del hipocampo

Cuerpo del ventrículo lateral

Cuerpo calloso

Fórnix

Núcleo talámico anterior

Núcleo talámico medio

Adhesio intertalámica

Núcleo talámico lateral

Fascículo mamilotalámico

Fascículo lenticular

Fórnix

Tercer ventrículo

Tracto óptico

Núcleo amigdalino

G-H. Cortes coronales, vistas posteriores.

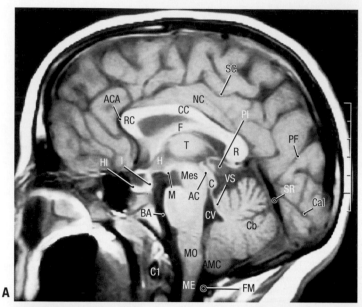

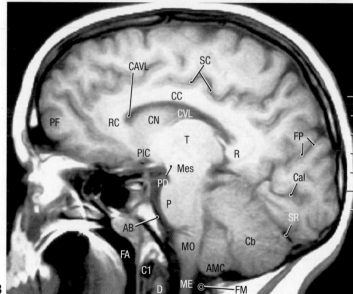

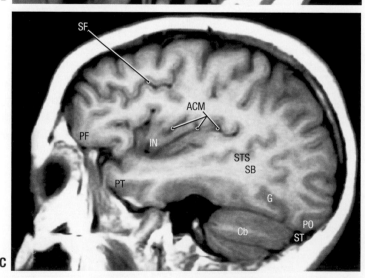

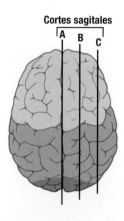

Cortes sagitales

Clave

AB	Arteria basilar
AC	Acueducto cerebral
ACA	Arteria cerebral anterior
ACM	Arteria cerebral media
AMC	Amígdala cerebelosa
C	Colículo
C1	Tubérculo anterior del atlas
Cal	Surco calcarino
CAVL	Cuerno anterior del ventrículo lateral
Cb	Cerebelo
CC	Cuerpo calloso
CN	Cabeza del núcleo caudado
CV	Cuarto ventrículo
CVL	Cuerpo del ventrículo lateral
D	Diente (proceso odontoides)
F	Fórnix
FA	Faringe
FM	Foramen magno
FP	Fisura parietooccipital
G	Corteza cerebral (sustancia gris)
H	Hipotálamo
HI	Hipófisis
I	Infundíbulo
IN	Corteza insular
M	Cuerpo maxilar
ME	Médula espinal
Mes	Mesencéfalo
MO	Médula oblongada
NC	Núcleo cingulado
P	Puente
PD	Pedúnculo cerebral
PF	Polo frontal
PI	Pineal
PIC	Pico del cuerpo calloso
PO	Polo occipital
PT	Polo temporal
R	Rodete del cuerpo calloso
RC	Rodilla del cuerpo calloso
SB	Sustancia blanca
SC	Surco cingulado
SF	Surco frontal superior
SR	Seno recto
ST	Seno transverso
STS	Surco temporal superior
T	Tálamo
VS	Velo medular superior

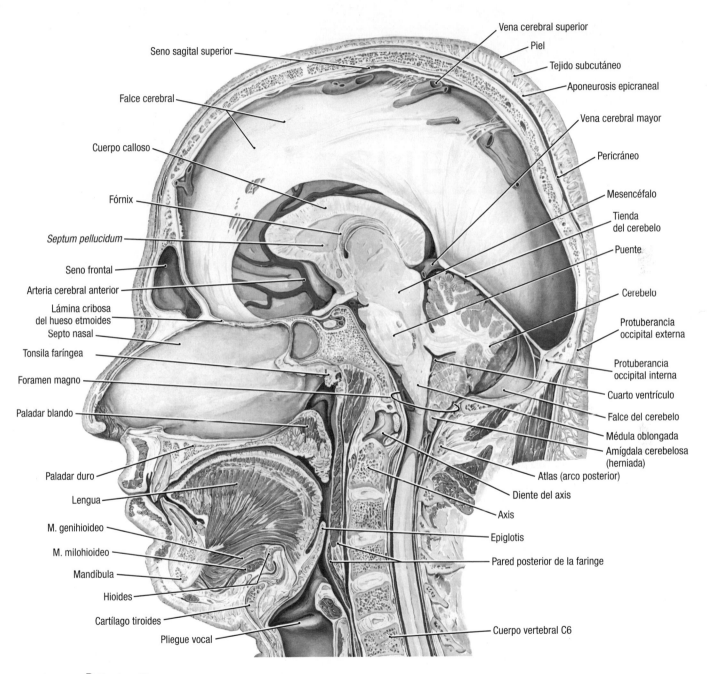

Vena cerebral superior
Piel
Tejido subcutáneo
Aponeurosis epicraneal
Vena cerebral mayor
Pericráneo
Mesencéfalo
Tienda del cerebelo
Puente
Cerebelo
Protuberancia occipital externa
Protuberancia occipital interna
Cuarto ventrículo
Falce del cerebelo
Médula oblongada
Amígdala cerebelosa (herniada)
Atlas (arco posterior)
Diente del axis
Axis
Epiglotis
Pared posterior de la faringe
Cuerpo vertebral C6

Seno sagital superior
Falce cerebral
Cuerpo calloso
Fórnix
Septum pellucidum
Seno frontal
Arteria cerebral anterior
Lámina cribosa del hueso etmoides
Septo nasal
Tonsila faríngea
Foramen magno
Paladar blando
Paladar duro
Lengua
M. genihioideo
M. milohioideo
Mandíbula
Hioides
Cartílago tiroides
Pliegue vocal

D. Hemisección

Véase el plano de orientación para conocer los lugares de las exploraciones de las *imágenes A a C.*

El **aumento de la presión intracraneal** (p. ej., debido a un tumor) puede provocar el desplazamiento de las amígdalas cerebelosas a través del foramen magno, dando lugar a una hernia foraminal (amigdalina). La compresión del tronco encefálico, si es grave, puede provocar paros respiratorios y cardíacos.

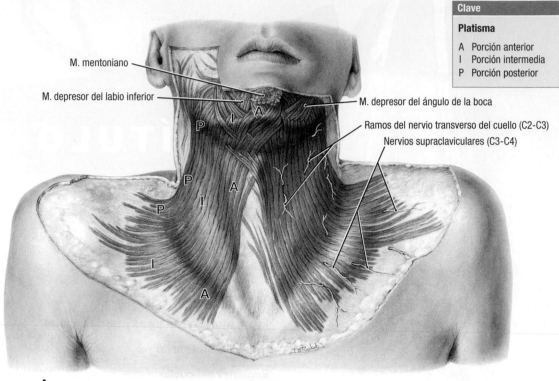

M. mentoniano

M. depresor del labio inferior

M. depresor del ángulo de la boca

Ramos del nervio transverso del cuello (C2-C3)

Nervios supraclaviculares (C3-C4)

Clave

Platisma

A Porción anterior
I Porción intermedia
P Porción posterior

A.

Vistas anteriores

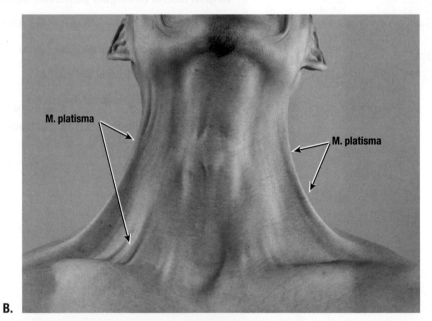

M. platisma

M. platisma

B.

8-1 **Platisma (cutáneo del cuello)**

A. Partes del platisma. **B.** Anatomía de superficie.

TABLA 8-1 Platisma (cutáneo del cuello)

Músculo	Inserción superior	Inserción inferior	Inervación	Acción principal
Platisma (cutáneo del cuello)	*Porción anterior:* las fibras se entrelazan con el músculo contralateral *Porción intermedia:* las fibras pasan en profundidad respecto a los depresores del ángulo de la boca y al labio inferior para unirse al borde inferior de la mandíbula *Porción posterior:* piel/tejido subcutáneo de la porción inferior de la cara lateral a la boca	Tejido subcutáneo que recubre las porciones superiores de los músculos pectorales mayores y a veces los deltoides	Ramo cervical del nervio facial (NC VII)	Baja la comisura de la boca y la ensancha como en las expresiones de tristeza y miedo; tracciona la piel del cuello en sentido superior, formando crestas verticales y oblicuas tensas sobre la cara anterior del cuello

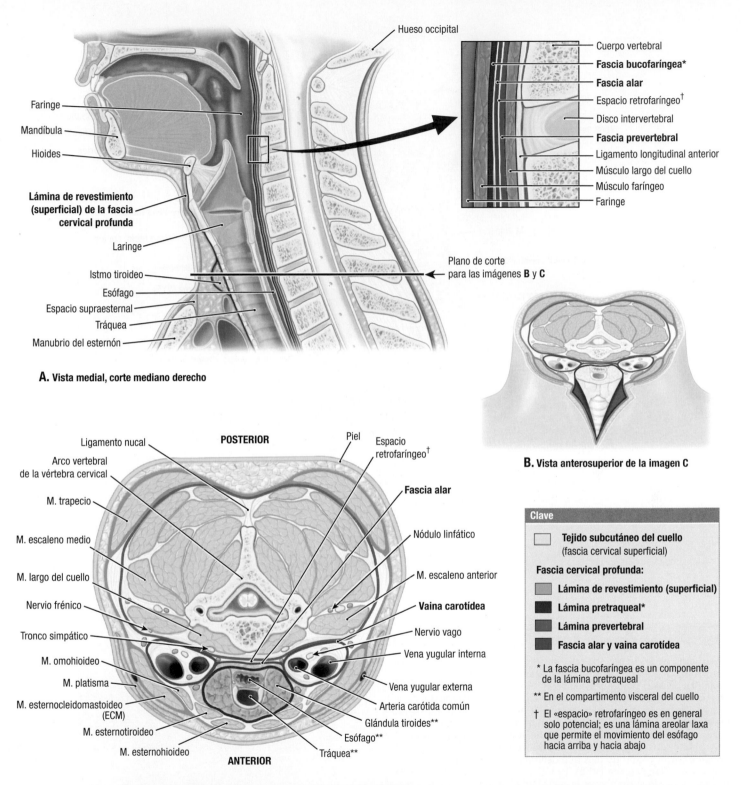

A. Vista medial, corte mediano derecho

Hueso occipital

Cuerpo vertebral
Fascia bucofaríngea*
Fascia alar
Espacio retrofaríngeo†
Disco intervertebral
Fascia prevertebral
Ligamento longitudinal anterior
Músculo largo del cuello
Músculo faríngeo
Faringe

Faringe
Mandíbula
Hioides

Lámina de revestimiento (superficial) de la fascia cervical profunda
Laringe
Istmo tiroideo
Esófago
Espacio supraesternal
Tráquea
Manubrio del esternón

Plano de corte para las imágenes **B** y **C**

B. Vista anterosuperior de la imagen C

Ligamento nucal
Arco vertebral de la vértebra cervical
M. trapecio
M. escaleno medio
M. largo del cuello
Nervio frénico
Tronco simpático
M. omohioideo
M. platisma
M. esternocleidomastoideo (ECM)
M. esternotiroideo
M. esternohioideo

POSTERIOR

Piel
Espacio retrofaríngeo†
Fascia alar
Nódulo linfático
M. escaleno anterior
Vaina carotídea
Nervio vago
Vena yugular interna
Vena yugular externa
Arteria carótida común
Glándula tiroides**
Esófago**
Tráquea**

ANTERIOR

C. Vista superior de un corte transversal (al nivel de la vértebra C7)

Clave

☐ **Tejido subcutáneo del cuello** (fascia cervical superficial)

Fascia cervical profunda:

☐ **Lámina de revestimiento (superficial)**

☐ **Lámina pretraqueal***

☐ **Lámina prevertebral**

☐ **Fascia alar y vaina carotídea**

* La fascia bucofaríngea es un componente de la lámina pretraqueal

** En el compartimento visceral del cuello

† El «espacio» retrofaríngeo es en general solo potencial; es una lámina areolar laxa que permite el movimiento del esófago hacia arriba y hacia abajo

Tejido subcutáneo y fascia profunda del cuello **8-2**

A. Corte mediano. Las fascias del cuello son continuas en sentido superior e inferior con las fascias torácicas y craneales. El *detalle* ilustra la fascia de la región retrofaríngea. **B-C. Cortes transversales en el nivel vertebral C7.** Relación de las principales láminas de la fascia cervical profunda y la vaina carotídea. El acceso a la línea media de las vísceras cervicales es posible con una mínima alteración de los tejidos. Las láminas concéntricas de la fascia son evidentes en este corte transversal del cuello en el nivel indicado en la *imagen A*.

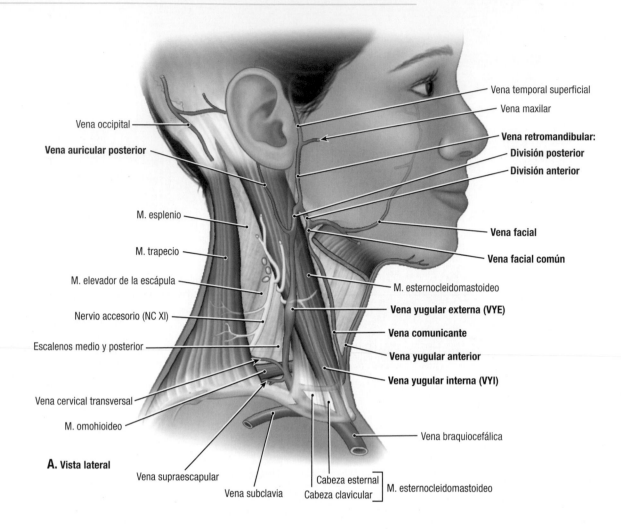

Vena occipital

Vena auricular posterior

M. esplenio

M. trapecio

M. elevador de la escápula

Nervio accesorio (NC XI)

Escalenos medio y posterior

Vena cervical transversal

M. omohioideo

A. Vista lateral

Vena supraescapular

Vena subclavia

Vena temporal superficial

Vena maxilar

Vena retromandibular:

División posterior

División anterior

Vena facial

Vena facial común

M. esternocleidomastoideo

Vena yugular externa (VYE)

Vena comunicante

Vena yugular anterior

Vena yugular interna (VYI)

Vena braquiocefálica

Cabeza esternal ⎤
                  ⎥ M. esternocleidomastoideo
Cabeza clavicular ⎦

8-3 **Venas superficiales del cuello**

A. Esquema de las venas superficiales del cuello. Las venas temporales y maxilares superficiales se unen para formar la vena retromandibular. La división posterior de la vena retromandibular se une con la vena auricular posterior para formar la vena yugular externa. La vena facial recibe la división anterior de la vena retromandibular, formando la vena facial común que desemboca en la vena yugular interna. Las variantes son frecuentes. **B. Anatomía de superficie de la región cervical lateral (triángulo posterior) del cuello.** Obsérvense la vena yugular externa y los músculos que delimitan esta región.

Vena yugular externa (VYE). La VYE puede servir de «barómetro interno». Cuando la presión venosa está en el rango normal, la VYE suele ser visible superior a la clavícula solo una corta distancia. Sin embargo, cuando la presión venosa aumenta (p. ej., como en la insuficiencia cardíaca), la vena es prominente en todo su recorrido a lo largo del lado del cuello. En consecuencia, el hallazgo de una distensión de las VYE durante las exploraciones físicas puede ser un signo diagnóstico de insuficiencia cardíaca, obstrucción de la vena cava superior, agrandamiento de los nódulos linfáticos supraclaviculares o aumento de la presión intratorácica.

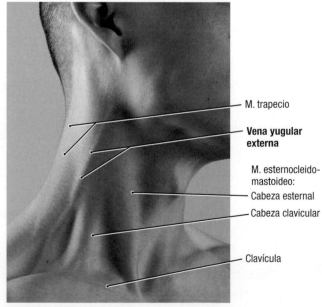

M. trapecio

Vena yugular externa

M. esternocleido-mastoideo:

Cabeza esternal

Cabeza clavicular

Clavícula

B. Vista anterolateral derecha

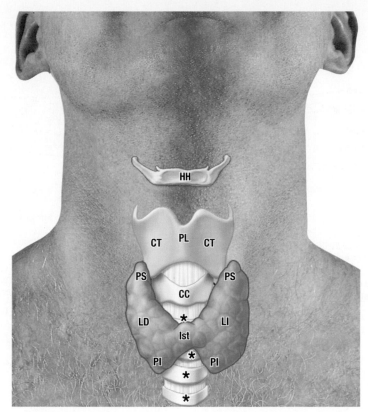

A. Vista anterior

Clave

CC	Cartílago cricoideo
CT	Cartílago tiroideo
HH	Hueso hioides
Ist	Istmo
LD	Lóbulo derecho de la tiroides
LI	Lóbulo izquierdo de la tiroides
PI	Polo inferior de la tiroides
PL	Prominencia laríngea
PS	Polo superior de la tiroides
★	Anillos traqueales

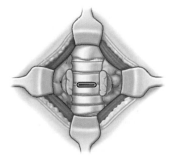

Incisión en la tráquea después de haber separado los músculos infrahioideos e incidido el istmo de la glándula tiroides

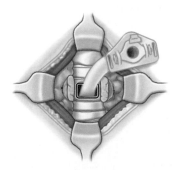

Tubo de traqueostomía introducido en la apertura traqueal

B. Traqueostomía

Anatomía de superficie del hioides y de los cartílagos de la cara anterior del cuello 8-4

A. Anatomía de superficie. B. Traqueostomía. El hueso hioides en forma de «U» se encuentra superior al cartílago tiroides a nivel de las vértebras C3-C4. La prominencia laríngea es producida por las láminas fusionadas del cartílago tiroides, que se unen en el plano medio. El cartílago cricoideo puede palparse inferior a la prominencia laríngea. Yace al nivel de la vértebra C6. Los anillos traqueales cartilaginosos son palpables en la parte inferior del cuello. Los anillos 2.º a 4.º no se pueden palpar porque el istmo de la tiroides, que conecta sus lóbulos derecho e izquierdo, los cubre. El primer anillo traqueal está justo superior al istmo.

Traqueostomía. Una incisión transversal a través de la piel del cuello y la pared anterior de la tráquea (*traqueostomía*) establece una vía aérea en los pacientes con obstrucción de las vías respiratorias superiores o insuficiencia respiratoria. Los músculos infrahioideos se separan en dirección lateral y el istmo de la glándula tiroides se secciona o tracciona en dirección superior. Se emplaza una apertura en la tráquea entre los anillos traqueales 1.º y 2.º o a través de los anillos 2.º a 4.º. A continuación se introduce una cánula de traqueostomía en la tráquea y se fija. Para evitar complicaciones durante una traqueostomía son importantes las siguientes relaciones anatómicas:

- Las venas tiroideas inferiores nacen de un plexo venoso en la glándula tiroides y descienden anteriores a la tráquea (*véase* fig. 8-10).
- Una pequeña arteria tiroidea ima está presente en aproximadamente el 10% de las personas; asciende desde el tronco braquiocefálico o el arco de la aorta hasta el istmo de la glándula tiroides (*véase* fig 8-21).
- Se pueden encontrar la vena braquiocefálica izquierda, el arco venoso yugular y la pleura, sobre todo en los bebés y los niños.
- El timo cubre la parte inferior de la tráquea en los bebés y los niños.
- La tráquea es pequeña, móvil y blanda en los bebés, por lo que es fácil punzar su pared posterior y dañar el esófago.

Cricotirotomía. Esta incisión se realiza a través de la membrana cricotiroidea; el tubo se inserta entre los cartílagos tiroideo y cricoideo.

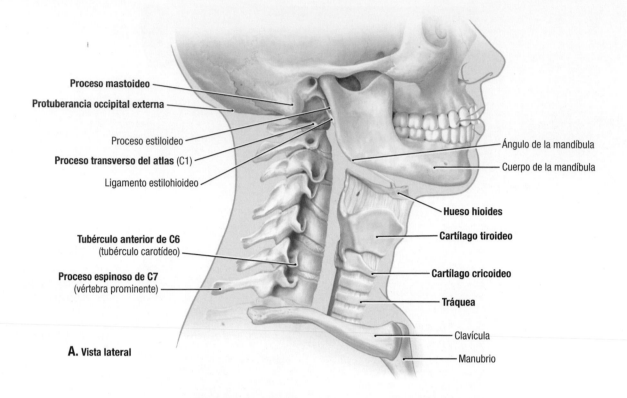

Proceso mastoideo

Protuberancia occipital externa

Proceso estiloideo

Proceso transverso del atlas (C1)

Ligamento estilohioideo

Tubérculo anterior de C6
(tubérculo carotídeo)

Proceso espinoso de C7
(vértebra prominente)

Ángulo de la mandíbula

Cuerpo de la mandíbula

Hueso hioides

Cartílago tiroideo

Cartílago cricoideo

Tráquea

Clavícula

Manubrio

A. Vista lateral

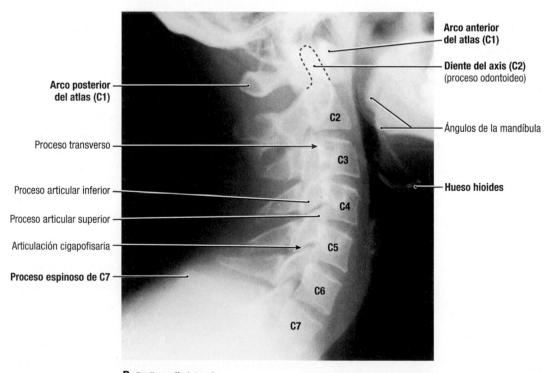

**Arco anterior
del atlas (C1)**

Diente del axis (C2)
(proceso odontoideo)

Ángulos de la mandíbula

Hueso hioides

**Arco posterior
del atlas (C1)**

Proceso transverso

Proceso articular inferior

Proceso articular superior

Articulación cigapofisaria

Proceso espinoso de C7

C2

C3

C4

C5

C6

C7

B. Radiografía lateral

8-5 **Huesos y cartílagos del cuello**

A. Puntos de referencia óseos y cartilaginosos del cuello. B. Estudio radiográfico del hueso hioides y de las vértebras cervicales (C1-C7). Dado que las vértebras cervicales superiores se encuentran posteriores a los maxilares y los dientes superiores e inferiores, se observan mejor radiográficamente en las vistas laterales; también en las vistas anteriores a través de la boca abierta (*véase* fig. 1-9C en el cap. 1, *Dorso*).

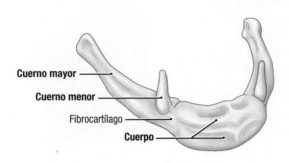

Cuerno mayor

Cuerno menor

Fibrocartílago

Cuerpo

C. Vista anterolateral derecha del hueso hioides

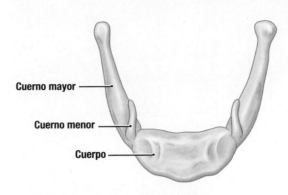

Cuerno mayor

Cuerno menor

Cuerpo

D. Vista anterosuperior del hueso hioides

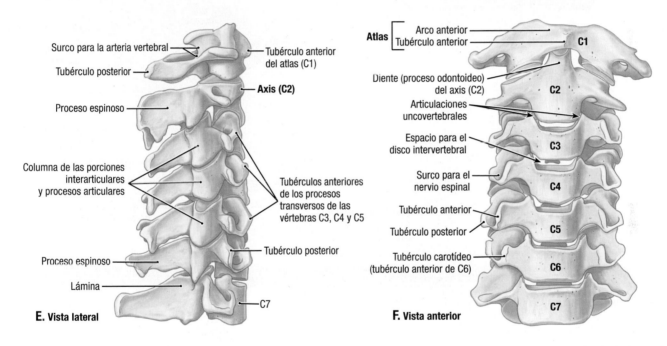

Surco para la arteria vertebral

Tubérculo posterior

Proceso espinoso

Columna de las porciones interarticulares y procesos articulares

Proceso espinoso

Lámina

E. Vista lateral

Tubérculo anterior del atlas (C1)

Axis (C2)

Tubérculos anteriores de los procesos transversos de las vértebras C3, C4 y C5

Tubérculo posterior

C7

Atlas Arco anterior
Tubérculo anterior

C1

Diente (proceso odontoideo) del axis (C2)

Articulaciones uncovertebrales

Espacio para el disco intervertebral

Surco para el nervio espinal

Tubérculo anterior

Tubérculo posterior

Tubérculo carotídeo (tubérculo anterior de C6)

C2

C3

C4

C5

C6

C7

F. Vista anterior

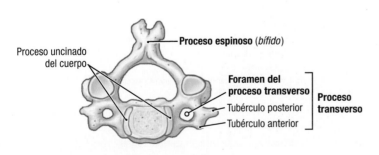

Proceso uncinado del cuerpo

Proceso espinoso (*bífido*)

Foramen del proceso transverso

Tubérculo posterior

Tubérculo anterior

Proceso transverso

G. Vista superior de una vértebra cervical típica (p. ej., C4)

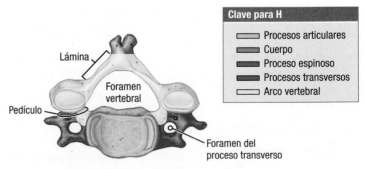

Lámina

Foramen vertebral

Pedículo

Foramen del proceso transverso

Clave para H
Procesos articulares
Cuerpo
Proceso espinoso
Procesos transversos
Arco vertebral

H. Vista superior

C-D. Características del hioides. **E-F.** Vértebras cervicales articuladas. **G-H.** Características de las vértebras cervicales típicas.

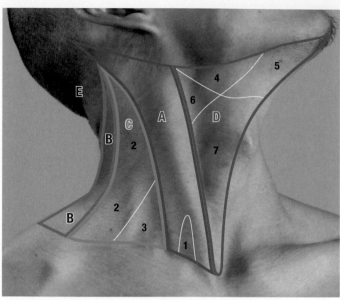

A. Vista anterolateral

Clave para A, B y C

A	Región esternocleidomastoidea
B	Región cervical posterior
C	Región cervical lateral
D	Región cervical anterior
E	Región suboccipital
ECM	Esternocleidomastoideo
	CC Cabeza clavicular
	CE Cabeza esternal
TRAP	Trapecio

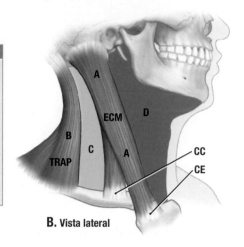

B. Vista lateral

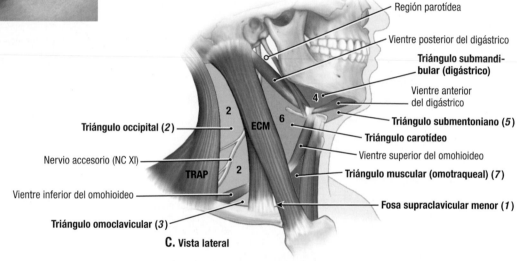

Región parotídea

Vientre posterior del digástrico

Triángulo submandibular (digástrico)

Vientre anterior del digástrico

Triángulo submentoniano (5)

Triángulo carotídeo

Vientre superior del omohioideo

Triángulo muscular (omotraqueal) (7)

Fosa supraclavicular menor (1)

Triángulo occipital (2)

Nervio accesorio (NC XI)

Vientre inferior del omohioideo

Triángulo omoclavicular (3)

C. Vista lateral

8-6   **Regiones cervicales**

A. Anatomía de superficie. **B-C.** Regiones y triángulos del cuello.

TABLA 8-2   Regiones y contenidos cervicales[a]

Región	Contenidos principales y estructuras subyacentes
Región esternocleidomastoidea (A)	Músculo esternocleidomastoideo (ECM); porción superior de la vena yugular externa; nervio auricular mayor; nervio transverso del cuello
Fosa supraclavicular menor (1)	Porción inferior de la vena yugular interna
Región cervical posterior (B)	Músculo trapecio; ramos cutáneos de los ramos posteriores de los nervios espinales cervicales; la región suboccipital (E) se encuentra en la parte superior de esta región
Región cervical lateral (triángulo posterior) (C)	Parte de la vena yugular externa; ramos posteriores del plexo nervioso cervical; nervio accesorio; troncos del plexo braquial; arteria cervical transversal; nódulos linfáticos cervicales
Triángulo occipital (2)	
Triángulo omoclavicular (3)	Arteria subclavia; parte de la vena subclavia (variable); arteria supraescapular; nódulos linfáticos supraclaviculares
Región cervical anterior (triángulo anterior) (D)	La glándula submandibular casi llena el triángulo; nódulos linfáticos submandibulares; nervio hipogloso; nervio milohioideo; partes de la arteria y la vena facial
Triángulo submandibular (digástrico) (4)	
Triángulo submentoniano (5)	Nódulos linfáticos submentonianos y pequeñas venas que se unen para formar la vena yugular anterior
Triángulo carotídeo (6)	
Triángulo muscular (omotraqueal) (7)	Arteria carótida común y sus ramas; vena yugular interna y sus afluentes; nervio vago; arteria carótida externa y algunas de sus ramas; nervio hipogloso y raíz superior del asa cervical; nervio accesorio; glándula tiroides, laringe y faringe; nódulos linfáticos cervicales profundos; ramos del plexo cervical
	Músculos esternotiroideos y esternohioideos; glándulas tiroides y paratiroides

[a]Las letras y números entre paréntesis se refieren a las partes A, B y C.

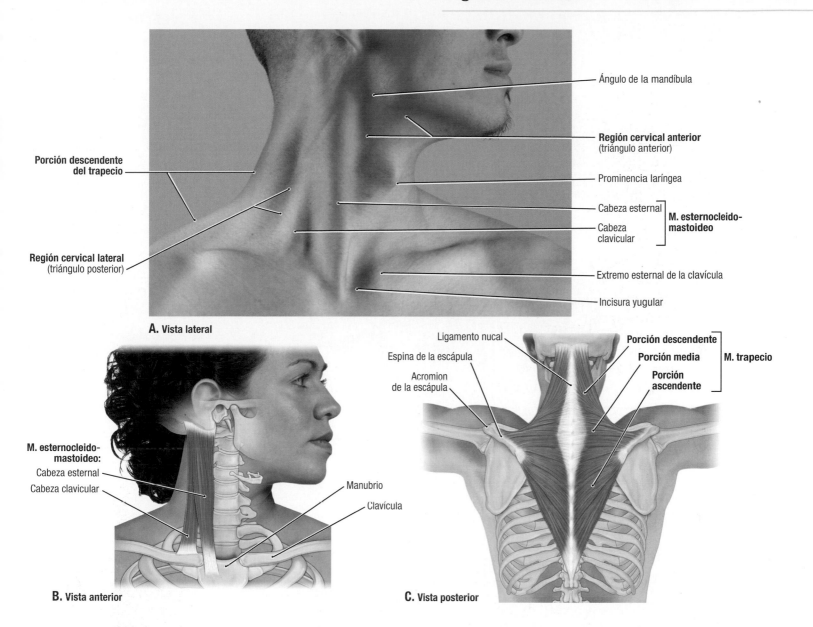

A. Vista lateral

Porción descendente del trapecio

Región cervical lateral (triángulo posterior)

Ángulo de la mandíbula

Región cervical anterior (triángulo anterior)

Prominencia laríngea

Cabeza esternal
Cabeza clavicular
M. esternocleido-mastoideo

Extremo esternal de la clavícula

Incisura yugular

B. Vista anterior

M. esternocleido-mastoideo:
Cabeza esternal
Cabeza clavicular

Manubrio

Clavícula

C. Vista posterior

Ligamento nucal
Espina de la escápula
Acromion de la escápula

Porción descendente
Porción media
Porción ascendente
M. trapecio

Esternocleidomastoideo y trapecio

8-7

A. Anatomía de superficie. **B.** Esternocleidomastoideo. **C.** Trapecio.

TABLA 8-3	Esternocleidomastoideo y trapecio			
Músculo	**Inserción superior**	**Inserción inferior**	**Inervación**	**Acción principal**
Esternocleidomastoideo	Cara lateral del proceso mastoideo del hueso temporal; mitad lateral de la línea nucal superior	*Cabeza del esternón:* cara anterior del manubrio del esternón *Cabeza clavicular:* cara superior del tercio medial de la clavícula	Nervio accesorio (NC XI) (motor) y nervios C2 y C3 (dolor y propiocepción)	*Contracción unilateral:* flexiona lateralmente el cuello; gira el cuello para que la cara se dirija en sentido superior y hacia el lado opuesto *Contracción bilateral:* 1) extiende el cuello en las articulaciones atlanto-occipitales, 2) flexiona las vértebras cervicales para que el mentón se acerque al manubrio o 3) extiende las vértebras cervicales superiores al tiempo que flexiona las inferiores, de modo que el mentón es empujado en sentido anterior con la cabeza mantenida a nivel; con las vértebras cervicales fijas, puede elevar el manubrio y el extremo medial de las clavículas, ayudando a la respiración profunda
Trapecio	Tercio medial de la línea nucal superior, protuberancia occipital externa, ligamento nucal, procesos espinosos de las vértebras C7-T12	Tercio lateral de la clavícula, acromion, espina de la escápula	Nervio accesorio (NC XI) (motor) y nervios C2 y C3 (dolor y propiocepción)	Las fibras *descendentes* elevan el cinturón del miembro superior y mantienen el nivel de los hombros contra la gravedad o la resistencia; las *fibras medias* retraen la escápula y las *fibras ascendentes* deprimen los hombros; las *fibras superiores e inferiores* trabajan juntas para rotar la escápula en sentido superior; *cuando los hombros están fijos,* la contracción bilateral extiende el cuello; la contracción unilateral produce una flexión lateral hacia el mismo lado

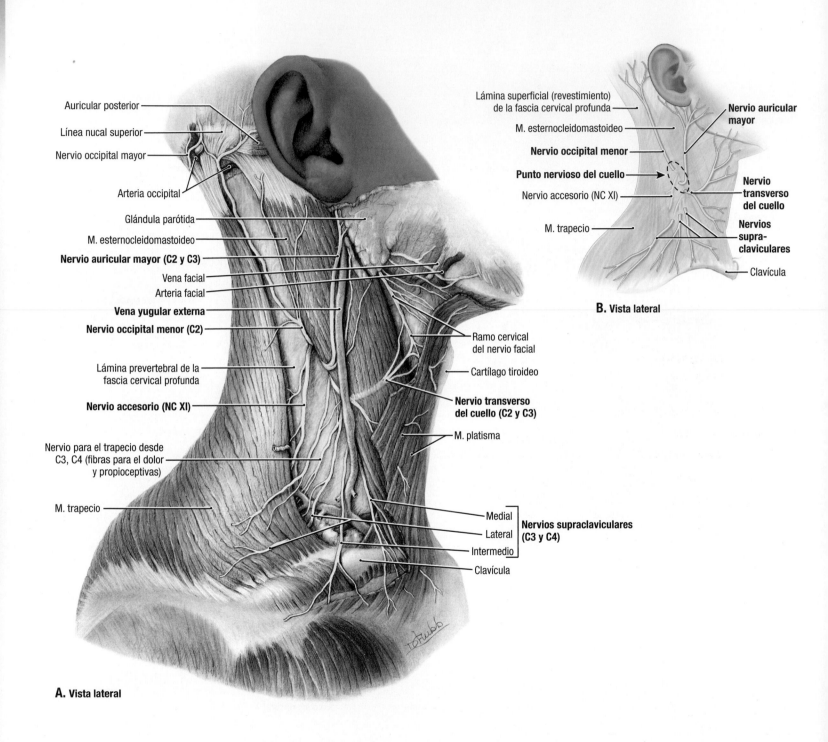

A. Vista lateral

Auricular posterior

Línea nucal superior

Nervio occipital mayor

Arteria occipital

Glándula parótida

M. esternocleidomastoideo

Nervio auricular mayor (C2 y C3)

Vena facial

Arteria facial

Vena yugular externa

Nervio occipital menor (C2)

Lámina prevertebral de la
fascia cervical profunda

Nervio accesorio (NC XI)

Nervio para el trapecio desde
C3, C4 (fibras para el dolor
y propioceptivas)

M. trapecio

Ramo cervical
del nervio facial

Cartílago tiroideo

**Nervio transverso
del cuello (C2 y C3)**

M. platisma

Medial
Lateral **Nervios supraclaviculares
(C3 y C4)**
Intermedio

Clavícula

B. Vista lateral

Lámina superficial (revestimiento)
de la fascia cervical profunda

M. esternocleidomastoideo

Nervio occipital menor

Punto nervioso del cuello

Nervio accesorio (NC XI)

M. trapecio

**Nervio auricular
mayor**

**Nervio
transverso
del cuello**

**Nervios
supra-
claviculares**

Clavícula

A. Vena yugular externa y ramos cutáneos del plexo cervical. Se ha retirado la grasa subcutánea, la parte del platisma que cubre la porción inferior de la región lateral del cuello y el plano que cubre la fascia cervical profunda. La vena yugular externa desciende verticalmente a través del esternocleidomastoideo y perfora el plano que cubre la fascia cervical profunda superior a la clavícula para alcanzar la vena subclavia.

- El nervio accesorio (NC XI) inerva los músculos esternocleidomastoideo (ECM) y trapecio; discurre entre ellos a lo largo del músculo elevador de la escápula, pero está separado de él por la lámina prevertebral de la fascia cervical profunda.

B. Punto nervioso del cuello. Los nervios cutáneos del cuello nacen en el borde posterior del esternocleidomastoideo en una pequeña zona a medio camino entre el proceso mastoideo y la clavícula (*véase* fig. 8-8E).

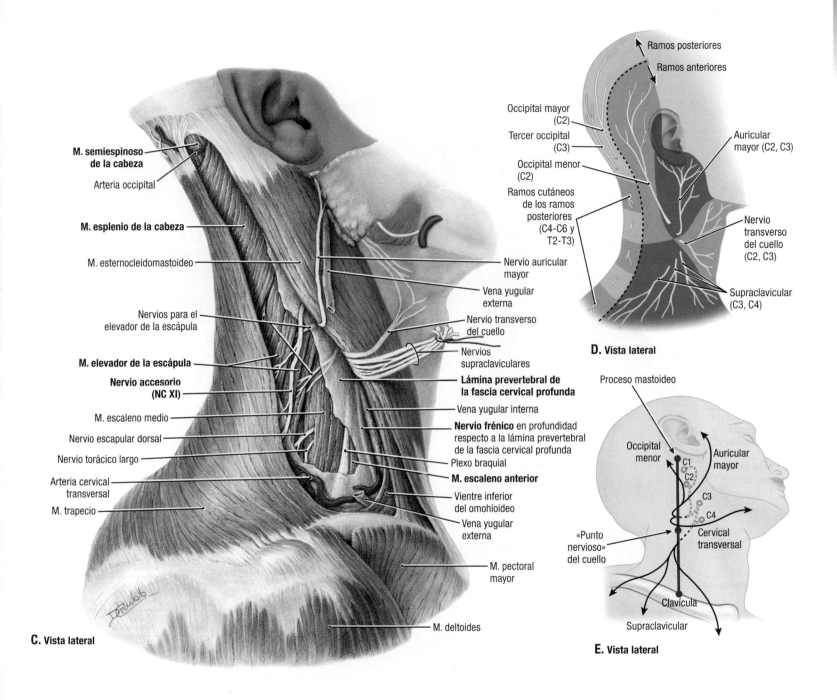

Ramos posteriores

Ramos anteriores

Occipital mayor (C2)

Tercer occipital (C3)

Occipital menor (C2)

Ramos cutáneos de los ramos posteriores (C4-C6 y T2-T3)

Nervio auricular mayor

Auricular mayor (C2, C3)

Nervio transverso del cuello (C2, C3)

Supraclavicular (C3, C4)

D. Vista lateral

M. semiespinoso de la cabeza

Arteria occipital

M. esplenio de la cabeza

M. esternocleidomastoideo

Nervios para el elevador de la escápula

M. elevador de la escápula

Nervio accesorio (NC XI)

M. escaleno medio

Nervio escapular dorsal

Nervio torácico largo

Arteria cervical transversal

M. trapecio

Vena yugular externa

Nervio transverso del cuello

Nervios supraclaviculares

Lámina prevertebral de la fascia cervical profunda

Vena yugular interna

Nervio frénico en profundidad respecto a la lámina prevertebral de la fascia cervical profunda

Plexo braquial

M. escaleno anterior

Vientre inferior del omohioideo

Vena yugular externa

M. pectoral mayor

M. deltoides

C. Vista lateral

Proceso mastoideo

Occipital menor

C1

C2

C3

C4

Auricular mayor

Cervical transversal

«Punto nervioso» del cuello

Clavícula

Supraclavicular

E. Vista lateral

C. Músculos que forman el piso de la región lateral del cuello. El plano prevertebral de la fascia cervical profunda se ha retirado parcialmente; los nervios motores y la mayor parte del piso de la región quedan expuestos.
• El nervio frénico (C3, C4, C5) inerva el diafragma y se encuentra en la profundidad del plano prevertebral de la fascia cervical profunda en la superficie anterior del músculo escaleno anterior.
La **sección del nervio frénico** provoca la parálisis ipsilateral del diafragma. El bloqueo del nervio frénico causa un breve período de parálisis del diafragma en un lado (p. ej., para una operación de pulmón). El anestésico se inyecta alrededor del nervio donde yace en la superficie anterior del músculo escaleno anterior.

D-E. Nervios sensitivos del plexo cervical. Los ramos que nacen del circuito nervioso entre los ramos anteriores de C2 y C3 son los nervios occipital menor, auricular mayor y transverso del cuello. Los ramos que nacen en el circuito formado entre los ramos anteriores de C3 y C4 son los nervios supraclaviculares, que emergen como un tronco común profundo a la fascia del esternocleidomastoideo (ECM).
La anestesia regional se utiliza a menudo para los procedimientos quirúrgicos en la región del cuello o en los miembros superiores. En el **bloqueo del plexo cervical**, se inyecta un anestésico en varios puntos a lo largo del borde posterior del ECM, principalmente en su punto medio, el punto nervioso del cuello.

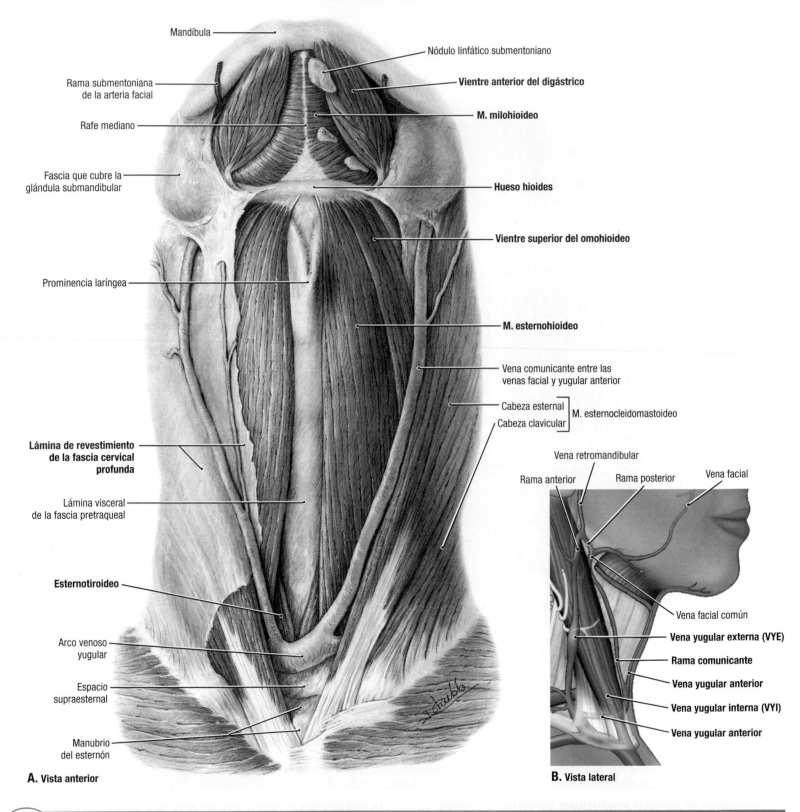

Mandíbula

Nódulo linfático submentoniano

Rama submentoniana de la arteria facial

Vientre anterior del digástrico

M. milohioideo

Rafe mediano

Fascia que cubre la glándula submandibular

Hueso hioides

Vientre superior del omohioideo

Prominencia laríngea

M. esternohioideo

Vena comunicante entre las venas facial y yugular anterior

Cabeza esternal
Cabeza clavicular — **M. esternocleidomastoideo**

Lámina de revestimiento de la fascia cervical profunda

Vena retromandibular

Rama anterior — Rama posterior — Vena facial

Lámina visceral de la fascia pretraqueal

Vena facial común

Esternotiroideo

Vena yugular externa (VYE)

Arco venoso yugular

Rama comunicante

Espacio supraesternal

Vena yugular anterior

Vena yugular interna (VYI)

Manubrio del esternón

Vena yugular anterior

A. Vista anterior

B. Vista lateral

8-9 **Músculos suprahioideos e infrahioideos**

A. Disección. Se ha retirado gran parte del plano que cubre la fascia cervical profunda.
- Los vientres anteriores de los músculos digástricos forman los lados de la porción suprahioidea de la región cervical anterior, o triángulo submentoniano (piso de la boca). El hueso hioides forma la base del triángulo y los músculos milohioideos son su suelo.

- La porción infrahioidea de la región cervical anterior tiene forma de diamante alargado y está delimitada por el músculo esternohioideo en su porción superior y el músculo esternotiroideo en su porción inferior.
- Las venas yugulares longitudinales anteriores están ausentes.
B. Revisión del drenaje venoso superficial.

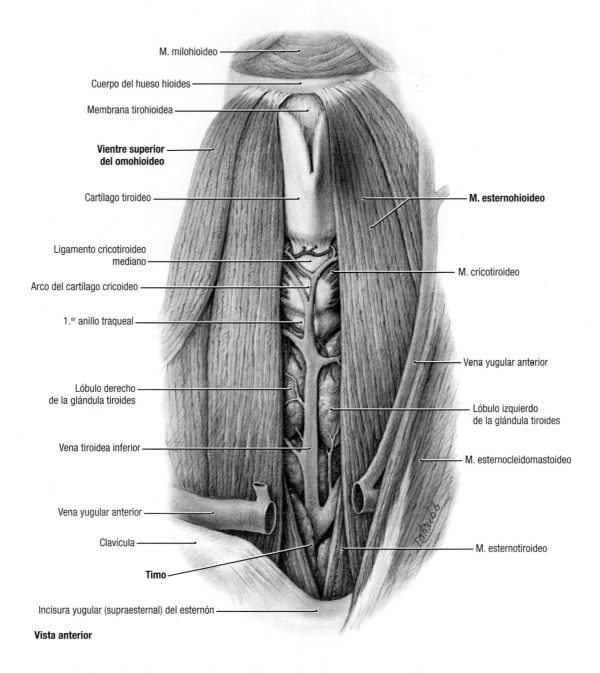

M. milohioideo

Cuerpo del hueso hioides

Membrana tirohioidea

Vientre superior del omohioideo

Cartílago tiroideo

Ligamento cricotiroideo mediano

Arco del cartílago cricoideo

1.er anillo traqueal

Lóbulo derecho de la glándula tiroides

Vena tiroidea inferior

Vena yugular anterior

Clavícula

Timo

Incisura yugular (supraesternal) del esternón

M. esternohioideo

M. cricotiroideo

Vena yugular anterior

Lóbulo izquierdo de la glándula tiroides

M. esternocleidomastoideo

M. esternotiroideo

Vista anterior

Región infrahioidea, plano muscular superficial

8-10

Se han retirado la fascia pretraqueal, la vena yugular anterior derecha y el arco venoso yugular.
- Un timo persistente se proyecta en dirección superior desde el tórax.
- Los dos depresores superficiales de la laringe («músculos de la correa») son el omohioideo (del que aquí solo se ve el vientre superior) y el esternohioideo.

Fractura del hioides. Esto provoca una depresión del cuerpo del hioides sobre el cartílago tiroideo. La incapacidad para elevar el hioides y desplazarlo en dirección anterior e inferior a la lengua dificulta la deglución y el mantenimiento de la separación de las vías alimentarias y respiratorias, lo que puede provocar una **neumonía por broncoaspiración**.

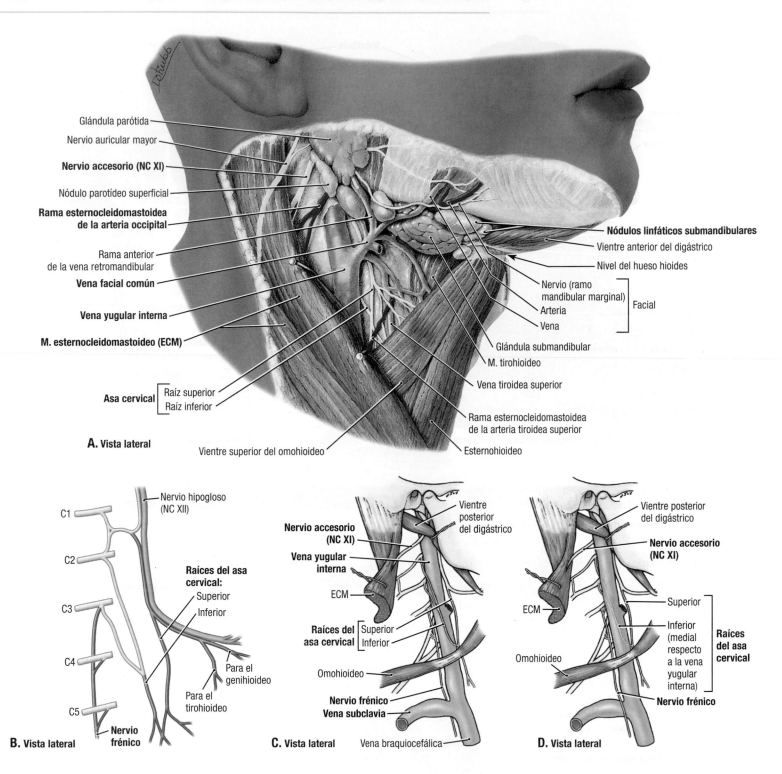

Glándula parótida

Nervio auricular mayor

Nervio accesorio (NC XI)

Nódulo parotídeo superficial

Rama esternocleidomastoidea de la arteria occipital

Rama anterior de la vena retromandibular

Vena facial común

Vena yugular interna

M. esternocleidomastoideo (ECM)

Asa cervical [Raíz superior / Raíz inferior

A. Vista lateral

Vientre superior del omohioideo

Nódulos linfáticos submandibulares

Vientre anterior del digástrico

Nivel del hueso hioides

Nervio (ramo mandibular marginal) / Arteria / Vena } Facial

Glándula submandibular

M. tirohioideo

Vena tiroidea superior

Rama esternocleidomastoidea de la arteria tiroidea superior

Esternohioideo

B. Vista lateral

C1 / C2 / C3 / C4 / C5

Nervio hipogloso (NC XII)

Raíces del asa cervical: Superior / Inferior

Para el genihioideo

Para el tirohioideo

Nervio frénico

C. Vista lateral

Vientre posterior del digástrico

Nervio accesorio (NC XI)

Vena yugular interna

ECM

Raíces del asa cervical [Superior / Inferior

Omohioideo

Nervio frénico
Vena subclavia

Vena braquiocefálica

D. Vista lateral

Vientre posterior del digástrico

Nervio accesorio (NC XI)

ECM

Superior / Inferior (medial respecto a la vena yugular interna) } **Raíces del asa cervical**

Omohioideo

Nervio frénico

8-13 **Disección superficial del triángulo carotídeo**

A. Cara lateral del triángulo carotídeo. Se han retirado la piel, el tejido subcutáneo (con el platisma) y el plano que cubre la fascia cervical profunda, incluidas las cubiertas de las glándulas parótidas y submandibulares.

• El nervio accesorio (NC XI) entra en la superficie profunda del músculo esternocleidomastoideo y se une a lo largo de su borde anterior con la rama esternocleidomastoidea de la arteria occipital.

• La vena facial (común) drena la vena yugular interna cerca del nivel del hueso hioides; aquí, la vena facial se une a varias otras venas.

• Los nódulos linfáticos submandibulares se encuentran en la profundidad del plano que cubre la fascia cervical profunda en el triángulo submandibular; algunos de los nódulos se hallan en la profundidad respecto a la glándula submandibular.

B. Diagrama de los ramos motores del plexo cervical. C. Relaciones típicas del asa cervical (del hipogloso), el nervio accesorio (NC XI) y el nervio frénico con las venas yugular interna y subclavia. D. Relaciones atípicas.

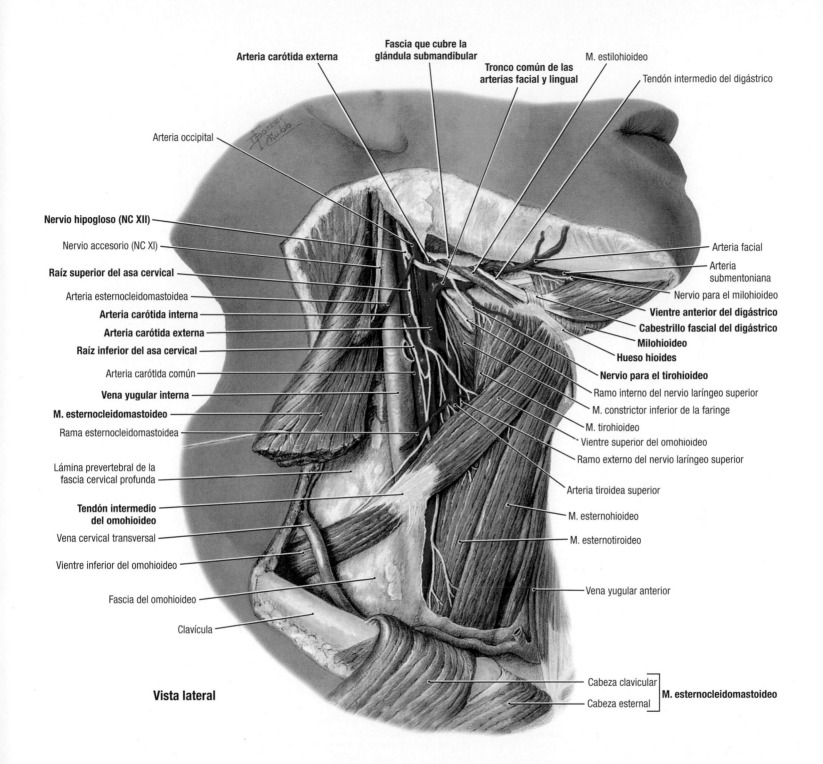

Arteria carótida externa

Fascia que cubre la glándula submandibular

Tronco común de las arterias facial y lingual

M. estilohioideo

Tendón intermedio del digástrico

Arteria occipital

Nervio hipogloso (NC XII)

Nervio accesorio (NC XI)

Raíz superior del asa cervical

Arteria esternocleidomastoidea

Arteria carótida interna

Arteria carótida externa

Raíz inferior del asa cervical

Arteria carótida común

Vena yugular interna

M. esternocleidomastoideo

Rama esternocleidomastoidea

Lámina prevertebral de la fascia cervical profunda

Tendón intermedio del omohioideo

Vena cervical transversal

Vientre inferior del omohioideo

Fascia del omohioideo

Clavícula

Vista lateral

Arteria facial

Arteria submentoniana

Nervio para el milohioideo

Vientre anterior del digástrico

Cabestrillo fascial del digástrico

Milohioideo

Hueso hioides

Nervio para el tirohioideo

Ramo interno del nervio laríngeo superior

M. constrictor inferior de la faringe

M. tirohioideo

Vientre superior del omohioideo

Ramo externo del nervio laríngeo superior

Arteria tiroidea superior

M. esternohioideo

M. esternotiroideo

Vena yugular anterior

Cabeza clavicular ⎱ **M. esternocleidomastoideo**
Cabeza esternal ⎰

Disección profunda del triángulo carotídeo   8-14

El músculo esternocleidomastoideo se ha seccionado, la porción inferior se ha reflejado inferiormente y la superior en sentido posterior.
- El tendón intermedio del músculo digástrico está conectado con el hueso hioides a través de un cabestrillo aponeurótico derivado de la porción muscular del plano pretraqueal de la fascia cervical profunda; el tendón del músculo omohioideo está igualmente unido a la clavícula.
- En esta pieza, las arterias faciales y linguales nacen de un tronco común y pasan en profundidad respecto a los músculos estilohioideo y digástrico.

- El nervio hipogloso (NC XII) cruza las arterias carótidas interna y externa y emite dos ramos, la raíz superior del asa cervical (del hipogloso) y el nervio del tirohioideo, antes de pasar en dirección anterior y en profundidad respecto al músculo milohioideo. En esta pieza, la raíz inferior del asa cervical se encuentra en la profundidad de la vena yugular interna y emerge en su cara medial.

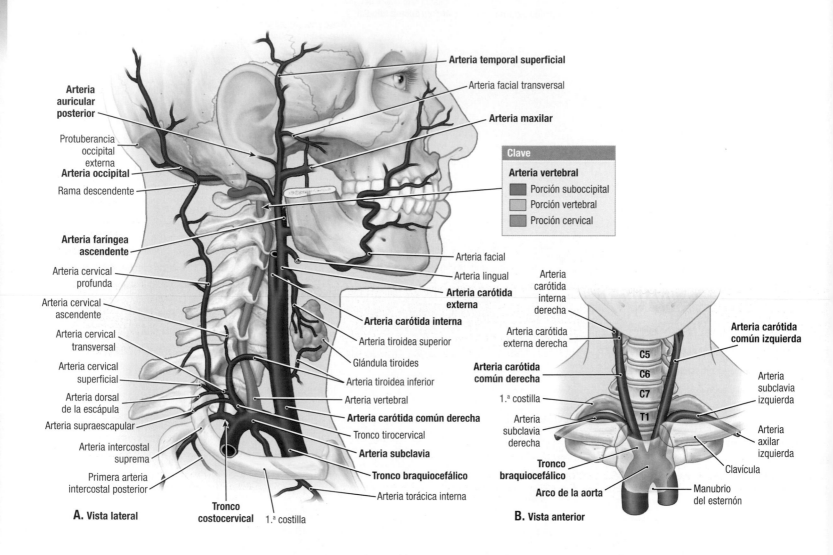

A. Vista lateral

B. Vista anterior

8-15 **Arterias del cuello**

A. Revisión. **B.** Arterias carótida común y subclavia.

TABLA 8-5 Arterias del cuello

Arteria	Origen	Curso y distribución
Carótida común derecha	Bifurcación del tronco braquiocefálico	Asciende en el cuello dentro de la vaina carotídea con la vena yugular interna y el nervio vago (NC X). Termina en el borde superior del cartílago tiroideo (nivel vertebral C4) dividiéndose en arterias carótidas internas y externas
Carótida común izquierda	Arco de la aorta	
Carótidas internas derecha e izquierda		No hay ramas en el cuello. Entran en el cráneo a través del foramen carotídeo para irrigar el cerebro y las órbitas. Ubicación de la porción proximal del seno carotídeo, un barorreceptor que reacciona a los cambios en la presión arterial. El cuerpo carotídeo, un quimiorreceptor que controla el nivel de oxígeno en la sangre, está situado en la bifurcación de la carótida común
	Carótidas comunes derecha e izquierda	
Carótidas externas derecha e izquierda		Irrigan la mayoría de las estructuras externas al cráneo; parte de la frente y la piel cabelluda son irrigadas por la arteria oftálmica desde la arteria carótida interna intracraneal
Faríngea ascendente		Asciende por la faringe para irrigar la faringe, los músculos prevertebrales, el oído medio y las meninges
Occipital	Carótida externa	Pasa en dirección posterior, medial y paralela al vientre posterior del digástrico, terminando en la piel cabelluda posterior
Auricular posterior		Asciende en dirección posterior entre el meato acústico externo y el proceso mastoideo para irrigar los músculos adyacentes, la glándula parótida, el nervio facial, el pabellón auricular y la piel cabelluda

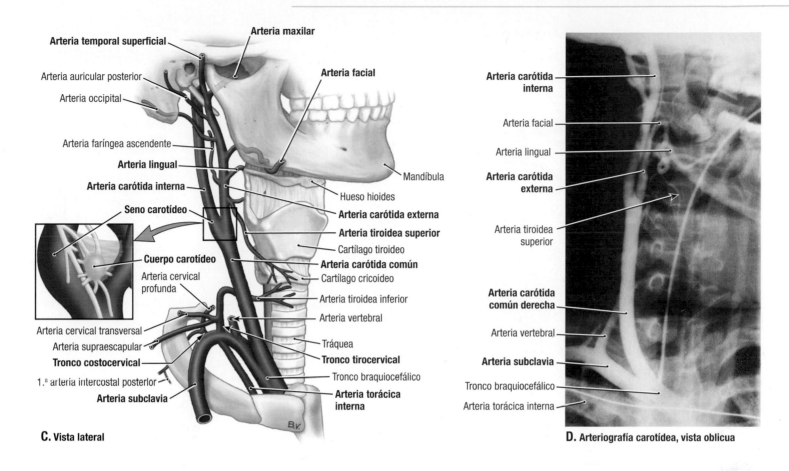

C. Vista lateral

D. Arteriografía carotídea, vista oblicua

Arterias del cuello *(continuación)* **8-15**

C. Ramas de las arterias carótida externa y subclavia. El seno carotídeo es un barorreceptor que reacciona a los cambios de la presión arterial y está situado en la dilatación de la porción proximal de la arteria carótida interna. El cuerpo carotídeo es una masa ovoide de tejido que se encuentra en la bifurcación de la arteria carótida común. Es un quimiorreceptor que controla el nivel de oxígeno en la sangre. **D. Arteriografía cervical.**

TABLA 8-5 Arterias del cuello *(continuación)*

Arteria	Origen	Curso y distribución
Tiroidea superior		Discurre en dirección anteroinferior y en la profundidad respecto a los músculos infrahioideos para llegar a la glándula tiroides. Irriga la glándula tiroides, los músculos infrahioideos, el esternocleidomastoideo (ECM) y la laringe a través de la *arteria laríngea superior*
Lingual	Carótida externa	Se encuentra en el músculo constrictor medio de la faringe; se arquea en dirección superior y anterior, pasa en profundidad respecto al NC XII, el músculo estilohioideo y el vientre posterior del digástrico; luego pasa en profundidad respecto al hiogloso, dando ramas a la porción posterior de la lengua y bifurcándose en las *arterias linguales y sublinguales profundas*
Facial		Después de dar origen a la *arteria palatina ascendente* y a una rama tonsilar, pasa en dirección inferior al ángulo de la mandíbula. Luego hace un asa anterior para irrigar la glándula submandibular y dar origen a la *arteria submentoniana* hasta el piso de la boca antes de entrar en la cara
Maxilar	Rama terminal de la carótida externa	Pasa por detrás del cuello de la mandíbula, entra en la fosa infratemporal y luego en la fosa pterigopalatina para irrigar los dientes, la nariz, el oído y la cara
Temporal superficial		Asciende anterior al pabellón auricular hasta la región temporal y termina en la piel cabelluda
Vertebral		Pasa por los forámenes transversales de los procesos transversos de las vértebras C1-C6, discurre por un surco en el arco posterior del atlas y entra en la cavidad craneal a través del foramen magno (occipital)
Torácica interna		No hay ramas en el cuello; entra en el tórax
Tronco tirocervical	Subclavia	Ramas: la *arteria tiroidea inferior*, principal arteria visceral del cuello; las arterias cervical transversal y supraescapular directamente o a través del tronco cervicodorsal que envía ramas a la región cervical lateral, al trapecio y a la arteria escapular medial
Tronco costocervical		El tronco pasa en dirección posterior y superior y se divide en *arterias intercostales superiores* y *cervicales profundas* para irrigar los espacios intercostales 1.º y 2.º y los músculos cervicales profundos posteriores, respectivamente

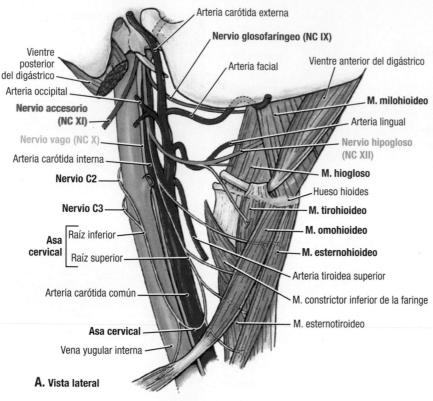

A. Vista lateral

Arteria carótida externa
Nervio glosofaríngeo (NC IX)
Vientre posterior del digástrico
Arteria facial
Vientre anterior del digástrico
Arteria occipital
M. milohioideo
Nervio accesorio (NC XI)
Arteria lingual
Nervio vago (NC X)
Nervio hipogloso (NC XII)
Arteria carótida interna
M. hiogloso
Nervio C2
Hueso hioides
Nervio C3
M. tirohioideo
Asa cervical Raíz inferior
M. omohioideo
Raíz superior
M. esternohioideo
Arteria tiroidea superior
Arteria carótida común
M. constrictor inferior de la faringe
Asa cervical
M. esternotiroideo
Vena yugular interna

Clave	
Glosofaríngeo (NC IX)	Vago (NC X)
Motora: estilofaríngeo, glándula parótida **Sensitiva:** gusto: tercio posterior de la lengua; sensibilidad general: faringe, seno amigdalino, tuba faringotimpánica, cavidad del oído medio	**Motora:** paladar, faringe, laringe, tráquea, árbol bronquial, corazón, tubo digestivo hasta el ángulo cólico izquierdo **Sensitiva:** faringe, laringe; reflejo sensitivo desde el árbol traqueo-bronquial, pulmones, corazón, tubo digestivo hasta el ángulo cólico izquierdo
Accesorio (NC XI)	Hipogloso (NC XII)
Motora: esternocleidomastoideo y trapecio	**Motora:** todos los músculos intrínsecos y extrínsecos de la lengua (excepto el palatogloso, un músculo palatino)

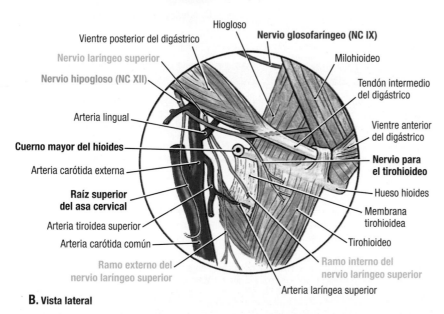

B. Vista lateral

Hiogloso
Vientre posterior del digástrico
Nervio glosofaríngeo (NC IX)
Nervio laríngeo superior
Milohioideo
Nervio hipogloso (NC XII)
Tendón intermedio del digástrico
Arteria lingual
Vientre anterior del digástrico
Cuerno mayor del hioides
Nervio para el tirohioideo
Arteria carótida externa
Hueso hioides
Raíz superior del asa cervical
Membrana tirohioidea
Arteria tiroidea superior
Arteria carótida común
Tirohioideo
Ramo externo del nervio laríngeo superior
Ramo interno del nervio laríngeo superior
Arteria laríngea superior

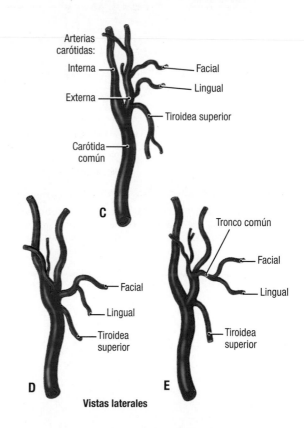

Arterias carótidas:
Interna
Facial
Externa
Lingual
Tiroidea superior
Carótida común

C

Tronco común
Facial
Lingual
Facial
Lingual
Tiroidea superior
Tiroidea superior

D **E**

Vistas laterales

8-16 **Relaciones de los nervios y vasos en el triángulo carotídeo del cuello**

A. Asa cervical (del hipogloso) y músculos infrahioideos. **B.** Nervio hipogloso (NC XII) y los ramos interno y externo del nervio laríngeo superior (NC X). La punta palpable del cuerno mayor del hueso hioides, indicada con un *círculo*, es el punto de referencia para muchas estructuras. **C-E.** Variación en el origen de la arteria lingual (según lo estudiado por el Dr. Grant en 211 piezas). En el 80%, las arterias tiroideas superiores, linguales y faciales nacían por separado (*imagen C*); en el 20% las arterias linguales y faciales nacían en un tronco común inferior (*imagen D*) o alto en la arteria carótida externa (*imagen E*). En una pieza, las arterias tiroideas superiores y linguales nacían de un tronco común.

La **oclusión de la carótida**, que causa estenosis (estrechamiento), puede aliviarse abriendo la arteria en su origen y retirando la placa ateroesclerótica con el revestimiento de la arteria (íntima). Este procedimiento se llama **endarterectomía carotídea**. Debido a las relaciones de la arteria carótida interna, existe el riesgo de que se produzcan lesiones en los nervios craneales durante el procedimiento que afecten a uno o más de los siguientes nervios: NC IX, NC X (o su ramo, el nervio laríngeo superior), NC XI o NC XII.

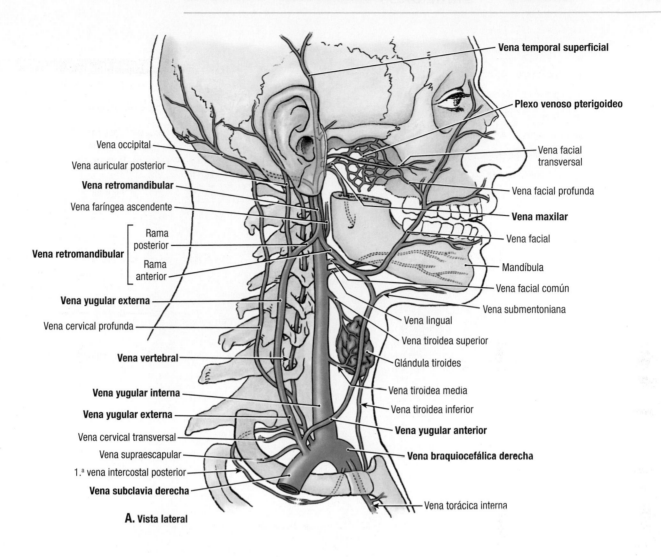

Vena temporal superficial

Plexo venoso pterigoideo

Vena occipital

Vena auricular posterior

Vena retromandibular

Vena faríngea ascendente

Vena retromandibular

Rama posterior

Rama anterior

Vena yugular externa

Vena cervical profunda

Vena vertebral

Vena yugular interna

Vena yugular externa

Vena cervical transversal

Vena supraescapular

1.ª vena intercostal posterior

Vena subclavia derecha

Vena facial transversal

Vena facial profunda

Vena maxilar

Vena facial

Mandíbula

Vena facial común

Vena submentoniana

Vena lingual

Vena tiroidea superior

Glándula tiroides

Vena tiroidea media

Vena tiroidea inferior

Vena yugular anterior

Vena braquiocefálica derecha

Vena torácica interna

A. Vista lateral

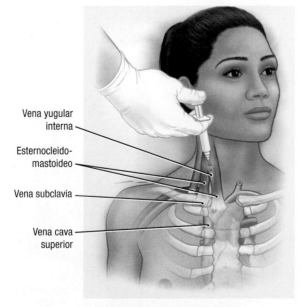

Vena yugular interna

Esternocleidomastoideo

Vena subclavia

Vena cava superior

B. Punción de la vena yugular interna

Venas profundas del cuello   8-17

A. Revisión. La vena yugular interna (VYI) comienza en el foramen yugular como continuación del seno sigmoideo. Desde un origen dilatado, el bulbo superior de la VYI, la vena discurre en dirección inferior por el cuello en la vaina carotídea. Después del extremo esternal de la clavícula, la vena se anastomosa perpendicularmente con la vena subclavia, formando el «ángulo venoso» que marca el origen de la vena braquiocefálica. El extremo inferior de la VYI se dilata superior a su válvula terminal formando el bulbo inferior de la VYI. La válvula permite que la sangre fluya hacia el corazón y evita el reflujo hacia la VYI. La vena yugular externa drena la sangre de la región occipital y la parte posterior del cuello en la vena subclavia, y la vena yugular anterior lo hace de la parte anterior del cuello.

B. Punción de la vena yugular interna. Se pueden introducir una aguja y un catéter en la VYI, utilizando guía ultrasónica, con fines diagnósticos o terapéuticos. La VYI derecha es preferible a la izquierda porque suele ser más grande y más recta. El médico palpa la arteria carótida común e introduce la aguja en la VYI, justo al lado de esta, en un ángulo de 30°, apuntando al vértice del triángulo entre las cabezas esternal y clavicular del esternocleidomastoideo. La aguja se orienta entonces en dirección inferolateral hacia el pezón ipsilateral. El acceso venoso también puede lograrse mediante otros abordajes supra- e infraclaviculares.

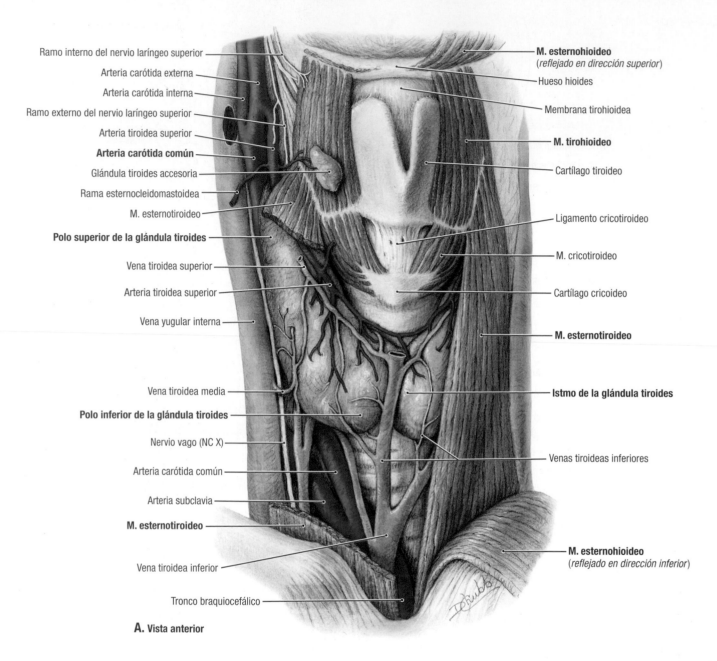

Ramo interno del nervio laríngeo superior

Arteria carótida externa

Arteria carótida interna

Ramo externo del nervio laríngeo superior

Arteria tiroidea superior

Arteria carótida común

Glándula tiroides accesoria

Rama esternocleidomastoidea

M. esternotiroideo

Polo superior de la glándula tiroides

Vena tiroidea superior

Arteria tiroidea superior

Vena yugular interna

Vena tiroidea media

Polo inferior de la glándula tiroides

Nervio vago (NC X)

Arteria carótida común

Arteria subclavia

M. esternotiroideo

Vena tiroidea inferior

Tronco braquiocefálico

M. esternohioideo
(*reflejado en dirección superior*)

Hueso hioides

Membrana tirohioidea

M. tirohioideo

Cartílago tiroideo

Ligamento cricotiroideo

M. cricotiroideo

Cartílago cricoideo

M. esternotiroideo

Istmo de la glándula tiroides

Venas tiroideas inferiores

M. esternohioideo
(*reflejado en dirección inferior*)

A. Vista anterior

8-18   **Plano endocrino del compartimento visceral I**

A. Disección. En el lado izquierdo de la pieza, los músculos esternohioideo y omohioideo han sido retraídos o extirpados, dejando al descubierto los músculos esternotiroideo y tirohioideo; en el lado derecho de la pieza, el músculo esternotiroideo ha sido en gran parte extirpado. **B. Esquema del drenaje venoso de la glándula tiroides.** A excepción de las venas tiroideas superiores, las demás venas tiroideas no están emparejadas con arterias de nombres correspondientes.

El **pulso carotídeo (pulso del cuello)** se siente fácilmente palpando la arteria carótida común en el lado del cuello, donde se encuentra en un surco entre la tráquea y los músculos infrahioideos. Suele ser fácilmente palpable justo en la profundidad del borde anterior del esternocleidomastoideo a nivel del borde superior del cartílago tiroideo. Se evalúa de forma rutinaria durante la **reanimación cardiopulmonar**. La **ausencia de pulso carotídeo** indica un paro cardíaco.

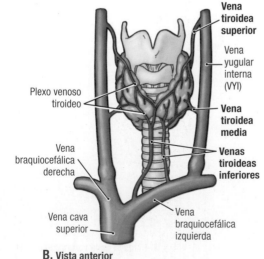

Vena tiroidea superior

Vena yugular interna (VYI)

Vena tiroidea media

Venas tiroideas inferiores

Plexo venoso tiroideo

Vena braquiocefálica derecha

Vena cava superior

Vena braquiocefálica izquierda

B. Vista anterior

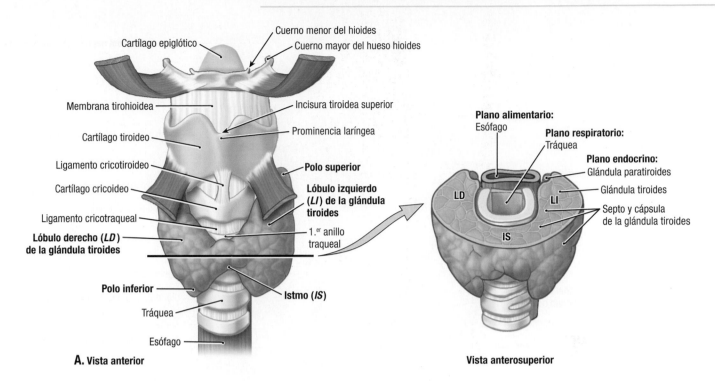

Cuerno menor del hioides
Cuerno mayor del hueso hioides
Cartílago epiglótico
Membrana tirohioidea
Incisura tiroidea superior
Cartílago tiroideo
Prominencia laríngea
Ligamento cricotiroideo
Polo superior
Cartílago cricoideo
Lóbulo izquierdo (LI) de la glándula tiroides
Ligamento cricotraqueal
Lóbulo derecho (LD) de la glándula tiroides
1.er anillo traqueal
Polo inferior
Istmo (IS)
Tráquea
Esófago

A. Vista anterior

Plano alimentario:
Esófago
Plano respiratorio:
Tráquea
Plano endocrino:
Glándula paratiroides
Glándula tiroides
Septo y cápsula de la glándula tiroides
LD
LI
IS

Vista anterosuperior

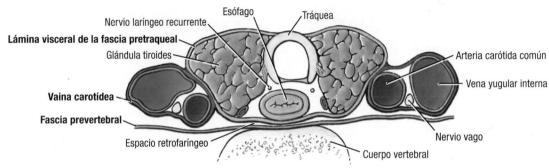

Esófago
Tráquea
Nervio laríngeo recurrente
Lámina visceral de la fascia pretraqueal
Glándula tiroides
Arteria carótida común
Vena yugular interna
Vaina carotídea
Fascia prevertebral
Nervio vago
Espacio retrofaríngeo
Cuerpo vertebral

B. Corte transversal, vista inferior

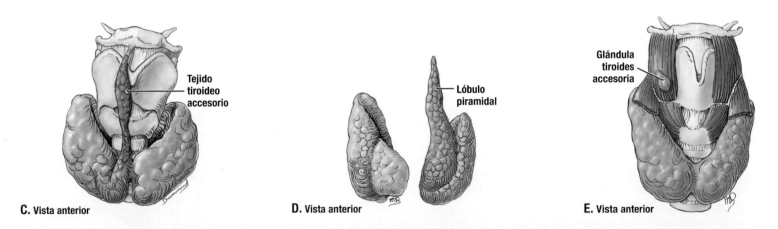

Tejido tiroideo accesorio

Lóbulo piramidal

Glándula tiroides accesoria

C. Vista anterior   **D.** Vista anterior   **E.** Vista anterior

Plano endocrino del compartimento visceral II (8-19)

A. Relaciones de la glándula tiroides en un corte transversal que muestra los planos alimentario, respiratorio y endocrino del compartimento visceral. **B.** Relaciones fasciales. **C.** Tejido tiroideo accesorio. Este tejido se encuentra a lo largo del trayecto del conducto tirogloso, que fue la vía de migración del tejido tiroideo desde su sitio de desarrollo embrionario. **D.** Lóbulo piramidal. Aproximadamente el 50% de las

glándulas tienen un lóbulo piramidal que se extiende desde cerca del istmo hasta o hacia el hueso hioides; a veces no se encuentra un istmo, en cuyo caso la glándula está en dos partes. **E.** Glándula tiroidea accesoria. Puede encontrarse una glándula accesoria entre la región suprahioidea y el arco de la aorta (véase fig. 8-18A).

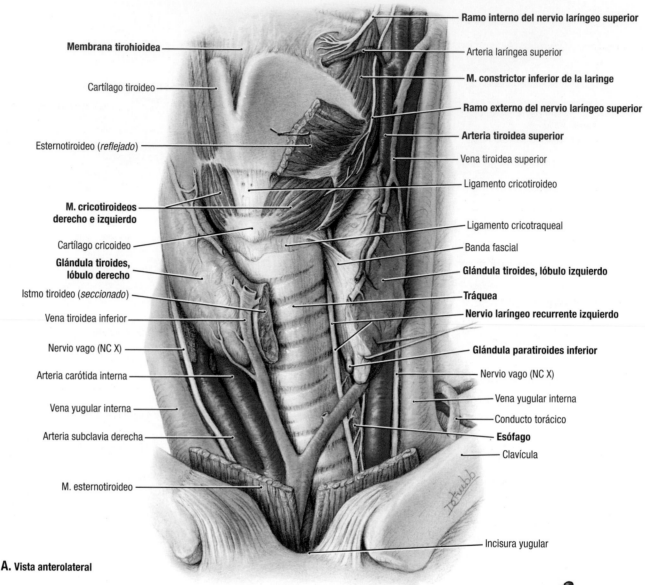

Ramo interno del nervio laríngeo superior

Membrana tirohioidea

Arteria laríngea superior

Cartílago tiroideo

M. constrictor inferior de la laringe

Ramo externo del nervio laríngeo superior

Esternotiroideo (*reflejado*)

Arteria tiroidea superior

Vena tiroidea superior

Ligamento cricotiroideo

M. cricotiroideos derecho e izquierdo

Ligamento cricotraqueal

Cartílago cricoideo

Banda fascial

Glándula tiroides, lóbulo derecho

Glándula tiroides, lóbulo izquierdo

Istmo tiroideo (*seccionado*)

Tráquea

Vena tiroidea inferior

Nervio laríngeo recurrente izquierdo

Nervio vago (NC X)

Glándula paratiroides inferior

Arteria carótida interna

Nervio vago (NC X)

Vena yugular interna

Vena yugular interna

Conducto torácico

Arteria subclavia derecha

Esófago

Clavícula

M. esternotiroideo

Incisura yugular

A. Vista anterolateral

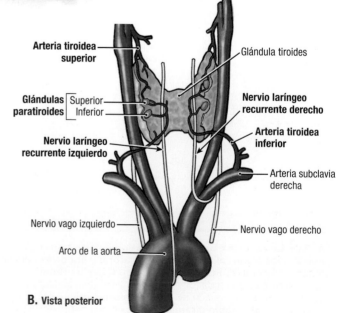

Arteria tiroidea superior

Glándula tiroides

Glándulas paratiroides [Superior / Inferior]

Nervio laríngeo recurrente derecho

Arteria tiroidea inferior

Nervio laríngeo recurrente izquierdo

Arteria subclavia derecha

Nervio vago izquierdo

Nervio vago derecho

Arco de la aorta

B. Vista posterior

8-20 **Plano respiratorio del compartimento visceral**

A. Disección. El istmo de la glándula tiroides se ha seccionado y el lóbulo izquierdo traccionado. El nervio laríngeo recurrente izquierdo asciende por la cara lateral de la tráquea entre la tráquea y el esófago. El ramo interno del nervio laríngeo superior recorre el borde superior del músculo constrictor inferior de la faringe y perfora la membrana tirohioidea. El ramo externo del nervio laríngeo superior se encuentra adyacente al músculo constrictor inferior de la faringe e inerva su porción inferior; continúa a lo largo del borde anterior de la arteria tiroidea superior, pasando en profundidad respecto a la inserción superior del músculo esternotiroideo, y luego inerva el músculo cricotiroideo. **B.** Irrigación de las glándulas paratiroides y cursos de los nervios laríngeos recurrentes izquierdo y derecho.

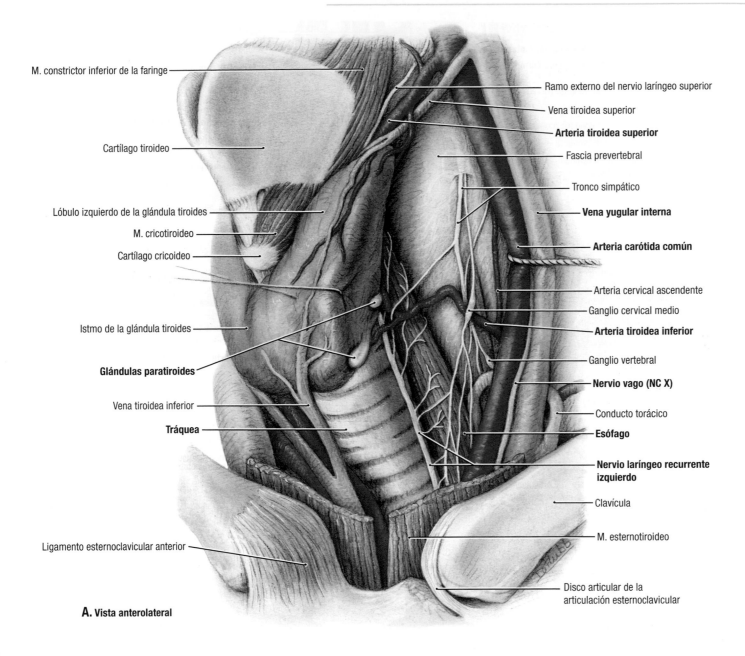

M. constrictor inferior de la faringe

Cartílago tiroideo

Lóbulo izquierdo de la glándula tiroides

M. cricotiroideo

Cartílago cricoideo

Istmo de la glándula tiroides

Glándulas paratiroides

Vena tiroidea inferior

Tráquea

Ligamento esternoclavicular anterior

Ramo externo del nervio laríngeo superior

Vena tiroidea superior

Arteria tiroidea superior

Fascia prevertebral

Tronco simpático

Vena yugular interna

Arteria carótida común

Arteria cervical ascendente

Ganglio cervical medio

Arteria tiroidea inferior

Ganglio vertebral

Nervio vago (NC X)

Conducto torácico

Esófago

Nervio laríngeo recurrente izquierdo

Clavícula

M. esternotiroideo

Disco articular de la articulación esternoclavicular

A. Vista anterolateral

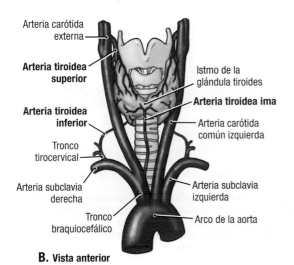

Arteria carótida externa

Arteria tiroidea superior

Arteria tiroidea inferior

Tronco tirocervical

Arteria subclavia derecha

Tronco braquiocefálico

Istmo de la glándula tiroides

Arteria tiroidea ima

Arteria carótida común izquierda

Arteria subclavia izquierda

Arco de la aorta

B. Vista anterior

Plano alimentario del compartimento visceral **8-21**

A. Disección del lado izquierdo de la raíz del cuello. Las tres estructuras conte-nidas en la vaina carotídea (vena yugular interna, arteria carótida común y nervio vago) han sido traccionadas. El nervio laríngeo recurrente izquierdo asciende por la cara lateral de la tráquea, justo anterior al receso entre la tráquea y el esófago. **B. Irrigación de la glándula tiroides.** La arteria tiroidea ima es infrecuente (10%) y de origen variable.

Durante una **tiroidectomía total** (p. ej., la resección de una glándula tiroidea maligna), las glándulas paratiroides corren el riesgo de ser dañadas o extirpadas inadvertidamente. Estas glándulas están seguras durante la **tiroidectomía subtotal** porque la porción más posterior de la glándula tiroidea suele conservarse. La va-riabilidad en la posición de las glándulas paratiroides, en especial las inferiores, las pone en peligro de ser extirpadas durante la cirugía de la glándula tiroides. Si las glándulas paratiroides se extirpan inadvertidamente durante la cirugía, el paciente puede sufrir **tetania**, un trastorno convulsivo grave. Los espasmos musculares con-vulsivos generalizados son el resultado de una disminución de las concentraciones de calcio en la sangre.

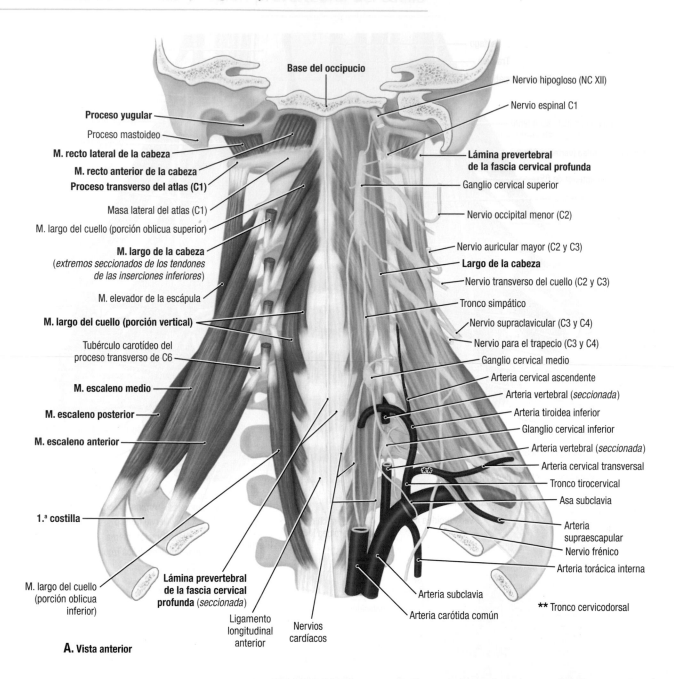

A. Vista anterior

Labels in figure:
Base del occipucio
Nervio hipogloso (NC XII)
Nervio espinal C1
Proceso yugular
Proceso mastoideo
M. recto lateral de la cabeza
M. recto anterior de la cabeza
Proceso transverso del atlas (C1)
Lámina prevertebral de la fascia cervical profunda
Ganglio cervical superior
Masa lateral del atlas (C1)
M. largo del cuello (porción oblicua superior)
Nervio occipital menor (C2)
M. largo de la cabeza (extremos seccionados de los tendones de las inserciones inferiores)
Nervio auricular mayor (C2 y C3)
Largo de la cabeza
Nervio transverso del cuello (C2 y C3)
M. elevador de la escápula
Tronco simpático
M. largo del cuello (porción vertical)
Nervio supraclavicular (C3 y C4)
Nervio para el trapecio (C3 y C4)
Tubérculo carotídeo del proceso transverso de C6
Ganglio cervical medio
Arteria cervical ascendente
Arteria vertebral (seccionada)
M. escaleno medio
Arteria tiroidea inferior
Glanglio cervical inferior
M. escaleno posterior
M. escaleno anterior
Arteria vertebral (seccionada)
Arteria cervical transversal
Tronco tirocervical
Asa subclavia
1.ª costilla
Arteria supraescapular
Nervio frénico
Arteria torácica interna
M. largo del cuello (porción oblicua inferior)
Lámina prevertebral de la fascia cervical profunda (seccionada)
Ligamento longitudinal anterior
Nervios cardíacos
Arteria subclavia
Arteria carótida común
** Tronco cervicodorsal

8-23   **Región prevertebral**

A-B. Revisión de músculos, nervios y vasos. En la *imagen A*, el plano prevertebral de la fascia cervical profunda está presente en el lado izquierdo de la pieza, pero en el lado derecho se ha retirado.

TABLA 8-6   Músculos prevertebrales y escalenos

Músculo	Inserción superior	Inserción inferior	Inervación	Acción principal
Largo del cuello				
Porción oblicua superior	Tubérculo anterior del atlas (C1)	Tubérculos anteriores de los PVT de C3-C5	Ramos anteriores de los nervios espinales C2-C6 (plexo cervical)	Rotación de la columna cervical hacia el lado opuesto (actuando unilateralmente)
Porción vertical	Cuerpos vertebrales de C2-C4	Cuerpos vertebrales de C5-T3		
Porción oblicua inferior	Tubérculos anteriores de los PVT de C5-C6	Cuerpos vertebrales de T1-T3		Flexión de la columna cervical
Largo de la cabeza	Porción basilar del hueso occipital	Tubérculos anteriores de los PVT de C3-C6	Ramos anteriores de los nervios espinales C1-C3 (plexo cervical)	Flexión de la cabeza (articulaciones atlantooccipitales)

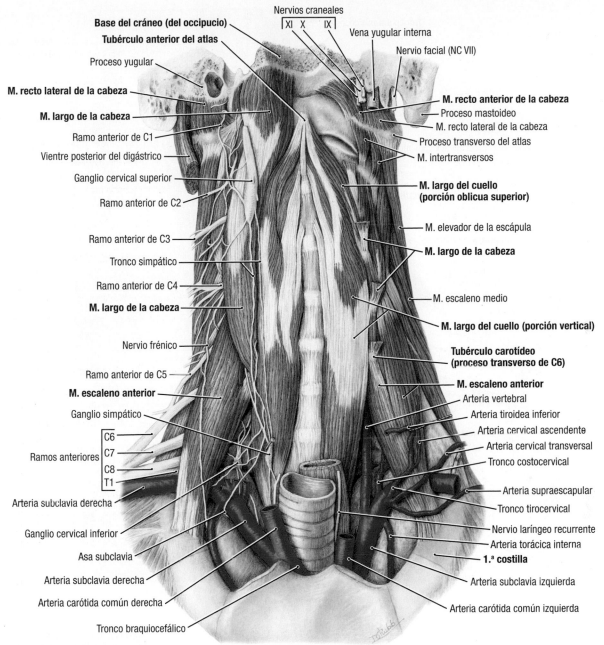

Nervios craneales
XI X IX

Base del cráneo (del occipucio)
Tubérculo anterior del atlas
Proceso yugular
M. recto lateral de la cabeza
M. largo de la cabeza
Ramo anterior de C1
Vientre posterior del digástrico
Ganglio cervical superior
Ramo anterior de C2
Ramo anterior de C3
Tronco simpático
Ramo anterior de C4
M. largo de la cabeza
Nervio frénico
Ramo anterior de C5
M. escaleno anterior
Ganglio simpático
Ramos anteriores
C6
C7
C8
T1
Arteria subclavia derecha
Ganglio cervical inferior
Asa subclavia
Arteria subclavia derecha
Arteria carótida común derecha
Tronco braquiocefálico

Vena yugular interna
Nervio facial (NC VII)
M. recto anterior de la cabeza
Proceso mastoideo
M. recto lateral de la cabeza
Proceso transverso del atlas
M. intertransversos
M. largo del cuello (porción oblicua superior)
M. elevador de la escápula
M. largo de la cabeza
M. escaleno medio
M. largo del cuello (porción vertical)
Tubérculo carotídeo (proceso transverso de C6)
M. escaleno anterior
Arteria vertebral
Arteria tiroidea inferior
Arteria cervical ascendente
Arteria cervical transversal
Tronco costocervical
Arteria supraescapular
Tronco tirocervical
Nervio laríngeo recurrente
Arteria torácica interna
1.ª costilla
Arteria subclavia izquierda
Arteria carótida común izquierda

B. Vista anterior

Región prevertebral (continuación) **8-23**

TABLA 8-6 Músculos prevertebrales y escalenos (continuación)

Músculo	Inserción superior	Inserción inferior	Inervación	Acción principal
Recto anterior de la cabeza	Base del cráneo, justo anterior al cóndilo occipital	Cara anterior de la masa lateral del atlas (C1)	Ramos del rulo entre los nervios espinales C1 y C2	Flexión lateral en las articulaciones atlanto-occipitales (actuando unilateralmente)
Recto lateral de la cabeza	Base del cráneo justo lateral al cóndilo occipital	PVT del atlas (C1)		Flexión en las articulaciones atlanto-occipitales (actuando bilateralmente)
Escaleno anterior	Tubérculos anteriores de los PVT de C3-C6	Tubérculo del escaleno para la primera costilla		Inspiración forzada (costillas móviles): elevar las costillas superiores
Escaleno medio	PVT de C1-C2	Cara superior de la primera costilla; posterior al surco de la arteria subclavia	Ramos anteriores de C3-C8 (plexo cervical y braquial)	Costillas fijas: flexión lateral de la columna cervical (actuando unilateralmente) Flexiona el cuello (actuando bilateralmente)
	Tubérculos posteriores de los PVT de C5-C7			
Escaleno posterior	Tubérculos posteriores de los PVT de C3-C7	Borde externo de la 2.ª costilla		

PVT: procesos vertebrales transversos.

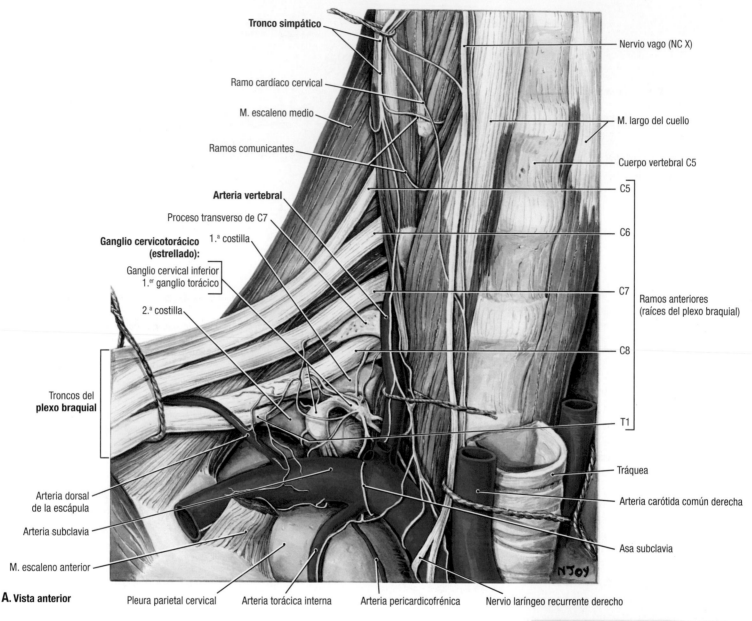

Tronco simpático

Ramo cardíaco cervical

M. escaleno medio

Ramos comunicantes

Arteria vertebral

Proceso transverso de C7

Ganglio cervicotorácico (estrellado):

Ganglio cervical inferior
1.er ganglio torácico

1.ª costilla

2.ª costilla

Troncos del **plexo braquial**

Arteria dorsal de la escápula

Arteria subclavia

M. escaleno anterior

Nervio vago (NC X)

M. largo del cuello

Cuerpo vertebral C5

C5

C6

C7

Ramos anteriores (raíces del plexo braquial)

C8

T1

Tráquea

Arteria carótida común derecha

Asa subclavia

A. Vista anterior

Pleura parietal cervical

Arteria torácica interna

Arteria pericardicofrénica

Nervio laríngeo recurrente derecho

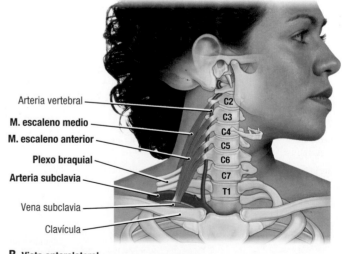

Arteria vertebral

M. escaleno medio

M. escaleno anterior

Plexo braquial

Arteria subclavia

Vena subclavia

Clavícula

C2
C3
C4
C5
C6
C7
T1

B. Vista anterolateral

8-24 **Plexo braquial y tronco simpático en la raíz del cuello**

A. Disección del lado derecho de la pieza. La pleura se ha reprimido, la arteria vertebral se ha retraído en dirección medial y el plexo braquial en sentido superior para mostrar el ganglio cervicotorácico (los ganglios cervical inferior y 1.er torácico combinados). El anestésico inyectado alrededor del ganglio cervicotorácico (estrellado) bloquea la transmisión de estímulos a través de los ganglios cervicales y torácicos superiores. Este **bloqueo del ganglio estrellado** puede aliviar los espasmos vasculares que afectan al cerebro y los miembros superiores. También es útil a la hora de decidir si la resección quirúrgica del ganglio sería beneficiosa para una persona con exceso de vasoconstricción del miembro ipsilateral. **B. Relación del plexo braquial y la arteria subclavia con los músculos escalenos anteriores y medios.**

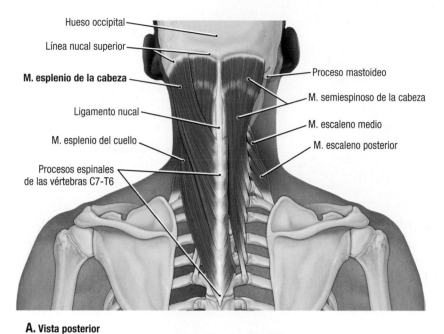

A. Vista posterior

- Hueso occipital
- Línea nucal superior
- **M. esplenio de la cabeza**
- Ligamento nucal
- M. esplenio del cuello
- Procesos espinales de las vértebras C7-T6
- Proceso mastoideo
- M. semiespinoso de la cabeza
- M. escaleno medio
- M. escaleno posterior

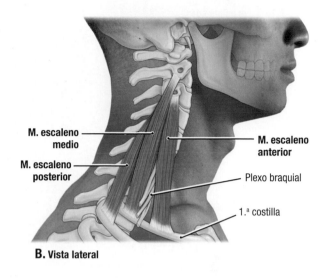

B. Vista lateral

- **M. escaleno medio**
- **M. escaleno posterior**
- **M. escaleno anterior**
- Plexo braquial
- 1.ª costilla

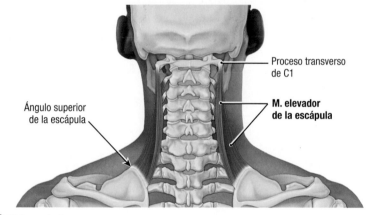

C. Vista posterior

- Ángulo superior de la escápula
- Proceso transverso de C1
- **M. elevador de la escápula**

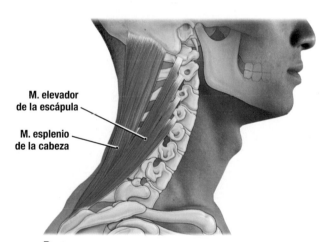

D. Vista lateral

- **M. elevador de la escápula**
- **M. esplenio de la cabeza**

A. Revisión. **B.** Músculos escalenos. **C.** Elevador (angular) de la escápula. **D.** Elevador (angular) de la escápula y esplenio de la cabeza

TABLA 8-7 Músculos vertebrales laterales[a]

Músculo	Inserción superior	Inserción inferior	Inervación	Acción principal
Esplenio de la cabeza	Mitad inferior del ligamento nucal, procesos espinosos de C7 y las vértebras torácicas superiores 3-4	Cara lateral del proceso mastoideo y tercio lateral de la línea nucal superior	Ramos posteriores de los nervios espinales cervicales medios	Flexiona lateralmente y rota la cabeza y el cuello hacia el mismo lado; actuando bilateralmente extiende la cabeza y el cuello[b]
Elevador (angular) de la escápula	Tubérculos posteriores de los procesos transversos de las vértebras C1-C4	Cara superior del borde medial de la escápula	Nervio dorsal de la escápula (C5) y nervios espinales cervicales C3 y C4	Eleva la escápula e inclina la cavidad glenoidea hacia abajo mediante la rotación de la escápula

[a]Escaleno medio y posterior, *véase* tabla 8-6.
[b]La rotación de la cabeza se produce en las articulaciones atlantoaxiales.

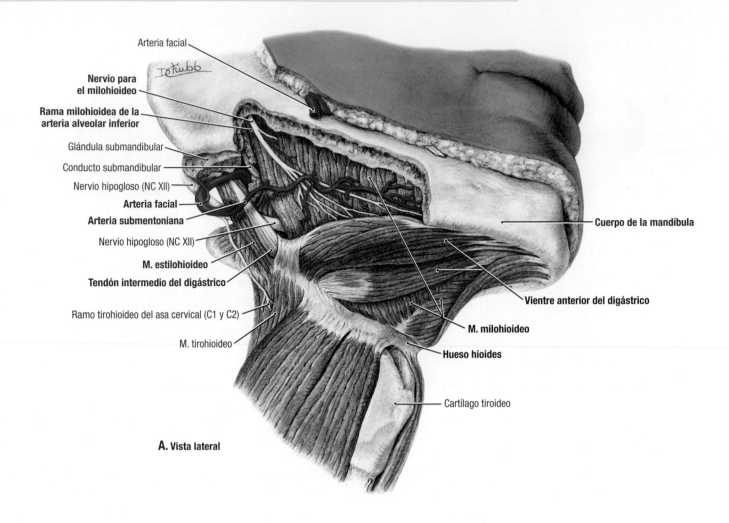

Arteria facial

Nervio para el milohioideo

Rama milohioidea de la arteria alveolar inferior

Glándula submandibular

Conducto submandibular

Nervio hipogloso (NC XII)

Arteria facial

Arteria submentoniana

Nervio hipogloso (NC XII)

M. estilohioideo

Tendón intermedio del digástrico

Ramo tirohioideo del asa cervical (C1 y C2)

M. tirohioideo

Cuerpo de la mandíbula

Vientre anterior del digástrico

M. milohioideo

Hueso hioides

Cartílago tiroideo

A. Vista lateral

8-26 **Disección en serie de la región submandibular y del piso de la boca**

A. Músculos milohioideo y digástrico. Se han retirado las estructuras que recubren la mandíbula y una parte de su cuerpo.

- El estilohioideo y el vientre posterior y el tendón intermedio del músculo digástrico forman el borde posterior del triángulo submandibular; la arteria facial pasa superficialmente respecto a estos músculos.
- El vientre anterior del músculo digástrico forma el borde anteromedial del triángulo submandibular. En esta pieza, el vientre anterior tiene un origen adicional desde el hioides. El músculo milohioideo forma el piso del triángulo y tiene un borde posterior grueso y libre.
- El nervio milohioideo, que inerva el músculo milohioideo y el vientre anterior del músculo digástrico, está acompañado por la rama milohioidea de la arteria alveolar inferior posteriormente y la arteria submentoniana de la arteria facial anteriormente.

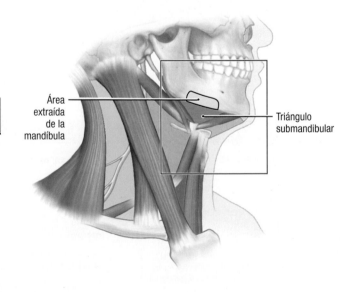

Área extraída de la mandíbula

Triángulo submandibular

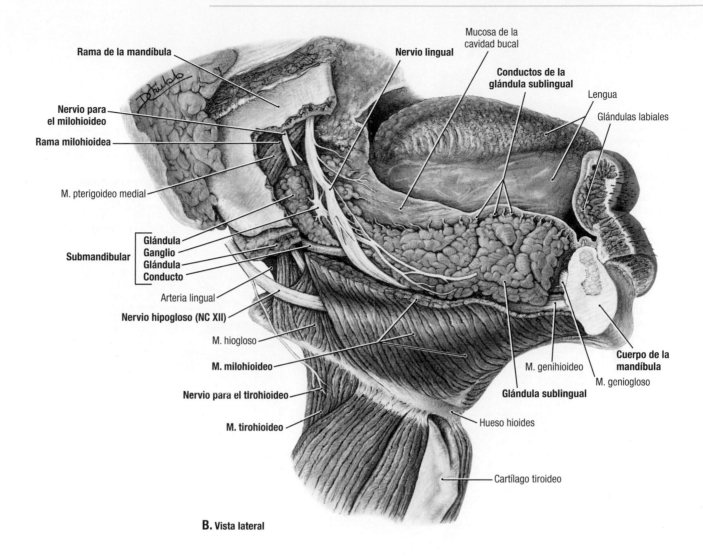

Rama de la mandíbula

Nervio para el milohioideo

Rama milohioidea

M. pterigoideo medial

Submandibular
Glándula
Ganglio
Glándula
Conducto

Arteria lingual

Nervio hipogloso (NC XII)

M. hiogloso

M. milohioideo

Nervio para el tirohioideo

M. tirohioideo

Mucosa de la cavidad bucal

Nervio lingual

Conductos de la glándula sublingual

Lengua

Glándulas labiales

M. genihioideo

Cuerpo de la mandíbula

M. geniogloso

Glándula sublingual

Hueso hioides

Cartílago tiroideo

B. Vista lateral

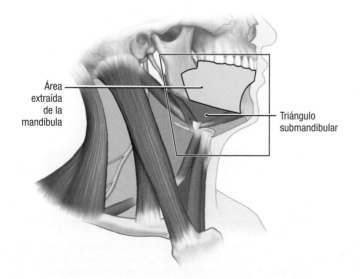

Área extraída de la mandíbula

Triángulo submandibular

Disección en serie de la región submandibular y del piso de la boca *(continuación)*

8-26

B. Glándulas sublingual y submandibular. El cuerpo y la porción adyacente de la rama de la mandíbula han sido retirados.

- La glándula salival sublingual se encuentra en la parte posterior de la mandíbula y está en contacto con la porción profunda de la glándula submandibular.
- Varios conductos finos pasan desde el borde superior de la glándula sublingual para abrirse en el pliegue sublingual de la mucosa suprayacente.
- El nervio lingual se encuentra entre la glándula sublingual y la porción profunda de la glándula submandibular; el ganglio submandibular está suspendido de este nervio.
- Las fibras C1 del nervio espinal, transportadas por el nervio hipogloso (NC XII), pasan al músculo tirohioideo antes de que el nervio hipogloso pase en profundidad respecto al músculo milohioideo.

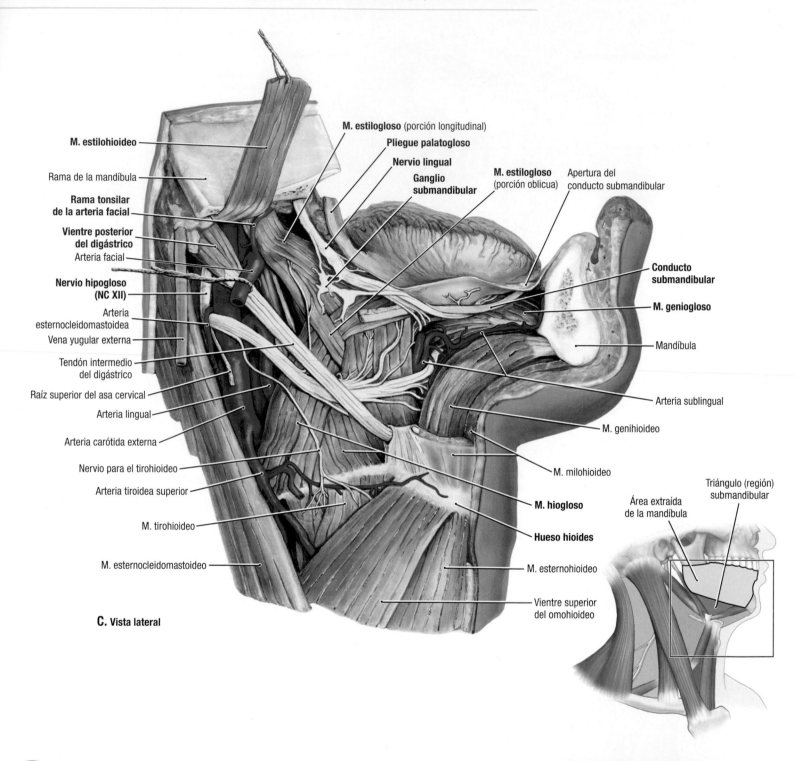

M. estilogloso (porción longitudinal)

Pliegue palatogloso

Nervio lingual

Ganglio submandibular

M. estilogloso (porción oblicua)

Apertura del conducto submandibular

M. estilohioideo

Rama de la mandíbula

Rama tonsilar de la arteria facial

Vientre posterior del digástrico

Arteria facial

Nervio hipogloso (NC XII)

Arteria esternocleidomastoidea

Vena yugular externa

Tendón intermedio del digástrico

Raíz superior del asa cervical

Arteria lingual

Arteria carótida externa

Nervio para el tirohioideo

Arteria tiroidea superior

M. tirohioideo

M. esternocleidomastoideo

C. Vista lateral

Conducto submandibular

M. geniogloso

Mandíbula

Arteria sublingual

M. genihioideo

M. milohioideo

M. hiogloso

Hueso hioides

M. esternohioideo

Vientre superior del omohioideo

Área extraída de la mandíbula

Triángulo (región) submandibular

C. Músculo hiogloso, nervios lingual (NC V₃) e hipogloso (NC XII). Se ha extirpado toda la mitad derecha de la mandíbula, excepto la parte superior de la rama. El músculo estilohioideo se ha reflejado en sentido superior y el vientre posterior del músculo digástrico se ha dejado *in situ*.
- El músculo hiogloso asciende desde el cuerno mayor y el cuerpo del hueso hioides hasta la porción lateral de la lengua.
- El músculo estilogloso es atravesado por la rama tonsilar de la arteria facial en dirección posterior y superior; su porción oblicua se interdigita con haces del músculo hiogloso en dirección inferior.
- El nervio hipogloso (NC XII) inerva todos los músculos de la lengua,

tanto extrínsecos como intrínsecos, excepto el palatogloso (un músculo del paladar, inervado por el nervio vago, NC X).
- El conducto submandibular discurre en posición anterior en contacto con los músculos hiogloso y geniogloso hasta su apertura en el lado del frenillo de la lengua.
- El nervio lingual está en contacto con la mandíbula posteriormente, haciendo un rulo inferior al conducto submandibular y terminando en la lengua. El ganglio submandibular está suspendido del nervio lingual.

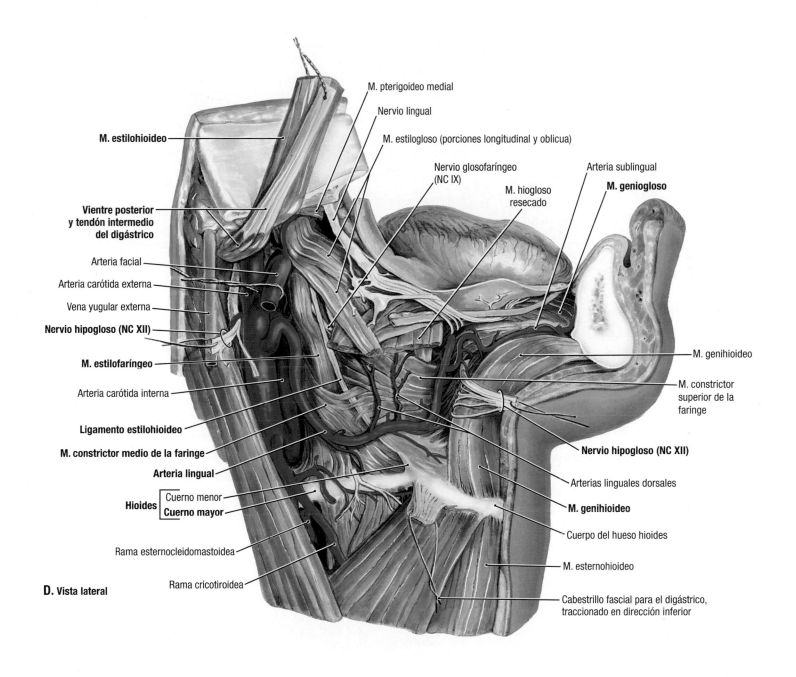

M. pterigoideo medial

Nervio lingual

M. estilohioideo

M. estilogloso (porciones longitudinal y oblicua)

Nervio glosofaríngeo (NC IX)

Arteria sublingual

Vientre posterior y tendón intermedio del digástrico

M. hiogloso resecado

M. geniogloso

Arteria facial

Arteria carótida externa

Vena yugular externa

Nervio hipogloso (NC XII)

M. estilofaríngeo

M. genihioideo

Arteria carótida interna

M. constrictor superior de la faringe

Ligamento estilohioideo

M. constrictor medio de la faringe

Nervio hipogloso (NC XII)

Arteria lingual

Arterias linguales dorsales

Cuerno menor
Hioides **Cuerno mayor**

M. genihioideo

Cuerpo del hueso hioides

Rama esternocleidomastoidea

M. esternohioideo

D. Vista lateral

Rama cricotiroidea

Cabestrillo fascial para el digástrico, traccionado en dirección inferior

Disección en serie de la región submandibular y del piso de la boca (continuación)

8-26

D. Músculos geniogloso y genihioideo. El estilohioideo, el vientre posterior y el tendón intermedio del músculo digástrico se han reflejado en dirección superior, el nervio hipogloso (NC XII) se ha seccionado y gran parte del músculo hiogloso se ha extraído.
• La arteria lingual pasa en profundidad respecto al músculo hiogloso (resecado aquí), cerca del cuerno mayor del hioides, y luego pasa

lateralmente respecto al músculo constrictor de la faringe media, del ligamento estilohioideo y del músculo geniogloso, y se dirige a la lengua como las arterias linguales profundas.
• En esta pieza, el nervio glosofaríngeo no realiza el habitual descenso en espiral lateral al músculo estilofaríngeo, sino que desciende medial respecto a él.

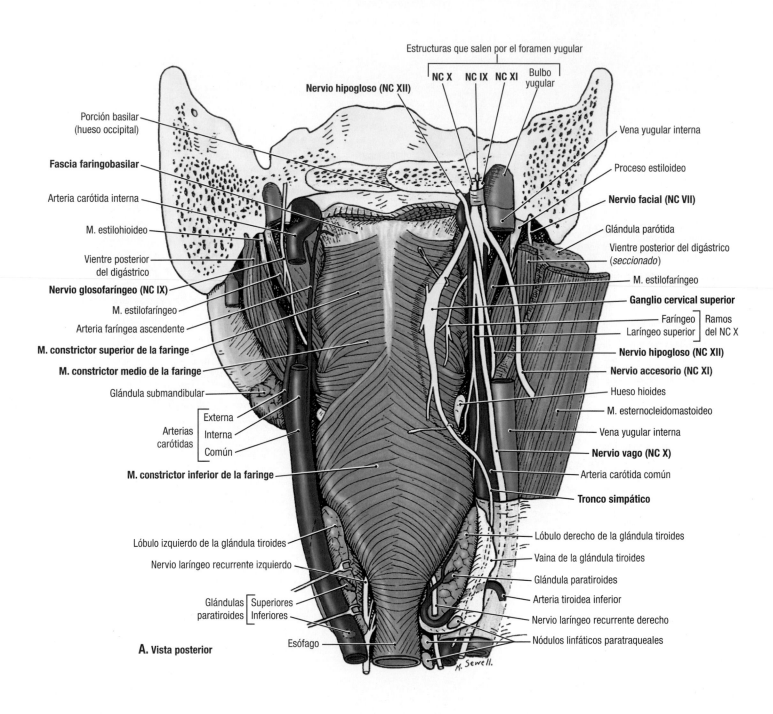

Estructuras que salen por el foramen yugular

NC X   NC IX   NC XI   Bulbo yugular

Nervio hipogloso (NC XII)

Porción basilar (hueso occipital)

Fascia faringobasilar

Arteria carótida interna

M. estilohioideo

Vientre posterior del digástrico

Nervio glosofaríngeo (NC IX)

M. estilofaríngeo

Arteria faríngea ascendente

M. constrictor superior de la faringe

M. constrictor medio de la faringe

Glándula submandibular

Arterias carótidas { Externa / Interna / Común }

M. constrictor inferior de la faringe

Lóbulo izquierdo de la glándula tiroides

Nervio laríngeo recurrente izquierdo

Glándulas paratiroides { Superiores / Inferiores }

Esófago

A. Vista posterior

Vena yugular interna

Proceso estiloideo

Nervio facial (NC VII)

Glándula parótida

Vientre posterior del digástrico (*seccionado*)

M. estilofaríngeo

Ganglio cervical superior

Faríngeo } Ramos del NC X
Laríngeo superior

Nervio hipogloso (NC XII)

Nervio accesorio (NC XI)

Hueso hioides

M. esternocleidomastoideo

Vena yugular interna

Nervio vago (NC X)

Arteria carótida común

Tronco simpático

Lóbulo derecho de la glándula tiroides

Vaina de la glándula tiroides

Glándula paratiroides

Arteria tiroidea inferior

Nervio laríngeo recurrente derecho

Nódulos linfáticos paratraqueales

M. Sewell.

8-27   Exterior de la faringe, vistas posteriores

A. Ilustración. El tronco simpático (incluido el ganglio cervical superior), que normalmente se encuentra posterior a la arteria carótida interna, se ha retraído en dirección medial.

- La fascia faringobasilar, situada entre el músculo constrictor superior de la faringe y la base del cráneo, fija la faringe al hueso occipital y forma la pared de los recesos faríngeos.

- Al pasar por el foramen yugular, el NC IX se encuentra anterior al NC X y el NC XI; el NC XII, al salir por el conducto del hipogloso, se encuentra en posición medial.

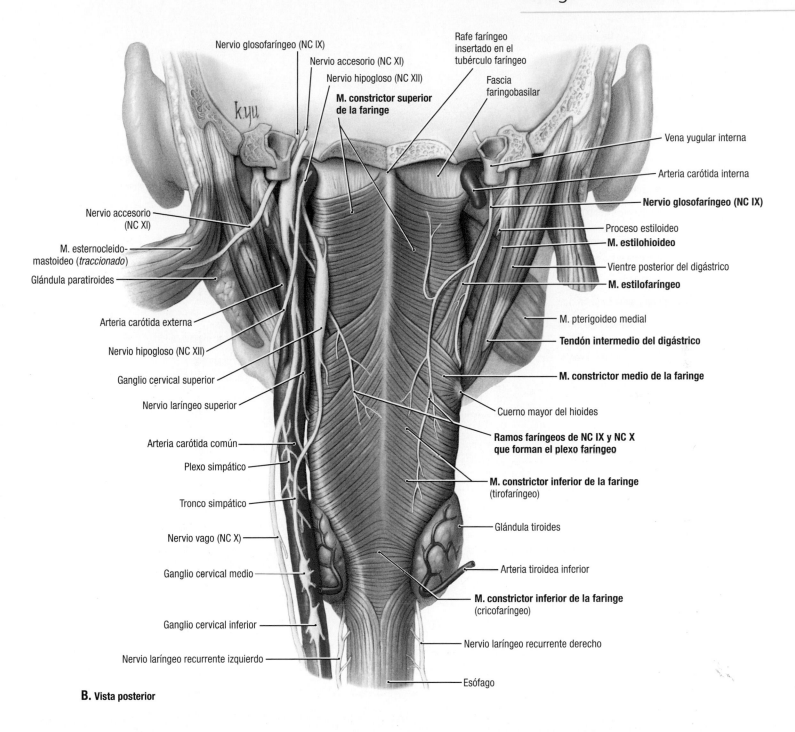

Nervio glosofaríngeo (NC IX)

Nervio accesorio (NC XI)

Nervio hipogloso (NC XII)

M. constrictor superior de la faringe

Rafe faríngeo insertado en el tubérculo faríngeo

Fascia faringobasilar

Vena yugular interna

Arteria carótida interna

Nervio glosofaríngeo (NC IX)

Proceso estiloideo

M. estilohioideo

Vientre posterior del digástrico

M. estilofaríngeo

M. pterigoideo medial

Tendón intermedio del digástrico

M. constrictor medio de la faringe

Cuerno mayor del hioides

Ramos faríngeos de NC IX y NC X que forman el plexo faríngeo

M. constrictor inferior de la faringe (tirofaríngeo)

Glándula tiroides

Arteria tiroidea inferior

M. constrictor inferior de la faringe (cricofaríngeo)

Nervio laríngeo recurrente derecho

Esófago

Nervio accesorio (NC XI)

M. esternocleido-mastoideo (*traccionado*)

Glándula paratiroides

Arteria carótida externa

Nervio hipogloso (NC XII)

Ganglio cervical superior

Nervio laríngeo superior

Arteria carótida común

Plexo simpático

Tronco simpático

Nervio vago (NC X)

Ganglio cervical medio

Ganglio cervical inferior

Nervio laríngeo recurrente izquierdo

B. Vista posterior

B. Disección. Una gran cuña de hueso occipital (incluido el foramen magno u occipital) y las vértebras cervicales articuladas se han separado del resto (porción anterior) de la cabeza y de las vísceras cervicales en el espacio retrofaríngeo y se han retirado.

- La faringe es una porción singular del tracto alimentario, que tiene una capa circular de músculo externamente y una capa longitudinal internamente.
- La capa circular de la faringe está formada por los tres músculos constrictores de la faringe (superior, medio e inferior), que se superponen entre sí.
- En el lado derecho de la pieza, el músculo estilofaríngeo y el nervio glosofaríngeo (NC IX) pasan desde la cara medial del proceso

estiloideo en dirección anteromedial a través del intervalo entre los músculos constrictores faríngeos superior y medio, para formar parte de la capa longitudinal interna. El músculo estilohioideo pasa desde la pared lateral del proceso estiloideo anterolateralmente y se divide en su camino hacia el hueso hioides para acompañar el tendón intermedio del digástrico.

Los ramos faríngeos del nervio glosofaríngeo (NC IX) y del nervio vago (NC X) forman el plexo faríngeo, que proporciona la mayor parte de la inervación faríngea. El nervio glosofaríngeo suministra el componente sensitivo, además de la inervación motora para el estilofaríngeo, mientras que el nervio vago suministra la inervación motora al resto.

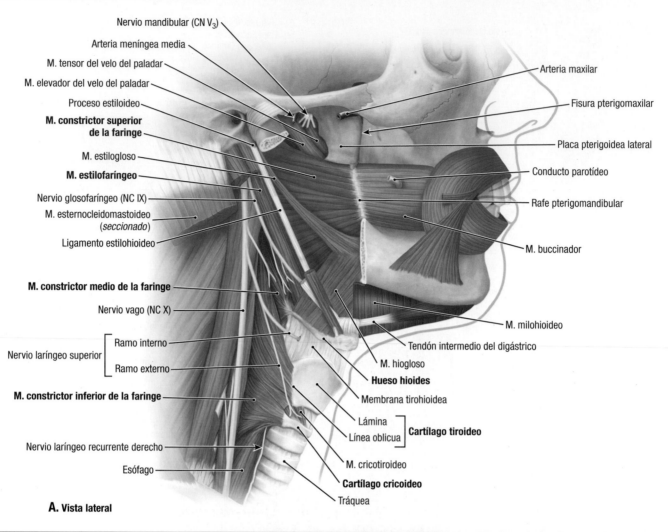

Nervio mandibular (CN V₃)

Arteria meníngea media

M. tensor del velo del paladar

M. elevador del velo del paladar

Proceso estiloideo

M. constrictor superior de la faringe

M. estilogloso

M. estilofaríngeo

Nervio glosofaríngeo (NC IX)

M. esternocleidomastoideo (*seccionado*)

Ligamento estilohioideo

M. constrictor medio de la faringe

Nervio vago (NC X)

Nervio laríngeo superior { Ramo interno / Ramo externo }

M. constrictor inferior de la faringe

Nervio laríngeo recurrente derecho

Esófago

Arteria maxilar

Fisura pterigomaxilar

Placa pterigoidea lateral

Conducto parotídeo

Rafe pterigomandibular

M. buccinador

M. milohioideo

Tendón intermedio del digástrico

M. hiogloso

Hueso hioides

Membrana tirohioidea

Lámina / Línea oblicua } **Cartílago tiroideo**

M. cricotiroideo

Cartílago cricoideo

Tráquea

A. Vista lateral

8-28   **Exterior de la faringe, vistas laterales**

A. Ilustración.

TABLA 8-8   Músculos de la faringe

Músculo	Origen	Inserción	Inervación	Acción(es) principal(es)
Constrictor superior de la faringe	Gancho pterigoideo, rafe pterigomandibular, extremo posterior de la línea milohioidea de la mandíbula y lateral de la lengua			
Constrictor medio de la faríngea	Ligamento estilohioideo y cuernos mayor y menor del hueso hioides	Rafe faríngeo	Ramos faríngeos y laríngeos superiores del vago (NC X) a través del plexo faríngeo	Restringir la pared de la faringe durante la deglución
Constrictor inferior de la faringe: Tirofaríngeo	Línea oblicua del cartílago tiroideo			
Cricofaríngeo	Lado del cartílago cricoideo	Lado contralateral del cartílago cricoideo	Ramos faríngeos y laríngeos superiores del vago (NC X) a través del plexo faríngeo + plexo laríngeo externo	Sirve como esfínter esofágico superior
Palatofaríngeo (*véase* fig. 8-29B)	Paladar duro y aponeurosis palatina	Borde posterior de la lámina del cartílago tiroideo y lado de la faringe y el esófago	Ramos faríngeos y laríngeos superiores del vago (NC X) a través del plexo faríngeo	Elevar la faringe y la laringe durante la deglución y el habla
Salpingofaríngeo (*véase* fig. 8-29B)	Porción cartilaginosa de la tuba auditiva	Se mezcla con el palatofaríngeo		
Estilofaríngeo	Proceso estiloideo del hueso temporal	Bordes posterior y superior del cartílago tiroideo con el palatofaríngeo	Nervio glosofaríngeo (NC IX)	

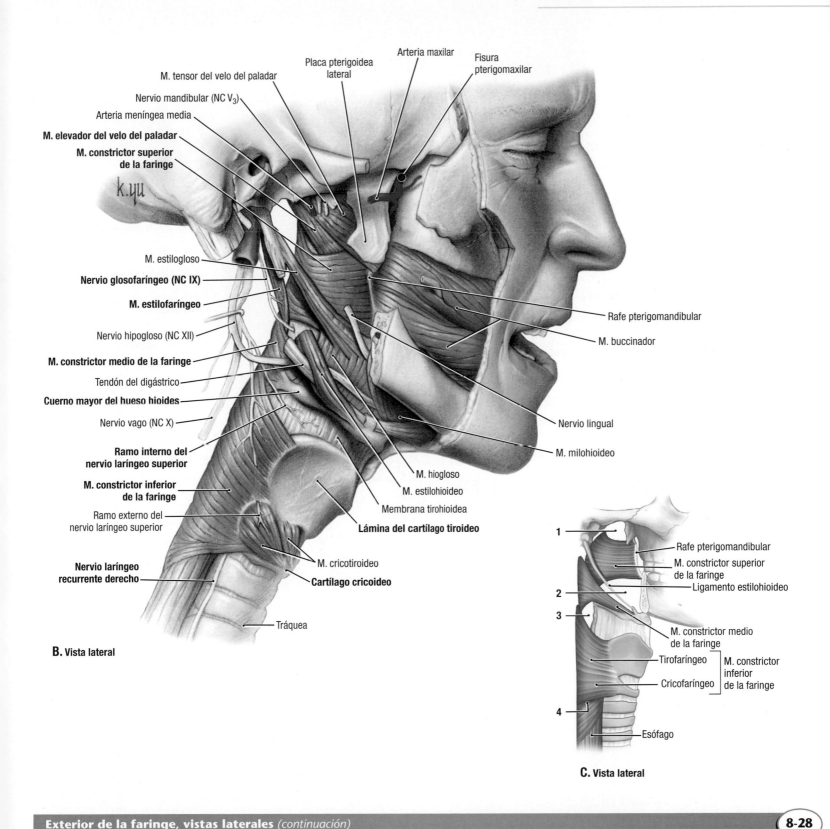

Arteria maxilar

Placa pterigoidea lateral

Fisura pterigomaxilar

M. tensor del velo del paladar

Nervio mandibular (NC V₃)

Arteria meníngea media

M. elevador del velo del paladar

M. constrictor superior de la faringe

k.yu

M. estilogloso

Nervio glosofaríngeo (NC IX)

M. estilofaríngeo

Nervio hipogloso (NC XII)

M. constrictor medio de la faringe

Tendón del digástrico

Cuerno mayor del hueso hioides

Nervio vago (NC X)

Ramo interno del nervio laríngeo superior

M. constrictor inferior de la faringe

Ramo externo del nervio laríngeo superior

Nervio laríngeo recurrente derecho

Rafe pterigomandibular

M. buccinador

Nervio lingual

M. milohioideo

M. hiogloso

M. estilohioideo

Membrana tirohioidea

Lámina del cartílago tiroideo

M. cricotiroideo

Cartílago cricoideo

Tráquea

B. Vista lateral

1

Rafe pterigomandibular

M. constrictor superior de la faringe

Ligamento estilohioideo

2

3

M. constrictor medio de la faringe

Tirofaríngeo

Cricofaríngeo

M. constrictor inferior de la faringe

4

Esófago

C. Vista lateral

B. Disección. C. Relaciones de los músculos constrictores de la faringe. Obsérvese que hay huecos en la musculatura faríngea (*1 a 4* en la *imagen* C) que permiten el paso de estructuras:

1. Superior al músculo constrictor superior: músculo elevador del velo del paladar y la tuba auditiva.
2. Entre los constrictores superiores y medios: músculo estilofaríngeo, NC IX y ligamento estilohioideo.

3. Entre los constrictores medio e inferior: ramo interno del nervio laríngeo superior y arteria y nervio laríngeos superiores.
4. Por debajo del músculo constrictor inferior: nervio laríngeo recurrente.

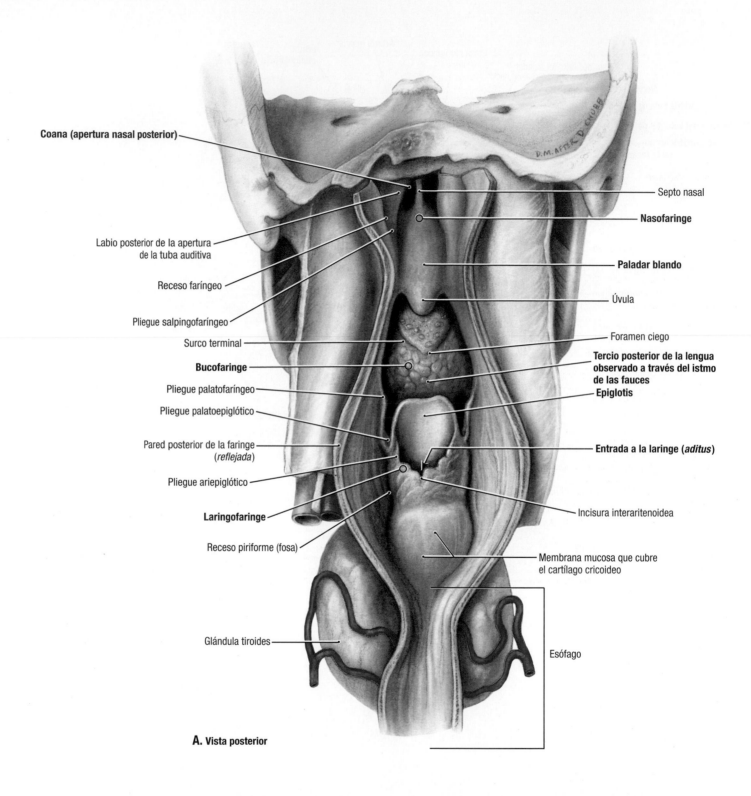

Coana (apertura nasal posterior)

Labio posterior de la apertura
de la tuba auditiva

Receso faríngeo

Pliegue salpingofaríngeo

Surco terminal

Bucofaringe

Pliegue palatofaríngeo

Pliegue palatoepiglótico

Pared posterior de la faringe
(*reflejada*)

Pliegue ariepiglótico

Laringofaringe

Receso piriforme (fosa)

Glándula tiroides

A. Vista posterior

Septo nasal

Nasofaringe

Paladar blando

Úvula

Foramen ciego

**Tercio posterior de la lengua
observado a través del istmo
de las fauces**

Epiglotis

Entrada a la laringe (*aditus*)

Incisura interaritenoidea

Membrana mucosa que cubre
el cartílago cricoideo

Esófago

8-29   **Interior de la faringe**

A. Disección. La pared posterior de la faringe se ha abierto en la línea media y las mitades se han retraído en dirección lateral para mostrar la cara interna de la pared anterior de la faringe. La faringe consta de tres porciones continuas: 1) la porción nasal (nasofaringe), superior al nivel del paladar blando, se comunica anteriormente a través de las coanas con las fosas nasales; 2) la porción bucal (bucofaringe), entre el paladar blando y la epiglotis, se comunica anteriormente a través del istmo de las fauces con la cavidad bucal; y 3) la porción laríngea (laringofaringe), posterior a la laringe, se comunica con el vestíbulo de la laringe a través de la entrada (*aditus*) de la laringe. La faringe se extiende desde la base del cráneo hasta el borde inferior del cartílago cricoides.

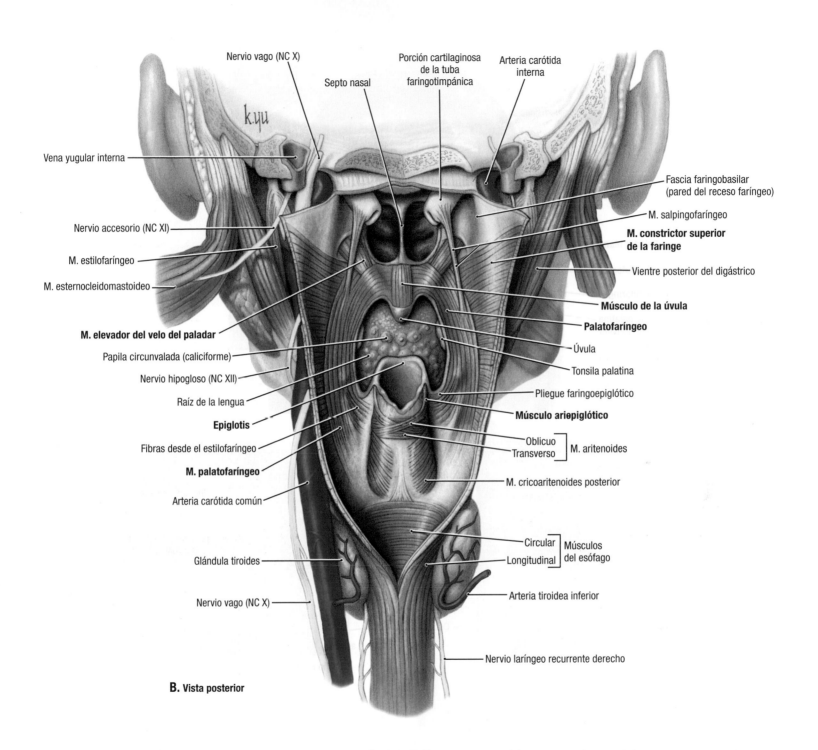

Nervio vago (NC X)

Septo nasal

Porción cartilaginosa
de la tuba
faringotimpánica

Arteria carótida
interna

k.yu

Vena yugular interna

Fascia faringobasilar
(pared del receso faríngeo)

M. salpingofaríngeo

**M. constrictor superior
de la faringe**

Vientre posterior del digástrico

Nervio accesorio (NC XI)

M. estilofaríngeo

M. esternocleidomastoideo

Músculo de la úvula

Palatofaríngeo

Úvula

Tonsila palatina

Pliegue faringoepiglótico

M. elevador del velo del paladar

Papila circunvalada (caliciforme)

Nervio hipogloso (NC XII)

Raíz de la lengua

Epiglotis

Músculo ariepiglótico

Oblicuo ⎫
Transverso ⎭ M. aritenoides

Fibras desde el estilofaríngeo

M. palatofaríngeo

M. cricoaritenoides posterior

Arteria carótida común

Circular ⎫ Músculos
Longitudinal ⎭ del esófago

Glándula tiroides

Arteria tiroidea inferior

Nervio vago (NC X)

Nervio laríngeo recurrente derecho

B. Vista posterior

Interior de la faringe *(continuación)* **8-29**

B. Ilustración. La pared posterior de la faringe se ha abierto en la línea media y reflejado en dirección lateral como en la *imagen A*; a continuación se ha retirado la mucosa para exponer la musculatura subyacente. Los músculos del paladar blando, la faringe y la laringe trabajan conjuntamente durante la deglución, elevan el paladar blando, estrechan el istmo faríngeo (paso entre las partes nasal y bucal de la faringe) y la entrada de la laringe, retrayendo la epiglotis y cerrando la glotis, para mantener los alimentos y las bebidas fuera de la nasofaringe y la laringe al pasar de la cavidad bucal al esófago. En otras ocasiones, como al sonarse la nariz, los músculos palatofaríngeos, que rodean parcialmente el orificio de la cavidad bucal, constriñen este orificio y deprimen el paladar blando, colaborando con la colocación y expansión de la porción posterior de la lengua para dirigir el aire espirado a través de la cavidad nasal.

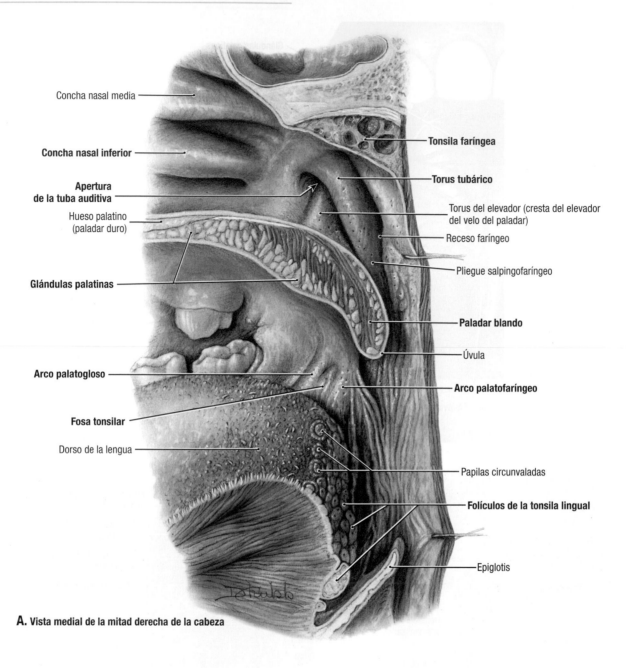

Concha nasal media

Concha nasal inferior

Apertura de la tuba auditiva

Hueso palatino (paladar duro)

Glándulas palatinas

Arco palatogloso

Fosa tonsilar

Dorso de la lengua

Tonsila faríngea

Torus tubárico

Torus del elevador (cresta del elevador del velo del paladar)

Receso faríngeo

Pliegue salpingofaríngeo

Paladar blando

Úvula

Arco palatofaríngeo

Papilas circunvaladas

Folículos de la tonsila lingual

Epiglotis

A. Vista medial de la mitad derecha de la cabeza

8-32 **Disección en serie del istmo de las fauces y de la pared lateral de la nasofaringe**

- La apertura faríngea de la tuba auditiva se encuentra 1 cm posterior a la concha inferior.
- La tonsila faríngea se encuentra en la mucosa del techo y la pared posterior de la nasofaringe.
- Las glándulas palatinas se encuentran en el paladar blando.
- La tonsila palatina se encuentra en la fosa tonsilar, entre los arcos palatogloso y palatofaríngeo.
- Cada folículo lingual tiene el conducto de una glándula mucosa que se abre en su superficie; en conjunto, los folículos se conocen como *tonsila lingual*.

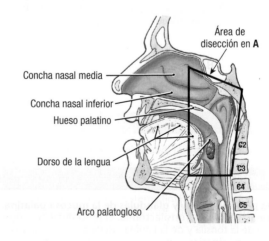

Área de disección en **A**

Concha nasal media

Concha nasal inferior

Hueso palatino

Dorso de la lengua

Arco palatogloso

C2
C3
C4
C5

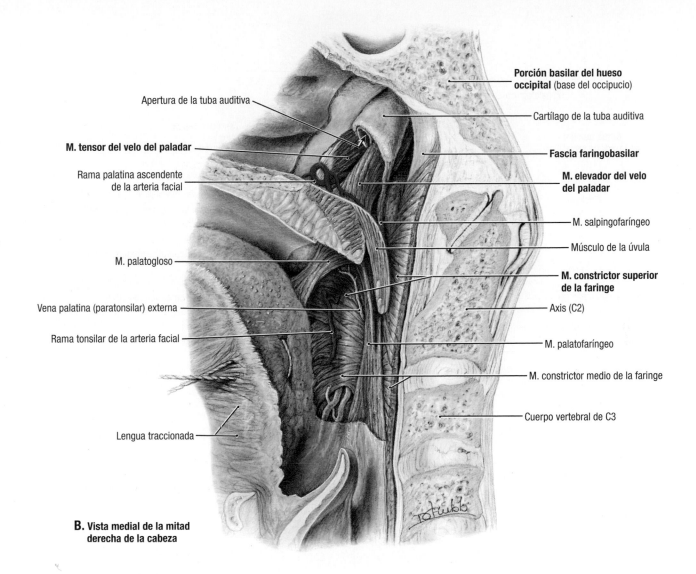

Apertura de la tuba auditiva

Porción basilar del hueso occipital (base del occipucio)

Cartílago de la tuba auditiva

M. tensor del velo del paladar

Fascia faringobasilar

Rama palatina ascendente de la arteria facial

M. elevador del velo del paladar

M. salpingofaríngeo

Músculo de la úvula

M. palatogloso

M. constrictor superior de la faringe

Vena palatina (paratonsilar) externa

Axis (C2)

Rama tonsilar de la arteria facial

M. palatofaríngeo

M. constrictor medio de la faringe

Cuerpo vertebral de C3

Lengua traccionada

B. Vista medial de la mitad derecha de la cabeza

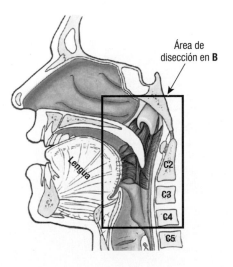

Área de disección en **B**

Lengua

C2
C3
C4
C5

Disección en serie del istmo de las fauces y de la pared lateral de la nasofaringe *(continuación)*

8-32

Músculos subyacentes a la fosa tonsilar y a la pared de la nasofaringe. Se han extirpado las tonsilas palatinas y faríngeas, así como la mucosa. La fascia faringobasilar, que fija la faringe a la porción basilar del hueso occipital, también se retiró, excepto en el borde superior y arqueado del constrictor superior de la faringe.

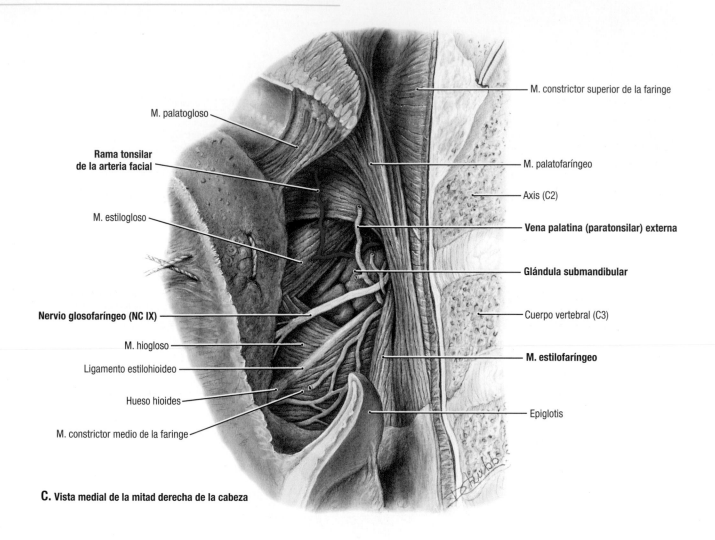

M. palatogloso

**Rama tonsilar
de la arteria facial**

M. estilogloso

Nervio glosofaríngeo (NC IX)

M. hiogloso

Ligamento estilohioideo

Hueso hioides

M. constrictor medio de la faringe

M. constrictor superior de la faringe

M. palatofaríngeo

Axis (C2)

Vena palatina (paratonsilar) externa

Glándula submandibular

Cuerpo vertebral (C3)

M. estilofaríngeo

Epiglotis

C. Vista medial de la mitad derecha de la cabeza

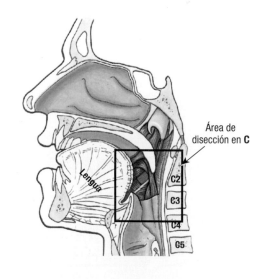

Área de
disección en **C**

Lengua

C2

C3

C4

C5

8-32   **Disección en serie del istmo de las fauces
y de la pared lateral de la nasofaringe** (continuación)

Se muestran las estructuras neurovasculares del seno tonsilar y los
músculos longitudinales de la faringe.

- En esta disección más profunda, la lengua se traccionó anteriormente y se seccionó la porción inferior del origen del músculo
constrictor superior de la faringe.
- El nervio glosofaríngeo pasa al tercio posterior de la lengua y se
sitúa anterior al músculo estilofaríngeo.
- La rama tonsilar de la arteria facial envía una rama (aquí seccionada)
para acompañar al nervio glosofaríngeo hasta la lengua; la glándula
submandibular se ve en el sector lateral de la arteria y la vena palatina externa (paratonsilar).

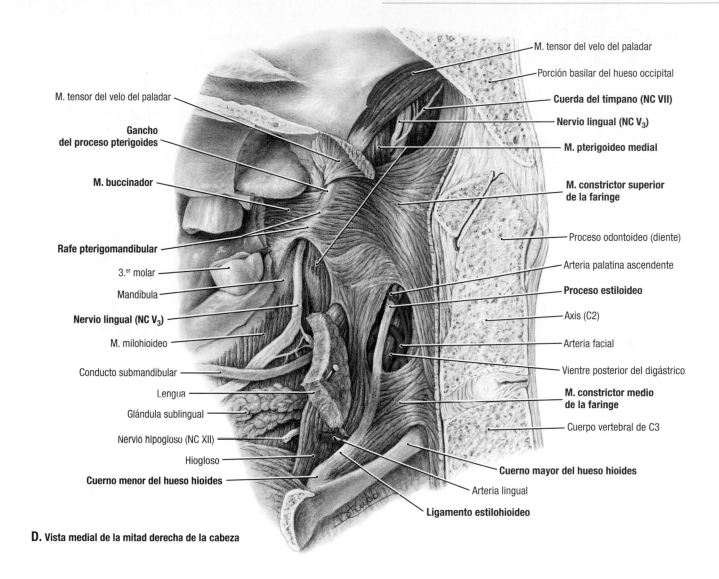

M. tensor del velo del paladar

Porción basilar del hueso occipital

Cuerda del tímpano (NC VII)

Nervio lingual (NC V₃)

M. pterigoideo medial

**M. constrictor superior
de la faringe**

Proceso odontoideo (diente)

Arteria palatina ascendente

Proceso estiloideo

Axis (C2)

Arteria facial

Vientre posterior del digástrico

**M. constrictor medio
de la faringe**

Cuerpo vertebral de C3

Cuerno mayor del hueso hioides

Arteria lingual

M. tensor del velo del paladar

**Gancho
del proceso pterigoides**

M. buccinador

Rafe pterigomandibular

3.ᵉʳ molar

Mandíbula

Nervio lingual (NC V₃)

M. milohioideo

Conducto submandibular

Lengua

Glándula sublingual

Nervio hipogloso (NC XII)

Hiogloso

Cuerno menor del hueso hioides

Ligamento estilohioideo

D. **Vista medial de la mitad derecha de la cabeza**

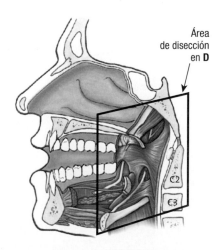

Área
de disección
en **D**

C2

C3

**Disección en serie del istmo de las fauces y de la pared lateral
de la nasofaringe** *(continuación)*

8-32

- El músculo constrictor superior de la faringe nace en (1) el rafe pterigomandibular, que lo une al músculo buccinador, (2) los huesos de cada extremo del rafe, el gancho del proceso pterigoideo medial superior, la mandíbula inferior, y (3) la raíz (porción posterior) de la lengua.
- El músculo constrictor de la faringe media surge del ángulo formado por los cuernos mayor y menor del hueso hioides y del ligamento estilohioideo; en esta pieza, el proceso estiloideo es largo y, por lo tanto, tiene una relación lateral con la tonsila.
- El nervio lingual se une al nervio cuerda del tímpano, desaparece en el borde posterior del músculo pterigoideo medial y reaparece en el borde anterior para seguir la mandíbula.

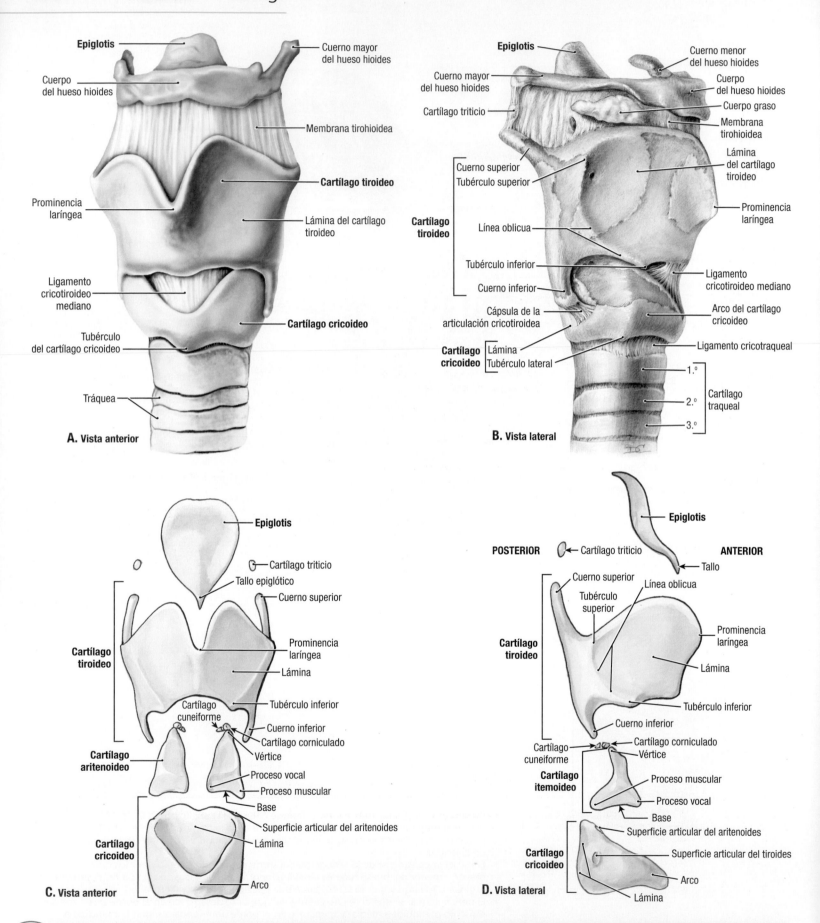

A. Vista anterior

Epiglotis
Cuerpo del hueso hioides
Prominencia laríngea
Ligamento cricotiroideo mediano
Tubérculo del cartílago cricoideo
Tráquea
Cuerno mayor del hueso hioides
Membrana tirohioidea
Cartílago tiroideo
Lámina del cartílago tiroideo
Cartílago cricoideo

B. Vista lateral

Epiglotis
Cuerno mayor del hueso hioides
Cartílago triticio
Cartílago tiroideo
Cuerno superior
Tubérculo superior
Línea oblicua
Tubérculo inferior
Cuerno inferior
Cápsula de la articulación cricotiroidea
Cartílago cricoideo Lámina / Tubérculo lateral
Cuerno menor del hueso hioides
Cuerpo del hueso hioides
Cuerpo graso
Membrana tirohioidea
Lámina del cartílago tiroideo
Prominencia laríngea
Ligamento cricotiroideo mediano
Arco del cartílago cricoideo
Ligamento cricotraqueal
1.º
2.º Cartílago traqueal
3.º

C. Vista anterior

Epiglotis
Cartílago triticio
Tallo epiglótico
Cuerno superior
Cartílago tiroideo
Prominencia laríngea
Lámina
Cartílago cuneiforme
Tubérculo inferior
Cuerno inferior
Cartílago corniculado
Vértice
Cartílago aritenoideo
Proceso vocal
Proceso muscular
Base
Superficie articular del aritenoides
Cartílago cricoideo
Lámina
Arco

D. Vista lateral

POSTERIOR
Cartílago triticio
Epiglotis
ANTERIOR
Tallo
Cartílago tiroideo
Cuerno superior
Tubérculo superior
Línea oblicua
Prominencia laríngea
Lámina
Tubérculo inferior
Cuerno inferior
Cartílago cuneiforme
Cartílago corniculado
Vértice
Cartílago itemoideo
Proceso muscular
Proceso vocal
Base
Cartílago cricoideo
Superficie articular del aritenoides
Superficie articular del tiroides
Arco
Lámina

8-33 **Cartílagos del esqueleto laríngeo**

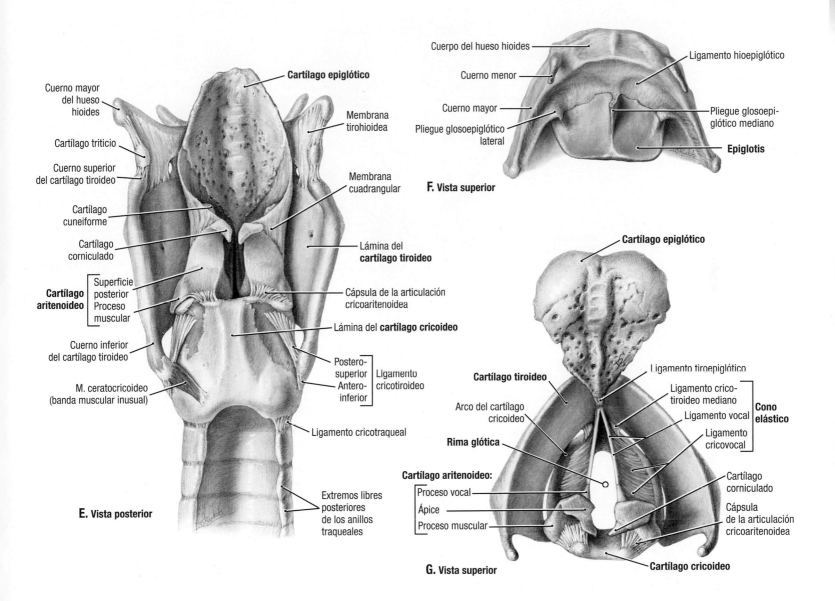

Cuerno mayor
del hueso
hioides

Cartílago triticio

Cuerno superior
del cartílago tiroideo

Cartílago
cuneiforme

Cartílago
corniculado

**Cartílago
aritenoideo**
Superficie
posterior
Proceso
muscular

Cuerno inferior
del cartílago tiroideo

M. ceratocricoideo
(banda muscular inusual)

E. Vista posterior

Cartílago epiglótico

Membrana
tirohioidea

Membrana
cuadrangular

Lámina del
cartílago tiroideo

Cápsula de la articulación
cricoaritenoidea

Lámina del **cartílago cricoideo**

Postero-
superior
Antero-
inferior
Ligamento
cricotiroideo

Ligamento cricotraqueal

Extremos libres
posteriores
de los anillos
traqueales

Cuerpo del hueso hioides

Cuerno menor

Cuerno mayor

Pliegue glosoepiglótico
lateral

Ligamento hioepiglótico

Pliegue glosoepi-
glótico mediano

Epiglotis

F. Vista superior

Cartílago epiglótico

Ligamento tiroepiglótico

Ligamento crico-
tiroideo mediano

Ligamento vocal

Ligamento
cricovocal

**Cono
elástico**

Cartílago tiroideo

Arco del cartílago
cricoideo

Rima glótica

Cartílago aritenoideo:
Proceso vocal
Ápice
Proceso muscular

Cartílago
corniculado

Cápsula
de la articulación
cricoaritenoidea

Cartílago cricoideo

G. Vista superior

Cartílagos del esqueleto laríngeo *(continuación)*   **8-33**

A, B y **E.** Esqueleto laríngeo articulado. **C-D.** Cartílagos desarticulados y separados. **F.** Epiglotis y ligamento hioepiglótico. **G.** Cono elástico (membrana cricovocal) y rima glótica.

- La laringe se extiende verticalmente desde la punta de la epiglotis hasta el borde inferior del cartílago cricoideo. En general, el hueso hioides no se considera parte de la laringe.
- El cartílago cricoideo es el único cartílago que rodea totalmente las vías aéreas.
- La rima glótica es la apertura entre las cuerdas vocales. Durante la respiración normal es estrecha y en forma de cuña; durante la respiración forzada es ancha. Las variaciones en la tensión y la longitud de las

cuerdas vocales, en la anchura de la rima glótica y en la intensidad del esfuerzo espiratorio, producen cambios en el tono de la voz.

- Las fracturas de la laringe pueden ser el resultado de golpes recibidos en competencias deportivas, como en el *kickboxing* y el *hockey*, o de la compresión por un tirón en el hombro del cinturón de seguridad durante un accidente de automóvil. Las fracturas laríngeas producen hemorragia submucosa y edema, obstrucción respiratoria, ronquera y, a veces, incapacidad temporal para hablar. El tiroideo, el cricoideo y la mayoría de los cartílagos aritenoides suelen osificarse a medida que avanza la edad, comenzando aproximadamente a los 25 años en el cartílago tiroideo.

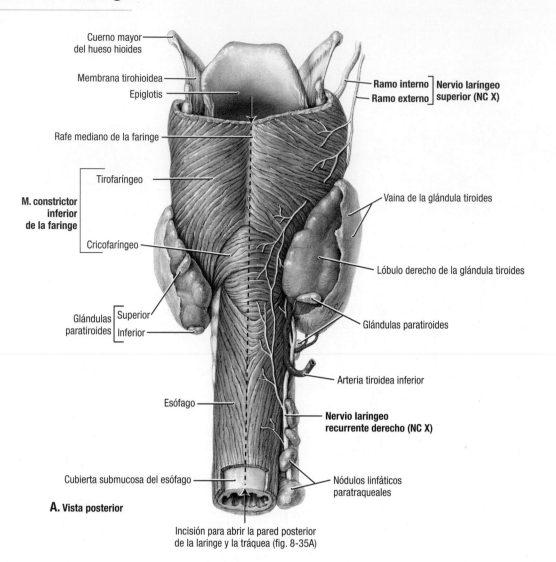

Cuerno mayor del hueso hioides

Membrana tirohioidea

Epiglotis

Rafe mediano de la faringe

Tirofaríngeo

M. constrictor inferior de la faringe

Cricofaríngeo

Glándulas paratiroides { Superior / Inferior }

Esófago

Cubierta submucosa del esófago

A. Vista posterior

Ramo interno / **Ramo externo** } Nervio laríngeo superior (NC X)

Vaina de la glándula tiroides

Lóbulo derecho de la glándula tiroides

Glándulas paratiroides

Arteria tiroidea inferior

Nervio laríngeo recurrente derecho (NC X)

Nódulos linfáticos paratraqueales

Incisión para abrir la pared posterior de la laringe y la tráquea (fig. 8-35A)

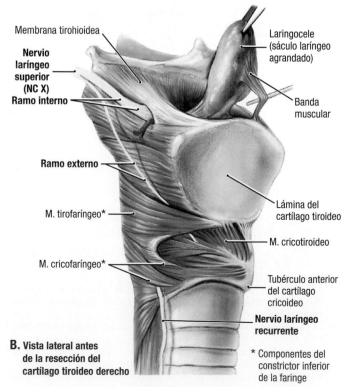

Membrana tirohioidea

Nervio laríngeo superior (NC X) / **Ramo interno**

Ramo externo

M. tirofaríngeo*

M. cricofaríngeo*

B. Vista lateral antes de la resección del cartílago tiroideo derecho

Laringocele (sáculo laríngeo agrandado)

Banda muscular

Lámina del cartílago tiroideo

M. cricotiroideo

Tubérculo anterior del cartílago cricoideo

Nervio laríngeo recurrente

* Componentes del constrictor inferior de la faringe

8-34   **Exterior de la laringe y nervios laríngeos**

A. Cara posterior.
- El ramo interno del nervio laríngeo superior inerva la mucosa por encima de las cuerdas vocales, y el ramo laríngeo externo inerva los músculos constrictor inferior de la faringe y cricotiroideo.
- El nervio laríngeo recurrente inerva el esófago, la tráquea y el músculo constrictor inferior de la faringe. Proporciona inervación sensitiva por debajo de las cuerdas vocales e inervación motora para los músculos intrínsecos de la laringe, excepto el cricotiroideo.

B. Laringocele. Un laringocele (saco laríngeo agrandado) se proyecta a través de la membrana tirohioidea y se comunica con la laringe a través del ventrículo. Este saco de aire puede formar una protuberancia en el cuello, especialmente al toser. Los nervios laríngeos inferiores son vulnerables a las lesiones durante las operaciones en los triángulos anteriores del cuello. La **lesión del nervio laríngeo recurrente** provoca la parálisis de las cuerdas vocales. La voz es inicialmente pobre porque el pliegue paralizado no puede aducirse para encontrarse con el pliegue vocal normal. En una parálisis bilateral, la voz está casi ausente. La **lesión del ramo externo del nervio laríngeo superior** da lugar a una voz de carácter monótono porque el músculo cricotiroideo es incapaz de variar la tensión de la cuerda vocal. La ronquera es el síntoma más frecuente de los trastornos graves de la laringe.

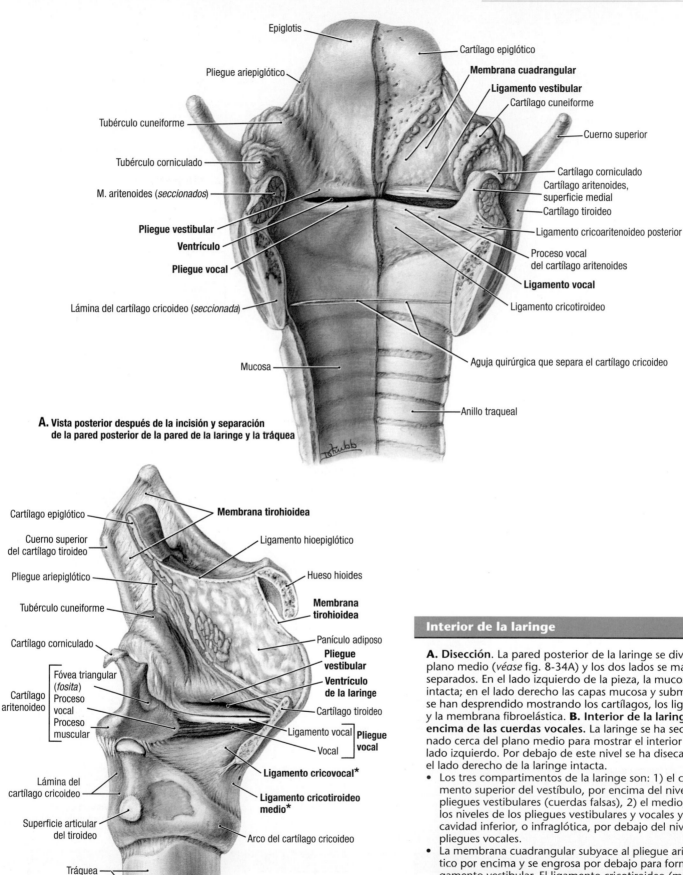

Epiglotis

Cartílago epiglótico

Pliegue ariepiglótico

Membrana cuadrangular

Ligamento vestibular

Cartílago cuneiforme

Tubérculo cuneiforme

Cuerno superior

Tubérculo corniculado

Cartílago corniculado

Cartílago aritenoides, superficie medial

M. aritenoides (*seccionados*)

Cartílago tiroideo

Pliegue vestibular

Ligamento cricoaritenoideo posterior

Ventrículo

Proceso vocal del cartílago aritenoides

Pliegue vocal

Ligamento vocal

Lámina del cartílago cricoideo (*seccionada*)

Ligamento cricotiroideo

Aguja quirúrgica que separa el cartílago cricoideo

Mucosa

Anillo traqueal

A. Vista posterior después de la incisión y separación de la pared posterior de la pared de la laringe y la tráquea

Cartílago epiglótico

Membrana tirohioidea

Cuerno superior del cartílago tiroideo

Ligamento hioepiglótico

Pliegue ariepiglótico

Hueso hioides

Tubérculo cuneiforme

Membrana tirohioidea

Cartílago corniculado

Panículo adiposo

Fóvea triangular (*fosita*) Proceso vocal Proceso muscular

Pliegue vestibular

Cartílago aritenoideo

Ventrículo de la laringe

Cartílago tiroideo

Ligamento vocal

Vocal

Pliegue vocal

Lámina del cartílago cricoideo

Ligamento cricovocal*

Superficie articular del tiroideo

Ligamento cricotiroideo medio*

Arco del cartílago cricoideo

Tráquea

***del cono elástico**

B. Vista lateral después de la eliminación del cartílago tiroideo derecho

Interior de la laringe 8-35

A. Disección. La pared posterior de la laringe se divide en el plano medio (*véase* fig. 8-34A) y los dos lados se mantienen separados. En el lado izquierdo de la pieza, la mucosa está intacta; en el lado derecho las capas mucosa y submucosa se han desprendido mostrando los cartílagos, los ligamentos y la membrana fibroelástica. **B. Interior de la laringe por encima de las cuerdas vocales.** La laringe se ha seccionado cerca del plano medio para mostrar el interior de su lado izquierdo. Por debajo de este nivel se ha disecado el lado derecho de la laringe intacta.

- Los tres compartimentos de la laringe son: 1) el compartimento superior del vestíbulo, por encima del nivel de los pliegues vestibulares (cuerdas falsas), 2) el medio, entre los niveles de los pliegues vestibulares y vocales y 3) la cavidad inferior, o infraglótica, por debajo del nivel de los pliegues vocales.
- La membrana cuadrangular subyace al pliegue ariepiglótico por encima y se engrosa por debajo para formar el ligamento vestibular. El ligamento cricotiroideo (membrana cricovocal) comienza en la parte inferior como el fuerte ligamento cricotiroideo medio y se engrosa en la parte superior como ligamento vocal. El hueco lateral entre los ligamentos vocales y vestibulares es el ventrículo.

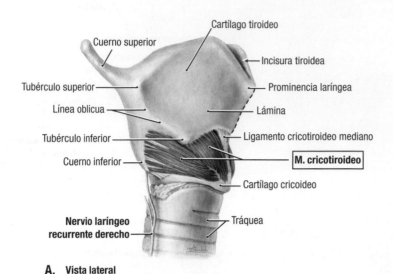

Cartílago tiroideo

Cuerno superior

Incisura tiroidea

Tubérculo superior

Prominencia laríngea

Línea oblicua

Lámina

Tubérculo inferior

Ligamento cricotiroideo mediano

Cuerno inferior

M. cricotiroideo

Cartílago cricoideo

Nervio laríngeo recurrente derecho

Tráquea

A. Vista lateral

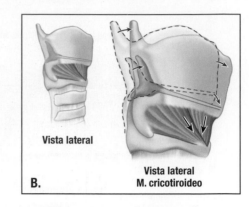

Vista lateral

B.

Vista lateral M. cricotiroideo

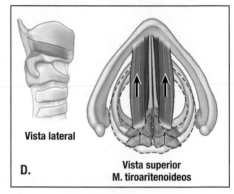

Vista lateral

D.

Vista superior M. tiroaritenoideos

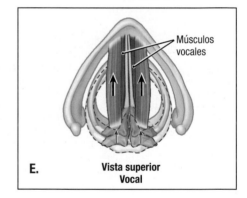

Músculos vocales

E.

Vista superior Vocal

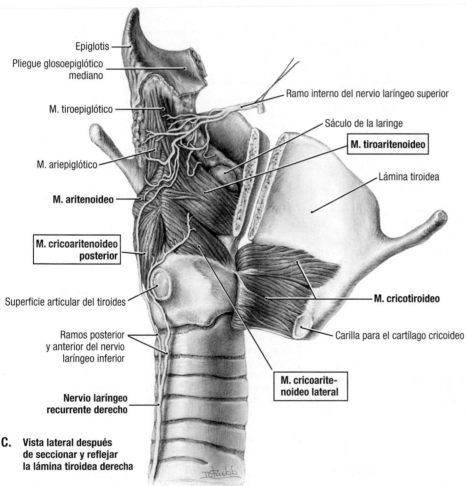

Epiglotis

Pliegue glosoepiglótico mediano

Ramo interno del nervio laríngeo superior

M. tiroepiglótico

Sáculo de la laringe

M. tiroaritenoideo

M. ariepiglótico

Lámina tiroidea

M. aritenoideo

M. cricoaritenoideo posterior

Superficie articular del tiroides

M. cricotiroideo

Ramos posterior y anterior del nervio laríngeo inferior

Carilla para el cartílago cricoideo

M. cricoaritenoideo lateral

Nervio laríngeo recurrente derecho

C. Vista lateral después de seccionar y reflejar la lámina tiroidea derecha

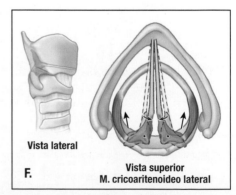

Vista lateral

F.

Vista superior M. cricoaritenoideo lateral

8-36   **Músculos de la laringe**

A-B. Cricotiroides. C. Musculatura laríngea profunda respecto al cartílago tiroideo. El cartílago tiroideo se ha seccionado a lo largo de la *línea de puntos* (*imagen A*) y la lámina tiroidea derecha se ha reflejado en dirección anterior. **D. Tiroaritenoideo. E. Cuerdas vocales. F. Cara**

lateral del cricoaritenoideo. En las *imágenes B, D, E y F,* las *flechas rojas* indican la dirección del movimiento de los cartílagos y las *flechas negras* la dirección del movimiento de los músculos.

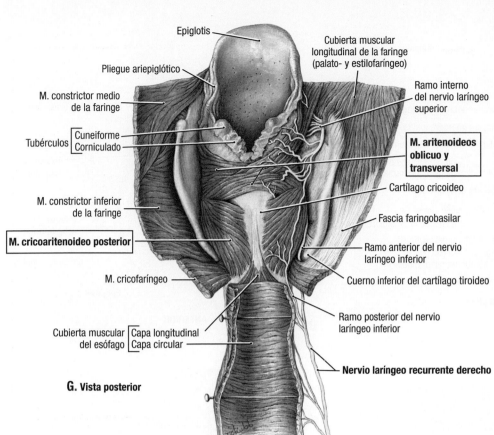

Epiglotis

Pliegue ariepiglótico

M. constrictor medio de la faringe

Tubérculos [Cuneiforme / Corniculado]

M. constrictor inferior de la faringe

M. cricoaritenoideo posterior

M. cricofaríngeo

Cubierta muscular [Capa longitudinal / Capa circular] del esófago

G. Vista posterior

Cubierta muscular longitudinal de la faringe (palato- y estilofaríngeo)

Ramo interno del nervio laríngeo superior

M. aritenoideos oblicuo y transversal

Cartílago cricoideo

Fascia faringobasilar

Ramo anterior del nervio laríngeo inferior

Cuerno inferior del cartílago tiroideo

Ramo posterior del nervio laríngeo inferior

Nervio laríngeo recurrente derecho

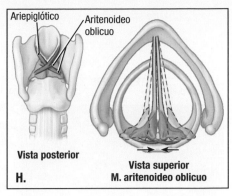

Ariepiglótico — Aritenoideo oblicuo

Vista posterior

Vista superior M. aritenoideo oblicuo

H.

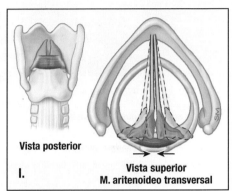

Vista posterior

Vista superior M. aritenoideo transversal

I.

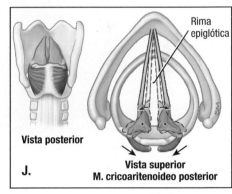

Rima epiglótica

Vista posterior

Vista superior M. cricoaritenoideo posterior

J.

Músculos de la laringe *(continuación)*   **8-36**

G. Vista posterior de los músculos de la laringe. **H.** Aritenoideo oblicuo. **I.** Aritenoideo transverso. **J.** Cricoaritenoideo posterior.

Los músculos laríngeos intrínsecos mueven los cartílagos laríngeos, modificando así la longitud y tensión de las cuerdas vocales y el tamaño y forma de la rima glótica. Todos los músculos intrínsecos de la laringe, excepto uno, son inervados por ramos terminales del nervio laríngeo recurrente (NC X), llamados *nervios laríngeos inferiores*. El músculo cricotiroideo (*imágenes A y B*) es inervaddo por el nervio laríngeo externo, uno de los dos ramos terminales del nervio laríngeo superior.

TABLA 8-9 | **Músculos de la laringe**

Músculo	Origen	Inserción	Inervación	Acción(es) principal(es)
Cricotiroideo	Porción anterolateral del cartílago cricoideo	Borde inferior y cuerno inferior del cartílago tiroideo	Ramo externo del nervio laríngeo superior (NC X)	Tensa las cuerdas vocales
Cricoaritenoideo posterior	Cara posterior de las láminas del cartílago cricoideo	Proceso muscular del cartílago aritenoides		Abduce las cuerdas vocales
Cricoaritenoideo lateral	Arco del cartílago cricoideo			Aduce las cuerdas vocales
Tiroaritenoideo[a]	Cara posterior del cartílago tiroideo		Nervios laríngeos inferiores (porción terminal del nervio laríngeo recurrente [NC X])	Relaja las cuerdas vocales
Aritenoides transversales y oblicuos[b]	Un cartílago aritenoideo	Cartílago aritenoides opuesto		Cierran la entrada de la laringe mediante la aproximación de los cartílagos aritenoides
Vocales[c]	Ángulo entre las láminas del cartílago tiroideo	Ligamento vocal, entre el origen y el proceso vocal del cartílago aritenoides		Modifican la posición de las cuerdas vocales durante la fonación

[a] Las fibras superiores del músculo tiroaritenoideo pasan al pliegue ariepiglótico y algunas de ellas llegan al cartílago epiglótico. Estas fibras constituyen el músculo tiroepiglótico, que ensancha la entrada de la laringe.
[b] Algunas fibras del músculo aritenoideo oblicuo continúan como músculo aritenoepiglótico.
[c] Este fino haz muscular deriva de las fibras inferiores más profundas del músculo tiroaritenoideo.

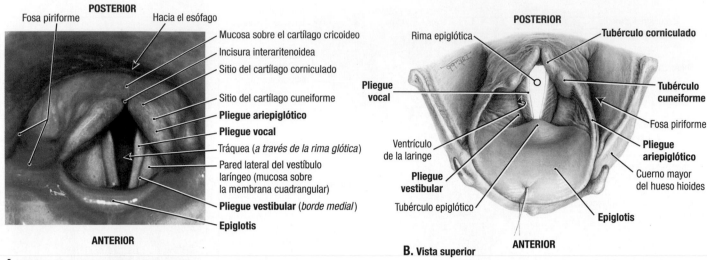

POSTERIOR

Fosa piriforme — Hacia el esófago

Mucosa sobre el cartílago cricoideo

Incisura interaritenoidea

Sitio del cartílago corniculado

Sitio del cartílago cuneiforme

Pliegue ariepiglótico

Pliegue vocal

Tráquea (*a través de la rima glótica*)

Pared lateral del vestíbulo laríngeo (mucosa sobre la membrana cuadrangular)

Pliegue vestibular (*borde medial*)

Epiglotis

ANTERIOR

A. Exploración laringoscópica, vista superior

POSTERIOR

Rima epiglótica — **Tubérculo corniculado**

Pliegue vocal — **Tubérculo cuneiforme**

Fosa piriforme

Pliegue ariepiglótico

Ventrículo de la laringe

Cuerno mayor del hueso hioides

Pliegue vestibular

Tubérculo epiglótico

Epiglotis

ANTERIOR

B. Vista superior

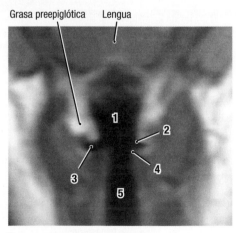

Grasa preepiglótica — Lengua

1

2

3

4

5

C. Resonancia magnética coronal

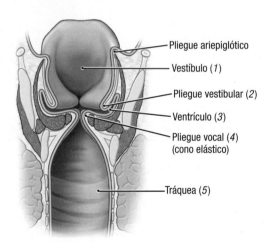

Pliegue ariepiglótico

Vestíbulo (*1*)

Pliegue vestibular (*2*)

Ventrículo (*3*)

Pliegue vocal (*4*) (cono elástico)

Tráquea (*5*)

D. Corte coronal, vista posterior

8-37 **Examen laringoscópico y resonancia magnética de la laringe**

A. Examen laringoscópico. La laringoscopia es el procedimiento utilizado para examinar el interior de la laringe. La laringe puede examinarse visualmente mediante una laringoscopia indirecta usando un espéculo laríngeo o puede verse mediante una laringoscopia directa con un instrumento endoscópico tubular, un laringoscopio. Se pueden observar las cuerdas vocales y vestibulares. **B. Pliegues vocales y rima glótica.** La entrada del antro o *aditus* de la laringe está limitada anteriormente por la epiglotis; posteriormente, por los cartílagos aritenoides, los cartílagos corniculados que los cubren y el pliegue interaritenoideo que los une; y a cada lado por el pliegue aritenoepiglótico, que contiene el extremo superior del cartílago cuneiforme. El aparato vocal laríngeo, la glotis, incluye las cuerdas vocales, los procesos vocales de los cartílagos aritenoideos y la rima glótica, la apertura entre las cuerdas vocales. **C. Resonancia magnética (RM) coronal. D. Corte frontal.** Los números entre paréntesis en el diagrama se refieren a las estructuras numeradas en la RM.

Un **cuerpo extraño**, como un trozo de filete, puede ser aspirado accidentalmente a través de la entrada laríngea hacia el vestíbulo de la laringe, donde queda atrapado por encima de los pliegues vestibulares. Cuando un cuerpo extraño entra en el vestíbulo, los músculos laríngeos desencadenan en espasmo, tensando las cuerdas vocales. La rima glótica se cierra y no entra aire en la tráquea. Se produce **asfixia** y la persona morirá en unos 5 min por falta de oxígeno si no se retira la obstrucción. En tal caso debe administrarse una terapia de emergencia para abrir las vías respiratorias. El procedimiento utilizado depende del estado del paciente, de las instalaciones disponibles y de la experiencia de la persona que presta los primeros auxilios. Como los pulmones todavía contienen aire, la compresión repentina del abdomen (**maniobra de Heimlich**) hace que el diafragma se eleve y comprima los pulmones, expulsando el aire de la tráquea hacia la laringe. Esta maniobra puede desalojar la comida u otro material de la laringe.

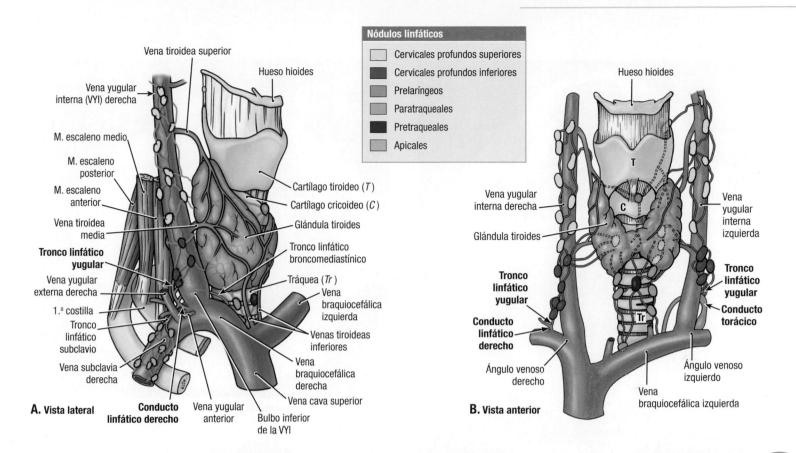

Nódulos linfáticos

- ☐ Cervicales profundos superiores
- ■ Cervicales profundos inferiores
- ▨ Prelaríngeos
- ▨ Paratraqueales
- ■ Pretraqueales
- ▨ Apicales

A. Vista lateral

Vena tiroidea superior

Vena yugular interna (VYI) derecha

M. escaleno medio

M. escaleno posterior

M. escaleno anterior

Vena tiroidea media

Tronco linfático yugular

Vena yugular externa derecha

1.ª costilla

Tronco linfático subclavio

Vena subclavia derecha

Conducto linfático derecho

Vena yugular anterior

Hueso hioides

Cartílago tiroideo (*T*)

Cartílago cricoideo (*C*)

Glándula tiroides

Tronco linfático broncomediastínico

Tráquea (*Tr*)

Vena braquiocefálica izquierda

Venas tiroideas inferiores

Vena braquiocefálica derecha

Vena cava superior

Bulbo inferior de la VYI

B. Vista anterior

Hueso hioides

Vena yugular interna derecha

Glándula tiroides

Tronco linfático yugular

Conducto linfático derecho

Ángulo venoso derecho

Vena braquiocefálica izquierda

Vena yugular interna izquierda

Tronco linfático yugular

Conducto torácico

Ángulo venoso izquierdo

Drenaje linfático de la glándula tiroides, la laringe y la tráquea 8-38

Los **vaciamientos radicales del cuello** se realizan cuando el cáncer invade los linfáticos. Durante el procedimiento, los nódulos linfáticos cervicales profundos y los tejidos que los rodean se extirpan de la forma más completa posible. Aunque se preservan las arterias principales, el plexo braquial, el NC X y el nervio frénico, se extirpan la mayoría de los ramos cutáneos del plexo cervical. El objetivo de la disección es extirpar todo el tejido que contiene los nódulos linfáticos en una sola pieza.

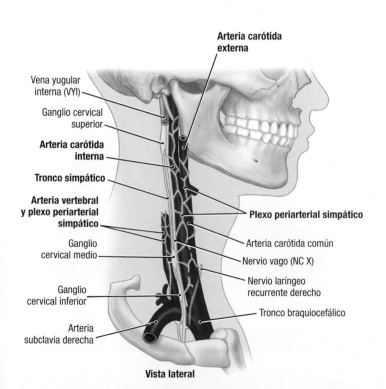

Arteria carótida externa

Vena yugular interna (VYI)

Ganglio cervical superior

Arteria carótida interna

Tronco simpático

Arteria vertebral y plexo periarterial simpático

Ganglio cervical medio

Ganglio cervical inferior

Arteria subclavia derecha

Plexo periarterial simpático

Arteria carótida común

Nervio vago (NC X)

Nervio laríngeo recurrente derecho

Tronco braquiocefálico

Vista lateral

Tronco simpático y plexo simpático periarterial 8-39

La **lesión de un tronco simpático** en el cuello da lugar a una alteración simpática llamada *síndrome de Horner*, que se caracteriza por lo siguiente:

- **Constricción pupilar** resultante de la parálisis del músculo dilatador de la pupila.
- **Ptosis** (caída del párpado superior), resultante de la parálisis del músculo liso (del tarso) entremezclado con el músculo estriado del elevador del párpado superior.
- Hundimiento del bulbo del ojo (**enoftalmos**), posiblemente causado por la parálisis del músculo liso (orbitario) en el suelo de la órbita.
- Vasodilatación y ausencia de sudoración en la cara y el cuello (anhidrosis), causadas por la falta de inervación simpática (vasoconstrictor) de los vasos sanguíneos y las glándulas sudoríparas.

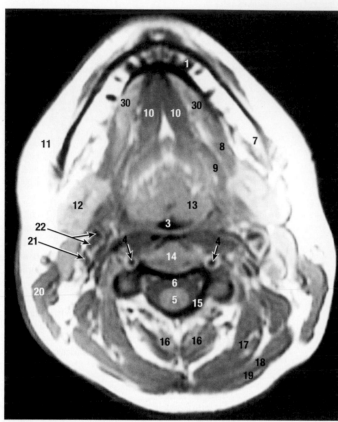

A. Resonancia magnética (RM) transversal, nivel vertebral C3

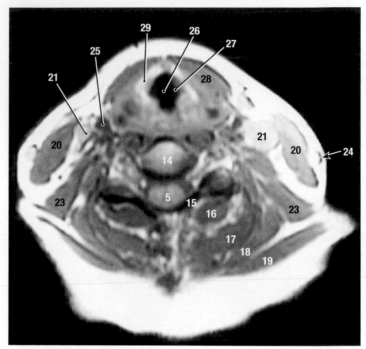

B. RM transversal, nivel vertebral C6

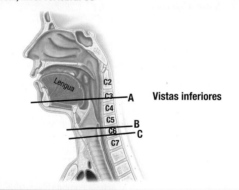

Vistas inferiores

Clave			
1	Diente	16	Semiespinoso del cuello
2	Cartílago cricoideo	17	Semiespinoso de la cabeza
3	Faringe	18	Esplenio de la cabeza
4	Arteria vertebral	19	Trapecio
5	Médula espinal	20	Esternocleidomastoideo
6	Líquido cerebroespinal	21	Vena yugular interna
	en el espacio subaracnoideo	22	Bifurcación de la arteria carótida común
7	Cuerpo de la mandíbula	23	Elevador de la escápula
8	Milohioideo	24	Vena yugular externa
9	Hiogloso	25	Arteria carótida común
10	Geniogloso	26	Rima glótica
11	Panículo adiposo bucal	27	Pliegue vocal
12	Glándula submandibular	28	Músculos infrahioideos
13	Músculos intrínsecos de la lengua	29	Cartílago tiroideo
14	Cuerpo vertebral	30	Glándula sublingual
15	Lámina vertebral	31	Constrictor inferior de la faringe

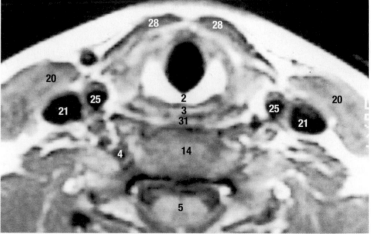

C. RM transversal, nivel vertebral C6 inferior

8-40 **Resonancia magnética transversal de cuello**

La figura de orientación indica el nivel vertebral de los cortes de la resonancia magnética (RM).

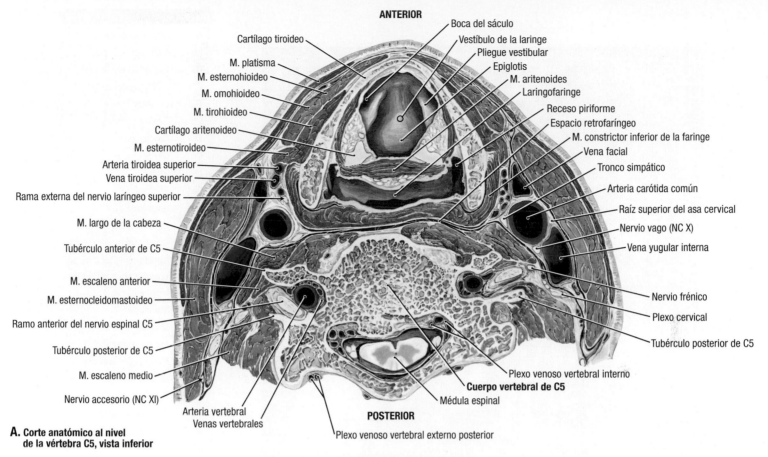

ANTERIOR

Boca del sáculo
Vestíbulo de la laringe
Pliegue vestibular
Epiglotis
M. aritenoides
Laringofaringe
Receso piriforme
Espacio retrofaríngeo
M. constrictor inferior de la faringe
Vena facial
Tronco simpático
Arteria carótida común
Raíz superior del asa cervical
Nervio vago (NC X)
Vena yugular interna

Cartílago tiroideo
M. platisma
M. esternohioideo
M. omohioideo
M. tirohioideo
Cartílago aritenoideo
M. esternotiroideo
Arteria tiroidea superior
Vena tiroidea superior
Rama externa del nervio laríngeo superior

M. largo de la cabeza
Tubérculo anterior de C5

Nervio frénico
Plexo cervical

M. escaleno anterior
M. esternocleidomastoideo
Ramo anterior del nervio espinal C5
Tubérculo posterior de C5

Tubérculo posterior de C5

M. escaleno medio

Nervio accesorio (NC XI)

Plexo venoso vertebral interno
Cuerpo vertebral de C5
Médula espinal

Arteria vertebral
Venas vertebrales

POSTERIOR

Plexo venoso vertebral externo posterior

**A. Corte anatómico al nivel
de la vértebra C5, vista inferior**

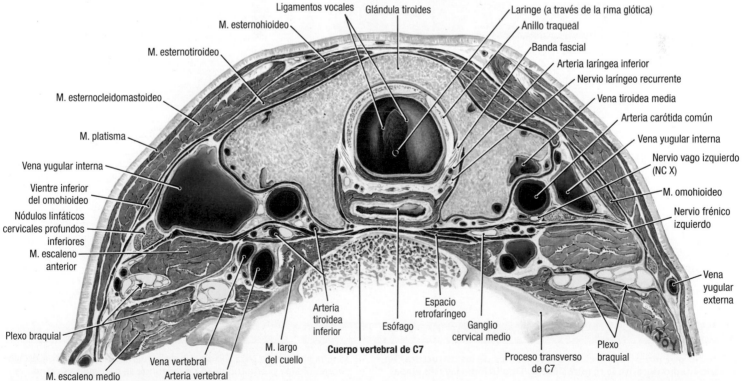

Ligamentos vocales
Glándula tiroides
M. esternohioideo
Laringe (a través de la rima glótica)
Anillo traqueal
Banda fascial
Arteria laríngea inferior
Nervio laríngeo recurrente
Vena tiroidea media
Arteria carótida común
Vena yugular interna
Nervio vago izquierdo (NC X)
M. omohioideo
Nervio frénico izquierdo

M. esternotiroideo

M. esternocleidomastoideo

M. platisma

Vena yugular interna

Vientre inferior
del omohioideo

Nódulos linfáticos
cervicales profundos
inferiores
M. escaleno
anterior

Vena
yugular
externa

Plexo braquial

M. escaleno medio
Arteria vertebral
Vena vertebral

M. largo
del cuello

Arteria
tiroidea
inferior

Esófago

Cuerpo vertebral de C7

Espacio
retrofaríngeo
Ganglio
cervical medio

Proceso transverso
de C7

Plexo
braquial

**B. Corte anatómico al nivel
de la vértebra C7, vista inferior**

Cortes anatómicos transversales del cuello **8-41**

A. A nivel de la laringofaringe. **B.** A nivel de la tráquea.

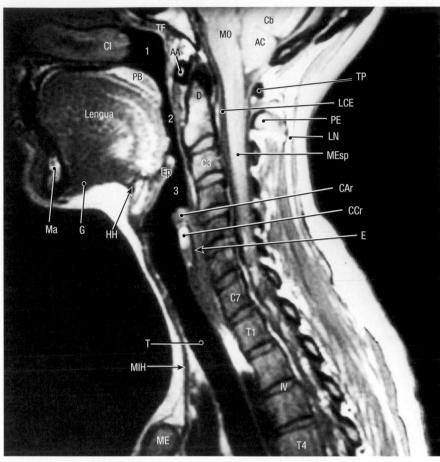

A. Resonancia magnética medial

Clave	
AA	Arco anterior de C1
AC	Amígdala cerebelosa
C3-T4	Cuerpos vertebrales
CAr	Cartílago aritenoideo
Cb	Cerebelo
CCr	Cartílago cricoides
CI	Concha inferior
D	Diente
E	Esófago
Ep	Epiglotis
G	Geniogloso
HH	Hueso hioides
IV	Disco intervertebral
LCE	Líquido cerebroespinal en el espacio subaracnoideo
LN	Ligamento nucal
Ma	Mandíbula
ME	Manubrio del esternón
MEsp	Médula espinal
MIH	Músculos infrahioideos
MO	Médula oblongada
PB	Paladar blando
PE	Proceso espinoso
T	Tráquea
TF	Tonsila faríngea (adenoides)
TP	Tubérculo posterior de C1
1	Nasofaringe
2	Bucofaringe
3	Laringofaringe

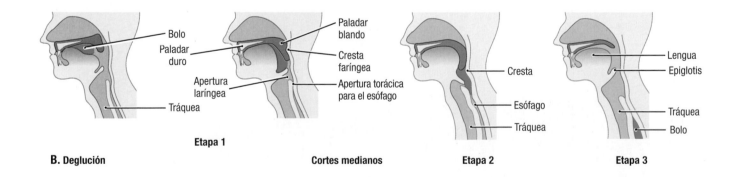

B. Deglución   **Cortes medianos**   **Etapa 2**   **Etapa 3**

8-42 **Relación y función de los conductos para el aire y los alimentos en la respiración y la deglución**

A. Estudio que muestra las relaciones normales de las estructuras en el plano medio durante la respiración. **B. Deglución.** Hay tres etapas principales de la deglución:

• Etapa 1: voluntaria, el bolo es comprimido contra el paladar y empujado desde la boca hacia la bucofaringe, principalmente mediante movimientos coordinados de los músculos de la lengua y el paladar blando.
• Etapa 2: involuntaria y rápida, el paladar blando se eleva, separando la nasofaringe de la bucofaringe y la laringofaringe. La faringe se en-

sancha y se acorta para recibir el bolo alimenticio cuando los músculos suprahioideos y longitudinales de la faringe se contraen, elevando la laringe.
• Etapa 3: involuntaria, la contracción secuencial de los tres músculos constrictores de la faringe fuerza el bolo alimenticio en sentido inferior hacia el esófago.

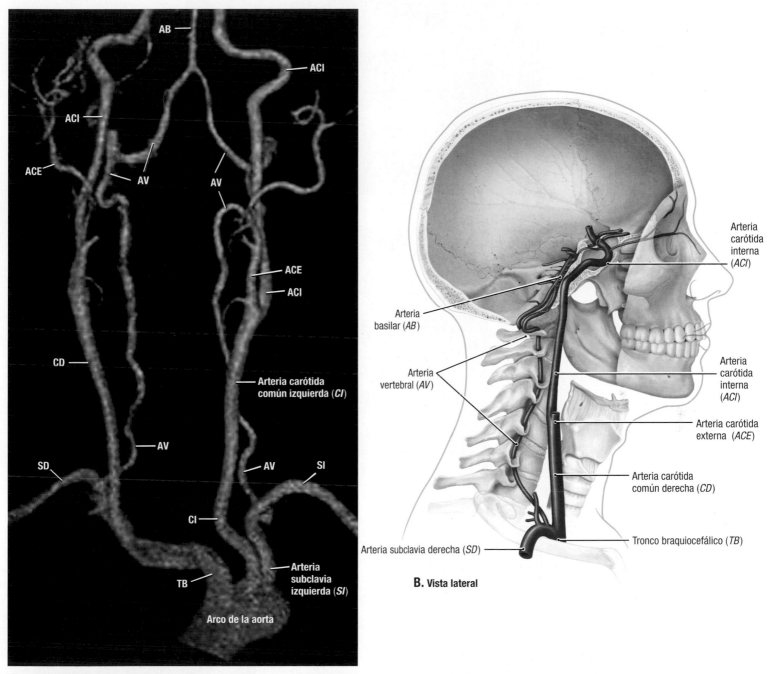

A. Angiotomografía reconstruida, vista anterior

B. Vista lateral

Arteria carótida interna (*ACI*)

Arteria basilar (*AB*)

Arteria vertebral (*AV*)

Arteria carótida interna (*ACI*)

Arteria carótida externa (*ACE*)

Arteria carótida común derecha (*CD*)

Arteria subclavia derecha (*SD*)

Tronco braquiocefálico (*TB*)

A. Arterias del cuello y de la base del cráneo. Las letras se refieren a los rótulos de la *imagen B*. **B. Esquema de las arterias en relación con las estructuras esqueléticas.** El cráneo posterior ha sido resecado hasta la línea media.

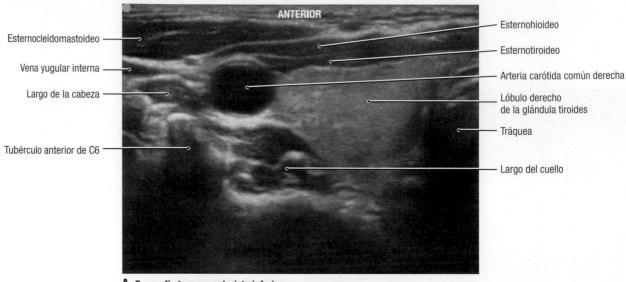

A. Ecografía transversal, vista inferior

Esternocleidomastoideo
Vena yugular interna
Largo de la cabeza
Tubérculo anterior de C6

ANTERIOR

Esternohioideo
Esternotiroideo
Arteria carótida común derecha
Lóbulo derecho de la glándula tiroides
Tráquea
Largo del cuello

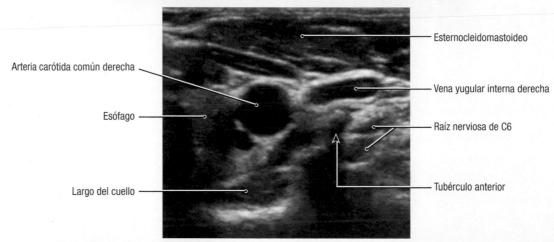

B. Ecografía transversal, vista inferior

Arteria carótida común derecha
Esófago
Largo del cuello

Esternocleidomastoideo
Vena yugular interna derecha
Raíz nerviosa de C6
Tubérculo anterior

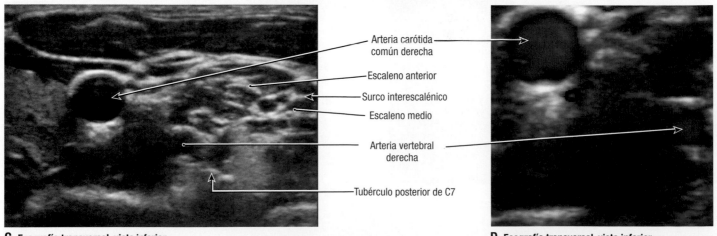

C. Ecografía transversal, vista inferior

D. Ecografía transversal, vista inferior

Arteria carótida común derecha
Escaleno anterior
Surco interescalénico
Escaleno medio
Arteria vertebral derecha
Tubérculo posterior de C7

8-44 **Imágenes ecográficas de la cabeza y el cuello**

La **ecografía** es una técnica de diagnóstico por imagen muy útil para estudiar los tejidos blandos del cuello. Asimismo, proporciona imágenes en muchos trastornos de forma no invasiva, a un costo relativamente bajo y con mínimas molestias. La ecografía es útil para distinguir las masas sólidas de las quísticas, por ejemplo, que pueden ser difíciles de determinar durante la exploración física. Obtener una imagen vascular de las arterias y venas del cuello es posible mediante la ecografía intravascular. Las imágenes se producen introduciendo el transductor sobre el vaso sanguíneo. Las técnicas de ecografía Doppler ayudan a evaluar el flujo sanguíneo a través de un vaso (p. ej., para detectar la estenosis [estrechamiento] de una arteria carótida).

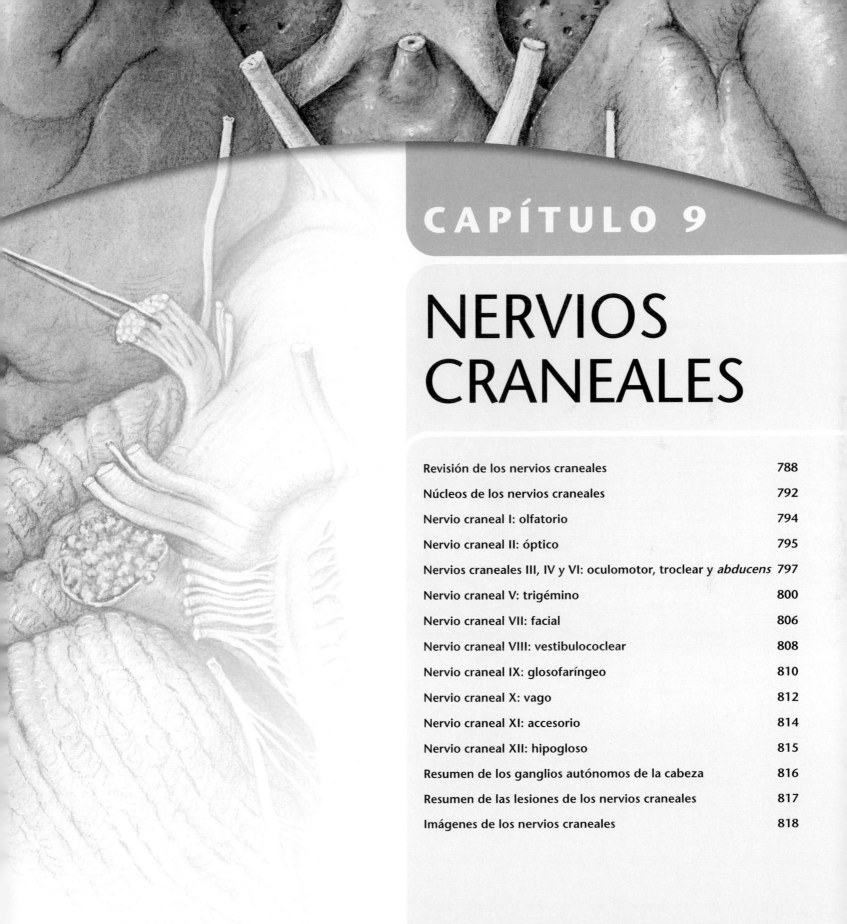

CAPÍTULO 9

NERVIOS CRANEALES

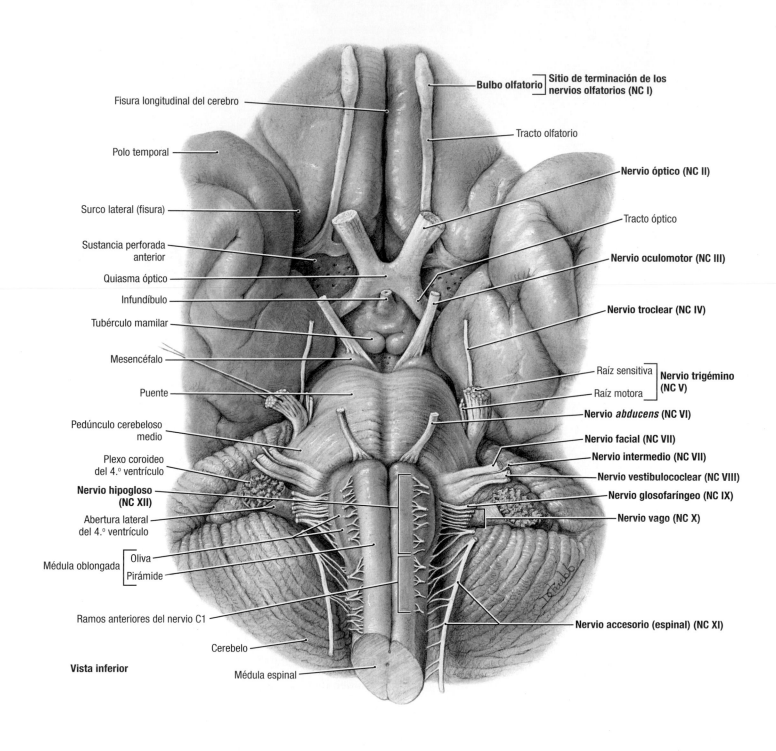

Bulbo olfatorio ⎤ **Sitio de terminación de los nervios olfatorios (NC I)**

Fisura longitudinal del cerebro

Tracto olfatorio

Polo temporal

Nervio óptico (NC II)

Surco lateral (fisura)

Tracto óptico

Sustancia perforada anterior

Nervio oculomotor (NC III)

Quiasma óptico

Infundíbulo

Nervio troclear (NC IV)

Tubérculo mamilar

Mesencéfalo

Raíz sensitiva ⎤ **Nervio trigémino (NC V)**
Raíz motora

Puente

Nervio *abducens* (NC VI)

Pedúnculo cerebeloso medio

Nervio facial (NC VII)

Plexo coroideo del 4.º ventrículo

Nervio intermedio (NC VII)

Nervio vestibulococlear (NC VIII)

Nervio hipogloso (NC XII)

Nervio glosofaríngeo (NC IX)

Abertura lateral del 4.º ventrículo

Nervio vago (NC X)

Médula oblongada ⎡ Oliva
⎣ Pirámide

Ramos anteriores del nervio C1

Nervio accesorio (espinal) (NC XI)

Cerebelo

Vista inferior

Médula espinal

9-1 **Nervios craneales en relación con la base del cerebro**

Los nervios craneales son nervios que discurren por la cavidad craneal a través de aberturas en el cráneo. Hay 12 pares de nervios craneales que se nombran y numeran en secuencia superoinferior de su emergencia superficial en el cerebro, tronco encefálico y la médula espinal superior. Los nervios olfatorios (NC I, *no mostrados*) terminan en el bulbo olfatorio. No se incluye aquí todo el origen del nervio accesorio (NC XI) de la médula espinal, que se extiende inferiormente hasta el segmento medular C6.

ANTERIOR

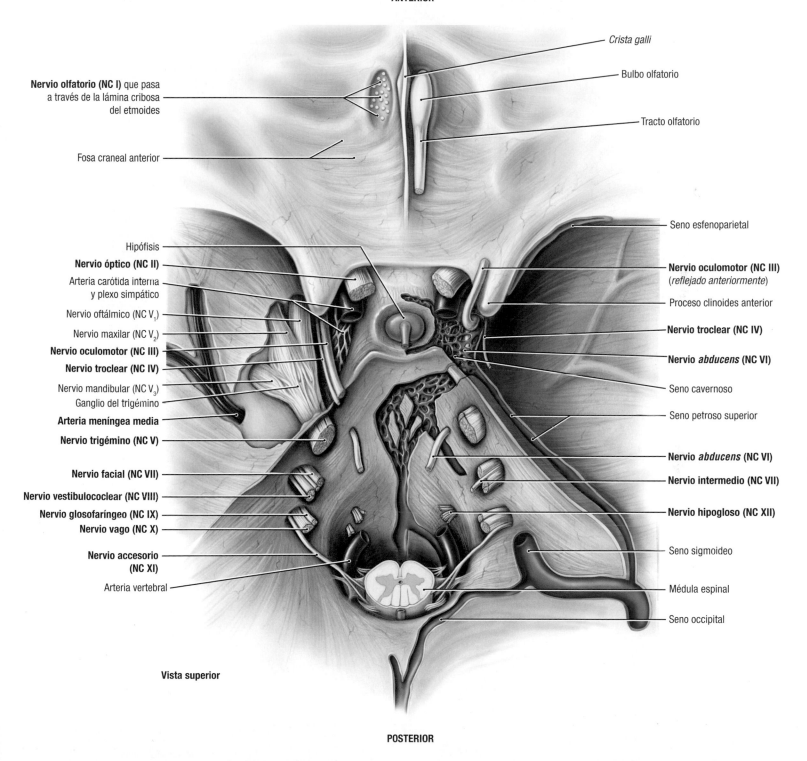

Crista galli

Bulbo olfatorio

Nervio olfatorio (NC I) que pasa
a través de la lámina cribosa
del etmoides

Tracto olfatorio

Fosa craneal anterior

Seno esfenoparietal

Hipófisis

Nervio oculomotor (NC III)
(*reflejado anteriormente*)

Nervio óptico (NC II)

Arteria carótida interna
y plexo simpático

Proceso clinoides anterior

Nervio oftálmico (NC V₁)

Nervio troclear (NC IV)

Nervio maxilar (NC V₂)

Nervio oculomotor (NC III)

Nervio *abducens* (NC VI)

Nervio troclear (NC IV)

Seno cavernoso

Nervio mandibular (NC V₃)

Ganglio del trigémino

Seno petroso superior

Arteria meníngea media

Nervio trigémino (NC V)

Nervio *abducens* (NC VI)

Nervio facial (NC VII)

Nervio intermedio (NC VII)

Nervio vestibulococlear (NC VIII)

Nervio glosofaríngeo (NC IX)

Nervio hipogloso (NC XII)

Nervio vago (NC X)

**Nervio accesorio
(NC XI)**

Seno sigmoideo

Arteria vertebral

Médula espinal

Seno occipital

Vista superior

POSTERIOR

Nervios craneales en relación con la cara interna de la base del cráneo

9-2

Los senos venosos se han abierto en el lado derecho. La división oftálmica
del nervio trigémino (NC V₁) y los nervios troclear (NC IV) y oculomotor
(NC III) han sido disecados de la pared lateral del seno cavernoso. Aunque no hay fibras simpáticas en los nervios craneales cuando salen del
cerebro, las fibras nerviosas simpáticas postsinápticas son transportadas
en los ramos de los nervios craneales que han viajado a la región a través
de los vasos sanguíneos mayores.

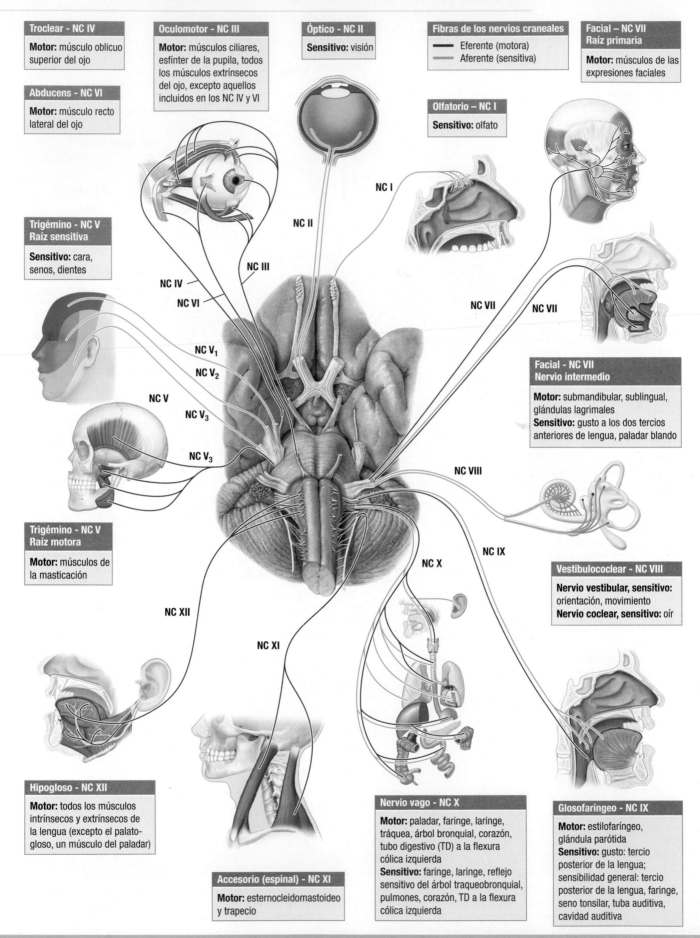

Troclear - NC IV

Motor: músculo oblicuo superior del ojo

Abducens - NC VI

Motor: músculo recto lateral del ojo

Oculomotor - NC III

Motor: músculos ciliares, esfínter de la pupila, todos los músculos extrínsecos del ojo, excepto aquellos incluidos en los NC IV y VI

Óptico - NC II

Sensitivo: visión

Fibras de los nervios craneales

— Eferente (motora)
— Aferente (sensitiva)

Facial – NC VII
Raíz primaria

Motor: músculos de las expresiones faciales

Olfatorio – NC I

Sensitivo: olfato

Trigémino - NC V
Raíz sensitiva

Sensitivo: cara, senos, dientes

Facial - NC VII
Nervio intermedio

Motor: submandibular, sublingual, glándulas lagrimales
Sensitivo: gusto a los dos tercios anteriores de lengua, paladar blando

Trigémino - NC V
Raíz motora

Motor: músculos de la masticación

Vestibulococlear - NC VIII

Nervio vestibular, sensitivo: orientación, movimiento
Nervio coclear, sensitivo: oír

Hipogloso - NC XII

Motor: todos los músculos intrínsecos y extrínsecos de la lengua (excepto el palatogloso, un músculo del paladar)

Accesorio (espinal) - NC XI

Motor: esternocleidomastoideo y trapecio

Nervio vago - NC X

Motor: paladar, faringe, laringe, tráquea, árbol bronquial, corazón, tubo digestivo (TD) a la flexura cólica izquierda
Sensitivo: faringe, laringe, reflejo sensitivo del árbol traqueobronquial, pulmones, corazón, TD a la flexura cólica izquierda

Glosofaríngeo - NC IX

Motor: estilofaríngeo, glándula parótida
Sensitivo: gusto: tercio posterior de la lengua; sensibilidad general: tercio posterior de la lengua, faringe, seno tonsilar, tuba auditiva, cavidad auditiva

NC I
NC II
NC III
NC IV
NC VI
NC V$_1$
NC V$_2$
NC V
NC V$_3$
NC V$_3$
NC VII
NC VII
NC VIII
NC IX
NC X
NC XII
NC XI

TABLA 9-1   Resumen de los nervios craneales

Nervio	Componentes	Ubicación de los cuerpos neuronales	Salida del cráneo	Función
Olfatorio (NC I)	Sensitivo especial	Epitelio olfatorio (células olfatorias)	Forámenes en la lámina cribosa del hueso etmoides	Olfato de la mucosa nasal del techo de cada cavidad nasal, lados superiores del septo nasal y concha nasal superior
Óptico (NC II)	Sensitivo especial	Retina (células ganglionares)	Conducto óptico	Visión desde la retina
Oculomotor (NC III)	Motor somático	Mesencéfalo (núcleo del NC III)		Motor del elevador del párpado superior, del oblicuo inferior y de los músculos rectos superior, inferior y medial que elevan el párpado superior y dirigen la mirada superior, inferior y medialmente
	Motor visceral	Presináptica: mesencéfalo (núcleo de Edinger-Westphal) Postsináptica: ganglio ciliar	Fisura orbitaria superior	Inervación parasimpática del esfínter de las pupilas y de los músculos ciliares que constriñen la pupila y acomodan el cristalino del ojo
Troclear (NC IV)	Motor somático	Mesencéfalo (núcleo del NC IV)		Motor del oblicuo superior que ayuda a dirigir la mirada inferolateralmente
Trigémino (NC V) División oftálmica (NC V₁)				Sensibilidad de la córnea, la piel de la frente, la piel cabelluda, los párpados, la nariz y la mucosa de la cavidad nasal, así como de los senos paranasales
División maxilar (NC V₂)	Sensitivo somático (general)	Ganglio del trigémino Sinapsis: núcleo sensitivo del NC V	Foramen redondo	Sensibilidad en la piel de la cara sobre el maxilar, incluyendo el labio superior, los dientes maxilares, la mucosa de la nariz, los senos maxilares y el paladar
División mandibular (NC V₃)			Foramen oval	Sensibilidad en la piel sobre la mandíbula (p. ej., labio inferior y lado de la cabeza), los dientes mandibulares, la articulación temporomandibular, la mucosa de la boca y los dos tercios anteriores de la lengua
	Motor somático (branquial)	Puente (núcleo motor del NC V)		Motor de los músculos de la masticación, milohioideo, vientre anterior del digástrico, tensor del velo del paladar y tensor del tímpano
Abducens (NC VI)	Motor somático	Puente (núcleo del NC VI)	Fisura orbitaria superior	Motor del recto lateral para dirigir la mirada lateralmente
Facial (NC VII)	Motor somático (branquial)	Puente (núcleo motor del NC VII)		Motor de los músculos de la expresión facial y la piel cabelluda; también inerva el músculo estapedio del oído medio, el estilohioideo y el vientre posterior del digástrico
	Sensitivo especial	Ganglio geniculado Sinapsis: núcleos del tracto solitario		Gusto en los dos tercios anteriores de la lengua y el paladar blando
	Sensibilidad general	Ganglio geniculado Sinapsis: núcleo sensitivo del NC V	Meato acústico interno, conducto facial y foramen estilomastoideo	Sensibilidad en la piel del meato acústico externo
	Motor visceral	Presináptica: puente (núcleo salival superior) Postsináptica: ganglio pterigopalatino y ganglio submandibular		Inervación parasimpática de las glándulas salivales submandibulares y sublinguales, de la glándula lagrimal y de las glándulas de la nariz y del paladar
Vestibulococlear (NC VIII) Vestibular coclear	Sensitivo especial	Ganglio vestibular Sinapsis: núcleos vestibulares		Sensibilidad vestibular de los conductos semicirculares, el utrículo y el sáculo relacionada con la posición y el movimiento de la cabeza
	Sensitivo especial	Ganglio espiral Sinapsis: núcleos cocleares	Meato acústico interno	Audición del órgano espiral
Glosofaríngeo (NC IX)	Motor somático (br.)	Médula oblongada (núcleo ambiguo)		Motor del estilofaríngeo que ayuda a la deglución
	Motor visceral	Presináptica: médula (núcleo salival inferior) Postsináptica: ganglio ótico		Inervación parasimpática de la glándula parótida
	Sensibilidad visceral	Ganglio inferior		Sensibilidad visceral desde el cuerpo carotídeo y el seno
	Sensitivo especial	Ganglio inferior Sinapsis: núcleos del tracto solitario		Gusto en el tercio posterior de la lengua
	Sensibilidad general	Ganglios superiores e inferiores Sinapsis: núcleo sensitivo del NC V	Foramen yugular	Sensibilidad del oído externo, de la membrana de la cavidad timpánica, de las celdillas neumáticas mastoideas, de la tuba auditiva (faringotimpánica), de la faringe, del tercio posterior de la lengua
Vago (NC X)	Motor somático (branquial)	Médula oblongada (núcleo ambiguo)		Motor de los músculos constrictores de la faringe, de los músculos intrínsecos de la laringe, de los músculos del paladar (excepto el tensor del velo del paladar) y del músculo estriado de los dos tercios superiores del esófago
	Motor visceral	Presináptica: médula oblongada Postsináptica: neuronas en, sobre o cerca de las vísceras		Músculo liso de la tráquea, los bronquios, el tubo digestivo y el músculo cardíaco
	Sensibilidad visceral	Ganglio inferior Sinapsis: núcleos del tracto solitario		Sensibilidad visceral de la base de la lengua, faringe, laringe, tráquea, bronquios, corazón, esófago, estómago e intestino
	Sensitivo especial	Ganglio inferior Sinapsis: núcleos del tracto solitario		Gusto en la epiglotis y el paladar
	Sensitivo somático (general)	Ganglio superior Sinapsis: núcleo sensitivo del nervio trigémino		Sensibilidad en el pabellón auricular, el meato acústico externo y en la duramadre de la fosa craneal posterior
Nervio accesorio (espinal) (NC XI)	Motor somático	Médula espinal cervical		Motor del esternocleidomastoideo y del trapecio
Hipogloso (NC XII)	Motor somático	Médula oblongada (núcleo del NC XII)	Conducto del hipogloso	Motor de los músculos de la lengua (excepto el palatogloso)

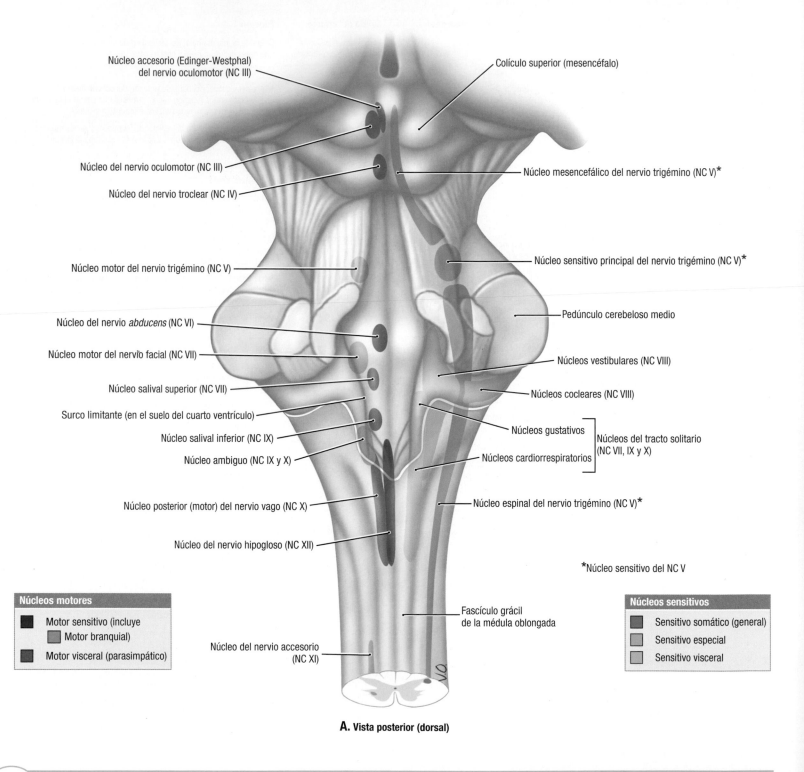

Núcleo accesorio (Edinger-Westphal) del nervio oculomotor (NC III)

Colículo superior (mesencéfalo)

Núcleo del nervio oculomotor (NC III)

Núcleo mesencefálico del nervio trigémino (NC V)*

Núcleo del nervio troclear (NC IV)

Núcleo motor del nervio trigémino (NC V)

Núcleo sensitivo principal del nervio trigémino (NC V)*

Pedúnculo cerebeloso medio

Núcleo del nervio *abducens* (NC VI)

Núcleo motor del nervio facial (NC VII)

Núcleos vestibulares (NC VIII)

Núcleo salival superior (NC VII)

Núcleos cocleares (NC VIII)

Surco limitante (en el suelo del cuarto ventrículo)

Núcleos gustativos

Núcleo salival inferior (NC IX)

Núcleos del tracto solitario (NC VII, IX y X)

Núcleo ambiguo (NC IX y X)

Núcleos cardiorrespiratorios

Núcleo posterior (motor) del nervio vago (NC X)

Núcleo espinal del nervio trigémino (NC V)*

Núcleo del nervio hipogloso (NC XII)

*Núcleo sensitivo del NC V

Fascículo grácil de la médula oblongada

Núcleos motores

Motor sensitivo (incluye Motor branquial)

Motor visceral (parasimpático)

Núcleo del nervio accesorio (NC XI)

Núcleos sensitivos

Sensitivo somático (general)

Sensitivo especial

Sensitivo visceral

A. Vista posterior (dorsal)

9-4   **Núcleos de los nervios craneales**

Las fibras de los nervios craneales están conectadas a núcleos (grupos de cuerpos neuronales del sistema nervioso central) en los que terminan las fibras aferentes (sensitivas) y de los que parten las fibras eferentes (motoras). Los núcleos de los tipos funcionales comunes (motor, sensitivo, parasimpático y núcleos sensitivos especiales) tienen una ubicación generalmente columnar dentro del tronco del encéfalo, con los surcos limitantes demarcando las columnas motoras y sensitivas.

Motor somático: fibras motoras que inervan el músculo voluntario (estriado). En el caso de los músculos derivados de los arcos faríngeos embrionarios, su inervación motora somática puede denominarse más específicamente como *motora branquial*.

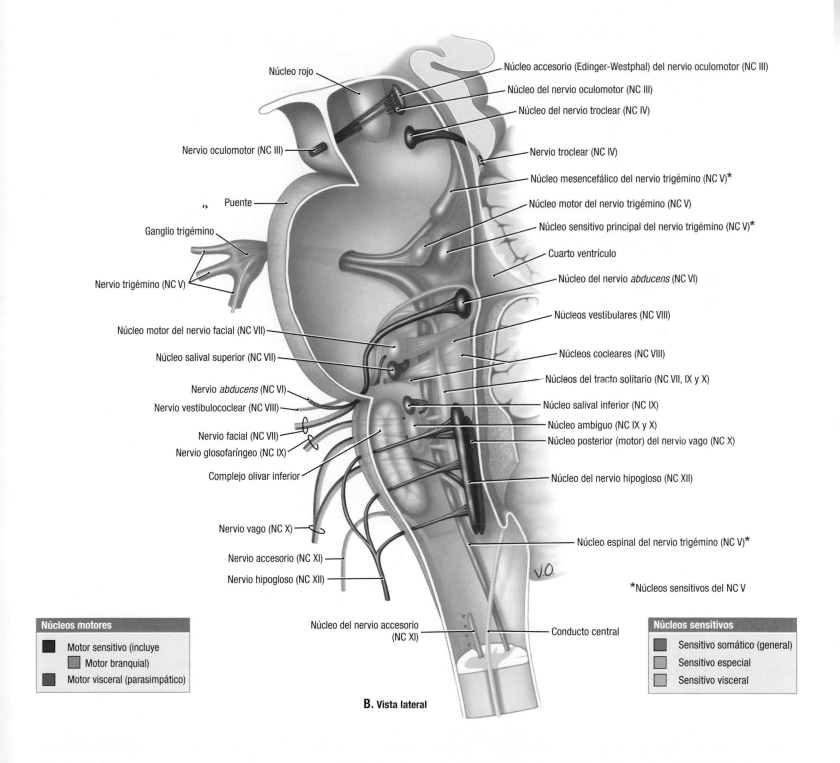

Núcleo rojo

Núcleo accesorio (Edinger-Westphal) del nervio oculomotor (NC III)

Núcleo del nervio oculomotor (NC III)

Núcleo del nervio troclear (NC IV)

Nervio oculomotor (NC III)

Nervio troclear (NC IV)

Núcleo mesencefálico del nervio trigémino (NC V)*

Puente

Núcleo motor del nervio trigémino (NC V)

Núcleo sensitivo principal del nervio trigémino (NC V)*

Ganglio trigémino

Cuarto ventrículo

Núcleo del nervio *abducens* (NC VI)

Nervio trigémino (NC V)

Núcleos vestibulares (NC VIII)

Núcleo motor del nervio facial (NC VII)

Núcleos cocleares (NC VIII)

Núcleo salival superior (NC VII)

Núcleos del tracto solitario (NC VII, IX y X)

Nervio *abducens* (NC VI)

Núcleo salival inferior (NC IX)

Nervio vestibulococlear (NC VIII)

Núcleo ambiguo (NC IX y X)

Nervio facial (NC VII)

Núcleo posterior (motor) del nervio vago (NC X)

Nervio glosofaríngeo (NC IX)

Complejo olivar inferior

Núcleo del nervio hipogloso (NC XII)

Nervio vago (NC X)

Núcleo espinal del nervio trigémino (NC V)*

Nervio accesorio (NC XI)

Nervio hipogloso (NC XII)

V.O.

*Núcleos sensitivos del NC V

Núcleos motores

- ■ Motor sensitivo (incluye
- ■ Motor branquial)
- ■ Motor visceral (parasimpático)

Núcleo del nervio accesorio (NC XI)

Conducto central

Núcleos sensitivos

- ■ Sensitivo somático (general)
- ■ Sensitivo especial
- ■ Sensitivo visceral

B. Vista lateral

Motor visceral: inervación parasimpática de las glándulas y del músculo involuntario (liso).

Sensitivo somático (general): fibras que transmiten la sensibilidad general en la piel y las membranas (p. ej., tacto, presión, calor, frío).

Sensitivo visceral: fibras que transmiten la sensibilidad en las vísceras (órganos) y en las mucosas.

Sensitivo especial: gusto, olfato, visión, oído y equilibrio.

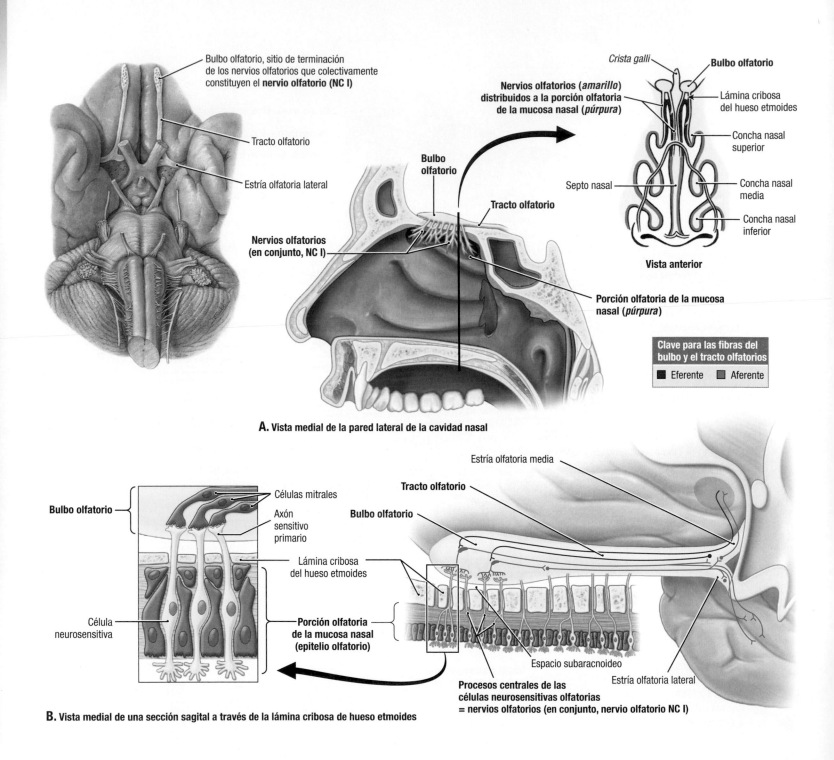

Bulbo olfatorio, sitio de terminación de los nervios olfatorios que colectivamente constituyen el **nervio olfatorio (NC I)**

Tracto olfatorio

Estría olfatoria lateral

Bulbo olfatorio

Tracto olfatorio

Nervios olfatorios (en conjunto, NC I)

Porción olfatoria de la mucosa nasal (*púrpura*)

Crista galli

Bulbo olfatorio

Nervios olfatorios (*amarillo*) distribuidos a la porción olfatoria de la mucosa nasal (*púrpura*)

Lámina cribosa del hueso etmoides

Concha nasal superior

Septo nasal

Concha nasal media

Concha nasal inferior

Vista anterior

Clave para las fibras del bulbo y el tracto olfatorios

■ Eferente ■ Aferente

A. Vista medial de la pared lateral de la cavidad nasal

Bulbo olfatorio

Células mitrales

Axón sensitivo primario

Lámina cribosa del hueso etmoides

Porción olfatoria de la mucosa nasal (epitelio olfatorio)

Célula neurosensitiva

Estría olfatoria media

Tracto olfatorio

Bulbo olfatorio

Espacio subaracnoideo

Estría olfatoria lateral

Procesos centrales de las células neurosensitivas olfatorias = nervios olfatorios (en conjunto, nervio olfatorio NC I)

B. Vista medial de una sección sagital a través de la lámina cribosa de hueso etmoides

9-5 **Nervio olfatorio (NC I)**

A. Relación de la mucosa olfatoria con el bulbo olfatorio. **B.** Inervación del epitelio olfatorio.

TABLA 9-2	Nervio olfatorio (NC I)			
Nervio	**Componentes funcionales**	**Células de origen/terminación**	**Paso por el cráneo**	**Distribución y funciones**
Olfatorio	Sensitivo especial	Epitelio olfatorio/células olfatorias/ bulbo olfatorio	Forámenes de la lámina cribosa del hueso etmoides	Olfato en la mucosa nasal de la pared superior y de los lados superiores del septo nasal, también en la concha nasal superior de cada cavidad nasal

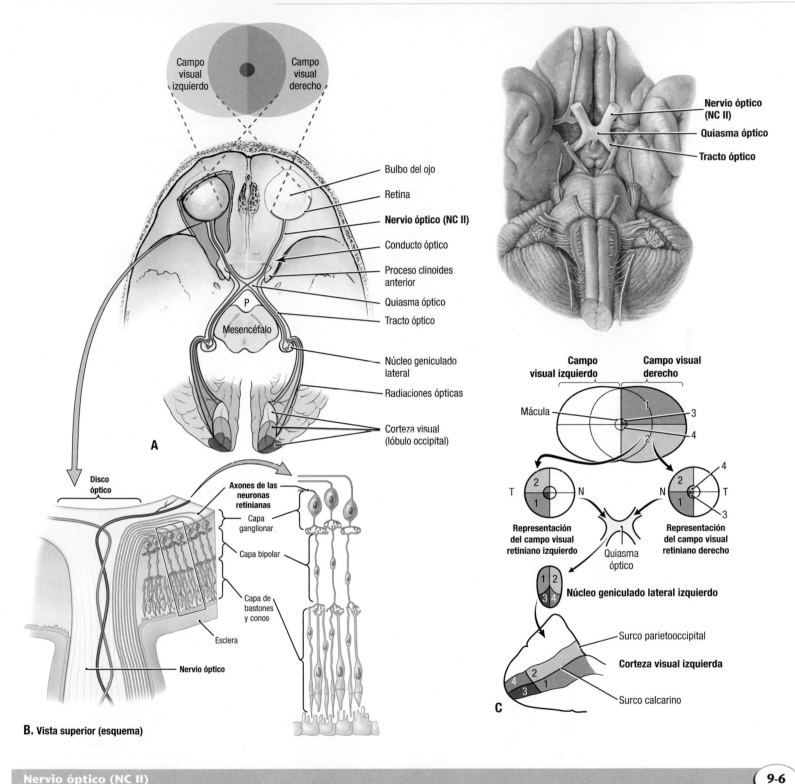

A. Origen y curso de la vía visual. *P*: ubicación de la glándula pituitaria. **B.** Bastones y conos en la retina. **C. Representación del campo visual derecho en la retina, el núcleo geniculado lateral izquierdo y la corteza visual izquierda.** Áreas correspondientes a: porciones (*1*)

general superior, (*2*) general inferior, (*3*) macular superior y (*4*) macular inferior del campo visual derecho. *N*: nasal; *T*: temporal (orientación de los campos visuales).

Nervio óptico (NC II) (9-6)

TABLA 9-3	Nervio óptico (NC II)			
Nervio	**Componentes funcionales**	**Células de origen/terminación**	**Paso por el cráneo**	**Distribución y funciones**
Óptico	Sensitivo especial	Retina (células ganglionares)/cuerpo geniculado lateral (núcleo)	Conducto óptico	Visión desde la retina

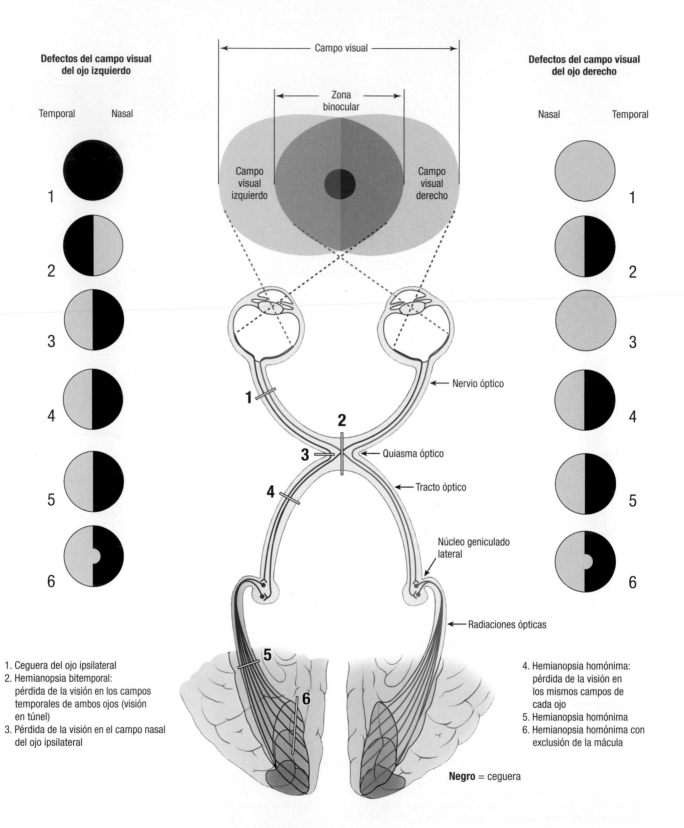

Defectos del campo visual del ojo izquierdo

Temporal   Nasal

1
2
3
4
5
6

Campo visual

Zona binocular

Campo visual izquierdo

Campo visual derecho

Defectos del campo visual del ojo derecho

Nasal   Temporal

1
2
3
4
5
6

Nervio óptico

Quiasma óptico

Tracto óptico

Núcleo geniculado lateral

Radiaciones ópticas

1. Ceguera del ojo ipsilateral
2. Hemianopsia bitemporal: pérdida de la visión en los campos temporales de ambos ojos (visión en túnel)
3. Pérdida de la visión en el campo nasal del ojo ipsilateral

4. Hemianopsia homónima: pérdida de la visión en los mismos campos de cada ojo
5. Hemianopsia homónima
6. Hemianopsia homónima con exclusión de la mácula

Negro = ceguera

9-7 **Defectos del campo visual (NC II)**

Los defectos del campo visual pueden ser consecuencia de un gran número de enfermedades neurológicas. Es clínicamente importante poder relacionar los defectos con una probable localización de la lesión.

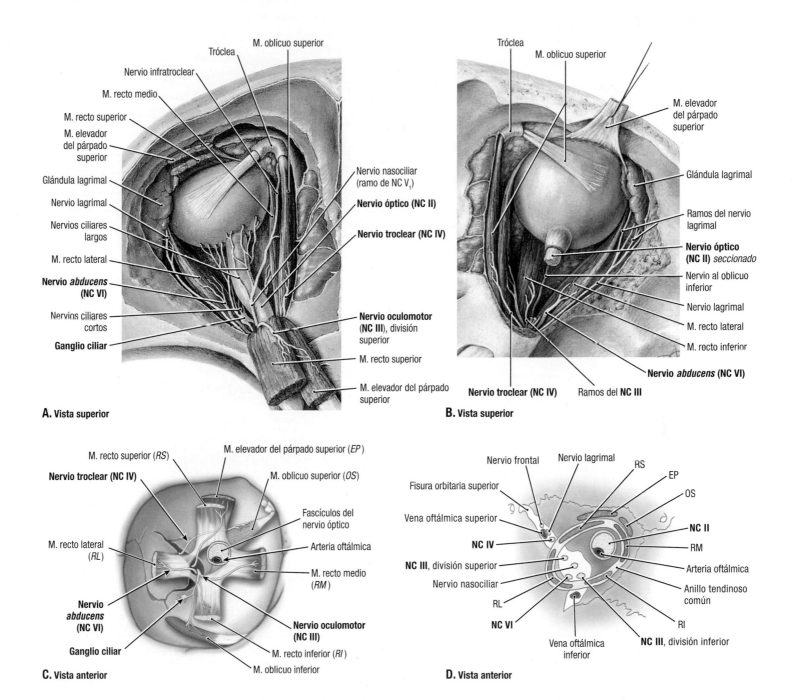

A. Vista superior

- Tróclea
- M. oblicuo superior
- Nervio infratroclear
- M. recto medio
- M. recto superior
- M. elevador del párpado superior
- Glándula lagrimal
- Nervio lagrimal
- Nervios ciliares largos
- M. recto lateral
- **Nervio *abducens* (NC VI)**
- Nervios ciliares cortos
- **Ganglio ciliar**
- Nervio nasociliar (ramo de NC V₁)
- **Nervio óptico (NC II)**
- **Nervio troclear (NC IV)**
- **Nervio oculomotor (NC III)**, división superior
- M. recto superior
- M. elevador del párpado superior

B. Vista superior

- Tróclea
- M. oblicuo superior
- M. elevador del párpado superior
- Glándula lagrimal
- Ramos del nervio lagrimal
- **Nervio óptico (NC II)** *seccionado*
- Nervio al oblicuo inferior
- Nervio lagrimal
- M. recto lateral
- M. recto inferior
- **Nervio *abducens* (NC VI)**
- **Nervio troclear (NC IV)**
- Ramos del **NC III**

C. Vista anterior

- M. recto superior (*RS*)
- **Nervio troclear (NC IV)**
- M. elevador del párpado superior (*EP*)
- M. oblicuo superior (*OS*)
- Fascículos del nervio óptico
- Arteria oftálmica
- M. recto lateral (*RL*)
- M. recto medio (*RM*)
- **Nervio *abducens* (NC VI)**
- **Nervio oculomotor (NC III)**
- **Ganglio ciliar**
- M. recto inferior (*RI*)
- M. oblicuo inferior

D. Vista anterior

- Nervio frontal
- Nervio lagrimal
- RS
- EP
- Fisura orbitaria superior
- OS
- Vena oftálmica superior
- **NC II**
- **NC IV**
- RM
- **NC III**, división superior
- Arteria oftálmica
- Nervio nasociliar
- Anillo tendinoso común
- RL
- **NC VI**
- RI
- Vena oftálmica inferior
- **NC III**, división inferior

A-B. Cavidades orbitarias, disecadas desde una perspectiva superior. C-D. Relación de las inserciones musculares y los nervios en el ápice de la órbita. El nervio óptico está intacto (*imagen A*) y cortado (*imágenes B-D*).

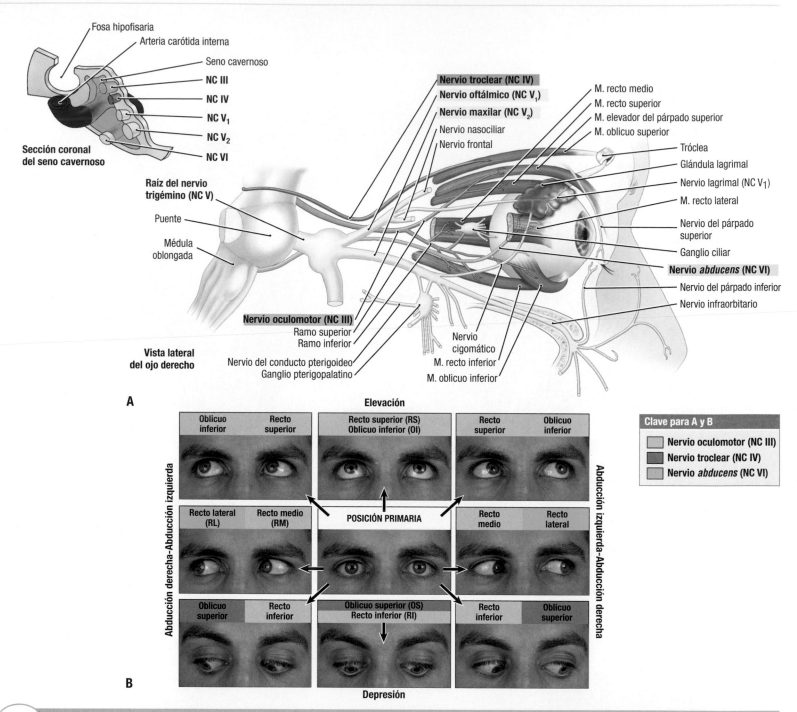

A. Esquema de revisión. **B.** Movimientos anatómicos de los músculos extraoculares. Los movimientos individuales parten del centro (el resto de la posición primaria) (*véanse* en la fig. 7.41E los movimientos secuen- ciales utilizados para las pruebas clínicas de los músculos extraoculares y los nervios craneales)

9-9 **Nervios oculomotor (NC III), troclear (NC IV) y *abducens* (NC VI)**

TABLA 9-4 Nervios oculomotor (NC III), troclear (NC IV) y *abducens* (NC VI)

Nervio	Componentes funcionales	Células de origen	Paso por el cráneo	Distribución y funciones
Oculomotor	Motor somático	Núcleo del NC III		Motor de los músculos recto superior, inferior y medio, oblicuo inferior y elevador del párpado superior; eleva el párpado superior dirigiendo la mirada superior, inferior y medialmente
	Motor visceral (parasimpático)	Presinápticas: mesencéfalo (núcleo de Edinger-Westphal) Postsinápticas: ganglio ciliar	Fisura orbitaria superior	Motor del esfínter de la pupila y del músculo ciliar que constriñe la pupila y acomoda el cristalino del globo ocular
Troclear	Motor somático	Núcleo del NC IV		Motor del oblicuo superior que ayuda a dirigir la mirada inferolateralmente
Abducens	Motor somático	Núcleo del NC VI		Motor del recto lateral que dirige la mirada lateralmente

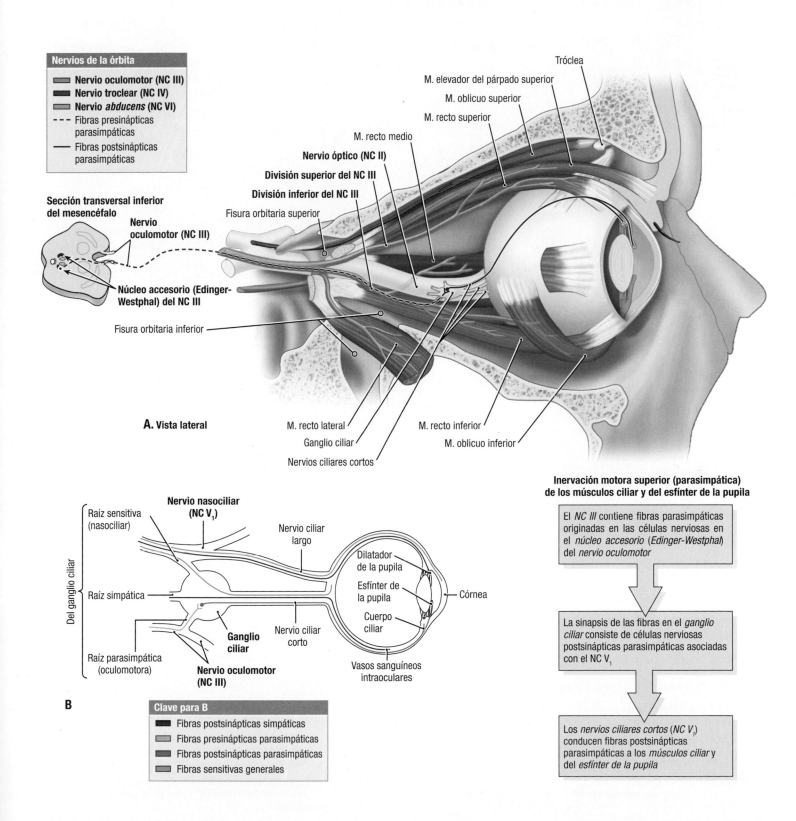

Nervios de la órbita

- Nervio oculomotor (NC III)
- Nervio troclear (NC IV)
- Nervio *abducens* (NC VI)
- - - Fibras presinápticas parasimpáticas
- —— Fibras postsinápticas parasimpáticas

Sección transversal inferior del mesencéfalo

Nervio oculomotor (NC III)

Núcleo accesorio (Edinger-Westphal) del NC III

Fisura orbitaria inferior

A. Vista lateral

Tróclea

M. elevador del párpado superior

M. oblicuo superior

M. recto superior

M. recto medio

Nervio óptico (NC II)

División superior del NC III

División inferior del NC III

Fisura orbitaria superior

M. recto lateral

Ganglio ciliar

Nervios ciliares cortos

M. recto inferior

M. oblicuo inferior

Nervio nasociliar (NC V₁)

Raíz sensitiva (nasociliar)

Del ganglio ciliar

Raíz simpática

Raíz parasimpática (oculomotora)

Ganglio ciliar

Nervio oculomotor (NC III)

Nervio ciliar largo

Nervio ciliar corto

Dilatador de la pupila

Esfínter de la pupila

Cuerpo ciliar

Córnea

Vasos sanguíneos intraoculares

B

Clave para B

- Fibras postsinápticas simpáticas
- Fibras presinápticas parasimpáticas
- Fibras postsinápticas parasimpáticas
- Fibras sensitivas generales

Inervación motora superior (parasimpática) de los músculos ciliar y del esfínter de la pupila

El *NC III* contiene fibras parasimpáticas originadas en las células nerviosas en el *núcleo accesorio* (*Edinger-Westphal*) del *nervio oculomotor*

⬇

La sinapsis de las fibras en el *ganglio ciliar* consiste de células nerviosas postsinápticas parasimpáticas asociadas con el NC V₁

⬇

Los *nervios ciliares cortos* (*NC V₁*) conducen fibras postsinápticas parasimpáticas a los *músculos ciliar* y del *esfínter de la pupila*

A. Nervios de la órbita. **B.** Inervación somática y autonómica del globo ocular.

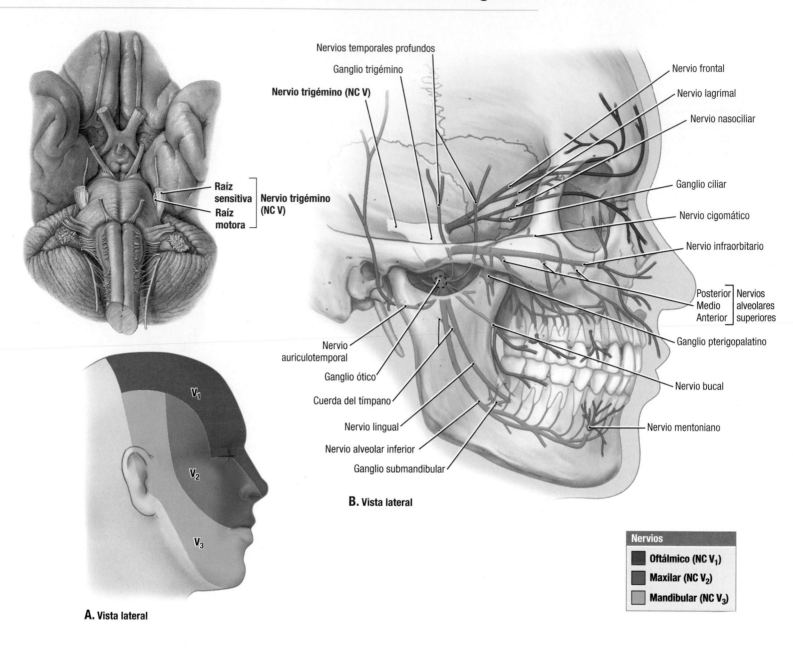

Nervios temporales profundos
Ganglio trigémino
Nervio trigémino (NC V)
Nervio frontal
Nervio lagrimal
Nervio nasociliar
Ganglio ciliar
Nervio cigomático
Nervio infraorbitario

Raíz sensitiva
Raíz motora
Nervio trigémino (NC V)

Posterior | Nervios
Medio | alveolares
Anterior | superiores

Ganglio pterigopalatino

Nervio auriculotemporal
Ganglio ótico
Cuerda del tímpano
Nervio lingual
Nervio alveolar inferior
Ganglio submandibular

Nervio bucal
Nervio mentoniano

B. Vista lateral

V₁
V₂
V₃

Nervios
■ **Oftálmico (NC V₁)**
■ **Maxilar (NC V₂)**
■ **Mandibular (NC V₃)**

A. Vista lateral

9-11 **Nervio trigémino (NC V)**

A. Distribución cutánea (sensitiva somática). **B.** Ramos de las divisiones oftálmica (NC V₁), maxilar (NC V₂) y mandibular (NC V₃).

TABLA 9-5 Nervio trigémino (NC V)

Nervio	Componentes funcionales	Células de origen/ terminación	Paso por el cráneo	Distribución y funciones[a]
División oftálmica (NC V₁)			Fisura orbitaria superior	Sensibilidad en la córnea, la piel de la frente, la piel cabelluda, el párpado superior, la nariz y la mucosa de la cavidad nasal y los senos paranasales; la duramadre supratentorial
División maxilar (NC V₂)	Somático (sensitivo general)	Ganglio del trigémino/ núcleos espinal, principal y mesencefálico del NC V	Foramen redondo	Sensibilidad en la piel de la cara sobre el maxilar incluyendo el labio superior, los dientes maxilares, la mucosa de la nariz, los senos maxilares y el paladar
División mandibular (NC V₃)			Foramen oval	Sensibilidad en la piel sobre la mandíbula (p. ej., el labio inferior y el lado de la cabeza, los dientes mandibulares, la articulación temporomandibular, la mucosa de la boca y los dos tercios anteriores de la lengua
	Motor somático (branquial)	Núcleo motor del NC V		Motor de los músculos de la masticación, milohioideo, vientre anterior del digástrico, tensor del velo del paladar y tensor del tímpano

[a]Consulte las páginas siguientes para obtener más detalles.

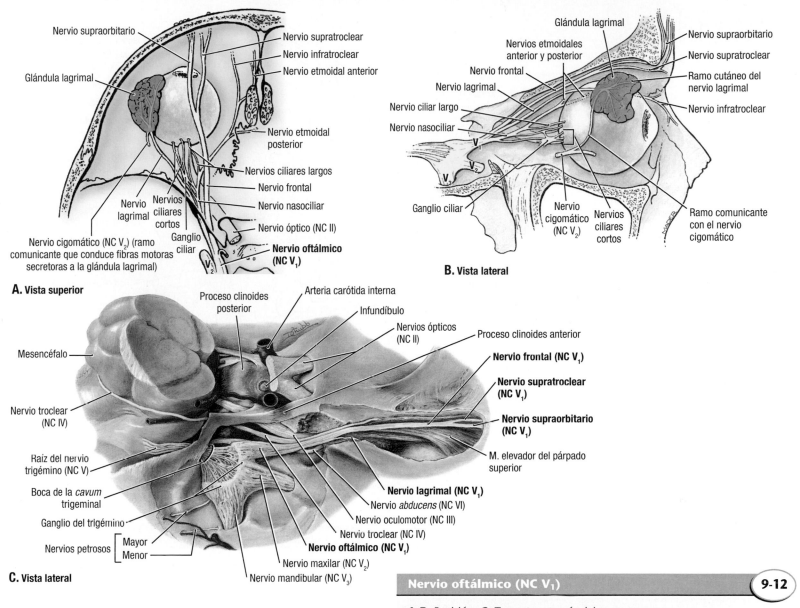

A. Vista superior

- Nervio supraorbitario
- Nervio supratroclear
- Nervio infratroclear
- Nervio etmoidal anterior
- Glándula lagrimal
- Nervio etmoidal posterior
- Nervios ciliares largos
- Nervio frontal
- Nervio nasociliar
- Nervio óptico (NC II)
- Nervio lagrimal
- Nervios ciliares cortos
- Ganglio ciliar
- Nervio cigomático (NC V₂) (ramo comunicante que conduce fibras motoras secretoras a la glándula lagrimal)
- **Nervio oftálmico (NC V₁)**

B. Vista lateral

- Glándula lagrimal
- Nervios etmoidales anterior y posterior
- Nervio frontal
- Nervio lagrimal
- Nervio ciliar largo
- Nervio nasociliar
- Ganglio ciliar
- Nervio supraorbitario
- Nervio supratroclear
- Ramo cutáneo del nervio lagrimal
- Nervio infratroclear
- Nervio cigomático (NC V₂)
- Nervios ciliares cortos
- Ramo comunicante con el nervio cigomático
- V₁ V₂ V₃

C. Vista lateral

- Proceso clinoides posterior
- Arteria carótida interna
- Infundíbulo
- Nervios ópticos (NC II)
- Proceso clinoides anterior
- Mesencéfalo
- **Nervio frontal (NC V₁)**
- **Nervio supratroclear (NC V₁)**
- **Nervio supraorbitario (NC V₁)**
- Nervio troclear (NC IV)
- M. elevador del párpado superior
- Raíz del nervio trigémino (NC V)
- **Nervio lagrimal (NC V₁)**
- Nervio abducens (NC VI)
- Nervio oculomotor (NC III)
- Boca de la cavum trigeminal
- Nervio troclear (NC IV)
- Ganglio del trigémino
- **Nervio oftálmico (NC V₁)**
- Nervios petrosos { Mayor / Menor }
- Nervio maxilar (NC V₂)
- Nervio mandibular (NC V₃)

Nervio oftálmico (NC V₁)   **9-12**

A-B. Revisión. C. Trayecto a través del seno cavernoso.

TABLA 9-6 Ramos del nervio oftálmico (NC V₁)	
Función	**Ramos**

Nervio oftálmico (NC V₁)
Sensibilidad somática solo en el origen del ganglio del trigémino
Motora visceral. Extracranealmente, transporta: 1) fibras parasimpáticas postsinápticas del ganglio ciliar al cuerpo ciliar y al esfínter de las pupilas; 2) fibras parasimpáticas postsinápticas del ramo comunicante del nervio cigomático (NC V₂) a la glándula lagrimal y 3) fibras simpáticas postsinápticas del plexo carotídeo interno al dilatador de las pupilas y a los vasos sanguíneos intraoculares
Pasa a través de la fisura orbitaria superior para entrar en la órbita
Suministra inervación sensitiva general a la córnea, a las conjuntivas bulbar superior y palpebral, a la mucosa de la cavidad nasal anterosuperior, a los senos frontal, etmoidal y esfenoidal, a la duramadre anterior y supratentorial, a la piel del dorso externo de la nariz, al párpado superior, a la frente y a la piel cabelluda anterior
 	
Somatosensitivo NC V₁
	Ramos sensitivos somáticos:
	Nervio tentorial (ramo meníngeo intracraneal)
	Nervio lagrimal (la porción terminal también recibe fibras parasimpáticas postsinápticas del nervio cigomático [NC V₂] y las transmite a la glándula lagrimal)
	Nervio frontal
	  Nervio supraorbitario
	  Nervio supratroclear
	Nervio nasociliar
	  Raíz sensitiva del ganglio ciliar
	  Nervios ciliares largo y corto (también conduce fibras simpáticas postsinápticas desde el plexo carotídeo interno al globo ocular; además, los nervios ciliares cortos transmiten fibras parasimpáticas postsinápticas desde el ganglio ciliar hasta el globo ocular)
	  Nervios etmoidales anterior y posterior
	    Nervios meníngeos anteriores
	    Ramos nasales interno y externo
	Nervio infratroclear

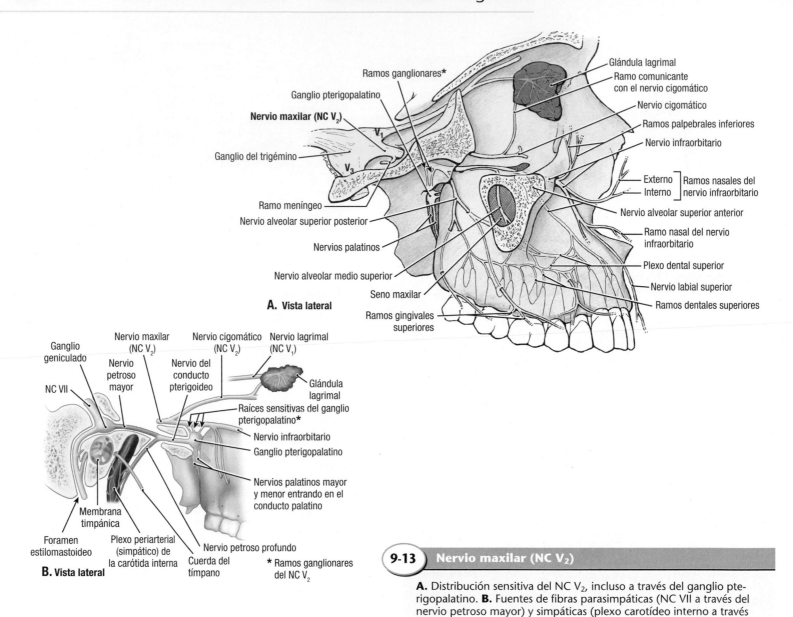

Ramos ganglionares*
Ganglio pterigopalatino
Nervio maxilar (NC V₂)
V₁
Ganglio del trigémino
V₃
Ramo meníngeo
Nervio alveolar superior posterior
Nervios palatinos
Nervio alveolar medio superior
Seno maxilar
Ramos gingivales superiores

Glándula lagrimal
Ramo comunicante con el nervio cigomático
Nervio cigomático
Ramos palpebrales inferiores
Nervio infraorbitario
Externo } Ramos nasales del
Interno } nervio infraorbitario
Nervio alveolar superior anterior
Ramo nasal del nervio infraorbitario
Plexo dental superior
Nervio labial superior
Ramos dentales superiores

A. Vista lateral

Ganglio geniculado
Nervio maxilar (NC V₂)
Nervio cigomático (NC V₂)
Nervio lagrimal (NC V₁)
Nervio petroso mayor
Nervio del conducto pterigoideo
NC VII
Glándula lagrimal
Raíces sensitivas del ganglio pterigopalatino*
Nervio infraorbitario
Ganglio pterigopalatino
Nervios palatinos mayor y menor entrando en el conducto palatino
Membrana timpánica
Foramen estilomastoideo
Plexo periarterial (simpático) de la carótida interna
Nervio petroso profundo
Cuerda del tímpano
* Ramos ganglionares del NC V₂

B. Vista lateral

9-13 **Nervio maxilar (NC V₂)**

A. Distribución sensitiva del NC V₂, incluso a través del ganglio pterigopalatino. **B.** Fuentes de fibras parasimpáticas (NC VII a través del nervio petroso mayor) y simpáticas (plexo carotídeo interno a través del nervio petroso profundo) distribuidas por el NC V₂.

TABLA 9-7	**Ramos del nervio maxilar (NC V₂)**	
Función		**Ramos**
Nervio maxilar (NC V₂) Solo sensitivo somático (proximalmente, en el origen del ganglio del trigémino) Motor visceral. Distalmente transporta: 1) fibras parasimpáticas postsinápticas desde el ganglio pterigopalatino (las fibras presinápticas proceden del NC VII a través del nervio petroso mayor y del nervio del conducto pterigoideo) y 2) fibras simpáticas postsinápticas desde el ganglio cervical superior a través del plexo carotídeo interno (las fibras presinápticas proceden de la columna intermediolateral de la sustancia gris, segmentos medulares T1-T3) Pasa a través del foramen redondo mayor para entrar en la fosa pterigopalatina Inerva la duramadre de la cara anterior de la parte lateral de la fosa craneal media, la conjuntiva del párpado inferior, la mucosa de la cavidad nasal posteroinferior, el seno maxilar, el paladar y la parte anterior del vestíbulo bucal superior, los dientes maxilares y la piel de la nariz externa lateral, el párpado inferior, la mejilla anterior y el labio superior	Somatosensitivo NC V₂ 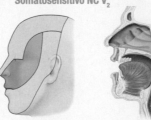	Ramo meníngeo Ramo cigomático Ramo cigomaticofacial Ramo cigomaticotemporal Ramo comunicante con el nervio lagrimal Ramos ganglionares al ganglio pterigopalatino (a su raíz sensitiva) Nervio infraorbitario Ramos alveolares superior anterior, medio y posterior Plexo dental superior y ramos Ramos gingivales superiores Ramos palpebrales inferiores Ramos nasales externo e interno Ramos labiales superiores Nervio palatino mayor Nervios nasales laterales posteroinferiores Nervios palatinos menores Ramos nasales mediales y laterales posterosuperiores Nervio nasopalatino Nervio faríngeo

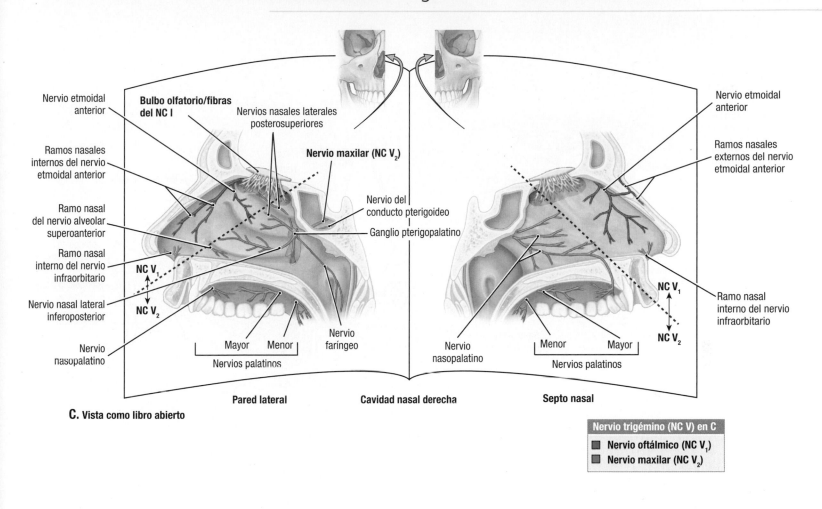

C. Vista como libro abierto

Pared lateral   Cavidad nasal derecha   Septo nasal

Nervio etmoidal anterior

Bulbo olfatorio/fibras del NC I

Nervios nasales laterales posterosuperiores

Nervio maxilar (NC V₂)

Nervio del conducto pterigoideo

Ganglio pterigopalatino

Ramos nasales internos del nervio etmoidal anterior

Ramo nasal del nervio alveolar superoanterior

Ramo nasal interno del nervio infraorbitario

NC V₁

Nervio nasal lateral inferoposterior

NC V₂

Nervio nasopalatino

Mayor   Menor

Nervios palatinos

Nervio faríngeo

Nervio etmoidal anterior

Ramos nasales externos del nervio etmoidal anterior

Ramo nasal interno del nervio infraorbitario

NC V₁

NC V₂

Nervio nasopalatino

Menor   Mayor

Nervios palatinos

Nervio trigémino (NC V) en C

■ **Nervio oftálmico (NC V₁)**
■ **Nervio maxilar (NC V₂)**

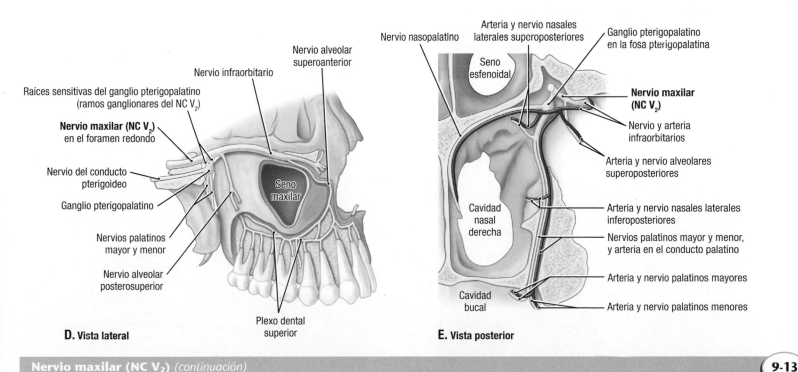

D. Vista lateral

Raíces sensitivas del ganglio pterigopalatino (ramos ganglionares del NC V₂)

Nervio maxilar (NC V₂) en el foramen redondo

Nervio del conducto pterigoideo

Ganglio pterigopalatino

Nervios palatinos mayor y menor

Nervio alveolar posterosuperior

Nervio infraorbitario

Nervio alveolar superoanterior

Seno maxilar

Plexo dental superior

E. Vista posterior

Nervio nasopalatino

Arteria y nervio nasales laterales supcroposteriores

Ganglio pterigopalatino en la fosa pterigopalatina

Seno esfenoidal

Nervio maxilar (NC V₂)

Nervio y arteria infraorbitarios

Arteria y nervio alveolares superoposteriores

Cavidad nasal derecha

Arteria y nervio nasales laterales inferoposteriores

Nervios palatinos mayor y menor, y arteria en el conducto palatino

Arteria y nervio palatinos mayores

Cavidad bucal

Arteria y nervio palatinos menores

Nervio maxilar (NC V₂) *(continuación)*   **9-13**

C. Inervación de la pared lateral y del septo del lado derecho de la cavidad nasal y del paladar. **D.** Relación de los nervios con el seno maxilar.

E. Sección coronal donde se muestra el curso de los nervios nasopalatinos y palatinos mayor y menor.

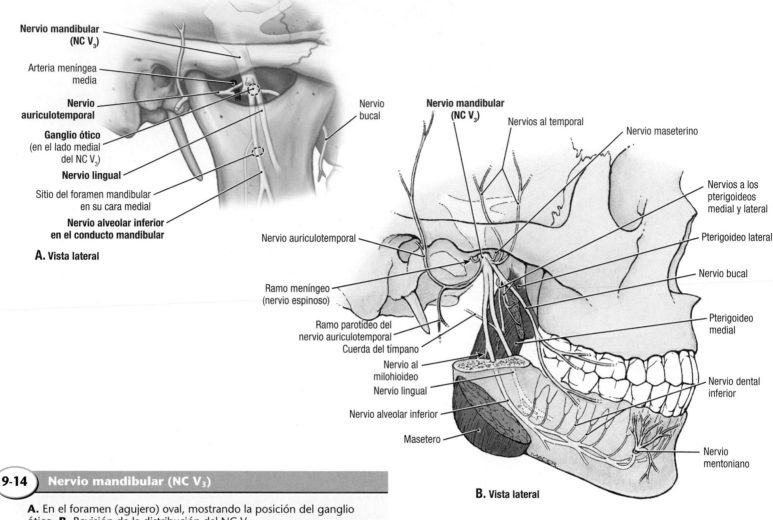

Nervio mandibular (NC V₃)

Arteria meníngea media

Nervio auriculotemporal

Ganglio ótico (en el lado medial del NC V₃)

Nervio lingual

Sitio del foramen mandibular en su cara medial

Nervio alveolar inferior en el conducto mandibular

A. Vista lateral

Nervio bucal

Nervio mandibular (NC V₃)

Nervios al temporal

Nervio maseterino

Nervios a los pterigoideos medial y lateral

Pterigoideo lateral

Nervio bucal

Pterigoideo medial

Nervio dental inferior

Nervio auriculotemporal

Ramo meníngeo (nervio espinoso)

Ramo parotídeo del nervio auriculotemporal

Cuerda del tímpano

Nervio al milohioideo

Nervio lingual

Nervio alveolar inferior

Masetero

Nervio mentoniano

B. Vista lateral

9-14 **Nervio mandibular (NC V₃)**

A. En el foramen (agujero) oval, mostrando la posición del ganglio ótico. **B.** Revisión de la distribución del NC V₃.

TABLA 9-8 **Ramos del nervio mandibular (NC V₃)**

Función	Ramos

Nervio maxilar (NC V₃)
Sensitivo somático y motor somático (branquial)
Sensitivo especial: extracraneal, lleva fibras gustativas (desde el NC VII a través del nervio de la cuerda del tímpano) de los dos tercios anteriores de la lengua
Motor visceral. Extracraneal, transmite: 1) fibras parasimpáticas presinápticas al ganglio submandibular (las fibras presinápticas proceden del NC VII a través del nervio de la cuerda del tímpano), 2) fibras parasimpáticas postsinápticas del ganglio submandibular a las glándulas submandibulares y sublinguales y 3) fibras parasimpáticas postsinápticas del ganglio ótico a la glándula parótida
Pasa a través del foramen oval para entrar en la fosa infratemporal
Proporciona una inervación sensitiva general a la mucosa de los dos tercios anteriores de la lengua, al piso de la boca y al vestíbulo oral inferior posterior y anterior; a los dientes mandibulares y a la piel del labio inferior, a las regiones bucal y temporal de la cara y al oído externo (superior anterior de la oreja, meato acústico externo superior y membrana timpánica)
Suministra la inervación motora a los cuatro músculos de la masticación, el milohioideo, el vientre anterior del digástrico, el tensor del tímpano y el tensor del paladar
	Ramos sensitivos somáticos:
	  Ramo meníngeo (nervio espinoso)
	  Nervio bucal
	  Nervio auriculotemporal (también conduce *fibras motoras viscerales*)
	    Ramos temporales superficiales
	    Ramos de la parótida
	  Nervio lingual (también conduce fibras *motoras viscerales* y *sensitivas especiales*)
	  Nervio alveolar inferior
	    Nervio al milohioideo
	    Plexo dental inferior
	      Ramos dentales inferiores
	      Ramos gingivales inferiores
	  Nervio mentoniano
	Ramos motores somáticos (branquiales):
	  Nervio maseterino
	  Ramos pterigoideos medial y lateral
	  Nervios temporales profundos
	  Nervio del milohioideo
	  Nervio del tensor del tímpano
	  Nervio del tensor del velo del paladar

NC V₃ somatosensitivo

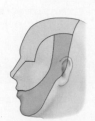 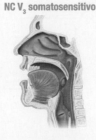 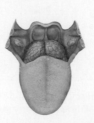

NC V₃ somatomotor

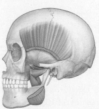

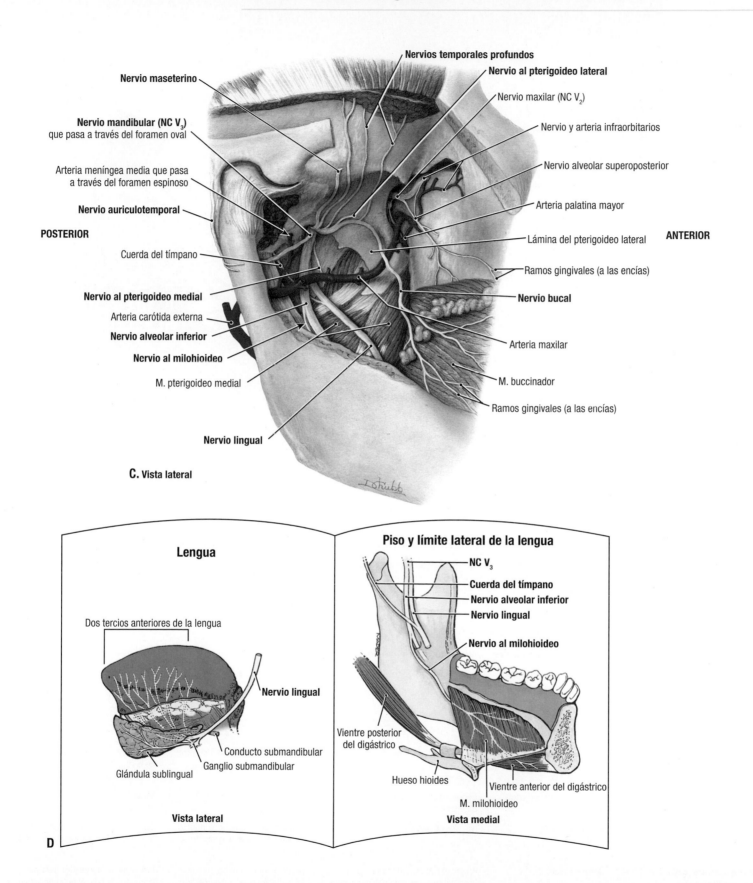

Nervios temporales profundos

Nervio al pterigoideo lateral

Nervio maxilar (NC V₂)

Nervio maseterino

Nervio y arteria infraorbitarios

Nervio mandibular (NC V₃)
que pasa a través del foramen oval

Nervio alveolar superoposterior

Arteria meníngea media que pasa
a través del foramen espinoso

Arteria palatina mayor

Nervio auriculotemporal

Lámina del pterigoideo lateral

POSTERIOR

ANTERIOR

Ramos gingivales (a las encías)

Cuerda del tímpano

Nervio bucal

Nervio al pterigoideo medial

Arteria carótida externa

Arteria maxilar

Nervio alveolar inferior

Nervio al milohioideo

M. buccinador

M. pterigoideo medial

Ramos gingivales (a las encías)

Nervio lingual

C. Vista lateral

Lengua

Piso y límite lateral de la lengua

NC V₃

Cuerda del tímpano
Nervio alveolar inferior
Nervio lingual

Dos tercios anteriores de la lengua

Nervio al milohioideo

Nervio lingual

Vientre posterior
del digástrico

Conducto submandibular
Ganglio submandibular

Glándula sublingual

Vientre anterior del digástrico

Hueso hioides

M. milohioideo

Vista lateral

Vista medial

D

C. Disección profunda del NC V₃ y de los ramos en el foramen oval.
D. Cara lateral de la lengua y cara medial de la mandíbula mostrados

como páginas de un libro abierto, es decir, la lengua se ha reflejado
desde la mandíbula.

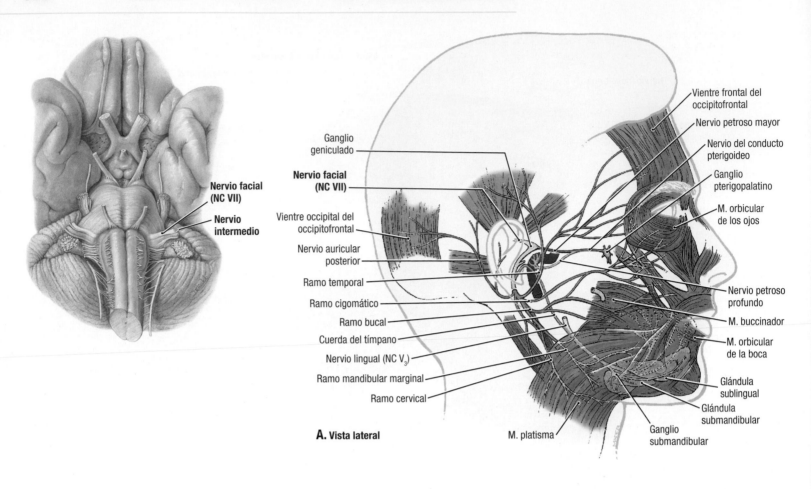

A. Vista lateral

Labels (clockwise):
Vientre frontal del occipitofrontal
Nervio petroso mayor
Nervio del conducto pterigoideo
Ganglio pterigopalatino
M. orbicular de los ojos
Nervio petroso profundo
M. buccinador
M. orbicular de la boca
Glándula sublingual
Glándula submandibular
Ganglio submandibular
M. platisma
Ramo cervical
Ramo mandibular marginal
Nervio lingual (NC V₃)
Cuerda del tímpano
Ramo bucal
Ramo cigomático
Ramo temporal
Nervio auricular posterior
Vientre occipital del occipitofrontal
Nervio facial (NC VII)
Ganglio geniculado
Nervio facial (NC VII)
Nervio intermedio

9-15   **Nervio facial (NC VII)**

A. Revisión. **B.** Inervación motora parasimpática de las glándulas lagrimales, submandibulares y sublinguales. **C.** Nervio del conducto pterigoideo.

TABLA 9-9   Nervio facial (NC VII) incluyendo la raíz motora y el nervio intermedio[a]

Nervio	Componentes funcionales	Células de origen/terminación	Paso por el cráneo	Distribución y funciones
Nervios temporal, cigomático, bucal, mandibular, cervical y auricular posterior; nervio del vientre posterior del digástrico; nervio del estilohioideo; nervio al estapedio	Motor somático (branquial)	Núcleo motor del NC VII	Foramen estilomastoideo	Motor de los músculos de la expresión facial y de la piel cabelluda; también inerva el estapedio del oído medio, el estilohioideo y el vientre posterior del digástrico
Nervio intermedio a través de la cuerda del tímpano	Sensitivo especial	Ganglio geniculado/núcleo solitario	Meato acústico interno/conducto facial/fisura petrotimpánica	Gusto desde los dos tercios anteriores de la lengua, a través de la cuerda del tímpano del piso de la boca y al paladar
Nervio intermedio	Sensitivo somático (general)	Ganglio geniculado/núcleo espinoso del trigémino	Meato acústico interno	Sensibilidad en la piel del meato acústico externo
Nervio intermedio a través del nervio petroso mayor	Sensibilidad visceral	Núcleos de tracto solitario	Meato acústico interno/conducto facial/foramen del nervio petroso mayor	Sensibilidad visceral de las membranas mucosas de la nasofaringe y del paladar
Nervio petroso mayor Cuerda del tímpano	Motor visceral	Presinápticas: núcleo salival superior Postsinápticas: ganglio pterigopalatino (nervio petroso mayor) y ganglio submandibular (cuerda del tímpano)	Meato acústico interno/conducto facial/foramen del nervio petroso mayor (nervio petroso mayor), fisura petrotimpánica (cuerda del tímpano)	Inervación parasimpática de la glándula lagrimal y de las glándulas de la nariz y del paladar (nervio petroso mayor); glándulas salivales submandibulares y sublinguales (cuerda del tímpano)

[a] *Véase* la tabla 9-15.

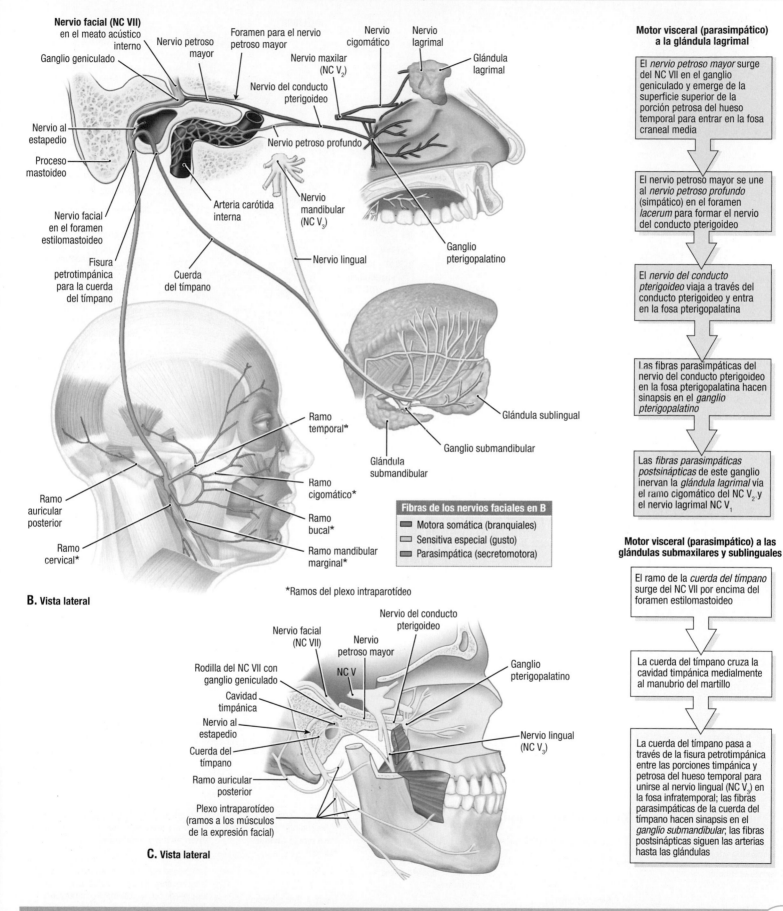

Nervio facial (NC VII) en el meato acústico interno

Ganglio geniculado

Nervio petroso mayor

Foramen para el nervio petroso mayor

Nervio cigomático

Nervio lagrimal

Glándula lagrimal

Nervio maxilar (NC V₂)

Nervio del conducto pterigoideo

Nervio al estapedio

Proceso mastoideo

Nervio petroso profundo

Nervio facial en el foramen estilomastoideo

Arteria carótida interna

Nervio mandibular (NC V₃)

Nervio lingual

Fisura petrotimpánica para la cuerda del tímpano

Cuerda del tímpano

Ganglio pterigopalatino

Ramo temporal*

Glándula sublingual

Ganglio submandibular

Ramo cigomático*

Glándula submandibular

Ramo auricular posterior

Ramo bucal*

Ramo cervical*

Ramo mandibular marginal*

Fibras de los nervios faciales en B
- Motora somática (branquiales)
- Sensitiva especial (gusto)
- Parasimpática (secretomotora)

*Ramos del plexo intraparotídeo

B. Vista lateral

Nervio del conducto pterigoideo

Nervio facial (NC VII)

Nervio petroso mayor

NC V

Rodilla del NC VII con ganglio geniculado

Ganglio pterigopalatino

Cavidad timpánica

Nervio al estapedio

Cuerda del tímpano

Nervio lingual (NC V₃)

Ramo auricular posterior

Plexo intraparotídeo (ramos a los músculos de la expresión facial)

C. Vista lateral

Motor visceral (parasimpático) a la glándula lagrimal

El *nervio petroso mayor* surge del NC VII en el ganglio geniculado y emerge de la superficie superior de la porción petrosa del hueso temporal para entrar en la fosa craneal media

El nervio petroso mayor se une al *nervio petroso profundo* (simpático) en el foramen *lacerum* para formar el nervio del conducto pterigoideo

El *nervio del conducto pterigoideo* viaja a través del conducto pterigoideo y entra en la fosa pterigopalatina

Las fibras parasimpáticas del nervio del conducto pterigoideo en la fosa pterigopalatina hacen sinapsis en el *ganglio pterigopalatino*

Las *fibras parasimpáticas postsinápticas* de este ganglio inervan la *glándula lagrimal* vía el ramo cigomático del NC V₂ y el nervio lagrimal NC V₁

Motor visceral (parasimpático) a las glándulas submaxilares y sublinguales

El ramo de la *cuerda del tímpano* surge del NC VII por encima del foramen estilomastoideo

La cuerda del tímpano cruza la cavidad timpánica medialmente al manubrio del martillo

La cuerda del tímpano pasa a través de la fisura petrotimpánica entre las porciones timpánica y petrosa del hueso temporal para unirse al nervio lingual (NC V₃) en la fosa infratemporal; las fibras parasimpáticas de la cuerda del tímpano hacen sinapsis en el *ganglio submandibular*; las fibras postsinápticas siguen las arterias hasta las glándulas

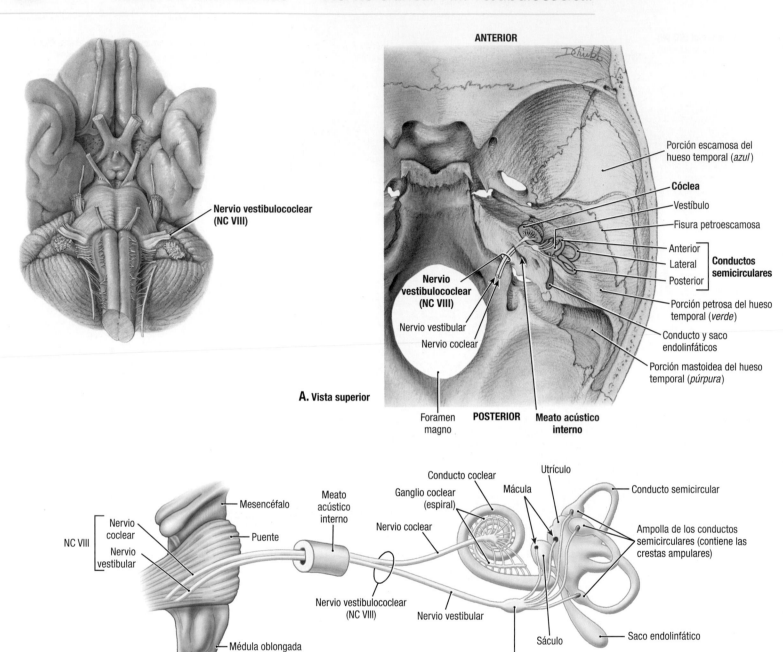

ANTERIOR

Nervio vestibulococlear (NC VIII)

Porción escamosa del hueso temporal (*azul*)

Cóclea

Vestíbulo

Fisura petroescamosa

Anterior
Lateral
Posterior } **Conductos semicirculares**

Porción petrosa del hueso temporal (*verde*)

Conducto y saco endolinfáticos

Porción mastoidea del hueso temporal (*púrpura*)

Nervio vestibulococlear (NC VIII)

Nervio vestibular

Nervio coclear

A. Vista superior

Foramen magno   **POSTERIOR**   **Meato acústico interno**

Mesencéfalo

Meato acústico interno

Conducto coclear

Ganglio coclear (espiral)

Mácula

Utrículo

Conducto semicircular

Nervio coclear

NC VIII
Nervio coclear
Nervio vestibular

Puente

Ampolla de los conductos semicirculares (contiene las crestas ampulares)

Nervio vestibulococlear (NC VIII)

Nervio vestibular

Saco endolinfático

Médula oblongada

Sáculo

Ganglio vestibular

B. Esquema

9-16 **Nervio vestibulococlear (NC VIII)**

A. Cóclea y conductos semicirculares en el cráneo. **B.** Resumen esquemático de la distribución.

TABLA 9-10	Nervio vestibulococlear (NC VIII)			
Porción del nervio vestibulococlear	**Componentes funcionales**	**Células de origen/ terminación**	**Paso por la cavidad craneal**	**Distribución y funciones**
Nervio vestibular		Ganglio vestibular/núcleos vestibulares		Sensibilidad vestibular de los conductos semicirculares, el utrículo y el sáculo, relacionada con la posición y el movimiento de la cabeza
	Sensitivo especial		Meato acústico interno	
Nervio coclear		Ganglio espiral/núcleos cocleares		Audición del órgano espiral

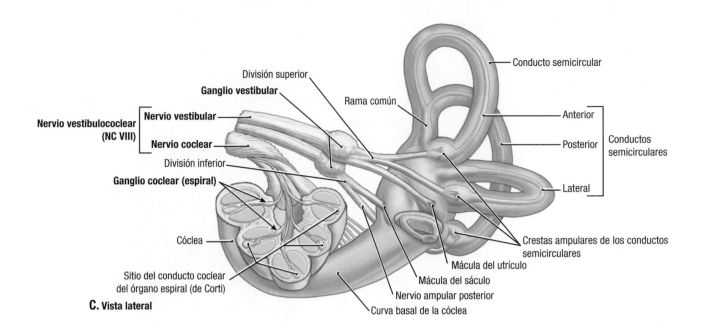

C. Vista lateral

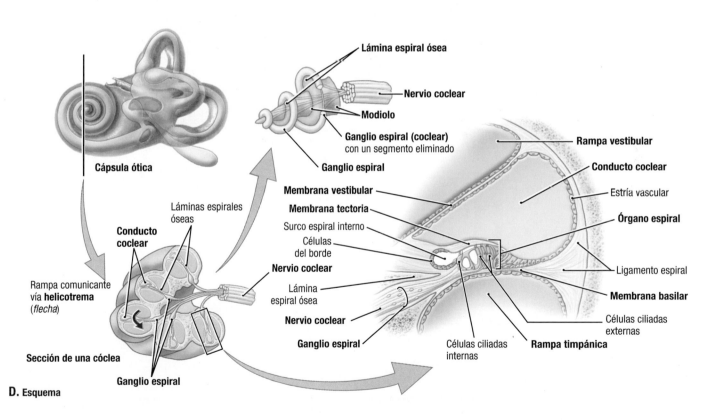

D. Esquema

C. Aparatos laberíntico y coclear, nervios y ganglios. **D.** Estructura de la cóclea. Observe:

- El conducto coclear triangular es un tubo espiral entre la lámina espiral ósea y la pared externa del conducto coclear (ligamento espiral).
- La pared superior del conducto coclear está formada por la membrana vestibular y la pared inferior por la membrana basilar y la lámina espiral ósea.

- El receptor de los estímulos auditivos es el órgano espiral (de Corti), situado en la membrana basilar; está recubierto por la membrana tectoria gelatinosa.
- El órgano espiral contiene células ciliadas que responden a las vibraciones inducidas en la perilinfa por las ondas sonoras.
- Las fibras del nervio coclear son axones de las neuronas del ganglio espiral; los procesos periféricos entran en el órgano espiral (de Corti).

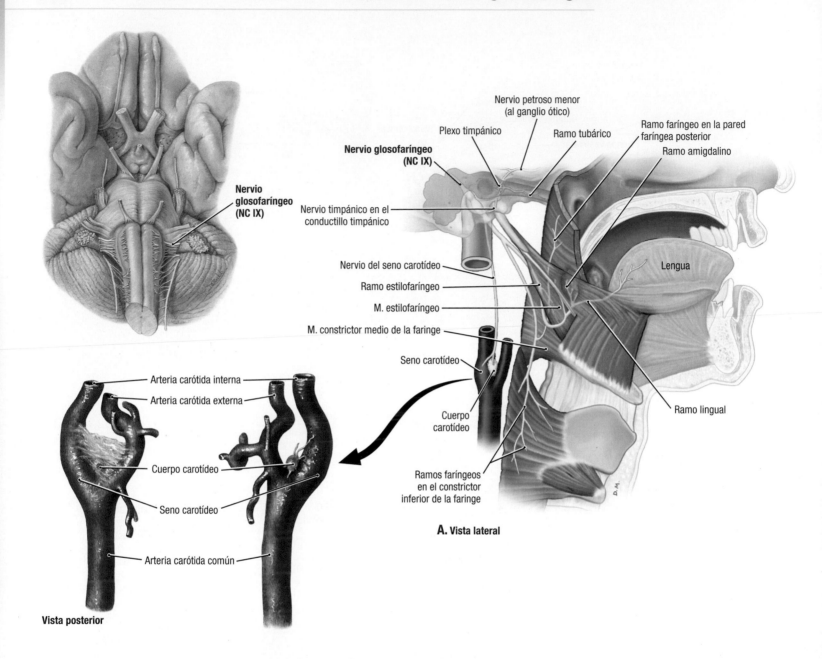

Nervio petroso menor
(al ganglio ótico)

Plexo timpánico

Ramo tubárico

Ramo faríngeo en la pared
faríngea posterior

Ramo amigdalino

**Nervio glosofaríngeo
(NC IX)**

Nervio timpánico en el
conductillo timpánico

Lengua

Nervio del seno carotídeo

Ramo estilofaríngeo

M. estilofaríngeo

M. constrictor medio de la faringe

Seno carotídeo

Cuerpo
carotídeo

Ramo lingual

Ramos faríngeos
en el constrictor
inferior de la faringe

A. Vista lateral

**Nervio
glosofaríngeo
(NC IX)**

Arteria carótida interna

Arteria carótida externa

Cuerpo carotídeo

Seno carotídeo

Arteria carótida común

Vista posterior

9-17 Nervio glosofaríngeo (NC IX)

A. Revisión de la distribución.

TABLA 9-11 Nervio glosofaríngeo (NC IX)[a]

Nervio	Componentes funcionales	Células de origen/terminación	Paso por el cráneo	Distribución y funciones
Glosofaríngeo	Motor somático (branquial)	Núcleo ambiguo		Motor al estilofaríngeo que ayuda con la deglución
	Motor visceral	Presinápticas: núcleo salival inferior Postsinápticas: ganglio ótico		Inervación parasimpática de la glándula parótida para la secreción
	Sensitivo visceral	Núcleos del tracto solitario, núcleo del trigémino espinoso/ganglio inferior	Foramen yugular	Sensibilidad visceral del cuerpo y del seno carotídeos
	Sensitivo especial	Núcleos del tracto solitario/ganglio inferior		Gusto en el tercio posterior de la lengua
	Sensitivo general	Núcleo del trigémino espinoso/ganglios superior e inferior		Oído externo, tercio posterior de la lengua, cavidad y membrana timpánicas, tuba auditiva, istmo de las fauces y faringe

[a]Véase la tabla 9-15.

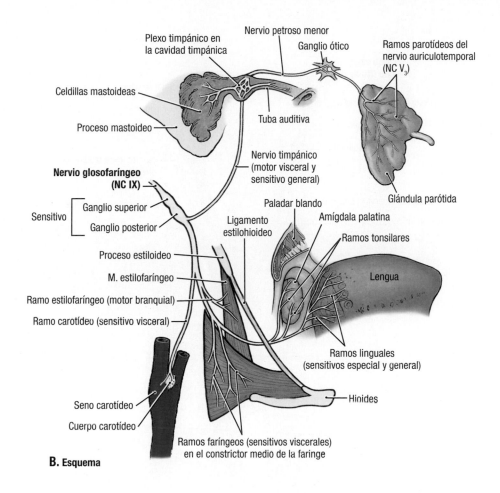

Plexo timpánico en la cavidad timpánica
Nervio petroso menor
Ganglio ótico
Ramos parotídeos del nervio auriculotemporal (NC V₃)
Celdillas mastoideas
Proceso mastoideo
Tuba auditiva
Nervio timpánico (motor visceral y sensitivo general)
Nervio glosofaríngeo (NC IX)
Sensitivo
 Ganglio superior
 Ganglio posterior
Paladar blando
Amígdala palatina
Glándula parótida
Ligamento estilohioideo
Ramos tonsilares
Proceso estiloideo
M. estilofaríngeo
Lengua
Ramo estilofaríngeo (motor branquial)
Ramo carotídeo (sensitivo visceral)
Ramos linguales (sensitivos especial y general)
Seno carotídeo
Cuerpo carotídeo
Hioides
Ramos faríngeos (sensitivos viscerales) en el constrictor medio de la faringe

B. Esquema

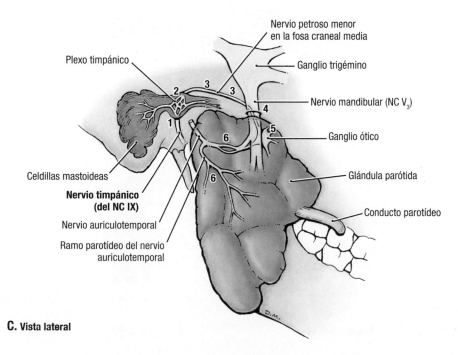

C. Vista lateral

Nervio petroso menor en la fosa craneal media
Plexo timpánico
Ganglio trigémino
Nervio mandibular (NC V₃)
Ganglio ótico
Glándula parótida
Celdillas mastoideas
Nervio timpánico (del NC IX)
Conducto parotídeo
Nervio auriculotemporal
Ramo parotídeo del nervio auriculotemporal

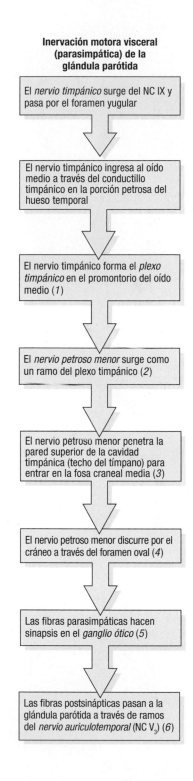

Inervación motora visceral (parasimpática) de la glándula parótida

El *nervio timpánico* surge del NC IX y pasa por el foramen yugular

El nervio timpánico ingresa al oído medio a través del conductillo timpánico en la porción petrosa del hueso temporal

El nervio timpánico forma el *plexo timpánico* en el promontorio del oído medio (*1*)

El *nervio petroso menor* surge como un ramo del plexo timpánico (*2*)

El nervio petroso menor penetra la pared superior de la cavidad timpánica (techo del tímpano) para entrar en la fosa craneal media (*3*)

El nervio petroso menor discurre por el cráneo a través del foramen oval (*4*)

Las fibras parasimpáticas hacen sinapsis en el *ganglio ótico* (*5*)

Las fibras postsinápticas pasan a la glándula parótida a través de ramos del *nervio auriculotemporal* (NC V₃) (*6*)

B. Revisión de la distribución. **C.** Distribución parasimpática a la glándula parótida.

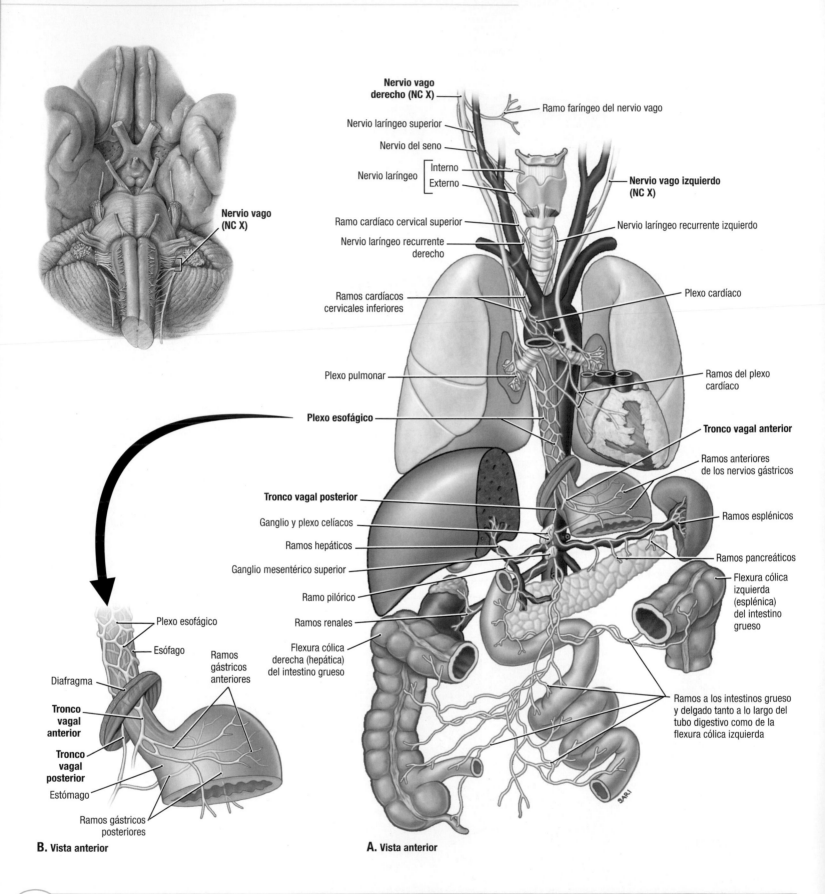

Nervio vago (NC X)

Nervio vago derecho (NC X)

Ramo faríngeo del nervio vago

Nervio laríngeo superior

Nervio del seno

Nervio laríngeo
- Interno
- Externo

Nervio vago izquierdo (NC X)

Ramo cardíaco cervical superior

Nervio laríngeo recurrente izquierdo

Nervio laríngeo recurrente derecho

Ramos cardíacos cervicales inferiores

Plexo cardíaco

Plexo pulmonar

Ramos del plexo cardíaco

Plexo esofágico

Tronco vagal anterior

Ramos anteriores de los nervios gástricos

Tronco vagal posterior

Ramos esplénicos

Ganglio y plexo celíacos

Ramos hepáticos

Ramos pancreáticos

Ganglio mesentérico superior

Flexura cólica izquierda (esplénica) del intestino grueso

Ramo pilórico

Ramos renales

Flexura cólica derecha (hepática) del intestino grueso

Ramos a los intestinos grueso y delgado tanto a lo largo del tubo digestivo como de la flexura cólica izquierda

Plexo esofágico

Esófago

Ramos gástricos anteriores

Diafragma

Tronco vagal anterior

Tronco vagal posterior

Estómago

Ramos gástricos posteriores

B. Vista anterior

A. Vista anterior

9-18 Nervio vago (NC X)

A. Curso en cuello, tórax y abdomen. **B.** Troncos vagales anterior y posterior.

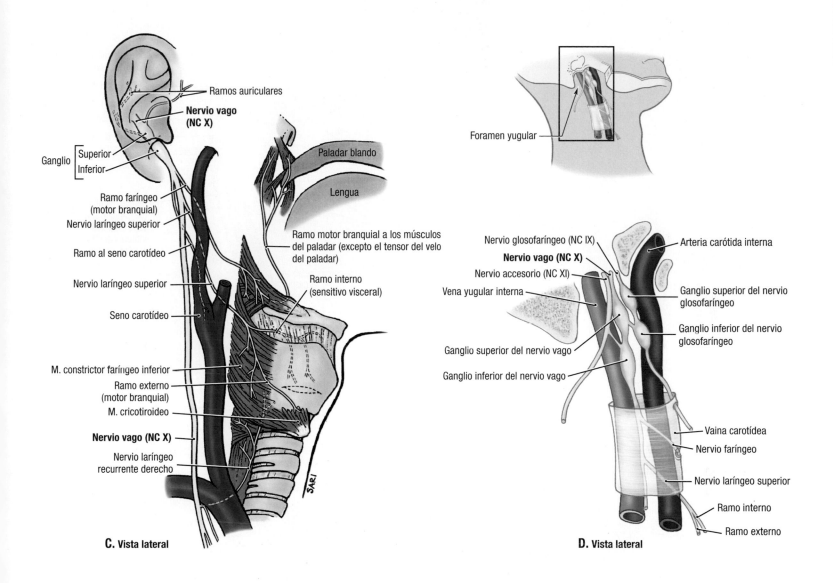

Ramos auriculares

Nervio vago (NC X)

Ganglio {Superior / Inferior

Ramo faríngeo (motor branquial)

Nervio laríngeo superior

Ramo al seno carotídeo

Nervio laríngeo superior

Seno carotídeo

M. constrictor faríngeo inferior

Ramo externo (motor branquial)

M. cricotiroideo

Nervio vago (NC X)

Nervio laríngeo recurrente derecho

Paladar blando

Lengua

Ramo motor branquial a los músculos del paladar (excepto el tensor del velo del paladar)

Ramo interno (sensitivo visceral)

C. Vista lateral

Foramen yugular

Nervio glosofaríngeo (NC IX)

Nervio vago (NC X)

Nervio accesorio (NC XI)

Vena yugular interna

Ganglio superior del nervio vago

Ganglio inferior del nervio vago

Arteria carótida interna

Ganglio superior del nervio glosofaríngeo

Ganglio inferior del nervio glosofaríngeo

Vaina carotídea

Nervio faríngeo

Nervio laríngeo superior

Ramo interno

Ramo externo

D. Vista lateral

Nervio vago (NC X) *(continuación)* **9-18**

C. Ramos en el cuello. **D.** Ganglios sensitivos superior e inferior de los nervios vago y glosofaríngeo.

TABLA 9-12	**Nervio vago (NC X)**			
Nervio	**Componentes funcionales**	**Células de origen/terminación**	**Paso por el cráneo**	**Distribución y funciones**
Vago	Motor branquial	Núcleo ambiguo	Foramen yugular	Motor de los músculos constrictores de la faringe, de los músculos intrínsecos de la laringe, de los músculos del paladar (excepto el tensor del velo del paladar) y del músculo estriado de los dos tercios superiores del esófago
	Motor visceral	Presinápticas: núcleo posterior (dorsal) del NC X Postsinápticas: neuronas en, sobre o cerca de las vísceras		Inervación parasimpática del músculo liso de la tráquea, los bronquios y el tubo digestivo, músculo cardíaco
	Sensitivo visceral	Núcleos del tracto solitario, núcleo del trigémino espinoso/ganglio inferior		Sensibilidad visceral de la base de la lengua, la faringe, la laringe, la tráquea, los bronquios, el corazón, el esófago, el estómago y el intestino; cuerpo y seno carotídeos
	Sensitivo especial	Núcleos del tracto solitario/ganglio inferior		Gusto en la epiglotis y el paladar
	Sensitivo general	Núcleo del trigémino espinoso/ganglio superior		Sensibilidad en el pabellón auricular, el meato acústico externo y la duramadre de la fosa craneal posterior

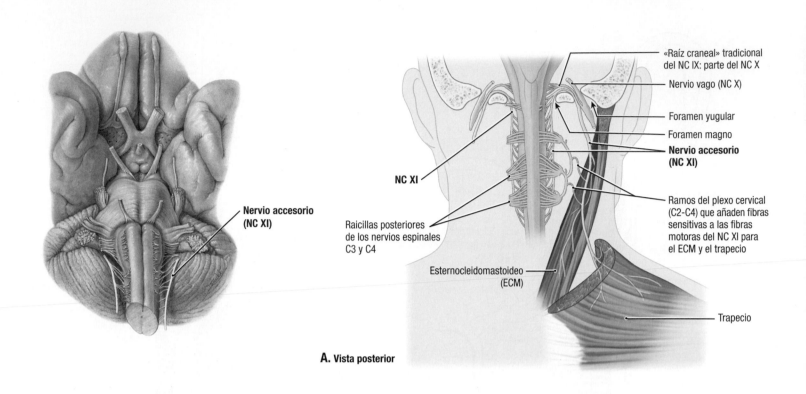

«Raíz craneal» tradicional del NC IX: parte del NC X

Nervio vago (NC X)

Foramen yugular

Foramen magno

Nervio accesorio (NC XI)

Ramos del plexo cervical (C2-C4) que añaden fibras sensitivas a las fibras motoras del NC XI para el ECM y el trapecio

NC XI

Raicillas posteriores de los nervios espinales C3 y C4

Esternocleidomastoideo (ECM)

Trapecio

Nervio accesorio (NC XI)

A. Vista posterior

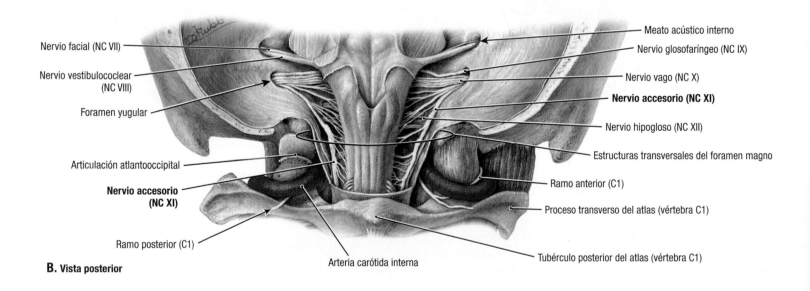

Nervio facial (NC VII)

Nervio vestibulococlear (NC VIII)

Foramen yugular

Articulación atlantooccipital

Nervio accesorio (NC XI)

Ramo posterior (C1)

Arteria carótida interna

Meato acústico interno

Nervio glosofaríngeo (NC IX)

Nervio vago (NC X)

Nervio accesorio (NC XI)

Nervio hipogloso (NC XII)

Estructuras transversales del foramen magno

Ramo anterior (C1)

Proceso transverso del atlas (vértebra C1)

Tubérculo posterior del atlas (vértebra C1)

B. Vista posterior

9-19 Nervio accesorio (espinal) (NC XI)

A. Esquema de distribución. **B.** Curso intracraneal.

TABLA 9-13 Nervio accesorio (NC XI)

Nervio	Componentes funcionales	Células de origen/terminación	Salida del cráneo	Distribución y funciones[a]
Accesorio (espinal)	Motor somático	Núcleo accesorio de la médula espinal	Foramen yugular	Motor del esternocleidomastoideo y del trapecio

[a]Las fibras sensitivas generales que llevan los ramos distales a los músculos no están presentes en el nervio accesorio proximal; estas fibras de los nervios espinales C2-C4 se transfieren desde el plexo cervical en el cuello.

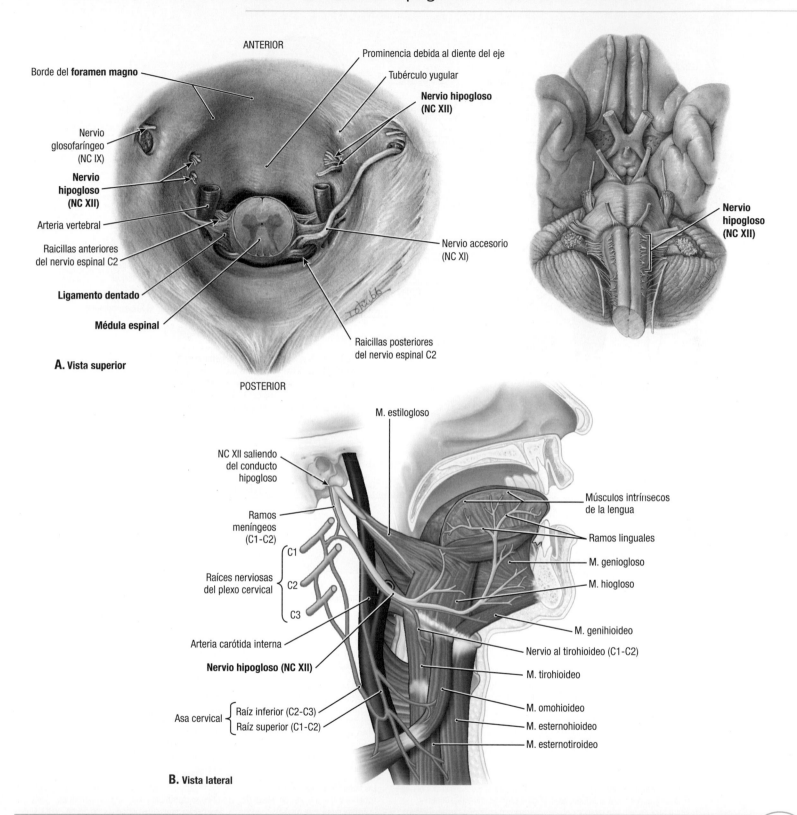

ANTERIOR

Borde del **foramen magno**

Prominencia debida al diente del eje

Tubérculo yugular

Nervio hipogloso (NC XII)

Nervio glosofaríngeo (NC IX)

Nervio hipogloso (NC XII)

Arteria vertebral

Raicillas anteriores del nervio espinal C2

Ligamento dentado

Médula espinal

Nervio accesorio (NC XI)

Raicillas posteriores del nervio espinal C2

A. Vista superior

POSTERIOR

Nervio hipogloso (NC XII)

M. estilogloso

NC XII saliendo del conducto hipogloso

Ramos meníngeos (C1-C2)

C1

Raíces nerviosas del plexo cervical

C2

C3

Arteria carótida interna

Nervio hipogloso (NC XII)

Asa cervical { Raíz inferior (C2-C3) / Raíz superior (C1-C2)

Músculos intrínsecos de la lengua

Ramos linguales

M. geniogloso

M. hiogloso

M. genihioideo

Nervio al tirohioideo (C1-C2)

M. tirohioideo

M. omohioideo

M. esternohioideo

M. esternotiroideo

B. Vista lateral

Nervio hipogloso (NC XII)   **9-20**

A. Salida intracraneal del cráneo hacia el canal hipogloso. **B.** Esquema de distribución.

TABLA 9-14	Nervio hipogloso (NC XII)			
Nervio	**Componentes funcionales**	**Células de origen/terminación**	**Paso por el cráneo**	**Distribución y funciones**
Hipogloso	Motor somático	Núcleo del NC XII	Conducto del hipogloso	Motor de los músculos de la lengua (excepto el palatogloso)

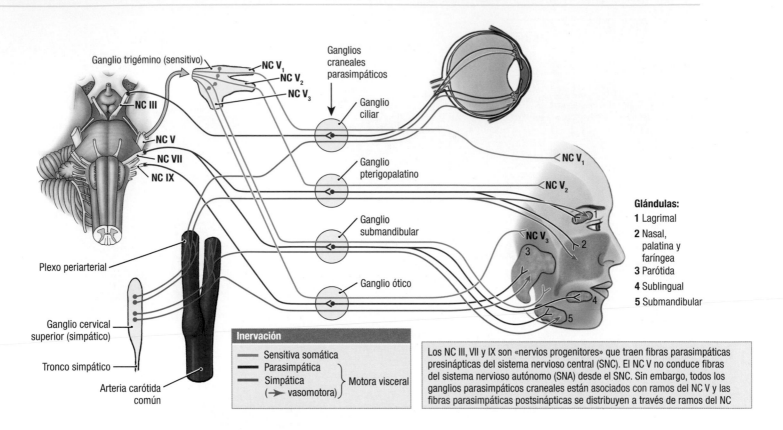

9-21 Resumen de los ganglios parasimpáticos craneales y de la distribución de las fibras viscerales motoras y sensitivas relacionadas

TABLA 9-15 Ganglios autónomos de la cabeza

Ganglio	Ubicación	Raíz parasimpática (núcleo de origen)[a]	Raíz simpática[b]	Distribución principal
Ciliar	Entre el nervio óptico y el recto lateral, cerca del ápice de la órbita	Ramo inferior del nervio oculomotor (NC III) (núcleo de Edinger-Westphal)	Las fibras postsinápticas del ganglio cervical superior se ramifican desde el plexo periarterial en la arteria carótida interna en el seno cavernoso	Las fibras postsinápticas parasimpáticas del ganglio ciliar pasan al músculo ciliar y al esfínter, pupilas de los iris; las fibras postsinápticas simpáticas del ganglio cervical superior pasan al dilatador de las pupilas y a los vasos sanguíneos del ojo
Pterigopalatino	En la fosa pterigopalatina, donde está unido por los ramos pterigopalatinos del nervio maxilar, situado inmediatamente anterior a la abertura del conducto pterigoideo e inferior al NC V$_2$	Nervio petroso mayor del nervio facial (NC VII) (núcleo salival superior)	Nervio petroso profundo, rama del plexo carotídeo interno que es continuación de las fibras postsinápticas del tronco simpático cervical; las fibras del ganglio cervical superior pasan por el ganglio pterigopalatino y entran en los ramos del NC V$_2$	Las fibras postsinápticas parasimpáticas del ganglio pterigopalatino inervan la glándula lagrimal a través del ramo cigomático del NC V$_2$; las fibras postsinápticas simpáticas del ganglio cervical superior acompañan a los ramos del nervio pterigopalatino que se distribuyen a la cavidad nasal, al paladar y a las partes superiores de la faringe
Ótico	Entre el tensor del velo del paladar y el nervio mandibular; se encuentra en la parte inferior del foramen oval	Nervio timpánico a partir del nervio glosofaríngeo (NC IX); el nervio timpánico continúa desde el plexo timpánico como nervio petroso menor (núcleo salival inferior)	Las fibras del ganglio cervical superior viajan a través del plexo de la arteria meníngea media	Las fibras postsinápticas parasimpáticas del ganglio ótico se distribuyen a la glándula parótida a través del nervio auriculotemporal (ramo del NC V$_3$); las fibras postsinápticas simpáticas del ganglio cervical superior pasan a la glándula parótida e irrigan sus vasos sanguíneos
Submandibular	Suspendido del nervio lingual por dos raíces cortas; se encuentra en la superficie del músculo hiogloso inferior al conducto submandibular	Las fibras parasimpáticas se unen al nervio facial (NC VII) y lo abandonan en su ramo de la cuerda del tímpano, que se une al nervio lingual (núcleo salival superior)	Las fibras simpáticas del ganglio cervical superior viajan a través del plexo en la arteria facial	Las fibras parasimpáticas postsinápticas del ganglio submandibular se distribuyen a las glándulas sublinguales y submandibulares; las fibras simpáticas inervan las glándulas sublingual y submandibular

[a]Para la localización de los núcleos *véase* la figura 9-3.
[b]Las fibras simpáticas atraviesan los ganglios en su camino hacia los vasos sanguíneos y al músculo dilatador de la pupila, pero no hacen sinapsis en los ganglios parasimpáticos craneales.

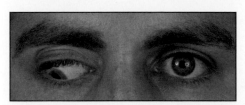

Ojo derecho: pupila dirigida en sentido inferior y lateral, pupila dilatada, ptosis palpebral

Izquierdo

Mirada dirigida en sentido anterior

A. Parálisis del nervio oculomotor (NC III) derecho

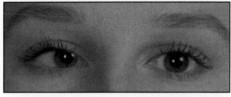

Derecho: normal | Ojo izquierdo: no abduce
Dirección de la mirada ⟶

B. Parálisis del nervio *abducens* (NC VI) izquierdo

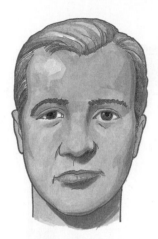

C. Parálisis del nervio facial (NC VI) (parálisis de Bell)

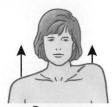

D. Lesión del NC XI derecho

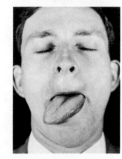

E. Lesión del NC XII derecho

Lesiones de los nervios craneales

9-22

TABLA 9-16 Resumen de las lesiones de los nervios craneales

Nervio	Tipo o lugar de la lesión	Hallazgos anómalos
NC I	Fractura de la lámina cribosa	Anosmia (pérdida del olfato); rinorrea de líquido cerebroespinal (LCE) (filtración por la nariz)
NC II	Traumatismo directo en la órbita o el bulbo ocular; fractura que afecta al canal óptico	Dilatación ipsilateral de la pupila (pérdida de la constricción pupilar)
	Presión en la vía óptica; laceración o coágulo intracerebral en los lóbulos temporal, parietal u occipital del cerebro	Defectos del campo visual
	Aumento de la presión del LCE	Protrusión del disco óptico (papiledema)
NC III	Presión del uncus herniado sobre el nervio; fractura que afecta al seno cavernoso; aneurismas	Pupila dilatada, ptosis, el ojo rota inferior y lateralmente (hacia abajo y hacia afuera), se pierde el reflejo pupilar del lado de la lesión (*imagen A*)
NC IV	Estiramiento del nervio en su recorrido alrededor del tronco encefálico; fractura de la órbita	Incapacidad para rotar el ojo aducido inferiormente
NC V	Lesión de los ramos terminales (especialmente del NC V₂) en la pared superior del seno maxilar; procesos patológicos (tumores, aneurismas, infecciones) que afectan al nervio trigémino	Pérdida de las sensaciones de dolor y tacto/parestesia en la cara; pérdida del reflejo corneal (parpadeo al tocar la córnea); parálisis de los músculos de la masticación; desviación de la mandíbula hacia el lado de la lesión al abrir la boca
NC VI	Base del cerebro o fractura que afecta al seno cavernoso o a la órbita	Incapacidad para girar el ojo lateralmente; diplopía en la mirada lateral (*imagen B*)
NC VII[a]	Laceración o contusión en la región parotídea	Parálisis de los músculos faciales; el ojo permanece abierto, el ángulo de la boca cae, la frente no se arruga (*imagen C*)
	Fractura del hueso temporal	Como en el caso anterior y, además, afectación del nervio coclear y de la cuerda del tímpano; córnea seca y pérdida del gusto en los dos tercios anteriores de la lengua
	Hematoma intracraneal («ictus»)	Debilidad (parálisis) de los músculos faciales inferiores contralaterales a la lesión; los músculos faciales superiores no se ven afectados porque están inervados bilateralmente
NC VIII	Tumor de nervio	Pérdida auditiva unilateral progresiva; acúfenos (ruidos en el oído); vértigo (pérdida de equilibrio)
NC IX[b]	Lesión del tronco encefálico o laceración profunda del cuello	Pérdida del gusto en el tercio posterior de la lengua; pérdida de sensibilidad en el lado afectado del paladar blando; pérdida del reflejo nauseoso en el lado afectado
NC X	Lesión del tronco encefálico o laceración profunda del cuello	Caída del paladar blando, desviación de la úvula hacia el lado no afectado, ronquera por parálisis de las cuerdas vocales, dificultad para tragar y hablar
NC XI	Laceración del cuello	Parálisis del esternocleidomastoideo y de las fibras superiores del trapecio; caída del hombro (*imagen D*)
NC XII	Laceración del cuello; fracturas en la base del cráneo	La lengua protruida se desvía hacia el lado afectado; disartria moderada, alteración de la articulación (*imagen E*)

[a] Los tumores del NC III (p. ej., neurinoma del acústico) dentro del meato acústico interno pueden dar lugar a síntomas de una lesión del NC VII.
[b] Las lesiones aisladas del NC IX son infrecuentes; por lo general, los NC IX, X y XI se ven afectados conjuntamente a su paso por el foramen yugular.

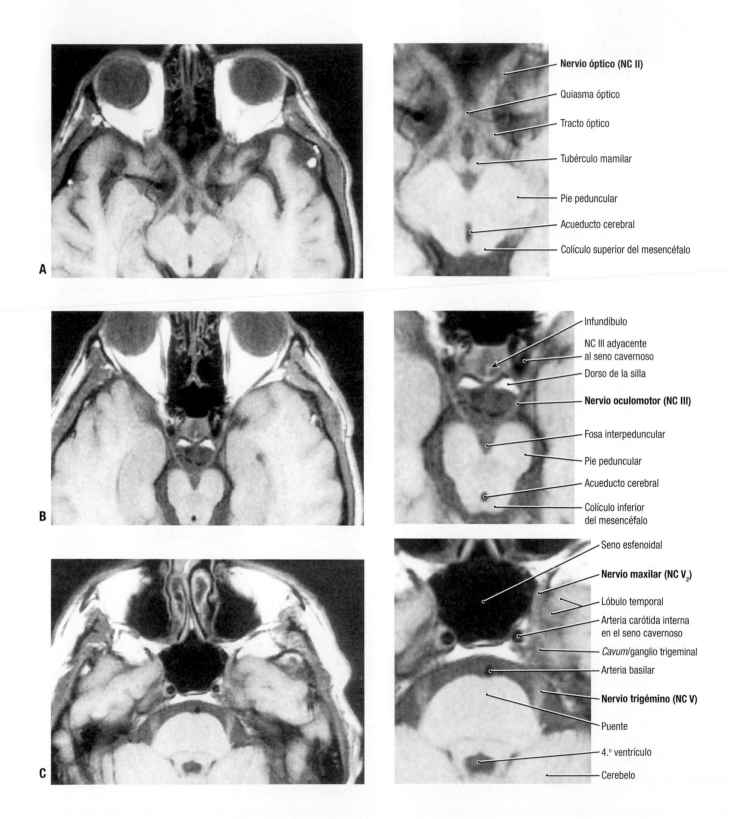

A. Nervio óptico (NC II)
Quiasma óptico
Tracto óptico
Tubérculo mamilar
Pie peduncular
Acueducto cerebral
Colículo superior del mesencéfalo

Infundíbulo
NC III adyacente al seno cavernoso
Dorso de la silla
Nervio oculomotor (NC III)
Fosa interpeduncular
Pie peduncular
Acueducto cerebral
Colículo inferior del mesencéfalo

Seno esfenoidal
Nervio maxilar (NC V₂)
Lóbulo temporal
Arteria carótida interna en el seno cavernoso
Cavum/ganglio trigeminal
Arteria basilar
Nervio trigémino (NC V)
Puente
4.º ventrículo
Cerebelo

9-23 Resonancia magnética transversal de la cabeza que muestra los nervios craneales

A. Nervio óptico (NC II). **B.** Nervio oculomotor (NC III). **C.** Nervio trigémino (NC V).

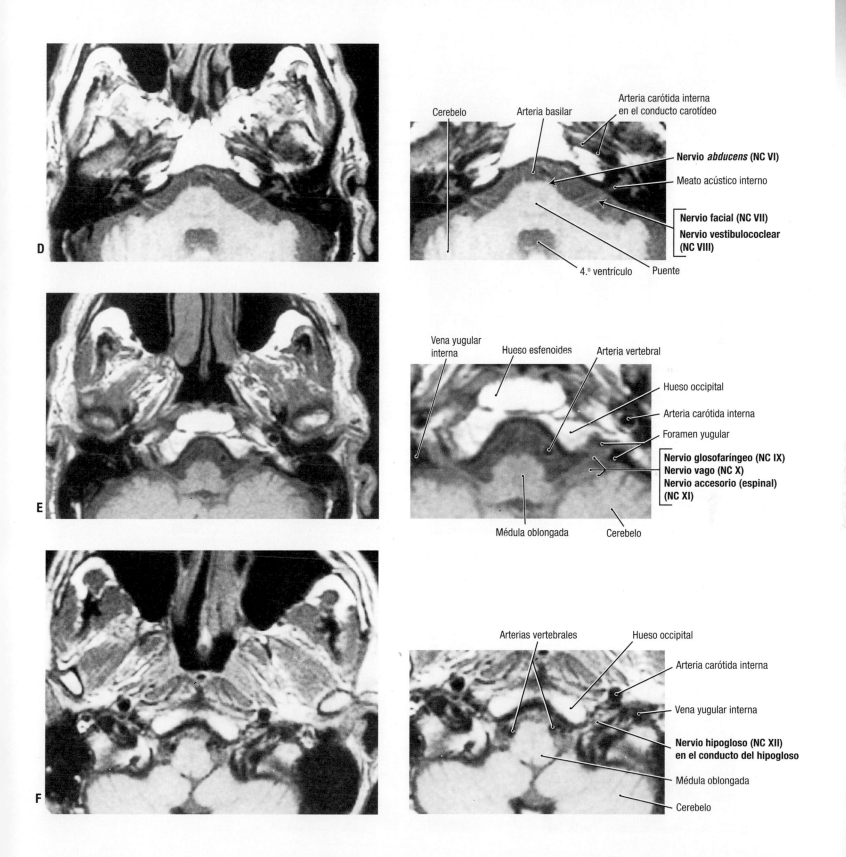

D

Cerebelo
Arteria basilar
Arteria carótida interna en el conducto carotídeo
Nervio *abducens* (NC VI)
Meato acústico interno
Nervio facial (NC VII)
Nervio vestibulococlear (NC VIII)
4.º ventrículo
Puente

E

Vena yugular interna
Hueso esfenoides
Arteria vertebral
Hueso occipital
Arteria carótida interna
Foramen yugular
Nervio glosofaríngeo (NC IX)
Nervio vago (NC X)
Nervio accesorio (espinal) (NC XI)
Médula oblongada
Cerebelo

F

Arterias vertebrales
Hueso occipital
Arteria carótida interna
Vena yugular interna
Nervio hipogloso (NC XII) en el conducto del hipogloso
Médula oblongada
Cerebelo

Resonancia magnética transversal de la cabeza que muestra los nervios craneales *(continuación)* **9-23**

D. Nervios *abducens* (NC VI), facial (NC VII) y vestibulococlear (NC VIII). **E.** Nervios glosofaríngeo (NC IX), vago (NC X) y accesorio (NC XI). **F.** Nervio hipogloso (NC XII).

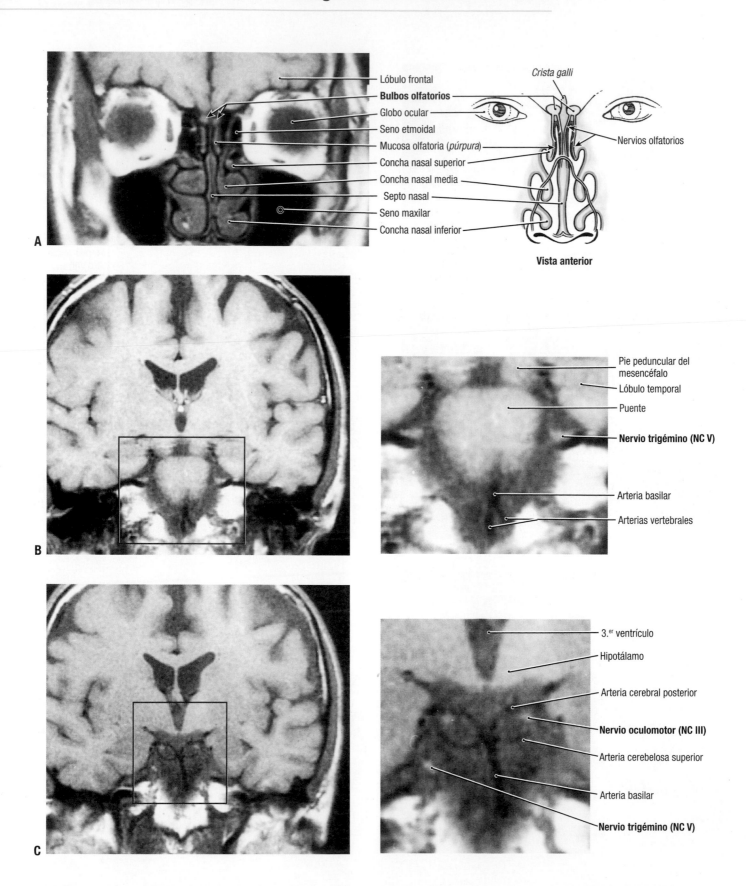

A. Bulbo olfatorio. **B.** Nervio trigémino (NC V). **C.** Nervios oculomotor (NC III) y trigémino (NC V).

9-24 Resonancia magnética coronal de la cabeza que muestra los nervios craneales

Los números de página seguidos de una "t" indican tablas.